医学統計学の事典

新装版

丹後俊郎
小西貞則
[編集]

朝倉書店

序

医学は不幸にして病気になってしまったヒトの治療法を学ぶ学問として発達してきた．その病気を診断するための医療技術としてヒトの病気の状態，健康な状態を定量的に教えてくれる貴重な生体情報としての臨床検査の存在が大きい．新しい精度の高い検査法が次々と開発され病気の早期発見，早期診断に役立っている．

しかし，肝心の治療法の進歩はそれほどでもない．なぜなら，医学は基本的には実験科学であるにもかかわらず，物理実験ほどの精密な実験は困難であることに起因している．つまり，治療効果を示す臨床検査値あるいは症状の変動がヒトの生体内に潜むさまざまな観測不可能な要因により大きく影響を受け，かつ個人差も大きいため，治療効果の評価は容易なことではない．この容易でない障壁に切り込んでいける学問分野が実は医学統計学 (medical statistics)，生物統計学 (biostatistics) であることは意外に知られていない．なぜなら，さまざまな見かけの変動を示すデータのなかに埋もれている真の構造をうまく捉えるには偶然変動の部分と系統的な変動の部分とを適切に分離する統計モデルの視点が重要となるからである．そのためには，研究のデザインからデータ収集，データ解析に至るプロセス全体に対するセンスあるモデリングが決め手となる．医学統計学は，ある治療の効果，あるいは，ある危険因子への曝露のリスクを適切に評価するために「どのように実験・調査デザインを立てるのか，実際にどのようにしてデータをとるのか，データをどのようにして解析するのか」など，それぞれのフェーズに必要な統計学的方法を研究する学問として発展してきた．

ここ 20 年の間に，実際の問題解決を目指したさまざまな新しい統計モデルがコンピュータの進歩・普及とともに急速に進歩してきた．伝統的な最尤法は依然としてその応用範囲は広いが，個体差などを考慮した変量モデルが普及するにつれて登場する制限付き最尤法，理論的な展開が困難な状況でも推測のバラツキを評価できるブートストラップ，モデルのよさを評価するクロスバリデーション・情報量規準，正規線形モデルをより広い確率分布に拡張した一般化線形モデル，パラメトリックな関数を指定することなく，データに語らせるノンパラメトリック回帰モデル，Gibbs サンプリングに基づく Markov 連鎖モンテカルロ法を利用した Bayesian モデル，個体ごとにあるイベントの発生とその共変量を経時的に観測した回帰モデル (longitudinal data analysis) において個体内相関構造を特定する必要のない一般化推定方程式法，などコンピュータを駆使した新しい方法が続々と生まれてきている．

一方で，日本の医学界では医学統計学への重要性の認識は残念ながらまだまだ高いとはいえず，統計学の正しい知識と適切な活用法の普及は進んでいない．この事実は日本からの質の高い研究成果が海外へなかなか発信できない原因のひとつでもある．したがって，医学研究ならびに医学教育に携わる人々が，実際に調査研究を計画する際に必要な統計手法を調べたい，あるいは，医学論文を読んでいて理解できない統計手法に遭遇した際にその手法について調べたい，というときに本事典が真に役に立つ座右の書となるように，次の点に留意した．1) 医学の諸分野で必要な調査・研究デザイン，統計解析手法，統計数理について，よく利用される，あるいは，最近注目を浴びている，優先度の高いテーマ (項目) を選ぶこと，2) 医科学系の大学院，学部学生，研究者だけでなく，データ解析業務に携わる実務家にも理解できる程度にわかりやすく丁寧に解説すること，3)「2 または 4 ページの読切り」で簡潔にまとめること，4) ほとんどの項目で適用例を示し，必要に応じて，データ，プログラムを添付するような実用的な内容となるように努めること，などである．しかし，これは編集者の勝手な想いかもしれないので，その成否についてはより広範囲の読者からの批判を仰ぎたい．

最後に，2 または 4 ページという厳しいお願いにもかかわらず快くご執筆いただいた先生方の熱意，朝倉書店編集部の方々のご尽力に心からのお礼を申し上げたい．

2010 年 5 月

丹 後 俊 郎
小 西 貞 則

編　集　者

丹後俊郎　医学統計学研究センター

小西貞則　中央大学理工学部数学科

執　筆　者 (五十音順)

赤澤宏平　新潟大学医歯学総合病院

石田紀子　長崎大学生産科学研究科

伊庭幸人　統計数理研究所モデリング研究系

井元清哉　東京大学医科学研究所

岩崎　学　横浜市立大学データサイエンス学部

上坂浩之　元 大阪大学

上原秀昭　(株)ツムラ医薬営業本部

江口真透　統計数理研究所数理・推論研究系

岡太彬訓　前 立教大学

越智義道　大分大学工学部

狩野　裕　大阪大学大学院基礎工学研究科

北村信隆　新潟大学医歯学総合病院

久保川達也　東京大学大学院経済学研究科

久保木久孝　前 電気通信大学

栗木　哲　統計数理研究所数理・推論研究系

黒木　学　統計数理研究所データ科学研究系

小西貞則　中央大学理工学部

小林国彦　埼玉医科大学国際医療センター

佐藤俊哉　京都大学大学院医学研究科

佐藤義治　前 北海道大学

繁桝算男　前 東京大学

柴田義貞　前 長崎大学

白岩　健　国立保健医療科学院医療福祉サービス研究部

髙橋邦彦　名古屋大学大学院医学系研究科

田中　豊　南山大学情報理工学部

丹後俊郎　医学統計学研究センター

陳　征　中国南方医科大学生物統計学科

土谷　隆　政策研究大学院大学政策研究科

土屋隆裕　横浜市立大学データサイエンス学部

富澤貞男　東京理科大学理工学部

内藤貫太　島根大学総合理工学部

中村　剛　前 長崎大学

西川正子　東京慈恵医科大学臨床研究支援センター

長谷川貴大　塩野義製薬(株)解析センター

飛田英祐　広島大学病院総合医療研究推進センター

藤澤洋徳　統計数理研究所数理・推論研究系

藤田利治　元 統計数理研究所

前園宜彦　九州大学大学院数理学研究院

松井茂之　名古屋大学大学院医学系研究科

松山　裕　東京大学大学院医学系研究科

丸山　修　九州大学マス・フォア・インダストリ研究所

三角宗近　(財)放射線影響研究所統計部

南　美穂子　慶應義塾大学理工学部

宮岡悦良　東京理科大学理学部

三輪哲久　農業環境変動研究センター

森川敏彦　前 久留米大学

矢島美寛　東北大学大学院経済学研究科

柳井晴夫　元 聖路加国際大学

矢船明史　クリニック千駄ケ谷

山岡和枝　帝京大学大学院公衆衛生学研究科

山口　類　東京大学医科学研究所

横山徹爾　国立保健医療科学院生涯健康研究部

目　　次

第I部　分野別の調査・研究デザインと統計解析

第 II 部　統計的方法

第 III 部　統計数理

I

分野別の調査・研究デザインと統計解析

医学研究のデザインと統計学

study design of medical research and statistic

1. 医学分野における統計学

医学はもともと不幸にして病気になってしまったヒトの治療法を学ぶ学問として発達してきた．しかし，最近では病気にならないようにする予防医学が急速に発展してきている．いずれにしてもそのベースには，ヒトの病気の状態，健康な状態を教えてくれる貴重な生体情報としての臨床検査の存在が大きい．最近では，数多くの新しい精度の高い検査法が開発され，病気の早期発見，早期診断に役立っている．

しかし，治療法の進歩はそれほどでもない．なぜなら，医学は基本的には実験科学であるにもかかわらず，物理実験ほどの精密な実験は困難であることに起因している．つまり，治療効果を示す臨床検査値あるいは症状がヒトの生体内に潜むさまざまな観測不可能な要因により大きく変動し，かつ個人差も大きいため，治療効果の評価は容易なことではない．

この容易でない障壁に切り込んでいける学問分野が実は医学統計学 (biostatistics, medical statistics) であることは意外に知られていない．なぜなら，さまざまな見かけの変動を示すデータの中に埋もれている真の構造をうまく捉えるには偶然変動の部分と系統的な変動の部分とを適切に分離する統計モデルの視点が重要となるからである．そのためには，研究のデザインからデータ収集，データ解析に至るプロセス全体に対するセンスあるモデリングが決め手となるからである．

2. 医学研究のデザイン

医学研究の多くは，ある処理または因子の「効果 (effect, efficacy)」，または「リスク (risk)」を生物あるいはヒトで評価することを目的とする．ヒトを対象とする研究では，その研究対象である病院に来院する患者は母集団からの無作為標本ではないものの，医学研究の主たる目的が母集団特性の推定ではなく，処理効果の「比較」にあるので，統計学的に「比較できる環境」を整える工夫が必要となる．そのための重要な手続きのひとつが作用因子の割り付けの**無作為化** (randomization) である．それは 1) 評価したい処理の効果に影響を及ぼす**交絡因子** (confounding factor) の影響を少なくし，2) データのバラツキの大きさを群間で均一化する，という重要な役目がある．これは統計解析を非常に簡単にし，結果の解釈を単純明瞭にさせる．したがって，これが可能か否かでその研究結果の信憑性，データの解析方法，解釈のしかたが大きく異なる．以下では，研究の種類別に無作為割り付けの役割とその重要性を解説する (丹後，1998a；2003).

3. 動物実験

ここでは，ラットに 2 種類の薬剤 A, B を投与して 24 時間後の物質 X の血中濃度を測定して，その効果を比較する動物実験を考えてみよう．実験に用いるラットは薬剤 A, B それぞれについて 10 匹ずつである．次のようにして実験した．

1) まず最初に，薬剤 A の投与実験を行った．実施した日はどんよりとした曇り空の，きわめて寒い日で，実験者の体調も優れなかったので，室内の温度を高めに設定して，窓を締め切って行った．また，薬剤 A を投与したラットは薬剤 B を投与する予定のラットに比較すると体重の重いものが多かったが，気にしなかった．

2) 薬剤 B の投与実験を行った日は，快晴で暖かい日であったので，窓を全開にして行った．体調もよかったので実験に要した時間も前回の実験よりも短時間で終了した．この原因としては実験に対する慣れもあるかもしれないと考えた．

3) 薬剤 A と薬剤 B を投与したラット 10 匹ずつの両群で測定した物質 X の血中濃度のデータを Student の t 検定で検定した．その結果，薬剤 B を投与したラットの平均血中濃度が薬剤 A に比較して有意に高かったので薬剤 B は A に比較してより効果の大きいものであると結論した．

さてこの種の実験では，観察された血中濃度の差が薬剤だけの効果を表しているだろうか？という疑問が生じる．なぜなら，次のような点で実験環境が違いすぎるからである．1) 実験者の体調の違い，2) 実験順序の違い (時間的要素)，3) 天候の違い (温度，湿度，光)，4) 体重の違い (個体差)．これでは，観察された差が薬剤の効果を表しているという結論ははなはだ疑問である．少なくとも，「実験者の技能，光，熱，湿度」などの因子は反応に影響を与える最も基本的な攪乱因子，潜在的な交絡因子であることは多くの種類の実験で知られているわけで，これらの因子が異なる実験環境で測定された実験結果はもはや比較できないのである．動物，ヒトという生体を対象にする場合はさらに，「時間 (日内変動・日間変動)，個体差」などの因子が加わる．したがって，実験では処理以外に結果に影響するかもしれない因子を事前に検討し 1) 同一条件に制御できるものは設定する (光，熱，湿度など)，2) 同一条件に制御できないものはそれぞれの処理を同じ数だけ**無作為**に割り付ける (時間，個体差など)，ことが重要となる．つまり「無作為割り付け」によって，制御不可能な要因の影響を「確率的に均一化」して実験誤差 (偶然変動) の中に組み入れることができるのである．特に重要な点として強調したいことは，**現在の知識ではわからない未知の因子までも誤差に組み込める点が素晴らしい！**のである．こうすることにより，「A 処理群と B 処理群との差が処理 A,B のほかには偶然だけでしかない」という比較可能性 (comparability) を保つことができる．また，「同数割り付ける」ことによって目的とする処理因子の効果が他の因子と分離されて推定できるという意味で実験結果の解釈を単純にしてくれるのである．これを釣り合い (バランス) のとれた実験計画 (balanced design) という．この方法が，Fisher によって提唱された実験計画法 (design of experiment) であり，そのための統計手法が分散分析 (analysis of variance) である．

いまの実験の例でいえば，次のようにすればよいだろう．1) 実験室の環境 (光，温度，湿度) は一定にする (⇒ 差は生じない)．2) 実験は体調が同一コンディションのときに行う (⇒ 差は無視できる)．3) 各ラットにどの薬剤を投与するかは無作為割り付けを行う．体重の違いが実験結果に大きく影響を与える場合には，体重でいくつかのブロックに分類し，それぞれのブロックの中で処理の無作為割り付けを行う．これを実験の**局所管理** (local control) という (⇒ ブロック内の個体差は偶然変動へ転化される)．4) 実験順序も無作為化を行う (⇒ 実験順序の差は偶然変動へ転化される)．**無作為化**，**局所管理**，それに偶然変動 (測定誤差) の大きさを評価するために同一条件下で実験を繰り返す**反復** (repetition) の 3 つを Fisher の実験の 3 原則という．

4.　臨床試験

患者の病気の治療法を試験する臨床試験 (clinical trial) では，無作為割り付けを施す**無作為化比較試験** (randomized controlled trial；RCT) が最も質の高い科学的なエビデンスを提供してくれる唯一の研究デザインといわれている．ただ，どんな治療法でもいいというわけではない．実験単位がヒトであるがゆえに，実験者にはさまざまな倫理的責任が課せられることになる．効果があると考えられる治療法だけが試験の対象となり，明らかに劣っていると理解されている治療法を患者に適用してはならない．また，試験途中であっても患者の意思で試験から脱落することができる，という点で，他の分野の実験とは大きく異なる．このような倫理的制約の中で実施される臨床試験における治療法の良し悪しは，理論 (もちろん何らかの狭義の薬理作用に関する理論があるかもしれないが) に基づくというよりは，実際にヒトに適用して得られた治療結果を観察することに基づいて評価するものである．決して，その道の権威の判断を仰ぐ，あるいは，だれかの意見を参考にするものではない．つまり，RCT は，実験・観察によって得られた患者の反応データに基づいて治療効果を評価するものである．同一の治療を施された患者がすべて同じように反応するわけでもなく，改善傾向を示す者もいれば，残念ながら悪化してしまう患者もいる．同一の治療群でもこのようなバラツキ (within variation) があることを認めたうえで，「新治療群と対照群との差 (between variation)」を評価するのが RCT であり，これはまさに統計学的推測 (statistical inference) の問題である．また，RCT の結果が RCT に参加しなかった他の患者集団にも一般化できなければ RCT を実施する意味がない．この標本から母集団への推測は古典的な統計的推測である．当然のことながら，データの質がわるければいかなる統計的計算も無駄になるので，データの質を高めることがきわめて重要となることはいうまでもない．このように RCT のデザインから評価に至るまで，統計学的要素が充満している．

もっとも，無作為化は各群の特性を均一にする「可能性が大」なのであって「必ず保証するものではない」．特に標本の大きさが小さい場合には観測結果に影響を与える交絡因子の分布に偏りを生ずる (バランスが保てない) 確率も高くなる．したがって，重要な交絡因子の分布に偏りがみられた場合には解析で調整する必要がある．このための統計手法として，1) 反応が計量値であれば，**共分散分析** (analysis of covariance)，2) 反応が 2 値であれば，**ロジスティック回帰分析** (logistic regression analysis)，Mantel–Haenszel

法，3) 反応があるイベント発生までの時間であれば **Cox 比例ハザードモデル** (Cox proportional hazard model)，などを適用する．しかし，解析で事後的に調整することには限界があるので，デザイン段階での局所管理の方法が重要となる．例えば交絡因子で 2 つから 3 つのブロックに分けて，それぞれのブロックの中で割り付けを無作為化する**層別無作為化** (stratified randomization)，あるいは，比較的小さい規模の試験であって，重大な影響を与える可能性がある交絡因子を事前に明確に特定できる場合には層別無作為化に代わって交絡因子の分布の偏りを強制的に最小化する割り付け法としての**最小化法** (minimization) などである．最小化法は患者が試験に登録されるごとに交絡因子の分布の偏り状況を判断して行う逐次操作が必要でありコンピュータの利用が必須である．

5. 疫学研究

ヒトの健康にわるい影響を与えるリスク因子を研究する**疫学研究** (epidemiology) では動物実験・戦争時代の軍部による人体実験を除くと，リスク因子を無作為にヒトに割り付けることは倫理的に許されない．したがって，喫煙に関する研究では「喫煙者 vs. 非喫煙者」，大気汚染の健康影響に関する研究では「主要幹線道路沿いの住民 vs. 緑の多い住宅街の住民」などを比較するというように，現在住んでいる 1 人 1 人の嗜好形態，行動様式，生活習慣，社会環境，環境汚染状況の違いを上手に利用した観察的な研究 (observational study) に求めなければならない．したがって，実験のところで強調したさまざまな潜在的交絡因子 (性，年齢，職業など) が存在し，かつその一部しか実際には観測できないため，比較したい群どうしの比較可能性が保証されない．そのため，少数の交絡因子でマッチングをとったマッチドケース–コントロール研究も行われるが，多くのまた未知の因子でのマッチングは不可能である．したがって疫学研究では調査時点で除去できない交絡は統計解析で調整 (adjust) することが必須条件となる．その代表選手は臨床試験の節で述べた 3 つの手法，**共分散分析**，**ロジスティック回帰分析**，**Cox 比例ハザードモデル**である．しかし，無作為割り付けができないため未知の交絡因子まで調整することができない点が疫学研究の限界である．しかし，疫学研究はヒトに対するリスクを評価する唯一の研究方法であり，調査方法にさまざまな工夫が施されてきた．その代表的な方法には

1) コホート研究 (cohort study)
   1.1) クローズドコホート研究：追跡対象は不変
   1.2) オープンコホート研究：追跡対象は時間とともに可変
2) ケース–コントロール研究 (case-control study)
3) 横断研究 (cross sectional study)

の 3 種類がある．これらの研究方法の性質・違いを「喫煙が原因で肺がんという結果が生じた」という作業仮説を設定した研究で説明しよう．実際には喫煙習慣を全くの非喫煙者から数カテゴリーに分類するが，ここでは簡単のため有・無の 2 カテゴリーと単純化する．

ある地域で原因と考えられる要因「喫煙」の有無で，「喫煙集団」と「非喫煙集団」に分けて (実際には複数カテゴリーに分類されるが)，この集団 (cohort) を一定期間追跡して観察し，それぞれの群で肺がんに新規に罹患した**罹患者割合** (cumulative incidence, proportion) または**罹患率** (incidence rate) を比較する前向き研究 (prospective study) がコホート研究で，提唱されている「仮説の検証」のための研究方法である．クローズドコホート研究では，罹患者割合と罹患率が推定され，オープンコホート研究では罹患率だけが推定できる．クローズドコホート研究では比較指標として主に**相対危険 RR**(relative risk) と**寄与危険 AR** (attributable risk) が利用される．喫煙集団，非喫煙集団それぞれの群で追跡対象者数，肺がんの罹患数を $(a+b, a), (c+d, c)$ とおくと

$$RR = \frac{p_1}{p_2} = \frac{a}{a+b} \div \frac{c}{c+d}$$
$$AR = p_1 - p_2 = \frac{a}{a+b} - \frac{c}{c+d}$$

前者を**リスク比** (risk ratio)，後者を**リスク差** (risk difference) とも呼ぶ．オープンコホート研究では，喫煙集団，非喫煙集団それぞれの群の追跡人年を m_1, m_2 とおくと**罹患率の比** (incidence rate ratio；IRR)，**罹患率の差** (incidence rate difference；IRD) が利用できる．

$$RR = \frac{a}{m_1} \div \frac{c}{m_2}$$
$$IRD = \frac{a}{m_1} - \frac{c}{m_2}$$

しかし，罹患数が非常に小さい疾患の場合には，大規模な集団を長期間にわたり追跡調査しなけ

ればならず，正確な情報を収集しようとすると時間的かつ経済的にも困難な作業となる．さらに，アプローチの性格上，**追跡不能者** (lost to follow-up) がでることは避けられない．全く at random に脱落するのであればバイアスはないが，追跡対象疾患の発生と関連ある要因で脱落が生じれば，残った解析可能標本は歪められた標本となってしまうなどの問題点がある．

これに対して，研究の第 1 段階としてまず関連性の高い危険因子を絞り込む「仮説設定」を目的として，経済的でかつ短期間に結果を獲得するために実施する研究が**ケース–コントロール研究**である．それは，結果である肺がん患者 (ケース) と非肺がん患者 (コントロール) の集団を集めて，それぞれの過去の記録または患者の**記憶** (recall) から原因である喫煙のデータを収集しようとする後ろ向き研究 (retrospective study) である．しかし，この場合はリスク比もリスク差も計算できない．唯一計算できるのは**オッズ比** (odds ratio) である．ケース，コントロールそれぞれの群での喫煙割合をそれぞれ q_1, q_2 とすると喫煙オッズ (odds) は

$$\text{ケース群での喫煙オッズ} = \frac{q_1}{1-q_1}$$

$$\text{コントロール群での喫煙オッズ} = \frac{q_2}{1-q_2}$$

となるから，その比は

$$OR_{cc} = \frac{q_1}{1-q_1} \div \frac{q_2}{1-q_2}$$

となり，コントロール群に比べてケース群の喫煙オッズが何倍となるかを推定するものである．実は，このオッズ比は疫学研究で推定したい肺がんのオッズ比 (喫煙集団の肺がんオッズと非喫煙集団の肺がんオッズの比) に一致するので，リスクの指標である相対リスク，寄与リスクが計算できないケース–コントロール研究ではオッズ比がよく利用されるのである．さらに，まれな疾患ではほとんど相対危険 RR に一致するからありがたい．ケース–コントロール研究の問題点は，過去の状況を調査しなければならないという記録の不完全性の問題と，「一般に最適なコントロール群は存在しない」という理論的制約の下で実際にはあるコントロール群を選択しなければならないことによる未知のバイアスが避けられない点である．

これに対して**横断的研究**は主に調査時点の情報を収集する実態調査のことが目的で行われ，いわゆるサーベイ (survey) がその代表である．ここでは，無作為抽出が要求される．喫煙と肺がんの例では，調査時点の実態として「喫煙有り」が $(a+b)/N(\%)$，「肺がんに罹患している患者」が $(a+c)/N(\%)$ というデータが得られる．喫煙 (リスク因子) に関する情報は現在のものであるだけに，ケース–コントロール研究よりは正確な情報が得られる．しかし，クロス集計をとっても，「時間経過」の要素が含まれていないので因果関係の推測は基本的に不可能であり，せいぜい**関連性** (association) の議論しかできない．

さて，いずれの方法論においても，疫学研究は実験ではなく観察研究であるから，観察・調査に付随した問題点は避けられない．冒頭に述べた交絡の問題以外にも，

1) **選択バイアス** (selection bias)：調査に回答しない回答拒否は健康状態と関連していることが少なくない
2) **情報バイアス** (information bias)：伝統的な測定手段であるアンケート調査の正確度・精密度がよくわからないことが多い．これは精度に格段の進歩がみられる臨床検査を測定手段とした研究に比べるときわめて切れ味がわるい道具である
3) **面接バイアス** (interviewer bias)：面接調査の方が郵送調査より正確な情報が得られるといわれるが，面接者は面接しようとする対象がケースかコントロールかについてブラインドがかかっていないことが多く，ケースの面接に熱心となる傾向がある
4) **リコールバイアス** (recall bias)：患者の記憶に多くを依存するケース–コントロール研究ではケースの記憶の方がコントロールの記憶より明確であることが多い
5) **測定誤差** (measurement error)：食習慣と各種がんに関する研究における食習慣の測定，電磁波と白血病を調査する研究における電磁波の暴露量の測定のように過去のリスク因子への暴露量に関する測定の信頼性が低い

などが疫学研究の「疫病」として立ちはだかっていて研究結果の再現性をきわめて低いものにしている．リスクの無作為割り付けができない疫学研究をデザインと解析の両面からサポートする新しい統計的方法の開発は，ヒトの健康問題の解明にきわめて重要な近未来的な課題である．

［丹 後 俊 郎］

実験計画法総説

experimental design

1.　実験計画法とは

一般に，実験に基づく研究の手順は図 1 のように表される．**実験計画法** (experimental design) は，文字どおり実験を実施する前の "計画" のための統計的手法である．実験計画法は Fisher によって 1920 年代に農業実験に導入された．現在では自然科学分野だけでなく，社会科学分野でも広く用いられている．

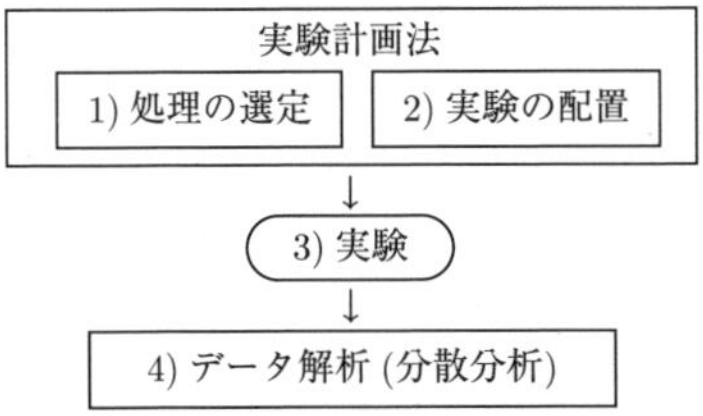

図 1　実験計画からデータ解析まで

実験においては，管理できない原因によって必ず実験誤差が生じる．また実験の実施に当たって利用できる資源 (実験費用・設備，時間，労働力など) には限りがある．したがって，実験を実施する前に効率的な実験を計画することが重要である．実験計画が不備なためにデータに必要な情報が含まれていない場合，実験後に最新の統計理論や統計パッケージを利用しても有効な結論を引き出すことはできない．

実験計画は，1) 処理の選定と 2) 実験の配置の 2 つの側面をもつ．また 3) 実験後の 4) データ解析においても統計的手法が使われる．

2.　処理の選定

a.　因子と水準

実験の目的は，研究の対象となる特性値 (例えば医薬研究では，特定の疾患に対する治癒率や生存時間，農業研究では水稲の収量や食味など) と，その特性値に影響を及ぼすと考えられる各種の原因系 (薬剤，治療法，水稲品種，施肥量など) との間の関係を解明することであるといえる．実験においては，研究者が人為的に原因系の処理条件を設定する．

実験で取り上げた特定の原因を**因子** (factor) と呼び，因子のとる個々の条件を**水準** (level) と呼ぶ．例えば薬効に関する試験で，プラセボ，対照薬，新薬の 3 種の薬剤を比較する場合は，薬剤は 3 水準をもつ因子となる．農業実験で，2 品種 V_1, V_2 の収量を 4 段階の窒素施肥量 20 kgN/ha，40 kgN/ha，60 kgN/ha，80 kgN/ha に対して比較する場合は，品種は 2 水準の因子，窒素施肥量は 4 水準の因子となる．

b.　交互作用と主効果

2 つの因子を考えたとき，一方の因子の効果が，他方の因子の水準ごとに異なるとき，これら 2 つの因子の間に**交互作用** (interaction) が存在するという．例えば上記の農業実験の例で，品種 V_1 では 40 kgN/ha の施肥量で最大収量が得られるのに対し，品種 V_2 では 80 kgN/ha の施肥量で最大収量が得られるような場合である．あるいは，性別によって薬剤の効果が異なる場合は，性別と薬剤の間に交互作用があることになる．さらに，3 つ以上の因子間の交互作用を定義することもできる．

ある因子の効果に関して，他の因子のすべての水準組み合わせに対する平均的な効果を**主効果** (main effect) と呼ぶ．主効果と交互作用を総称して**要因効果** (factorial effects) と呼ぶ．

c.　因子の役割と分類

因子は，その役割によって次のように分類される (田口，1976；奥野・芳賀，1969)．

1) **制御因子**:　実験の場においても，実験後の適用の場においても，水準の設定が制御できる因子をいう．その最適水準を探索することが実験の目的となる．

2) **標示因子**:　その水準の比較が目的ではなく，他の制御因子との交互作用を調べるために取り上げる因子をいう．適用の場では水準が選択できない場合が多い．

3) **環境因子**:　実験の場でも，適用の場でも水準の設定が制御できない因子をいう．農業実験において，年間の平均気温などがそうである．環境因子 (年次効果) と制御因子との交互作用を評価するためには，実験を数年にわたって繰り返す必要がある．

なお，適用の場における環境変動を実験の場において事前に誤差因子として取り込み，制御因子との交互作用を解析する方法も提案されている (田口，1988；宮川，2000)．

4) **ブロック因子**:　実験誤差を減少させるため後述する局所管理の原則に基づいて導入される因子をいう．その水準は実用的な意味をもたない．

d.　因子数による実験の分類

1つの因子のみを研究する実験を**1因子実験** (single-factor experiment) という．**1元配置** (one-way layout) と呼ばれることもある．1因子実験では，他の因子との交互作用を評価することはできない．以下，取り上げる因子の数に応じて2因子実験 (2元配置)，3因子実験 (3元配置) などと呼び，2因子以上の実験を総称して**多因子実験** (multi-factor experiment)，あるいは**多元配置** (multi-way layout) と呼ぶ．

多因子実験のうち，取り上げた因子の水準組み合わせをすべて実施するものを**要因実験** (factorial experiment) という．要因実験では高次の交互作用も含めて，すべての要因効果を推定することができる．しかし要因実験では，取り上げる因子の数が増えるに従って実験規模が極端に大きくなる．一方，現実には3因子以上の高次交互作用は無視できる場合が多い．このとき，要因実験の一部分のみを実施し，主効果と必要な低次の交互作用を評価できるように設計した実験を**一部実施要因実験** (fractional factorial experiment) という．すべての因子の水準数が等しく，因子間の交互作用が存在しない場合は，ラテン方格 (Latin square) を用いて水準組み合わせを求めることができる (「ブロック計画」の項参照)．因子数が多く，各因子の水準数が2または3のときには直交表を用いて実験を構成することができる (田口，1976；奥野・芳賀，1969)．

e.　処理

取り上げた因子の水準組み合わせを**処理** (treatment) という．例えば，水稲品種2水準，施肥量4水準の要因実験では処理の数は8となる．処理のひとつとして，他の処理との比較を目的として取り上げられるものを**対照処理** (control)，あるいは**標準処理** (standard) と呼ぶ．医薬試験におけるプラセボや現行薬剤，農業実験における標準品種などが対照処理となる．

3.　実験の配置

a.　Fisher の 3 原則 (Fisher's three principles)

実験において，1つの処理を施す単位を実験単位 (experimental unit) という．農業実験では伝統的に試験区 (plot) の用語が使われている．実験処理を決定した後，それを実験単位に割り当てることが実験配置の問題である．Fisher は，実験誤差を減少させるとともに，実験誤差の大きさを評価するために，次の3つの原則に基づいて実験配置を行うことを提唱した．

1) **反復** (repetition, replication):　実験後に誤差の大きさを推定するためには，同じ処理が少なくとも2回以上反復されていなければならない．

2) **無作為化** (randomization):　実験誤差には偶然誤差のほかに系統誤差が存在する可能性がある．系統誤差は，農業実験における地力差や，医薬実験における年齢・性別のアンバランスなどのように，一方的な偏りを生じさせるような誤差である．このような系統誤差は，処理を実験単位に無作為に割り当てることによって偶然誤差に転化させることができ，統計的手法の適用が可能となる．ランダム化と呼ばれることもある．

3) **局所管理** (local control):　処理数や反復数が多い場合，大きな系統誤差が生じる可能性がある．このとき実験全体を複数のブロック (block) に分割し，系統誤差を取り除く方法を局所管理，あるいはブロッキング (blocking) という．ブロック内では実験の場をできるだけ均一に管理するとともに，処理を無作為に配置する．

b.　実験配置による実験の分類

反復と無作為化の原則により，実験単位に処理を完全にランダムに配置する方法を**完全無作為化法** (completely randomized design) という．ブロックを構成し，各ブロック内で処理組み合わせのすべてをランダムに実施する方法を**乱塊法** (randomized block design) という．ラテン方格を用いると2種類以上のブロックを考えることもできる．

処理数が多いため，各ブロック内で全処理の一部分を実施する実験を**不完備ブロック計画** (incomplete block design) という．農業の品種比較実験では取り扱う品種数が多いため，この計画が使用されることがある．不完備ブロック計画のうち，すべての処理比較を同じ精度で行う計画を**釣合い型不完備ブロック計画** (balanced incomplete block design; BIBD) という．多因子実験で，ブロック効果と高次の交互作用を重ね合わせる方法を**交絡法** (confounding design) という．

多因子実験において，無作為化を段階的に行う方法を**分割法** (split-plot design) という．例えば，品種 V と施肥量 N を取り上げた2因子実験で，まず施肥量 N の水準をランダムに配置し，次に施肥量 N の各水準のなかで品種 V の水準をランダムに配置する方法である．

[三 輪 哲 久]

1 元配置分散分析

one-way layout analysis of variance

1. 完全無作為化法

1 元配置完全無作為化法実験において，因子 A の水準数を a とする．水準 A_i の第 j 番目の観測データを x_{ij} $(1 \leq i \leq a;\ 1 \leq j \leq n_i)$ と表す．ここでは，n_i が処理ごとに異なる場合も扱う (通常は繰り返し数はすべての水準で等しく $n_i \equiv n$ とする場合が多い)．表 1 に大豆 6 品種の収量データを示す．

表 1　大豆 6 品種の収量 (kg/a)
(1 元配置完全無作為化法)

品種	n_i	繰り返し					平均
A_1	4	32.7	35.0	34.4	38.3		35.10
A_2	3	35.6	38.9	40.4			38.30
A_3	5	29.0	32.6	31.1	31.7	34.7	31.82
A_4	4	38.3	39.8	40.7	43.4		40.55
A_5	5	40.1	42.5	43.1	44.6	45.2	43.10
A_6	3	39.5	41.0	42.2			40.90
計	24					総平均	38.12

処理平均 $\bar{x}_i.$ と総平均 $\bar{x}..$ は，

$$\bar{x}_i. = \frac{1}{n_i}\sum_{j=1}^{n_i} x_{ij}, \quad \bar{x}.. = \frac{1}{N}\sum_{i=1}^{a} n_i\,\bar{x}_i.$$

により計算される $(N = \sum_{i=1}^{a} n_i)$.

a. 構造模型

観測データは，次の構造模型

$$x_{ij} = \mu_i + e_{ij} = \mu + \alpha_i + e_{ij} \qquad (1)$$
$$\mu = \frac{1}{N}\sum_{i=1}^{a} n_i\,\mu_i, \quad \alpha_i = \mu_i - \mu$$

に従うものとする．μ_i は水準 A_i における特性値の母平均である．μ は a 個の水準にわたる平均であり，一般平均と呼ぶ．α_i は一般平均からの差を表し，$\sum_{i=1}^{a} n_i\,\alpha_i = 0$ が成り立つ．e_{ij} は実験誤差であり，互いに独立に，平均 0，分散 σ^2 の正規分布 $N(0, \sigma^2)$ に従うものとする．

b. 平方和の分解と分散分析表

個々の観測値と総平均との差 $x_{ij} - \bar{x}..$ は

$$x_{ij} - \bar{x}.. = x_{ij} - \bar{x}_i. + \bar{x}_i. - \bar{x}..$$

と表される．両辺を 2 乗することにより，次の 3 つの平方和が得られる．

1) 総平方和: $S_T = \sum_{i=1}^{a}\sum_{j=1}^{n_i}(x_{ij} - \bar{x}..)^2$
　自由度: $f_T = N - 1$

2) 処理平方和: $S_A = \sum_{i=1}^{a}\sum_{j=1}^{n_i}(\bar{x}_i. - \bar{x}..)^2$
　自由度: $f_A = a - 1$

3) 誤差平方和: $S_e = \sum_{i=1}^{a}\sum_{j=1}^{n_i}(x_{ij} - \bar{x}_i.)^2$
　自由度: $f_e = \sum_{i=1}^{a}(n_i - 1) = N - a$

このとき

$$S_T = S_A + S_e, \quad f_T = f_A + f_e$$

という加法関係が成り立つ．総平方和 S_T は N 個の観測値間の全体的な変動を表している．処理平方和 S_A は処理平均値 $\bar{x}_i.$ 間の変動を表し，誤差平方和 S_e は処理内での観測値の変動を表す．平方和 S_A, S_e を対応する自由度で割った値 $V_A = S_A/f_A, V_e = S_e/f_e$ を平均平方，または分散という．その比 $F_A = V_A/V_e$ を ***F*** **比** (F ratio) という．このように総平方和を意味のある個別の平方和に分解して解析する方法を**分散分析** (analysis of variance; ANOVA) と呼び，その結果は表 2 の**分散分析表** (ANOVA table) にまとめられる．誤差の行の平均平方は誤差分散 σ^2 の推定値を与える ($\hat{\sigma}^2 = V_e$).

表 2　分散分析表 (1 元配置完全無作為化法)

変動因	自由度	平方和	平均平方	F 比
処理 A	f_A	S_A	V_A	$F_A = V_A/V_e$
誤差 E	f_e	S_e	V_e	
全体 T	f_T	S_T		

c. 一様性の検定

すべての処理間に差がないという帰無仮説は

$$H_A^0:\ \alpha_1 = \cdots = \alpha_a = 0 \qquad (2)$$

と表すことができる．この帰無仮説のもとで処理平均平方 V_A は単に誤差分散 σ^2 の推定値となり，F 比 $F_A = V_A/V_e$ は自由度 (f_A, f_e) の F 分布に従う．したがって，

$$F_A = \frac{V_A}{V_e} > F(f_A, f_e; \alpha) \qquad (3)$$

のときに帰無仮説 (2) を棄却する．$F(f_A, f_e; \alpha)$ は自由度 (f_A, f_e) の F 分布の上側 α 点である．

表 1 のデータの分散分析表は表 3 で与えられる．F 比は $F_A = 18.40 > 4.25 = F(5, 18; 0.01)$ であり 1%水準で有意である．

2. 乱塊法

因子 A の a 個の水準 $A_1, \ldots, A_a$ を r 個のブロック $R_1, \ldots, R_r$ で実施する 1 元配置乱塊

表 3　大豆 6 品種比較実験の分散分析表

変動因	自由度	平方和	平均平方	F 比
品種 A	5	405.84	81.17	18.40**
誤差 E	18	79.40	4.41	
全体 T	23	485.23		

法実験を考える．水準 A_i のブロック R_j における観測値を x_{ij} $(1 \leq i \leq a;\ 1 \leq j \leq r)$ とする．表 4 に水稲 5 品種を 3 つのブロックで比較した実験データを示す．

表 4　水稲 5 品種の収量 (t/ha)
(1 元配置乱塊法)

品種	ブロック R_1	R_2	R_3	平均
A_1	3.9	3.9	4.1	3.97
A_2	4.9	5.9	5.2	5.33
A_3	4.6	4.9	4.4	4.63
A_4	5.0	5.5	4.7	5.07
A_5	3.9	4.8	4.1	4.27
平均	4.46	5.00	4.50	4.65

a.　構造模型

観測データの構造模型を

$$x_{ij} = \mu + \alpha_i + \rho_j + e_{ij} \qquad (4)$$
$$\sum_{i=1}^{a} \alpha_i = 0, \quad \sum_{j=1}^{r} \rho_j = 0$$

とする．完全無作為化法の場合と同様に，μ は一般平均，α_i は水準 A_i の効果である．ρ_j はブロック R_j の効果を表す．実験誤差 e_{ij} は，互いに独立に，平均 0，分散 σ^2 の正規分布 $N(0, \sigma^2)$ に従うものとする．

b.　平方和の分解と分散分析表

総平均 $\bar{x}_{..} = \sum\sum x_{ij}/ar$，処理平均 $\bar{x}_{i.} = \sum_j x_{ij}/r$，ブロック平均 $\bar{x}_{.j} = \sum_i x_{ij}/a$ を用いて，次の 4 つの平方和を計算する．

1)　総平方和: $S_T = \sum_{i=1}^{a} \sum_{j=1}^{r} (x_{ij} - \bar{x}_{..})^2$

自由度: $f_T = ar - 1$

2)　処理平方和: $S_A = r \sum_{i=1}^{a} (\bar{x}_{i.} - \bar{x}_{..})^2$

自由度: $f_A = a - 1$

3)　ブロック平方和 (反復間平方和):

$$S_R = a \sum_{j=1}^{r} (\bar{x}_{.j} - \bar{x}_{..})^2$$

自由度: $f_R = r - 1$

4)　誤差平方和:

$$S_e = \sum_{i=1}^{a} \sum_{j=1}^{r} (x_{ij} - \bar{x}_{i.} - \bar{x}_{.j} + \bar{x}_{..})^2$$

自由度: $f_e = (a-1)(r-1)$

完全無作為化法の場合と同様に，加法性

$$S_T = S_A + S_R + S_e$$
$$f_T = f_A + f_R + f_e$$

が成り立つ．平方和を対応する自由度で割った値 $V_A = S_A/f_A, V_R = S_R/f_R, V_e = S_e/f_e$ を平均平方 (分散) として，結果は表 5 の分散分析表にまとめられる．

表 5　分散分析表 (1 元配置乱塊法)

変動因	自由度	平方和	平均平方	F 比
反復 R	f_R	S_R	V_R	$F_R = V_R/V_e$
処理 A	f_A	S_A	V_A	$F_A = V_A/V_e$
誤差 E	f_e	S_e	V_e	
全体 T	f_T	S_T		

c.　一様性の検定

処理間に差がないという帰無仮説は完全無作為化法の場合と同様に (2) 式で表され，(3) 式を用いて検定することができる．なお，ブロック間に差がないという帰無仮説 H_R^0: $\rho_1 = \cdots = \rho_r = 0$ を $F_R = V_R/V_e > F(f_R, f_e; \alpha)$ の基準で検定することもできる．

表 4 のデータの分散分析表を表 6 に示す．品種間差は高度に (1%水準で) 有意である．

表 6　水稲 5 品種比較実験の分散分析表

変動因	自由度	平方和	平均平方	F 比
反復 R	2	0.9053	0.4527	6.61*
品種 A	4	3.7640	0.9410	13.74**
誤差 E	8	0.5480	0.0685	
全体 T	14	5.2173		

本項ではすべての処理の効果が等しいという帰無仮説 H_A^0: $\alpha_1 = \cdots = \alpha_a$ に対する F 検定を示した．処理間差のより詳細な検討は多重比較法によって調べることができる (「1 元配置での多重比較法」の項参照)．　[三 輪 哲 久]

要因実験

factorial experiment

1. 2 元配置実験

水準数 a の因子 A と水準数 b の因子 B による 2 因子要因実験 (2 元配置実験) を考える．処理の数は ab となる．この ab 個の処理は，完全無作為化法，あるいはブロックを導入した乱塊法によって実施することができる．本項では完全無作為化法について解説する (乱塊法の場合も解析は同様である)．水準 A_iB_j の第 k 番目の観測データを x_{ijk} $(1 \le i \le a; 1 \le j \le b; 1 \le k \le r)$ とする．例として，水稲 2 品種 × 殺菌剤濃度 3 水準に対してイネ葉いもち病の発生を比較した実験データを表 1 に示す．

表 1　イネ葉いもち病斑面積率 (%)
(2 元配置完全無作為化法)

品種	濃度	繰り返し			平均
V_1	C_1	29	26	25	26.7
	C_2	43	38	41	40.7
	C_3	70	79	76	75.0
V_2	C_1	34	27	36	32.3
	C_2	37	35	29	33.7
	C_3	73	71	67	70.3
				総平均	46.4

C_1: 1000 倍希釈，C_2: 2000 倍希釈，
C_3: 無処理 (殺菌剤濃度ゼロ)

a. 構造模型

観測データの構造模型は

$$x_{ijk} = \mu + \alpha_i + \beta_j + (\alpha\beta)_{ij} + e_{ijk} \quad (1)$$

$$\sum_{i=1}^{a} \alpha_i = 0, \quad \sum_{j=1}^{b} \beta_j = 0$$

$$\sum_{i=1}^{a} (\alpha\beta)_{ij} = \sum_{j=1}^{b} (\alpha\beta)_{ij} = 0$$

と表される．μ は一般平均，α_i は水準 A_i の主効果，β_j は水準 B_j の主効果を表す．$(\alpha\beta)_{ij}$ は水準組み合わせ A_iB_j における交互作用効果を表す．一般に因子 A と因子 B の交互作用を $A \times B$ と書く．実験誤差 e_{ijk} は，互いに独立に，平均 0，分散 σ^2 の正規分布 $N(0, \sigma^2)$ に従うものとする．

b. 平方和の分解と分散分析表

1 元配置の場合と同様に，平均値 $\bar{x}$ に使われる "." (ドット) は，例えば $\bar{x}_{ij\cdot} = \sum_{k=1}^{r} x_{ijk}/r$ のように，その添え字に関して平均を計算することを意味する．これらの処理平均値を用いて平方和は次のように分解される．

1) 総平方和: $S_T = \sum_{i=1}^{a}\sum_{j=1}^{b}\sum_{k=1}^{r} (x_{ijk} - \bar{x}_{\cdots})^2$
　自由度: $f_T = abr - 1$

2) A の主効果: $S_A = br \sum_{i=1}^{a} (\bar{x}_{i\cdot\cdot} - \bar{x}_{\cdots})^2$
　自由度: $f_A = a - 1$

3) B の主効果: $S_B = ar \sum_{j=1}^{b} (\bar{x}_{\cdot j\cdot} - \bar{x}_{\cdots})^2$
　自由度: $f_B = b - 1$

4) 交互作用 $A \times B$:
$$S_{A\times B} = r \sum_{i=1}^{a}\sum_{j=1}^{b} (\bar{x}_{ij\cdot} - \bar{x}_{i\cdot\cdot} - \bar{x}_{\cdot j\cdot} + \bar{x}_{\cdots})^2$$
　自由度: $f_{A\times B} = (a-1)(b-1)$

5) 誤差平方和:
$$S_e = \sum_{i=1}^{a}\sum_{j=1}^{b}\sum_{k=1}^{r} (x_{ijk} - \bar{x}_{ij\cdot})^2$$
　自由度: $f_e = ab(r-1)$

1 元配置の場合と同様に，加法性

$$S_T = S_A + S_B + S_{A\times B} + S_e$$
$$f_T = f_A + f_B + f_{A\times B} + f_e$$

が成り立つ．平方和を対応する自由度で割った値を平均平方として，結果は表 2 の分散分析表にまとめられる．

表 2　分散分析表 (2 元配置)

変動因	自由度	平方和	平均平方	F 比
A	f_A	S_A	V_A	V_A/V_e
B	f_B	S_B	V_B	V_B/V_e
$A \times B$	$f_{A\times B}$	$S_{A\times B}$	$V_{A\times B}$	$V_{A\times B}/V_e$
誤差 E	f_e	S_e	V_e	
全体 T	f_T	S_T		

c. 要因効果の検定

因子 A と B の間に交互作用がないという帰無仮説は

$$H^0_{A\times B}: \ (\alpha\beta)_{ij} \equiv 0 \quad (2)$$

と表すことができる．この帰無仮説は

$$F_{A\times B} = \frac{V_{A\times B}}{V_e} > F(f_{A\times B}, f_e; \alpha) \quad (3)$$

のときに棄却される．主効果に対する検定は 1 元配置の場合と同様に，例えば A の主効果に関しては，$F_A = V_A/V_e > F(f_A, f_e; \alpha)$ のとき

表 3　イネ葉いもち病実験の分散分析表

変動因	自由度	平方和	平均平方	F 比
品種 V	1	18.0	18.0	1.34
濃度 C	2	6364.8	3182.4	236.71**
$V \times C$	2	136.3	68.17	5.07*
誤差 E	12	161.3	13.4	
全体 T	17	6680.4		

表 4　品種 × 薬剤濃度 2 元表
病斑面積率の平均値 (%)

	殺菌剤濃度			
品種	C_1	C_2	C_3	平均
V_1	26.7	40.7	75.0	47.4
V_2	32.3	33.7	70.3	45.4
平均	29.5	37.2	72.7	46.4

に，帰無仮説 H_A^0： $\alpha_i \equiv 0$ を棄却する．

表 1 のデータの分散分析表を表 3 に示す．$F_{V\times C} = 5.07 > 3.89 = F(2, 12; 0.05)$ であるから，交互作用は 5%水準で有意である．表 4 の 2 元表より，品種 V_2 では濃度 C_2 ですでに十分な効果が得られるのに対し，品種 V_1 では濃度 C_1 で最適な効果が得られる．

2. 繰り返しのない 2 元配置

2 元配置で，ab 個の水準組み合わせを 1 回だけ実施する実験 ($r = 1$) を**繰り返しのない 2 元配置** (two-way layout without replication) という．この実験では繰り返しデータがないので，実験の誤差分散 σ^2 を推定することができず，主効果や交互作用効果の検定を行うことができない．事前に 2 因子間に交互作用が存在しないことがわかっているときには，分散分析表 (表 2) の交互作用の平均平方を誤差分散の推定値として用いて，$F_A = V_A/V_{A\times B} > F(f_A, f_{A\times B}; \alpha)$ の判定基準で主効果 H_A^0: $\alpha_i \equiv 0$ の検定を行うことができる．

3. 母数モデルと変量モデル

取り上げた因子の水準効果が固定された母数 (パラメータ) として表されるモデルを**母数モデル** (fixed effect model) という．分散分析においては，処理効果を表す未知母数に関する推測が興味の対象となる．1 元配置分散分析 (「1 元配置分散分析」の項参照)，本項の 2 元配置分散分析における構造模型は母数モデルを仮定している．

因子の各水準が，ある母集団から無作為に抽出された標本と考えられるモデルを**変量モデル** (random effect model) という．水準の効果は変量 (確率変数) と解釈され，その値自体の推測は意味をもたない．多くの場合は，その変量の分散の推定が解析の目的となる．

多因子実験において，母数モデルの因子と変量モデルの因子の両方を含んでいる場合を**混合モデル** (mixed effects model) という．例えば，治療法 (因子 A) を多施設 (因子 B) で比較する実験を考える．このとき，治療法に関してはその水準の比較が目的となり，母数モデルである．一方，施設に関しては，その選ばれた特定の施設に興味があるのではなく，施設間の変動，さらに治療法と施設との交互作用に興味があり，変量モデルと考えられる．

4. 枝分かれ配置

すべての因子が変量であり，各因子の水準の設定が段階的に行われる実験を**枝分かれ配置** (nested design) という．各因子の水準は具体的な意味をもたず，また上位の因子の水準が異なれば，下位の因子の水準は共通性をもたない．

この実験計画は，測定値の誤差が段階的に生じるとき，各段階の誤差を評価する実験として利用される．例えば特定の成分の測定値が，施設間 (因子 A)，施設内の測定者 (因子 B)，同一測定者の繰り返し (因子 C) によって変動する可能性があるとする．興味の対象となるのは，施設間の変動，測定者による変動，測定の繰り返しによる変動のそれぞれの大きさである．

枝分かれ実験では，a 個の施設を選び，各施設内で b 人の測定者が c 回の測定を行う．このとき，施設が異なれば (水準 A_i が異なれば)，因子 B の水準 B_j は対応関係をもたない．

図 1　枝分かれ配置

各段階で反復が行われているので，施設間の分散 (σ_A^2)，測定者間の分散 (σ_B^2)，繰り返しによる分散 (σ_C^2) を個別に推定することができる．

[三 輪 哲 久]

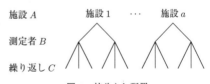

ブロック計画

block design

1.　釣合い型不完備ブロック計画

a とおりの処理 $A_1, \ldots, A_a$ を，b 個のブロック $B_1, \ldots, B_b$ で実施する計画を考える．ブロックの大きさ (1 つのブロックで実施される処理の数) を k とする．$a > k$ の場合，各ブロックではすべての処理を実施することができない．この計画を不完備ブロック計画という．さらに次の 3 つの条件

1) すべての処理は等しく r 回実施される．
2) すべてのブロックの大きさは等しく k である．
3) 任意の 2 つの処理 A_i, A_j は，等しく λ 個のブロックで同時に実施される (この λ を会合数という)．

を満たす計画を釣合い型不完備ブロック計画 (balanced incomplete block design; BIBD) という．パラメータ (a, b, r, k, λ) は次の関係

$$ar = bk, \quad \lambda(a-1) = r(k-1) \tag{1}$$

を満たす．ただし，(1) 式は BIBD が存在するための必要条件であって，十分条件ではない．

表 1 に $a = b = 7$, $r = k = 3$, $\lambda = 1$ の BIBD の例を示す．水稲 7 品種 ($a = 7$) の味を比較するために 7 人の判定者 (ブロック) を選んだ．1 人の判定者が 7 つの品種すべてを味見することは困難なので，3 つの品種について比較し，0 ∼ 9 の点数をつけた．かっこ内の数値が点数を表している．なお，実験配置においては各段階で無作為化を行う．まず 7 つの品種を $V_1, \ldots, V_7$ に無作為に対応づける．次に，例えば処理 V_4, V_5, V_7 を含むブロックをどれにするかを無作為に決める．最後に，そのブロックの中で V_4, V_5, V_7 を無作為に配置する (表 1)．

一般に処理 A_i のブロック B_j におけるデータを x_{ij} とすると，その構造模型は

表 1　BIBD による水稲食味試験データ

B_1	V_5 (3)	V_4 (6)	V_7 (5)
B_2	V_5 (4)	V_2 (3)	V_3 (7)
B_3	V_3 (1)	V_4 (6)	V_6 (5)
B_4	V_2 (6)	V_4 (9)	V_1 (4)
B_5	V_1 (6)	V_5 (6)	V_6 (8)
B_6	V_7 (4)	V_2 (1)	V_6 (4)
B_7	V_1 (4)	V_3 (5)	V_7 (8)

$$x_{ij} = \mu + \alpha_i + \beta_j + e_{ij} \tag{2}$$
$$\sum_{i=1}^{a} \alpha_i = 0, \quad \sum_{j=1}^{b} \beta_j = 0,$$
$$1 \le i \le a;\ 1 \le j \le b$$

と表される．μ は一般平均，α_i は水準 A_i の効果，β_j はブロック B_j の効果を表す．実験誤差 e_{ij} は，互いに独立に，平均 0，分散 σ^2 の正規分布 $N(0, \sigma^2)$ に従うものとする．(2) 式において，ab とおりのすべての組み合わせに対してデータがあるわけではない．データの総数は $n = ar = bk$ である．

分散分析では，1 元配置乱塊法の場合と同様に，総平方和をブロック平方和，処理平方和，誤差平方和に分解する．ただし，乱塊法の場合と違って平方和を単純に計算しただけでは加法性が成り立たない．処理効果の検定を行うためには，処理平方和を調整する必要がある．

1)　総平方和: $S_T = \sum_{(i)(j)} (x_{ij} - \bar{x}_{\cdot\cdot})^2$
　　自由度: $f_T = n - 1$
$$\bar{x}_{\cdot\cdot} = \sum_{(i)(j)} \frac{x_{ij}}{n}$$

2)　ブロック間平方和 (未調整):
$$S_B = k \sum_{j=1}^{b} (\bar{x}_{\cdot j} - \bar{x}_{\cdot\cdot})^2$$
　　自由度: $f_B = b - 1$
$$\bar{x}_{\cdot j} = \sum_{(i)} \frac{x_{ij}}{k}$$

3)　処理平方和 (調整済):
$$S_A^* = \frac{r}{e} \sum_{i=1}^{a} (\bar{x}_{i\cdot} - \bar{x}_{(i)})^2 \tag{3}$$
　　自由度: $f_A = a - 1$
$$\bar{x}_{i\cdot} = \sum_{(j)} \frac{x_{ij}}{r}$$

4)　誤差平方和:
$$S_e = S_T - S_B - S_A^*$$
　　自由度: $f_e = n - a - b + 1$

ここで $\sum_{(i)}, \sum_{(i)(j)}$ などの記号は，データの存在する添え字に関して和を計算することを意味する．例えば $\bar{x}_{\cdot j} = \sum_{(i)} x_{ij}/k$ はブロック B_j の k 個のデータの平均値を表す．(3) 式の処理平方和における $\bar{x}_{(i)}$ は，処理 A_i の実施されたブロック平均値 r 個の平均である．例えば表 1 の例で，処理 A_1 は 3 つのブロック B_4, B_5, B_7 で実施されているので，$\bar{x}_{(1)} = (\bar{x}_{\cdot 4} + \bar{x}_{\cdot 5} + \bar{x}_{\cdot 7})/3$ となる．また，(3) 式の e は

$$e = \frac{1 - 1/k}{1 - 1/a} = \frac{a\lambda}{rk}$$

で与えられ，効率係数と呼ばれる．乱塊法では $a = k$ により $e = 1$ となる．不完備ブロック計画

$(k < a)$ では $e < 1$ である．平方和を対応する自由度で割った値を平均平方として，表2の分散分析表が得られる．帰無仮説 H_A^0: $\alpha_i \equiv 0$ は，乱塊法の場合と同様に $F_A = V_A^*/V_e > F(f_A, f_e; \alpha)$ のときに棄却される．

表2　分散分析表 (BIBD)

変動因	自由度	平方和	平均平方	F 比
B	f_B	S_B		
A	f_A	S_A^*	V_A^*	$F_A = V_A^*/V_e$
誤差 E	f_e	S_e	V_e	
全体 T	f_T	S_T		

不完備ブロック計画の分散分析の計算は複雑なので，通常は統計パッケージを利用する．表1の食味試験の分散分析表を表3に示す．

表3　BIBD による食味試験の分散分析表

変動因	自由度	平方和	平均平方	F 比
ブロック B	6	30.67		
品種 V	6	46.76	7.794	5.90*
誤差 E	8	10.57	1.321	
全体 T	20	88.00		

表3において，ブロック間平方和には品種 V の影響が入り込んでいる．ブロック効果に関する帰無仮説 H_B^0: $\beta_j \equiv 0$ を検定するためには，処理平方和の場合と同様に，調整したブロック間平方和を計算すればよい．

2.　ラテン方格

乱塊法や不完備ブロック計画では，Fisher の3原則（「実験計画法総説」の項参照）における局所管理に従ってブロックを構成し大きな系統誤差を取り除くことができる．しかし，系統的な誤差の原因として複数の種類が考えられる場合がある．例えば室内実験では，実験施設，実験日，実験従事者，実験順序などが系統的な誤差を生じる可能性がある．このようなとき，ラテン方格を用いて異なる種類の系統誤差を取り除くことができる．

ラテン方格 (Latin square) とは，a 個のラテン文字（アルファベット）を a 行 a 列に並べ，どの文字も各行・各列に一度ずつ現れるようにしたものである．図1の左に 4×4 ラテン方格の一例を示す．また，a 個のギリシャ文字を各行・各列に同じ文字が一度ずつ現れるように並べ，さらにラテン文字 $(A, B, \ldots)$ とギリシャ文字 $(\alpha, \beta, \ldots)$ のすべての組み合わせが一度だけ現れるように並べたものを**グレコラテン方格** (Graeco-Latin square) という（図1の右）．

$$
\begin{array}{cccc}
A & B & C & D \\
B & A & D & C \\
C & D & A & B \\
D & C & B & A
\end{array}
\qquad\qquad
\begin{array}{cccc}
A\alpha & B\beta & C\gamma & D\delta \\
B\gamma & A\delta & D\alpha & C\beta \\
C\delta & D\gamma & A\beta & B\alpha \\
D\beta & C\alpha & B\delta & A\gamma
\end{array}
$$

図1　ラテン方格（左）とグレコラテン方格（右）

ラテン方格を利用して，次のように2種類のブロックを考えることができる．因子 A の4水準を $A_1, \ldots, A_4$ とする．1日に4つの処理を実施できるとすれば，実験日をブロック（因子 R）とする乱塊法実験が可能である．さらに1日のなかでも実験順序による系統的な誤差が想定される場合は，実験順序を新たなブロック（因子 C）として導入し系統誤差を取り除くことができる．4×4 のラテン方格において，ラテン文字 (A, B, C, D) を処理 $A_1, \ldots, A_4$ に対応させる．行をブロック因子 R，列をブロック因子 C に対応させる．ラテン方格の定義により，処理水準 A_i は各行・各列で一度ずつ実施されることになる．実験配置においては，行・列をそれぞれ無作為に並べ替え，実際の処理条件を水準 $A_1, \ldots, A_4$ に無作為に対応づける（表4）．

表4　ラテン方格を利用した実験計画

実験日	実験順序			
	C_1	C_2	C_3	C_4
R_1	A_4	A_3	A_1	A_2
R_2	A_2	A_1	A_3	A_4
R_3	A_3	A_4	A_2	A_1
R_4	A_1	A_2	A_4	A_3

図1右のようなグレコラテン方格を利用すれば，3番目のブロックを導入することも可能である．また，ラテン方格やグレコラテン方格における行や列には，ブロックではなく制御因子や標示因子（「実験計画法総説」の項参照）のような興味の対象となる因子を対応させ，一部実施要因実験を計画することも可能である．ただし，ラテン方格実験では交互作用効果を評価することができない．また，すべての因子の水準数が揃っている必要がある．　[三 輪 哲 久]

多重比較総説

multiple comparison procedures

1. 多重比較

統計的データ解析においては，得られた1組のデータ $\boldsymbol{x}$ に対して複数の検定を行う場合がある．これを**多重検定** (multiple tests)，あるいは**多重比較** (multiple comparisons) と呼ぶ．このとき，検定を繰り返すことによって第1種の過誤の確率が大きくなることを**検定の多重性** (multiplicity) という．この多重性を適切に制御する統計手法が多重比較法 (multiple comparison procedures) である．

2. 検定のファミリー

検定を m 回行うものとし，その帰無仮説と対立仮説を

$$\begin{cases} \text{帰無仮説 } H_i^0\colon \theta_i = \theta_i^0 \\ \text{対立仮説 } H_i^A\colon \theta_i \neq \theta_i^0 \end{cases} \quad 1 \leq i \leq m$$

とする．ここで，θ_i は興味の対象となる未知パラメータであり，θ_i^0 は既知の定数である．例えば k 水準の1元配置分散分析 (「1元配置分散分析」の項参照) において，k 個の母平均 $\mu_1, \ldots, \mu_k$ のすべてのペア μ_i, μ_j $(i \neq j)$ に対して，値が等しいかどうかを検定する場合，検定の数は $m = {}_kC_2 = k(k-1)/2$ であり，帰無仮説は $H_1^0\colon \theta_1 = \mu_1 - \mu_2 = 0, H_2^0\colon \theta_2 = \mu_1 - \mu_3 = 0, \ldots, H_m^0\colon \theta_m = \mu_{k-1} - \mu_k = 0$ と表される $(\theta_1^0 = \cdots = \theta_m^0 = 0)$.

m 個の帰無仮説の集合 $\mathcal{H} = \{H_1^0, \ldots, H_m^0\}$ を帰無仮説のファミリー (family) と呼ぶ．また，観測データ $\boldsymbol{x}$ に基づく検定の集合 $\phi(\mathcal{H}) = \{\phi_1(\boldsymbol{x}), \ldots, \phi_m(\boldsymbol{x})\}$ を検定のファミリーと呼ぶ．各 $\phi_i(\boldsymbol{x})$ は帰無仮説 H_i^0 に対する検定結果

$$\phi_i(\boldsymbol{x}) = \begin{cases} 1, & \text{帰無仮説 } H_i^0 \text{ を棄却} \\ 0, & \text{帰無仮説 } H_i^0 \text{ を受容} \end{cases}$$

を表す．

3. 多重比較における帰無仮説

多重比較においては，m 個の帰無仮説が対象となる．どの帰無仮説が真に成り立っているかは未知なので，過誤率の評価においては，帰無仮説および対立仮説のさまざまな場合を想定しておく必要がある．帰無仮説のファミリー $\mathcal{H} = \{H_1^0, \ldots, H_m^0\}$ のうち，真に成り立っている帰無仮説は，その一部である可能性がある．ここで，添え字の部分集合 $V \subset \{1, \ldots, m\}$ に対し，帰無仮説 H_i^0 $(i \in V)$ が成り立っているという仮説を $H_V^0 = \cap_{i \in V} H_i^0$ と表し，H_i^0 $(i \in V)$ の積仮説と呼ぶ．

$V = \{1, \ldots, m\}$ の場合，すなわち，ファミリー $\mathcal{H}$ のすべての帰無仮説が成り立っている場合を**完全帰無仮説** (complete null hypothesis) と呼び，V が $\{1, \ldots, m\}$ の部分集合の場合を**部分帰無仮説** (partial null hypothesis) と呼ぶ．

4. 多重比較における過誤率

特定の帰無仮説 H_i^0 に対しては，通常の仮説検定 (「仮説検定」の項参照) と同様に，H_i^0 が成り立っているときに H_i^0 を棄却すること $(\phi_i(\boldsymbol{x}) = 1)$ を第1種の過誤 (type I error) といい，H_i^0 が成り立っていないときに H_i^0 を受容すること $(\phi_i(\boldsymbol{x}) = 0)$ を第2種の過誤 (type II error) という．多重比較においても第1種の過誤を中心に考える場合が多い．

いま，真に成り立っている帰無仮説を $H_V^0 = \cap_{i \in V} H_i^0$ とする．m 回の検定のうち，第1種の過誤の数 $M(\boldsymbol{x})$ は，成り立っている帰無仮説を棄却した数であるから，$M(\boldsymbol{x}) = \sum_{i \in V} \phi_i(\boldsymbol{x})$ と表される．このとき，

$$FWER = \Pr\{M(\boldsymbol{x}) > 0 | H_V^0\} \qquad (1)$$

を**ファミリー単位の過誤率** (family-wise error rate; FWER) という．すなわち $FWER$ は，真に成り立っている帰無仮説のうち，少なくとも1つ以上で第1種の過誤をおかす確率である．文献によっては，$FWER$ を実験単位の過誤率 (experiment-wise error rate) と呼ぶこともある．

一方，個々の帰無仮説に注目して第1種の過誤の確率を考えた

$$CWER = \max_{i \in V} \Pr\{\phi_i(\boldsymbol{x}) = 1 | H_i^0\} \quad (2)$$

を**比較単位の過誤率** (comparison-wise error rate; CWER) という．

一般に (1), (2) 式の確率は，帰無仮説 H_i^0 $(i \in V)$ だけでなく，対立仮説 $H_j^A\colon\ \theta_j \neq \theta_j^0 (j \notin V)$ のパラメータの値にも依存する．前述のように，実際に成立している帰無仮説，および対立仮説のパラメータの値は未知であるから，特定の多重比較法についての $FWER$, $CWER$ は，想定されるすべての場合に対して (1), (2) 式の上限として定義される．

5. ファミリー単位の過誤率の制御

比較単位の過誤率 $CWER$ を一定値 α 以下

に保つためには，各検定の第 1 種の過誤率が α 以下となるように個々の検定法 $\phi_i(\boldsymbol{x})$ を設計すればよい．しかし，個々の検定の過誤率が α 以下であっても，多数の検定を行うことにより，そのどれかで第 1 種の過誤をおかしてしまう確率，すなわち $FWER$ は α より大きくなってしまう．このことを検定の多重性という．$FWER$ を制御する方法とは，この検定の多重性を考慮した方法である．なお，完全帰無仮説のもとでのみ $FWER$ を α 以下に保障することを，**弱い意味で** (weekly) **制御する**といい，あらゆる部分帰無仮説のもとで $FWER$ を α 以下に保障することを，**強い意味で** (strongly) **制御する**という．以下に，強い意味で $FWER$ を制御する方法を説明する．

a. 同時信頼区間に基づく方法

m 個のパラメータ $\theta_1,\ldots,\theta_m$ に対する同時信頼区間を $\hat{C}_i(\boldsymbol{x})$ $(i,\ldots,m)$ とする．すなわち，すべてのパラメータを同時に含む確率が

$$\Pr\{\theta_i \in \hat{C}_i(\boldsymbol{x}),\quad i=1,\ldots,m\} \geq 1-\alpha$$

である．各帰無仮説 $H_i^0\colon \theta_i=\theta_i^0$ に対して，

$$\theta_i^0 \notin \hat{C}_i(\boldsymbol{x}) \Rightarrow H_i^0 \text{ を棄却 } (\phi_i(\boldsymbol{x})=1)$$

とすれば，ファミリー単位の過誤率 $FWER$ は α 以下に保障される．この方法では，帰無仮説が棄却されたとき ($\theta_i^0 \notin \hat{C}_i(\boldsymbol{x})$ のとき)，パラメータの方向に関する判定も行うことができる．すなわち，

$$\hat{C}_i(\boldsymbol{x}) > \theta_i^0 \Rightarrow \theta_i > \theta_i^0 \text{ と判定}$$
$$\hat{C}_i(\boldsymbol{x}) < \theta_i^0 \Rightarrow \theta_i < \theta_i^0 \text{ と判定}$$

ここで "$\hat{C}_i(\boldsymbol{x}) > \theta_i^0$" は，$\hat{C}_i(\boldsymbol{x})$ の要素がすべて θ_i^0 よりも大きいことを意味する．

対比較における Tukey 法，対照との比較における Dunnett 法，対比に対する Scheffé 法 (「1 元配置での多重比較法」の項参照) は同時信頼区間に基づく方法である．

b. Bonferroni の方法

p 個の任意の確率事象 $E_1,\ldots,E_p$ に対して

$$\Pr\{\cup_{i=1}^p E_i\} \leq \sum_{i=1}^p \Pr(E_i)$$

が成り立つ．この不等式を **Bonferroni の不等式**という．検定のファミリー $\phi(\mathcal{H}) = \{\phi_1(\boldsymbol{x}),\ldots,\phi_m(\boldsymbol{x})\}$ において，各検定 $\phi_i(\boldsymbol{x})$ ごとに個別に第 1 種の過誤率が

$$\Pr\{\phi_i(\boldsymbol{x})=1|H_i^0\} \leq \frac{\alpha}{m}$$

となるように設計すれば，Bonferroni の不等式により，あらゆる部分帰無仮説のもとで $FWER$ は α 以下に保障される．

Bonferroni の不等式は，どのような確率事象 $E_1,\ldots,E_p$ に対しても成立する．したがって，この方法は正規分布などの特定の分布の仮定を必要とせず，また各検定が独立でない場合にも適用できる．

c. 閉検定手順

仮説のファミリー $\mathcal{H}=\{H_1^0,\ldots,H_m^0\}$ に対して，すべての部分帰無仮説 $H_V^0=\cap_{i\in V}H_i^0$ からなる集合

$$\bar{\mathcal{H}}=\{H_V^0|V\subset\{1,\ldots,m\}\}$$

を $\mathcal{H}$ の閉包と呼ぶ．$\bar{\mathcal{H}}$ は積の演算に関して閉じている．すなわち

$$H_V^0\in\bar{\mathcal{H}},\ H_U^0\in\bar{\mathcal{H}} \ \Rightarrow\ H_V^0\cap H_U^0\in\bar{\mathcal{H}}$$

が成り立つ．次に各部分帰無仮説 H_V^0 に対し

$$\Pr\{\phi_V(\boldsymbol{x})=1|H_V^0\} \leq \alpha$$

となるように水準 α の検定方式 $\phi_V(\boldsymbol{x})$ を定める．特定の帰無仮説 $H_i^0\in\mathcal{H}$ は，$i\in V$ なるすべての V に対して仮説 H_V^0 が棄却された場合に棄却することにすれば，すべての部分帰無仮説のもとで $FWER$ が α 以下に保障される．この方法を**閉検定手順** (closed testing procedure) という (Marcus *et al.*, 1976b)．

H_V^0 に対する検定方式 $\phi_V(\boldsymbol{x})$ は，確率分布が仮定できる場合は，その確率分布に基づいて構成すればよい．例としては対比較における REGW 法がある (「1 元配置での多重比較法」の項参照)．一方 V の要素の数を v とすれば，H_V^0 は v 個の帰無仮説が同時に成り立つという仮説であるから，Bonferroni の不等式により，各 H_i^0 $(i\in V)$ を α/v の水準で検定することができる．この方法を **Holm** (1979) **の方法**という．すべての検定を α/m 水準で行う Bonferroni 法よりも，Holm の方法の方が検出力が高くなる．

多重比較全般に関する教科書としては，Hochberg and Tamhane (1987), Hsu (1996), 永田・吉田 (1997) がある． [三 輪 哲 久]

1 元配置での多重比較法

multiple comparison procedures in one-way layout

1. 1 元配置分散分析モデル

1 元配置分散分析 (「1 元配置分散分析」の項参照) において，因子 A の水準数を k とする．実験から得られる k 個の処理平均と，誤差分散の推定値を

$$\bar{y}_i \sim N(\mu_i, \sigma^2/n_i), \quad 1 \le i \le k \qquad (1)$$
$$\hat{\sigma}^2 \sim \sigma^2\chi^2(\nu)/\nu \qquad (2)$$

とする (n_i は既知の反復数である)．誤差分散の推定値 $\hat{\sigma}^2$ とその自由度 ν は実験配置 (1 元配置，2 元配置，乱塊法など) に依存し，分散分析から得られる．

表 1 に乱塊法実験の例 (「1 元配置分散分析」の項参照) を示す．この例では，$k = 5$，$n_i \equiv n = 3$，$\hat{\sigma}^2 = 0.0685$ $(\nu = 8)$ であり，処理平均は $\bar{y}_1 = 3.97$，$\bar{y}_2 = 5.33$，$\bar{y}_3 = 4.63$，$\bar{y}_4 = 5.07$，$\bar{y}_5 = 4.27$ である．

表 1　例 1 (1 元配置乱塊法実験)

	水稲 5 品種の収量 (t/ha)				
ブロック	A_1	A_2	A_3	A_4	A_5
R_1	3.9	4.9	4.6	5.0	3.9
R_2	3.9	5.9	4.9	5.5	4.8
R_3	4.1	5.2	4.4	4.7	4.1
平均	3.97	5.33	4.63	5.07	4.27

$\hat{\sigma}^2 = 0.0685$ $(\nu = 8)$

母平均 $\mu_1, \ldots, \mu_k$ の間の多重比較に関して，次のような問題のタイプが考えられる．

1) **対比較** (pairwise comparison):　処理 A_i と A_j のすべてのペアに対して H_{ij}^0: $\mu_i = \mu_j$ $(i \ne j)$ の検定を行うことを対比較 (ついひかく) という．興味ある比較の数は $m = {}_kC_2 = k(k-1)/2$ である．

2) **対照** (control) との比較:　処理 A_1 が対照処理 (標準処理，プラセボなど) であり，処理 A_1 と他の処理との差 H_{1i}^0: $\mu_1 = \mu_i$ $(2 \le i \le k)$ の検定を行うことを対照との比較という．比較の数は $m = k - 1$ である．

3) **対比** (contrast):　処理平均 $\mu_1, \ldots, \mu_k$ の線形結合に関する仮説 $H_{\boldsymbol{c}}^0$: $\sum_{i=1}^k c_i\mu_i = 0$ $\left(\sum_{i=1}^k c_i = 0\right)$ に対する検定を対比の検定という ($\boldsymbol{c} = (c_1, \ldots, c_k)$ は既知の定数)．比較の数は無限大となる．

どのタイプの多重比較を実施するかは，研究の目的に応じて決まる．それぞれの問題のタイプに応じて過誤率を制御するための多重比較法が提案されている．最初に各処理の反復数が等しい場合 $n_i \equiv n$ について説明する．

2. Tukey 法

Tukey 法 (Tukey, 1953) は，処理水準すべてのペアについての対比較において，ファミリー単位の過誤率 $FWER$ を保障する方法である．帰無仮説 H_{ij}^0: $\mu_i = \mu_j$ は

$$|\bar{y}_i - \bar{y}_j| > (\hat{\sigma}/\sqrt{n}) \cdot q_{k,\nu,\alpha} \qquad (3)$$

が成り立つときに棄却される．$q_{k,\nu,\alpha}$ は，Student 化した範囲の上側 α 点である．

表 1 のデータに対して，Tukey 法のための判定基準値は，$R_k^T = (\hat{\sigma}/\sqrt{n}) \cdot q_{k,\nu,\alpha} = \sqrt{0.0685/3} \cdot q_{5,8,0.05} = 0.738$ であり，処理平均値の差の絶対値が R_k^T より大きければ有意に異なると判定する．判定結果は以下のとおりである．ここで，下線で結ばれた処理は有意差なしと判定されている．

A_1	A_5	A_3	A_4	A_2
3.97	4.27	4.63	5.07	5.33

Tukey 法の特徴

Tukey 法は同時信頼区間に基づく方法 (「多重比較総説」の項参照) である．任意の母平均 μ_i $(i = 1, \ldots, k)$ に対して，

$$Q' = \max_{i,j} \frac{|(\bar{y}_i - \mu_i) - (\bar{y}_j - \mu_j)|}{\hat{\sigma}/\sqrt{n}}$$

は Student 化した範囲の分布に従う．すなわち $\Pr\{Q' \le q_{k,\nu,\alpha}\} = 1 - \alpha$ が成り立つ．このことを利用して，すべてのペアの平均値の差 $\mu_i - \mu_j$ $(i < j)$ に対する同時信頼区間が

$$\Pr\left\{\bar{y}_i - \bar{y}_j - \frac{\hat{\sigma}}{\sqrt{n}}q_{k,\nu,\alpha} \le \mu_i - \mu_j \le \bar{y}_i - \bar{y}_j + \frac{\hat{\sigma}}{\sqrt{n}}q_{k,\nu,\alpha}\right\} = 1 - \alpha \quad (4)$$

で与えられる．(3) 式による判定は，(4) 式の信頼区間がゼロを含まないことと同値である．すなわち，Tukey 法は同時信頼区間に基づく方法であり，強い意味でファミリー単位の過誤率 $FWER$ (「多重比較法総説」の項参照) を α 以下に保障する．

すべての処理の母平均が等しいという帰無仮説 $H^0_{1\cdots k}\colon \mu_1 = \cdots = \mu_k$ のもとで，

$$Q = \max_{i,j} \frac{|\bar{y}_i - \bar{y}_j|}{\hat{\sigma}/\sqrt{n}} = \frac{\max_i \bar{y}_i - \min_i \bar{y}_i}{\hat{\sigma}/\sqrt{n}}$$

はスチューデント化した範囲の分布に従う．したがって，

$$\begin{array}{l} Q > q_{k,\nu,\alpha} \ \Rightarrow \\ H^0_{1\cdots k}\colon \mu_1 = \cdots = \mu_k \text{ を棄却} \end{array} \tag{5}$$

とすれば，帰無仮説 $H^0_{1\cdots k}\colon \mu_1 = \cdots = \mu_k$ に対する水準 α の検定方式が与えられる．

3. REGW 法

REGW 法は，対比較において閉検定手順を適用したものである．

対比較における仮説のファミリーは，

$$\mathcal{H} = \{H^0_{ij}\colon \mu_i = \mu_j | i \neq j\} \tag{6}$$

と表される．さらに添え字の部分集合 $P \subset \{1, \ldots, k\}$ を考え，P に含まれる添え字をもつ母平均がすべて等しいという仮説を

$$H^0(P)\colon \mu_i = \mu_j, \quad i, j \in P \tag{7}$$

と表す．例えば $P = \{1, 2, 5\}$ の場合，$H^0(P)\colon\ \mu_1 = \mu_2 = \mu_5$ である．次に，仮説 $H^0(P)$ に対して，水準

$$\alpha_p = \begin{cases} 1 - (1 - \alpha)^{p/k}, & p < k - 1 \\ \alpha, & p = k - 1, k \end{cases} \tag{8}$$

の検定を構築する．p は P に含まれる要素の数である．REGW 法では，特定の i, j について，$i, j \in P$ となるすべての部分集合 P に対して $H^0(P)$ が (8) 式の水準で棄却されたときに，帰無仮説 $H^0_{ij}\colon \mu_i = \mu_j$ を棄却する．仮説 $H^0(P)$ の検定に (5) 式の Student 化した範囲を使う方法を REGWQ 法と呼び，F 検定を使う方法を REGWF 法と呼ぶ．通常は REGWQ 法が使われる．

表 1 のデータについて判定結果は以下のとおりである．

A_1	A_5	A_3	A_4	A_2
3.97	4.27	4.63	5.07	5.33

$\bar{y}_2 - \bar{y}_3 = 7.30$ は Tukey 法では有意とならない．しかし REGWQ 法では有意と判定される．

REGW 法の特徴

この方法が閉検定手順となっていることは次のように確かめられる．(6) 式のファミリーの閉包集合，すなわち $\mathcal{H}$ の要素の積全体からなる集合 $\bar{\mathcal{H}}$ を考える．$\bar{\mathcal{H}}$ の要素は k 個の母平均に関して，いくつかが等しいという仮説になる．例えば，$k = 5$ の場合，

$$\mu_1 = \mu_2 = \mu_5, \quad \mu_3 = \mu_4$$

のような部分帰無仮説が $\bar{\mathcal{H}}$ の要素となる．一般に $P_1, \ldots, P_g$ を添え字 $\{1, \ldots, k\}$ の互いに素な部分集合の組とし，同じ P_i $(i = 1, \ldots, g)$ に含まれる添え字をもつ母平均は等しいという仮説を $H^0(P_1, \ldots, P_g)$ と表す．上記の例の場合，$P_1 = \{1, 2, 5\}$，$P_2 = \{3, 4\}$ である．$\bar{\mathcal{H}}$ の要素 $H^0(P_1, \ldots, P_g)$ に関して，個々の部分集合に対する仮説 $H^0(P_s)$ を，(8) 式の有意水準で検定すれば，$H^0(P_1, \ldots, P_g)$ に対する検定の有意水準は α 以下に保たれる．

4. Fisher の LSD 法

LSD 法は，対比較において，比較単位の過誤率 $CWER$ を制御する方法である．LSD 法では，判定基準値

$$LSD(\alpha) = \hat{\sigma}\sqrt{2/n} \cdot t_{\nu,\alpha/2} \tag{9}$$

を計算し，

$$|\bar{y}_i - \bar{y}_j| > LSD(\alpha) \tag{10}$$

のときに，処理 A_i と A_j とは有意差ありと判定する．$t_{\nu,\alpha/2}$ は自由度 ν の t 分布の片側 $\alpha/2$ 点 (両側 α 点) である．$LSD(\alpha)$ は**最小有意差** (least significant difference; LSD) と呼ばれる．

表 1 の例については，$LSD(0.05) = \sqrt{0.0685 \cdot 2/3} \cdot t_{8,0.025} = 0.493$ であり，判定結果は以下のとおりとなる．

A_1	A_5	A_3	A_4	A_2
3.97	4.27	4.63	5.07	5.33

a. LSD 法の特徴

(10) 式の判定方式は，

$$|t| = \frac{|\bar{y}_i - \bar{y}_j|}{\hat{\sigma}\sqrt{2/n}} > t_{\nu,\alpha/2}$$

と書き直すことができる．すなわち LSD 法では，各比較に有意水準 α の t 検定を実行していることになるので，比較単位過誤率 $CWER$ は α に保障される．しかし，$m = k(k-1)/2$ 回の検定を実行すると，そのどこかで少なくと

も 1 回以上の過誤をおかす確率，すなわちファミリー単位の過誤率 $FWER$ は α よりも高くなる．例えば $k=5$, $\alpha=0.05$ の場合，完全帰無仮説 $H^0_{1\cdots5}$: $\mu_1=\cdots=\mu_5$ のもとで LSD 法のファミリー単位過誤率は $FWER=0.236$ となり，名目の $\alpha=0.05$ よりはるかに高くなる．

b. 保護付き LSD 法

まず最初に分散分析の F 検定で，完全帰無仮説

$$H^0_{1\cdots k}\colon \mu_1=\cdots=\mu_k$$

を検定し，この完全帰無仮説が棄却された場合のみ，LSD 法を実行する方法を**保護付き LSD 法** (protected LSD; PLSD) という．PLSD 法は完全帰無仮説のもとでのみ，すなわち弱い意味でファミリー単位の過誤率 $FWER$ を保障する．しかし，その他の部分帰無仮説のもとでは必ずしもファミリー単位の過誤率を保障しない．

5. Tukey–Kramer 法

完全無作為化法実験や調査データでは，処理の繰り返し数 n_i が揃っていない場合がある．このとき，(3) 式の代わりに

$$|\bar{y}_i-\bar{y}_j|>\sqrt{\frac{1}{2}\left(\frac{1}{n_i}+\frac{1}{n_j}\right)}\cdot q_{k,\nu,\alpha} \quad (11)$$

のときに，$H^0_{ij}\colon \mu_i=\mu_j$ を棄却する方法を **Tukey–Kramer 法**という (Kramer, 1956)．この方法がファミリー単位の過誤率 $FWER$ を α 以下に保障することは Hayter (1984) によって証明された．

REGWQ 法では (7) 式の部分帰無仮説を，

$$\max_{i,j\in P}\frac{|\bar{y}_i-\bar{y}_j|}{\sqrt{\frac{1}{2}\left(\frac{1}{n_i}+\frac{1}{n_j}\right)}}>q_{k,\nu,\alpha_p}$$

の場合に棄却する．$n_i\equiv n$ の場合と同様に，添え字の部分集合 P の要素数 p に応じた (8) 式の水準 α_p を用いる．

LSD 法では (9) 式の代わりに，

$$|\bar{y}_i-\bar{y}_j|>\hat{\sigma}\sqrt{\frac{1}{n_i}+\frac{1}{n_j}}\cdot t_{\nu,\alpha/2}$$

のときに，$H^0_{ij}\colon \mu_i=\mu_j$ を棄却すればよい．

6. Dunnett 法

Dunnett 法は対照との比較においてファミリー単位の過誤率 $FWER$ を制御する方法である．(1) 式，(2) 式の分散分析モデルにおいて，

表 2　例 2 (対照との比較)
ネコの心拍数

処理	対照	CHF	CHFR	RVH	RVHR
	A_1	A_2	A_3	A_4	A_5
n_i	5	5	5	6	4
平均心拍数	239	182	231	272	248
標準偏差	29.07	44.72	31.30	19.60	36.00

プールした標準偏差は $\hat{\sigma}=32.49$ $(\nu=20)$.

処理 A_1 を対照処理とする．例 2 (表 2) は，実験的に誘発された 4 つの処理群と対照処理に対して，ネコの心拍数を比較した実験である．処理内容の詳細については，丹後 (1993)，Wallenstein *et al.* (1980) を参照されたい．

Dunnett 法では

$$|\bar{y}_i-\bar{y}_1|>\hat{\sigma}\sqrt{\frac{1}{n_i}+\frac{1}{n_1}}\cdot d''_{k-1,\nu,\alpha;\boldsymbol{\lambda}} \quad (12)$$

の場合に，$H^0_{1i}\colon \mu_1=\mu_i$ を棄却する．ここで，$d''_{k-1,\nu,\alpha;\boldsymbol{\lambda}}$ はファミリー単位の過誤率 $FWER$ を α に保障するように決定される判定基準値である．アンバランストな場合 ($n_i\not\equiv n$ の場合)，判定基準値 $d''_{k-1,\nu,\alpha;\boldsymbol{\lambda}}$ は，

$$\lambda_i=\sqrt{\frac{n_{i+1}}{n_{i+1}+n_1}},\quad 1\le i\le k-1$$

の値に依存する．統計パッケージ SAS では，`PROBMC` 関数を用いて計算することができる．表 2 の例では $d''_{4,20,0.05;\boldsymbol{\lambda}}=2.652$ となる．(12) 式により判定すると

$$|\bar{y}_1-\bar{y}_2|=57>32.49\sqrt{2/5}\cdot 2.652$$
$$=54.5$$

であるから $H^0_{12}\colon \mu_1=\mu_2$ は棄却される．

Dunnett 法の特徴

Dunnett 法は同時信頼区間に基づく方法 (「多重比較総説」の項参照) であり，ファミリー単位の過誤率 $FWER$ を保障する．$k-1$ 個のパラメータ $\mu_i-\mu_1$ $(i=2,\ldots,k)$ に関しての同時信頼区間が

$$\left[\bar{y}_i-\bar{y}_1-\hat{\sigma}\sqrt{\frac{1}{n_i}+\frac{1}{n_1}}\cdot d''_{k-1,\nu,\alpha;\boldsymbol{\lambda}},\right.$$
$$\left.\bar{y}_i-\bar{y}_1+\hat{\sigma}\sqrt{\frac{1}{n_i}+\frac{1}{n_1}}\cdot d''_{k-1,\nu,\alpha;\boldsymbol{\lambda}}\right]$$

で与えられる．表 2 の例に対して同時信頼区間は

$$\begin{array}{ll} A_2: & -111.49 \leq \mu_2 - \mu_1 \leq -2.51 \\ A_3: & -62.487 \leq \mu_3 - \mu_1 \leq 46.49 \\ A_4: & -19.167 \leq \mu_4 - \mu_1 \leq 85.17 \\ A_5: & -48.792 \leq \mu_5 - \mu_1 \leq 66.79 \end{array}$$

となる．$\mu_2 - \mu_1$ に対する信頼区間がゼロを含まないので，帰無仮説 H_1^0: $\mu_2 - \mu_1 = 0$ は棄却されることがわかる．

Dunnett 法では，片側対立仮説 H_{1i}^A: $\mu_1 < \mu_i$ (または $\mu_1 > \mu_i$) $(2 \leq i \leq k)$ に対する検定を行うことも可能である．

7. Scheffé 法

Scheffé 法 (Scheffé, 1959) は，すべての対比に対してファミリー単位の過誤率 $FWER$ を保障する方法である．対比に関する帰無仮説

$$H_{\boldsymbol{c}}^0: \sum_{i=1}^{k} c_i \mu_i = 0 \quad \left(\sum_{i=1}^{k} c_i = 0 \right)$$

に対して，

$$\left| \sum_{i=1}^{k} c_i \bar{y}_i \right| > \hat{\sigma} \sqrt{(k-1) \sum \frac{c_i^2}{n_i} \cdot F_{k-1,\nu,\alpha}} \quad (13)$$

のときに，帰無仮説 $H_{\boldsymbol{c}}^0$ を棄却する．

表 3 に 1 元配置 (完全無作為化法) による大豆 6 品種の比較実験データを示す．

表 3　例 3 (1 元配置完全無作為化法)

	大豆 6 品種の収量 (kg/a)					
	A_1	A_2	A_3	A_4	A_5	A_6
	32.7	35.6	29.0	38.3	40.1	39.5
	35.0	38.9	32.6	39.8	42.5	41.0
	34.4	40.4	31.1	40.7	43.1	42.2
	38.3		31.7	43.4	44.6	
			34.7		45.2	
平均	35.10	38.30	31.82	40.55	43.10	40.90
n_i	4	3	5	4	5	3

$\hat{\sigma}^2 = 4.411$ $(\nu = 18)$

品種群 $\{1, 2, 3\}$ と $\{4, 5, 6\}$ とは，親の異なる系統から育成された品種である．これら 2 つの群間で母平均に差があるかどうか，すなわち，次の帰無仮説

$$H_{\boldsymbol{c}}^0: \frac{\mu_1 + \mu_2 + \mu_3}{3} - \frac{\mu_4 + \mu_5 + \mu_6}{3} = 0$$

の検定に興味がある．

$$\left| \frac{\bar{y}_1 + \bar{y}_2 + \bar{y}_3}{3} - \frac{\bar{y}_4 + \bar{y}_5 + \bar{y}_6}{3} \right| = 6.44$$

に対して，$F_{5,18,0.01} = 4.248$ を用いると，(13) 式右辺の判定基準値は

$$\hat{\sigma} \sqrt{(k-1) \sum \frac{c_i^2}{n_i} \cdot F_{k-1,\nu,\alpha}} = 4.04$$

であり，1%水準の Scheffé 検定で有意である．

Scheffé 法の特徴

Scheffé 法も同時信頼区間に基づく方法であり，すべての対比 $\sum c_i \mu_i$ $(\sum c_i = 0)$ に対する同時信頼区間が

$$\left[\sum_{i=1}^{k} c_i \bar{y}_i - \hat{\sigma} \sqrt{(k-1) \sum \frac{c_i^2}{n_i} \cdot F_{k-1,\nu,\alpha}}, \right. \\ \left. \sum_{i=1}^{k} c_i \bar{y}_i + \hat{\sigma} \sqrt{(k-1) \sum \frac{c_i^2}{n_i} \cdot F_{k-1,\nu,\alpha}} \right]$$

で与えられる．

対比較 H_{ij}^0: $\mu_i - \mu_j$ や，対照との比較 H_{i1}^0: $\mu_i - \mu_1$ は，いずれも対比の一種である．したがって，これらの比較に対しても Scheffé 法を用いることは原理的には可能である．しかし Scheffé 法は，あらゆる対比 (無限個の対比) に対してファミリー単位の過誤率 $FWER$ を保障しているので，対比較や対照との比較に対しては，きわめて保守的になる．　[三 輪 哲 久]

順序制約のもとでの多重比較

order restricted multiple comparison procedures

1. 傾向のある対立仮説

処理 $A_1, \ldots, A_k$ に対する 1 元配置分散分析モデル (「1 元配置での多重比較法」の項参照)

$$\bar{y}_i \sim N(\mu_i, \sigma^2/n_i), \quad 1 \le i \le k$$
$$\bar{y} = \frac{\sum n_i \bar{y}_i}{\sum n_i},$$
$$\hat{\sigma}^2 \sim \frac{\sigma^2 \chi^2(\nu)}{\nu}$$

を考える．帰無仮説

$$H^0: \ \mu_1 = \cdots = \mu_k \tag{1}$$

に対して，対立仮説

$$H^A: \ \mu_1 \le \cdots \le \mu_k \tag{2}$$
(少なくとも 1 つは厳密な不等号)

は**傾向のある対立仮説** (ordered alternative)，あるいは**順序制約付き対立仮説** (order restricted alternative)，また順序関係を明記して，単純順序対立仮説 (simple-order alternative) などと呼ばれる．用量反応 (dose-response) 関係など，傾向のある対立仮説を仮定できる場面は多い．

2. Bartholomew 検定

Bartholomew (1959) は，σ^2 が既知の場合の尤度比検定統計量として

$$\bar{\chi}^2 = \sum_{i=1}^{k} \frac{n_i (\hat{\mu}_i - \bar{y})^2}{\sigma^2} \tag{3}$$

を導いた．ここで $\hat{\mu}_i$ $(1 \le i \le k)$ は，制約条件 $\mu_1 \le \cdots \le \mu_k$ のもとで $\sum_{i=1}^{k} n_i (\bar{y}_i - \mu_i)^2$ を最小にする μ_i であり，**アイソトニック回帰推定量** (isotonic regression estimator) と呼ばれる．この $\hat{\mu}_i$ $(1 \le i \le k)$ は **PAVA 手順** (pool adjacent violators algorithm) によって計算することができる．まず，$\hat{\mu}_i^{(0)} = \bar{y}_i$ $(1 \le i \le k)$ とおく．$\hat{\mu}_i^{(0)} > \hat{\mu}_{i+1}^{(0)}$ となるところがあれば，2 つの平均を合併し，$\hat{\mu}_i^{(1)} = \hat{\mu}_{i+1}^{(1)} = (n_i \hat{\mu}_i^{(0)} + n_{i+1} \hat{\mu}_{i+1}^{(0)})/(n_i + n_{i+1})$ とする．そして，この合併した平均は重み $n_i + n_{i+1}$ をもつことにする．以下，$\hat{\mu}_1 \le \cdots \le \hat{\mu}_k$ となるまで，この合併作業を繰り返す．ただし，一度合併された平均は，以後は常に 1 つの平均として扱われる．例えば，第 1 ステップで $\hat{\mu}_i^{(0)}$ と $\hat{\mu}_{i+1}^{(0)}$ を合併した後に，$\hat{\mu}_i^{(1)} = \hat{\mu}_{i+1}^{(1)} > \hat{\mu}_{i+2}^{(1)}$ となった場合は，$\hat{\mu}_i^{(2)} = \hat{\mu}_{i+1}^{(2)} = \hat{\mu}_{i+2}^{(2)} = ((n_i + n_{i+1})\hat{\mu}_{i+1}^{(1)} + n_{i+2}\hat{\mu}_{i+2}^{(1)})/(n_i + n_{i+1} + n_{i+2})$ となる．

帰無仮説 (1) のもとでの $\bar{\chi}^2$ の分布は

$$\Pr\left\{\frac{\bar{\chi}^2}{\sigma^2} > c\right\} = \sum_{l=2}^{k} P(l, k; \boldsymbol{n}) \Pr\{\chi_{l-1}^2 > c\} \tag{4}$$

と表される．χ_{l-1}^2 は自由度 $l-1$ の χ^2 分布に従う確率変数である．$P(l, k; \boldsymbol{n})$ は，$\hat{\mu}_1, \ldots, \hat{\mu}_k$ が l 個の異なる値 (すなわち l 個のレベル) から構成される確率であり，**レベル確率** (level probability) と呼ばれる．レベル確率はサンプルサイズ $\boldsymbol{n} = (n_1, \ldots, n_k)$ に依存する．

σ^2 が未知の場合は，いくつかの検定統計量が提案されている．Bartholomew は

$$\bar{E}^2 = \frac{\sum n_i (\hat{\mu}_i - \bar{y})^2}{\sum n_i (\bar{y}_i - \bar{y})^2 + \nu\hat{\sigma}^2} \tag{5}$$

を提案している．一方，(3) 式の σ^2 を推定量で置き換えた

$$\bar{B}^2 = \frac{\sum n_i (\hat{\mu}_i - \bar{y})^2}{\hat{\sigma}^2} \tag{6}$$

を用いることによって順序制約のもとでの対比の同時信頼区間を構成することができる (Miwa *et al.*, 2000)．$\bar{E}^2$，$\bar{B}^2$ の確率分布は $\bar{\chi}^2$ の確率分布から導くことができる．サンプルサイズが等しい場合 $(n_i \equiv n)$ の $\bar{E}^2$ と $\bar{B}^2$ の検定基準値は，それぞれ Robertson *et al.* (1988) と Miwa (1998) に与えられている．

Bartholomew 検定は比較的早い時期に開発され，その検出力が高いことも知られている (Marcus, 1976a)．しかし，サンプルサイズ n_i が不揃いの場合にレベル確率 $P(l, k; \boldsymbol{n})$ の計算がきわめて困難であり，したがって検定等計量 $\bar{E}^2$ や $\bar{B}^2$ の p 値の計算も困難であることが問題であった．Miwa *et al.* (2000) は，サンプルサイズが不揃いの場合にも，レベル確率 $P(l, k; \boldsymbol{n})$ を高速に精度よく計算する方法を示し，Bartholomew 検定を実行することを可能としている．

例として，Banno and Yamagami (1989) は，*Eupromus ruber* の幼虫および成虫における ECI (conversion efficiency of ingested food) を研究している (表 1)．ECI は，幼虫の各ステージ，および成虫について

$$\mathrm{ECI}\ (\%) = 100 \times \frac{\text{虫の乾物重}}{\text{食べた木の乾物重}}$$

表1　例：*Eupromus ruber* の ECI (%)

Stage	3rd	4th	5th	6th	7th	Adult
ECI	2.415	2.411	2.129	2.009	1.923	1.669
n_i	4	21	17	15	10	21

$\hat{\sigma}^2 = 0.578$ ($\nu = 82$)

によって定義される．

若い幼虫ほど，より多くの食物を必要とするので，$\mu_1 \geq \mu_2 \geq \mu_3 \geq \mu_4 \geq \mu_5 \geq \mu_6$ の関係が想定される．実際，標本平均値 $\bar{y}_i$ はこの順に並んでいる．したがって，順序制約のもとでの最尤推定値 $\hat{\mu}_i$ は標本平均値 $\bar{y}_i$ で与えられる．検定統計量は $\bar{B}^2 = \sum n_i (\hat{\mu}_i - \bar{y})^2/\hat{\sigma}^2 = 11.43$ ($p = 0.00455$) となり，高度に有意である．通常の F 検定を実施すると $F = \sum n_i (\bar{y}_i - \bar{y})^2/(k-1)\hat{\sigma}^2 = 2.286$ ($p = 0.0535$) であり，5%水準でも有意とはならない．

3. Williams の検定

Williams (1971) は帰無仮説 (1) と対立仮説 (2) に対して，検定統計量

$$W_k = \frac{\hat{\mu}_k - \bar{y}_1}{\hat{\sigma}\sqrt{1/n_k + 1/n_1}} \tag{7}$$

を提案した．サンプルサイズが等しい場合 ($n_i \equiv n$) の検定のための数表は Williams (1971; 1972) に与えられている．

さらに Williams (1971) は，閉検定手順を用いて，対照処理との比較を行う方法を与えた．処理 A_1 を対照処理とし，仮説のファミリーを

$$\mathcal{H} = \{H^0_{1i}\colon \mu_1 = \mu_i \ (2 \leq i \leq k)\}$$

とする．次に $\mathcal{H}$ の要素の積全体からなる閉包集合 $\bar{\mathcal{H}}$ を考える．しかし (2) 式の単調性の仮定のもとでは，$H^0_{1j}\colon \mu_1 = \mu_j$ は $H^0_{1\cdots j}\colon \mu_1 = \cdots = \mu_j$ と同値であり，$i < j$ に対しては $H^0_{1i} \cap H^0_{1j} = H^0_{1j}$ が成り立つ．したがって $\bar{\mathcal{H}}$ は $H^0_{1\cdots j}\colon \mu_1 = \cdots = \mu_j$ の形の要素のみを含み

$$\bar{\mathcal{H}} = \{H^0_{1\cdots j}\colon \mu_1 = \cdots = \mu_j \ (2 \leq j \leq k)\}$$

と表される．この閉包集合 $\bar{\mathcal{H}}$ の各要素は (1) 式と同じ形をしているので，それぞれを Williams の検定統計量を用いて検定することができる．検定手順は以下のとおりである．

ステップ k:　$j = k$ とおく．

ステップ j:　$\bar{y}_1, \ldots, \bar{y}_j$ を用いて W_j を計算し，$H^0_{1\cdots j}\colon \mu_1 = \cdots = \mu_j$ を検定する．有意でなければ $H^0_{1\cdots j}$ を受容し終了する．有意であれば，$\mu_1 < \mu_j$ と判定する．

ステップ $j-1$:　$j = j-1$ とおいて $j = 2$ まで検定を繰り返す．

(7) 式の検定統計量の代わりに

$$W'_k = \frac{\hat{\mu}_k - \hat{\mu}_1}{\hat{\sigma}\sqrt{1/n_k + 1/n_1}}$$

を用いる方法を**修正 Williams 法** (modified Williams method) という (Marcus, 1976a)．一般に修正 Williams 法の方が検出力が高くなる．修正 Williams 法のための数表は Kuriki *et al.* (2002) に与えられている．

4. 片側 Student 化範囲

すべてのペアに対する対比較 $H^0_{ij}\colon \mu_i = \mu_j (i < j)$ に対して，(2) 式の対立仮説が想定される場合，Hayter (1990) は，ファミリー単位の過誤率 $FWER$ を保障する片側検定

$$\bar{y}_j - \bar{y}_i > \frac{\sigma}{\sqrt{n}} h_{k,\nu,\alpha} \Rightarrow \text{仮説を棄却} \tag{8}$$

を与えた．判定基準値 $h_{k,\nu,\alpha}$ は Hayter and Liu (1996) に与えられている．

この手法は同時信頼区間に基づく方法である．すなわち，$\mu_j - \mu_i$ に対する片側同時信頼区間が

$$\Pr\left\{\bar{y}_j - \bar{y}_i - \frac{\hat{\sigma}}{\sqrt{n}} h_{k,\nu,\alpha} \leq \mu_j - \mu_i < \infty, \ 1 \leq i < j \leq k\right\} = 1 - \alpha \tag{9}$$

で与えられる．(8) 式の判定方式は，(9) 式の信頼区間がゼロを含まないことと同値である．

片側規準点 $h_{k,\nu,\alpha}$ は，常に $h_{k,\nu,\alpha} < q_{k,\nu,\alpha}$ の関係にあるので，$\mu_j - \mu_i$ の正の差を検出するためには，Tukey 法よりも Hayter 法の方が検出力が高い．

［三 輪 哲 久］

ノンパラメトリック法，FDR

non-parametric methods, FDR

1. ノンパラメトリック法

本項で順位に基づいたノンパラメトリック法による多重比較手法を説明する．ノンパラメトリック法の適用については，一般的な統計解析における注意点が当てはまる (「統計的方法」の項参照).

k 水準 $A_1, \ldots, A_k$ をもつ 1 元配置モデルを考える．水準 A_i $(1 \leq i \leq k)$ からの大きさ n_i の標本 $y_{is}(1 \leq s \leq n_i)$ が連続分布 F_i に従うものとする．ここでは簡単のために $n_1 = \cdots = n_k = n$ とし，また順位づけのときに同順位 (tie) は起こらないものとする．サンプルサイズ n_i が異なる場合や同順位が起こる場合については，Hochberg and Tamhane (1987), 永田・吉田 (1997) などを参照されたい.

a. 対比較 (Steel, 1960; Dwass, 1960)

すべての水準のペア A_i, A_j に対して，両者が同じ分布に従うという仮説のファミリー $\mathcal{H} = \{H_{ij}^0 \colon F_i = F_j \ (i < j)\}$ を考える.

特定の水準組み合わせ A_i, A_j について，$2n$ 個のデータ y_{is}, y_{js} $(1 \leq s \leq n)$ を込みにして順位 $1, \ldots, 2n$ をつける．ここで，順位づけに用いるデータは A_i, A_j についての $2n$ 個のデータのみを用いることに注意が必要である．A_j のデータにつけられた順位を r_{js} $(1 \leq s \leq n)$ とし，その順位和を

$$T_{ij} = \sum_{s=1}^{n} r_{js} \tag{1}$$

とする．帰無仮説 $H_{ij}^0 \colon F_i = F_j$ のもとで，T_{ij} の期待値と分散は

$$E[T_{ij}] = \frac{n(2n+1)}{2}, \quad V[T_{ij}] = \frac{n^2(2n+1)}{12}$$

で与えられる．帰無仮説 $H_{ij}^0 \colon F_i = F_j$ は,

$$|t_{ij}| = \frac{|T_{ij} - \frac{1}{2} - E[T_{ij}]|}{\sqrt{V[T_{ij}]}} > \frac{q_{k,\infty,\alpha}}{\sqrt{2}} \tag{2}$$

のときに棄却される．(2) 式の分子における 1/2 は連続補正である．また，$q_{k,\infty,\alpha}$ は自由度 ∞ に対する Student 化した範囲の α 点である．この方法を **Steel–Dwass 法**という.

b. 対照との比較 (Steel, 1959)

水準 A_1 が対照処理であり，対照処理との比較 $\mathcal{H} = \{H_{1j}^0 \colon F_1 = F_j \ (2 \leq j \leq k)\}$ を考える.

対比較の場合と同様にして，水準 A_1, A_j のデータ y_{1s}, y_{js} $(1 \leq s \leq n)$ を用いて順位づけを行い，順位和，期待値，分散

$$T_{1j} = \sum_{s=1}^{n} r_{js}$$
$$E[T_{1j}] = \frac{n(2n+1)}{2}$$
$$V[T_{1j}] = \frac{n^2(2n+1)}{12}$$

を計算する．両側検定では,

$$|t_{1j}| = \frac{|T_{1j} - (1/2) - E[T_{1j}]|}{\sqrt{V[T_{1j}]}} > d''_{k-1,\infty,\alpha} \tag{3}$$

のときに，帰無仮説 $H_{1j}^0 \colon F_1 = F_j$ を棄却する．$d''_{k-1,\infty,\alpha}$ は Dunnett 法のための判定基準である．また，片側対立仮説が想定される場合は，片側検定を行うこともできる．この方法を **Steel 法**という.

c. 傾向のある対立仮説 (Shirley, 1977)

帰無仮説 $H^0 \colon F_1 = \cdots = F_k$ に対して，対立仮説を

$$H^A \colon F_1 \preceq \cdots \preceq F_k \quad (少なくとも 1 つは \prec) \tag{4}$$

とする．ここで “$F_i \preceq F_{i+1}$” は，F_{i+1} の方が F_i よりも確率的に大きな値をとることを意味する．すなわち，分布関数 F_i, F_{i+1} に関して，任意の x において $F_i(x) \geq F_{i+1}(x)$ が成り立つ.

$k \cdot n$ 個のデータ y_{is} $(1 \leq i \leq k; 1 \leq s \leq n)$ を込みにして順位づけを行い，第 i 水準の順位の平均を $\bar{R}_i = \sum_{s=1}^{n} r_{is}/n$ とする．次の最大値

$$\hat{R}_k = \max_{2 \leq i \leq k} \frac{\bar{R}_i + \cdots + \bar{R}_k}{k - i + 1} \tag{5}$$

を求める．検定統計量

$$t_k = \frac{\hat{R}_k - \bar{R}_1}{\sqrt{k(kn+1)/6}} \tag{6}$$

を計算する．この値が Williams の検定における自由度 ∞ に対応する判定基準値よりも大きければ帰無仮説 $H^0 \colon F_1 = \cdots = F_k$ を棄却する.

さらに Williams の検定 (「順序制約のもとでの多重比較」の項参照) と同様に，閉検定手順を適用して，対照処理との比較を行うことができる．最初のステップで $j = k$ とおき，データ y_{is} $(1 \leq i \leq k; 1 \leq s \leq n)$ を用いて (6) 式の統計量を計算し帰無仮説 $H_{1k}^0 \colon F_1 = \cdots = F_k$ を検定する．有意であれば $F_1 \prec F_k$ と判定し

て次のステップに進む．一般に第 j ステップでは，$j \cdot n$ 個のデータ y_{is} $(1 \leq i \leq j; 1 \leq s \leq n)$ を用いて H^0_{1j}: $F_1 = \cdots = F_j$ の検定を行う．以下，同様に繰り返す．この方法は **Shirley–Williams** 法と呼ばれている．

2. FDR

近年，遺伝子研究をはじめとして，非常に多数の検定が行われることがある．このとき，$FWER$ を制御する手法を適用すると，検定がきわめて保守的になる可能性がある．Benjamini and Hochberg (1995) は **FDR** (false discovery rate) と呼ばれる過誤率を提案した．

いま m 個の帰無仮説からなるファミリー $\mathcal{H} = \{H^0_1, \ldots, H^0_m\}$ を考える (「多重比較総説」の項参照)．この m 個の帰無仮説のうち，m_0 個が真に成り立っているとする $(0 \leq m_0 \leq m)$．検定結果は表 1 のように要約される．

表 1　m 個の帰無仮説に対する検定結果 (各判定の数)

	帰無仮説を受容	帰無仮説を棄却	計
帰無仮説が真	U	V	m_0
帰無仮説が偽	T	S	$m - m_0$
計	$m - R$	R	m

R は棄却された帰無仮説の数で，観測可能な確率変数である．一方，帰無仮説 $H^0_1, \ldots, H^0_m$ のうち，どの m_0 個が真に成り立っているかは未知であるから，確率変数 U, V, S, T は観測することができない (m_0 の値自体も未知である)．

次に，間違って棄却された帰無仮説の割合

$$Q = \frac{V}{R} = \frac{V}{(V+S)}$$

を考える．ただし，$R = V + S = 0$ のときは，$Q = 0$ と定義する．この Q も確率変数である．その期待値

$$Q_e = E[Q] = E\left[\frac{V}{R}\right] = E\left[\frac{V}{(V+S)}\right] \quad (7)$$

を FDR と呼ぶ．一方，ファミリー単位の過誤率 $FWER$ は，真の帰無仮説が 1 つ以上間違って棄却される確率

$$FWER = \Pr\{V > 0\} = \Pr\{Q > 0\}$$

である．FDR は次の 2 つの重要な性質をもっている．

1) すべての帰無仮説が真であれば ($m_0 = m$ ならば)，$FDR = FWER$ となる．$m - m_0 = 0$ であるから常に $S = 0$ であり，$V > 0$ のとき $Q = V/R = 1$ となる．したがって，$FDR = \mathrm{E}(Q) = \Pr\{Q = 1\} = \Pr\{Q > 0\} = FWER$ が成り立つ．
2) $m_0 < m$ ならば，$FDR \leq FWER$ となる．一般に $Q = V/(V+S) \leq 1$ である．したがって，$FDR = \mathrm{E}(Q) \leq 1 \times \Pr\{Q > 0\} = FWER$ が成り立つ．

性質 2) により，$FDR \leq \alpha$ を保障する手法は，必ずしも $FWER \leq \alpha$ を保障するとは限らない．しかし，性質 1) により，すべての帰無仮説が真の場合には $FWER$ は α 以下に保障されている．すなわち，FDR を制御する方法は，弱い意味で $FWER$ を制御する方法である (「多重比較総説」の項参照)．

Benjamini and Hochberg (1995) は，FDR を制御するための次のような手順を与えている．帰無仮説 $H^0_1, \ldots, H^0_m$ に対して個別に検定を考え，その p 値を $P_1, \ldots, P_m$ とする．それを昇順に並べたものを $P_{(1)} \leq \cdots \leq P_{(m)}$ とし，$P_{(i)}$ に対応する帰無仮説を $H^0_{(i)}$ で表す．

- $P_{(i)} \leq (i/m)\,\alpha$ を満たす最大の i を k とする．すなわち次式が成り立つ．
  $P_{(k)} \leq (k/m)\,\alpha$
  $P_{(i)} > (i/m)\,\alpha, \quad i = k+1, \ldots, m$
- このとき，$H^0_{(i)}$ $(i = 1, \ldots, k)$ をすべて棄却する．

この方法は，各帰無仮説に対する検定が独立であれば FDR を α 以下に制御する．

FDR に関しては，現在もなお研究が進んでいる．Storey (2002) は未知パラメータ m_0/m を推定することによって，検出力を高くする方法を提案している．また，FDR を制御する方法は，単に $FWER$ を制御する方法よりも検出力が高いという理由で使用すべきではない．研究の目的に応じて FDR と $FWER$ を使い分ける必要がある (Benjamini and Hochberg, 1995 などを参照)．　[三 輪 哲 久]

臨床試験

clinical trial

医薬品や医療機器およびそれらの候補，手術，心理療法や理学療法，リハビリテーション，介護，食事などが人体に及ぼす影響，換言すれば有益な作用と有害な作用を研究することを目的として，通常の診療行為を超えてそれを意図的に人に施すとき，これを介入という．承認された医薬品や医療機器であっても，比較を目的として無作為割り付けによって治療法を決定する場合には，介入として扱われる (臨床研究に関する倫理指針，2008 年)．臨床試験とは，ヒトを対象として介入の結果を研究する実験研究のことをいう．研究対象とする治療を，通常の治療として実施した結果を収集する観察研究と，臨床試験を区別することが必要である．また，医薬品や医療機器の承認申請のための資料を得るために実施する臨床試験を治験と呼ぶ．以後，簡単のために治療法の研究を中心に述べるため，介入のことを治療 (法) と呼ぶ．治療以外の介入においても，以下の解説はそのまま適用できる．

臨床試験の実施に当たっては，試験の目的，試験治療，対象となる患者あるいは健康な志願者の条件 (組み入れ基準)，観測変数と観測スケジュール，併用治療，試験治療の中止基準，被験者数，統計解析の方法，データの収集と試験の品質保証などについての詳細を記載した**試験実施計画書** (study protocol) と，収集するデータを記録する**症例報告書** (case report form) を作成する．また治験においては試験の計画から結果までをまとめた**総括報告書** (clinical study report) を作成しなければならない．臨床試験は，試験依頼者のスタッフ，診療を担当する医師，看護師，検査担当者，試験協力者など多数の専門家の共同作業として行われ，また新薬の承認申請に当たっては審査担当者など，多数の人たちが試験結果の評価にかかわる．したがって試験実施計画書や症例報告書，総括報告書は関係する人たちが共通に理解しうるように，明瞭かつ正確に記載されていなければならない．

臨床試験はヒトを対象とした実験であるため，試験の計画から結果の報告まで，被験者の人権，安全および福祉の確保が何よりも優先されなければならない．この臨床研究のための倫理原則は，世界医師会によるヘルシンキ宣言 (Helsinki Declaration，世界医師会，1964，2008 年 Seoul 修正) に明確に述べられている．新医薬品の開発においては，「医薬品の臨床試験の実施の基準 (Good Clinical Practice; GCP)」(厚生省，1997) に倫理的原則と試験の信頼性保証のために遵守すべき事項が定められている．被験者の安全，人権および福祉の確保のために，試験参加者には臨床試験の目的と内容，予想される利益と危険，個人の人権確保に関する事柄を十分に説明したうえで，被験者自らの意思により試験への参加の同意がなされることが要求されている．この，十分な説明を受けたうえでの自由意思による参加同意をインフォームドコンセント (informed consent) という．GCP ではさらに，試験が実施計画書を遵守し被験者の人権と安全の確保がなされていること，および，必要な試験データが正しく収集され，もれなく，正確に記録されていることを，試験依頼者により指名されたスタッフが実施医療機関において確認することを要求している．これをモニタリングという．

臨床試験はいろいろな観点から分類することができる．第 1 は比較治療の有無である．研究対象治療を他のある基準とする治療と比較する試験を対照試験，ただ 1 つの治療法を全被験者に施す試験を無対照試験という．第 2 は探索と検証である．先行する研究あるいは理論的な考察から導かれた仮説が正しいことを確認する試験を検証試験といい，研究課題の設定，研究方法の詳細を定めるための情報の収集，検証仮説を構築することなどを目的とする試験を探索試験という．検証試験のなかには，被験治療が対照治療に優れることを示すことを目的とする優越性試験，対照治療に一定以上劣らないことを示すことを目的とする非劣性試験，また対照治療 (薬物) と同等の結果を与えることを示すことを目的とする同等性試験などがある．第 3 の分類は，治療法の選択やあらかじめ設定した対象集団における臨床的な結果を明らかにすることを意図する実践的試験と，治療法の生物学的な作用を明らかにすることを意図する説明的試験である．第 4 に，ただ 1 人の研究責任医師がすべての被験者に責任を負う単施設試験と，複数の研究責任医師がそれぞれの担当する被験者に責任を負う多施設試験がある．近年，単一の国のみでなく，複数の国にまたがって行われる国際共同試験も多数行われるようになっている．

新医薬品の臨床開発は段階的に進められる．最初は，通常は健康な志願者を対象として，十分に安全であると予想される投与量から開始し，段階的に投与量を増やして安全に人に投与できる最大量と各投与量における有害な作用の出方を明らかにする安全性試験，薬物の体内への吸収，血液や組織への分布，代謝，および体外への排泄などの過程と速度を調べる薬物動態試験などが行われる．この段階を第1相という．

次の段階は，患者を対象として安全に投与でき，かつ十分な有効性が期待できる投与量の範囲を明らかにし，臨床治療で用いる投与方法，投与量および投与間隔などを明らかにする段階であり，第2相と呼ばれる．

第3の段階は，第2相で推定した臨床投与量と投与方法が日常の治療対象となる患者集団で有効かつ安全であることを確認する段階であり第3相と呼ばれる．

第3相において，試験した投与量と投与方法が有効かつ安全であると確認されると，製造販売の承認を受けるため，必要な資料を揃えて厚生労働省に承認申請をする．製造販売が承認されると，その薬剤は広く臨床治療に使用されるようになる．この段階を第4相という．

第3相までは，臨床試験に参加する患者の安全を確保し，かつ薬効を正しく評価するために，試験に参加する患者の重症度や既往，実施できる併用治療の内容および投与期間などに多くの制約が課されている．しかし，第4相では，このような制約は緩くなり，さまざまな条件の下で，さまざまな患者に使用される．したがって薬剤を投与される患者数は，飛躍的に多くなり，また，疾患によっては非常に長期間使用されるようになるため，予期しない有害な作用が顕在化する懸念がもたれる．したがって，日常診療における安全性や有効性を明らかにするための調査，観察研究あるいは大規模または長期にわたる臨床試験が実施される．また，承認されていない使用方法に関する新たな研究や，さらには同じ疾患の治療薬として承認されている他の薬剤との比較を目的とした臨床試験が行われる．

試験の結果は科学的妥当性を有しなければならない．試験の組み入れ基準は，試験結果を適用しようと意図する集団 (これを目標母集団という) を定義する．試験結果が目標母集団に適用できるためには，被験者標本が目標母集団からの無作為抽出標本であることが条件となる．しかし，被験者は医療機関を訪れインフォームドコンセントに基づき試験参加に同意した人からなっており，決して無作為抽出標本ではない．この被験者標本における結果が目標母集団へ一般化できるか否かは，試験の計画および実際にどのように実施されたかに基づき判断することになる．目標母集団への一般化の可能性を高めるためには，目標母集団の多様性に応じた，広範囲の医療機関において試験を実施することが望ましい．

比較試験では試験治療間の差の大きさを推定する．無作為標本ではない被験者標本における治療間の比較が意味をもつのは，被験者標本を対象集団とみなして，この限定された対象集団において治療間の差の偏りのない推定値を与え，その差が偶然変動を超えたものであるか否かを評価することができる場合である．そのために，対象集団全員がそれぞれの治療を受けたときの平均値の差を真の差とし，推定値と真の差のズレを評価する．真の差とのズレを確率的な偶然誤差とするために無作為化が行われる．しかし，試験の実施手順等により差の推定値に系統的なズレが含まれる可能性がある．この系統的なズレを偏りという．試験実施者や被験者が割り当てられた試験治療を知れば，治療の実施と評価および被験者の反応が意識的あるいは無意識的に影響を受けることにより偏りが生じうるので，割り当てられる試験治療がいずれであるかを知りえなくするために盲検化と無作為化を行う．偏りは試験デザインによっても生じうる．

臨床試験はヒトを対象とした実験である．被験者の人権，安全および福祉の保護のためには，被験者数は可能な限り少ないことが望ましい．しかし，試験の目的が達成されなければ，試験を実施する意義が失われる．したがって，差の推定精度を高め，真に差が存在する場合にはそれを検出し，差が存在しない場合には，差が一定値以下であることが十分な確信をもって結論づけられるように，試験の精度を確保することが必要である．そのためには対象集団の層別，観測精度の向上，十分な被験者数の設定などが考慮されなければならない．

しかし，試験治療の効果の大きさや有害作用の程度は，ある程度予想できても，真の値は未知である．想定した値とのズレが大きいと，予定した被験者数は少なすぎるか必要以上に多くなる．試験の進行に伴う蓄積情報を活用する試験デザインとして，逐次デザインならびにその発展型としての適応的デザインなどがある．［上 坂 浩 之］

母集団モデルと無作為化モデル

population model vs. randomization model

1. 母集団モデル

***t* 検定** (*t*-test) や**共分散分析** (analysis of covariance) などの多くの統計的推論は**母集団モデル** (population model) のもとで成り立っている．このモデルでは，標本が母集団を代表し，それぞれ独立で同じ確率分布に従う確率変数であることを仮定している．ここでは，母集団モデルのもとでの 2 群比較を考えてみる．群 A と群 B それぞれで仮定される母集団から n_{A} 個と n_{B} 個の標本が無作為に抽出されたとする．各群で $n_i(i=\mathrm{A},\mathrm{B})$ 個の応答 $(Y_{i1},\ldots,Y_{in_i})$ が観測され，これらは各群の母集団分布を特徴づけるパラメータ θ_i をもつ $G(y|\theta_i)$ に従うとする．この関係は図 1 に示すとおりである．

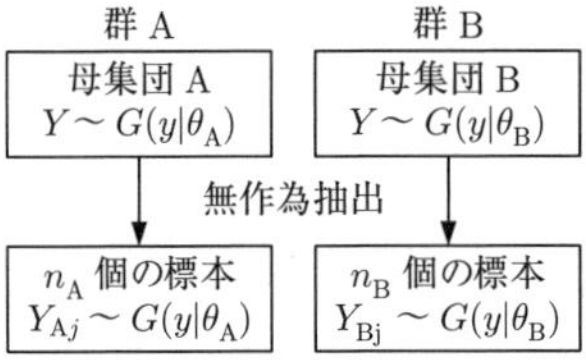

図 1　母集団モデル

このもとで群間比較を行う場合の仮説は，それぞれパラメータ θ_i に対して，

$$H_0:\theta_{\mathrm{A}}=\theta_{\mathrm{B}},\quad H_1:\theta_{\mathrm{A}}\neq\theta_{\mathrm{B}}$$

と設定される．そして，尤度を用いて多くの統計的推測の手法が導出されている．例えば，t 検定では，分布 G がパラメータ $\theta_i=(\mu_i,\sigma^2)$ をもつ正規分布とし，

$$H_0:\mu_{\mathrm{A}}=\mu_{\mathrm{B}},\quad H_1:\mu_{\mathrm{A}}\neq\mu_{\mathrm{B}}$$

の仮説が検定される．

しかしながら，この母集団モデルに基づく統計的推測を**無作為化比較試験** (randomized controlled trial) へ適用する際には注意する必要がある．なぜなら，無作為化比較試験では，被験者が各群の母集団から抽出されてはいないからである．さらに，試験へ登録される被験者は，専門的知識や被験者登録の見込みなどの観点から非無作為に選択された施設から適格条件を満たし同意を得られた患者である．そして，無作為にどちらかの群へ割り付けられる．このように各群の被験者は無作為に抽出されていないにもかかわらず，通常，操作上の仮定としてこの母集団モデルを導入し，あたかもこの仮定が成り立っているかのようにして割り付け方法とは無関係な統計手法で解析が行われている．Lachin (1988a) は図 2 を示し，このモデルを **invoked 母集団モデル** (invoked population model) と呼んだ．このモデルのもとでは，応答を確率変数，割り付け結果を固定と考える．

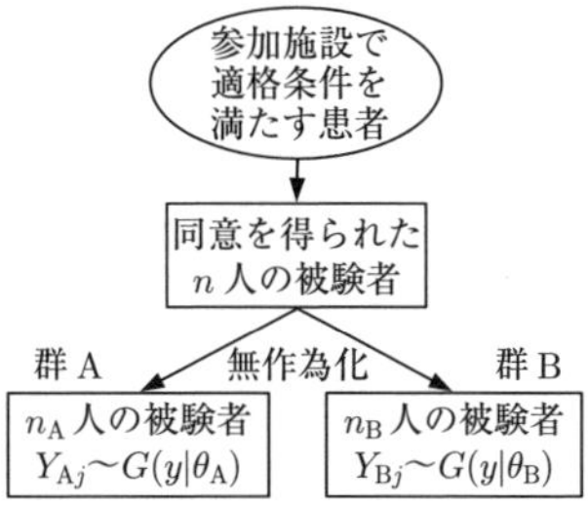

図 2　invoked 母集団モデル

2. 無作為化モデル

無作為化比較試験においては，無作為抽出の仮定が成り立たない．そこで，割り付け方法を考慮した**無作為化モデル** (randomization model) に基づく推論を行うことを考える．無作為化が意味するところは，無作為化の方法によって生じる割り付けのデータ列 ABAAB... を確率変数と考える．用いられた無作為化の方法によってこの性質が異なり，これを考慮して統計的推測が行われるモデルを Lachin (1988a) は無作為化モデルと呼んだ．このモデルのもとでは，割り付け結果を確率変数，応答を固定と考える．すなわち，これは Fisher (1971) が提案した**並べ替え検定**に対応する．

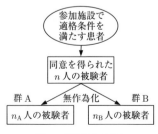

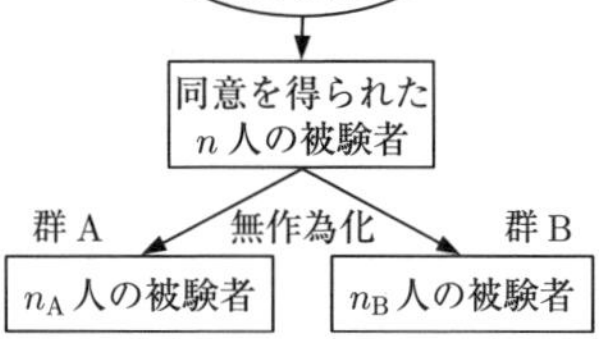

図 3　無作為化モデル

3. 母集団モデルと無作為化モデルの比較

予後因子のない 2 群からなる無作為化比較試験において，割り付け方法に依存しない invoked 母集団モデルによる統計的推測が正しいものとなっているかを考える．Lachin (1988b) は，**完全無作為化法** (complete randomization) または**無作為割り付け規則** (random allocation rule) で割り付けを行い，**線形順位検定** (linear rank test) を用いて群間比較を行う場合には，invoked 母集団モデルと無作為化モデルは，漸近的に一致することを示した．その論拠は以下のとおりである．n 例の応答を $Y_1, \ldots, Y_n$ とし，これをスコアへ変換する．被験者 i のスコアを A_{in}，スコアの平均値を $\bar{A}_n$ とおく．また，被験者 i の割り付け結果を $T_i (i = 1, \ldots, n)$ とする．群 A へ割り付けられた場合には $T_i = 1$，群 B の場合には $T_i = 0$ である．このとき，線形順位検定の統計量 S は，

$$S = \sum_{i=1}^{n} (A_{in} - \bar{A}_n) T_i$$

で与えられる．まず，invoked 母集団モデルのもとでは，応答を確率変数，割り付けを固定と考えることから，統計量 $S_{pop.}$ は，

$$\begin{aligned} S_{pop.} &= \sum_{i=1}^{n} (A_{in} - \bar{A}_n) t_i \\ &= \sum_{i=1}^{n} \left(t_i - \frac{n_\mathrm{A}}{n} \right) A_{in} \end{aligned}$$

と表せる．よって，この分散は

$$\begin{aligned} \mathrm{Var}(S_{pop.}) &= \mathrm{Var}(A_{in}) \sum_{i=1}^{n} \left(t_i - \frac{n_\mathrm{A}}{n} \right)^2 \\ &= \frac{n_\mathrm{A} n_\mathrm{B}}{n} \mathrm{Var}(A_{in}) \end{aligned} \tag{1}$$

と算出される．一方，無作為化モデルのもとでは，割り付けを確率変数，応答を固定と考えることから，統計量 $S_{ran.}$ は，

$$S_{ran.} = \sum_{i=1}^{n} (a_{in} - \bar{a}_n) T_i$$

と表せる．よって，この分散は

$$\begin{aligned} &\mathrm{Var}(S_{ran.}) \\ &= \sum_{i=1}^{n} (a_{in} - \bar{a}_n)^2 \mathrm{Var}(T_i) \\ &\quad + \sum_{i=1}^{n} \sum_{\substack{j=1 \\ j \neq i}}^{n} (a_{in} - \bar{a}_n)(a_{jn} - \bar{a}_n) \mathrm{Cov}(T_i, T_j) \end{aligned}$$

である．特に，完全無作為化法と無作為割り付け規則のような割り付けでは，被験者 i または j によらず，$\mathrm{Var}(T_i)$ と $\mathrm{Cov}(T_i, T_j)$ は一定であることから，

$$\begin{aligned} &\mathrm{Var}(S_{ran.}) \\ &= \{\mathrm{Var}(T_i) - \mathrm{Cov}(T_i, T_j)\} \sum_{i=1}^{n} (a_{in} - \bar{a}_n)^2 \end{aligned}$$

となる．完全無作為化法で割り付けられた場合には，$\mathrm{Var}(T_i) = 1/4, \mathrm{Cov}(T_i, T_j) = 0$ より，

$$\frac{1}{4} \sum_{i=1}^{n} (a_{in} - \bar{a}_n)^2$$

である．また，無作為割り付け規則の場合には，$\mathrm{Var}(T_i) = 1/4, \mathrm{Cov}(T_i, T_j) = -1/4(n-1)$ より，

$$\frac{n}{4(n-1)} \sum_{i=1}^{n} (a_{in} - \bar{a}_n)^2$$

となる．また，観測された群 A の例数で条件づけた統計量の分散は，

$$\begin{aligned} &\mathrm{Var}(S_{ran.} | N_\mathrm{A}(n) = n_\mathrm{A}) \\ &\quad = \frac{n_\mathrm{A} n_\mathrm{B}}{n} \left(\frac{\sum_{i=1}^{n} (a_{in} - \bar{a}_n)^2}{n-1} \right) \end{aligned} \tag{2}$$

であることが知られている．そして，(2) 式は，(1) 式の一致推定量であることがわかる．したがって，大規模な無作為化比較試験では，2 つのモデルの統計量の分散は等しくなる．また，帰無仮説のもとで，統計量の期待値は両モデルでゼロで等しいことから，完全無作為化法または無作為割り付け規則を用いた無作為化比較試験では，invoked 母集団モデルと無作為化モデルの統計的推測は同等と考えられる．

また，Matts and Lachin (1988) は**置換ブロック法** (permuted block designs) が用いられた場合，無作為化モデルよりも invoked 母集団モデルのもとでの統計量の分散が小さくなることを示した．したがって，置換ブロック法を用いた無作為化比較試験において，invoked 母集団モデルのもとでの統計的推測は第 1 種の過誤確率が名目有意水準以下に保たれない．

重要な予後因子が存在する無作為化比較試験で，**層別無作為化法**または **Pocock–Simon 法**で割り付けを実施した場合については，invoked 母集団モデルのもとでの共分散分析と無作為化モデルのもとでの統計的推測が同等であることを Hasegawa and Tango (2009) は示している．

［長谷川貴大］

抗がん剤の臨床第 2 相試験

phase II trial of anticancer agent

抗がん剤の臨床開発第 2 相は，試験薬剤が治療対象となるがん患者において期待する腫瘍縮小効果を有するか否かを明らかにする段階である．細胞毒性を有する抗がん剤の効果は，投与量が高いほど抗腫瘍活性，すなわち，がん細胞を殺傷または増殖を阻止する作用が強いと考えられている．したがって，安全に投与しうる最大量で腫瘍縮小効果が十分に認められなければ，その試験薬剤は臨床的な有効性を有しないと判断する．このような薬剤は投与量が増すほど毒性あるいは有害作用が強くなる．適切に定められた毒性評価基準の下で患者が耐えうる最大の投与量を**最大耐用量** (maximum tolerated dose; MTD) という．MTD またはそれより低い一定の条件を満たす投与量を**最大許容量** (maximum accepted dose; MAD) という．通常は，この用量を臨床用量の候補として第 2 相試験の試験用量とする．MTD または MAD は第 1 相試験で推定される．抗がん剤の臨床的な有効性は延命効果や QOL (quality of life) で評価される．そのような評価は，標準治療があるならば標準治療と，また有効とみなされる治療がない場合には，個々の患者にとって最良と考えられる既存治療との無作為化対照試験とするのが基本である．しかし，そのための試験は長期かつ大規模になるため，そのような試験を実施するに値する有効性を試験治療が有するか否かを，より短期かつ小規模な試験で明らかにすることを目的として第 2 相試験が行われる．通常の第 2 相試験は全被験者が同一の被験治療法を実施される無対照試験である．しかし，MAD の推定精度は低いために，推定された MAD のみを調べればよいとは限らない．推定された MAD 以外の用量あるいはいくつかの用法について試験し，それらのなかで最も有望な用法・用量を選択することも重要である．そのために無作為化比較デザインを採用し，最大効果を有する治療方式を選択する場合がある．このような試験方法を**無作為化第 2 相試験**と呼んでいる．

1.　無対照試験デザイン

腫瘍縮小効果の評価では腫瘍の大きさが一定以上の縮小を示す患者の割合を奏効率というが，以下では有効率と呼ぶ．対象母集団における真の有効率を p とする．試験薬は無効であると判断すべき有効率の上限を p_0，積極的に開発を進める価値があるとする有効率の下限値を p_1 とする．このとき，試験結果に基づく判断の誤りに関するひとつの条件は，

C1：$p \leq p_0$ のときに有効と判断する誤り (第 1 種の過誤) の確率が α 以下，
$p \geq p_1$ のときに無効と判断する誤り (第 2 種の過誤) の確率が β 以下，

である．多くの研究者は第 1 種の過誤確率は 5%から 10%とし，第 2 種の過誤確率は 10%ないし 20%とする方式を提案している．デザインは，条件 C1 を満たす最小の被験者数 n と，対応する棄却限界 R_C を 2 項分布を用いて直接求めることによって定める．詳細は上坂 (2006) を参照されたい．

試験デザインの選択に当たっては，無効か有効かをできるだけ少ない被験者数で判断するために，2 段階デザインがよく用いられる．2 段階デザインによる有効性の判定は次のとおりである．

第 1 段階：n_1 症例に試験し，有効例数が a_1 以下のとき試験薬は無効，r_1 以上であれば有効と判定し試験を終了する．有効例数が a_1 より多く r_1 に満たないときには試験を続行する．第 2 段階：さらに n_2 症例を試験し第 2 段階終了時点までの総有効例数が a_2 以下のとき試験薬は無効，r_2 以上であれば有効と判定し試験を終了する．通常は $a_2 + 1 = r_2$ として判定保留をなくする．

$B(x; n, p)$ は，母確率 p で指数 n の 2 項分布の累積分布関数，$S(x; n, p) = 1 - B(x-1; n, p)$, $x \geq 1$, $S(0; n, p) = 1$ とする．第 $k(=1, 2)$ 段階で H_0 が受容される確率，および H_0 が棄却される確率をそれぞれ P_{ak}, P_{rk} とする．これらは以下のようになる．

$$P_{a1}(p) = B(a_1; n_1, p),\ P_{r1}(p) = S(r_1; n_1, p),$$

$$P_{a2}(p) = \sum_{x_1=a_1+1}^{\min(r_1-1, a_2)} b(x_1; n_1, p) B(x_2(x_1); n_2, p)$$

$$P_{r2}(p) = \sum_{x_1=\max(a_1+1, r_2-n_2)}^{r_1-1} b(x_1; n_1, p) S(r_2 - x_1; n_2, p)$$

ここに $x_2(x_1) = \min(a_2 - x_1, n_2)$ とする．通常 $a_2 < a_1 + n_2$ より，$x_2(x_1) = a_2 - x_1$ となる．

$K(\geq 3)$ 段階試験では，第 k 段階の被験者数，帰無仮説を棄却する値および受容する値をそれぞれ $n_k, r_k, a_k (k = 1, \ldots, K)$ として，同様の手順で終了または継続を判断する．

本デザインによる H_0 の棄却確率は $P_r(p) = \sum_{k=1}^{K} P_{rk}(p)$，$H_0$ の受容確率は $P_a(p) = \sum_{k=1}^{K} P_{ak}(p)$ である．したがって，条件 C1 は $P_r(p_0) \leq \alpha$，かつ，$P_a(p_1) \leq \beta$ であり，これを満たすように $\mathbf{n} = (n_1, \ldots, n_K)$，$\mathbf{a} = (a_1, \ldots, a_K)$ および $\mathbf{r} = (r_1, \ldots, r_K)$ を定める．条件 C1 を満たす組 ($\mathbf{n}$, $\mathbf{a}$, $\mathbf{b}$) は非常に多数あるので適切な選択基準が必要である．試験デザインのよさの基準を平均被験者数 ($ASN(p)$) とすると，$ASN(p) = \sum_{k=1}^{K}\{P_{ak}(p) + P_{rk}(p)\}N_k$ である．ここに $N_k = n_1 + \cdots + n_k (k = 1, \ldots, K)$ とする．

Fleming (1982) は，早期中止のためには十分に明瞭な結果が必要であり，さらに，最終段階の検定の有意水準が名目有意水準にできるだけ近いことが望ましいとして，初期の段階での検定の基準を厳しくした．総被験者数を，単一標本の試験が上の条件 C1 を満たす被験者数 $N = [\{z_\alpha\sqrt{p_0(1-p_0)} + z_\beta\sqrt{p_1(1-p_1)}\}^2/(p_1 - p_0)^2]^* + 1$ とする．$[x]^*$ は x 以上の最小の整数である．各段階で組み入れる被験者数 $n_1, \ldots, n_K$ を任意に定める．仮説 $H_0 : p \leq p_0$ の $H_1 : p > p_0$ に対する有意水準 α の 1 標本検定の検出力が $1 - \alpha$ となる母有効率は $\tilde{p}_A = (\sqrt{Np_0} + \sqrt{(1-p_0)}z_\alpha)^2/(N + z_a^2)$ である．第 K 段階における H_0 の H_1 に対する棄却限界の，1 標本検定での p 値が有意水準 α にできるだけ一致するように，棄却限界を $r_K = [Np_0 + z_\alpha\sqrt{Np_0(1-p_0)}]^* + 1$ とし，最終段階での判定保留をなくするために $a_K = r_K - 1$ とする．そして，第 k 段階 $(k < K)$ の棄却限界値と受容限界値を，それぞれ

$$r_k \geq [N_k p_0 + z_\alpha\sqrt{Np_0(1-p_0)}]^* + 1$$
$$a_k \leq [N_k \tilde{p}_A - z_\alpha\sqrt{N\tilde{p}_A(1-\tilde{p}_A)}]^*$$

とする．最大被験者数が一定でもデザインは多数存在するため，Fleming は各ステージでの組み入れ被験者数をできるだけ等しくとること，すなわち $N_k = kN/K (k = 1, \ldots, K)$ とすることを提案している．

Simon (1989) はがん治療の探索試験において，試験治療が無効な場合のみ早期に中止する 2 段階デザインについてある種の最適性基準を導入した．治療が無効と判断される確率は $P_a(p) = P_{a1}(p) + P_{a2}(p)$，治療が有効と判断される確率は $P_r(p) = 1 - P_a(p)$ である．デザインは S1 : $P_r(p_0) \leq \alpha, P_r(p_1) \geq 1 - \beta$ を満たす ($\mathbf{n}$, $\mathbf{a}$) の中から次の基準に従って選択される．**最適デザイン** (optimal design) は，真の有効率が p_0 であるときに期待被験者数 $ASN(p_0) = n_1 + \{1 - P_{a1}(p_0)\}n_2$ を最小にするデザインである．最適デザインは必ずしも第 2 段階まで進んだときの総被験者数 $n = n_1 + n_2$ を最小にするわけではない．条件 S1 を満たす最小の n を $n_{\min}$ とおく．これはこのデザインにおける最小の被験者数である．$n_1 + n_2 = n_{\min}$ であって S1 を満たすデザインが複数存在しうるので，$n_1 + n_2 = n_{\min}$ のときの $ASN(p_0)$ の最小値を与えるデザインをミニマックスデザインという．$ASN(p_0)$ 最小ではないが，最小値に十分近い値を与え，かつ総被験者数が最適デザインの総被験者数より少ないデザインが存在する場合がある．これらは最適デザインとミニマックスデザインの中間に位置するものであり，有用なデザインである．このようなデザインを準最適デザインと呼ぶ．このようなデザインは一意ではなく，候補デザインを列挙し，そこから選択することになる．

Simon デザインの変法やさまざまな 3 段階デザインも提案されている．それらについては上坂 (2006) を参照されたい．

第 2 相において抗腫瘍効果があると判断されたとき有効率の信頼区間を求めることが望ましい．単一段階試験では，通常の Clopper–Pearson 信頼区間が用いられる．多段階試験では，最終的に得られた有効者数を総被験者数で割った有効率は，2 項分布の仮定の下では最尤推定値であるが，不偏推定値とはなっていない．最小分散不偏推定値の式は Jung and Kim (2004) により与えられた．多段階デザインにおける信頼区間は，Jennison and Turnbul (1983) による，Clopper–Pearson 型信頼区間, Duffy and Santner (1987) の Stern 型信頼区間，Chang and O'Brien (1986) の尤度比に基づく信頼区間などがある．

無作為化第 2 相試験は，2 つ以上の治療法の中で最も有効率の高い治療法を，一定の精度で選択するデザインである．無作為化第 2 相試験については Simon *et al.* (1985)，Lee and Feng (2005) を参考にされたい．がん臨床試験全般に関しては Piantadosi (1997)，Crowley and Ankerst 編 (2006) などを参考にされたい．

［上 坂 浩 之］

臨床薬理試験

clinical pharmacological trial(study)

1. 臨床薬理試験とは何か

ヒトを対象とした臨床試験は，被験者に対する倫理的配慮のもと，安全性と有効性を確認しながら段階的に実施されるため，従来は臨床第1相〜第4相試験という分類が一般的であった．しかしながら，実際の臨床試験では，いくつかの相にまたがった形で実施されるものもあることから，ICH (International Conference on Harmonization of Technical Requirements for Registration of Pharmaceuticals for Human Use) E8 の合意に基づいて作成された「臨床試験の一般指針」(厚生省医薬安全局審査管理課長，1998) では，臨床試験をその目的により，臨床薬理試験，探索的試験，検証的試験，治療的使用の4種類に分類する方法が示されている．

この分類によれば，臨床薬理試験とは，忍容性評価，薬物動態，薬力学的検討，薬物代謝と薬物相互作用の探索，薬理活性の推測を目的とする臨床試験である．臨床薬理試験は，一般に臨床第1相試験として実施されることが多いが，実際の臨床においては，肝機能・腎機能障害者，高齢者などへ投与される可能性があることから，これらの集団を対象とした臨床薬理試験が臨床第2相試験以降で実施されることもしばしばである．

2. 臨床薬理試験の主な目的

本項では，臨床薬理試験の主な目的について，その概略を説明する．

a. 忍容性の評価

忍容性の評価を目的とした試験は，一般に臨床第1相試験として実施される．臨床第1相試験は，治験薬を初めてヒトに投与する試験であり，健康成人を被験者として実施されるが，強い毒性をもった医薬品，例えば抗悪性腫瘍薬などでは，患者を被験者として実施される．

この試験では，それ以降の臨床試験のために必要と想定される用量の範囲における治験薬の忍容性を検討し，予期される有害事象，薬物有害反応の性質を判断することが目的となる．通常，単回投与および反復投与試験が実施される．

b. 薬物動態の検討

薬物の吸収，分布，代謝，排泄に関する検討は，医薬品開発全体の相を通して実施されるが，特に臨床第1相試験における重要な目的の1つである．薬物動態の検討を目的として，独立した臨床試験が実施される場合もあれば，有効性，安全性，忍容性の評価を目的とした試験の一部として，薬物動態の検討が実施される場合もある．

一般には，各被験者について反復測定された血液中薬物濃度から計算される薬物動態パラメータに基づいて，薬物動態の検討が行われる．代表的な薬物動態パラメータを以下にあげておく．

血液中薬物濃度時間曲線下面積：　血液中薬物濃度を投与後の経過時間に対してプロットしたグラフにおいて，血液中薬物濃度推移を表す曲線と経過時間の軸とが囲む面積として定義される．英語では，area under the blood concentration versus time curve と呼ばれ，一般には AUC と略記される．投与後の経過時間 t における血液中薬物濃度を $C(t)$ とすれば，AUC は

$$AUC = \int_0^\infty C(t)dt$$

として定義される．

最高血液中薬物濃度およびその到達時間：　実際に測定された血液中薬物濃度のなかで最も高いものとその到達時間として定義される．一般に，最高血液中薬物濃度およびその到達時間はそれぞれ $C_{\max}$ および $t_{\max}$ と表記される．同じ最高血液中薬物濃度であっても，その濃度に到達する時間が短いほど，循環血液中により早く到達すると考えられることから，この2つのパラメータを1つの組として，循環血液中に到達する速度の指標と考える．

分布容積：　分布容積 (volume of distribution) は血液中薬物濃度と体内薬物量との比例定数として定義される．分布容積を V_d と表記すれば，

$$\text{体内薬物量} = V_d C(t)$$

として定義される．体内薬物量と血液中薬物濃度は投与後の経過時間とともに変化するが，この両者の間には常に上記の比例関係が成り立っていると考えるのである．分布容積は薬物が分布する範囲を表す指標であるが，実際にそれだけの体積が体内に存在するというわけではない．あくまでも体内薬物量と血液中薬物濃度との比例定数として定義されたものである．このため，見かけの分布容積と呼ばれる場合もある．

クリアランス：　クリアランス (clearance) は血液中薬物濃度と薬物消失速度との比例定数として定義される．クリアランスを CL と表記すれば，

$$\text{薬物消失速度} = CL \cdot C(t)$$

として定義される．薬物消失速度と血液中薬物濃度は投与後の経過時間とともに変化するが，この両者の間には常に上記の比例関係が成り立っていると考えるのである．クリアランスについては，代謝および排泄にかかわる腎臓，肝臓などの臓器別に考える場合もあるが，各臓器からの消失をまとめた形で全身からの薬物消失速度を考えた場合には，**全身クリアランス** (total clearance) と呼ぶ．

半減期：　体内に存在する薬物について，体内の各組織と血液との間で平衡状態に到達し，各組織における薬物濃度の減少が血液中薬物濃度の減少と同様の経過をとるようになると，血液中薬物濃度の対数値は投与後の経過時間に対してほぼ直線的に減少する．そして，この状態になると，血液中薬物濃度および体内薬物量が半減するために必要となる時間は，血液中薬物濃度によらずに一定となる．この時間のことを半減期 (half-life time) と呼ぶ．

実際の臨床では，医薬品がさまざまなタイプの患者に投与される機会があることを考慮して，臨床第 I 相試験の被験者となる健康成人だけでなく，肝機能・腎機能障害者，高齢者，女性などにおける薬物動態の検討も必要となる．このうち，肝機能障害者については，肝予備能の指標とされる Child-Pugh 分類に基づき，グレード A, B, C に分類したうえで，また腎機能障害者については，クレアチニン・クリアランスに基づき，軽度 (50～80 ml/min)，中等度 (30～50 ml/min)，重度 (<30 ml/min) に分類したうえで，健康成人との間で薬物動態の比較検討が行われる．高齢者については，一般に 65 歳以上の健康な高齢者を被験者として，若年健康成人との間で薬物動態の比較検討が行われる．

このような薬物動態の検討により得られた情報は，治療薬物モニタリングを含めて，臨床の現場に有益な情報を与える．

c.　薬力学的検討

治験薬によっては，薬力学試験および血液中薬物濃度と薬理反応に関する試験を，健康成人あるいは対象となる疾患の患者を被験者として実施することがある．患者を被験者とする試験では，その結果から薬効および予想される有効性の推測が可能となる場合もあり，それ以降の試験における用法・用量の設定に役立つ場合もある．

d.　薬物相互作用の検討

ある薬物の薬物動態学的特性は，吸収，分布，代謝，排泄というプロセスにより決定される．このいずれのプロセスにおいても，併用薬との薬物相互作用が起こる可能性がある．薬物相互作用の代表的な例として，多くの医薬品は肝臓において代謝されるが，併用薬により，この代謝にかかわる酵素が阻害あるいは誘導される場合があげられる．薬物相互作用によって，予期せぬ有害事象，薬物有害反応を引き起こす危険性がある．実際の臨床では，さまざまな医薬品が併用されることを考慮すると，薬物相互作用の検討は臨床上重要な問題であり，十分な検討が必要となる．

一般に，薬物相互作用の検討を目的とする試験は，健康成人を被験者として実施される．この試験では，治験薬に対する併用薬の影響だけでなく，併用薬に対する治験薬の影響も検討する必要がある．

e.　その他

最近のトピックとして，薬剤誘発性 QT 間隔延長の検討を目的とした試験がある．この目的で試験が実施される背景としては，薬剤誘発性の QT 間隔延長により，致死的な心室細動に至る不整脈が引き起こされる危険性が問題となっていることがあげられ，ICH においても関連ガイドラインが示されている．

本項で説明した内容を含めて，臨床薬理試験全般の詳細に関しては，日本臨床薬理学会 (2003)，緒方 (2004)，丹後・上坂 (2006) などを参照されたい．　[矢 船 明 史]

母集団薬物動態解析

population pharmacokinetic analysis

1. 母集団薬物動態解析とは何か

母集団薬物動態解析の定義としては，「外国臨床データを受け入れる際に考慮すべき民族的要因について」(厚生省医薬安全局審査管理課長, 1998) では，ポピュレーションファーマコキネティクス法として「臨床試験に参加した全て又は特定の一部分の患者から，通常，一患者当たり定常状態で 2 又は 3 回血中薬物濃度を測定し，これを集団に基づいて評価する方法」と記載されており，「医薬品の臨床薬物動態試験について」(厚生労働省医薬局審査管理課長，2001) では，母集団薬物動態試験法として「一被験者における各種背景因子を薬物動態パラメータの変動因子として薬物濃度の時間的推移をモデル化することにより，集団の代表値の推定値と要因ごとの変動部分を数学的に分析する非線形混合効果モデルに基づいたアプローチ」と記載されている．いずれの定義も非常にわかりにくい．わかりやすくいえば，母集団薬物動態解析とは，被験者から得られた薬物動態に関するデータに基づいて，その被験者が抽出されてきた母集団における薬物動態を推測するための解析の総称であり，母集団薬物動態 (population pharmacokinetics) と呼ばれることもある．

通常の薬物動態解析と同様に，母集団薬物動態解析の方法にも，モデルによらない解析とモデルによる解析の 2 つの方法があるが，一般に母集団薬物動態解析というと，コンパートメントモデルのようなモデルを用いた解析を意味する場合が多い．薬物動態解析で用いられるコンパートメントモデルについては，高田 (2002)，矢船・石黒 (2004)，矢船 (2006a) などを参照されたい．

2. コンパートメントモデルを用いた母集団薬物動態解析の基本的な考え方

コンパートメントモデルを用いた母集団薬物動態解析では，まず，血液中薬物濃度推移があるコンパートメントモデルにより表せると仮定する．そのうえで，各被験者の血液中薬物濃度推移の違いは，コンパートメントモデルに含まれる薬物動態パラメータの被験者間での違いによる，すなわち薬物動態パラメータの被験者間変動によるものと仮定し，薬物動態パラメータの被験者間変動を何らかの確率分布の形で表現して解析に導入する．この被験者間変動を表す確率分布が，被験者が抽出されてきた母集団における薬物動態パラメータの分布に相当する．コンパートメントモデルを用いた母集団薬物動態解析では，各被験者から得られたデータに基づいて，母集団における薬物動態パラメータの分布を規定するパラメータを推定することが解析の目的となる．

本項では，最も単純なコンパートメントモデルである静脈内注射の 1 コンパートメントモデルを用いた場合を例として説明する．他のコンパートメントモデルを用いた場合についても，考え方は全く同様である．

ある被験者 i について，m_i 個の時点 $t_{i1},\ldots,t_{im_i}$ で血液中薬物濃度の測定が実施され，その測定値が $x_{i1},\ldots,x_{im_i}$ であったとする．コンパートメントモデルにはいくつかの薬物動態パラメータが含まれるが，被験者 i の薬物動態パラメータベクトルを $\boldsymbol{\theta}_i$ とすれば，血液中薬物濃度の測定値 x_{ij} はコンパートメントモデルによる推定値 $C(\boldsymbol{\theta}_i,t_{ij})$ に誤差項 ε_{ij} が加わったものとして

$$x_{ij}=C(\boldsymbol{\theta}_i,t_{ij})+\varepsilon_{ij} \tag{1}$$

と表せると仮定する．静脈内注射の 1 コンパートメントモデルの場合，薬物動態パラメータは消失速度定数 k_{el} と分布容積 V_d の 2 つであり，被験者 i の薬物動態パラメータベクトルは $\boldsymbol{\theta}_i=(k_{el}^{(i)},V_d^{(i)})$ となる．実際の解析では，消失速度定数の代わりにクリアランスを薬物動態パラメータとして用いる場合も多いが，その場合についても，考え方は全く同様である．被験者 i の投与量を D_i とすれば，投与後 t_{ij} だけ経過したときの血液中薬物濃度の推定値は

$$C(\boldsymbol{\theta}_i,t_{ij})=\frac{D_i}{V_d^{(i)}}\exp\left(-k_{el}^{(i)}t_{ij}\right)$$

となる．誤差項 ε_{ij} は，互いに独立に平均ゼロのある確率分布に従う確率変数であると仮定する．本項では説明を簡単にするために，誤差項 ε_{ij} に平均ゼロ，分散 σ_ε^2 の正規分布

$$\varepsilon_{ij}\sim N(0,\sigma_\varepsilon^2) \tag{2}$$

を仮定する．一般には血液中薬物濃度が高いほど，測定値のバラツキも大きくなる傾向が認められるため，実際の解析では，対数正規分布モデルなど，測定時点ごとにバラツキの大きさが違う点を考慮した解析が行われる (Davidian and Giltinan, 1995; 矢船・石黒，2004)．(1) 式と

(2) 式より，測定値 x_{ij} は，互いに独立に，コンパートメントモデルによる推定値 $C(\boldsymbol{\theta}_i, t_{ij})$ を平均として，σ_ε^2 を分散とした正規分布

$$x_{ij} \sim N\left(C\left(\boldsymbol{\theta}_i, t_{ij}\right), \sigma_\varepsilon^2\right) \tag{3}$$

に従う．

コンパートメントモデルを用いた母集団薬物動態解析では，被験者間の血液中薬物濃度推移の違いは，コンパートメントモデルに含まれる薬物動態パラメータの被験者間変動によるものと考える．静脈内注射の 1 コンパートメントモデルの場合，2 つの薬物動態パラメータ $k_{el}^{(i)}$ および $V_d^{(i)}$ の被験者間変動について，

$$k_{el}^{(i)} = \mu_{k_{el}} + \delta_{k_{el}}^{(i)}, \quad V_d^{(i)} = \mu_{V_d} + \delta_{V_d}^{(i)} \tag{4}$$

と表せると仮定する．ここで，$\mu_{k_{el}}$ と μ_{V_d} は母集団における薬物動態パラメータの平均，$\delta_{k_{el}}^{(i)}$ と $\delta_{V_d}^{(i)}$ は被験者 i の薬物動態パラメータの $\mu_{k_{el}}$ と μ_{V_d} からのズレ，すなわち薬物動態パラメータの被験者間変動に相当する．さらに，被験者間変動 $\delta_{k_{el}}^{(i)}$ と $\delta_{V_d}^{(i)}$ に確率分布を仮定する．本項では説明を簡単にするために，$\delta_{k_{el}}^{(i)}$ と $\delta_{V_d}^{(i)}$ に次のような正規分布を仮定する．

$$\delta_{k_{el}}^{(i)} \sim N(0, \sigma_{k_{el}}^2), \quad \delta_{V_d}^{(i)} \sim N(0, \sigma_{V_d}^2) \tag{5}$$

薬物動態パラメータは正の値しかとらないことなどから，母集団における薬物動態パラメータの分布は一般に右に裾を引いて歪んでいると考えられるため，実際の解析では，対数正規分布などを仮定することが多い (Davidian and Giltinan, 1995；矢船・石黒，2004)．(4) 式と (5) 式より，母集団における $k_{el}^{(i)}$ と $V_d^{(i)}$ の分布は，

$$k_{el}^{(i)} \sim N(\mu_{k_{el}}, \sigma_{k_{el}}^2), \quad V_d^{(i)} \sim N(\mu_{V_d}, \sigma_{V_d}^2) \tag{6}$$

となる．母集団薬物動態解析では，被験者 i の薬物動態パラメータ $k_{el}^{(i)}$ および $V_d^{(i)}$ は，この正規分布からの実現値と考える．すなわち，血液中薬物濃度の測定値だけでなく，各被験者の薬物動態パラメータも確率変数と考えるわけである．

以上の仮定のもとで，血液中薬物濃度の測定値 $x_{i1}, \ldots, x_{im_i}$ と被験者 i の薬物動態パラメータ $k_{el}^{(i)}$ および $V_d^{(i)}$ の確率分布を同時に考えた場合の確率密度関数は，(3) 式および (6) 式に示した正規分布の確率密度関数の積となる．母集団薬物動態解析では，被験者 i の薬物動態パラメータ $k_{el}^{(i)}$ および $V_d^{(i)}$ は (6) 式で与えられる正規分布からの実現値と考えられ，$k_{el}^{(i)}$ および $V_d^{(i)}$ 自体は興味の対象にはならない．そのため，血液中薬物濃度の測定値 $x_{i1}, \ldots, x_{im_i}$ と被験者 i の薬物動態パラメータ $k_{el}^{(i)}$ および $V_d^{(i)}$ の確率分布を同時に考えた場合の確率密度関数を，興味の対象とはならない $k_{el}^{(i)}$ および $V_d^{(i)}$ について積分する．この積分によって，(2) 式に示した誤差項の分散 σ_ε^2，ならびに (6) 式に示した母集団における薬物動態パラメータの分布を規定する $\mu_{k_{el}}, \sigma_{k_{el}}^2, \mu_{V_d}, \sigma_{V_d}^2$ が与えられたもとでの $x_{i1}, \ldots, x_{im_i}$ の確率分布を表す確率密度関数が得られる．この $x_{i1}, \ldots, x_{im_i}$ の確率密度関数を規定するパラメータを**母集団パラメータ**と呼ぶこともある．母集団パラメータが未知であり，被験者 i のデータが与えられたもとでは，この確率密度関数を未知の母集団パラメータの関数と見直すことにより，被験者 i に関する尤度関数が構成される．同様の操作をすべての被験者について行うことにより，全データに対する尤度関数が構成される．そして，この全データに対する尤度関数を最大とするように，(2) 式に示した誤差項の分散 σ_ε^2，ならびに (6) 式に示した母集団における薬物動態パラメータの分布を規定する $\mu_{k_{el}}, \sigma_{k_{el}}^2, \mu_{V_d}, \sigma_{V_d}^2$ を推定する．

以上が，コンパートメントモデルを用いた母集団薬物動態解析の基本的な考え方である．すでに述べたように，本項では説明を簡単にするために，(2) 式に示した誤差項の分布，ならびに (6) 式に示した母集団における薬物動態パラメータの分布に正規分布を仮定したが，正規分布以外の確率分布を仮定した場合でも，考え方は全く同様である．また，他のコンパートメントを用いた場合でも，考え方は全く同様である．これらの点を含めて，母集団薬物動態解析全般の詳細については，Davidian and Giltinan (1995)，緒方 (2004)，矢船・石黒 (2004)，矢船 (2006c) などを参照されたい．　［矢船明史］

生物学的同等性試験

bioequivalence trial(study)

1. 生物学的同等性試験とは何か

生物学的同等性試験については，「後発医薬品の生物学的同等性試験ガイドライン」(厚生省医薬安全局審査管理課長，1997; 厚生労働省医薬局審査管理課長，2001) が公表されており，このガイドラインに沿って試験が実施される．このガイドラインによれば，生物学的同等性試験とは，先発医薬品に対する後発医薬品の治療学的な同等性を保証するために実施される試験のことである．ここで，先発医薬品とは，新医薬品として承認を与えられた医薬品またはそれに準じる医薬品のことであり，後発医薬品とは，先発医薬品と同一の有効成分を同一量含む同一剤形の製剤で，用法用量も等しい医薬品のことである．後発医薬品以外の場合にも，例えば開発段階での剤形変更，あるいは薬物相互作用の検討などの場合にも，生物学的同等性試験の考え方が利用される．

生物学的同等性を保証する方法としては，通常，先発医薬品と後発医薬品の**生物学的利用性** (bioavailability：バイオアベイラビリティ) を比較検討する方法が用いられる．この生物学的利用性とは，「投与された製剤から薬物が循環血液中に入る程度およびその速度」のことである．循環血液中に入る程度およびその速度は，それぞれ**生物学的利用率** (extent of bioavailability) および**生物学的利用速度** (rate of bioavailability) と呼ばれる．生物学的同等性試験では，先発医薬品と後発医薬品の生物学的利用性について，薬物動態パラメータを用いて比較検討を行う．生物学的利用性のうち，生物学的利用率については血液中薬物濃度時間曲線下面積 (area under the blood concentration versus time curve; AUC)，生物学的利用速度については最高血液中薬物濃度 ($C_{\max}$) が，それぞれ指標となる薬物動態パラメータとして用いられる．なお，生物学的利用性の測定が困難な場合などには，治療効果などの効力を裏づける薬理試験により，生物学的同等性を検討する．

2. 試験方法の概略

原則として，健康成人志願者を被験者として，クロスオーバー試験を行う．ただし，消失半減期がきわめて長いなどの理由によりクロスオーバー試験を行うことが困難な場合には，並行群間比較試験を行う場合もある．投与方法については，原則として，単回投与により試験を行う．

実際には，本試験に先立って，本試験における必要例数の設定および適切な測定時点の検討などを目的として，予試験が行われる場合が多い．また，本試験を実施した結果，例数が不足したために生物学的同等性を示せなかった場合には，本試験と同じ方法により，追加試験を1回行うことができる．ただし，追加試験の例数は，本試験の例数の半分以上とし，製剤，実験計画，分析法，被験者の特性などに本試験と追加試験で大きな違いがないようにする必要がある．

生物学的同等性試験では，各被験者から反復して採血を行い，原則として，血液中未変化体薬物濃度を測定したうえで，その濃度推移に基づいて，AUC および $C_{\max}$ などの薬物動態パラメータを被験者ごとに算出する．測定回数および測定時点については，薬物動態パラメータの評価に十分な回数と適切な時点を設定して行う必要があるが，「後発医薬品の生物学的同等性試験ガイドライン」によれば，原則として，投与直前に1点，$C_{\max}$ に達するまでに1点，$C_{\max}$ 付近に2点，消失過程に3点の計7点以上が必要となっている．

3. 生物学的同等性の判定

原則として，最終測定時点までの AUC および $C_{\max}$ の2つの薬物動態パラメータが，生物学的同等性判定のパラメータとして用いられる．「後発医薬品の生物学的同等性試験ガイドライン」によれば，これらのパラメータは，原則として対数変換を行ったうえで比較検討する．追加試験を行った場合には，本試験のデータと併合したうえで，試験を変動要因の1つとして解析を行う．

図1に，ある薬剤を経口投与した被験者から得られた血液中薬物濃度の推移を示す．図中の黒丸が実際に測定された血液中薬物濃度を表す．実際には，各被験者から得られた図1に示すような血液中薬物濃度の推移により，最終測定時点までの AUC および $C_{\max}$ を被験者ごとに算出したうえで，生物学的同等性の判定を行う．このうち，$C_{\max}$ については，実際に測定された血液中薬物濃度のなかで最大のものを用いる．AUC については，図に示したように，実際に測定された血液中薬物濃度を折れ線で結んだうえで，この折れ線と投与後の経過時間の軸とが囲む面積として計算される．図からもわかるように，

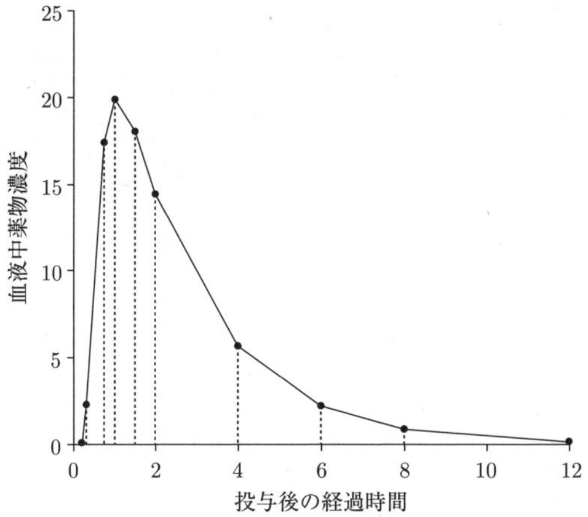

図 1　血液中薬物濃度の推移

AUC はいくつかの台形の面積の和として計算されるため，この計算方法は台形法 (trapezoidal method) と呼ばれる．

比較する 2 つの製剤を標準製剤および試験製剤とすると，標準製剤と試験製剤の生物学的同等性判定のパラメータの対数値の平均の差の 90%信頼区間が，$\log 0.8 \sim \log 1.25$ の範囲にあるとき，試験製剤と標準製剤は生物学的に同等と判定する．すでに述べたように，生物学的同等性判定のパラメータは最終測定時点までの AUC および $C_{\max}$ の 2 つであることから，2 つのパラメータともにこの条件を満たした場合のみ，両製剤は生物学的に同等と判定する．どちらか一方のパラメータがこの条件を満たさない場合には，生物学的に同等とは判定しない．

1 つの例として，表 1 に示した 2 剤 2 期のクロスオーバー法による生物学的同等性試験を行った結果，ある生物学的同等性判定のパラメータについて，表 2 に示した結果が得られたとする．生物学的同等性判定のパラメータは 2 つあるが，ここでは，1 つのパラメータの結果のみを示してある．常用対数変換したうえで，パラメータの平均の差の 90%信頼区間を求めると，常用対数スケールでは $-0.044 \sim 0.0524$ となり，オリジナルスケールでは $0.90 \sim 1.13$ となる．この 90%信頼区間は $\log 0.8 \sim \log 1.25$ の範囲内にあることから，このパラメータに関しては生物学的同等性の条件を満たしていることになる．

表 1　生物学的同等性試験の例

	第 1 期	第 2 期
第 1 群	標準製剤	試験製剤
第 2 群	試験製剤	標準製剤

表 2　生物学的同等性判定のパラメータ

群	被験者	第 1 期	第 2 期
1	1	99	116
	2	79	70
	3	85	70
	4	86	76
	5	100	116
2	6	82	72
	7	92	78
	8	43	59
	9	99	86
	10	87	95

生物学的同等性試験の解析方法の詳細に関しては，矢船 (2006b) などを参照されたい．

実際の生物学的同等性試験では，ヒトを対象とした臨床試験の結果だけでなく，製剤に関する溶出試験の結果も合わせて生物学的同等性を判定できる場合もあるが，その詳細に関しては「後発医薬品の生物学的同等性試験ガイドライン」を参照されたい．　[矢船明史]

個体間比較試験と個体内比較試験

inter-individual comparisons and intra-individual comparisons

無作為化対照試験においては，試験治療間の比較に偏りが入らないように試験方法を工夫しなければならない．個々の治療が施される試験対象を**試験単位**という．試験治療と試験単位の対応関係を示したものを試験デザインまたは試験配置という．1人の被験者がただ1つの試験治療を受けるデザインは，試験治療を相異なる患者群間で比較する．このような比較の方法を**個体間比較**という．他方同一の被験者に，互いに重ならない2つ以上の時間区間または身体の部位を設定し，それらを試験単位として試験治療を施す場合，これらの治療間の比較は同一被験者内で行われる．このような比較を**個体内比較**という．

1. 並行群試験

個体間比較デザインの代表は**並行群デザイン**と呼ばれ，臨床試験の基本となるデザインである．並行群とは同一の期間に同一の場所で試験される2つ以上の独立な被験者群のことである．試験治療に対する被験者の応答は，試験実施時期，実施施設，実施場所あるいは環境，被験者の特性などの影響を受ける．試験治療間の比較に偏りが入らないようにするために，すべての試験治療は同一の実施計画書に従い，同一の場所で，同時期に行われることが必要である．例えば，3施設が参加する3治療法の比較試験で，各施設はただ1つの試験治療のみを実施した場合，試験治療群間の差は，試験治療自体の効果の差なのか，実施施設特有の影響による差なのかが識別できなくなる．このような試験は，たとえすべての試験治療が同時期に実施されていても，並行群試験の条件を備えていない．すなわち，並行群デザインでは，被験者は無作為化の手順によってただ1つの治療法に割り付けられ，同一の治療を割り付けられた被験者全体が1つの治療群を構成する．

無作為化並行群試験では，群間の差は治療法の効果の差と偶然誤差としての被験者群に由来する差だけであり，試験治療群間の差の解釈が容易である．また試験期間を任意に設定できるので心筋梗塞や骨折，あるいはうつ状態の再発のような特定の事象発生の有無や，治癒あるいは死亡のような非可逆的な事象の発生率や発生までの時間，あるいは疾病の進行抑制効果を評価する試験などに用いることができる．さらに被験者の層別を必要に応じて取り入れることができる．このように，試験の実施のしやすさ，試験する治療法に対する制約が少ないこと，ならびに統計的推測に関する制約の少ないことなどの点で優れた試験デザインである．試験治療の作用の大きさあるいは治療効果の主要な評価は，一般に試験終了時点における状態，あるいは試験治療開始前と終了時点での変化の大きさを対象とするが，時間的な推移を記述し，比較することも多い．臨床試験はヒトを対象とするため，試験を最後まで継続できない被験者が発生することも多い．そのような場合であっても，可能であればその被験者を予定した試験期間の終了するまで観察することによって，試験治療の影響を評価することができる．また，試験中止後観察されない場合には，試験中止までの情報を評価ならびに解析に用いることが可能であり，また必要でもある．

2. クロスオーバー試験

薬剤の体内への吸収，代謝，排泄などの速度は被験者ごとに異なり，同一の薬剤量を投与されても治療効果の大きさや有害事象の発生状況は患者ごとに異なる．一般に治療への反応は被験者ごとに異なり，また被験者内でも常に同じではない．しかし，同一被験者での違いに比べ被験者間の差の方が大きい場合が多いことが経験的に知られている．したがって同一個人内で複数の治療を比較する方法では，被験者個人の特性や実施施設，試験関係者などの影響も含めた試験環境条件がもたらす全試験期間にわたって一様な影響を，同一被験者内の試験治療間の比較から除くことができるので，比較の精度が高くなる．同一の被験者で時期を試験単位としていくつかの処理を順次試験単位に割り付けていく方法を**クロスオーバー試験**という．最も単純な例は，第1期に治療T，第2期に治療Cを実施する群と，その逆の順序CT順に実施する群を設ける2治療2期の試験である．

クロスオーバー試験は同一被験者内で比較できるという利点を有するが，個体内で1期の治療の効果と2期の治療の効果を偏りなく比較できるためには，それぞれの治療の効果の大きさは，実施時期によらず一定なことが必要である．時期によって治療効果の大きさが異なるとき，**治療と時期の交互作用**があるという．

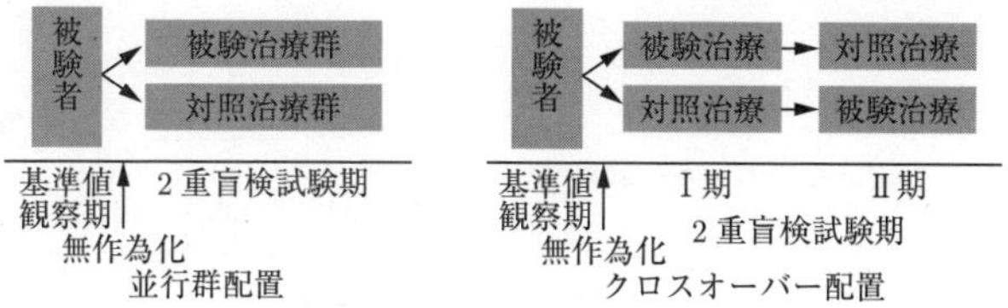

図 1　配置の例

治療と時期の交互作用は，さまざまな状況で生じる．第 1 は**持ち越し効果**である．これは第 1 期の治療の影響が第 2 期まで及ぶことである．例えば，第 1 期に服用した薬物自体が体内に残存している場合，第 1 期の治療によって生じた生理学的あるいは精神的な変化が持続している場合，第 1 期の治療への反応が第 2 期の治療に対する期待や不安などの心理的な影響を及ぼし第 2 期への反応が歪められる場合，さらには，作業を伴う試験で学習効果が生じ，出来栄えに時期間に系統的な差が生じる場合などである．第 2 に，被験者の状態は全試験期間にわたって比較的安定していなければならない．例えば，治癒傾向の強い疾患や比較的速く進行する疾患のように被験者の状態が短期間に非可逆的に変化する場合，第 1 期と第 2 期の開始時点では，第 1 期治療に依存して第 2 期開始時点の状態が異なるであろう．治癒が治療目標となる疾患では，第 1 期治療で治癒した患者は，もはや第 2 期で試験対象とはならない．治療効果が治療開始時点の状態に依存するならば，第 2 期の効果は第 1 期の効果と異なる可能性がある．

考慮すべきもう 1 つの効果は**時期効果**である．これは，第 1 期には第 1 期に共通な要因が全被験者にほぼ一様に作用し，第 2 期には第 2 期に共通な要因がほぼ一様に作用することにより生じる時期間の差である．通常時期効果は各期の治療に依存しないと仮定される．

このように，被験者の状態は全試験期間にわたって安定していることが必要であり，慢性疾患で治療を中止すればもとの状態に戻るような疾患や，健康な被験者であって，試験処置の影響は，各試験期間の開始時点では消失してもとの状態に戻っているような臨床薬理試験でよく用いられる．第 1 期と第 2 期で被験者ごとに開始時点の状態が類似した状況にするために第 1 期の処置の終了から第 2 期の処置を開始するまでに一定の期間試験処置を中止し，持ち越し効果を生じないようにする場合がある．この操作を**ウォッシュアウト**という．患者が対象の試験ではウォッシュアウトを行えない場合がある．このときは第 1 期の治療の影響がなくなり第 2 期の治療の効果のみが結果に含まれるように，十分長い期間を設定する必要がある．

表 1　4 × 4 ラテン方格配置

群	期 1 期	2 期	3 期	4 期
G1	A	C	B	D
G2	C	D	A	B
G3	B	A	D	C
G4	D	B	C	A

表 2　4 治療 3 期時期について釣り合わせた不完備ブロック配置

群	期 1 期	2 期	3 期
G1	A	C	B
G2	C	D	A
G3	B	A	D
G4	D	B	C
G5	B	C	A
G6	A	D	C
G7	D	A	B
G8	C	B	D

3.　ラテン方格配置試験，不完備ブロック配置試験

試験治療が K 個 (3 以上) あり，かつ各被験者において K 時期で試験を実施できるとき，K 系列 K 期からなりすべての系列，すべての期において，K 治療のすべてが 1 回ずつ試験されるデザインを**ラテン方格配置**という．また設定可能な期間数が試験治療の個数より少ない場合にはラテン方格の一部の期を除いて，時期について釣り合わせた**不完備ブロック配置**試験が用いられることもある．可能ならば，任意の 2 治療の実施順序についても釣り合わせたデザインがよい．

［上 坂 浩 之］

用量反応試験

dose-response study

1. 用量反応情報

薬による治療法の研究では，有害作用を最小限に抑えて最大の効果を発揮する投与量を明らかにすることが重要である．多くの薬物では，投与量が少ないと反応はほとんど認められず，投与量を増していくと反応も次第に大きくなり，投与量がある一定量を超えると好ましい反応はそれ以上増大しなくなる．一方有害な作用は投与量を増すに従って増強し，重い有害作用を発生する可能性がある．薬物治療を適切に行うためには，有益な反応と有害な反応の大きさが投与量とともにどう変化するかを知ることが重要である．この投与量と反応の大きさの関係を**用量反応関係** (dose-response relationship) という．用量反応関係を明らかにする臨床試験を用量反応試験という．用量反応関係は，臨床開発の第 1 相と第 2 相の中心的な課題であり，各相の各段階で，それぞれに適切な試験デザインが用いられる．

2. 臨床開発の相と用量反応情報

通常の医薬品の臨床開発は第 1 相，2 相，3 相，4 相と段階的に進められる．第 1 相では主として健康な志願者を対象として単一回の投与のもとでの有害作用を指標にして安全に投与しうる最大量を推定する．第 1 相ではまた薬物の吸収，分布，代謝，排泄が各投与量の下でどのような振る舞いをするかを明らかにする (薬物動態)．第 2 相では患者を対象として，最初に安全に投与でき最大の効果を期待できる用量および最小限の効果が期待できる用量を探索する．次いで選ばれた数用量を用いて，主要な有効性評価変数および有害作用における，各用量の効果の偏りのない比較を行い，できるだけ多くの患者に安全かつ有効な，1 ないし 2 用量を臨床推奨用量の候補として選択し，第 3 相でそれらの用量の有効性と安全性が確認される．

細胞毒性の強い抗がん剤の開発では，第 1 相で最大耐用量 (maximum tolerated dose; MTD) を求め，臨床推奨用量の候補用量を選択し，第 2 相でそれらの用量の抗腫瘍効果 (腫瘍縮小作用) などの効果を調べ，これらの効果が認められたとき第 3 相で比較試験が行われる．

3. 言　葉

個々の用量と，その用量の下で期待される反応量の関係を表す曲線を**用量反応曲線** (dose-response curve) という．一般の薬剤の場合，有効性に関する用量反応曲線は用量とともに単調に増加すると仮定できる．用量が一定量を超えると反応が低下する有効性評価変数の場合であっても，用量範囲を適切に限定することによって，単調に増加することを仮定する場合が多い．代表的な用量反応曲線は**シグモイド Emax モデル** (sigmoid Emax model) であり，投与開始前および投与量 x の下での観測変数の期待値をそれぞれ c および $R(x)$ とするとき $R(x) = c+\delta x^{\beta}/(\theta^{\beta}+x^{\beta})$ と表される．ここに δ は最大反応量，θ は 50%反応量，β は曲線の形状パラメータであり，それぞれ曲線の高さ，位置，勾配を表す．これらのパラメータは個人ごとに異なる．個人ごとの用量反応曲線を個体別用量反応曲線，対象母集団における用量ごとの集団平均を示す曲線，パラメータの平均値を用いた曲線あるいは，個体別用量反応曲線をパラメータの分布で平均した平均曲線を母集団用量反応曲線と呼ぶ．

投与量が多くなると有害な作用が生じる可能性が高くなるが，治療効果との関係を考慮して受け入れうる最大の投与量を最大耐用量という．また，有効性の観点からは，臨床上意味のある効果を与える最小の用量を**最小有効用量** (minimum effective dose)，最大反応量の一定割合以上の反応を生じる最小の用量を**最大有効用量** (maximum effective dose) という．それ以上投与量を増しても有効性がほとんど増大しない用量をプラトー用量という．治療においては有効性と安全性を考慮して，多くの患者に適切と考えられる用量を用いる．この用量を臨床推奨用量という．用量反応試験は上記の特定の条件を満たす用量の推定，あるいは用量反応曲線の形状，高さ，位置等を推定することを目的とした試験の総称といえる．

4. 用量反応試験のデザイン

多くの薬剤における用量反応試験の方法は次のようなものである．第 1 相では最小用量から開始し，安全性を確かめた後に，1 段階高い用量へと移行し，最大耐用量を求める．投与量ごとに被験者を変える群増量法が主たるデザインであるが，同一の被験者が複数用量を投与される (不) 完備ブロックデザインも用いられる．第 1 相はきわめて探索的であり，投与量間の偏りのない比較より被験者の安全性への配慮が優先される．

第2相前期では，患者における安全性の確保を優先しつつ有効な用量を推定する．ここでは群増量デザイン，個々の被験者で最小用量から開始し安全性に問題がない限り最大用量まで順次増量する**強制増量** (forced titration) デザイン，個々の被験者において最小用量から開始して十分な有効性が認められるまで増量する**条件付き増量** (optional titration) デザインなどが用いられる．これらのデザインは最小有効用量，最大有効用量の推定を目的としているが，用量間の偏りのない比較はできないので，探索的な試験で用いられる．しかし，最近の傾向として，第1相で求めた最大耐用量以下の用量の無作為化比較試験によって，最小有効用量または最大有効用量を推定する**用量設定試験** (dose finding study)，あるいは最大耐用量に近い用量をプラセボと比較し期待した有効性を有するか否かを判断する試験も行われるようになっている．また，試験の進行とともに集積する情報を活用して，無効な用量または安全でないと判断された用量を除外しつつ最小有効用量または最大有効用量をできるだけ精度よく推定するデザインとして，適応的デザインが研究されている．用量反応試験における適応的デザインの活用に関しては文献を参照されたい (Bornkamp *et al.*, 2007)

第2相後期では偏りのない用量間の比較を通して用量反応関係を確立する．ここでは次の事柄を明らかにすることも目的とされる．1) 用量反応関係の存在を確かめること，2) 用量反応曲線を推定すること，3) 適切な臨床用量の範囲を推定すること，4) 臨床推奨用量決定の根拠を与えること，5) 最大有効用量または最小有効用量を推定すること，などである．偏りのない用量反応関係の推定と用量間比較のためには，通常，一定期間同一の用量を投与する固定用量並行群試験が用いられる．時には，固定用量のラテン方格配置試験あるいは時期について釣り合わせた不完備ブロック配置試験 (「個体間比較と個体内比較」の項参照) が用いられる．用量反応関係の存在を示すための仮説の形式あるいは統計的評価の方法には種々の考え方があり，合意された標準的方法は存在しない．代表的な解析は以下のとおりである．試験用量を $D_1, \ldots, D_a$ の a 水準とする．ここに $D_1 < \cdots < D_a$ である．D_1 はプラセボとする．用量 D_k に対する反応の母集団平均値を μ_k とする．用量反応関係の存在は，帰無仮説「$\mu_1 = \mu_2 = \cdots = \mu_a$」を，対立仮説「$\mu_1 \leq \mu_2 \leq \cdots \leq \mu_a$，ここに少なくとも1つの不等号は厳密に成り立つ」に対して検定し，帰無仮説を棄却することによって示される．特定用量の有効性は，多重性を考慮した閉手順によるプラセボとの比較によって示される．これらの方法については，「順序制約下の多重比較」の項を参照されたい．用量反応試験の詳しい解説については，上坂 (2006) および Ting 編 (2006) を参照されたい．

5. 抗がん剤の用量反応試験

細胞毒性の強い抗がん剤の用量反応試験は，第1相において最大耐用量の推定を目的として行われる．可逆的で管理可能な耐えうる最大強度の毒性を**投与制限毒性** (dose limiting toxicity; DLT) と呼び，DLT が出現した場合，その用量の投与を中止する．DLT はある用量以上で出現し，それに満たない用量では出現しないと仮定する．この境界の用量を**閾用量** (**耐性量**) という．閾用量は患者ごとに異なりうる．集団としての最大耐用量 (MTD) は，通常，DLT の閾用量の母集団分布の 16.7%点から 33%点の間のある用量として定められる．この用量を推定するために伝統的に用いられてきたデザインは 3 + 3 デザインである．このデザインは群増量デザインの一形式であり，高用量への移行の判断基準を以下のように定める．各試験用量は，まず3名の患者に投与され，DLT が認められなければ1段階増量される．DLT が1名のときは，さらに3名を同一用量で試験し，6名中の DLT が1名であれば，1段階増量する．DLT が2名以上となれば，その用量は最大耐用量を超えていると判断する．DLT が6名中2名以上認められ，1段階下の用量では3名で DLT が認められなかった場合には，この1段階下の用量に戻り3名追加して6名での DLT 発生患者数を求める．この手順は MTD の推定に多くの被験者を必要とすることから，より少数の被験者で MTD を推定する方法が研究されてきた．O'Quigley *et al.* (1990) は Bayes 法に基づく適応的デザインである **continual reassessment method** (**CRM**) を提案した．この方法はさらに改善され，最近広く利用されるようになってきた．

抗がん剤の用量反応試験については Chevret ed. (2006), Crowley and Ankerst eds. (2006) を参照されたい．　　　　　　［上 坂 浩 之］

ブリッジング試験

bridging study

1. 背　景

医薬品が日常診療で使用されるためには，厚生労働省の審査と認可が必要である．審査に必要な臨床試験成績は，従来は，日本人を対象とした試験の成績でなければならなかった．1989 年に開始された日米 EU 医薬品規制調和国際会議 (International Conference on Harmonization of Technical Requirements for Registration of Pharmaceuticals for Human Use; ICH) は「優れた医薬品を速く，病で苦しんでいる世界中の患者に届ける」ことを共通の目標としており (土井，2003)，ICH 参加地域，すなわち日本，アメリカ，EU で収集された情報を相互に利用しあえるように，多数のガイドラインを共同で作成してきた．そのひとつとして，各地域で実施された臨床試験データを相互に使用するための基本的な考え方が，E5 ガイドラインと呼ばれる指針「外国臨床データを受け入れる際に考慮すべき民族的要因についての指針」として 1998 年に公表された．この指針は，ある地域で得た臨床試験の結果を別の地域の住民集団に一般化し適用することを**外挿** (extrapolation) と呼び，外挿可能性を評価するための臨床試験を**ブリッジング試験** (bridging study) と呼んでいる．ガイドラインはこの一地域の住民集団を 1 つの民族的集団として扱い，地域間での外挿可能性の評価に関する考え方を示している．従来の代表的なブリッジング試験は，すでに外国で実施された用量反応試験と同様の試験計画に従い日本人を対象として実施される用量反応試験である．そして，もとにした外国の用量反応試験との間で用量反応関係の類似性が認められた場合に，外国の試験成績を日本人患者に外挿できると判断された．しかし，ICH の目標を達成するためには，日本を含めた世界的な同時開発が欠かせないとして，2006 年に同時ブリッジング試験のための多地域試験に関する基本的な考え方が E5 ガイドラインの第 11Q & A として合意をみるに至った．これを基礎として 2007 年に厚生労働省は「国際共同治験に関する基本的考え方について」を公表した．

2. 国際共同試験と多地域試験

欧米を中心として，多数の**国際共同試験** (multinational trial) が実施されている．国際共同試験は複数の国にまたがって実施される多施設試験であり，短期間に多数の患者を組み入れることができることが大きな利点とされており，国間あるいは地域間の比較は意図しておらず，解析時点で施設あるいは国を層別因子として，国または施設の影響を評価している．他方，ICH–E5 ガイドラインの第 11Q & A における**多地域試験** (multiregional trial) は，薬剤効果が地域間で比較的均一であることを前提として，地域を層別因子とし，薬剤主効果の評価と薬剤効果の地域間一貫性の評価を目的とした試験である．したがって，地域間一貫性が認められた場合に，薬剤主効果に関する結論を全地域に適用することを意図している．用量反応試験を多地域試験として実施した場合には，これをブリッジング試験とみなすことができる．

3. 民族的要因の考察

臨床試験の結果は多くの要因に影響される．第 1 に，性，年齢，遺伝的素因，体重，身長などの患者固有の特性や，疾患のサブタイプ，重症度，罹病期間，治療歴，症状・徴候の状態など治療対象とする疾患の状態，併存疾患や臓器機能などの患者の特徴などは，患者の薬物応答性を決定する重要な要因である．このような生体側の因子を内因性因子 (**内因性民族的要因**：intrinsic ethnic factor) という．患者の居住地域，国などの生活様式や文化，社会・経済的条件，地理的条件，保健衛生上の条件，医療の方法などの環境条件は，薬物応答性や治療結果に関する認識の仕方に影響する可能性があり，さらに臨床試験を実施する医療機関や医師などによっても臨床的結果の表れ方や評価結果が異なりうる．患者の外部にあるこれらの影響因子を外因性因子 (**外因性民族的要因**：extrinsic ethnic factor) という．内因性因子のなかには，その分布が地域によって異なるものがあり，その違いが薬物応答の差となって現れる可能性がある．また，疾病の疫学的特徴に地域差が存在する場合がある．したがって，多地域試験では地域はそれ自体が重要な層別因子となる．

4. 臨床薬理試験

薬効は一般に血中濃度や組織中濃度と関連するため，ブリッジングの計画に当たっては薬物動態における地域間または民族間差異の実態と差異をもたらす要因を明らかにすることが重要である．血中薬物濃度は体の大きさあるいは体重と負の相関を示すことが多い．また薬理学的活性を有する薬物の血中濃度は薬物代謝速度と関連する．薬物代謝酵素の量や活性は代謝酵素を産生する**遺伝子型** (genotype) に大きく依存することが知られているが，代謝酵素によっては遺伝子型の分布に民族差が存在する．また，食事の内容が吸収速度に影響する場合もある．したがって，これらの因子の民族間差は，薬物血中濃度，さらには十分な効果を発揮し安全に投与できる薬物量に民族間で差を生じる可能性がある．薬物の投与量に比例して血中濃度が上昇するとき，薬物動態は投与量比例的であるといい，薬物動態の線形性を評価するための指標となる性質である．**投与量比例性** (dose proportionality) と比例定数または比例性からの乖離の仕方は，必要な薬物量の民族間での対応関係を知るうえで有益であり，民族間比較における重要な情報の一部となっている．薬物の血中濃度を左右する要因に関する基礎的な情報は，薬物の適切な使用に欠かせない．

民族間比較に用いる薬物動態定数は血中濃度曲線下面積 (AUC)，最大濃度 ($C_{\max}$)，最大濃度到達時間 ($T_{\max}$)，消失速度，分布容積，クリアランスなどである．試験薬剤について最大の試験用量までの安全性が確認できている場合には無作為化並行群デザイン，無作為化 (不完備) ブロックデザイン，ラテン方格デザインを用いることができる．

5. ブリッジング試験としての用量反応試験

代表的なブリッジング試験は，用量反応関係の存在確認とその民族間比較を目的としたものである．したがって基本となる試験デザインは固定用量並行群試験であり，プラセボと複数の，可能であれば 3 用量以上の用量を，ブリッジング試験とその比較対象となる試験の双方に含める．従来のブリッジング試験は，比較の対象とする既存の試験と試験実施計画書の主要な事項は可能な限り共通として日本で実施される試験である．それは，用量反応関係の存在と目標とする臨床用量がプラセボより優れていることを統計的に示したうえで，両試験の間で，有効性における用量反応関係の類似性と安全性における類似性を評価する．他方，同時ブリッジング試験は試験実施地域を層別因子として，ただ 1 つの試験計画書に従って各地域で同時に行われる試験であり，全地域での用量反応関係の存在または有効性を評価し，次いで用量反応関係の地域間一貫性を評価することを主たる目的とする．しかし，いずれの試験であっても，地域間類似性について合意された判断基準はない．各用量の効果は地域内でのプラセボ群と試験用量群との差によって計量されるので，地域間の主要な比較は各用量とプラセボの差が同程度であることと考えられるであろう．これは用量反応曲線の平行性を意味し，直感的な類似性とよく合っている．したがって，許容しうる交互作用の程度を定め，交互作用が許容範囲内であることを示すことにより類似性を主張できると考えられるかもしれない．しかし，この範囲を定める基準がないこと，および，仮に範囲を定めたとしてもその範囲に入ることを保証するためには多くの被験者が必要になるため，交互作用による類似性の判定は現実的に困難である．したがって，プラセボ反応の大きさや最大用量における反応の大きさに関する定量的情報を参考に，用量反応曲線の視覚的な類似性，副次的な有効性変数における結果の一貫性，安全性なども考慮して，外挿可能性が判断される．

多地域試験では被験者数の地域間配分が問題となる．被験者数の設定に関しては，日本における製造販売承認審査の立場からの日本人被験者数の目安の例がガイドライン「国際共同治験に関する基本的考え方について」(厚生労働省, 2007) に与えられている．被験者数の設定の考え方と統計的評価方法に関するひとつの試案が Uesaka (2009) で検討されているが，多地域試験のデザイン，類似性評価方法，被験者数の設定および配分の研究は始まったばかりである．

ブリッジングに関して日本の承認申請で多くの経験が蓄積されつつある．承認された医薬品に関する公開資料は貴重な資料である．これらはホームページ http://www.info.pmda.go.jp/shinyaku/shinyaku_index.html で閲覧できる．

[上 坂 浩 之]

優越性試験と非劣性試験

superiority and non-inferiority trial

1. 優越性と非劣性の試験デザイン

新しい治療法あるいは治療薬の有効性 (安全性) を評価するため，対照群 (標準的治療 (対照薬) あるいはプラセボ) に対して，試験薬の効果が臨床的に優れていることを示す**優越性試験** (superiority) あるいは試験薬の効果が対照薬に対して，ある一定の値以上劣らないことを示す**非劣性試験** (non-inferiority) が実施される．

これらの試験の目的は統計学的には仮説検定として，それぞれ「試験薬と対照群との差はない」および「試験薬は対照薬にある一定の値 Δ 以上劣る」という帰無仮説を棄却することと等しい．非劣性の「試験薬が対照薬に劣っていない」とは，対照薬と試験薬の間に臨床的に問題とすべき差がないこと (臨床的に意味のない差) を意味し $\Delta(>0)$ と表し，**非劣性の限界値** (非劣性マージン) という．つまり，試験薬と対照薬，プラセボの効果を表す指標をそれぞれ μ_E, μ_R, μ_P とおくと，優越性の仮説は，

$$H_0 : \mu_E = \mu_R(\mu_P) \text{ vs. } H_1 : \mu_E \neq \mu_R(\mu_P)$$

という有意差検定であり，非劣性は

$$H_0 : \mu_E \leq \mu_R - \Delta \text{ vs. } H_1 : \mu_E > \mu_R - \Delta$$

という検定問題である (Röhmel, 1998; D'Agostino *et al.*, 2003)．また，検定の有意水準は，両側検定であれば 5%，片側であれば 2.5% と ICH E9 ガイドライン「臨床試験のための統計的原則」で明記されている．

また，優越性については，臨床的に無意味な差が統計的には有意となることを避けるため，試験薬が対照群に Δ 以上優れていることを積極的に示すために

$$H_0 : \mu_E \leq \mu_R + \Delta \text{ vs. } H_1 : \mu_E > \mu_R + \Delta$$

とすべきであるとの議論もあるが (丹後, 2003)，ここでは上記の ICH E9 ガイドラインに基づき，優越性については統計学的有意性と定義する．

なお，上記ガイドラインおよび E10「臨床試験における対照薬の選択とそれに関連する諸問題」で有効性の検証のためには，優越性試験によって対照群より試験薬が優れていることを示すことが最も説得力をもつと述べている．

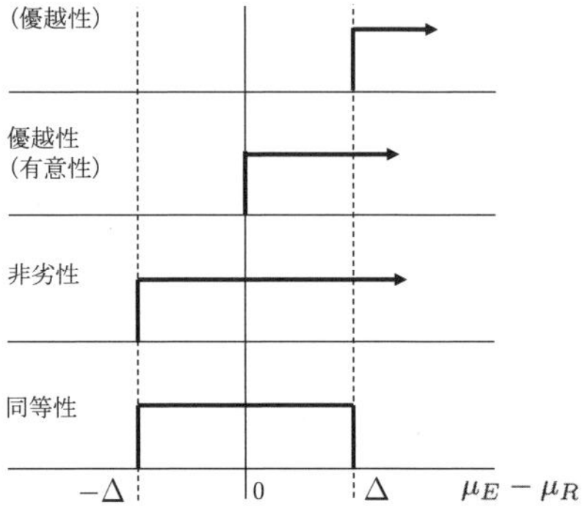

図 1　平均値の差の比較における優越性と非劣性，同等性の定義

2. Δ の設定と非劣性にまつわる諸問題

次に，非劣性試験において，どのように非劣性マージン Δ を設定するかが問題となる．この臨床的に意味のある最小の差 Δ の決め方は，その意味から考えても臨床医を中心としたグループが決めるべき問題である．しかし，Δ は，その試験で統計的に否定しようとしている「対照治療に対して試験治療が劣っている程度」であり，「確実に期待できる対照治療の効果の大きさの最小値」より大きな値であってはならないことから，統計的推論と臨床判断の双方に基づいて設定する必要がある．Δ の設定については，さまざまな議論がなされているが，明確な方法論はない (EMEA/CPMP Guideline on the choice of the non-inferiority margin, 2005)．一般的には，対照薬に関する過去のプラセボ対照試験の結果に基づいて，対照薬のプラセボに対するエフェクトサイズ (差：$\mu_R - \mu_P$，比：μ_R/μ_P，オッズ比：$\mu_R(1-\mu_P)/\mu_P(1-\mu_R)$) から，Δ は臨床的に受け入れることができるある一定の効果の値として決定される．そのため，対照薬は広く使用されている治療法で，十分に計画され実施された 1 つ以上の優越性試験によって有効性が明確かつ定量的に立証され示されており，現在計画している非劣性試験においても同様の有効性を示すことが期待できるものを選択する必要がある．

仮に，過去に対照薬がプラセボに有意に優っているという信頼性のある結果を有していなければ非劣性試験の**分析感度** (assay sensitivity) が問われることになる．この分析感度とは「治療間の差を見いだせる力」，つまり，もし被験薬と対照薬との間に本当に差があるならば，その

差を識別 (検出) できる能力のことである．選択した非劣性マージンを用いた非劣性試験に分析感度がない場合には，無効な治療が「劣っていない」と判断され，誤って有効であるとの結論 (無効同等) になることがありうる．非劣性試験では，分析感度の保証が重要であるが，プラセボ群がないため，分析感度を直接的に保証することはできない．したがって，分析感度の保証は，対照薬の示す**薬剤効果の一貫性** (constancy assumption) から類推するしかない．対照薬に関する過去のプラセボ対照試験の結果に基づいて Δ は決定されることから，効果の一貫性とは対照薬とプラセボの差の大きさが安定していることが保証されていることである．ただし，一貫性を保証するためには，対照薬が効果を示した過去の臨床試験と同様なデザイン (組み入れ基準 (疾病自体の重症度，合併症，診断方法)，対照薬の用法・用量，併用療法，エンドポイントと評価の時期，ウォッシュアウト期間など) で実施されなければならない．

その他，非劣性試験で注意する点として，**biocreep** という問題がある．これは，非劣性試験で少し劣った治療薬を次の非劣性試験の対照薬に選択することを繰り返していくと，最終的には対照薬の効果がプラセボにほぼ同等となってしまう現象である．したがって，非劣性マージンを決定する場合には，試験ごとのバラツキの大きさを慎重に検討する必要もある．

以上のことから，非劣性マージン Δ を設定するためには，対照薬がプラセボに対して複数の臨床試験で確実に優越性を示していることが必要であり，既存のデータ，妥当な臨床的・統計学的考察に基づき，許容可能な非劣性マージンを設定しなければならない．さらに，非劣性試験は本質的に保守的でないため，試験の計画上または実施上の多くの不備が，非劣性であると結論づける方向へ結果を偏らせる傾向があることから，適切な試験管理が重要である．そのためにも，優越性，非劣性を証明するために計画された試験では治験実施計画書に事前に優越性，非劣性を示すために計画されたということを明確に述べることが不可欠である．さらに，治験実施計画書には非劣性マージンの値も明示しておくべきである．

3. プラセボを含む 3 群非劣性試験

プラセボ群のない非劣性試験では，上記のような分析感度が直接保証されず，誤って無効な治療を非劣性であるがゆえに有効と判断してしまう可能性がある．また，対照薬に関する過去のプラセボ対照試験の結果からプラセボに対するエフェクトサイズを推定して非劣性マージンを設定する際も，過去に実施された試験ごとにエフェクトサイズがばらついていたり，過去の試験実施時と環境や評価項目が違ったりする場合などには対照薬のエフェクトサイズの推定が困難になってしまう．さらに，効果の一貫性を保証するために対照薬が効果を示した過去の臨床試験と同様なデザインで実施されなければならない．しかし，デザインは医療環境の変化など時代とともに変化しうることから，効果の一貫性が十分に補償されない場合がありうるなどの問題がある．

そこで，これらの問題を解決するひとつの方法として，対照薬との非劣性試験にプラセボを含めた **3 群非劣性試験** (three-arm non-inferiority trial) を実施することが「臨床試験における対照薬の選択とそれに関連する諸問題」などで提案されている．この試験デザインでは，実薬対照とプラセボの比較によって分析感度が確立された条件下で，試験薬と実薬対照を比較することが可能となる利点がある．

このとき，プラセボを含む 3 群非劣性試験では，

$$\mu_P < \mu_R - \Delta < \mu_E$$

の大小関係が成立する，つまり

$$H_0 : \mu_E \leq \mu_R - \Delta \text{ vs. } H_1 : \mu_E > \mu_R - \Delta$$

かつ

$$H_0' : \mu_R \leq \mu_P + \Delta \text{ vs. } H_1' : \mu_R > \mu_P + \Delta$$

の 2 つの仮説が同時に成立することを証明することとなる．

現在では，非劣性マージンを対照薬の未知であるエフェクトサイズのある割合として $\Delta = f \times (\mu_R - \mu_P)(0 \leq f \leq 1)$ とし，3 群非劣性試験から Δ を推定する方法が提案され，議論されている (Koch *et al.*, 1999; Pigeot *et al.*, 2003; Ng T-H, 2008)．しかし，この方法では非劣性マージンの本来の意味である「臨床的に意味のある最小の値」が考慮されない恐れがある．つまり，事前に Δ を設定する観点からすると，推定される対照薬のエフェクトサイズの値によって非劣性マージンの値が勝手に変わってしまうため，試験結果の解釈が困難になってしまうことが懸念されている (丹後，2003)．［飛 田 英 祐］

クラスター無作為化比較試験

cluster randomization trial

1. 問題の背景

臨床試験といえば，治療法を対象となる患者に無作為に割り付けることをイメージするが，ここでは，患者個人に割り付けることが不可能あるいは不適切な試験・介入研究を考える．例えば，

- ある地域において，新しい健康増進プログラム (health promotion program) の導入効果を現行のものと比較して評価したい
- ある病院において，医療スタッフへの新たな教育プログラムの効果を評価したい
- 中学生に対するタバコ・酒に関する新しい健康増進プログラムの効果を評価したい
- 老人施設を対象としたインフルエンザワクチンの接種効果を評価したい
- 乳がんの検診 (breast cancer screening) の有効性を評価したい

などは，健康センター，医療施設，学校などの，クラスター (cluster) を単位として，訓練・教育するプログラムであり，1 人 1 人の個人単位のプログラムではない．つまり，偶数のクラスターを選択して，それぞれのクラスターに 2 種類のプログラムを無作為に割り付け，その結果をそれぞれのクラスターに割り付けられたプログラムに参加する個人からデータをとる方法である．これをクラスター無作為化試験 (cluster randomization trials) という．文献的には community intervention study などの呼び方でこのタイプの研究は少なくないが後で述べるクラスター間変動を無視した個人単位の解析が横行していたのも事実で，その問題点を考慮した方法論の重要性が認識されるようになったのは最近 (Donner *et al.*, 1990; Simpson *et al.*, 1995; Puffer *et al.*, 2003; Donner and Klar, 2000) のことである．

この試験デザインから容易に想像できることは，同じクラスター内の個人個人のデータ (反応) は，異なるクラスターに属する個人のデータと比べると，互いに似ているということである．つまり，クラスター間変動があると，無視できないクラスター内相関 (intra-cluster) が生じるのである．この類似性，つまり，正相関を無視して (独立と考えて) 個人単位で集計した解析を行うと，推定値の標準誤差はかなり小さく，信頼区間の幅が狭く，したがって p 値がかなり小さくなるバイアスが生じ，解析結果がきわめて不適切となる可能性が大きい．

例えば，乳がん検診の有効性を評価するためには，多くの女性に検診を受けてもらうための広範囲な公的なキャンペーンが必要になる．その場合，個人単位に検診を受ける群と受けない対照群に割り付けると，受ける群に割り付けされた女性は受けない群に割り付けられた近所の女性に情報を流す可能性があり，独立な対照群の確保が困難となるのは容易に想像できるだろう．スウェーデンで行われた Swedish two counties studies of breast cancer screening (Tabár and Gad, 1981; Tabár *et al.*, 1985) では，その 1 つの Kopparberg カウンティを 7 つのエリアに分け，それぞれのエリアを 3 つの地域に分けて，2 地域にスクリーニングを実施する群，1 地域を実施しない群に無作為に割り付けている．つまり，このデータは，「カウンティ–エリア–地域–被検者」という 4 つの階層 (hierarchy)，あるいは，4 つのレベル (level) を有する階層構造を有していて，解析にはそれぞれのレベルでの変動を考慮した線形モデルが必要になる．このプログラムを評価した最初の論文 (Tabár and Gad, 1981; Tabár *et al.*, 1985) では，これらの上位レベルのクラスター間変動を無視した解析で間違った結果を導いている．後に，クラスター間変動を考慮に入れた解析 (Duffy *et al.*, 2003) で結果の修正が行われた．

2. 分散分析モデル

簡単のために 2 種類 (新と現行) のプログラムを比較するクラスター無作為化試験を考える．新プログラムを割り付けられた群，現行プログラムの群それぞれを $i = 1, \ldots, I(= 2)$，クラスター $j\,(= 1, \ldots, J)$ の中の個人 $k\,(= 1, 2, \ldots, n_{ij})$ のデータ y_{ijk} について，個人単位でデータを考えると，

$$y_{ijk} = \mu + \alpha_i + \gamma_{ij} + \epsilon_{ijk}$$

という枝分かれ，あるいは，階層構造をもつ分散分析モデルを考えることができる．ここで，α_i はプログラム i の母数効果 (fixed-effects)，γ_{ij} はプログラム i を割り付けられたクラスター j の変量効果 (random-effects) で $N(0, \sigma_B^2)$ に従う確率変数に従う．つまり，σ_B^2 はクラスター間分散 (between-cluster variance) を表す．また，ϵ_{ijk} は個人の測定に伴うランダム誤差 (クラスター内誤差) を表し $N(0, \sigma_W^2)$ に従う．つまり，σ_W^2 はクラスター内分散 (within-cluster variance) を表す．データ y_{ijk} の分布があまりにも非対称であれば適当な変数変換を実施する必要がある．このモデルの計算には，線形混合モデル (linear mixed model, Pinheiro and Bates, 2000)，各クラスターの標本サイズが等しい場合には枝分かれ分散分析 (nested ANOVA)(Searle *et al.*, 1992) の混合モデルを使用すればよい．前節で述べたようなより複雑な階層構造を有するデータでの場合には枝分かれ分散分析の拡張モデルである，多水準モデル (multilevel model, Goldstein, 1995) などを適用するのがよい．

しかし，(1) 式をよくみてみると，

$$\mathrm{Var}(y_{ijk}) = \sigma_B^2 + \sigma_W^2 = \sigma^2$$
$$\mathrm{Var}(\bar{y}_{ij+}) = \sigma_B^2 + \frac{\sigma_W^2}{n_{ij}}$$

となるので，各クラスターの標本サイズがほぼ等しい ($n_{ij} \doteq n$) 場合には，各クラスターでの平均値 $\bar{y}_{ij+}$ に等分散が仮定できるので，線形モデルを適用するまでもなく平均値 $\bar{y}_{ij+}$ を観測値としてプログラム間の差の t 検定を適用することができる．ただ，この検定では個人レベルの共変量を調整できないのはいうまでもない．

さて，プログラム i の平均値の分散を各クラスターの標本サイズが等しい場合に計算してみると，$N = \sum_j n_{ij} = nJ$ とおいて，

$$\begin{aligned}\mathrm{Var}(\bar{y}_{i++}) &= \frac{\sigma_B^2}{J} + \frac{\sigma_W^2}{J^2}\sum_{j=1}^{J}\frac{1}{n_{ij}} \\ &= \frac{1}{N}(n\sigma_B^2 + \sigma_W^2) \\ &= \frac{\sigma^2}{N} \times \mathrm{Deff}\end{aligned}$$

となり，個人単位に割り付けた試験での平均値の分散 σ^2/N の Deff 倍となっている．ここで Deff は

$$\mathrm{Deff} = 1 + \rho(n-1)$$

であり，クラスターデザインの効果 (design effect) を示す尺度である．ここで ρ はクラスター内相関係数で

$$\rho = \frac{\sigma_B^2}{\sigma_B^2 + \sigma_W^2}$$

となる．つまり，クラスター間変動 σ_B^2 が大きいほど，クラスター内のデータは互いに似てきて相関が生じるため，各プログラムの平均値の分散が通常の σ^2/N より Deff 倍増加していることがわかる．このことは，クラスターを無作為割り付けした事実を無視して単純に各プログラムに割り当てられた全データから単純に平均と分散を計算して t 検定を適用してしまうと，分散が (1/Deff) 倍とかなり小さめとなり，見かけ上の有意差が出てしまうことを意味している．

Eldridge (2004) のサーベイ，Cosby (2003) の報告によるとクラスター内相関係数の値は多くの研究で −0.02〜0.21 の範囲にあり中央値は大体 0.04 という小さな値である．しかし，それでもクラスターの標本サイズが大きくなるにつれてデザイン効果 Deff は無視できない大きさとなることに注意しなければならない．例えば，$\rho = 0.01$ であっても，$n = 200$ であれば $\mathrm{Deff} = 1 + (200-1) \times 0.01 = 3$ 倍となるのである．

3. Bland のシミュレーション

Bland (2003) はクラスターの効果を理解してもらうための簡単なシミュレーションを紹介している．4 つのクラスターをつくり，2 つずつ 2 群に分け，プログラム A を一方の群へ，プログラム B を他方の群へ，それぞれ，無作為に割り付ける．それぞれのクラスターは 10 人から構成され，4 つのクラスターの平均はすべて同じ正規分布 $N(0, 2^2)$ に従うと仮定する．それぞれのクラスターに属する 10 人のデータは，先のクラスターの平均に平均 0，分散 1 の乱数を加えたものとする．つまり，2 群の間には平均値に差がないという帰無仮説が正しい状況である．そこで，クラスターを無視して，それぞれの群が 20 名からなる平均値の差の t 検定 (自由度は $20 + 20 - 2 = 38$) を適用したらどうなるか？ 1000 回繰り返したとき，有意水準 5% で有意となった回数は 600 回にのぼり，そのうち 501 回は $p < 0.01$ であった．高度な有意水準の増加現象である．

この場合，簡単で，正しいひとつの解析法は，それぞれの群での 2 つの平均値を利用した自由度 $(2+2-2) = 2$ の t 検定である．1000 回の繰り返しでは，$p < 0.05$ となったのは 53 回，$p < 0.01$ となったのは 14 回であった．このシミュレーションは少々極端なモデルであるが，クラスターを無視した解析がいかに不適切な推論を導くかを示すよい例である． ［丹 後 俊 郎］

群逐次デザイン

group sequential design

事前に治療効果の大きさ (エフェクトサイズ) を見積もり，有意水準 α，検出力 $100(1-\beta)\%$ を決めて最小限必要な症例数を計算し，その症例数を達成するまで試験を継続するというのが通常の無作為化比較試験 (丹後, 2003) (randomized controlled trials; RCT) のデザインの基本である．しかし，そのデザインでは，治療効果があるものは早く市場に出し，効果のないものは早く RCT を中止すべき，という社会的要請に応えられない．また，RCT に必要不可欠な目標症例数を決定する際の因子である「エフェクトサイズ」を正確に見積もることは必ずしも簡単ではない．特に，長い時間を要する RCT ではエフェクトサイズの誤った見積もりの影響は深刻である．したがって，試験途中で試験を終了できる，あるいは，試験デザインを変更できる群逐次検定は日本ではあまり実施されていないが，今後重要となることは疑う余地もない．

1. 基本的な考え方

群逐次検定の基本的な考え方は次のとおり．

1) 第 $k(=1,\ldots,K)$ stage (一定の症例数が集積された時点を指す) での検定結果の p 値が $p_k<\alpha_k$ を満たせば有意水準 α で治療効果の差は有意と判断し試験を終了する．
2) $p_k>\alpha_0>\alpha_k$ であれば「無効」として試験を中止する．
3) $\alpha_k\le p_k\le\alpha_0$ であれば，再び，一定の症例数が集積されるまで試験を継続する．
4) 事前に決められた最終 stage でも $p_K\ge\alpha_K$ であれば試験は終了し，有意水準 α で帰無仮説を否定できる証拠は得られなかったと結論する．

この推測プロセスで重要な点は事前に宣言された有意水準 α がプロセス全体で保持するように $\alpha_0,\alpha_1,\ldots,\alpha_K$ の値が設計されている点である．各 stage ごとに治療の安全性と有効性を評価することを中間解析 (interim analysis) と呼び，その回数は事前に決めておくのが通常である．この中間解析の実施と解釈は，試験とは独立に組織された**独立データモニタリング委員会** (independent data monitoring committee; IDMC) によって行われ，有効性ばかりか安全性をも検討し有害事象，副作用などが期待した以上多ければ試験の中止を勧告できる．

表 1　Pocock(1977) によるグループ逐次デザインでの特徴

K	α'	$2n$	$2nK^*$	ASN
1	.05	51.98	52.0	52.0
2	.0294	28.39	56.8	37.2
3	.0221	19.73	59.2	33.7
4	.0182	15.19	60.8	32.2
5	.0158	12.38	61.9	31.3
10	0.0106	6.50	65.0	29.8
20	0.0075	3.38	67.6	29.5

*：症例数はエフェクトサイズ $\delta/\sigma=1$ の場合に有意水準 5%，検出力 95% を達成する数．エフェクトサイズ $=\delta/\sigma$ に対する症例数は $(\sigma/\delta)^2$ を乗ずる．ASN=average sample number (期待症例数).

2. Pocock の方法

治療効果を測定する変量が正規分布に従い，等分散 $\sigma_A^2=\sigma_B^2=\sigma^2$ が仮定できる平均値の差の検定を考える (有意水準 α)：

$$H_0:\mu_A=\mu_B,\quad H_1:\mu_A\ne\mu_B$$

実際には有意水準 $\alpha/2$ の片側検定 $H_1:\mu_A>\mu_B$ に興味がある．この意味で下側 $\alpha/2$ の領域は「無効中止」と考えることができる．Pocock (1977) は各群 n 例ずつ計 $2n$ 例集積された時点で中間解析を最大 K 回繰り返す群逐次検定を初めて提唱した．そのデザインの特徴を表 1 に示す．彼の方法は

$$\alpha_1^{'}=\alpha_2^{'}=\cdots=\alpha_K^{'}=\alpha^{'}$$

とすべての中間解析での有意水準を等しく設定しているのが特徴である．その値は K が増加するに従って減少している．

[適用例]　エフェクトサイズを $\delta/\sigma=(\mu_A-\mu_B)/\sigma=0.5$ とし，有意水準 5% の両側検定で検出力 95% で各群同数で割り付け，中間解析をしない場合に必要となる通常の症例数の総数は表 1 の $K=1$ のところを参照して $2n=52\times2^2=208$ 例となる．これに対して，中間解析の回数 K を増やしていくと，この最大症例数 $2nK$ は若干増加するが，対立仮説が正しい場合に試験終了までに期待される症例数が減少している点に注目したい．例えば，最大で，3 回の中間解析を考えると，各 stage での有意水準は $\alpha^{'}=0.0221$，各 stage で必要となる症例数は $2n=19.73\times2^2=80$ 例，最大で合計 240 例と中間解析を考えないデザインに比べて 32 例ほど増えることになる．し

かし，エフェクトサイズの見積もりが正しければ，有意差と判断されるまでに要する期待症例数は $33.7 \times 2^2 = 135$ 例と約 73 例の節約となる．

さて，ここからその数理をのぞいてみよう．各 stage ごとに集積されたデータに対する検定統計量としては Student の t 検定統計量が自然である．定式化では分散を既知 σ^2 として議論する．そうすると，第 k-stage のデータに対する分散既知の検定統計量 T_k は

$$\psi = \left(\frac{\delta}{\sigma}\right)\sqrt{\frac{n}{2}}$$

とおくと，次式

$$T_k = \frac{\bar{X}_{Ak} - \bar{X}_{Bk}}{\sigma\sqrt{2/n}} \sim \begin{cases} N(0,1), & H_0 \\ N(\psi,1), & H_1 \end{cases}$$

で置き換えられる．そこで，k 番目の中間解析での検定統計量として T_k の和

$$S_k = \sum_{i=1}^{k} T_i \sim N(k\psi, k)$$

を考える．群逐次検定では，

$$|S_k| \geq a_k, \quad k = 1, \ldots, K$$

となる最初の stage k で帰無仮説を棄却する方式であるので，この棄却域の定数 $a_1, \ldots, a_K$ をプロセス全体での有意水準を α に保つように決める必要がある．つまり，H_0 のもとで，次の式が成立しなければならない．

$$\Pr\{|S_1| < a_1, \ldots, |S_K| < a_K\} = 1 - \alpha$$

S_1 は明らかに正規分布に従うが，$S_k(k > 1)$ はそれまでに試験が終了しなかったという条件付きの分布となる．つまり

$$S_k = S_{k-1} + T_k, \quad (|S_{k-1}| \leq a_{k-1})$$

という関係がある．和の分布であるから，S_k の確率密度関数を $f_k(.)$，標準正規分布の確率密度関数を $\phi(.)$ とすると，

$$f_k(s_k|\psi) = \int_{-a_{k-1}}^{a_{k-1}} f_{k-1}(x|\psi)\phi(s_k - \psi - x)dx$$

を解くことになる (Armitage *et al.*, 1969)．この計算は数値計算で簡単に計算できる．さて，全体の有意水準は帰無仮説 $\psi = 0$ のもとでの計算であるからそれは

$$\alpha = 1 - \int_{-a_K}^{a_K} f_K(x|0)dx$$

で与えられる．この式は K 個の変数 $a_1, \ldots, a_K$ の方程式となりその解は無数にあり，何らかの条件を付加しないと一意には定まらない．Pocock (1977) は各 stage での有意水準を一定の値 α' になるように設定した．それは

$$a_k = Z_{\alpha'/2}\sqrt{k}, \quad k = 1, \ldots, K$$

とすることができる．つまり，変数 α' の方程式となり，数値解法で解くことができる．α' の値を表 1 に示した．

次に，棄却域の端点 $a_1, \ldots, a_K$ を利用して，検出力 $100(1-\beta)\%$ を達成する stage ごとの症例数 $2n$ は ψ の方程式

$$1 - \beta = 1 - \int_{-a_K}^{a_K} f_K(x, \psi)dx$$

を数値解法で解くことができる．$2n = 4\psi^2 (\sigma/\delta)^2$ となる．表 1 に示されている $2n$ は $\delta/\sigma = 1$ の場合の $2n = 4\psi^2$ の値を示したものである．一方，対立仮説で設定された $\delta = \mu_A - \mu_B$ が正しい場合に有意差を検出して試験が終了するまでに期待される症例数 ASN は

$$\mathrm{ASN} = 2n\left(1 + \sum_{k=2}^{K} \Pr\{|S_1| < a_1, \ldots, |S_{k-1}| < a_{k-1}|\psi\}\right)$$

で計算することができる．この値が表 1 の最後のカラムである．

3. O'Brien–Fleming の方法

Pocock の「同じ有意水準」をすべての stage で仮定する方法は「常に同程度の驚くに足らない有意差で試験を早期に終了する」方法であり，それは「想定を超えた驚くべき有意差が検出された場合に試験を早期に終了すべき」という観点からは適切ではない．一方で，「グループ逐次デザインを採用したため有意差がないと判定されたが，採用しなければ有意差があった，と判定されるケースがある」点で受け入れがたい，という非難も少なくない．この問題を解決するには早期の α_k はかなり小さくして，α_K は全体の有意水準 α にほとんど近い値にすることである．この 1 つの解が O'Brien–Fleming (1979) の提案である．彼らは棄却域の端点を一定にした．

$$a_1 = a_2 = \cdots = a_K = a$$

こうすると各 stage での有意水準 α'_k は

$$Z_{\alpha'_k/2} = a/\sqrt{k}$$

を満足することになり，k が増加するにしたがって，α'_k も増加することがわかる．

［丹 後 俊 郎］

α 消費関数

α spending function

「群逐次デザイン」の項の古典的な群逐次検定では，1) 各 stage に同じ症例数 $2n$ を仮定，2) 事前に決められた中間解析の回数の最大値 K は変更できず，必ずしも実用的とはいいがたい．この 2 つの制約を外した **α 消費関数** (α-spending function) が Lan and DeMets (1983) により提案されてから群逐次検定の適用が広まった．

1. α 消費関数

「群逐次デザイン」の項で述べた統計量 S_k を帰無仮説の下で標準正規分布に従う検定統計量 U_k に置き換えるとともに「k-stage での中間解析」という表現を「情報時間 (information time, 後述) $t_k (0 \le t_k \le 1)$ での中間解析」に置き換えて議論しよう．さらに，プロトコルで中間解析の回数を指定せずに試験開始後に中間解析の時点を任意に決められるように，情報時間 $\{t_1, t_2, \ldots\}$ に対する検定統計量 U_{t_k} の**棄却域** (stopping boundaries) を $\{b_1, b_2, \ldots\}$ とする．つまり，問題はプロセス全体の有意水準を α に保つように，

$$\Pr_{H_0}\{|U_{t_1}| \ge b_1, \text{または}, |U_{t_2}| \ge b_2, \text{または}, |U_{t_3}| \ge b_3, \ldots\} = \alpha$$

を満たす必要が生じる．そこで

$$\boldsymbol{R} = \{|U_{t_1}| \ge b_1, \text{または}, |U_{t_2}| \ge b_2, \text{または}, |U_{t_3}| \ge b_3, \ldots\}$$

とし，

$$\boldsymbol{R}_1 = \{|U_{t_1}| \ge b_1\}$$
$$\boldsymbol{R}_2 = \{|U_{t_1}| < b_1, |U_{t_2}| \ge b_2\}$$
$$\boldsymbol{R}_3 = \{|U_{t_1}| < b_1, |U_{t_2}| < b_2, |U_{t_3}| \ge b_3\}$$
$$\vdots \quad \vdots$$

とおくと，

$$\{|U_{t_1}| \ge b_1, \text{または}, |U_{t_2}| \ge b_2\} = \boldsymbol{R}_1 \cup \boldsymbol{R}_2$$
$$\{|U_{t_1}| \ge b_1, \text{または}, |U_{t_2}| \ge b_2, \text{または}, |U_{t_3}| \ge b_3\} = \boldsymbol{R}_1 \cup \boldsymbol{R}_2 \cup \boldsymbol{R}_3$$

となるので，

$$\Pr_{H_0}\{\boldsymbol{R}\} = \Pr_{H_0}\{\boldsymbol{R}_1\} + \Pr_{H_0}\{\boldsymbol{R}_2\} + \Pr_{H_0}\{\boldsymbol{R}_3\} + \cdots = \alpha$$

となる．したがって，事前に「情報時間 t までに消費される有意水準を表す関数 $\alpha(t), \alpha(1) = \alpha$」を用意し，試験開始後，

1. 情報時間 t_1 で中間解析を行うことを決定すれば，そこに割り当てられる有意水準は $\alpha(t_1)$ であり，棄却域の端点 b_1 は方程式 $\Pr_{H_0}\{\boldsymbol{R}_1\} = \alpha(t_1)$ を解くことで得られる．
2. 次に，試験が継続され情報時間 t_2 で第 2 回目の中間解析を行うとすれば，$\alpha(t_2)$ を読み取り
$$\alpha(t_2) = P_{H_0}(\boldsymbol{R}_1 \cup \boldsymbol{R}_2) = \Pr_{H_0}\{\boldsymbol{R}_1\} + \Pr_{H_0}\{\boldsymbol{R}_2\}$$
となるように棄却域の端点 b_2 を定める．そうすることにより，2 回目の中間解析の有意水準は $\Pr_{H_0}\{\boldsymbol{R}_2\} = \alpha(t_2) - \alpha(t_1)$ と設定される．
3. 一般に，第 k 回目の中間解析が情報時間 t_k で行われるとすると，そのときの有意水準は
$$\Pr_{H_0}\{\boldsymbol{R}_k\} = \alpha(t_k) - \alpha(t_{k-1})$$
と設定される．

このプロセスを繰り返すことにより任意の情報時間 t_k で中間解析が可能となる．上記の方法で必要なことは，関数 $\alpha(t)$ が値域 $[0, \alpha]$ をとる増加関数

$$\alpha(t_1) < \alpha(t_2) < \cdots < \alpha(1) = \alpha$$

であることが必要なだけである．これが有意水準を各中間解析時点までに消費する関数という意味で α 消費関数と呼ばれ，プロトコルにその関数を指定しておく必要がある．なお，群逐次デザインとの関連から O'Brien–Fleming のデザインに近い α 消費関数として

$$\alpha_1(t) = 2 - 2\Phi\left(\frac{Z_{\alpha/2}}{\sqrt{t}}\right)$$

が，また，Pocock のデザインに近い α 消費関数として

$$\alpha_2(t) = \alpha \log(1 + (e-1)t)$$

が提案されている．

2. 情報時間

第 k 回目の中間解析の情報時間 t_k は

$$t_k = \frac{I_k}{I}$$

と定義される．I_k は，それまでに観察された累積の情報量で I は全情報量である．統計的推測の情報量は一般にパラメータ推定の分散の逆数として定義される．代表的な 2 つの例を以下に示す．

1) 治療効果を測定する変量が正規分布に従い，等分散 $\sigma_A^2 = \sigma_B^2 = \sigma^2$ が仮定できる平均値の差の検定の場合:

第 k 回目の中間解析を行う時点までに解析可能な累積症例数を A 群, B 群それぞれ, (n_{Ak}, n_{Bk}) とし, プロトコルで見積もられた最大標本サイズをそれぞれ N_A, N_B とすると

$$I_k = \frac{1}{\sigma^2}\left(\frac{1}{n_{Ak}} + \frac{1}{n_{Bk}}\right)^{-1}$$
$$I = \frac{1}{\sigma^2}\left(\frac{1}{N_A} + \frac{1}{N_B}\right)^{-1}$$

となるから

$$t_k \approx \frac{n_{Ak} + n_{Bk}}{N_A + N_B}$$

と近似的には累積症例数に比例する. なお, 群逐次デザインであれば $t_k = 2nk/2nK = k/K$ となる.

2) 生存率の比較の場合:

$$t_k = \frac{\text{観測されたイベント数}}{\text{試験終了までに観測されたイベント数}}$$

で定義される. ただ, 分母のイベント数は未知であるため, 実際には, 計画段階での見積もり値を利用して情報時間を推定することになる. 最終イベント数が見積もり値と異なった場合には最終解析時点で修正が必要になる.

3. 検定統計量の構成法

さて, 検定統計量 U_{t_k} の構成法であるが, 一般に情報時間 t_k までに累積されたデータに基づいて, 効果の大きさ δ の不偏推定量である統計量を S_{t_k} とおくと, 帰無仮説の下で

$$U_{t_k} = S_{t_k}\sqrt{I_k} \sim N(0,1)$$

と表現できる. したがって, $U_{t_1}, U_{t_2}, \ldots, U_{t_k}, \ldots$ の分布は帰無仮説の下で平均 **0**, 分散 **1** の多変量正規分布に従い, 情報時間 $t_k < t_j$ の間の相関は

$$\mathrm{Cov}(U_{t_k}, U_{t_j}) = \sqrt{\frac{t_k}{t_j}}$$

となる. つまり, 各中間解析の棄却域の端点 $b_1, b_2, \ldots$ の計算にはこの相関係数を利用することにより簡単に計算できる.

例えば,「群逐次デザイン」の項と同様に治療効果を測定する変量が正規分布に従い, 等分散 $\sigma_A^2 = \sigma_B^2 = \sigma^2$ が仮定できる平均値の差の検定を考えると, $\delta = \mu_A - \mu_B$ であり, 第 k 回目の中間解析を行う時点までに解析可能な累積症例に基づく平均値を A 群, B 群それぞれ, $(\bar{W}_{Ak}, \bar{W}_{Bk})$ とすると

$$S_{t_k} = \bar{W}_{Ak} - \bar{W}_{Bk}$$
$$U_{t_k} = \frac{\bar{W}_{Ak} - \bar{W}_{Bk}}{\sigma\sqrt{\left(\frac{1}{n_{Ak}} + \frac{1}{n_{Bk}}\right)}}$$

となる.

4. 適用例

[適用例 1] 消費関数として $\alpha(t) = (0.05)t$ の一様分布を考えてみよう. 第 1 回目の中間解析を $t_1 = 1/2$ で実施したと仮定しよう. この場合, $\alpha(0.5) = 0.025$ であり,

$$\Pr\{|\, U_{t_1}\, | \geq b_1 | \delta = 0\} = 0.025$$

より, $b_1 = Z_{1-0.025/2} = 2.241$ となる. 次の中間解析は最終解析と仮定すると, 情報時間は $t = 1$ であり, 残りの α は 0.025 となる. そこで, 標準正規分布の分布関数を $\Phi(x)$, 相関係数 ρ をもつ 2 変量標準正規分布の分布関数を $\Phi(x, y; \rho)$ とすると

$$\begin{aligned}0.025 &= \Pr\{|\, U_{t_1}| < 2.241, |\, U_{t_2}\, | \geq b_2 | \delta = 0\}\\ &= 2(\Phi(2.241) - \Phi(2.241, b_2; \sqrt{0.5}))\end{aligned}$$

となるので, $b_2 = 2.125$ と計算できる. したがって, 最終中間解析に振り分けられた有意水準は

$$\Pr\{|\, U_{t_2}\, | \geq 2.125 | \delta = 0\} = 0.0336$$

となる.

[適用例 2] 適用例 1 と同様の消費関数を利用し, 中間解析は 1 回だけを考えよう. ここでは生存率の比較が問題で, 有意水準 5%の片側検定に興味があるとし, プロトコルで期待されたイベント数が 100 であったとしよう. まず, 最初の中間解析がイベント数 25 で行われたとすると, 情報時間は $t_1 = 0.25$ と推定され $\alpha(t_1) = 0.0125$ となる. つまり, b_1 の値は $\Pr\{U_{t_1} \geq b_1 | \delta = 0\} = 0.125$ から $b_1 = 2.241$ となる. 最終解析時点で観測されたイベント数が 50 であったとしよう. したがって, 第 1 回目の「真」の情報時間は $t_1 = 0.5$ であり, 使用すべき有意水準は $\alpha(0.5) = 0.025$ であった. しかし, 過去にはさかのぼれないので, 最終解析では真の値 $t_1 = 0.5$ に変更し相関係数 $\rho = \sqrt{(t_1/1)} = \sqrt{0.5}$ をもつ 2 変量正規分布から $\Pr\{U_{t_1} < 2.241, U_{t_2} \geq b_2 | \delta = 0\} = 0.05 - 0.0125 = 0.0375$ を解いて $b_2 = 1.70$ となる.

[丹 後 俊 郎]

適応的デザイン

adaptive design

群逐次デザインでは，予想もしなかったような効果が観察された場合，あるいは逆に無効であったり，副作用が多発した場合には早期に試験を終了することができた．しかし，中間解析の結果から観察されたデータに基づいて，症例数を再設定するなどの試験デザインを変更をすることはできない．これに対して適応的デザイン (adaptive design) では早期の終了と中間解析の結果に基づいて途中での試験デザインの変更を可能にすることができる点で注目を浴びており，適応的デザインの最近の進展は目覚ましいものがある．もちろん，全体の有意水準は一定値 α に保たれていることはいうまでもない．

1. 2-stage デザイン

用いる基本的な道具はメタアナリシスのひとつの方法である「片側 p 値を統合する方法」を利用するものである．それぞれの stage で新たに解析対象となった標本 (累積標本ではないことに注意) を利用して計算された片側 p 値を

$$p_1, p_2, \ldots, p_K$$

とすると，次に示す Fisher の方法と逆正規分布を利用する方法は有名である．

a. Fisher の p 値の統合検定

$$-2\sum_{i=1}^{K}\log(p_i) \sim \chi^2_{2K}$$

となる性質を利用する方法．

b. 逆正規分布を利用した p 値の統合検定

それぞれの片側 p 値から正規分布の上側パーセント点を求め，それを $Z_{p_1}, Z_{p_2}, \ldots, Z_{p_K}$ とすると $Z_p = \Phi^{-1}(1-p)$ であり

$$\frac{1}{\sqrt{K}}\sum_{i=1}^{K} Z_{p_i} \sim N(0,1)$$

となる性質を利用する方法．ここに $\Phi(.)$ は標準正規分布関数である．

Bauer–Kohne (Bauer and Kohne, 1994) の提案による Fisher の p 値の統合検定を利用した次の 2-stage デザインは適応的デザインのなかでも最も基本的でかつ実用的な方法である．Stage 1, Stage 2 での p 値をそれぞれ p_1, p_2 とすると

1. $p_1 > \alpha_0$ となれば帰無仮説 H_0 を採択する (無効).
2. $p_1 < \alpha_1$ であれば帰無仮説 H_0 を棄却する (有効).
3. $\alpha_1 \le p_1 \le \alpha_0$ であれば試験を継続する．
4. Stage 2 で

   $$p_1 p_2 \le c_\alpha = \exp[-\chi^2_\alpha(4)/2]$$

   となれば帰無仮説を棄却する．ここに，$\chi^2_\alpha(4)$ は自由度 4 の χ^2 分布の上側 $100(1-\alpha)\%$ 点である．

全体の有意水準を α にするために，次の等式が成立するように α_1 を設定する必要がある．

$$\alpha = \alpha_1 + \int_{\alpha_1}^{\alpha_0}\int_0^{c_\alpha/p_1} dp_2 dp_1$$
$$= \alpha_1 + c_\alpha(\log\alpha_0 - \log\alpha_1)$$

一方で，Stage 2 で消費する有意水準を

$$c_{\alpha_2} = \exp[-\chi^2_{\alpha_2}(4)/2]$$

と設定して，全体の有意水準が α となるように

$$\alpha = \alpha_1 + c_{\alpha_2}(\log\alpha_0 - \log\alpha_1)$$

と設定してもよい．いずれにしても，上のデザインで特徴的なのは検定統計量，症例数などはどこにも現れてないということである．言い換えれば，中間解析によって観察されたすべての情報に基づいて Stage 2 の試験をデザインできることを意味する (Bauer and Kieser, 1999). 例えば，K-stage の O'Brien–Fleming のデザインで試験を始めたとしても中間解析の結果から，残りの症例数を再設定して，上記の 2-stage デザインに変更することができるのである．さて，Stage 2 での帰無仮説の棄却条件は，Stage 2 で消費する有意水準を c_{α_2} とすると，

$$p_2 \le c_{\alpha_2}/p_1 = \alpha(p_1)$$

と書き換えることができる．つまり，Stage 2 での有意水準を $\alpha(p_1)$ と設定して独立に試験を始めることを意味する．この考え方を利用して Proschan–Hunsberger (1995) は

$$\int_0^1 \alpha(p_1)dp_1 = \alpha$$

を満たす任意の関数 $\alpha(p_1)$ を導入し 2-stage デザインを一般化した．この $\alpha(p_1)$ を条件付き Type I エラー関数 (conditional type I error function) と呼ぶ．上記の Bauer–Kohne の方法の条件付きエラー関数は次のように書くことができる．

$$\alpha(p_1) = \begin{cases} 0, & \text{if} \quad p_1 \ge \alpha_0 \\ C_{\alpha_2}/p_1, & \text{if} \quad \alpha_1 < p_1 < \alpha_0 \\ 1, & \text{if} \quad p_1 \le \alpha_1 \end{cases}$$

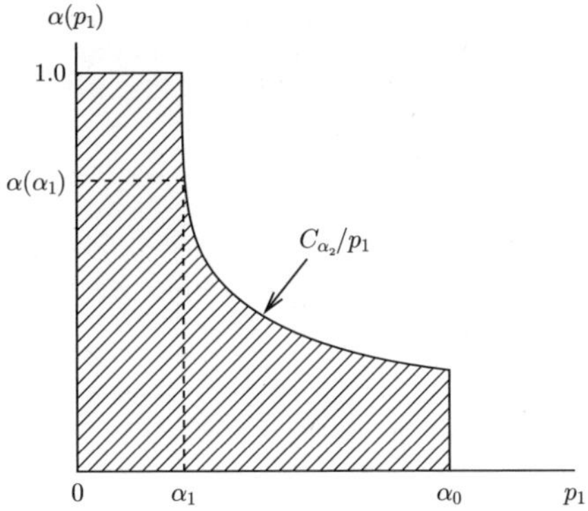

図 1　Bauer–Kohne の条件付き Type I エラー関数

この関数を図 1 に示した．斜線の部分の面積が全体の有意水準 α となる．他の関数のひとつとして，3-stage 以上のデザインに容易に拡張できる逆正規分布を利用した方法として次の関数などが提案されている．

$$\alpha(p_1) = \begin{cases} 0, & \text{if } p_1 \geq \alpha_0 \\ 1 - \Phi(\sqrt{2}c - Z_{p_1}), & \\ & \text{if } 1 - \Phi(c) < p_1 < \alpha_0 \\ 1, & \text{if } p_1 \leq 1 - \Phi(c) \end{cases}$$

ここで，定数 c は (1) 式を満たすように定める．

2.　*K*-stage デザイン

Fisher の方法を 3-stage 以上に拡張するのは理論的には容易であるが，いろいろと計算上の難点があるので，ここでは，解釈の点，計算の点からも優れている逆正規分布を利用する方法を紹介しよう．これは Lehmacher–Wassmer (1999) により提唱されたものである．つまり，各 stage k $(= 1, 2, \ldots, K)$ において，帰無仮説のもとで

$$S = \frac{1}{\sqrt{k}} \sum_{i=1}^{k} Z_{p_i} \sim N(0,1)$$

を利用するものである．この方法は，Pocock, O'Brien–Fleming などの初期の群逐次デザインにおける検定統計量 T_k を

$$T_k = Z_{p_k}$$

と置き換えたものと同等である．統計量 S が標準正規分布に従うので，群逐次デザインの検定統計量 S_k の棄却域の端点 a_k を $\sqrt{k}$ で除した $a_1, a_2/\sqrt{2}, \ldots, a_k/\sqrt{k}$ を利用することができる．これらの棄却域は，平均値の差の検定であれば分散 σ^2 は共通で既知と仮定して導かれたもので，実際の適用では t 検定を実施するためあくまで近似的なものであった．しかし，この p 値を統合する逆正規分布を利用する方法では各 stage ごとに t 検定などの p 値を利用するので，使用する検定方式が正確であれば，結果としての棄却域も正確となる．さらに，この方法はあくまで p 値の統合であるので，中間解析の結果で症例数の再設定など，デザインの変更が可能である．また，計画段階で異なる症例数を各 stage に配分する予定を計画することも可能である．その際の情報時間を $t_k (k = 1, \ldots, K)$ とすると，重み付き逆正規法 (weighted inverse normal method)

$$\sum_{i=1}^{k} \left(\frac{w_i}{\sqrt{\sum_{j=1}^{k} w_j^2}} \right) Z_{p_i} \sim N(0,1)$$

が適用できる．ここに

$$w_i = \sqrt{t_i - t_{i-1}}, \quad t_0 = 1, \quad t_K = 0$$

である．

なお，中間解析の数，時期を事前に定めることなく，それぞれの中間解析の結果に応じて，症例数を変え，次回以降の中間解析の数の最大値を設定するきわめて柔軟な適応的デザインが Muller-Schafer (2001)，Brannath *et al.* (2002) により提案されている (丹後，2003).

3.　適用例

平均値の差の検定で，有意水準 5%，検出力 95% の Pocock の 3-stage デザインを考えたとしよう．「群逐次デザイン」の項の表 1 より棄却域の端点は $a_1 = \cdots = a_3 = Z_{\alpha'} = 2.289$ であり，エフェクトサイズは $\delta/\sigma = 1.5$ と計算され，各 stage の症例数は $19.73 \times (1.5)^2 = 2 \times 22$ となった．最初の 2×22 症例後の t 検定の p 値は片側で $p = 0.031$ であり，$Z_{0.031} = 1.866 < 2.289$ であるため試験は継続となった．しかし結果は有意に近いので第 2 回目の中間解析を半数の 2×11 例の症例の集積をみた時点で実施することに計画した．第 2 回目のデータでの t 検定の p 値は $p = 0.042$ であった．逆正規分布を利用した統計量 S より

$$\frac{1}{\sqrt{2}}(Z_{0.031} + Z_{0.042}) = 2.542 > 2.289$$

となり第 2 回の中間解析で有意差を認めて試験は終了することになる．Pocock の方法ではこのような試験デザインの変更はできない．

[丹 後 俊 郎]

解析対象集団

analysis set

1. 解析対象集団に関する問題

臨床試験の解析は試験に参加した被験者全体を対象とするのが基本である．しかし，患者を対象とする試験では有害事象や無効による中止，試験の継続辞退，音信が途絶えることなどにより，試験を完了しない被験者が発生するのが常である．健康な被験者を対象とする臨床試験であっても，有害事象や被験者の事情による辞退などにより中止が発生する場合がある．さらに，試験開始後に組み入れ基準を満たしていないことが判明し当該被験者において試験が中止されることがある．理由の如何を問わず試験を完了しないことを脱落という (臨床試験のための統計的原則，用語集)．脱落した被験者では主要な評価変数の値が得られない．さらに試験では禁止されている治療がなされたり手順がとられ，観測結果が試験治療の効果を適切に反映しない場合が起こる．脱落や治療規定違反などはしばしば治療効果と関連しているため，脱落した被験者や治療規定違反のあった被験者を解析から除外すると結果に偏りが入る．したがって，このような問題を含む被験者の解析における取り扱いが試験結果の信頼性にとってきわめて重要な問題となる．

Schwartz and Lellouch (1967) は，実地臨床の場にできるだけ近づけた状況で試験治療間の優劣を評価し，治療法の選択の指針を与えることを主たる目的とする試験を**実践的試験** (pragmatic trial)，試験治療の生物学的な反応を説明する試験を**説明的試験** (explanatory trial) と呼び，実践的試験では問題の有無にかかわらずすべての被験者を追跡し観測して得られたすべてのデータを含めて，割り付けられた治療群の一員として解析すべきことを示唆した．試験治療を中止した被験者では，試験治療中止後には最適な治療が行われるであろう．この解析で用いられるこれらの被験者および割り付けられた治療以外の治療を受けた被験者の，予定した治療期間の最終時点の結果には，試験治療以外の治療の結果が含まれている．Gent and Sackett (1979) は，循環器疾患における特定の心血管障害または死亡の発生を主たる評価変数とする臨床試験における解析対象集団の議論において，この解析が評価しているのは被験治療が割り付けられた被験者における**治療効果** (treatment benefit) すなわち，**治療方針** (intention to treat) の結果であると述べている．彼らは，組み入れ基準を満たさないことが，治療開始前に得られたデータによって客観的に確定できる場合には，そのような被験者を除外するべきであるとしている．また，Sherry (1980) は心血管事象の再発予防評価において，治療方針を評価する試験を intention-to-treat trial と呼び，すべての心血管事象でなく，試験治療に密接に関連する事象を試験開始前に厳密に定め，それを主要な評価事象とすることに意味があるとして，このような試験を説明的試験とした．この議論の論点は，すべての死亡および心血管事象と，特定の原因に帰せられる死亡および心血管事象のいずれを主要評価変数とすべきかという点である．これと同様の問題は，ほとんどの臨床試験で起こりえる．すなわち，組み入れ基準違反を解析対象とすべきか，脱落後の観測結果を主要な解析に用いるべきか，割り付けられた治療以外の治療を受けた被験者を割り付け群に含めるべきか，主要な解析変数をどう定義すべきかという問題である．その後割り付けられたすべての被験者を割り付け群に含めた解析は，intention-to-treat (ITT と略記する) の解析と呼ばれ，基本的な解析方法とみなされるようになった．しかし脱落例や試験計画違反例の取り扱いはさまざまであったため，日米欧共通のガイドライン「臨床試験のための統計的原則」(厚生省，1998) によって，ITT は原則とされ，**最大の解析対象集団** (full analysis set) と**試験計画書の規定を遵守した集団** (per protocol set) の 2 つが主な解析対象集団として定められた．

2. intention-to-treat の原則

「臨床試験のための統計的原則」では ITT の原則を「一つの試験治療グループに割り付けられた被験者は，予定された試験治療のコースを遵守したかどうかにかかわらず，割り付けられたグループのまま追跡され，評価され，解析されるべきである」と解説している．この原則の下では，1) 解析対象集団は試験計画違反や中止の有無にかかわらず，すべての無作為化された被験者からなり，2) 予定した最終観測時点までのすべての観測値を対象とし，3) 各被験者の観測結果は，実際に投与された薬剤が何であろうとも，無作為化によって割り付けられた薬剤群の結果とされる．ところで試験実施中に発生する治療違反や脱落の多くは試験治療の効果あるいは有害作用に由来し，試験治療中止後には患者にとって最善の既存治療が施されるであろう．したがってITTの評価は，試験で最初に実施された治療 (通常は割り付けられた治療) の効果，試験治療中止後に施された治療，併用された治療ならびに試験治療とそれらの治療の相互作用のすべてがもたらす，試験治療開始から一定期間後の被験者の状態を評価することを意味する．換言すれば，診療現場で，その治療の採用を決定した後，一定期間経過したときの状態を評価することを意味し，実践的試験における解析対象集団を構成する．

3. 最大の解析対象集団

「臨床試験のための統計的原則」は，ITTの原則に可能な限り則った解析を主たる解析とし，ITT集団が治療開始後の観測値をもたない被験者を含んでいることからくる難点を緩和するために，無作為化された全被験者から除くべき理由のある最低限の被験者を除外した集団を「最大の解析対象集団」と定めた．この除外しうる被験者の条件は，1) 主要な登録基準を満たしているか否かが，割り付け以前に観測記録された客観的資料に基づいて自動的に判定可能であり，すべての被験者が同様の綿密さで判定されていること，2) 試験治療を1回も受けていないこと，3) 無作為化後のデータがないこと，のいずれかに該当することである．条件1) が正しく行われる限り，無作為化による割り付け群の統計的均質化と確率分布の構成に対して偏りをもたらすことはない．しかし，条件2) および3) はこれらに影響する可能性がある．したがって，上記1)～3) の条件に該当する被験者を除外した場合，除外の理由とその根拠データを明示すること，無作為化後の観測がない被験者の発生が特定の試験群に偏っていないこと，および，得られた解析対象集団が当初の母集団の定義からどのようにずれるかを考察しておくことが必要であろう．

「臨床試験のための統計的原則」は，最大の解析対象集団では，試験計画違反の有無にかかわらず収集された測定値を含め，被験者は割り付けられた治療群の一員として解析すべきであることを示唆している．この解析方針においては，仮にすべての被験者が割り付けられた治療によって最後まで治療されたときに得られるであろう結果と比べて，治療群間の差を小さくする可能性が高い．したがって，**優越性試験**の解析においては保守的な結果を与えやすく，**非劣性試験**では一般には非劣性の結果を与えやすくなると考えられている．しかし第1種の過誤を増大するような偏りをもたらし精度を低下させる可能性のある，重大な試験計画違反後の観測値の除外を考慮すべきかもしれない．また何らかの医学的な理由により試験治療を中止する必要が生じた場合，これは当該治療が治療意図を達成できなかったことを意味するので，この事実を解析に反映することも必要であろう．そのためには**中止基準**ならびに有効性評価基準は明確で可能な限り客観的に判定できること，中止および有効性の評価基準の解釈を医師間で統一すること，さらに中止が発生したという事実を有効性に関する症状および徴候の観測結果と統合することが必要である．また，脱落に伴う**欠測値の補完**方法においては，**第1種の過誤**を増大させない配慮が必要となる．

一方，治療間の選択のためには，各治療群において試験治療が開始されたすべての被験者を対象として，計画上の治療期間を経過したとき各被験者が到達した状態を，割り付けられた試験治療のもたらした結果であるとして評価することも重要である．それゆえ，試験治療中止後も観察は継続し，計画上の最終観察時点の結果を収集することが望ましい．

4. 治験実施計画書に適合した対象集団

「臨床試験における統計的原則」では試験実施計画書に適合した対象集団を，1) 事前に定められた最低限の試験治療期間を完了しており，2) 主要変数の測定値が利用可能であり，3) 登録基準違反などの重大な治験実施計画書違反がない被験者全体の構成する集団としている．「最低限の試験治療期間」とその設定根拠は試験実施計画書で定めておく．この解析対象集団は，試験結果に依存して決定された集団であり，試験治療開始前の情報のみで定義することができない．また，試験治療が無効である被験者や安全性の問題を生じた被験者が除外される可能性がある．したがって，この被験者集団を用いる場合には，これらの点において，妥当性に関する十分な議論が必要である．　[上坂浩之]

ノンコンプライアンスの調整

adjustment for noncompliance

ランダム化臨床試験では，治療を対象者にランダムに割り付けることで，治療効果の推定を行う．もし試験参加者が割り付けられた治療を100%守り，途中中止も脱落もなく試験を終えることができれば，治療を割り付けられたグループ間の結果の単純な比較で，治療効果を調べることができる．

しかし，臨床試験はヒトを対象とした実験であるため，さまざまな理由から割り付けられた治療を遵守できないノンコンプライアンス (noncompliance) が起きる．ノンコンプライアンスが起きている場合，intention-to-treat (ITT) の原理に沿って割り付けどおりに解析すると，実際には A 治療を受けていない試験参加者を A 治療グループとして解析することになってしまうし，割り付けられた治療を守った参加者だけを解析する per-protocol の解析も割り付けを守るかどうかがランダムに決まっていなければバイアスが入ってしまう．

近年，このようなノンランダム・ノンコンプライアンスを調整し，治療効果を推定する方法が提案されている．以下では，治療効果推定のための因果モデル，治療効果推定に必要な仮定について述べる．

1. 因果モデルと識別可能性

すべての対象者は十分に定義された治療 A，B のどちらも受ける可能性があり，i 番目の対象者は治療 A を受けた場合の 2 値の結果 $U_i(\mathrm{A})$ (イベントが起きれば 1，起きなければ 0) と，治療 B を受けた場合の 2 値の結果 $U_i(\mathrm{B})$ をもともともっているとする．この対象者が実際に治療 A を受けた場合には $U_i(\mathrm{A})$ が発現し，治療 B を受けた場合には $U_i(\mathrm{B})$ が発現すると仮定する．

このとき対象者 i の治療効果は，

$$U_i(\mathrm{A}) - U_i(\mathrm{B})$$

で表され，この差が 1 であれば因果的な効果あり，-1 であれば予防的な効果あり，ゼロならば治療効果なし，と判断できる．

このモデルでは，対象者 i が治療 A を受けた場合には $U_i(\mathrm{B})$ を観察することはできないし，治療 B を受けた場合には $U_i(\mathrm{A})$ を観察することはできない．事実に反した観察できない量を含んだモデルであるため，**反事実** (counterfactual) **因果モデル**，**潜在結果** (potential outcome) モデルと呼ばれる．

このように対象者 i 個人についての治療効果は調べることはできないが，すべての対象者は十分に定義された治療を受ける確率がゼロではない (正値性：positivity)，対象者が実際に受けた治療に対応する潜在結果変数が観察される (一致性：consistency または排除規定：exclusion restriction)，どちらの治療を受けるかと潜在結果変数は独立である (no unmeasured confounder または ignorability) の 3 つの仮定のもとで平均因果効果が識別可能となる (Angrist *et al.*, 1996; Robins, 1997).

2. ランダム化臨床試験と治療効果

2 値の結果変数に対する治療 A，B の効果を調べるために，N 人を対象としたランダム化臨床試験を実施する．N 人の対象者全員が治療 A を受けた場合のイベント発生数を $T(\mathrm{A})$，N 人全員が治療 B を受けた場合のイベント発生数を $T(\mathrm{B})$ と書くと，治療効果は，

$$T(\mathrm{A})/N - T(\mathrm{B})/N$$

で表される．これは，個人の治療効果 $U_i(\mathrm{A}) - U_i(\mathrm{B})$ の平均であり，**平均因果効果** (average causal effect; ACE) と呼ばれる．

この試験を実施したと仮定して n 人が治療 A に，m 人が治療 B に割り付けられ，それぞれ結果であるイベント発生数の期待値が X 人，Y 人であったとする．さらに，潜在的な結果である，治療 A グループの n 人が治療 A を受けた場合のイベント発生数を $X(\mathrm{A})$，同じ治療 A グループの n 人が治療 B を受けた場合のイベント発生数を $X(\mathrm{B})$，などと表す．一致性の仮定から $X(\mathrm{A})=X$，$Y(\mathrm{B})=Y$ である．ランダム化により，治療の割り付けと潜在結果変数は独立であるので，$T(\mathrm{A})/N = X(\mathrm{A})/n$，$T(\mathrm{B})/N = Y(\mathrm{B})/m$ となる．したがって完璧に実施されたランダム化臨床試験では平均因果効果は識別可能であり，因果リスク差，

$$CRD = X(\mathrm{A})/n - Y(\mathrm{B})/m = X/n - Y/m$$

となる．これより，実際に臨床試験を実施し，観察されたリスク差で平均因果効果を推定することができる．

表 1　ノンコンプライアンスがある場合の臨床試験の結果の期待値

割り付け	イベント発生数	対象者数	実際の治療	イベント発生数	対象者数
A	X	n	A	X_{A}	n_{A}
			B	X_{B}	n_{B}
B	Y	m	A	Y_{A}	m_{A}
			B	Y_{B}	m_{B}

3. ノンコンプライアンスと治療効果

何らかの理由で割り付けられた治療が守れなかった対象者が存在する場合，試験結果の期待値は表 1 に示す構造をもつ．治療 A に割り付けられた n 人中，実際に治療 A を受けたのは n_{A} 人であり X_{A} 人がイベントを発生，n_{B} 人は (誤って) 治療 B を受け X_{B} 人がイベントを発生する．治療 B に割り付けられた m 人も同様である．

ノンコンプライアンスが存在する場合，因果リスク差は，

$$\begin{aligned} CRD_{NC} &= \frac{X(\mathrm{A})}{n} - \frac{Y(\mathrm{B})}{m} \\ &= \frac{X_{\mathrm{A}}(\mathrm{A}) + X_{\mathrm{B}}(\mathrm{A})}{n} \\ &\quad - \frac{Y_{\mathrm{A}}(\mathrm{B}) + Y_{\mathrm{B}}(\mathrm{B})}{m} \\ &= \frac{X_{\mathrm{A}} + X_{\mathrm{B}}(\mathrm{A})}{n} - \frac{Y_{\mathrm{A}}(\mathrm{B}) + Y_{\mathrm{B}}}{m} \end{aligned}$$

であり，$X(\mathrm{A}) \neq X$，$Y(\mathrm{B}) \neq Y$ であるため，**ITT の原理**による割り付け治療に基づいたリスク差，

$$RD_{\mathrm{ITT}} = X/n - Y/m$$

は因果リスク差に一致しない．また，割り付けられた治療を守った n_{A} 人と m_{B} 人のみの **per-protocol** によるリスク差，

$$RD_{\mathrm{PP}} = X_{\mathrm{A}}/n_{\mathrm{A}} - Y_{\mathrm{B}}/m_{\mathrm{B}}$$

もノンコンプライアンスがランダムに起きている場合は，$X_{\mathrm{B}}(\mathrm{A}) = n_{\mathrm{B}}(X_{\mathrm{A}}/n_{\mathrm{A}})$，$Y_{\mathrm{A}}(\mathrm{B}) = m_{\mathrm{A}}(Y_{\mathrm{B}}/m_{\mathrm{B}})$ となるので因果リスク差と一致するが，ランダムでない場合は一致しない．

ノンコンプライアンスが起きている場合には ITT による比較も per-protocol による比較も因果リスク差としての解釈はできずバイアスが存在するので，治療効果の推定ではなく帰無仮説の検定について考えてみよう．潜在結果モデルに基づいて，強い因果帰無仮説「治療は結果を変える力をもたない」を考えると，この仮説は，

$$H_{0\mathrm{S}} \ : U_i(\mathrm{A}) = U_i(\mathrm{B})$$

と書ける．この仮説のもとでは，割り付けと実際の治療が (A, A), (A, B), (B, A), (B, B) であるすべてのサブグループで治療効果はないため，$X_{\mathrm{B}}(\mathrm{A}) = X_{\mathrm{B}}(\mathrm{B}) = X_{\mathrm{B}}, Y_{\mathrm{A}}(\mathrm{B}) = Y_{\mathrm{A}}(\mathrm{A}) = Y_{\mathrm{A}}$ となり，ITT 帰無仮説，

$$H_{0\mathrm{ITT}} \ : RD_{\mathrm{ITT}} = 0$$

は真であるので，$H_{0\mathrm{ITT}}$ を調べることで妥当なアルファレベル検定を行うことができる．

つまり ITT 解析は，因果帰無仮説の検定として常に妥当であり，ランダム化を行っていることから，並べ替え検定として超幾何分布に基づく Fisher-p 値を正当化することができる (Greenland, 1991)．一方 per-protocol 解析は強い因果帰無仮説のもとでも，ノンコンプライアンスがランダムでなければ per-protocol 帰無仮説，

$$H_{\mathrm{PP}} \ : RD_{\mathrm{PP}} = 0$$

は真とならないので，ノンランダム・ノンコンプライアンスの状況では検定結果も保証されない．

4. 操作変数と治療効果の範囲

操作変数 (instrumental variables) とは，

1) 結果と実際の治療の両方に影響する変数と独立
2) 実際の治療に影響する
3) 結果に直接影響を与えず，実際の治療を通じてのみ影響する

変数である (Greenland, 2000).

図 1 にノンコンプライアンスが起きている場合のランダム化臨床試験の因果グラフを示す．

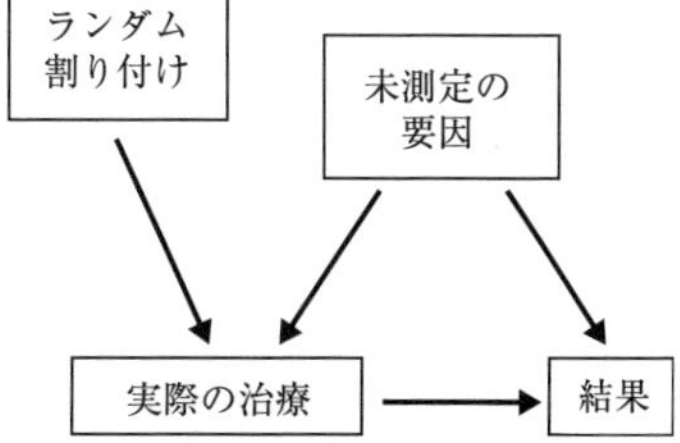

図 1　ノンコンプライアンスの因果グラフ

矢印は因果関係を表し，$X \to Y$ は X が Y の原因であることを意味する．割り付けはランダムであるので 1) を満たし，対象者も医師もできるだけ割り付けを守ろうとするであろうから 2) を満たし，割り付け自体が結果に影響することはないであろうから 3) も満たすため，この図で治療のランダム割り付けは上記の操作変数となっている．

ノンコンプライアンスが存在する場合，治療効果には観察不可能な量 $X_{\mathrm{B}}(\mathrm{A})$ と $Y_{\mathrm{A}}(\mathrm{B})$ があり，識別可能ではなかったが，操作変数があれば治療効果の範囲を求めることができる (佐藤, 2006).

a.　Robins–Manski 限界

ノンコンプライアンスが存在する場合の因果リスク差 CRD_{NC} は識別できないが，$X_{\mathrm{B}}(\mathrm{A})$ は 0 から n_{B}，$Y_{\mathrm{A}}(\mathrm{B})$ は 0 から m_{A} の範囲しかとりえない．CRD_{NC} 中の $X_{\mathrm{B}}(\mathrm{A})$ と $Y_{\mathrm{A}}(\mathrm{B})$ にそれぞれ下限と上限，上限と下限を代入すると，因果リスク差の下限，

$$\frac{X_{\mathrm{A}}}{n} - \frac{m_{\mathrm{A}} + Y_{\mathrm{B}}}{m} = RD_{\mathrm{ITT}} - \frac{X_{\mathrm{B}}}{n} - \frac{m_{\mathrm{A}} - Y_{\mathrm{A}}}{m}$$

および上限，

$$\frac{X_{\mathrm{A}} + n_{\mathrm{B}}}{n} - \frac{Y_{\mathrm{B}}}{m} = RD_{\mathrm{ITT}} + \frac{n_{\mathrm{B}} - X_{\mathrm{B}}}{n} + \frac{Y_{\mathrm{A}}}{m}$$

を得る (Robins, 1989; Manski, 1990). Balke and Pearl (1997) は線形計画法により Robins–Manski 限界よりも狭い範囲を与えている．

表 2 はインドネシアに住む学齢期前の小児にビタミン A を経口補充することで 1 年後の死亡を減らすことができるかどうかを調べたランダム化試験の結果である (Sommer and Zeger, 1991). 小児 11588 人にはコントロールとしてビタミン A は配られず，12094 人にビタミン A 補充が割り付けられたがそのうち 2419 人にはビタミン A が配られず，実際に補充を受けたのは 9675 人であった．ITT 帰無仮説の検定は片側 Fisher-p 値が 0.33%と非常に小さく，ITT リスク差と 95% Wald 信頼区間は $RD_{\mathrm{ITT}} = -0.26\%(-0.44\%, -0.08\%)$ となる．Robins–Manski 限界は (−0.54%, 19.46%) と大変広い結果となり，上限からは「ビタミン A 補充により死亡が約 20%増える」可能性があり，医学的に不合理な解釈となってしまう (Greenland, 2000).

b.　治療効果の範囲に対する仮定

潜在結果に対して合理的な仮定をおくことで，治療効果の範囲を狭めることができる．ビタミン A 補充試験に，

1) ビタミン A は死亡を増やさない

という仮定をおいてみよう (Robins, 1989). この仮定のもとでは，$X_{\mathrm{B}}(\mathrm{A})$ はビタミン A 補充を受けない死亡数 $X_{\mathrm{B}}(\mathrm{B}) = X_{\mathrm{B}}$ よりも少なくなることが保証されるので，$X_{\mathrm{B}}(\mathrm{A})$ の上限は X_{B} となる．また，$Y_{\mathrm{A}}(\mathrm{B})$ はビタミン A 補充を受けた $Y_{\mathrm{A}}(\mathrm{A}) = Y_{\mathrm{A}}$ よりも大きくなることが保証されるので，$Y_{\mathrm{A}}(\mathrm{B})$ の下限は Y_{A} となる．したがって，「ビタミン A は死亡を増やさない」と仮定することで，治療効果の上限を，ITT リスク差 −0.26%にまで狭めることができる．

次に，

2) 割り付けどおりの治療を受けた場合，実際に治療 A を受けた人の結果は実際に治療 B を受けた人よりもいい

という仮定をおいてみよう．この仮定のもとでは，割り付けと実際の治療が (A, B) であるグループの死亡割合 $X_{\mathrm{B}}(\mathrm{A})/n_{\mathrm{B}}$ は，(A, A) グループの死亡割合より $X_{\mathrm{A}}(\mathrm{A})/n_{\mathrm{A}}$ よりも大きくなり，同様に $Y_{\mathrm{A}}(\mathrm{B})/m_{\mathrm{A}}$ は $Y_{\mathrm{B}}(\mathrm{B})/m_{\mathrm{B}}$ よりも小さくなるので，治療効果の下限を per-protocol リスク差 −0.51% に狭めることができる (Chiba *et al.*, 2007).

5.　操作変数推定量

このように合理的な仮定をおくことで，治療効果の範囲を狭めることができ，より強い仮定をおくとノンコンプライアンスがある場合でも治療効果が識別可能となる．

例えば，

3) 割り付けと実際の治療が (A, A), (A, B) グループの因果リスク差が等しく，かつ (B, A), (B, B) グループの因果リスク差が等しい

と仮定することで，因果リスク差は，

表 2　ビタミン A 補充試験

割り付け	死亡数	対象者数	実際	死亡数	対象者数
補充あり	46	12094	補充あり	12	9675
			補充なし	34	2419
補充なし	74	11588	—	—	—

$$RD_{\mathrm{IV}} = \frac{X/n - Y/m}{n_{\mathrm{A}}/n - m_{\mathrm{A}}/m}$$

となる (Robins and Greenland, 1996; Chiba *et al.*, 2007). これより実際に観察された臨床試験の結果から因果リスク差を推定することが可能となり，RD_{IV} に観察値を代入した推定量を**操作変数推定量**という．

仮定 3) が成り立つ状況を想定することは難しいが，因果リスク差が個人間で一定であるというより強い仮定のもとでは仮定 3) も満たし，ランダム化に基づく解析から RD_{IV} を導くことができる (佐藤，1994). 表 2 のデータでは，$RD_{\mathrm{IV}} = -0.32\%$，95%信頼区間は ($-0.60\%$, -0.09%) となる．

また，コンプライアンスにも潜在結果モデルを考え，対象者は必ず割り付けを守るグループ，必ず治療 A を受けるグループ，必ず治療 B を受けるグループ，必ず割り付けとは逆の治療を受けるグループの 4 つに分類できるとする．このモデルのもとで，

4)「必ず割り付けと逆の治療を受ける」人はいない

と仮定してみよう．このモデルからは，「必ず治療 A を受けるグループ」と「必ず治療 B を受けるグループ」の平均因果効果は識別できないので，ランダム化の対象となった N 人に対する平均因果効果を調べることはできないが，「必ず割り付けを守るグループ」の平均因果効果は識別可能であり，操作変数推定量に一致する (Angrist *et al.*, 1996; Greenland, 2000).

ただし，仮定 4) での治療効果は，「必ず割り付けを守るグループ」の平均因果効果 (complier averaged causal effect; CACE) であり，「必ず割り付けを守るグループ」を同定することはできないので，解釈は難しい．

6. 因果リスク比

ノンコンプライアンスが存在する場合の因果リスク比は因果リスク差と同様に，

$$CRR_{NC} = \frac{m}{n}\frac{X_{\mathrm{A}} + X_{\mathrm{B}}(\mathrm{A})}{Y_{\mathrm{A}}(\mathrm{B}) + Y_{\mathrm{B}}}$$

であり，$[X_{\mathrm{B}}(\mathrm{A}), Y_{\mathrm{A}}(\mathrm{B})]$ の下限と上限 $[0, m_{\mathrm{A}}]$，上限と下限 $[n_{\mathrm{B}}, 0]$ を代入することで，Robins–Manski 限界を得ることができる．表 2 のビタミン A 補充試験では，因果リスク比の Robins–Manski 限界は (0.16, 31.48) となる．

この限界も非常に広く，ビタミン A 補充により死亡リスクが 30 倍以上となるのは不合理であると考えられるので，因果リスク差の場合のように，「1) ビタミン A は死亡を増やさない」，という仮定を追加することで，因果リスク比の上限を ITT リスク比 0.60 に，「2) 割り付けどおりの治療を受けた場合，実際に治療 A を受けた人の結果は実際に治療 B を受けた人よりもいい」，という仮定を追加することで，下限を per-protocol リスク比 0.19 に狭めることができる．

因果リスク比が識別可能であるためには，因果リスク比が個人間で一定であるという強い仮定が必要である (佐藤，1994a; Cuzick *et al.*, 1997 ; Greenland, 2000) といわれていたが，Chiba *et al.* (2007) の結果を用いて，「3) 割り付けと実際の治療が (A, A), (A, B) グループの因果リスク比が等しく，かつ (B, A), (B, B) グループの因果リスク比が等しい」と仮定することで，因果リスク比の操作変数推定量，

$$RR_{\mathrm{IV}} = \frac{X_{\mathrm{A}}/n - Y_{\mathrm{A}}/m}{Y_{\mathrm{B}}/m - X_{\mathrm{B}}/n}$$

を得ることができる．

簡単な計算から，「4)『必ず割り付けと逆の治療を受ける』人はいない」という仮定のもとでも RD_{IV} を導くことができるが，この場合は「必ず割り付けを守るグループ」の因果リスク比となる．

ビタミン A 補充試験では ITT リスク比と 95%Wald 信頼区間は $RR_{\mathrm{ITT}} = 0.6$ (0.41, 0.86)，操作変数推定値と 95%信頼区間は $RR_{\mathrm{IV}} = 0.28$ (0.17, 0.61) となる (操作変数推定量の 95%信頼区間は佐藤 (1994a) の方法で求めた).　　[佐藤俊哉]

欠測値と脱落などの不完全データの扱い

analysis of incomplete (missing, drop-out) data

ほとんどすべての医学研究において，予定していたすべてのデータを測定できることはまれであり，データ解析の際には**欠測データ** (missing data) の問題に少なからず直面する．特に，経時的に対象者を観察する**経時観察研究** (longitudinal studies) においては，ある時点までのすべての結果変数は観察されるが，それ以降のすべてのデータが欠測値となる**脱落** (drop-out) と呼ばれる欠測データが生じやすい．

欠測データが存在する場合の統計解析上の問題点は，サンプル数の減少に伴う推定精度の減少と，対象者の状態あるいは特性に応じた選択的な欠測に伴うバイアスの問題である．前者に関しては，単純に，欠測データが存在すると解析に貢献する対象者数 (あるいは，時点数) が減るので，検出力の低下，あるいは信頼区間幅が広くなるという問題である．後者は，例えば，状態の悪い対象者ほど結果の測定がなされない場合には，得られるデータは状態のよい対象者のデータが多くなり，その結果として選択バイアス (selection bias) が生じ，すべてのデータが測定されていた場合の真の結果と解析結果が食い違う問題である．欠測データの解析を複雑にしているのは後者のバイアスの問題である．

1. 欠測値とそのメカニズム

データ $\boldsymbol{Y} = (Y_1, \ldots, Y_N)^T$ に加え，欠測か否かを表す確率変数 R_i (Y_i が観察されていれば 1，観察されていなければ 0) を導入する．

Rubin (1976) により提案された欠測データ解析を考える際に有用な**欠測メカニズムの分類法**は，$\boldsymbol{Y}$ と $\boldsymbol{R}$ の同時分布 $f(\boldsymbol{y}, \boldsymbol{r}|\boldsymbol{\theta}, \gamma)$ に対する分解公式に基づいている．

$$f(\boldsymbol{y}, \boldsymbol{r}|\boldsymbol{\theta}, \gamma) = f(\boldsymbol{y}|\boldsymbol{\theta}) f(\boldsymbol{r}|\boldsymbol{y}, \gamma) \qquad (1)$$

ここで，$\boldsymbol{\theta}$ と γ はこの同時分布に対する未知パラメータベクトルであり，データ $\boldsymbol{Y}$ の測定過程を表すパラメータとして $\boldsymbol{\theta}$，欠測過程を表すパラメータとして $\boldsymbol{\gamma}$ を用いる．(1) 式の右辺第 1 項は，測定過程の周辺分布で，第 2 項はデータ $\boldsymbol{Y}$ を条件づけたもとでの欠測過程の分布である．特に，第 2 項は，データが「観察された群」，あるいは「欠測した群」への選択 (セレクション) に対するモデル化と捉えることができ，セレクションモデルと呼ばれるモデル化の基礎を与える．

a. MCAR

(1) 式の第 2 項を以下のように表現する．

$$f(\boldsymbol{r}|\boldsymbol{y}, \boldsymbol{\gamma}) = f(\boldsymbol{r}|\boldsymbol{y}^o, \boldsymbol{y}^m, \boldsymbol{\gamma}) \qquad (2)$$

(2) 式では，もし欠測がなかったとしたら観察されていたはずの完全なデータ $\boldsymbol{Y}$ を，実際に観察された部分 $\boldsymbol{Y}^o$ と欠測している部分 $\boldsymbol{Y}^m$ の 2 つに分けて表現している．(2) 式の欠測過程が，すべてのデータと独立，つまり，

$$f(\boldsymbol{r}|\boldsymbol{y}^o, \boldsymbol{y}^m, \boldsymbol{\gamma}) = f(\boldsymbol{r}|\boldsymbol{\gamma}) \qquad (3)$$

が成立すれば，その欠測過程は**完全にランダムな欠測** (missing completely at random; MCAR) と呼ばれる．

MCAR は，データが欠測するかどうかは純粋にランダムな要素で決定されることを意味するが，Little and Rubin (2001) は (3) 式の仮定を少し緩めて，欠測するかどうかが治療群を含む共変量 $\boldsymbol{X}$ に依存する場合を MCAR の特殊な場合に含めている．

$$f(\boldsymbol{r}|\boldsymbol{y}^o, \boldsymbol{y}^m, \boldsymbol{x}, \boldsymbol{\gamma}) = f(\boldsymbol{r}|\boldsymbol{x}, \boldsymbol{\gamma}) \qquad (4)$$

(4) 式は，共変量で層別したサブグループ内では，観察データ $\boldsymbol{Y}^o$ が完全なデータ $\boldsymbol{Y}$ からのランダムサンプルであることを意味する．

b. MAR

(2) 式の欠測過程が，観察データ $\boldsymbol{Y}^o$ には依存するが，欠測データ $\boldsymbol{Y}^m$ とは独立，つまり，

$$f(\boldsymbol{r}|\boldsymbol{y}^o, \boldsymbol{y}^m, \boldsymbol{\gamma}) = f(\boldsymbol{r}|\boldsymbol{y}^o, \boldsymbol{\gamma}) \qquad (5)$$

が成立すれば，その欠測過程は**ランダムな欠測** (missing at random; MAR) と呼ばれる．この MAR の仮定は，データが欠測するかどうかは，観察データで完全に説明あるいは予測することができ，$\boldsymbol{Y}^o$ を与えたもとではランダムに生じていることを意味する．

(4) 式の MCAR の場合と同様に，共変量 $\boldsymbol{X}$ を (5) 式にさらに条件づけて MAR を定義する場合もある (Laird, 1988)．ただし，(4) 式と MAR の区別が明確でない場合がある．例えば，プラセボ群の方が欠測しやすく，また状態が改善しない患者ほど欠測しやすい状況を考える．もし治療法が有効であれば，欠測メカニズムに観察データが影響しているものの，その影響の多くは治療群の違いで説明できることがある．一般には，$\boldsymbol{Y}^o$ と $\boldsymbol{X}$ の両方が脱落に影響を与えていると考えられる．

c. MNAR

(2) 式の欠測過程が，欠測データ $\boldsymbol{Y}^m$ にも依存する場合，その欠測過程はランダムでない欠測 (missing not at random; MNAR) とか，**情報のある欠測** (informative missing) などと呼ばれる．この MNAR と呼ばれる欠測メカニズムは，欠測確率が観察データに依存するかどうかは問題ではなく，もし欠測がなかったとした場合に観察されていたはずのデータ $\boldsymbol{Y}^m$ に依存するかどうかを問題としている．

2. 欠測データに対する単純な解析方法

a. complete-case 解析

欠測データに対する最も単純な対処方法は，予定されたすべての測定がなされた対象者のみを解析対象とする方法，すなわち **complete-case 解析**である．

予定されていたすべての測定がなされた対象者のみに解析対象を限定してどのような解析手法を用いるかは研究目的によるが，どのような解析手法を用いたとしても，その結果が妥当であるためには，欠測メカニズムが MCAR であることが必要である．多くの医学研究で，最後まで観察された対象者がもともとの集団からのランダムサンプルであることはまれなので，complete-case 解析の結果には一般にバイアスがあると思われる．また，たとえ欠測メカニズムに MCAR を仮定することが合理的であったとしても，complete-case 解析は解析に寄与する対象者数が減るので，検出力の観点からも好ましい解析方法ではない．

b. 代入法

欠測データに対してよく用いられるもうひとつの対処方法は欠測データに何らかの値を代入する方法 (imputation method) である．代入方法にはいくつかの方法が存在する．経時観察データの解析においてよく用いられるのが，最後に観察された値を代入する方法，すなわち **LOCF 法** (last observation carried forward method) である．

この解析方法は，予定していたすべてのデータを解析に用いることができ，欠測が存在しない場合のデータ解析となるので，非常に単純であるという利点がある．しかしながら，この方法が妥当であるためには，「脱落後のデータの推移は最後に観察された値のまま変化しない」という非常に強い，しばしば非現実的な仮定を必要とする．例えば，症状が改善，あるいは治癒したことを理由に脱落した場合のように LOCF 解析の仮定が合理的と思える状況も存在するかもしれないが，そのような仮定を保証するだけの生物学的根拠は存在しないのが通常である．

LOCF 法とよく似た方法で，比較目的の相対評価の場合には，欠測値に各個人 (群) の最悪値を代入するという方法もよく用いられる．また，この方法の延長として，「試験薬に不利になるような値を代入する」という方法も考えられる．これらの対処方法は，治療効果の比較に関して保守的な結果を導くことを期待して用いられることが多い．しかしながら，上で述べた LOCF 法と同様の非常に厳しい仮定を前提としており，薬剤の有効率推定などの絶対評価にはバイアスを伴う．さらに，LOCF 法を含むこのような欠測値をある値で 1 回だけ置き換える単純な代入方法は，代入された値と実際に観察された値を同等に扱っており，推定精度を過小評価するという問題がある．

3. MAR のもとでの推測

尤度に基づいた推測を行うとする．観察データ $\boldsymbol{Y}^o$ と $\boldsymbol{R}$ の周辺分布は，

$$f(\boldsymbol{y}^o, \boldsymbol{r}|\boldsymbol{\theta}, \gamma) = \int f(\boldsymbol{y}^o, \boldsymbol{y}^m|\boldsymbol{\theta}) f(\boldsymbol{r}|\boldsymbol{y}^o, \boldsymbol{y}^m, \gamma) d\boldsymbol{y}^m \quad (6)$$

で与えられる．ここで，欠測メカニズムが欠測データ $\boldsymbol{Y}^m$ と独立であれば，すなわち MAR であれば，(6) 式は以下のように変形できる．

$$f(\boldsymbol{y}^o, \boldsymbol{r}|\boldsymbol{\theta}, \boldsymbol{\gamma}) = f(\boldsymbol{y}^o|\boldsymbol{\theta}) f(\boldsymbol{r}|\boldsymbol{y}^o, \gamma) \quad (7)$$

したがって，$\boldsymbol{\theta}$ と γ が分離可能であり，欠測メカニズムが MAR であれば，観察データに対する尤度関数は，完全なデータに対する分解公式 (1) と同じ形の 2 つの要素に分解できる．

(7) 式の右辺の第 2 項 $f(\boldsymbol{r}|\boldsymbol{y}^o, \gamma)$ は，観察データ $\boldsymbol{Y}^o$ の分布，すなわち $\boldsymbol{\theta}$ に関する情報を含んでいないので，治療効果や共変量効果などの $\boldsymbol{\theta}$ に関する推測を行うためには，第 2 項の欠測メカニズムを無視して，観察データの周辺尤度関数 (右辺の第 1 項) のみに基づいて推測を行うことができる．このことは，欠測メカニズムが MCAR の場合にも当てはまるので，尤度の枠組みに基づいて推測を行う限り，MCAR と MAR は**無視可能な欠測メカニズム** (ignorable missing mechanism) と呼ばれる (Rubin, 1976)．したがって，この状況においては，**無視できない欠測** (non-ignorable missing) とは，欠測メカニズムが MNAR であることと同義である．欠測メカニズムが MNAR である場合には，すべての標準的な解析方法は，欠測メカニズムを何らかの形で解析で考慮しない限り，妥

当な推測を導かない.

4. EM アルゴリズム

EM アルゴリズムとは, Dempster *et al.* (1977) によって提案された不完全データに基づいて最尤推定値を求めるための反復計算法で, 1 回の反復は, 観察データ $\boldsymbol{Y}^o$ から $f(\boldsymbol{y};\boldsymbol{\theta})$ を推定する E (expectation) ステップと, 推定されたものを最大にする M (maximization) ステップからなっている.

反復 k における $\boldsymbol{\theta}$ の推定値を $\boldsymbol{\theta}^{(k)}$ とすると, E ステップでは, $\boldsymbol{Y}^o$ と $\boldsymbol{\theta}=\boldsymbol{\theta}^{(k)}$ を与えたもとでの対数尤度の条件付き期待値,

$$Q(\boldsymbol{\theta}|\boldsymbol{\theta}^{(k)})=E\{\log f(\boldsymbol{y};\boldsymbol{\theta})|\boldsymbol{Y}^o,\boldsymbol{\theta}^{(k)}\}$$

を求め, 次の M ステップで $Q(\boldsymbol{\theta}|\boldsymbol{\theta}^{(k)})$ を最大にする $\boldsymbol{\theta}$ を求め, それを $\boldsymbol{\theta}^{(k+1)}$ とする. E ステップは, 個々の欠測データの推定というよりは, $\boldsymbol{Y}^o$ と $\boldsymbol{\theta}^{(k)}$ を与えたもとでの対数尤度の推定であり, 指数型分布族に限れば, 十分統計量の期待値を求めることに帰着する.

適当な初期値 $\boldsymbol{\theta}^{(0)}$ から出発して, $\boldsymbol{\theta}^{(k)}$ が収束するまで上記の 2 つのステップを繰り返す. EM アルゴリズムの各反復で, 対数尤度は非減少であることが知られているが, 収束の速さは一般に遅いといわれている. 近年では, 収束の加速法も含めていくつかの拡張が提案されている (McLachlan and Krishman, 1997).

5. 多重代入法

データが欠測した理由を明示的に考慮することで, 欠測メカニズムが MAR の場合でも妥当な結果を導く方法がいくつか提案されている. そのひとつが, **多重代入法** (multiple imputation method) である (Rubin, 1987; 1991). LOCF 法や欠測値を観察平均値で置き換える単純な代入法は, 得られる結果のバイアスの問題だけでなく, 本来は欠測している値をあたかも観察されたかのように扱うので, 欠測値のもつ不確実性を適切に考慮していない. 多重代入法では, 欠測値に異なる値を複数回代入することで, この問題を回避する.

多重代入法では, K 個の欠測のない完全なデータセットが作成されるので, K 個の異なるパラメータ推定値とそれぞれの標準誤差が得られる. 最終的な結果は, それらを併合して 1 つの結果にまとめられる. k 個目 ($k=1,\ldots,K$) の欠測のないデータセットから得られる推定量を $\hat{\theta}^{(k)}$, $\hat{\theta}^{(k)}$ の分散を $\hat{U}^{(k)}$ とすると, 多重代入法による $\boldsymbol{\theta}$ の推定量は,

$$\hat{\theta}=\frac{1}{K}\sum\hat{\theta}^{(k)} \tag{8}$$

であり, その分散は,

$$\mathrm{Var}(\hat{\theta})=U+(1+K^{-1})B \tag{9}$$

である. ただし,

$$U=\frac{1}{K}\sum\hat{U}^{(k)},$$
$$B=\frac{1}{K-1}\sum(\hat{\theta}^{(k)}-\hat{\theta})(\hat{\theta}^{(k)}-\hat{\theta})^T$$

である.

$\boldsymbol{\theta}$ に関する仮説検定や区間推定は, (8) 式と (9) 式を用いて, $(\theta-\hat{\theta})/\sqrt{\mathrm{Var}(\hat{\theta})}$ が自由度 ν の t 分布に従うことから行うことができる. ただし, $\nu=(K-1)(1+m^{-1})^2, m=(1+K^{-1})\boldsymbol{B}/\boldsymbol{U}$ である.

実際のデータ解析において, 代入回数 K をいくつに設定するかは, 5 から 10 程度を採用している論文が多いが, 代入回数を増やしても推定値が安定していることを確認しておくべきである.

多重代入法の基本的な考え方は単純であるが, 代入するデータの生成にはいくつかの方法が提案されている (Schafer, 1999).

回帰モデルに基づく代入法と**傾向スコア** (propensity score) に基づく代入法の 2 つがよく用いられる. 前者の方法は, 欠測値を予測するための予測モデルをその推定誤差を考慮したうえで作成し, そのモデルから代入データを発生させる方法である.

後者の傾向スコアとは, もともとは共変量を与えたもとである特定の曝露 (治療法) を受ける条件付き確率のことである (Rosembaum and Rubin, 1983). 欠測指示変数 $\boldsymbol{R}$ に対する予測モデル (例えば, ロジスティックモデル) から計算される個人ごとの欠測確率を同様に傾向スコアと呼ぶとすると, 傾向スコアに基づく方法とは, 傾向スコアが同じくらいの値の観察データで欠測値を補完する方法である (Rubin, 1991). 具体的には, 以下のステップに従う.

1. 欠測に影響すると考えられるさまざまな変数を説明変数とした $f(\boldsymbol{r}|\boldsymbol{y}^o,\boldsymbol{x},\boldsymbol{\gamma})$ に対するモデルを当てはめ, そのモデルから予測される個人ごとの傾向スコアの推定値を計算する.
2. 傾向スコアの推定値の大きさにより対象者をいくつかのグループに分ける.

3. 各グループにおいて，データが観察されている対象者，欠測している対象者の数をそれぞれ N^o，N^m とする．N^o 個のデータからランダムに復元抽出で N^o 個の代入候補となるデータをサンプリングする．この N^o 個のデータからランダムに復元抽出で N^m 個の代入のためのデータをサンプリングする．

上記のステップ 3. の操作は，approximate Bayesian bootstrap imputation と呼ばれる．

6. 重み付き解析

欠測メカニズムを考慮したもうひとつの解析方法が，観察データを何らかの適当な値で重みづける方法である (Robins *et al.*, 1994; 1995). この重み付き解析では，観察データには選択バイアスがあり，その選択確率を考慮してバイアスを修正することを目的としている．**選択確率** (すなわち，1–傾向スコア) は，欠測メカニズムに対する MAR の仮定のもとで，傾向スコアと同様に各対象者の特性を表すさまざまな変数から推定される．

各対象者の選択確率を π_i とし，データ $\boldsymbol{Y}$ の期待値 $\theta = E(y_i)$ の推定について考える．観察データ $\boldsymbol{Y}^o$ の単純平均ではなく，選択確率の逆数 (π_i^{-1}) で重みづけた推定量は，欠測メカニズムが MAR のもとでは，以下のように θ の不偏推定量を与える．選択確率の逆数で重みづけた推定量は，標本調査の分野でも古くから提案されており，**Horvitz–Thompson 推定量**として知られている (Horvitz and Thompson, 1952).

$$\begin{aligned} &E\{\pi_i^{-1} r_i(y_i-\theta)\} \\ &\quad = E\{\pi_i^{-1} E(r_i|\boldsymbol{y}^o, \boldsymbol{x}, \boldsymbol{\gamma})(y_i-\theta)\} \\ &\quad = E(y_i-\theta) = 0 \end{aligned}$$

したがって，データから重みを推定さえできれば，結果変数の型によらず，観察データに対して標準的な解析手法の重み付き解析を実行すればよい．ただし，上記の手法は，重みが正しく推定されていることを前提としているので，欠測に影響すると思われる多くの要因を選択確率推定のためのモデルに取り込むことが重要である．なお，近年では，選択確率に対するモデルの誤特定のもとでも不偏な推定量を与える 2 重頑健推定量 (doubly robust estimator) も提案されている (Bang and Robins, 2005).

7. 感度解析

どんな統計解析手法にも前提が存在し，その前提が成立していれば，得られる結果は理論どおり妥当であるかもしれないが，前提が大きく崩れるようであれば，適用した手法の頑健性が問題となる．欠測データに対する解析方法の問題は，解析のために必要な欠測メカニズムに関する前提条件の多くが，データからは検証不能な点である．データから検証不能な仮定に統計的推測が強く依存している以上，特に欠測データが多量の場合には，解析は確証的な結論を導かず，得られる結果の解釈は慎重にならざるをえない．欠測データ解析を行うためには，どういう理由で欠測が生じたのか，データの欠測に至る経緯を代表する変数を可能な限り測定しておくことが大事であり，また，欠測メカニズムに関するいくつかのシナリオのもとで結果の感度解析を行うことが重要である．近年では，そのような感度解析手法についても種々の方法が提案されている (Fitzmaurice *et al.*, 2008).

［松 山　裕］

ベースライン値の調整

adjustment for baseline value

1. 背　景

一般に，無作為化比較試験において，主要評価項目 Y の解析において主要評価項目の「ベースライン値」X も交絡因子のひとつに加えて調整することが勧められている．Y と X との間に無視できない大きさの相関が生じることが少なくなく，ベースライン値 X のわずかな不均衡によるバイアスと検出力の低下を防ぐためである．しかし，この「相関」とは何か，また，その調整に共分散分析 (analysis of covariance; ANCOVA) がよく利用される．しかし，なぜ ANCOVA が妥当な解析手法なのか？　などが直観的には明確ではない．

2. 相関とは

問題の所在を理解するために，主要評価項目 Y とベースライン値 X に関する次の自然なモデル (「基本モデル」と呼ぶ) を考えてみよう：

$$X_{ij} = \mu + \alpha_{ij} + \epsilon_{xij}$$
$$Y_{ij} = \mu + \tau_i + \alpha_{ij} + \epsilon_{yij}$$

ここで，$i = 1$(新薬群)，2(プラセボ群)，$j = 1, \ldots, n_i$(患者)，$\tau = \tau_1 - \tau_2$ がエフェクトサイズ，α_{ij} は患者間変動を表す変量効果で $N(0, \sigma_B^2)$ に従い，$\epsilon_{xij}, \epsilon_{yij}$ は患者内変動と測定誤差を含む変量効果でそれぞれ群によらず $N(0, \sigma_{xW}^2), N(0, \sigma_{yW}^2)$ に従い (等分散仮定)，これらの確率変数はすべて独立と仮定しよう．つまり，それぞれの治療の効果 τ_i は真のエンドポイントの値とは独立に加法的に作用する自然なモデルである．すると，

$$E(X_{ij}) = \mu$$
$$E(Y_{ij}) = \mu + \tau_i$$
$$\mathrm{Var}(X_{ij}) = \sigma_B^2 + \sigma_{xW}^2$$
$$\mathrm{Var}(Y_{ij}) = \sigma_B^2 + \sigma_{yW}^2$$

となり，X_{ij} と Y_{ij} は 2 変量正規分布に従う．その相関係数は

$$\rho = \frac{\sigma_B^2}{\sqrt{\sigma_B^2 + \sigma_{xW}^2}\sqrt{\sigma_B^2 + \sigma_{yW}^2}}$$

となる．つまり，個人間差の存在が相関を生じる原因となり，個人間差が大きいほどベースライン値との相関は大きくなる．

3. エフェクトサイズの 3 種類の推定量

さて，エフェクトサイズ $\tau = \tau_1 - \tau_2$ の不偏推定量については以下に示す平均値の差とベースラインからの差の平均値の差は自然であるが，ANCOVA は自然ではない．

a. 平均値の差

$$\Delta Y = \bar{Y}_1 - \bar{Y}_2$$
$$E(\Delta Y) = \tau$$
$$\mathrm{Var}(\Delta Y) = \frac{n_1 + n_2}{n_1 n_2}(\sigma_B^2 + \sigma_{yW}^2)$$

b. ベースラインからの差 (change from baseline; CFB) の平均値の差

$$\Delta CFB = (\bar{Y}_1 - \bar{X}_1) - (\bar{Y}_2 - \bar{X}_2)$$
$$E(\Delta CFB) = \tau$$
$$\mathrm{Var}(\Delta CFB) = \frac{n_1 + n_2}{n_1 n_2}(\sigma_{xW}^2 + \sigma_{yW}^2)$$

c. ANCOVA

ANCOVA のモデルはベースライン値を固定した (fixed-covariate) 条件付き推測であり

$$Y_{ij} | X_{ij} = \mu + \tau_i^{'} + \beta(X_{ij} - \mu) + \xi_{ij}$$

と表現される．基本モデルではベースライン値は確率変数 (random-covariate) である点が異なる．2 変量正規分布に従う Y の X に対する回帰直線の議論から

$$\beta = \rho \frac{\sqrt{\mathrm{Var}(Y_{ij})}}{\sqrt{\mathrm{Var}(X_{ij})}} = \frac{\sigma_B^2}{\sigma_B^2 + \sigma_{xW}^2}$$

が導かれる．しかし，ANCOVA のモデルが基本モデルから導かれるのだろうか？　言い換えれば，治療効果に関するパラメータ $\tau^{'} = \tau_1^{'} - \tau_2^{'}$ が基本モデルの τ_i と一致するかどうかは直感的には明確ではない．この問題に関して，Crager (1987) は誤差 ξ_{ij} が X_{ij} と独立で正規分布 $N(0, \sigma^2)$ に従う確率変数であれば基本モデルから条件付きではない ANCOVA モデルが導かれることを示した．

$$Y_{ij} = \mu + \tau_i + \beta(X_{ij} - \mu) + \xi_{ij}$$
$$\xi_{ij} \sim N(0, \sigma^2)$$

ここに，

$$\sigma^2 = (1-\beta)^2 \sigma_B^2 + \beta^2 \sigma_{xW}^2 + \sigma_{yW}^2$$
$$= \frac{\sigma_B^2 \sigma_{xW}^2}{\sigma_B^2 + \sigma_{xW}^2} + \sigma_{yW}^2$$

である．つまりベースライン値が確率変数であっても通常の ANCOVA は妥当な解析であり τ に関する不偏推定値を与える．すなわち，X_{ij} を fixed-covariate とみなして通常の最小 2 乗法による ANCOVA 推定値を求めると

表 1　12 週時点での log(GPT) 値をエンドポイントとした 3 種類の解析結果

	要因	自由度	平方和	平均平方和	F 値	p 値	治療効果推定値 (SE)
(1) 平均値の差	治療効果	1	2.970	2.970	6.326	0.0129	−0.269
	Residuals	162	76.057	0.469			(0.107)
(2) CFB の平均値の差	治療効果	1	4.008	4.008	8.057	0.0051	−0.313
	Residuals	162	80.057	0.497			(0.110)
(3) ANCOVA	$\log(\mathrm{GPT}_0)$	1	17.920	17.920	50.027	< 0.0001	
	治療効果	1	3.438	3.438	9.598	0.0023	−0.290
	Residuals	161	57.670	0.358			(0.094)

$$\hat{\tau}'|X_{ij} = (\bar{Y}_1 - \bar{X}_1) - \hat{\beta}(\bar{Y}_2 - \bar{X}_2)$$

$$\hat{\beta}|X_{ij} = \frac{\sum_i \sum_j (X_{ij} - \bar{X}_i)(Y_{ij} - \bar{Y}_i)}{\sum_i \sum_j (X_{ij} - \bar{X}_i)^2}$$

となるが

$$E(\hat{\tau}') = E_x\{E(\hat{\tau}'|X_{ij})\} = E(\tau) = \tau$$

と不偏性を示せる．一方，分散については

$$\hat{\sigma}^2|X_{ij} = \frac{\sum_i \sum_j (Y_{ij} - \hat{\mu} - \hat{\tau}_i' - \hat{\beta}(X_{ij} - \hat{\mu}))^2}{n_1 + n_2 - 3}$$

$$\mathrm{Var}(\hat{\tau}'|X_{ij}) = \hat{\sigma}^2 \left\{ \frac{1}{n_1} + \frac{1}{n_2} + \frac{(\bar{X}_1 - \bar{X}_2)^2}{\sum_i \sum_j (X_{ij} - \bar{X}_i)^2} \right\}$$

となるので，

$$\begin{aligned}\mathrm{Var}(\hat{\tau}') &= E(\mathrm{Var}(\hat{\tau}'|X_{ij})) \\ &\quad + \mathrm{Var}(E(\hat{\tau}'|X_{ij})) \\ &= E(\mathrm{Var}(\hat{\tau}'|X_{ij})) \\ &= \frac{(n_1 + n_2)(n_1 + n_2 - 3)}{n_1 n_2 (n_1 + n_2 - 4)} \\ &\quad \times \left\{ \frac{\sigma_B^2 \sigma_{xW}^2}{\sigma_B^2 + \sigma_{xW}^2} + \sigma_{yW}^2 \right\}\end{aligned}$$

となる．この形から，ANCOVA の分散は平均値の差 ΔY の分散，CFB の差 ΔCFB の分散のいずれよりも小さいことがわかる．

なお，基本モデルで等分散が仮定できない場合には ANCOVA の適用は不適切であり不等分散を仮定した基本モデルを一般化最小 2 乗法で推定する必要がある (Chen, 2006)．

4. 実　例

実例として，慢性肝炎に対する肝機能改善を目的としたグリチロン錠二号のプラセボ対照多施設共同 2 重盲検試験 (矢野ほか，1989) で，肝機能の主要指標である GOT の対数値を主要評価項目とした RCT での解析例を示す．表 1 には，試験終了時の 12 週時点での log (GPT) 値を主要評価項目として (1) 平均値の差，(2) CFB の平均値の差，(3) ベースライン値の調整を行った ANCOVA それぞれの解析結果を示した．(3) ANCOVA の結果では，治療効果が −0.290 (±0.094) と推定され，その p 値は 0.0023 であった．一方，ベースライン値の調整を考慮しなければ，治療効果は (1) 平均値の差の −0.269 (±0.107), $p = 0.0129$，(2) CFB の平均値の差の −0.313 (±0.110), $p = 0.0051$ とどちらもベースライン値を調整した ANCOVA の結果よりも SE, p 値とも大きかった．したがって，ANCOVA でベースライン値を調整することにより，治療効果の検出力が増大したことが理解できるであろう．

[丹後俊郎・長谷川貴大]

有害事象の解析

analysis of adverse event

臨床試験の途中で起こるあらゆる好ましくない事象は，有害事象と呼ばれる (ここでは AE と略す)．介入処理との因果関係の有無は問わない．介入処理との因果関係を否定できない AE は薬事法では副作用と呼ばれる．介入処理の安全性は，主に，どのような AE (臨床検査値の異常変動を含む) がどのくらいの頻度でいつごろ発現し，それが許容できる程度であるか否かということにより評価される．例えば，がん治療では下痢，嘔吐，発熱等の AE が頻発する．治療によっては白血球数減少や浮腫なども起こる．これら AE の経時的発現状況を知ることは，適切な治療を行ううえで大切である．一方，このような治療の臨床試験においては，ある AE が起こる前に別な AE や有効性の問題，同意の撤回などの理由で治療を中止し，試験を中止する症例も多い．これらの観察の打ち切り (censoring) は情報のある打ち切り (informative censoring) であることが多い．抗がん剤の評価では，治療の継続期間が有効性の重要な評価指標のひとつとして用いられている (Green *et al.*, 2003)．また，関節リウマチのような慢性疾患で長期の治療を必要とする場合も有効性や安全性に問題がありがん治療ほどではないが治療中止が頻発する．比較する治療において中止例の割合が異なる場合の安全性の比較は時に重大な問題を引き起こす (Juni *et al.*, 2002)．

また，安全性の評価対象集団の定義や評価の対象とする AE の定義 (治療を割り付けられた時点以降に発現した AE，もしくは，第 1 回目の介入処理を開始した時点以降に発現した AE など) も偏りのない評価を行ううえで重要であるので，これらを適切に定める．Quan *et al.* (2008) は観察の打ち切りがある場合にこれらの定義の違いによる発現率の推定における偏り (bias) について検討を行っている．本項では，AE の解析方法をその問題点などを含めて概説する．

1. 有害事象の発現状況の要約方法

臨床試験において，通常はすべての AE についてそれが発現するたびに記録される．どのような AE であるかは疾患や治療法により異なる．図 1 に試験期間を固定した試験における AE の経時的な発現状況を例示した．最終回目の介入処理からある一定期間の観察期間を経て試験期間が終了となる．話を簡単にするために AE は 2 種類に限定して表示している．被験者の登録時点は暦のうえでは通常は同時ではないので，図 1 では時間の起点は被験者ごとの介入処理の開始時点としている．一方，図は省略するが，試験終了時点が○年○月○日 (または最終症例の登録から 1 年後としての日付) に固定されているような試験では後の方で登録された被験者では観察期間が短くなる．いずれのタイプでも，介入処理を中止した被験者がいない臨床試験は少ない．

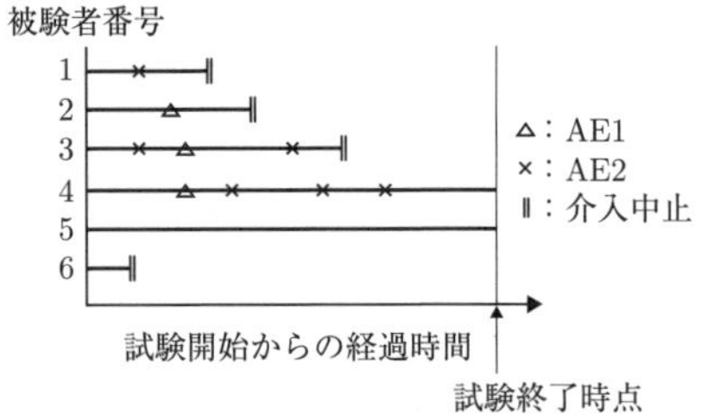

図 1　有害事象の発現状況の模式図

AE 発現状況は AE ごとに，または器官大分類 (system organ class) などの区分ごとに要約される．AE の発現状況を要約する方法としてよく用いられるのは主に次の 3 つである．これらはモデルを仮定しない方法である．

a.　AE を発現した被験者の割合 (AE を 1 回以上発現した人数/全体の人数)

計算は簡単であり，最も頻繁に使われている方法であるが，AE の経時的発現率についての情報を与えない．また，AE 発現前に介入処理を中止したことや観測期間が短いままに試験が終了となったこと，同一の被験者に繰り返し発現することを考慮しない．

b.　介入処理の継続期間を考慮した，総合曝露期間に対する有害事象発生頻度 (人年法)

同じ被験者で繰り返し発現する AE では繰り返しはおのおのを 1 回として数えるが，解釈のときには AE の起こりやすさは全員に対して一様であること，および AE の発現の可能性は観察期間全体で一様であることを仮定する．現実は AE の発現しやすさは観察期間全体で一様であることはまれであり，処理 (投薬) 直後や薬物の血中濃度や曝露量が高くなる頃に起こりやすい．また，単位の意味合いから，解釈が 1 人の患者への応用において難しい．

c. AE の経時的累積発現率の Kaplan–Meier 法による推定

初発事象を AE の発現時間と定義し，介入処理の中止を無情報な観察打ち切りと仮定し，AE の経時的累積発現率を Kaplan–Meier 法 (1958) で推定する．このような仮定を満たしていない場合，経時的累積発現率は発現率を過大評価し，不適切であることは数々の研究者 (Gaynor *et al.*, 1993; Schwarzer *et al.*, 2001; Southern *et al.*, 2006) により指摘されている．介入処理の中止が注目する AE に対して独立であるとは一般にいえない．互いに独立であるという仮定は非常に強い仮定であり，医学的生物学的にもデータからも確認できないことがほとんどである．また，たとえ無情報な観察打ち切りを仮定できたとしてもその解釈には問題がある (Gaynor *et al.*, 1993)．Kalbfleisch and Prentice (1980; 2002) に詳しい説明があるので参照してほしい．ある被験者に AE が起こればこれに対処しながら介入処理を続け，許容できなくなれば介入処理の中止となる．そして，実際には，介入処理が中止 (一時的な延期ではなく) されればその人に対して何らかの処置をし介入処理が継続されることはないが，Kaplan–Meier 法を用いるときに仮定されている集団の意味は，(何らかの処置をして) 介入処理中止が撤回されてそれが継続され，かつ，その介入処理を中止した被験者で AE が発現する可能性はほかの AE 未発現で介入処理を継続している被験者たちと同じ，という集団であり，現実では起こらない仮想的な集団である．臨床の現場において，治療を中止することは将来起こりえる AE を回避する，という意味もあり，仮定された集団は臨床の現場から乖離しているので結果を累積発現率として解釈できない．

2. 経時的発現状況の解析方法

ある特定の AE またはある分類区分でまとめられた AE の経時的な発現確率を考えることにする．この AE を AE1 と呼ぶことにする．AE1 の発現前に中止することにより AE1 が起こらない，という現象は AE1 の発現に関しては中止という競合するイベントが存在することである．中止に関しては AE1 発現は競合するイベントではない (初発 AE1 発現があっても再発 AE1 発現があっても中止は観測できる)．そこで，中止に関してはイベントの定義を‘初発 AE1 の発現前の中止’とする．そして，イベント発現までの時間の解析となるイベントを‘初発の AE1’(イベントタイプ 1) または‘初発 AE1 の発現前の中止’(イベントタイプ 2) と定義する．この 2 つのイベントは定義により，実際にはいずれか先に起こるイベントタイプのみ観測できるので互いに競合する関係にある (競合リスクモデル)．競合リスクモデルにおける累積発生率 (cumulative incidence rate, Kalbfleisch and Prentice, 1980) や条件付き確率 (Pepe and Mori, 1993) を応用すれば，介入処理の中止例がある場合にも AE の経時的発現率を確率の意味として解釈できる．これらの発現率の推定方法や解析結果の表示方法などは西川 (2005; 2008) および「競合リスクモデル」の項を参照してほしい．AE の経時的発現状況および重症度は治療にとって大変貴重な情報であるから，解析結果の表示もわかりやすいように配慮する．Nishikawa *et al.* (2006) は再発の経時的発現率の推定についても言及している．

3. AE 発現状況の処理間の比較

多くの比較試験は有効性の比較を主な目的として計画されているので，AE の発現状況の処理間の比較を目的とした症例数計算はなされていない．このような場合，いずれの検定方法を用いたとしても，処理間に有意差がないことで処理間の AE 発現状況は同じとはいえない．症例数を計算していない場合は一般に検出力は十分ではないことに注意する．AE ごとに検定を行えば検定の多重性の問題が発生するが，上述の理由により一般に検出力は十分ではないため多重性の調整は行わない．また，このような状況で帰無仮説を発現率の差 (リスク差)=0 や発現率の比 (リスク比)=1 とした検定は，有意差がないことで処理間の AE 発現状況は大きく異ならないということをスクリーニング的にみる，という程度の意味である．検定を行うよりもリスク差やリスク比の信頼区間を示す方が有用であろう．安全性を主要な目的とする試験の例としては，患者を対象とした新薬の既存治療を対照とした優越性試験 (Silverstein *et al.*, 2000) や健康な被験者を対象としたワクチンのプラセボを対照とした非劣性の試験 (Dragalin *et al.*, 2002) などがある．前者の試験の問題点は多くの著者に指摘されている (Juni *et al.*, 2002).

[西川正子]

エンドポイント

endpoint

エンドポイント (endpoint) は疾患に関する治療や介入の効果を測るものである．エンドポイントは十分に臨床的な意義をもち，測定可能で信頼のおける統計的評価が可能であるものでなければならない．エンドポイントという言葉は，もともとは "終点"，すなわち死亡などの重要なイベントの発生ないしそこまで到達した時間，を指していたと考えられるが，それが一般化され臨床試験の評価項目のことを指す用語となっている．エンドポイントの選択は，それが治療の臨床上の意義を決め，試験の**実施可能性** (feasibility) や必要な**試験期間** (study duration) ならびに**必要症例数** (sample size) など試験の重要な特性を決めるので，その研究に占める位置はきわめて重要である．

1. 主要 (または 1 次) エンドポイントと副次 (または 2 次) エンドポイント

検証試験の計画においては試験の主目的に直結し検証の対象となる**主要 (または 1 次) エンドポイント** (primary endpoint：主要評価項目) と，主目的に関連した補足的な測定値であり，主要変数の結果を説明し補足するための**副次 (または 2 次) エンドポイント** (secondary endpoint：副次評価項目) をまず明確に定義する必要がある．副次エンドポイントは副次的な目的に関連した測定値として選ばれる場合もある．

主要エンドポイントおよび副次エンドポイントについては，測定法，測定時期などを含めてその正確な定義を臨床試験の**実施計画書** (protocol) に明記する必要がある．またエンドポイントとしての適切性ならびに測定・評価手順の妥当性など，その選択の**合理的根拠** (rationale) についても記載し，正当性を示すべきである．主要エンドポイントを評価時点も含めて，1 つに絞りきれない場合，**複数のエンドポイントあるいは多重エンドポイント** (multiple endpoints)，**経時データ** (longitudinal data) などの**多重性** (multiplicity) の問題が生じる．

2. 複合エンドポイント

いくつかの評価項目のなかから 1 つの主要エンドポイントを絞り込むことができない場合，例えば諸症状の点数の合計を用いるなど事前に定められたアルゴリズムを用いて複数の評価項目を 1 つのエンドポイントに合成することがよく行われる．この合成された評価項目を**複合エンドポイント** (composite endpoint) と呼ぶ．がんなどにおける **QOL** (quality of life：生活の質) 下位項目合計点やリウマチにおける **ACR** (american college of rheumatology) コアセットによる改善の定義，あるいは認知症における **ADAS-cog** (Alzheimer's disease assessment scale-cognition)，うつ病における **HAMD** (Hamilton depression rating scale)，不安における **HAMA** (Hamilton anxiety rating scale) などの**評価尺度** (rating scale) の合計点などがその例であるが，これらの評価尺度を用いる場合には信頼性，妥当性，さらには重症度の変化に対する検出感度などが問題になる．

複合エンドポイントのもう 1 つのクラスとして，いくつかの重要な**事象** (event) のいずれかの発現として定義されるものがある．代表例としては心不全患者を対象とする試験での死因を問わない**総死亡** (all cause death)，あるいは脳卒中・心筋梗塞などによる**心血管系の死亡** (cardiovascular death) などがあげられる．

3. 複数のエンドポイントあるいは多重エンドポイント

検証的な研究では検証の対象となるエンドポイントは通常複数のエンドポイントあるいは多重エンドポイント (multiple endpoints) と呼ばれているものである．この場合検証としての証拠立ての基準を事前に決めておく必要がある．例えばアレルギー性鼻炎の場合では，いわゆるくしゃみ，鼻水 (鼻汁)，鼻詰まり (鼻閉) の 3 大症状を改善することの証明，あるいはこれらの症状について既存薬に優る (優越性) かあるいは劣らない (非劣性) ことを証明する必要がある．これら検証すべき仮説が複数となることによる**多重性の問題** (multiplicity issue)，特に複数のエンドポイントの問題については「複数のエンドポイントの p 値調整法」および「複数のエンドポイントの包括的検定」の各項で説明される．

4. 代替エンドポイント

臨床的な効果を直接測るのが困難な場合には，その予測子としての代替エンドポイントを評価することも考えられる．例えば血圧値やコレステロール値については，血圧やコレステロール値が高いと，ゆくゆくは動脈硬化が進み心筋梗塞や脳卒中などの重篤な疾患死を起こすリスクが高くなるであろう．そこで，血圧を下げたり，コレステロールを減らすことによってその危険性を防ぐことができるだろうと考えられる．このように死亡や脳卒中・心筋梗塞の発症など本来の目的に直結するエンドポイントを**真のエンドポイント** (true endpoint)，血圧・コレステロール値のように真のエンドポイントの代わりとなると考えられるエンドポイントを**代替エンドポイント** (surrogate endpoint) と呼ぶ．骨粗鬆症における骨折に対する骨塩量，糖尿病性の疾患 (神経症・網膜症・腎症など) に対する血糖ないし HbA1c，動脈硬化に対するコレステロール値，AIDS に対する CD4 の値，がんに対する腫瘍縮小効果や各種マーカーなども代替エンドポイントと考えられる．代替エンドポイントの使用に当たってはその領域で認知されていることが必要であるが，現実にはその認識はしばしば不確実であり誤りであることも多い．

心筋梗塞発症後の患者を対象とした **CAST** (cardiac arrythmia suppression trial, CAST Investigators, 1991) では，期待に反して，抗不整脈薬投薬群が，プラセボより 2 倍以上も高い死亡率を与えるという衝撃的な結果が得られた．またいくつかの試験でがんの腫瘍縮小効果が必ずしも延命効果に結びつかないことが示されている．

代替エンドポイントであるための要件についてはさまざまな研究がなされているが，実際上の観点からいまだ十分と思われるものは存在しない．高血圧，糖尿病，高脂血症など多くの分野で，代替エンドポイントとみなされる評価項目を主要エンドポイントとした試験の結果により新薬が承認されているが，代替エンドポイントに関する証拠により承認を受けた場合は，その薬剤が真のエンドポイントに関して本当に患者に利益をもたらすかについて，適切な市販後臨床試験により確認する必要がある．

統計的観点からは，代替エンドポイント候補となるエンドポイントを S，真のエンドポイントを T，治療変数を Z としたとき，S が真のエンドポイント T に対する代替エンドポイントであるためには，S が中間変数であり，Z によって S が影響を受けること，そしてその影響を受けた結果がそのまま T に対する影響として伝わることが必要である (図 1 参照)．つまり確率変数である S や T の分布を一般に f で表すとき，

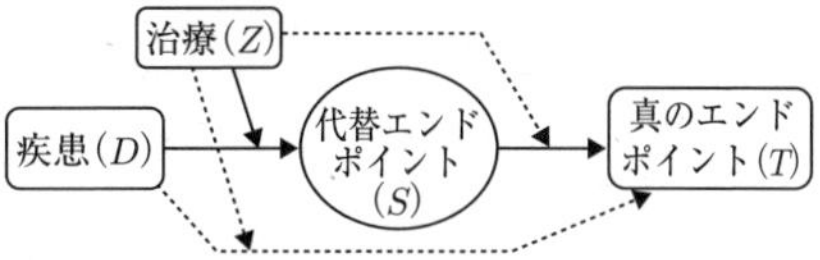

図 1　疾患，治療と代替エンドポイント，真のエンドポイントとの関係

実線は S が代替エンドポイントであるときの，真の因果関係を示す経路，点線は可能性のある経路を示す．実線の部分は本当は点線かもしれないし，点線の部分も本当は実線かもしれない．

1) S は Z の影響を受ける：

$$f(S|Z) \neq f(S)$$

2) また Z の S への影響はそのまま T への影響として伝わる：

$$f(T|S,Z) = f(T|S)$$

の 2 つの条件を満足しなければならない (Prentice, 1989 ; Fleming, 1992 ; Fleming and DeMets, 1996)．ここに $f(X|Z)$ という表現は Y が与えられたときの X の条件付き分布を表す．

2) の条件は，また

$$\begin{aligned} f(T,Z|S) &= f(Z|S)f(T|Z,S) \\ &= f(Z|S)f(T|S) \end{aligned}$$

と書き直すことができるから，T と Z が S に条件付きで独立であることに等しい．実際には，疾患が真のエンドポイントに及ぼす影響は，代替エンドポイントと考えられる中間変数を通る経路だけでなく，他の経路を経由する場合も考えられ，また治療が疾患に及ぼす効果もさまざまな経路を経由し，別の経路では悪い効果を及ぼす可能性もある．したがって代替エンドポイントと考えられるエンドポイントによる治療の評価は慎重に行わなければならない．［森 川 敏 彦］

複数のエンドポイントの *p* 値調整法

p-value adjustment for multiple endpoints

1. 多重エンドポイントと *p* 値調整法

ここでは複数のエンドポイントまたは**多重エンドポイント** (multiple endpoints) がある場合の ***p* 値調整法** (*p*-value adjustment method) について述べる．p 値調整は基本的に検証的立場の解析において用いられ，複数のエンドポイント (評価項目) の総合化を行わずに，それぞれのエンドポイントを個別に評価するものである．このとき複数の検定 (多重検定：multiple testing) を行うことになるため，いわゆる**多重性の問題** (multiplicity issue) が生じる．すなわち個々のエンドポイントに対して単純に**有意水準** (significance level) α の検定を行うと，**検定全体としての第 1 種の過誤率** ***FWER*** (family-wise error rate)，すなわち "実際に成立している" 帰無仮説のいずれかで帰無仮説が棄却される確率，が**名目有意水準** (nominal significance level) α を超えてしまう危険性がある．したがって検証の対象としたいエンドポイントが複数ある場合には，$FWER$ が事前に設定された α の値を超えないように，個々の検定の有意水準あるいは p 値を調整しなければならない．これを**多重性調整** (multiplicity adjustment) と呼ぶが，検定ごとの有意水準の調整と p 値の調整は互いに同値な関係にあり，前者を ***α* 調整** (α-adjustment)，後者を ***p* 値調整** (*p*-value adjustment) と呼ぶ．ここではこのような多重性調整の方法をまとめて p 値調整法と呼ぶことにする．

2. Bonferroni 法，Sidak 法と調整 *p* 値

p 値調整のよく知られた方法として **Bonferroni 法** (Bonferroni method) と **Sidak 法** (Sidak method) がある．いま m 個のエンドポイントについての帰無仮説をそれぞれ $H_1, H_2, \ldots, H_m$ とし，それぞれについて個別に検定を行った結果，それぞれの仮説に対応して m 個の p 値 $p_1, p_2, \ldots, p_m$ が得られたものとする．これらの p 値は多重性の調整を行っていないので，**生 *p* 値** (raw *p*-value) あるいは**粗 *p* 値** (crude *p*-value) と呼ばれる．

$E_1, E_2, \ldots, E_m$ を m 個の事象としたとき，以下の不等式が成り立つ．これを **Bonferroni の不等式** (Bonferroni inequality) と呼ぶ．

$$\Pr\left(\bigcup_{i=1}^{m} E_i\right) \leq \sum_{i=1}^{m} \Pr(E_i)$$

ここに $\Pr(E)$ は事象 E が起こる確率を表す．上の不等式の意味は，m 個の事象 $E_i.i = 1, \ldots, m$ のうちの "いずれか" ($\bigcup_{i=1}^{m} E_i$) が起きる確率は，各事象が起きる確率 $\Pr(E_i)$ の和以下になるということである．等号が成り立つのは各事象が排反事象である (すなわち各事象が同時には生じない) ときである．これから帰無仮説 $H_1, H_2, \ldots, H_m$ がすべて成り立つとの仮定のもとで，

$$\Pr\left(\bigcup_{i=1}^{m}\left(p_i \leq \frac{\alpha}{m}\right)\right) \leq \sum_{i=1}^{m}\left(\frac{\alpha}{m}\right) = \alpha$$

となる．したがって Bonferroni 法では，このことを利用し

$$p_i \leq \frac{\alpha}{m}$$

のときに，対応する仮説 H_i を棄却する．すなわち各検定の名目有意水準を $\alpha_i = \alpha/m, i = 1, \ldots, m$ とし，$p_i \leq \alpha_i$ のときに H_i を棄却すればよい．この方法は，$H_1, H_2, \ldots, H_m$ が "すべて" 成り立つとき (**完全帰無仮説** (complete null hypothesis) と呼ぶ) に $FWER$ が α 以下となることを保証する．またこの方法では，考えている仮説 $H_1, H_2, \ldots, H_m$ のうち "一部だけ" が成り立つ場合 (**部分帰無仮説** (partial null hypothesis) と呼ぶ) にも $FWER$ が α 以下となることが簡単に証明される．前者を**弱い意味で** (in the weak sense) ***FWER*** **を制御する** (control $FWER$)，後者を**強い意味で** (in the strong sense) $FWER$ を制御するという．真に成り立つ仮説がどの組み合わせになるかは本当はわからないから，多重性の調整法としては強い意味で $FWER$ を制御する方法が望ましい．Bonferroni 法は強い意味で $FWER$ を制御する方法である．

Sidak 法では，Bonferroni 法と同様に Sidak の不等式

$$\Pr\left(\bigcup_{i=1}^{m} E_i\right) \leq 1 - \prod_{i=1}^{m}\{1 - \Pr(E_i)\}$$

あるいは

$$\prod_{i=1}^{m} \Pr(\bar{E}_i) \leq \Pr\left(\bigcap_{i=1}^{m} \bar{E}_i\right)$$

ただし $\bar{E}_i$ は E_i の余事象 (事象 E_i を否定する事象)

を利用して

$$p_i \leq 1 - (1 - \alpha)^{1/m}$$

のときに仮説 H_i を棄却する．すなわち各検定の**名目有意水準** (nominal significance level) を $\alpha_i = 1-(1-\alpha)^{1/m}$ とする．等号が成り立つのは各検定が独立なときである．Bonferroni 法では常に，また Sidak 法では "ほぼ" 常に，$FWER$ を α 以下に制御することが知られている．すぐわかるように Bonferroni 法では $\tilde{p}_i = mp_i \leq \alpha$，Sidak 法では $\tilde{p}_i = 1-(1-p_i)^m \leq \alpha$ のときに，仮説 H_i を棄却するとしても同じことである．このような $\tilde{p}_i$ を**調整 p 値** (adjusted p-value) と呼ぶ．つまり調整 p 値は直接 α と比較して当該仮説の有意性を判定できるように "調整された" p 値のことである．Sidak 法は Bonferroni 法を若干改善するが通常ほとんど差はない．

3. 重み付き Bonferroni 法

Bonferroni 法の単純な拡張として，**重み付き Bonferroni 法** (weighted Bonferroni method) という方法がある．この方法では各仮説の名目有意水準を α/m ではなく，より一般的に $\alpha_i = w_i\alpha$，ただし $\sum_{i=1}^m w_i = 1$ となるように重み付けする．複数のエンドポイントの場合はより重要なエンドポイントに大きな重みをつける．重み付き Bonferroni 法の場合も Bonferroni の不等式を用いることにより，

$$\Pr\left(\bigcup_{i=1}^{m}(p_i \leq \alpha_i)\right) \leq \sum_{i=1}^{m}(w_i\alpha) = \alpha$$

となることが簡単に証明できる．この方法による調整 p 値は，$\tilde{p}_i = p_i/w_i$ となる．通常の Bonferroni 法は，$w_i = 1/m$ とおいた特殊な場合になっている．重み付き Bonferroni 法は，有意水準 α を分割するという意味で**分割法** (split method) とも呼ばれる．

4. 修正 Bonferroni 法と閉検定手順

複数のエンドポイントは，互いにある程度の相関をもつのが普通であり，エンドポイント間の相関性が高い場合には Bonferroni 法や Sidak 法の検出力がかなり低くなる可能性がある．極端な場合，各エンドポイントが完全に相関するのであれば，明らかに多重性の調整は不要である．したがって上述のような方法は，ある程度検出力を犠牲にすることにより，$FWER$ を制御するような**保守的な** (conservative) 方法であるといえる．

Bonferroni 法の保守性を改良する方法として，Holm 法や Hochberg 法など**修正 Bonferroni 法** (modified Bonferroni procedure) と呼ばれる一連の手法が開発されている．これらはいずれも Marcus *et al.* (1976b) により提案された**閉じた検定手順**あるいは**閉検定手順** (closed testing procedure) という一般的な方法を利用するものであり，検定は逐次的に進行する．閉検定手順に関する詳しい説明は，例えば森川 (2005; 2008) あるいは三輪 (2008)，永田・吉田 (1997)，Dmitrienko *et al.* (2005b) などを参照されたい．閉検定手順は，簡単にいうと $H_1, H_2, \ldots, H_m$ の任意の**積仮説**あるいは**同時仮説** (intersection hypothesis) H_P の集合 $G = \{H_P = \bigcap_{j\in P} H_j | P \subseteq \{1,\ldots,m\}\}$ を考え，H_i を含むすべての積仮説 $H_P = \bigcap_{j\in P} H_j$ (ただし $i \in P$) が棄却されるときに，仮説 H_i を棄却するような手順に帰着する．ここに積仮説 H_P は積の要素である $H_j (j \in P)$ がすべて成り立つような仮説を表し，$\boldsymbol{P \subseteq \{1,\ldots,m\}}$ は P が添え字集合 (index set) $\{1,\ldots,m\}$ の部分集合であること，$i \in P$ は添え字 i が集合 P に含まれることを示す．ただし，$P \neq \phi$ とする．

閉検定手順は逐次的に進行する性質をもち，強い意味で $FWER$ を制御することが知られている．

修正 Bonferroni 法はすべて閉検定手順であり，違いは積仮説を検定する基準の違いである．そしてそのうちの一部の検定法は，上昇法あるいは下降法として知られるより簡便な方法に帰着することがわかっている．ここではこれら簡便法の代表的手法である Holm 法と Hochberg 法に絞って具体的な手順を説明する．

以下の準備のために昇順に並べ替えた p 値をそれぞれ $p_{(1)} \leq p_{(2)} \leq \cdots \leq p_{(m)}$ とし，対応する仮説も同様に $H_{(1)}, H_{(2)}, \ldots, H_{(m)}$ とする．さらに順序づけられた各 p 値 $p_{(i)} (i = 1,\ldots,m)$ と比較する名目上の有意水準を $\alpha_{(i)} (i = 1,\ldots,m)$ とする．また各仮説 H_i の検定まで手順が進んだという条件での**"条件付き" 調整 p 値** (conditional adjusted p-value)，あるいは**局所調整 p 値** (local adjusted p-value) を $\tilde{p}_{(i)} (i = 1,\ldots,m)$ とする．逐次手順中の $H_{(i)}$ の検定において，$\tilde{p}_{(i)} \leq \alpha$ なら仮説 $H_{(i)}$ を棄却する．

a. Holm 法

$\alpha_{(i)} = \alpha/(m-i+1) (i = 1,\ldots,m)$ (すなわち $\alpha_{(1)} = \alpha/m, \alpha'_{(2)} = \alpha/(m-1),\ldots,\alpha_{(m)} = \alpha$) としたうえで，最小の p 値 $p_{(1)}$ から順に $p_{(i)}$ を $\alpha_{(i)}$ と比較し，$p_{(i)} \leq \alpha_{(i)}$ なら仮説 $H_{(i)}$ を棄却して，次の仮説 $H_{(i+1)}$ に進む．$p_{(i)} > \alpha_{(i)}$ なら $H_{(i)}$ 以下を受容して検定を終了する．最小 p 値から検定を始め

る Holm 法は**下降法** (step down method) として知られている．またこのような逐次手順としての Holm 法に対する条件付き調整 p 値は $\tilde{p}_{(i)} = (m-i+1)p_{(i)} (i = 1, \ldots, m)$ となる．

調整 p 値を用いる場合，$\tilde{p}_{(1)}$ から順に α と比較し，$\tilde{p}_{(i)} \leq \alpha$ なら仮説 $H_{(i)}$ を棄却し，仮説 $H_{(i+1)}$ の検定に進む．そして $\tilde{p}_{(i)} > \alpha$ となったところで停止する．この手順では

$$\begin{aligned}\tilde{p}^*_{(1)} &= \tilde{p}_{(1)},\\ \tilde{p}^*_{(i)} &= \max\{\tilde{p}^*_{(i-1)}, \tilde{p}_{(i)}\}\\ &= \max_{1 \leq j \leq i} \tilde{p}_{(j)}, \quad i = 2, \ldots, m\end{aligned}$$

とすると，検定の逐次性を考慮することなく，単に $\tilde{p}^*_{(i)} \leq \alpha$ のときに，仮説 $H_{(i)}$ を棄却すればよいので，この調整 p 値を**無条件調整 p 値** (unconditional adjusted p-value) と呼ぶことができる．

b. Hochberg 法

Holm 法と同じ基準 $\alpha_{(i)} = \alpha/(m-i+1)$ を用いるが，検定の順序は逆になる．すなわち最大の p 値 $p_{(m)}$ から順に $p_{(i)}$ を $\alpha_{(i)}$ と比較し，$p_{(i)} > \alpha_{(i)}$ なら仮説 $H_{(i)}$ を受容して，次の仮説 $H_{(i-1)}$ に進む．$p_{(i)} \leq \alpha_{(i)}$ なら仮説 $H_{(1)}, \ldots, H_{(i)}$ を棄却して検定を終了する．この方法は最大 p 値から検定を始めるので，**上昇法** (step up method) と呼ばれているが，Holm 法より検出力が高くなることは簡単に示せる．Hochberg 法は，必ず α を制御することが保証されない．シミュレーション結果では正の相関の場合大体 $FWER$ を制御することが知られているので，複数のエンドポイントの場合によく使われる．上昇法としての Hochberg 法における条件付き調整 p 値は Holm 法の場合と同じ $\tilde{p}_{(i)} = (m-i+1)p_{(i)} (i = 1, \ldots, m)$ である．しかし検定手順が Holm 法と逆なので，(α 以下の値であれば無条件に仮説 $H_{(i)}$ を棄却できる) 無条件調整 p 値は，Holm 法の場合と異なり，

$$\begin{aligned}\tilde{p}^*_{(m)} &= \tilde{p}_{(m)},\\ \tilde{p}^*_{(i)} &= \min\{\tilde{p}_{(i)}, \tilde{p}^*_{(i+1)}\}\\ &= \min_{i \leq j \leq m} \tilde{p}_{(j)}, \quad i = m-1, \ldots, 1\end{aligned}$$

となる．

c. Hommel 法

Hommel 法 (Hommel, 1988) は，閉検定手順における積仮説の検定に **Simes 法** (Simes, 1986) を用いるものである．Hommel 法は Holm 法や Hochberg 法よりも検出力が高いことが知られている．Simes 法は，m 個の仮説の順序づけられた p 値 $p_{(1)} \leq p_{(2)} \leq \cdots \leq p_{(m)}$ に対して，ある i に対して

$$p_{(i)} \leq \frac{i}{m}\alpha$$

が成り立つときに，積仮説 $H = \cap_{i=1}^m H_i$ を棄却するものである．Bonferroni 法は最小 p 値 $p_{(1)}$ について，$p_{(1)} \leq \alpha/m$ なら積仮説 H を棄却するものであったから，Simes の基準は Bonferroni の基準をかなり緩めていることがわかる．結果として Hommel 法は，以下のような手順に帰着する．$k = 1, \ldots, m$ の順に，すべての $i = 1, \ldots, k$ に対して $p_{(m-k+i)} > (i/m)\alpha$ が成り立つかどうかを調べる．そのような最大の k に対して，$p_{(i)} \leq \alpha/k$ が成り立つすべての仮説 $H_{(i)}$ を棄却する．

d. 重み付き Holm 法

Holm 法は閉検定手順において，積仮説の検定に Bonferroni 法を適用するものであるが，その特殊性から a. 項に述べたように逐次的な手順 (下降法) に帰着する (その直観的な説明は，例えば森川 (2008) 参照)．**重み付き Holm 法** (weighted Holm procedure) は，積仮説の検定に単純な Bonferroni 法ではなく 3 節の重み付き Bonferroni 法を用いるように Holm 法を修正したもので，以下のような手順に帰着する．

$q_i = p_i/w_i, i = 1, \ldots, m$ とおき，q_i を昇順に並べて $q_{(1)} \leq q_{(2)} \leq \cdots \leq q_{(m)}$ とする．また対応する仮説と重みを $H_{(1)}, H_{(2)}, \ldots, H_{(m)}$ および $w_{(1)}, w_{(2)}, \ldots, w_{(m)}$ とする．$q_{(1)}$ から順に検定していき，$q_{(i)} \leq \alpha/\sum_{k=i}^m w_{(k)}$ なる限り，対応する仮説 $H_{(i)}$ を棄却して検定を続ける．$q_{(i)} > \alpha/\sum_{k=i}^m w_{(k)}$ となったところで検定を停止し，以降の仮説を受容する．この重み付き手順は Holm (1979) 自身により提案されたものである．調整 p 値は Holm 法と同様に定義される．つまり

$$\tilde{p}_{(i)} = q_{(i)} \sum_{k=i}^m w(k) = p_{(i)} \left\{ \sum_{k=i}^m w_{(k)} \middle/ w_{(i)} \right\}$$

とおいたうえで，

$$\tilde{p}^*_{(l)} = \tilde{p}_{(l)}, \tilde{p}^*_{(i)} = \max\{\tilde{p}_{(i-l)}, \tilde{p}_{(i)}\},\\ i = 2, \ldots, m$$

とすればよい．この手順は次項の「門番法 (ゲートキーピング法)」において用いられる．

e. 重み付き Hochberg 法

b. 項にみるように Hochberg 法は Holm 法の逆手順であった．しかし d. 項の重み付き Holm 法の逆手順は一般に $FWER$ を制御しない．以

下のことが知られている．

Holm 法と同様に個別 p 値 p_i を昇順に並べて $p_{(1)} \leq p_{(2)} \leq \ldots \leq p_{(m)}$ とする．また対応する仮説と重みを $H_{(1)}, H_{(2)}, \ldots, H_{(m)}$ および $w_{(1)}, w_{(2)}, \ldots, w_{(m)}$ とする．さらに各 i に対して $q_{(i)} = p_{(i)}/w_{(i)}$ とする．$q_{(l)}$ から順に検定していき，$q_{(i)} \leq \alpha/\sum_{k=i}^{m} w_{(k)}$ なる限り，対応する仮説 $H_{(i)}$ を棄却して検定を続ける．$q_{(i)} > \alpha/\sum_{k=i}^{m} w_{(k)}$ となったところで検定を停止し，以降の仮説を受容する．これは Benjamini and Hochberg (1997) により提案されたもうひとつの重み付き Holm 法であるが，この逆手順は $FWER$ を α に制御することが彼らにより示されている．つまり $q_{(m)}$ から順に，$q_{(i)} > \alpha/\sum_{k=i}^{m} w_{(k)}$ なる限り，対応する仮説 $H_{(i)}$ を受容して検定を続け，初めて $q_{(i)} \leq \alpha/\sum_{k=i}^{m} w_{(k)}$ となったところで検定を停止して仮説 $H_{(l)}, \ldots, H_{(i)}$ を棄却する．したがってこの方式を重み付き **Hochberg 法** (weighted Hochberg procedure) とする．

f.　その他の修正 Bonferroni 法

修正 Bonferroni 法と呼ばれている方法にはそのほかにも Rom 法 (Rom, 1990), Shaffer 法 (Shaffer, 1986) などの方法が知られているが，ここでは説明を省略する．より詳しくは原著のほか Morikawa *et al.* (1996), D'Agostino and Russel (1998), Commelli (2003), 丹後 (2003), 森川 (2005; 2008) などを参照されたい．

5.　階層法

p 値調整法の枠組みで，興味深いもう 1 つの方法として**階層法** (hierarchical procedure) あるいは**固定順序法** (fixed sequence procedure) などと呼ばれる方法がある．俗に**閉手順**と呼ばれているのはこの方法である．階層法では，エンドポイント (あるいはより一般的に仮説) の重要性に従って検定の順序づけをする．m 個のエンドポイントについての検定帰無仮説 $H_1, H_2, \ldots, H_m$ はすでにこの重要性の順に並べられているものとしよう．このとき対応する p 値 $p_1, p_2, \ldots, p_m$ について，この順に名目有意水準 α で検定していく．そして $p_i \leq \alpha$ なら，H_i を棄却し，次の仮説 H_{i+1} に進む．$p_i > \alpha$ なら H_i 以下の仮説を受容して手順を終了する．この手順の (無条件) 調整 p 値は $\tilde{p}_i = \max_{1 \leq j \leq i} p_j (i = 1, \ldots, m)$ となる．森川 (2005) では，花粉症で，①鼻閉，②鼻汁，③くしゃみの順に順序づける例をあげている．

6.　エンドポイント間の相関を考慮した方法

エンドポイント間の相関を考慮した方法もいくつか提案されているが，James (1991) は変量間の相関が等しいと仮定して多変量正規分布に基づく p 値調整法を提案しており，Leon *et al.* (2007) は 2 値変数の正規近似に対して James 法を Hochberg 法と比較するシミュレーション結果を提示している．それによれば概して相関が 0.5 以下であれば Hochberg 法，それ以上であれば James 法の方がよい結果を与える．James 法は近似により多重エンドポイントの多変量性に基づく多重積分を回避するようなアプローチになっているが，例えば R の MVTNORM 関数を使えば任意の相関構造の多変量正規，あるいは多変量 t 分布の p 値を容易に求めることができ，より直接的なアプローチとなる．

7.　標本再抽出法 (resampling method)

この方法は，得られたデータ (標本) から，さらに標本抽出 (**標本再抽出**：resampling) を行う方法で，**ブートストラップ法** (bootstrap method) と**並べ替え法** (permutation method) に分かれる．前者は**復元抽出** (resampling with replacement)，後者は**非復元抽出** (resampling without replacement) により標本を再抽出する．これらの方法を用いる場合は一般に p 値を計算した元データまでさかのぼる必要がある．m 個のエンドポイントについて得られた (生) p 値をそれぞれ $p_1, \ldots, p_m$ としよう．標本再抽出法では，$p_{\min} = \min(p_1, \ldots, p_m)$ の分布を N 回の再抽出により推定し，その経験分布の下側 α 点を $p_{\min}(\alpha)$ として，$p_i \leq p_{\min}(\alpha)$ であれば仮説 H_i を棄却する．あるいは再抽出標本が得られるたびに計算される m 個の p 値 $p_1^*, \ldots, p_m^*$ の最小値 $p_{\min}^* = \min(p_1^*, \ldots, p_m^*)$ を p_i と比較して，$p_{\min}^* \leq p_i$ となった回数 c を再抽出回数 N で割った値を調整 p 値 $\tilde{p}_i = c/N$ とし，この値が α 以下なら有意とする．この方法は間接的にエンドポイント間の相関を考慮したアプローチとなっている．

ブートストラップ検定はもとの標本が**ランダム標本** (random sample) であることを前提にしており，一方並べ替え検定は**ランダム割り付け** (random allocation or randomization) だけを前提にしている違いがある．検定を実施する際に，単に同じ状況のもとでやり方の異なった 2 つの再抽出法があるということではなく，それらには前提となる仮定が異なることに注意する．

［森 川 敏 彦］

門番法 (ゲートキーピング法)

gatekeeping procedure

興味のある個々の仮説を順序づける階層法を仮説群に関する順序づけに拡張したアプローチが**門番法** (ゲートキーピング法：gatekeeping procedure) と呼ばれる新しい**多重検定手法** (multiple testing procedure) である．例えば主要エンドポイントを評価した後で，副次エンドポイントについても検証的な枠組みで評価したい場合など，最近新薬の許認可に関連して研究と応用が増している．

興味のある仮説の集合を重要度の順に群分けし，$F_1, F_2, \ldots, F_g$ とする．ただし $F_i = \{H_{i1}, \ldots, H_{in_i}\} (i = 1, \ldots, g)$ である．門番法では設定された仮説群の順番に検定していく．**直列門番法** (直列ゲートキーピング法：serial gatekeeping procedure) では，F_i 内の仮説がすべて棄却されたときに**門** (gate) が開き，次の仮説群 F_{i+1} の検定に進む．また**並列門番法** (並列ゲートキーピング法：parallel gatekeeping procedure) では F_i 内の少なくとも 1 つの仮説が棄却されたときに門が開き，次の仮説群 F_{i+1} の検定に進む．仮説群 F_i は F_{i+1} 以降の仮説群に対して**門番** (ゲートキーパー：gatekeeper) の役割を果たすので門番法の呼び名がある．門番法の初期の仕事として Maurer *et al.* (1995) が直列門番アプローチを考察したが，最近 Dmitrienko *et al.* (2003) が並列門番アプローチを示し，その後直列門番と並列門番を組み合わせた**樹木型門番法** (tree gatekeeping procedure) など現在に至るまでこの種のアプローチの目覚ましい発展がみられる (Dmitrienko *et al.*, 2005b ほか).

a.　直列門番法

直列門番法は簡単で，F_i 内の仮説に対して水準 α の閉検定手順 (あるいは多重検定手順) を適用し，その結果 F_i 内のすべての検定結果が有意となったときに次の仮説群 F_{i+1} に進めばよい．この手順は検定の $FWER$ を水準 α に保つことが簡単に証明される．

$g = 2$ とし $F_1 = \{H_1, H_2\}$, $F_2 = \{H_3\}$ となる場合を考えよう．この場合まず $F_1 = \{H_1, H_2\}$ の仮説 H_1, H_2 を閉手順で検定する．その結果いずれの仮説も棄却された場合に限って $F_2 = \{H_3\}$ の仮説 H_3 を検定する．F_1 の検定に Hochberg 法を用いた場合は $\max(p_1, p_2) < \alpha$ のときに H_1, H_2 を棄却し，さらに $p_3 < \alpha$ であれば H_3 を棄却することになる．

b.　並列門番法

並列門番手順をつくるのは一般に難しい．例えば上のように 3 つの仮説からなる仮説のファミリーを $F = \{H_1, H_2, H_3\}$ とする．F に属する仮説を 2 つの仮説族 $F_1 = \{H_1, H_2\}, F_2 = \{H_3\}$ に分ける．そして H_1, H_2 のいずれかが棄却されたときに H_3 が検定できるものとしよう．これは F_1 を門番とする並列門番手順である．$F_1 = \{H_1, H_2\}$ に対する閉検定手順を実施し，それによっていずれかの仮説が棄却された場合に仮説族 F_2 に進むことにすれば効率のよい検定手順がつくられるようにみえるだろうが，実はそれだけでは考えている仮説族 F に関して $FWER$ が制御されない．

Dmitrienko *et al.* (2003) は，この問題に対する Bonferroni 型の並列門番法を開発した．この方法は直列門番法同様閉検定手順に従い，ゆえに強い意味で $FWER$ を制御するが，手順は直列門番法の場合とは違ってかなり複雑になる．Dmitrienko *et al.* (2006) は，より簡便に扱える**逐次法** (stepwise procedure) を開発しているので，ここではこの手順を紹介する．

g 個の仮説族 $F_i = \{H_{i1}, \ldots, H_{in_i}\} (i = 1, \ldots, g)$ を考え，仮説族 F_i 内の各仮説 H_{ij} に対して各仮説間の相対重み $w_{ij} (j = 1, \ldots, n_i)$, ただし $\sum_{j=1}^{n_i} w_{ij} = 1$ を与えることにする．そして以下の手順を適用する．

1. 仮説族 $F_i (i = 1, \ldots, g-1)$ について，各仮説 $H_{ij} \in F_k$ を有意水準 $\rho_i \alpha$ の (重み付き) Bonferroni 法を用いて検定する．これは各仮説に対する調整 p 値を $\tilde{p}_{ij} = p_{ij}/w^*_{ij}$ とし，$\tilde{p}_{ij} \le \alpha$ なら仮説 H_{ij} を棄却することに等しい．ここに $w^*_{ij} = \rho_i w_{ij} (j = 1, \ldots, n_i)$ である．
2. 仮説族 F_g について，水準 $\rho_g \alpha$ の**重み付き Holm 法** (weighted Holm procedure) あるいは，他の水準 $\rho_g \alpha$ の閉手順または多重検定手順を用いて検定する．

さてここに $\rho_i (i = 1, \ldots, g)$ は**棄却利得因子** (rejection gain factor) と呼ばれる量で，

$$\rho_1 = 1, \rho_{i+1} = \rho_i \sum_{j=1}^{n_i} r_{ij} w_{ij}$$
$$= \prod_{k=1}^{i} \left(\sum_{j=1}^{n_k} r_{kj} w_{kj} \right), \quad i = 1, \ldots, g-1$$

により得られる．ただし r_{ij} は H_{ij} が棄却されたとき 1，受容されたとき 0 となる量である．

$1 - \sum_{j=1}^{n_i} r_{ij} w_{ij}$ は仮説族 F_i の検定可能な

検定のなかで，仮説の受容により消費された有意水準の割合であるから，$r_i = \sum_{j=1}^{n_i} r_{ij} w_{ij}$ は仮説族 F_i での検定可能な仮説の棄却により，次の仮説族 F_{i+1} に持ち越すことのできる有意水準の割合と解釈される．ρ_i は結果として仮説族 F_i で "消費できる" 有意水準の割合を表す．ある仮説族 F_i で 1 つでも仮説が棄却されれば $\rho_i > 0$ となるから後続の仮説族の検定が可能となる．これは並列ゲートキーピングの条件にほかならない．また ρ_i の割り当ての方法から明らかに検定全体の過誤率 $FWER$ は α を超えないことがわかる．

直列門番法の例と同様に $F_1 = \{H_1, H_2\}$，$F_2 = \{H_3\}$ とし，H_1, H_2 に等しい重み $w_{11} = w_{12} = 1/2$ を与えることにすると，仮説 H_1 は $p_1 \leq \alpha/2$ の場合にのみ棄却され，同様に H_2 も $p_2 \leq \alpha/2$ の場合にのみ棄却される．また H_3 は，$p_1 \leq \alpha/2$ あるいは $p_2 \leq \alpha/2$ のとき，($FWER$ は最大で $\alpha/2$ だけ消費されるので) $p_3 \leq \alpha/2$ であれば棄却され，また $p_1 \leq \alpha/2$ かつ $p_2 \leq \alpha/2$ であれば，($FWER$ は全く消費されないので) 単に $p_3 \leq \alpha$ のときに棄却される．

c.　樹木型門番法 (ツリーゲートキーピング法)

Dmitrienko *et al.* (2007) は，直列ゲートキーピングと並列ゲートキーピングを組み合わせ，より現実的な仮説間の従属構造を反映する樹木型門番法を，閉検定手順の枠組みで開発したがかなり複雑である．Dmitrienko *et al.* (2008) は，並列門番法における**逐次法**に類似した樹木型の**多段階門番法** (multistage gatekeeping procedure) を提示している．ここでもやはりわかりやすい後者のアプローチについて述べよう．

先ほどと同様に g 個の仮説族 $F_i = \{H_{i1}, \ldots, H_{in_i}\}, i = 1, \ldots, g$ を考え，仮説族 F_i 内の各仮説 H_{ij} に対して各仮説間の相対重み $w_{ij}, j = 1, \ldots, n_i$，ただし $\sum_{j=1}^{n_i} w_{ij} = 1$ を与えることにする．そして仮説族 F_i に属する仮説 H_{ij} と，その上位仮説族 $F_k, k = 1, \ldots, i-1$ の 2 種類の部分集合，$R_{ij}^S \subseteq F_1 \cup \ldots \cup F_{i-1}$ と $R_{ij}^P \subseteq F_1 \cup \ldots \cup F_{i-1}$ を考える．R_{ij}^S は仮説 H_{ij} の棄却のために，すべての $H_{kl} \in R_{ij}^S$ が棄却されなければならないような集合で，H_{ij} に対する**直列棄却集合** (serial rejection set) と呼ばれる．また R_{ij}^P はやはり H_{ij} の棄却のために，少なくとも 1 つの $H_{kl} \in R_{ij}^P$ が棄却されなければならないような集合で，H_{ij} に対する**並列棄却集合** (parallel rejection set) と呼ばれる．$i > 1$ に対して，R_{ij}^S, R_{ij}^P のいずれかは空集合ではない ξ_{ij}^S を，R_{ij}^S に含まれるすべての仮説が棄却されたときに 1，そうでないときに 0 となる指標とし，また ξ_{ij}^P を，R_{ij}^P に含まれる仮説が少なくとも 1 つ棄却されたときに 1，そうでないときに 0 となる指標とする．ただし $i = 1$ のとき，$\xi_{1j}^S = \xi_{1j}^P = 1, j = 1, \ldots, n_1$ であり，R_{ij}^S が空のとき $\xi_{ij}^S = 1$，R_{ij}^P が空のとき $\xi_{ij}^P = 1$ である．

1. 仮説族 $F_i, i = 1, \ldots, g-1$ について，そのファミリーに属する各仮説 $H_{ij} \in F_k$ を有意水準 $\rho_i \alpha$ の重み付き Bonferroni 法を用いて検定する．これは各仮説に対する調整 p 値を $\tilde{p}_{ij} = p_{ij}/w_{ij}^*$ とし，$\tilde{p}_{ij} \leq \alpha$ なら仮説 H_{ij} を棄却することに等しい．ここに
$$w_{ij}^* = \rho_i \delta_{ij} w_{ij} / \sum_{j=1}^{n_i} \delta_{ij} w_{ij}, j = 1, \ldots, n_i,$$
$$\text{ただし}\delta_{ij} = \xi_{ij}^S \xi_{ij}^P$$
である．
2. 仮説族 F_g について，水準 $\rho_g \alpha$ の重み付き Holm 法，あるいは，他の水準 $\rho_g \alpha$ の閉手順あるいは多重検定手順を用いて検定する．

棄却利得因子 $\rho_i, i = 1, \ldots, g$ は，並列ゲートキーピング法の場合と同様
$$\rho_1 = 1, \rho_{i+1} = \rho_i \left(\sum_{j=1}^{n_i} r_{ij} w_{ij} \middle/ \sum_{j=1}^{n_i} \delta_{ij} w_{ij} \right)$$
$$= \prod_{k=1}^{i} \left(\sum_{j=1}^{n_k} r_{kj} w_{kj} \middle/ \sum_{j=1}^{n_k} \delta_{kj} w_{kj} \right),$$
$$i = 1, \ldots, g-1$$
により得られる．ただし r_{ij} は H_{ij} が棄却されたとき 1，受容されたとき 0 となる量である．したがって $\tilde{p}_{ij} \leq \alpha$ のとき $\phi_{ij} = 1, \tilde{p}_{ij} > \alpha$ のとき $\phi_{ij} = 0$ とすれば，
$$r_{ij} = \xi_{ij}^S \xi_{ij}^P \phi_{ij} = \delta_{ij} \phi_{ij}$$
となる．また H_{ij} の無条件調整 p 値は，
$$\tilde{p}_{ij}^* = \max\{ \max_{H_{kl} \in R_{ij}^S} \tilde{p}_{kl}^*, \min_{H_{kl} \in R_{ij}^P} \tilde{p}_{kl}^*, \tilde{p}_{ij}^* \}$$
となる．ここで ϕ_{ij} は単純にファミリー F_i の一員として仮説 H_{ij} を検定したときに棄却されるかどうかを示す指示関数であり，r_{ij} は仮説 H_{ij} が検定可能であり，かつ実際に検定されたときに棄却されたかどうかを示す指示関数であることに注意する．

並列ゲートキーピング法と同様の議論により，この方法は強い意味で $FWER$ を α に制御する．

[森川敏彦]

複数のエンドポイントの包括的検定

global test for multiple endpoints

1. 概　念

臨床比較試験においてエンドポイントは1つに絞ることが勧められている．しかし，効果を複数の側面から評価しなければならない治療域もあり，そこではしばしば多重性を調整して複数のエンドポイントを検定したり，複数のエンドポイントから1つの複合エンドポイントが構成されたりしている．複数のエンドポイントをまとめて一度で検定するのが包括的検定である．

2. 定式化

ここでは簡単のため2群比較を考える．m 個のエンドポイントは多変量正規分布に従う連続変数と仮定し，その平均ベクトルを $\mu_i = (\mu_{i1}, \ldots, \mu_{im})^T (i = 1, 2)$，両群に共通の共分散行列を $\boldsymbol{\Sigma}$ とする．帰無仮説

$$H_0 : \boldsymbol{\mu}_1 = \boldsymbol{\mu}_2 \tag{1}$$

の包括的検定は古くは Hotelling の T^2 検定 (3群以上の場合は多変量分散分析) が用いられた．しかし，これは両側検定であり，実際に関心があるのは多くの場合，次の片側対立仮説である．$(\mu_{i1}, \ldots, \mu_{im})$ について値が大きいほどよいと仮定する．

$$H_a : \mu_{1k} > \mu_{2k}, \quad k = 1, \ldots, m \tag{2}$$

このとき，Hotelling の T^2 検定は方向性がないため検出力が低くなる．

O'Brien (1984) は，(2) の片側検定に関して次の a. および b. に述べる3種類の包括的検定を提案した．X_{ijk} を $i(=1,2)$ 番目の治療群における，$j(=1,\ldots,n_i)$ 番目の被験者の k 番目のエンドポイントのデータとする．

a.　ノンパラメトリック検定

それぞれのエンドポイントごとに，治療群を併合してデータ X_{ijk} に順位 R_{ijk} をつける．それぞれの被験者ごとに m 個のエンドポイントの順位和 $S_{ij} = \sum_{k=1}^{m} R_{ijk}$ を計算する．この順位和のデータに基づき，t 検定 (3群以上の場合は1元配置分散分析) あるいは Wilcoxon 順位和検定を適用する．

b.　パラメトリック検定

それぞれのデータを以下のように標準化する．

$$Y_{ijk} = \frac{X_{ijk} - \bar{X}_{\cdot\cdot k}}{\hat{\sigma}_k} \tag{3}$$

ここに，$\bar{X}_{\cdot\cdot k}$，$\hat{\sigma}_k$ は k 番目のエンドポイントの全平均，および群内分散の併合分散から推定した標準偏差とする．それぞれの被験者ごとに m 個の標準化されたデータ Y_{ijk} の平均値を計算し $\bar{Y}_{ij\cdot}$ とする．このデータに基づいて a. と同様に t 検定 (3群以上の場合は1元配置分散分析 (F 検定)) を適用する．この F 検定は通常の最小2乗法によって導かれるので OLS (ordinary least squares) 法と呼ばれている．

O'Brien (1984) は，また，m 個のエンドポイント間の相関 $\boldsymbol{R}$ を考慮に入れた一般化最小2乗法によって導かれる検定 (GLS 法) も提案した．次の，一般化線形モデル (general linear model) を考える．

$$\boldsymbol{Y}_{ij} = \boldsymbol{\mu} + \beta_i \boldsymbol{J} + \boldsymbol{\epsilon}_{ij} \tag{4}$$

ここに，$\boldsymbol{Y}_{ij} = (Y_{ij1}, Y_{ij2}, \ldots, Y_{ijm})^T$，$\boldsymbol{\mu} = (\mu_1, \ldots, \mu_m)^T$，$\boldsymbol{J} = (1, 1, \ldots, 1)^T$ であり，$\boldsymbol{\epsilon}_{ij} \sim N(\boldsymbol{0}, \boldsymbol{R})$ を仮定する．この検定は次の F 検定により行う．

$$F = \sum_{i=1}^{2} n_i \big(\boldsymbol{J}^T \hat{\boldsymbol{R}}^{-1} [\bar{\boldsymbol{Y}}_{i\cdot} - \bar{\boldsymbol{Y}}_{\cdot\cdot}]\big)^2 / \boldsymbol{J}^T \hat{\boldsymbol{R}}^{-1} \boldsymbol{J}$$

帰無仮説のもとでは，第1自由度 $\nu_1 = 1$，第2自由度 $\nu_2 = \sum_{i=1}^{2}(n_i - m)$ の F 分布により非常によく近似できる．ここで，$\hat{\boldsymbol{R}}^{-1}$ は併合されたデータから計算された標本相関行列である．この方法は一般化最小2乗法 (generalized least squares) によって導かれるので GLS 法と呼ばれている．OLS 法も GLS 法も (1) 式の帰無仮説を検定する方法であるが，対立仮説として想定しているのは m 個の標準化されたエフェクトサイズが同じ方向で同程度の大きさであるという状況である．すなわち，(4) 式に示すように β_i は全部のエンドポイントにおいて共通であることを仮定している．O'Brien (1984) 自身が議論しているように，これらの方法は少数のエンドポイントのみに効果が期待される場合や，エンドポイントが同じ程度の改善効果を示すことが事前にはわからない場合には適切ではない．GLS 法は合成変量の重みとして $\boldsymbol{J}^T \hat{\boldsymbol{R}}^{-1}$ を利用しているが，相関係数によっては，この値が負となる解釈困難な場合が生じることがある．そのせいで，治療効果の差が負であっても，この「負の重み」によって検定統計量としては改善効果があるかのような誤った結果を導く可能性がある．一方，相関構造を反映させないノンパラメトリック検定や OLS 法にはこのような欠点はない．Tang *et al.* (1993) はこの点について，O'Brien (1984) の改良法を提案しているが，解釈の問題は残る．

Pocock *et al.* (1987) は m 個のエンドポイントのタイプ (連続変数，2 値データ，イベント発現までの時間) が同じではない場合，それぞれのエンドポイントごとに漸近正規分布に従う統計量を構成し，それらを GLS 法を応用して 1 つに統合する包括的検定を提案した．GLS 法の負の重みの問題があるのは O'Brien (1984) 法と同様である．エンドポイントごとに効果の違いが事前に予測されたり，臨床的重みが異なる場合には，エンドポイントごとに異なる重みを付与することに言及している．O'Brien (1984) の統計量は自由度を修正して t 分布に近似させる．この方法について第 1 種の過誤の増大が報告されている (Tang *et al.*, 1989; Frick, 1997)．Läuter (1996) は O'Brien (1984) 統計量におけるデータの基準化の方法 (3) を修正することにより正確に t 分布に従う統計量を構成した．Läuter (1996) は，σ_k の推定に帰無仮説下での全平均を用いた．

(2) の片側検定に関しては，古くは尤度比検定が Kudo(1963), Perlman(1969) らにより導出されたが計算が複雑で困難であった．尤度比検定を実用的にするために，Tang *et al.* (1989) は正確な尤度比統計量を修正した近似尤度比検定 (ALR) を提案した．想定している片側対立仮説としては，O'Brien (1984) と異なり，標準化されたエフェクトサイズが同じ方向で同程度の大きさであるという状況に限定されていない．しかし，O'Brien (1984) 法と同様に小標本では ALR も第 1 種の過誤の若干の増大がある．Lehmacher *et al.* (1994) は，通常はエフェクトサイズがほぼ同程度の大きさであることは事前に予測されないので ALR を推奨している．

Follmann (1996) は Hotelling T^2 と m 個のエンドポイントの治療効果の差についての和からなる統計量を組み合わせた片側検定を提案した．T^2 が該当する自由度の F 分布の $1-2\alpha$ 点を超え，かつ，治療効果の差についての和が正のときに (1) を棄却する (サイズ α の片側検定)．しかし，単調性 (monotonicity, Perlman and Wu, 2004) がないことが後に示されている (Röhmel *et al.*, 2006)．Perlman and Wu (2004) は単調性のない片側検定は奇妙な棄却域を構成する (Silvapulle, 1997) ことを示し，(2) の片側検定に大事な特性として単調性をもつことを指摘した．エンドポイント全体としての総合的な効果とともにどのエンドポイントについて効果があるのかを知りたいという要請に対して，包括的検定 (OLS, ALR) とそれぞれのエンドポイントについての優越性検定を閉手順により組み合わせ (Lehmacher *et al.*, 1991)，p 値の調整をブートストラップ法により行うこと (Logan and Tamhane, 2001) などが提案されている．

3. 新しい定式化

(1) の帰無仮説を拡張した新しい定式化 (5) が Bloch *et al.* (2001) によりなされた．すなわち，m 個のエンドポイントのうち 1 つ以上で治療効果の差が正であれば，ほかのエンドポイントについては非劣性が示されれば処理 1 が処理 2 より有効であると判断する．

$$H_0 : \left\{ \max_{1\le k\le m} \mu_{1k} - \mu_{2k} \le 0 \right\} \cup \left\{ \min_{1\le k\le m} \mu_{1k} - \mu_{2k} + \epsilon_k \le 0 \right\} \qquad (5)$$

ここに，ϵ_k は k 番目のエンドポイントについての非劣性マージンである．Bloch *et al.* (2001) は (5) の 1 項目と 2 項目それぞれが包括的検定 (Hotelling の T^2)，およびそれぞれのエンドポイントについての非劣性検定のいずれによっても棄却されるときに全体としての H_0 を棄却するとし，棄却限界値はブートストラップ法により決めることを提案した．Perlman and Wu (2004) は Bloch *et al.* (2001) の方法は単調性のない片側検定になっていることを示し，包括的検定として Hotelling の T^2 の代わりに制限つき尤度比検定を提案した．Tamhane and Logan (2004) は UI (union-intersection) 手順と IU (intersection-union) 手順を組み合わせた方法 (UI-IU 検定，ブートストラップ法も手順に含む) と先の二者の方法を simulation により比較した．Perlman and Wu (2004) の方法が UI-IU 検定より若干検出力が高く，Bloch *et al.* (2001) の方法には第 1 種の過誤の増大がみられた．Röhmel *et al.* (2006) は (5) の検定に関する方法を概観し，simulation による比較も行っている．Nishikawa *et al.* (2009) は Bloch *et al.* (2001) の考え方をさらに発展させ，医学的な相対的な重大さを反映した定式化を提案した．仮説検定により次の (6), (7) を検証する．(6) 臨床的な観点を考慮すると一方のエンドポイントにおける gain は他方のエンドポイントにおける loss よりも大きい．(7) エンドポイント 1 およびエンドポイント 2 においてはそれぞれ $-\Delta_1$ および $-\Delta_2$ を超えて劣っていない．ここに，$-\Delta_1, -\Delta_2$ はそれぞれのエンドポイントにおける差の許容限界である．　　[西 川 正 子]

無作為化法総説

review of randomization method

無作為化比較試験を行う目的は，群間の公平な比較を通じて，治療法 (あるいは薬剤) の偏りのない評価を行うことである．したがって，被験者の反応性に関する治療群間の類似性が求められ，無作為割り付けの実施が最も重要な要素の1つとなる．これには，予測不可能性の担保，選択バイアスの除去，**予後因子**の調整といった目的がある．

予後因子について，割り付けで積極的にはバランスをとらない**無作為化法**として，完全無作為化法，無作為割り付け規則，Efron の偏コイン法，**置換ブロック法**などがある．また，積極的にバランスをとる方法として，**層別無作為化法**，**Pocock–Simon 法**などがある．

1. 完全無作為化法

2群 (A, B) を比較する臨床試験を考える．そして，被験者が試験へ登録されるたびに，症例構成比1：1として2群へ割り付けるものとする．**完全無作為化法** (complete randomization) では，過去の割り付け結果とは無関係に各群へ常に1/2の確率で割り付ける．具体的には，サイコロを振り，奇数の目が出ればA群，偶数の目が出ればB群，コインを投げるのであれば，表が出ればA群，裏が出ればB群へと割り付けていく．この操作により，例えば，

A B B A A A B A B A

という割り付け結果が得られる．また，コンピュータを利用する際には，区間 [0,1] の擬似一様乱数を発生させて，0.5未満であればA群，0.5以上であればB群へ割り付ける．なお，予測不可能性を担保するために，乱数発生の際に与えるシード値は無作為に選ばれるようにしておく必要がある．

完全無作為化法は，過去の割り付け結果がわかっていたとしても，次にどちらの群が出やすいという予測が不可能であることから，「完全な予測不可能性」という点では最も優れた無作為化法である．しかし，平均的には設定した症例構成比率となることが保証されてはいるものの，実際の割り付け結果が期待した例数比になるとは限らず，インバランスが生じる．極端にいえば，片方の群へほとんど割り付けられない可能性がある．このため，検証的試験において，各群で設定された目標症例数が達成されず，検出力の低下が懸念されることとなる．完全無作為化法を利用する際には，設定された目標症例数のもとで問題となる検出力の低下が生じるインバランスの発生確率を確認しておく必要があろう．

2. 無作為割り付け規則

完全無作為化法は同数割り付けを保証しない．そこで，目標症例数である n 番目の被験者を割り付けた最終時点でインバランスが起こらないことを保証する**無作為割り付け規則** (random allocation rule) を Lachin (1988b) は提案した．この方法はインバランスの大きさに応じて，割り付け確率を変化させ，同数割り付けを達成する方法である．具体的には，A群を表す白玉，B群を表す黒玉が同数 $n/2$ 個ずつ入っている壺の中から，被験者が登録されるたびに，1つずつ玉を抽出 (戻さない) して割り付けていく．被験者 $i\ (=1,\ldots,n)$ の割り付け結果を表す確率変数 X_i (1：A群，0：B群) を考えると，この場合，$i+1$ 番目の被験者をA群へ割り付ける条件付き確率は，

$$
\begin{aligned}
&\Pr\{X_{i+1}=1|X_1,\ldots,X_i\} \\
&\quad = E(X_{i+1}=1|X_1,\ldots,X_i) \\
&\quad = \frac{n/2-\sum_{j=1}^{i} X_j}{n-i}, i=1,\ldots,n-1
\end{aligned}
$$

となる．分母は今後割り付けられるべき被験者数であり，分子は今後割り付けられるべきA群の被験者数を意味している．この方法では，最終的に同数割り付けが達成されるものの，被験者数が n 例に満たなかった場合にはインバランスが生じる．また，途中で $n/2$ 例がA群へ割り付けられれば，それ以降のすべてはB群へ割り付けられるという意味で，予測が可能であり，選択バイアスが生じる可能性があることには注意する必要がある．

3. Efron の偏コイン法

無作為割り付け規則のように，目標症例数での同数割り付けを保証はしないものの，予測不可能性を保持し，かつインバランスを小さく抑える偏コイン法を Efron (1971) は提案した．$i+1$ 番目の被験者をA群へ割り付ける条件付き確率を，

$$
\begin{aligned}
&E(X_{i+1}=1|X_1,\ldots,X_i) \\
&\quad = \begin{cases} 1/2, & \text{if} \quad D_i=0 \\ p, & \text{if} \quad D_i<0 \\ 1-p, & \text{if} \quad D_i>0 \end{cases}
\end{aligned}
$$

と定義して割り付ける．ここに，$p > 1/2$ であり，$D_i = 2\sum_{j=1}^{i} X_j - i$ はインバランスの大きさを表す．これは，すでに割り付けられた2群の被験者数が同数であれば，各群への割り付け確率を1/2とし，異なる場合には少ない群への割り付け確率を1/2より大きい定数として割り付ける方法である．このとき，無作為割り付け規則ではインバランスの程度に応じて，割り付け確率が変化したが，Efronの偏コイン法では定数である点が異なる．また，無作為割り付け規則と異なり，目標症例数を上回っても割り付けが可能である．

4.　予測不可能性，選択バイアスの比較

比較試験では，登録される被験者の割り付け結果の予測不可能性を担保することが大切である．もし，試験実施者または医師が高い確率で次の割り付け結果を予測できたとし，次に登録される被験者にとってその割り付けが好ましくなかった場合，この被験者は試験へ登録されない，もしくは次の好ましい割り付けまで登録が延長されることになるだろう．このように予測される割り付け結果に応じて，選択的に被験者が登録されることで，効果の評価にバイアスが混入する．これを選択バイアスと呼ぶ．多くの場合，非無作為化試験でこれらについて論じられている．しかしながら，無作為化試験でも用いられる割り付け方法によっては，予測不可能性を担保できず，選択バイアスが混入するおそれがある．ここでは，Blackwell–Hodgesモデルを用いて，完全無作為化法，無作為割り付け規則，Efronの偏コイン法それぞれの選択バイアスの大きさを評価する．

Blackwell–Hodges モデルでは，応答を Y とおき，群Aと群Bの間に差がないという帰無仮説のもとで考える．つまり，$E(Y|\mathrm{A}) = E(Y|\mathrm{B}) = \mu$ という状況である．そして，試験実施者または医師が次の割り付けが群Aと予測したとき(事象 a)には，応答が Δ だけ高いことが期待される被験者を登録し，群Bと予測したとき(事象 b)には，Δ だけ低いことが期待される被験者を登録するものとする．もちろん，予測が誤ることもある．そこで，群AおよびBの予測の正解率をそれぞれ α，β とおく．n 例を $n/2$ 例ずつ群Aと群Bへ割り付けたときの実際と予測の割り付け結果の関係を表1に示した．予測の割り付け結果が正しかった例数を G とおき，その期待値は $E(G) = (\alpha + \beta)n/2$ である．

表1　Blackwell–Hodges モデル

実際の割り付け	予測した割り付け a	予測した割り付け b
群A	$\alpha n/2$	$(1-\alpha)n/2$
群B	$(1-\beta)n/2$	$\beta n/2$
期待値	$\mu + \Delta$	$\mu - \Delta$

また，群Aと群Bそれぞれの応答の平均値の期待値は，

$$E(\bar{Y}_{\mathrm{A}}) = 2\alpha\Delta + (\mu - \Delta)$$
$$E(\bar{Y}_{\mathrm{B}}) = -2\beta\Delta + (\mu + \Delta)$$

であることから，群間差の期待値は

$$E(\bar{Y}_{\mathrm{A}} - \bar{Y}_{\mathrm{B}}) = 2\Delta\frac{E(G - n/2)}{n/2}$$

と表せる．ここでは $\Delta \neq 0$ とし，群Aと群Bの間に差がないという状況を考えていることから，

$$E(F) = E(G - n/2)$$

を選択バイアスの大きさを示す指標とする．したがって，$E(F) = 0$ のとき，選択バイアスがないことを意味する．

完全無作為化法は，過去の割り付け結果とは無関係に各群へ常に1/2の確率で割り付ける方法であることから，$E(G) = n/2$ である．したがって，$E(F) = 0$ が成り立ち，選択バイアスが混入しない割り付け方法と考えられる．無作為割り付け規則では，

$$E(F) = \frac{2^{n-1}}{\binom{n}{n/2}} - \frac{1}{2}$$

であり，Efronの偏コイン法では，

$$E(F) \cong \frac{(r-1)n}{4r}$$

と算出される．ここに，$r = p/(1-p)$ である．それぞれの詳しい導出は，Rosenberger and Lachin (2002) を参考にされたい．無作為割り付け規則と $p = 2/3$ のときのEfronの偏コイン法それぞれの選択バイアスの大きさは，試験全体の例数 n が20例のときで2.34と2.50，50例のときで3.95と6.25，100例のときで5.78と12.50であった．どちらの割り付け方法も例数が増えるにつれて，選択バイアスが大きくなっていた．また，約20例以上から2つの割り付け方法間の差は大きくなっており，$p = 2/3$ のときのEfronの偏コイン法よりも無作為割り付け規則の選択バイアスは小さいと考えられた．

［長谷川貴大］

置換ブロック法

permuted block designs

無作為化比較試験では，偏りのない群間比較を行うため，無作為割り付けが実施される．また，各群へ同数を割り付けることで，検出力が最大となる．しかしながら，完全無作為化法は同数割り付けを保証せず，インバランスが生じる．そこで，目標症例数での同数割り付けを保証し，かつ途中のインバランスの頻度をなるべく小さくする**置換ブロック法** (permuted block designs) がよく用いられている．これは，一定の症例数ごとに同数割り付けとなるよう割り付け表を準備した割り付け方法である．この一定の症例数をブロックサイズ (block size) と呼ぶ．

同様な目的の割り付け方法として，**無作為割り付け規則**，**Efron の偏コイン法**がある．これらは，事前に割り付け表を準備せず，**適応的割り付け**と呼ばれる割り付けられた結果に基づいて，割り付け確率を変える方法である．

1. 方　法

症例構成比 1：1 の 2 群 (A, B) を比較する臨床試験を考える．このとき，選択できるブロックサイズ T は 2 の倍数であり，最小は 2 である．$T = 2$ の場合，ブロック内での割り付けの並びは

1.AB　2.BA

の 2 とおりである．目標症例数が 12 例のとき，これらの割り付けの並びを等確率で 6 (=12/2) 回，復元抽出し，これらを連結することで割り付け表を作成する．例えば，

$$\underbrace{\mathrm{BA}}_{2}\,\underbrace{\mathrm{AB}}_{1}\,\underbrace{\mathrm{BA}}_{2}\,\underbrace{\mathrm{AB}}_{1}\,\underbrace{\mathrm{BA}}_{2}\,\underbrace{\mathrm{BA}}_{2}$$

となる．$T = 4$ の場合，ブロック内での割り付けの並びは

1.AABB　2.ABAB　3.ABBA
4.BAAB　5.BABA　6.BBAA

の 6 とおりである．目標症例数が 12 例のとき，これらの割り付けの並びを等確率で 3 (=12/4) 回，復元抽出し，これらを連結することで割り付け表を作成する．例えば，

$$\underbrace{\mathrm{ABAB}}_{2}\,\underbrace{\mathrm{BABA}}_{5}\,\underbrace{\mathrm{ABBA}}_{3}$$

となる．同様にして，$T = 6$ の場合は，6 つから 3 つをとる組み合わせ数だけ割り付けの並びがあるので，${}_6C_3 = 6!/(3! \cdot 3!) = 20$ とおりの並びが考えられる．

次に，症例構成比 1：2 の 2 群比較を考える．例えば，プラセボ群へ割り付けられる例数を減らしたいという要望に対応する状況である．この場合，選択できるブロックサイズは 3 の倍数であり，最小は 3 となる．$T = 3$ の場合，ブロック内での割り付けの並びは

1.AAB　2.ABA　3.BAA

の 3 とおりである．同様にして，$T = 6$ の場合は，6 つから 4 つをとる組み合わせ数だけ割り付けの並びがあるので，${}_6C_4 = 6!/(4! \cdot 2!) = 15$ とおりの並びが考えられる．

3 群以上の割り付けでは，上記の考え方を利用して，希望する症例構成比のブロックを作成し，同確率で復元抽出した割り付けの並びを連結することで割り付け表を作成すればよい．

2. インバランスの程度

ブロックサイズ T の置換ブロック法により同数を 2 群へ割り付ける臨床試験において，任意の割り付け時点でインバランスの最大値は，

$$\max_i |D_i| = \frac{T}{2}$$

となる．ここに，D_i は i 番目の被験者を割り付けた時点の各群の例数の差を表す．つまり，$T = 4$ の場合の最大群間差は 2 例であり，これはブロックサイズの半分が割り付けられた時点で確率 0.33(= 2/6) で起こることがわかる．$T = 6$ の場合には最大群間差が 3 例であり，これは確率 0.10(= 2/20) でしか起こらない．このように，置換ブロック法はインバランスの最大が小さく抑えられ，これが生じる確率も低く抑えられる点で優れている．

3. 使用上の留意点

2 重盲検比較試験や施設を層別因子としない多施設共同試験などを除いて，置換ブロック法の問題は，ブロックサイズ T を治験実施計画書で宣言してしまうと，各ブロックの最後の割り付けが完全に予測できてしまう点である．したがって，割り付けは第三者が行い，担当医にはブロックサイズを知らせないことが望ましい．しかし，外科的手術の比較のように治療法の盲検化が不可能な場合には，確率的にブロックサイズを変え，予測を難しくする工夫が考えられる．ブロックサイズが 4 または 6 の置換ブロック法により同数を 2 群へ割り付ける場合の手順を以下に示す．

1. 確率 1/2 でブロックサイズが 4 または 6 を選ぶ.
2. 選択されたブロックサイズをもつ置換ブロック法の中から等確率で 1 組の割り付けの並びを選ぶ.
3. ブロックの最後の割り付けまで実施し，手順 1. へ戻る.

このようにすると，ブロックサイズが 4 と固定した場合には予測が可能であった割り付けが，どちらのブロックサイズが用いられたのかがわからず，予測不可能となる.

実際の割り付けでは，置換ブロック法と呼びながら，施設ごとにブロックを対応させることがある．施設，あるいは医師によって被験者選択基準の解釈や治療方針，評価基準が少しずつ異なり，それらが集積して施設間で被験者の反応性の違いが懸念されるための対応である．また，一方の群へ偏って割り付けられる施設がなくなり，施設への治験薬の配布を容易にする目的がある．この場合，各施設の例数がブロックサイズの倍数となるように被験者が登録される必要がある．しかし，このような施設を層とした割り付けは**層別無作為化法**と呼ぶ方が正しいであろう.

4. プログラミング

置換ブロック法の割り付け表を作成する際，可能なすべての割り付けの並びを準備し，そのなかから無作為に復元抽出していくこととなる．しかしながら，可能な並びの数が多くなると，これらを事前に書き出すことは大変である．そこで，各ブロックの最終時点でインバランスを生じないことが保証される性質を利用して，ブロックごとに無作為割り付け規則で割り付けていけばよい．ブロックサイズ 4 の置換ブロック法により，12 症例を 2 群へ同数割り付ける R のコードを以下へ示す.

```
n <- 12
bsize <- 4
group <- numeric(n)
for (i in 1:n) {
  if (i%%bsize==1) {
    j <- 1
    s <- 0
  }
  p <- (bsize/2-s)/(bsize-j+1)
  group[i] <- rbinom (1,1,p)
  j <- j+1
  s <- s+group[i]
}
```

5. 母集団モデルと無作為化モデルの比較

Matts and Lachin (1988) は，置換ブロック法が用いられた 2 群からなる無作為化比較試験において，**無作為化モデル**と比して **invoked 母集団モデル**では保守的でない結果が導かれることを示した．群間比較として**線形順位検定**を用いるとき，無作為割り付け規則が用いられた無作為化モデルと割り付け方法によらない invoked 母集団モデルの統計量の分散が漸近的に一致することが Lachin (1988b) によって示されている．そこで，無作為化モデルのもとで，無作為割り付け規則とブロックサイズを $2m$ とした置換ブロック法の統計量の分散を比較する．ブロック k の平方和 A_k を用いて，無作為割り付け規則の統計量 $S_{rar.}$ の分散は，

$$\mathrm{Var}(S_{rar.}) = \frac{n}{4(n-1)}\sum_{i=1}^{n}(a_{in}-\bar{a}_n)^2 = \frac{n}{4(n-1)}\sum_{k=1}^{n/2m}A_k$$

と表せる．置換ブロック法の統計量 $S_{pbd.}$ の分散は，ブロック間では割り付けが無相関であるのに対し，ブロック内では割り付けの共分散が $(m-1)/(4m-2)-1/4$ であることに注意して，

$$\mathrm{Var}(S_{pbd.}) = \sum_{k=1}^{n/2m}\left[\left\{\frac{1}{4}-\left(\frac{m-1}{4m-2}-\frac{1}{4}\right)\right\}A_k\right] = \frac{m}{4m-2}\sum_{k=1}^{n/2m}A_k$$

と求められる．$\mathrm{Var}(S_{rar.}) \le \mathrm{Var}(S_{pbd.})$ であることから，置換ブロック法よりも無作為割り付け規則の分散が常に小さいことがわかる．特に，ブロックサイズが小さくなるにつれて，これらの差は大きくなる．つまり，invoked 母集団モデルのもとでの統計量の分散が無作為化モデルよりも小さくなる．したがって，置換ブロック法を用いた無作為化比較試験において，invoked 母集団モデルのもとでの統計的推測は第 1 種の過誤確率が名目有意水準以下に保たれない．なお，ブロックサイズが 4 のときで，invoked 母集団モデルの統計量の分散は無作為化モデルの 0.75 倍程度小さくなる．　［長谷川貴大］

層別無作為化法

stratified randomization

無作為化比較試験では，無作為割り付けが実施される．この目的のひとつは治療効果に影響を与える被験者特性 (予後因子) の分布を群間で均衡することを「確率的」に保つことである．しかし，完全無作為化法や同数割り付けを目的とした割り付け方法では，結果として重要な予後因子についてインバランスが生じることは少なくない．そこで，インバランスが生じることを防ぐため，事前に割り付けで考慮することが考えられる．そのなかの方法のひとつとして，割り付けで考慮したい因子で被験者を層別し，各層で無作為化する**層別無作為化法** (stratified randomization) がある．

1. 方　法

層別無作為化法で用いられる各層の無作為化として，いくつかの方法が考えられる．そのなかでも，よく行われているのは，**置換ブロック法**であり，事前に層ごとに割り付け表を作成するものである．例えば，症例構成比 1 : 1 の 2 群 (A, B) を比較する臨床試験を考える．そして，主要評価項目に影響を与える予後因子として，喫煙 (有，無) および症状スコア (14 以下，15 以上) があるとする．群間でインバランスが生じないように，これらを層別因子とする層別無作為化法で割り付ける．喫煙および症状スコアの水準はそれぞれ 2 水準であることから，層の数は 4 個 ($=2\times2$) である．ゆえに，ブロックサイズ 4 の置換ブロック法により各層で割り付け表を準備する．その例を表 1 に示す．ここに，各層で準備される割り付け表の大きさは，想定される症例数の最大値を超えるようにする．そして，各層へ登録された順に群を割り付けていく．

その他，各層の割り付け方法として，確率的にブロックサイズを変えた置換ブロック法や Efron の偏コイン法などの各群へ同数を割り付ける方法を用いることもある．

2. インバランスの程度

各層の割り付けとして，置換ブロック法を用いた場合のインバランスの程度を考える．それぞれの層で登録された被験者数がブロックサイズの倍数であれば，各層の症例構成比が等しくなり，全体として群間で因子の分布が等しくなる．しかしながら，完了しないブロックが多いときには，各層でインバランスが生じ，全体として大きなインバランスが生じる可能性が少なくない．例えば，層別したい因子の数が多かったり，ある因子の水準数が多かった場合に，層の数が多くなり，各層で登録される症例数がブロックサイズの倍数となるよう制御することが困難となる．喫煙の有無と症状スコアに加えて，3 水準のウイルス型 (A, B, C) を層別因子へ加えると，層の数は 4 個から 12 個 ($=2\times2\times3$) へ増えてしまう．これらすべての層でブロックが完了して割り付けが終了することはまれであろう．なお，施設のみを割り付け因子とした場合には，各施設と契約する際，ブロックサイズの倍数となるよう被験者を登録してもらえれば，インバランスは生じにくくなる．

ところで，層別無作為化法は各層で無作為化する方法という点から，各層で完全無作為化法を用いて割り付けることが考えられる．しかし，これは次の理由から誤りである．完全無作為化法は，各被験者に対して独立に割り付けていく．したがって，各層で完全無作為化法を用いた層別無作為化法は，全体を完全無作為化法で割り付けることと同等となる．すなわち，割り付けで考慮した因子についてインバランスが生じることを防げない．

3. 使用上の留意点

割り付けで考慮したい因子について被験者を層別して割り付ける方法であることから，因子が連続量の場合，あらかじめいくつかの水準へ分割してカテゴリー化する必要がある．その際，分割の水準数が多いと，上記で述べたように層の数が多くなり，インバランスの生じる層が増

表 1　各層で置換ブロック法を用いた例

層	有	有	無	無
	≤14	15≤	≤14	15≤
1	A	A	A	A
2	A	A	A	A
3	B	B	B	B
4	B	B	B	B
5	B	B	B	B
6	A	A	A	B
7	B	A	B	A
8	A	B	A	A
⋮	⋮	⋮	⋮	⋮

える．その結果，全体として大きなインバランスが生じる可能性が少なくない．このため，水準数の適切性をシミュレーションで確認しておいた方がよいであろう．

施設数が多く施設を因子とできない場合，または施設を因子とはしないものの施設への治験薬の配布を容易にする目的から，施設内での群間差を制御したい場合がある．このため，**Zelen** (1974) による制約が利用されている．施設 $s\ (=1,\ldots,S)$ ですでに n 例が登録されており，このときの群 $i\ (=\mathrm{A},\mathrm{B})$ に割り付けられている例数を $N_{si}(n)$ とする．そして，施設 s での群間差 $D_s(n) = N_{s\mathrm{A}}(n) - N_{s\mathrm{B}}(n)$ を計算する．許容できる施設内の群間差を c としたとき，$|D_s(n)| < c$ であれば，$n+1$ 例目の被験者に対しては，計画している層別無作為化法で割り付ける．また，この条件を満たさない場合には，割り付け例数の少ない群へ強制的に割り付ける．許容できる施設内の群間差として，Zelen は $2, 3, 4$ を提案している．また，割り付けるたびに，無作為に C の値を選択する方法も提案している．しかし，Zelen による制約により，本来割り付けで考慮したい因子についてインバランスが生じる可能性がある．このため，各施設で想定される被験者数のもとで，シミュレーションによりその程度を確認しておいた方がよいであろう．

4. 無作為化モデル

Hasegawa and Tango (2009) は，層別無作為化法を用いたときの無作為化モデルの性質を評価している．ここでは，2 つの離散型の予後因子が存在し，これらについて層別して割り付けが実施されたとする．群 $i\ (=\mathrm{A},\mathrm{B})$ で 1 番目の予後因子が水準 $j\ (=1,\ldots,J)$，2 番目の因子水準が $k\ (=1,\ldots,K)$ である被験者 n_{ijk} 例の l 番目の被験者の応答として

$$Z_{ijkl} = \mu + \delta_i + \alpha_j + \beta_k + \varepsilon_{ijkl}$$

である線形モデルを考える．ここに，予後因子間に交互作用効果はなく，$\mathrm{Var}(\varepsilon_{ijkl}) = \sigma_E^2$ とする．無作為化モデルで用いる統計量を各群の平均値の差とすると，割り付けパターン w での統計量は

$$\begin{aligned} S_w &= \bar{Z}_{\mathrm{A}(w)} - \bar{Z}_{\mathrm{B}(w)} \\ &= (\delta_{\mathrm{A}(w)} - \delta_{\mathrm{B}(w)}) \\ &\quad + \sum_j \left[\frac{n_{\mathrm{A}j\cdot(w)}}{n_{\mathrm{A}(w)}} - \frac{n_{\mathrm{B}j\cdot(w)}}{n_{\mathrm{B}(w)}} \right] \alpha_j \\ &\quad + \sum_k \left[\frac{n_{\mathrm{A}\cdot k(w)}}{n_{\mathrm{A}(w)}} - \frac{n_{\mathrm{B}\cdot k(w)}}{n_{\mathrm{B}(w)}} \right] \beta_k \\ &\quad + (\bar{\varepsilon}_{\mathrm{A}\cdots(w)} - \bar{\varepsilon}_{\mathrm{B}\cdots(w)}) \end{aligned}$$

と表せる．層別無作為化法は，割り付けで考慮した因子の分布を揃える割り付け方法であることから，

$$n_{\mathrm{A}jk(w)} = n_{\mathrm{B}jk(w)}, \quad \text{for all } j,\ k \qquad (1)$$

が成り立つことが期待される．したがって，これを満足したとき，

$$\begin{aligned} n_{\mathrm{A}j\cdot(w)} &= n_{\mathrm{B}j\cdot(w)} \\ n_{\mathrm{A}\cdot k(w)} &= n_{\mathrm{B}\cdot k(w)}, \quad \text{for all } j,\ k \end{aligned}$$

が成り立つことから，統計量は

$$\begin{aligned} S_w &= (\delta_{\mathrm{A}(w)} - \delta_{\mathrm{B}(w)}) \\ &\quad + (\bar{\varepsilon}_{\mathrm{A}\cdots(w)} - \bar{\varepsilon}_{\mathrm{B}\cdots(w)}) \end{aligned}$$

となる．よって，この分散は，

$$\mathrm{Var}(S_w) = \frac{4\sigma_E^2}{n}$$

であり，これは **invoked 母集団モデル**で 2 つの予後因子を共変量とした**共分散分析**を用いたときの群間差の分散と漸近的に一致する．ここに $n = \sum_{ijk} n_{ijk}$ である．したがって，層別無作為化法を用いたときの無作為化モデルと共分散分析による統計的推測は一致する．応答に対して予後因子間に交互作用効果があった場合でも，層別無作為化法を用いたときの無作為化モデルは，交互作用を共変量へ含めた共分散分析の統計的推測と一致することを同様に示すことができる．しかしながら，層別無作為化法を実際に適用した際，通常，各層で小さなインバランスが生じ，(1) 式を満足しないことが多い．さらに，各層のインバランスが積み重なることで，全体で大きなインバランスが生じる可能性があり，層別無作為化法を用いたときの無作為化モデルの統計的推測は共分散分析よりも悪くなる．

[長谷川貴大]

Pocock–Simon 法と Taves の最小化法

Pocock–Simon procedure and Taves' minimization

無作為化比較試験では，無作為割り付けが実施される．この目的のひとつは治療効果に影響を与える被験者特性 (予後因子) の分布を群間で均衡することを「確率的」に保つことである．そこで，重要な予後因子についてインバランスが生じることを防ぐため，事前に割り付けで考慮することが考えられる．そのなかの方法のひとつとして，**Pocock–Simon 法**と **Taves の最小化法** (Taves' minimization) がある．同様の目的で用いられる割り付け方法として，**層別無作為化法** (stratified randomization) もある．しかしながら，こちらはバランスをとりたい因子の数，またはその水準数が多いときに，インバランスが生じる可能性が少なくない．このため，Pocock–Simon 法と Taves の最小化法は層別無作為化法に代わって利用される．これらは，事前に割り付け表が準備される層別無作為化法と異なり，被験者が登録されるたびに，被験者の特性に応じて，群間のバランスがとられる方向へ積極的に群を逐次的に割り付けていく方法である．実際の利用では，登録センターにおいてコンピュータで制御する．

1. Pocock–Simon 法

2 群 (A, B) を比較する臨床試験を考える．すでに n 例が登録された時点で，割り付けで考慮する因子 $i\ (=1,\ldots,I)$ の水準 $j\ (=1,\ldots,R_i)$ における群 $k\ (=\mathrm{A},\mathrm{B})$ へ割り付けられた例数を $N_{ijk}(n)$ とおく．そして，$n+1$ 番目の被験者を割り付けるとする．この被験者の各因子の水準をそれぞれ $r_1,\ldots,r_I$ としたとき，インバランスの程度を表す $D(n)$ を次のように定義する．

$$D(n)=\sum_{i=1}^{I}w_iD_i(n)$$

ここに，$D_i(n)$ は n 例登録時における因子 i での群間差 $D_{ir_i\mathrm{A}}(n)-D_{ir_i\mathrm{B}}(n)$ を表す．また，w_i は割り付けで考慮する因子の相対的重要度を示す重みである．もし，$D(n)$ が 0 よりも小さければ，$n+1$ 番目の被験者の特性に対しては，すでに B 群の方へ多く割り付けられており，A 群へ高い確率 p で割り付ける．反対に，0 より大きければ，A 群へ低い確率 $1-p$ で割り付ける．0 と等しいときには，各群へ等確率で割り付けることとする．この方法を提案した Pocock and Simon (1975) は，この確率 p として，

$$p=\frac{c+1}{3},\quad c\in\left[\frac{1}{2},2\right]$$

を提案している．なお，2 群比較の試験において，McEntegart (2004) は $p=4/5$ がよく用いられると述べている．

表 1　Pocock–Simon 法の適用例

因子	水準	A 群	B 群
喫煙	有	3	3
	無	12	13
症状スコア	14 以下	5	4
	15 以上	10	12
ウイルス型	A	3	3
	B	4	4
	C	8	9
合計		15	16

さて，主要評価項目に影響を与える予後因子として，喫煙 (有，無)，症状スコア (14 以下，15 以上)，ウイルス型 (A, B, C) があり，これらについて 2 群でバランスがとられるよう Pocock–Simon 法で割り付ける例を考える．ここに，各因子の重みは等しく $w_i=1$ とし，割り付け確率 p は 4/5 とする．すでに 31 例の被験者が割り付けられたときの各因子の分布を表 1 へ示す．そして，被験者背景が「喫煙=無，症状スコア=14 以下，ウイルス型=C」である 32 例目の被験者を割り付ける．

$$D(31)=(12-13)+(5-4)+(8-9)=-1<0$$

より，A 群へ確率 4/5 で 32 例目は割り付けられる．

2. Taves の最小化法

Taves (1974) の最小化法は，まず，これから割り付ける被験者の各因子の水準に対応する割り付け症例数の合計を群間で比較する．そして，最も合計の小さい群へ割り付ける方法である．すなわち，前節の例を用いると，32 例目の被験者背景に対応する A 群へ割り付けられた症例数の合計は $12+5+8=25$ である．また，B 群の合計は $13+4+9=26$ と算出される．したがって，32 例目は合計の小さい A 群へ割り付けられる．もし，合計が等しい場合には等確率で群へ割り付ける．この手順により，Taves の

最小化法は Pocock–Simon 法で各因子の重みが等しく，割り付け確率が 1 の場合と一致する．

3. インバランスの程度

インバランスの程度を各因子水準の合計症例数とすることから，Pocock–Simon 法と Taves の最小化法は周辺分布を揃える割り付け方法と捉えられる．したがって，割り付けで考慮する予後因子間に交互作用がある場合，応答に対する予後因子の影響が群間でバランスがとられない可能性がある．このため，交互作用のある因子の組み合わせを 1 つの因子として取扱い割り付けを実施するか，もしくは層別無作為化法による割り付けを検討する必要がある．

4. 使用上の留意点

割り付けで考慮したい因子の各水準について，すでに割り付けられた被験者数を合計して割り付ける方法であることから，因子が連続量の場合，あらかじめいくつかの水準へ分割してカテゴリー化する必要がある．このため，連続量の因子について群間のバランスを確保できるよう，インバランスの程度の評価を拡張した割り付け方法がいくつか提案されている．Nishi and Takaichi (2003) では，連続量の因子については平均値と標準偏差を，離散型の因子では頻度を群間で揃える**拡張最小化法**を提案している．さらに，Endo *et al.* (2006) は，平均値と標準偏差の代わりに，連続量の因子が正規分布に従うと仮定して **Kullback–Leibler 情報量**を用いた方法を提案している．しかしながら，この方法は現段階では 2 群への割り付けのみに制限されている．また，これらとは異なる観点で，Aickin (1983) は **MLA** (minimum likelihood allocation) **法**を提案している．これは，応答を群，説明変数を割り付けで考慮する因子とするロジスティックモデルを当てはめ，最も尤度の低い群へ割り付ける方法である．上記の 2 つの方法と異なり，複数の連続量の因子について 1 次の交互作用を説明変数へ含めることで，これらの因子の共分散についても群間でバランスを確保できる点が特徴である．

施設を因子とはしないものの施設への治験薬の配布を容易にする目的から，施設内での群間差を制御したい場合がある．このとき，Pocock–Simon 法と Taves の最小化法では，施設内で割り付けを許容できる群のみを対象にして，割り付けを実施すればよい．すなわち，割り付けが可能な群から最もバランスを確保できるような群へ割り付ける．層別無作為化法と **Zelen** (1974) による**制約の組み合わせ**のように，割り付け候補が提示された後に割り付け可能な群へ強制的に割り付ける方法と考慮の順番が異なる．このため，Pocock–Simon 法または Taves の最小化法で施設を考慮しても，本来割り付けで考慮したい因子のバランスが崩される可能性は低い点が魅力である．

5. 無作為化モデル

Hasegawa and Tango (2009) は，Pocock–Simon 法または Taves の最小化法を用いたときの**無作為化モデル**の性質を評価している．ここでは，2 つの離散型の予後因子が存在し，これらについて割り付けで考慮されたとする．群 $i\ (=\mathrm{A},\mathrm{B})$ で 1 番目の予後因子が水準 $j\ (=1,\ldots,J)$，2 番目の因子水準が $k\ (=1,\ldots,K)$ である被験者 n_{ijk} 例の l 番目の被験者の応答として

$$Z_{ijkl}=\mu+\delta_i+\alpha_j+\beta_k+\varepsilon_{ijkl}$$

である線形モデルを考える．ここに，予後因子間に交互作用効果はなく，$\mathrm{Var}(\varepsilon_{ijkl})=\sigma_E^2$ とする．無作為化モデルで用いる統計量を各群の平均値の差とすると，割り付けパターン w での統計量は

$$\begin{aligned}S_w=&(\delta_{\mathrm{A}(w)}-\delta_{\mathrm{B}(w)})\\&+\sum_j\left[\frac{n_{\mathrm{A}j\cdot(w)}}{n_{\mathrm{A}(w)}}-\frac{n_{\mathrm{B}j\cdot(w)}}{n_{\mathrm{B}(w)}}\right]\alpha_j\\&+\sum_k\left[\frac{n_{\mathrm{A}\cdot k(w)}}{n_{\mathrm{A}(w)}}-\frac{n_{\mathrm{B}\cdot k(w)}}{n_{\mathrm{B}(w)}}\right]\beta_k\\&+(\bar{\varepsilon}_{\mathrm{A}\cdots(w)}-\bar{\varepsilon}_{\mathrm{B}\cdots(w)})\end{aligned}$$

と表せる．Pocock–Simon 法または Taves の最小化法は，割り付けで考慮した因子の周辺分布を揃える割り付け方法であることから，

$$\begin{aligned}S_w=&(\delta_{\mathrm{A}(w)}-\delta_{\mathrm{B}(w)})\\&+(\bar{\varepsilon}_{\mathrm{A}\cdots(w)}-\bar{\varepsilon}_{\mathrm{B}\cdots(w)})\end{aligned}$$

となる．よって，この分散は，

$$\mathrm{Var}(S_w)=\frac{4\sigma_E^2}{n}$$

であり，これは **invoked 母集団モデル**で 2 つの予後因子を共変量とした**共分散分析**を用いたときの群間差の分散と漸近的に一致する．したがって，Pocock–Simon 法または Taves の最小化法を用いたときの無作為化モデルと共分散分析それぞれによる統計的推測は一致する．

[長谷川貴大]

疫学研究のデザイン

epidemiologic study designs

国際疫学会発行の疫学事典では，疫学研究とは「特定の集団内の健康に関連した状態または事象の分布や決定要因に関する研究であり，健康問題をコントロールするためにその研究結果を応用する」領域と定義されている (Last, 2001). このため集団レベルでのデータから個人レベルのデータの収集まで，さまざまな疫学研究のデザインが提案されている.

1. エコロジカル研究

地域別あるいは対象者の属性別に疾病発生率や死亡率に差がみられた場合，地域や属性に特徴的な要因への曝露状況との関連を調べる方法は，**エコロジカル研究** (ecological studies) と呼ばれる．多くのエコロジカル研究では，国別，市区町村別に，喫煙割合，脂肪摂取量，大気汚染データといったさまざまな曝露に関するデータと，疾病発生率や死亡率との相関関係をプロットして調べられる.

得られた結果が妥当であるかどうかは，後に述べる個人レベルでの研究の方が高いが，個人レベルの研究で対象としている特定の集団では，疾病や死亡の原因と考えられている要因への曝露量が非常に狭い範囲になってしまい，曝露と疾病の間の関連がうまく捉えられない場合がある．エコロジカル研究では曝露量が大きく異なっている地域や集団を集めることができるため，曝露と疾病との関連を捉えやすい.

図 1 は世界 21 ヵ国について，縦軸に 1973〜77 年の 45〜65 歳の年齢調整乳がん死亡率の平均値 (人口 10 万対) を，横軸に 1975〜77 年の国民 1 人当たり脂肪カロリー摂取量の平均値をプロットした結果である (Prentice *et al.*, 1988b)．この図をみると，1 人当たり脂肪カロリー摂取量が最大の米国と最小の日本で，乳がん死亡率に 5.5 倍の開きがみられることから，動物性脂肪の多い食生活と乳がんによる死亡との関連が疑われる.

しかし，エコロジカル研究では各集団のメンバーのデータのいわば平均しかみることができないため，得られた曝露と疾病との関連は個人レベルの関連を必ずしも反映しているわけではない．また，図 1 では 1975〜77 年の脂肪カロリー摂取量が，時間的に 1973〜77 年の乳がん死亡率に影響しているとは考えにくいし，集団での喫煙割合の入手が難しい場合，たばこの年間売上高で代用したり，発生率が手に入りにくいため死亡率で代用することなどによって，さらに関連が歪められる.

これらのことから，エコロジカル研究は妥当性に問題があり (Greenland and Robins, 1994)，より詳細に調べる価値のある仮説をスクリーニングするための研究だと位置づけるのが無難である.

2. 断面研究

断面研究 (cross-sectional studies，**横断研究**ともいう) は，原因と疾病発生の時間的関係を調べるのではなく，ある時点における有病 (prevalence) 状況と，同じ時点での環境や対象者の特徴を同時に調べる研究デザインである.

有病状況とは，調査を実施する時点までにすでに疾病を発生していて，かつ調査時点まで継

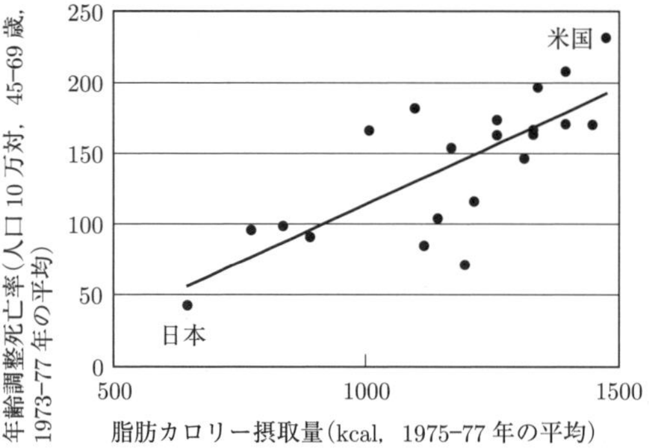

図 1　21 カ国の脂肪カロリー摂取量と乳がん死亡率

続して疾病を有していることであり，調査時点以前に死亡してしまった人や，疾病が治ってしまった人は有病者として把握されない．したがって，発生率が大きい疾病でも，短期間で回復したり，その逆に急激に死亡してしまう場合，有病割合は小さくなり，発生率が小さくても死亡には至らず，慢性的な経過をたどる生活習慣病などの疾病の有病割合は大きくなる．このように有病状況は，疾病の発生率だけではなく，致命率，治癒率，治療法の進歩などに大きく影響を受ける．

有病者がもつさまざまな特徴や曝露状況は，疾病を発生した結果によって疾病発生前とは変わっている可能性がある (例えば，心筋梗塞になったので禁煙した)．

3. コホート研究

「喫煙は心筋梗塞の発生を増やすのか」，といった因果関係の検証を目的とする疫学研究では，対象者 1 人 1 人について，喫煙状況，心筋梗塞発生状況，心筋梗塞の発生に影響を与えるさまざまな情報を集める必要がある．そのためには，研究対象としている疾病にまだかかっていない人で，かつ将来その疾病にかかる可能性のある人たち (**リスク集団**：population at risk) を定義し，疾病発生状況を調べる必要がある．「リスク (risk)」とは「健康に関連するイベントが起きる確率」(Last, 2001) という意味で用いることにする．

コホート研究 (cohort studies) は，原因と考えられている要因への曝露の程度が異なるリスク集団を複数定めて，研究対象としている疾病の新たな発生を前向き (prospective) に追跡する研究デザインである．典型的なコホート研究では，観察開始時に曝露を受けた曝露 (喫煙) グループと，曝露を受けなかった非曝露 (非喫煙) グループを一定期間追跡し，観察終了時までの疾病 (心筋梗塞) 発生状況を比較する．

図 2 にコホート研究の模式図を示す．横棒は対象者 1 名を表し，棒の長さは対象者を追跡している期間，黒丸はその時点で対象者が心筋梗塞を発生して，リスク集団から除かれたことを示す．

このようにコホート研究は，要因への曝露から疾病発生までを時間を追って観察できるため，疾病の自然史 (natural history of disease) を調べることができるし，研究の時間的順序と因果の方向が一致していて実験研究に近いという利点をもっている．疾病の発生を前向きに追跡していることから，1 つの曝露に関して，複数の

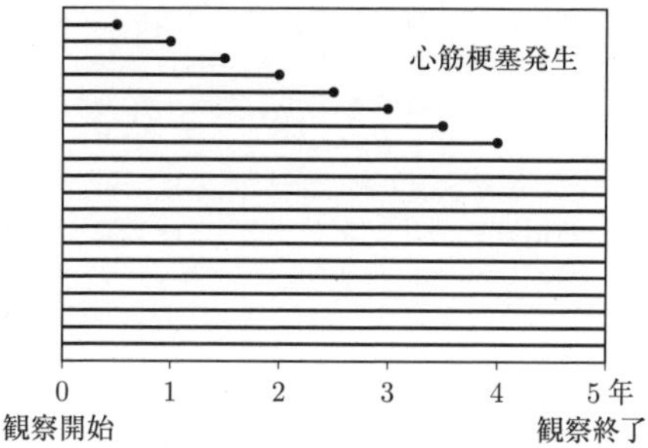

図 2　対象集団の追跡と心筋梗塞の発生

疾病との関連を調べることも可能である．

また，曝露グループ別の疾病発生リスクや発生率を計算することができるため，曝露グループと非曝露グループのリスク (または発生率) の差や比を調べることで，疫学研究・医療統計学で必須の考え方である，曝露によるリスクの絶対的な増加 (リスク差：risk difference) や相対的な増加 (リスク比：risk ratio) を定量的に調べることができる．

一方で，コホート研究では多くの対象者を長期間追跡しなければならず，研究費用，時間，人手がかかるという欠点をもっている．これは発生頻度が低い疾病の場合，大きな問題となる．

おそらく最も有名なコホート研究は 1948 年に米国 Massachusetts 州 Boston 郊外の Framingham で心疾患の原因を探るために開始された Framingham Heart Study であろう (ホームページ，http://www.framinghamheartstudy.org/)．Framingham Heart Study では，喫煙が心疾患のリスクを高めること，当時は心疾患の病態の一部だと考えられていた高コレステロールレベル，高血圧が心疾患のリスクを高める原因であること，など心疾患に関するさまざまな知見が得られている．現在も親コホートの参加者の子ども，孫の 3 世代にわたる研究が続けられている．

4. ケース–コントロール研究

コホート研究では，曝露グループと非曝露グループを一定期間追跡したが，同じコホートを観察終了時までの疾病発生状況で分類し，疾病を発生した対象者グループと発生しなかった対象者グループを過去に振り返って曝露状況を調べることを考えてみよう．図 2 の観察終了時に心筋梗塞を発症していたグループと発症していないグループについて，観察開始当初の喫煙状

況を調べれば，コホート研究の情報を完全に再現することができる．

このように，疾病を発生したケースと，発生していないコントロールについて，過去にさかのぼって曝露状況を後ろ向き (retrospective) に調べる研究デザインを**ケース–コントロール研究** (case–control studies) という．コホート研究の枠組みのなかでケース–コントロール研究を実施することができれば (**コホート内ケース–コントロール研究**：case-control studies within a cohort，または**ネステッド・ケース–コントロール研究**：nested case-control studies)，曝露情報などを過去にさかのぼって調べる不確かさ以外は，コホート研究とほぼ同じ情報を再現することができる．

ケース–コントロール研究を実施する際にも，コホート研究と同様に，その背後にあるケースが発生する集団を同定することが重要となる．地域や職域などの集団ベース (population-based) のケース–コントロール研究では，限られた地域や職域がケースが発生する集団と考えられる．この場合，コントロールはケースが発生する地域や職域集団からランダムに選ぶことで偏りのないコントロール選択が可能となる．しかし通常のケース–コントロール研究でははじめにケースありきであり，ケースが発生したであろう適切な集団を見つけだす必要がある．

ケース–コントロール研究では，観察終了時までに疾病を発生したケースと，観察期間終了時のリスク集団からランダムに選択したコントロールの過去の曝露状況を調べる (ケースグループも，全ケースからのランダムサンプルでよい)．このため疾病の発生がまれであっても，短期間で死亡や回復に至らない生活習慣病のような疾病では，有病者は集団中に多数存在するため，有病者からケースを選択することで，まれな疾病であっても短期間に曝露との関係を調べることができる．

ケース–コントロール研究ではコホート研究と異なって，特別な情報がない限り曝露グループと非曝露グループのリスク差，リスク比を調べることはできないが，ケースの曝露者と非曝露者の比 (曝露オッズ) とコントロールの曝露オッズの比である**曝露オッズ比** (exposure odds ratio) は求めることができる．疾病の発生がまれであれば，曝露オッズ比はリスク比とよく似た値となる (**まれな疾病の仮定**：rare disease assumption)．

ケース–コントロール研究は，コホート研究に比べ費用も時間もかからず，まれな疾病であってもすでに蓄積しているケースを利用できるため，大変有効な研究デザインである．また，1つの疾病に対して原因と考えられている要因を複数同時に調べることができる．

その反面，コントロールを選択する集団の同定を誤ってしまうと，ケースが発生した集団とは異なった集団からコントロールをとることになり，正しい比較ができなくなってしまったり (**選択バイアス**：selection bias)，さまざまな要因を過去にさかのぼって調べるため情報が不正確になりがちである (**情報バイアス**：information bias)．さらに，ケースは「原因と考えられる曝露を過去に受けたかどうか」をよく憶えているが，疾病を発生していないコントロールは同じ曝露を受けていても記憶していない，思い出しバイアス (recall bias) といった，コホート研究では起こりにくいバイアスが入りやすいという欠点がある．

5. ヒストリカルコホート，前向きケース–コントロール

対象者のリストと曝露記録が幸運にも残されていると，過去にさかのぼってコホートを設定し，その後は対象者を前向きに追跡して疾病発生状況を調べることができる．このようなデザインは**ヒストリカルコホート** (historical cohort) 研究と呼ばれる．一部の職業コホートでは正確な曝露記録が残されている．例えば，放射線業務従事者は被爆線量モニタリングが義務づけられている．また正確な曝露記録はなくとも，作業環境のモニタリングや作業場所から曝露量を推定できる職種も存在する (Breslow and Day, 1987)．

ヒストリカルコホート研究では曝露記録の正確さが問題となるが，曝露を受けた人については何らかの記録は残っていると考えられる．これに対して，曝露を受けなかった人については曝露記録が不正確で記録に残されていなかったのか，あるいは本当に曝露を受けていなかったのかがわからないため，非曝露グループの同定が難しい場合がある．

病気の原因を調べるためには疾病発生状況を捉えることが重要であるので，まれな疾病の際に有効であった有病ケースを用いるケース–コントロール研究には限界がある．このため疾病発生の同定は観察開始後に前向きに行い，曝露状況やその他の情報は過去にさかのぼって調べる，という前向きケース–コントロール研究も用いられている．コホート内ケース–コントロール

研究は，前向きケース–コントロール研究の特別な場合である．

6.　コントロール選択のオプション

ケース–コントロール研究でコントロールを選択するリスク集団にはいくつかのオプションがある．「4. ケース–コントロール研究」では図2の観察終了時のリスク集団からコントロールを選択したが，図2の観察開始時のリスク集団からコントロールをランダムに選択するデザインを**ケース–コホート研究** (case-cohort studies) という．観察開始時のリスク集団はコホートそのものであるため，コントロールグループはコホート全体からのランダムサンプルとなり，サブコホートと呼ばれる．

ケース–コホート研究の曝露オッズ比はコホート研究のリスク比に一致する．ケース–コントロール研究で2つ以上の疾病を対象にしようとすると，原理上コントロールも疾病の数だけ必要となるが，ケース–コホート研究はコホート研究と同様にコントロールグループはサブコホート1つで複数の疾病の原因を調べることができる．

また，生存時間解析の考え方から，ケース発生時点のリスク集団からコントロールをランダムに選択する**時点マッチング** (time matching) あるいはリスクセットサンプリングと呼ばれる方法も提案されている．図2の最初のケースは観察開始から半年後に心筋梗塞を発生しており，コントロールはこの時点のリスク集団からランダムに選ばれる．時点マッチングにより収集されたデータを，マッチングを考慮して曝露オッズ比を計算すると，曝露オッズ比は生存時間解析のハザード比に一致する．

どちらのデザインでも将来ケースとなる対象者がコントロールとして選択される可能性があるが，それを許すことによって，曝露オッズ比は，前者ではリスク比に，後者ではハザード比に一致し，「まれな疾病の仮定」とは無関係に成立する (佐藤，1995)．

7.　2段階ケース–コントロール，ケース–クロスオーバー

コホート研究は，曝露がまれであっても，曝露グループ，非曝露グループ別の疾病発生状況を調べればいいので有効な研究方法であったし，ケース–コントロール研究は疾病の発生がまれであっても，疾病を発生したケース，発生していないコントロール別に曝露情報などを収集すればいいので有効な方法であった．

しかし，曝露も疾病もどちらもまれな状況ではコホート，ケース–コントロールともに非常にたくさんの対象者が必要となってしまう．これは，対象者のうち最も情報をもっている曝露を受けたケースを一定数確保するために，どうしても大規模な調査が必要となってしまうためである．曝露も疾病もまれな場合に有効な研究デザインとして，**2段階ケース–コントロール研究** (2-stage case-control studies) が提案された (White, 1982)．

もし，対象者のケース・非ケース，曝露・非曝露に関する情報を簡単に入手することができれば，1段階目として通常のケース–コントロール研究を実施して曝露を受けたケースを必要数確保したうえで，残りの多数の曝露を受けなかったケース，曝露を受けたコントロール，曝露を受けなかったコントロールのなかから，それぞれ曝露を受けたケースとほぼ同数をランダムに選び，曝露を受けたケースとあわせて2段階目の対象者とし，これらの対象者については研究に必要な詳細な情報を収集する．このようにすることで，2段階目の対象者は1段階目からランダムに選ばれているので，2段階目の少数の対象者の詳細な情報から，1段階目の情報を復元することができる (Breslow *et al.*, 2009)．

ケース–クロスオーバー研究 (case-crossover studies) は，疾病を発生したケースのみを対象とした研究であり，対象者が疾病を発生した直前をケース期間，同じ対象者が疾病を発生していなかった過去をコントロール期間として，ケース期間，コントロール期間の曝露状況を調査して曝露効果を調べるデザインである (Maclure, 1991)．ケース–クロスオーバー研究は間歇的な曝露が疾病発生のトリガーとなっているかどうかを調べるために適したデザインである．ケースのみを対象としていることから，協力の得られにくいコントロールを調査する必要がなく，また同一個人内の比較であるため，時間によって変化しない個人の変数は自動的に考慮されているという利点がある．　[佐藤俊哉]

疫学研究におけるバイアス

biases in epidemiologic studies

疫学研究の目的は，疾病発生に与える曝露効果の妥当で精度の高い推定値を得ることにある．妥当で精度の高い推定値を得るためには，調査や測定に関する誤差を小さくする必要がある．このような誤差は偶然による誤差と系統的な誤差に分類される．推定の系統誤差は通常バイアスと呼ばれ，バイアスがなければ推定は妥当である．また，偶然誤差が小さければ推定の精度が上がる．

研究の妥当性には内部妥当性 (internal validity，内的妥当性) と外部妥当性 (external validity，外的妥当性) の 2 種類がある．内部妥当性とは研究対象者から得られた結果が，研究対象者をサンプルした集団にも正しく当てはまるかどうかである．外部妥当性は結果が内部妥当性を超えてもっと広い集団にも一般化できるどうかであり，一般化可能性 (generalizability) とも呼ばれている．

その定義から，外部妥当性を保証するためには，内部妥当性を満たしていることが必要条件である．内部妥当性はすべての研究において必要な条件であり，「研究の目的である，本当にみたいものがきちんとみられているか」ということであるから，偶然誤差ではなく，バイアスを小さくする必要がある (Rothman *et al.*, 2008)．内部妥当性を危うくするバイアスには大きく分けて，選択バイアス，交絡，情報バイアスの 3 つがある．

1. 選択バイアス

選択バイアス (selection bias) は，想定している対象集団から実際の研究対象者をサンプルする際に入りうるさまざまなバイアスである．

乳酸菌飲料工場で働いている人は，日常的に乳酸菌飲料をたくさん飲んでいて，がんで死亡するリスクが低いのではないか，という仮説を考えてみよう．この仮説を調べるために，乳酸菌飲料工場で働く 40 歳以上の男性のがんによる死亡を調査した．この対象者集団の死亡率をその乳酸菌飲料工場がある地域の 40 歳以上の男性をコントロールと考え，がん死亡率を比較しよう．

この比較にはバイアスが入っている可能性がある．なぜなら，職業に就いている人は健康だから働けるのであり，一般住民よりも死亡率が低くなる．このことは健康職業人効果 (healthy-worker effect) として知られており，乳酸菌飲料工場で働くことががんのリスクとは無関係であっても，働くことができるほど健康である，という理由で同じ年齢の一般住民よりもがん死亡率が低いことが考えられる．

選択バイアスを除くためには，目標とする対象集団を明確にして，適切な対象者を選択，サンプリングする必要がある．

2. 交　絡

交絡 (confounding) は，比較を行うグループ間で，研究対象としている曝露要因以外のさまざまな条件が異なっていることで起きる．上記の例で「乳酸菌飲料工場で働く 40 歳以上の男性」のコントロールとして，「化学工場で働く 40 歳以上の男性」のがん死亡率を比較することを考えてみよう．

知りたいことは，「乳酸菌飲料工場で働いている 40 歳以上の男性が，もし乳酸菌飲料工場で働いていなかったら，がんの発生はどうなっていたか」であり，このためのコントロールとしては「乳酸菌飲料工場で働いている」という曝露以外の条件は同じである集団をコントロールとする必要がある．ところが，「化学工場で働く 40 歳以上の男性」は化学物質による曝露を受けており，化学物質への曝露はがん死亡のリスクを高める可能性があるので，乳酸菌飲料工場で働くことががんのリスクと無関係であっても，見かけ上「乳酸菌飲料工場で働く 40 歳以上の男性のがん死亡率は，コントロールである化学工場で働く 40 歳以上のがん死亡率よりも低い」という結果が得られてしまう．

臨床試験では，治療法をランダム化することで，「治療以外の条件は (平均的に) すべて等しい」グループを産み出すことができ，ランダム化は研究デザインで交絡を防ぐ強力な方法となっている．しかし，ランダム化といえども，その研究で交絡が起きていないことを保証するものではなく，偶然のメカニズムにより，たまたま重要な条件のバランスが崩れることもありうる．ランダム化を行っても交絡を完全に防ぐことはできないので，ランダム化ができない場合には，比較に交絡によるバイアスが入る恐れが十分ある (佐藤，1999)．

3. 情報バイアス

情報バイアス (information bias) は，測定に関

表 1　心筋梗塞発生を誤分類した影響

	真実の結果			心筋梗塞発生状況に誤分類があった場合の結果					
				偏りのない誤分類 [a]			偏りのある誤分類 [b]		
	心筋梗塞発生		合計	心筋梗塞発生		合計	心筋梗塞発生		合計
	あり	なし		あり	なし		あり	なし	
喫煙	40	60	100	30	70	100	38	62	100
非喫煙	30	70	100	25	75	100	25	75	100
リスク差	40% − 30% = 10%			30% − 25% = 5%			38% − 25% = 13%		

a 喫煙・非喫煙ともに感度 60%，特異度 90%

b 喫煙では感度 80%，特異度 90%，非喫煙では感度 60%，特異度 90%

するあらゆる誤差が引き起こすバイアスを指す．代表的なものが誤分類によるバイアスである．その影響を，喫煙と心筋梗塞との関係を調べた表 1 の例で示そう．

表 1 左欄は，心筋梗塞の判定に誤分類が全くないという，実際には観察できない真実の結果である．喫煙グループの心筋梗塞発生割合は 40%，非喫煙グループでは 30%と，喫煙グループが 10%上回っている．ところが，現実には心筋梗塞が起きていないという判定はやさしいが，起きているという判定は難しかったとしよう．心筋梗塞を発生した対象者を正しく「あり」と判定できる感度は 60%，発生しなかった対象者を正しく「なし」と判定できる特異度は 90%とした場合の実際に観察される結果が表 1 中央欄である．

表 1 中央欄では，喫煙者で心筋梗塞の発生ありの人数は，誤分類の前と後で 40 人から 30 人に変わっている．これは心筋梗塞ありの 40 人のうち，正しくありと判定されるのは 60%だから 24 人，心筋梗塞を発生しなかった 60 人中間違って心筋梗塞ありと判定されるのは 100%−90%=10%だから 6 人，計 24+6=30 人となったためである．非喫煙グループも同様に求めると，表 1 下のリスク差から，誤分類を受けた後では，喫煙の効果の推定値が 10%から 5%に縮まっていることがわかる．

表 1 右欄は，喫煙者の方が非喫煙者に比べて心筋梗塞を起こした人を正しく判定しやすく，感度が 80%であった場合の結果である．喫煙者で正しく心筋梗塞の発生ありと判定されるのは $40 \times 0.8 = 32$ 人，間違って心筋梗塞の発生ありと判定されるのが $60 \times 0.1 = 6$ 人であるから足して 38 人となる．この場合のリスク差は表 1 下に示すように 13%となり，誤分類がない場合の 10%よりも効果を強める方向にバイアスがかかっている．

誤分類がある場合でも，表 1 中央欄のように感度と特異度が喫煙グループでも非喫煙グループでも同じである場合，偏りのない誤分類 (non-differential misclassification) といって，性質のよい誤分類となっている．偏りのない誤分類では，おおざっぱにいって曝露効果は差がない方向に薄まるため，バイアスの方向が予測できるという特徴がある．

これに対し，表 1 右欄のように，喫煙グループと非喫煙グループで感度，特異度の大きさが異なる誤分類は偏りのある誤分類 (differential misclassification) であり，曝露効果を強める方向にもバイアスが入りうる．このため誤分類が避けられない場合は，性質のよい誤分類にすることができれば，少なくとも効果をよくみせることはない (Rothman *et al.*, 2008).

疫学研究では，結果の判定に曝露グループであるか非曝露グループであるかをわからないようにマスク化 (masking) が行われる場合があり，マスク化は誤分類を偏りのない誤分類にしてバイアスの影響を予測できるようにするひとつの手段となっている．　［佐藤俊哉］

発生割合，発生率，有病率

incidence proportions, incidence rates, and prevalence

集団中の疾病発生の指標 (measure of disease occurrence) としては，割合 (proportion) と率 (rate) の 2 種類がある．日本だけではなく世界的にも比 (ratio)，割合，率は誤解され混同されて使われ続けているが，疫学，医療統計学では正しい定義に基づいて区別して使われるので，注意が必要である (Elandt-Johnson, 1975).

1. 比と割合

比は広義ではすべての分数を指すが，科学用語としてはもう少し狭い意味で，分子と分母が異なった量である分数として使われる．肥満度の指標である body mass index (BMI) は「体重 (kg)/[身長 (m)]^2」であり比の仲間であるし，出生性比は 1 年間の全出生中の「男児数/女児数」であるからこれも比である．また比は一般に分子と分母の単位に応じた次元をもち，BMI の場合は kg/m^2 である．

割合は分子が分母に含まれる分数である．「1 年間の全出生中の女児数/全出生数」は分子が分母に含まれているので，女児の割合となる．このように割合は次元をもたない無名数であり，必ず 0 から 1 の間の値をとる．割合は分子，分母が整数でなくてもよく，体重中に占める血液重量の割合は「全血重量/体重」で得られる．このような分子，分母が整数でないものの割合を英語では「fraction」と proportion と区別しているが，日本語には対応する用語がないので，どちらも「割合」と呼ぶことにする．

疾病発生割合 (incidence proportion) はリスク集団を一定期間追跡して新規疾病発生数を数え，観察開始時のリスク集団の対象者数で割ったものである．

図 1a に 4 人からなるコホートを 1 年間追跡した結果を示す．A, D は 1 年間疾病を発生せずに観察が続いたが，B は 3 ヵ月目，C は 9 ヵ月目に疾病を発生している．観察開始時のリスク集団は 4 人であるから，この集団の疾病発生割合は 2/4=0.5 となる．疾病の新規発生数 (分子) は観察開始時のリスク集団 (分母) に必ず含まれている．

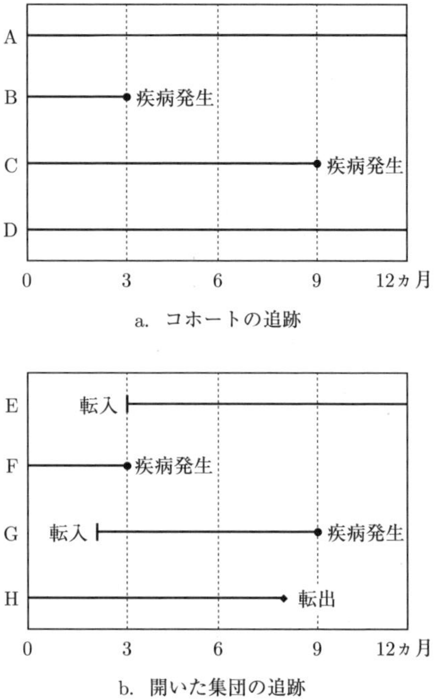

図 1　疾病発生割合と疾病発生率

2. 率

率は変化の速さを表すものであり，単位時間当たりの出生，死亡，疾病発生などで計られる．速度は単位時間当たりの走行距離であるので，率の仲間であるが，あるときは時速 100 km で走り，あるときは時速 30 km で走っても，1 時間に 60 km 走行していれば平均時速は 60 km である．このように一瞬ごとに変化する率は瞬間的な率 (instantaneous rate)，一定時間で丸めた率を平均的な率 (average rate) という．

多くの疫学研究では 1 年間に 300 人死亡した，といった死亡の絶対的な変化よりも，単位人数の単位時間当たりである相対的な率 (relative rate) を用いる方が有益である．

疾病発生率 (incident rate) は，リスク集団で観察された人–時間 (person-time) 1 単位当たりの疾病発生数である．これは平均的な率であり，相対的な率でもあるが，生存時間解析では瞬間的な疾病発生率も取り扱われる．

図 1a の 4 人の集団について，人–時間法で疾病発生率を計算すると，分子の疾病発生数は 1 年間で 2 と疾病発生割合と変わらないが，分母

の人–時間は4人の1年間の合計観察時間となるので，A 1年+B 1/4年+C 3/4年+D 1年=3人年となり，3人年当たり2，あるいは100人年当たり67となる．

図1aの集団は転出について閉じた(closed to emigration)集団であり，かつ集団のメンバーとなるイベントにより固定された(fixed by entry event)集団となっている．コホートとは閉じた集団かつ固定された集団であり，メンバーは死亡によって減っていくだけである．

これに対し，図1bの集団は転入によりメンバーが増えることも，転出によりメンバーが減ることも許す開いた集団(open population)の例である．開いた集団では，観察開始時のリスク集団が何人であるかがもはや明確ではないため疾病発生割合を計算することはできないが，合計観察時間はE 3/4年+F 1/4年+G 7/12年+H 8/12年=2.25人年と求められるので，疾病発生率は2.25人年当たり2，または100人年当たり89と，開いた集団であっても計算することができる(佐藤，1995；2005).

3. 有病率

有病(prevalence)はある一時点において疾病にかかっている状態であり，健康診断の目的はすでに発生している疾病をできるだけ早期に見つけることであるので，健康診断で発見されるのは有病状況である．

有病率は「ある時点で疾病にかかっている人数/その時点の全対象者数」であるので，定義上明らかに割合であるが，長い間「有病率」と呼ばれているので，その慣例を変えるのは難しい．

有病者は病気になった結果から生活習慣や曝露状況が変わっていることが多く，新規発生者は疾病発生前後の変化が捉えられることから，曝露—疾病間の因果関係を調べるためには有病よりも発生を調べる方がよいといわれている．

4. 疾病発生割合，疾病発生率の推測

n人のリスク集団を一定期間追跡して，x人が疾病を発生した場合，疾病発生割合Pは$P=x/n$と推定できる．n名の対象者はその期間中全員が同じ疾病発生確率pをもっている，と仮定できれば，xの分布は2項分布$Bi\ (n, p)$に従う．

このとき疾病発生割合Pは2項確率pの最尤推定量であり，その漸近分散の推定量は$\mathrm{Var}(P) = \mathrm{Var}(x/n) = \mathrm{Var}(x)/n^2, \mathrm{Var}(x) = np(1-p)$であるから，$\mathrm{Var}(P) = p(1-p)/n$となる．$p$の近似95%信頼区間はWald信頼区間，

$$P \pm 1.96\sqrt{\frac{P(1-P)}{n}}$$

により求めることができるが，2項分布とF分布の関係から正確な信頼区間(p_L, p_U)を，

$$\begin{aligned} p_L &= \frac{\nu_2}{\nu_2 + \nu_1 F_{\alpha/2}(\nu_1, \nu_2)}, \\ &\quad \nu_1 = 2(n-x+1), \nu_2 = 2x \\ p_U &= \frac{\upsilon_1 F_{\alpha/2}(\upsilon_1, \upsilon_2)}{\upsilon_2 + \upsilon_1 F_{\alpha/2}(\upsilon_1, \upsilon_2)}, \\ &\quad \upsilon_1 = 2(x+1), \upsilon_2 = 2(n-x) \end{aligned}$$

と求めることができる(竹内・藤野，1981)．ただし，$F_c(a, b)$は，第1自由度a，第2自由度bのF分布の上側$100c$%点である．

疾病発生割合と疾病発生率はすでに述べたように異なった概念であるが，統計的な推測も異なっている．ある集団の疾病発生数をx，観察人–時間をMとすると，疾病発生率Rは$R = x/M$と推定できる．この集団の対象者は，時間の変化にかかわらず疾病発生率が単位時間当たりrであり，全員が同じ疾病発生率rであると仮定できれば，疾病発生数は指数分布に従い，観察人–時間Mを固定した場合のxの分布はPoisson分布となる．

疾病発生割合と同様に，疾病発生率Rはrの最尤推定量であり，漸近分散の推定量は，$\mathrm{Var}(R) = \mathrm{Var}(x/M) = \mathrm{Var}(x)/M^2, \mathrm{Var}(x) = rM$であるから，$\mathrm{Var}(R) = r/M$となり，$r$の近似95%信頼区間はWald信頼区間，

$$R \pm 1.96\sqrt{\frac{R}{M}}$$

から求めることができるが，Poisson分布とカイ2乗分布との関係から正確な信頼区間を，

$$\left(\frac{1}{2M}\chi^2_{1-\alpha/2}(2x),\ \frac{1}{2M}\chi^2_{\alpha/2}(2(x+1))\right)$$

と求めることができる(竹内・藤野，1981)．ただし，$\chi^2_b(a)$は自由度aのカイ2乗分布の上側$100b$%点である．

［佐藤俊哉］

曝露効果の指標

measure of exposure effect

疫学，医療統計学の目的は，健康に影響を与える可能性のある要因への曝露と疾病発生や死亡との関連を定量的に示すことにある．曝露の効果を定量的に示す方法には，曝露を受けたことによる疾病発生状況分布の絶対的な変化を示すものと，相対的な変化を示すものがある．また，曝露の公衆衛生上のインパクトを示す指標が適切な場合もある．

曝露を受けた n 人のコホートを一定期間観察したところ，X 人が新たに疾病を発生した場合，曝露を受けたことによってこのコホートの疾病発生が増えているかどうかは，曝露効果の指標 (measure of exposure effect) により調べることができる．

1. 絶対指標

n 人のコホートを一定期間観察する場合，2 つの状況を考えることができる．そのコホートのメンバー n 人全員が曝露を受けた場合と，同じ n 人が曝露を受けなかった場合である．曝露を受けたコホートを「コホート A」としよう．コホート A が曝露を受けた場合の疾病発生数は X 人であるが，曝露を受けたことを明確にするため，曝露を受けた場合を 1，受けなかった場合を 0 としてかっこをつけて表して $X(1)$ 人としよう．コホート A のメンバーが曝露を受けなかった場合，疾病発生数は $X(0)$ 人と書ける．

コホート A が曝露を受けたことで増加 (または減少) する疾病発生割合の絶対値は**因果リスク差** (causal risk difference),

$$\frac{X(1)}{n} - \frac{X(0)}{n}$$

で表される．図 1 の例では，コホートが曝露を受けた場合の疾病発生割合が 50%，曝露を受けなかった場合の疾病発生割合が 25%であるので，因果リスク差は 25%であり，コホートのメンバーが曝露を受けた場合，メンバーが曝露を受けなかった場合に比べて疾病発生が 25%増加する，と解釈することができる．

コホート A が曝露を受けた場合の観察人–時間を $T(1)$，曝露を受けなかった場合の観察人–時間を $T(0)$ とする．コホート A の人–時間経験は，曝露に疾病発生を早める効果があれば，曝露を受けた場合の人–時間は曝露を受けなかった場合に比べ短くなる．コホート A の単位人–時間当たりの疾病発生率の絶対的な増加は，**因果発生率の差** (causal rate difference),

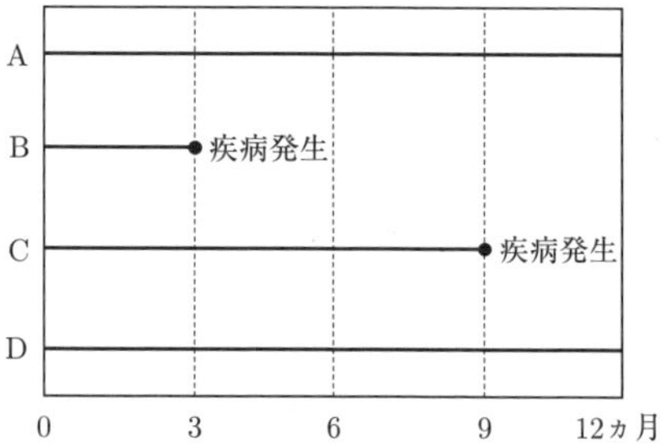

a. 曝露を受けた場合

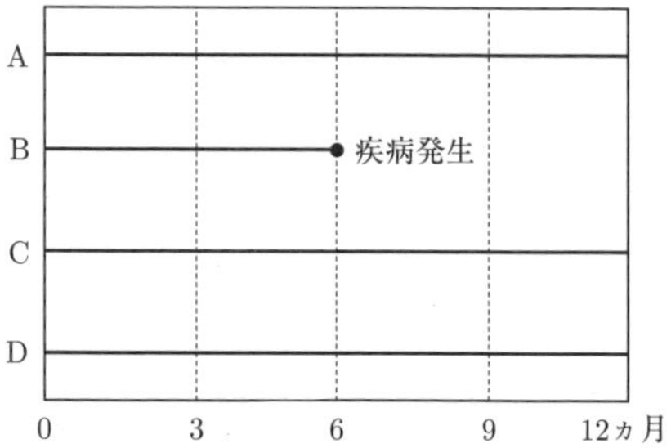

b. 曝露を受けなかった場合

図 1　同一コホートが曝露を受けた場合 (a) と受けなかった場合 (b)

$$\frac{X(1)}{T(1)} - \frac{X(0)}{T(0)}$$

により調べることができる．

図 1 では，曝露を受けた場合の疾病発生率は 3 人年当たり 2，受けなかった場合 3.5 人年当たり 1 であるため，因果発生率の差は 100 人年当たり 38.1 となる．

2. 相対指標

コホート A が曝露を受けた場合と受けなかった場合の**因果リスク比** (causal risk ratio),

$$\frac{X(1)/n}{X(0)/n} = \frac{P_{\mathrm{A}}(1)}{P_{\mathrm{A}}(0)}$$

は曝露による疾病発生割合の相対的な増加 (減少) を表している．ただし $P_{\mathrm{A}}(i)$ はコホート A の曝露状況 i (曝露を受けた場合 i=1，受けなかった場合 i=0) における疾病発生割合である．

コホート A が曝露を受けた場合と受けなかっ

た場合の**因果発生率の比** (causal rate ratio),

$$\frac{X(1)/T(1)}{X(0)/T(0)} = \frac{R_\mathrm{A}(1)}{R_\mathrm{A}(0)}$$

により曝露による疾病発生率の相対的な増加を表すことができる. $R_\mathrm{A}(i)$ はコホート A の曝露状況 i における疾病発生率である.

疾病を発生する確率と発生しない確率の比をオッズと呼ぶ. コホート A が曝露を受けた場合の疾病発生オッズは $X(1)/(n-X(1))$ となる. **因果オッズ比** (causal odds ratio) は, コホート A が曝露を受けた場合と受けなかった場合の疾病発生オッズの比であり,

$$\frac{X(1)/(n-X(1))}{X(0)/(n-X(0))} = \frac{P_\mathrm{A}(1)(1-P_\mathrm{A}(0))}{P_\mathrm{A}(0)(1-P_\mathrm{A}(1))}$$

で表される.

これら 3 つの相対指標は, 疾病の発生がまれな場合はほぼ同じ値となるため, 一括して相対リスク (relative risk) と呼ばれていたが, 同じ集団であってもリスク比, 発生率の比, オッズ比はそれぞれ値も意味も異なることと, 研究デザインによっては推定できる指標が異なるため, 現在では区別して用いられている. 図 1 のコホートでは, 因果リスク比は 0.5/0.25=2 であるが, 因果発生率の比は 2.33, 因果オッズ比は $0.5 \times 0.75/(0.25 \times 0.5) = 3$ と異なった値となる.

3. 効果と関連

曝露の効果は, 1 つの集団における 2 つの異なった曝露状況における疾病発生分布の違いと定義できる (Rothman *et al.*, 2008). しかし上記の定義では, コホート A はすでに曝露を受けてしまっているため,「コホート A が曝露を受けなかった場合」は事実に反した状況であり, 観察することはできない.

このため実際にわれわれに観察できるのは, コホート A とは別な集団である曝露を受けていないコホート B を観察し, 疾病発生割合 $P_\mathrm{B}(0)$ や疾病発生率 $R_\mathrm{B}(0)$ を調べることになる. もしコホート B の疾病発生割合や発生率が「コホート A が曝露を受けなかった場合」の疾病発生割合 $P_\mathrm{A}(0)$ や発生率 $R_\mathrm{A}(0)$ と異なると, 曝露の効果は正しく調べることができない. このことを交絡 (confounding) と呼んでいる. したがって, われわれが観察できるのは「2 つの集団における 2 つの異なった曝露状況」であり, 効果の指標ではなく関連の指標 (measure of association) を調べていることになる.

4. 寄与割合

曝露の公衆衛生上のインパクトを測るために, 曝露集団の疾病発生に曝露がどの程度寄与しているかが調べられる. このような指標のひとつに**超過割合** (excess fraction),

$$\frac{X(1)-X(0)}{X(1)} = \frac{P_\mathrm{A}(1)-P_\mathrm{A}(0)}{P_\mathrm{A}(1)}$$

があり, 曝露を受けることによって超過した疾病の割合である. 図 1 では $X(1)=2$, $X(0)=1$ であるから, 超過割合は 0.5 となる.

図 1 の例で「曝露は疾病発生までの時間を 2 分の 1 にする」という強い仮定をおいてみよう. このとき, メンバー B も C もともに曝露が疾病の発生に影響していることになる. したがってこの仮定のもとでは, 2 名中 2 名が曝露が原因となって疾病を発生していることになり, これを**病因割合** (etiologic fraction) と呼ぶ. 図 1 では病因割合は 1 であり, 超過割合の 0.5 と異なった値となる.

超過割合も病因割合も**寄与割合** (attributable fraction) と呼ばれるが, 病因割合は疫学データのみから推定することはできず, 強い生物学的な仮定が必要となる.

[佐 藤 俊 哉]

オッズ比に関する推測

inference on odds ratio

サイズが (n, m)，生起確率が (p_1, p_0) の独立な2項分布に従う確率変数の組を (X, Y) とする (表1)．コホート研究では X と Y は曝露グループ n 人，非曝露グループ m 人中健康イベントを発生した人数であり，ケース–コントロール研究では X と Y はケース n 人，コントロール m 人中の曝露を受けた人数を表す．

表1　2×2 表のレイアウト

変数 A	変数 B		合計
	あり	なし	
あり	X	$n-X$	n
なし	Y	$m-Y$	m
合計	t	$N-t$	N

1. 大標本でのオッズ比の推定と仮説検定

オッズはイベントが起きる確率と起きない確率の比 $p_i/(1-p_i)(i=0,1)$ であり，オッズ比 (odds ratio) ψ は，

$$\psi=\frac{p_1(1-p_0)}{p_0(1-p_1)}$$

で定義される．上記の独立な2つの2項分布モデルのもとで，オッズ比の最尤推定量 OR は，

$$OR=\frac{X(m-Y)}{Y(n-X)}$$

で表される．

仮説「$p_1=p_0$」はコホート研究では曝露グループと非曝露グループの疾病発生確率が等しいという仮説に相当し，このとき発生オッズ比「$\psi=1$」となるが，コホート研究での発生オッズ比とケース–コントロール研究での曝露オッズ比は等しくなるので，仮説「$\psi=1$」の検定を考えよう．この仮説を検定するためのスコア検定統計量は，**独立性の検定**のカイ2乗統計量，

$$X^2=\frac{N^3(|X-nt/N|-c)^2}{nmt(N-t)}$$
$$=\frac{N(|X(m-Y)-Y(n-X)|-cN)^2}{nmt(N-t)}$$

と同じとなるため，自由度1のカイ2乗分布から p 値を求めることができる．ただし，c は連続修正項で，連続修正を行わない場合は $c=0$，連続修正を行う場合は $|X-nt/N|>1/2$ のとき $c=1/2$，それ以外は $c=0$ とする (連続修正は統計量を小さくする方向に行うためである)．連続修正を行うことで，後に示す Fisher の正確な p 値に近づけることができる．

Y または $n-X$ がゼロの場合，オッズ比の推定値は求められない．このとき，表1のすべてのセルに0.5を足した，

$$OR_b=\frac{(X+0.5)(m-Y+0.5)}{(Y+0.5)(n-X+0.5)}$$

を用いることがあるが，すべてのセルに0.5を足すのは対数オッズ比のバイアス補正 (カイ2乗検定と異なって連続修正ではない) のために提案されたものである (Plackett, 1981)．

このため，常にバイアス修正したオッズ比を用いるのであれば正当化されるが，ゼロセルがある場合のみ0.5を足すという方針は勧められない．また，このバイアス補正は対数オッズ比に対してであり，オッズ比のスケールでのバイアスを補正しているわけではない．Jewell (1986) はオッズ比のスケールでのバイアス補正として，

$$OR_J=\frac{X(m-Y)}{(Y+1)(n-X+1)}$$

を提案している．

2. オッズ比の条件付き分布と仮説検定

2つの独立な2項分布モデルのもとではパラメータが p_1 と p_0 の2つであるが，興味のあるパラメータがオッズ比のみの場合には，周辺度数 t で条件づけた**非心超幾何分布** (noncentral hypergeometric distribution)，

$$\Pr(X|t,\psi)=\frac{\binom{n}{X}\binom{m}{t-X}\psi^X}{\sum_u\binom{n}{u}\binom{m}{t-u}\psi^u}$$

を用いることで，局外パラメータ p_0 を消去したオッズ比のみの推測を行うことができる．ただし，u は $\max(0,t-m)$ から $\min(n,t)$ の範囲をとる．

仮説「$\psi=1$」のもとでは条件付き分布は超幾何分布となり，

$$\sum_{u=\max(0,t-m)}^{X}\Pr(X|t,\psi=1),$$
$$\sum_{u=X}^{\min(n,t)}\Pr(X|t,\psi=1)$$

から片側 **Fisher-p 値**を求めることができる．両側 Fisher-p 値の求め方には，$\max(0,t-m)\le u\le\min(n,t)$ となる u に対して，

1) 観察された X の超幾何確率と等しいか，それよりも超幾何確率が小さくなる場合をすべて足し合わせる
2) 観察された X のカイ 2 乗検定統計量と等しいか大きい場合の超幾何確率をすべて足し合わせる
3) 片側 Fisher-p 値を 2 倍する

の 3 とおりがある．

統計ソフトでは 1) が用いられる場合が多い．しかし，p 値の定義は本来片側であること，また両側アルファレベルの検定は，アルファレベルを半分にした片側検定を同時に行っている (Cox and Hinkley, 1974) ことから，3) の変法である「片側 Fisher-p 値をアルファレベルの半分と比べる」ことを勧める．

表 2 は妊娠初期の抗不安薬 (クロルジアゼポキシド) 使用と子どもの先天性心疾患発症との関係を調べたケース–コントロール研究の結果である (Rothman *et al.*, 2008)．このデータで仮説「$\psi = 1$」の検定を行うと，カイ 2 乗検定は両側 p 値=0.080，連続修正を行った場合は両側 p 値=0.182，超幾何分布に基づく片側 Fisher-p 値は 0.096 となる．連続修正を行ったカイ 2 乗検定の両側 p 値を 1/2 にすると 0.091 であり，片側 Fisher-p 値と似た値になっていることがわかる．

表 2　先天性心疾患と抗不安薬使用

	抗不安薬		合計
	使用	非使用	
ケース	4	386	390
コントロール	4	1250	1254

3.　オッズ比の信頼区間

オッズ比は正の値しかとらず，歪んだ分布をしているので，対数をとって対数オッズ比のスケールで正規近似をして信頼区間を構成する方法がよく用いられる．ただし，この変換は正規化変換でも分散安定化変換でもなく経験的なものである．対数オッズ比の漸近分散の推定量はデルタ法を用いて，

$$V(\log OR) = \frac{1}{X} + \frac{1}{n-X} + \frac{1}{Y} + \frac{1}{m-Y}$$

と導くことができる．これより，オッズ比の近似 95%信頼区間 (Wald 信頼区間) は，

$$OR \exp(\pm 1.96\sqrt{V(\log OR)})$$

により計算できる．

E^A をオッズ比 ψ が与えられたもとでの X の漸近期待値とすると，E^A は 2 次方程式，

$$E^A(m - t + E^A) = \psi(n - E^A)(t - E^A)$$

の適切な解として求められる．独立な 2 項分布モデルに基づくスコア検定統計量，

$$S(\psi) = (X - E^A)^2 \left(\frac{1}{E^A} + \frac{1}{n - E^A} + \frac{1}{t - E^A} + \frac{1}{m - t + E^A}\right)$$

が 1.96^2 となる ψ の 2 つの解を数値的に求めることで 95% スコア信頼区間を求めることができる．これは Cornfield (1956) が与えた信頼区間と一致する (Sato, 1990b)．

非心超幾何分布に基づいた正確な 95%信頼区間は，

$$\sum_{u=\max(0,t-m)}^{X} \Pr(X|t, \psi_U) = \sum_{u=X}^{\min(n,t)} \Pr(X|t, \psi_L) = 0.025$$

を満たす (ψ_L, ψ_U) として求めることができる．

表 2 のケース–コントロール研究では，オッズ比の最尤推定値は 3.24，非心超幾何分布に基づく条件付き最尤推定値は 2.12，95%信頼区間は，

Wald 信頼区間	(0.81, 13.00)
スコア信頼区間	(0.88, 11.87)
正確な信頼区間	(0.60, 17.46)

となる．　　　　　　　　　　　　　　［佐 藤 俊 哉］

リスク比，リスク差に関する推測

inference on risk ratio and difference

コホート中の曝露グループの対象者数を n 人，非曝露グループの対象者数を m 人とし，このコホートを一定期間観察して曝露グループでは X 人，非曝露グループでは Y 人疾病を発生した．このとき，(X, Y) は疾病発生確率（リスク）が (p_1, p_0) の独立な 2 項分布に従うとモデル化できる．「オッズ比に関する推測」の項と同じ 2×2 表を考え，$t = X + Y$，$N = n + m$ とする．

1.　リスク比，リスク差の推定と仮説検定

リスク比 (risk ratio) ϕ は，

$$\phi = \frac{p_1}{p_0}$$

であり，独立な 2 項分布モデルのもとでのリスク比の最尤推定量 RR は，

$$RR = \frac{X/n}{Y/m} = \frac{mX}{nY}$$

となる．またリスク差 (risk difference) δ は，

$$\delta = p_1 - p_0$$

であり，独立な 2 項分布モデルのもとでのリスク差の最尤推定量 RD は，

$$RD = \frac{X}{n} - \frac{Y}{m}$$

となる．

仮説「$p_1 = p_0$」は曝露グループと非曝露グループの疾病発生確率が等しいという仮説であり，このときリスク比は「$\phi = 1$」，リスク差は「$\delta = 0$」という仮説と同じになる．またこれらの仮説は前項に示したオッズ比「$\psi = 1$」の仮説とも同じであるため，仮説を検定するためのスコア検定統計量は前項と同様に独立性の検定のカイ 2 乗統計量，

$$X^2 = \frac{N(|X(m-Y) - Y(n-X)| - cN)^2}{nmt(N-t)}$$

となり，この値が自由度 1 のカイ 2 乗分布に従うことから p 値を求めることができる．ただし，c は連続修正項で，連続修正を行わない場合は $c = 0$，連続修正を行う場合は $|X - nt/N| > 1/2$ のとき $c = 1/2$，それ以外は $c = 0$ とする．

また，ランダム化臨床試験やオッズ比の場合ほど理由は明確ではないが，仮説「$p_1 = p_0$」のもとですべての周辺度数を固定した超幾何分布に基づく **Fisher-*p*** 値を用いることもできる．

表 1 はコレラ菌に感染している母乳栄養の乳児 30 人を母乳中の抗ポリサッカライド抗体価レベルで分類し，10 日間追跡して下痢の発生状況を調べた結果である (Rothman *et al.*, 2008)．p_1 の推定値は $12/14 = 0.86$，p_0 の推定値は $7/16 = 0.44$ となるので，リスク比，リスク差の推定値は，

$$RR = 0.86/0.44 = 1.96$$
$$RD = 0.86 - 0.44 = 0.42$$

となる．このデータでオッズ比を計算すると，

$$OR = \frac{12 \times 9}{7 \times 2} = 7.71$$

であり，リスク比 $RR = 1.96$ とはかけ離れた値となるので，オッズ比を疫学指標として解釈する場合には注意が必要である．

仮説「$p_1 = p_0$」の検定を行うと，カイ 2 乗検定では両側 p 値=0.017，連続修正を行った場合は両側 p 値=0.046，超幾何分布に基づく片側 Fisher-p 値は 0.021 となる．連続修正を行ったカイ 2 乗検定の両側 p 値を 1/2 にすると 0.023 であり，このデータでも片側 Fisher-p 値と似た値になっている．

表 1　母乳中の抗体価レベルと下痢発症

抗体価レベル	下痢発生 あり	下痢発生 なし	合計
低	12	2	14
高	7	9	16
合計	19	11	30

2.　リスク比の信頼区間

リスク比もオッズ比と同様に正の値しかとらず，歪んだ分布をしているので，経験的に対数リスク比のスケールで正規近似をして信頼区間を構成する方法がよく用いられる．対数リスク比の漸近分散の推定量はデルタ法を用いて，

$$V(\log RR) = \frac{1}{X} - \frac{1}{n} + \frac{1}{Y} - \frac{1}{m}$$

と導くことができる．これより，リスク比の近似 95%Wald 信頼区間は，

$$RR \exp(\pm 1.96\sqrt{V(\log RR)})$$

により計算できる．対数変換は正規化変換でも分散安定化変換でもないため，正規分布により早

く近づけるような変換が提案されている (Bailey, 1987; Bedrick, 1987).

リスク比のスコア信頼区間は，独立な 2 項分布モデルに基づくスコア検定統計量，

$$S(\phi)=\left(\frac{X-n\phi\hat{p}_0}{1-\phi\hat{p}_0}\right)^2\left(\frac{1-\phi\hat{p}_0}{n\phi\hat{p}_0}+\frac{1-\hat{p}_0}{m\hat{p}_0}\right)$$

が 1.96^2 となる ϕ の 2 つの解を数値的に求めることで近似 95%信頼区間が得られる．ただし，

$$\hat{p}_0=\frac{1}{2\phi N}\left[m+X+\phi(n+Y)-\sqrt{\{m+X+\phi(n+Y)\}^2-4\phi Nt}\right]$$

は ϕ が与えられたもとでの p_0 の制約付き最尤推定量である．

Koopman (1984) は ϕ が与えられたもとでの p_0 の制約付き最尤推定量を用いて，カイ 2 乗検定統計量，

$$X^2=\frac{(X-n\phi\hat{p}_0)^2}{n\phi\hat{p}_0(1-\phi\hat{p}_0)}+\frac{(Y-m\hat{p}_0)^2}{m\hat{p}_0(1-\hat{p}_0)}$$

からリスク比の信頼区間を求める方法を提案したが，Koopman の方法はスコア信頼区間と一致する (Gart, 1985).

表 1 のコホート研究では，リスク比の 95%信頼区間は，

Wald 信頼区間	(1.08, 3.55)
スコア信頼区間	(1.13, 3.80)

となる．Wald 信頼区間，スコア信頼区間ともに，サンプルサイズが中程度でも名義的な信頼係数に近い信頼係数を与えるが，Wald 信頼区間は信頼上限を超える確率と下限を下回る確率が対称ではなく，スコア信頼区間の方が対称に近いという報告がある (Gart and Nam, 1988).

3. リスク差の信頼区間

リスク差の漸近分散の推定量は，

$$V(RD)=\frac{X(n-X)}{n^3}+\frac{Y(m-Y)}{m^3}$$

となるので，リスク差の近似 95%Wald 信頼区間は，

$$RD\pm1.96\sqrt{V(RD)}$$

から求めることができる．

リスク差のスコア信頼区間も独立な 2 項分布モデルに基づくスコア検定統計量，

$$S(\delta)=\left\{\frac{X-n(\delta+\hat{p}_0)}{(\delta+p_0)(1-\delta-\hat{p}_0)}\right\}^2\left\{\frac{(\delta+\hat{p}_0)(1-\delta-\hat{p}_0)}{n}+\frac{\hat{p}_0(1-\hat{p}_0)}{m}\right\}$$

が 1.96^2 となる δ の 2 つの解を数値的に求めることで近似 95%信頼区間が得られる．ただし，$\hat{p}_0$ は δ が与えられたもとでの p_0 の制約付き最尤推定量で次の 3 次方程式，

$$\frac{X-n(\delta+p_0)}{(\delta+p_0)(1-\delta-p_0)}+\frac{Y-mp_0}{p_0(1-p_0)}=0$$

の適切な解となる．

Mee (1984) は $RD=X/n-Y/m$ が漸近的に正規分布に従うことを利用し，RD の分散の推定量として δ と，δ が与えられたもとでの p_0 の制約付き最尤推定量 $\hat{p}_0$ を用いた，

$$\frac{(RD-\delta)^2}{\dfrac{(\delta+\hat{p}_0)(1-\delta-\hat{p}_0)}{n}+\dfrac{\hat{p}_0(1-\hat{p}_0)}{m}}$$

に基づく信頼区間を提案したが，Mee の方法はスコア信頼区間に一致する (佐藤，1988).

表 1 のコホート研究では，リスク差の 95%信頼区間は，

Wald 信頼区間	(0.12, 0.72)
スコア信頼区間	(0.08, 0.67)

となる．リスク比の信頼区間と同様に，スコア信頼区間は中程度のサンプルサイズでも，名義的な信頼係数に近い信頼係数を与える (Beal, 1987; Newcombe, 1998a).　［佐藤俊哉］

交絡と交絡の調整

confounding and its adjustment

曝露を受けたグループでは，曝露を受けたことにより疾病発生や死亡が増加しているのかどうかを調べることを考えよう．曝露を受けたグループを「グループ A」とすると，曝露効果としては，グループ A が曝露を受けた場合の疾病発生割合 $P_{\mathrm{A}}(1)$ と，同じグループ A が曝露を受けなかった場合の疾病発生割合 $P_{\mathrm{A}}(0)$ を比べる必要がある．しかし，グループ A はすでに曝露を受けてしまっているので，「グループ A が曝露を受けなかった場合」の $P_{\mathrm{A}}(0)$ は観察することができない．

現実的に可能なことは，曝露を受けていない別なグループ B を観察して，曝露を受けたグループ A の疾病発生割合 $P_{\mathrm{A}}(1)$ と曝露を受けなかったグループ B の疾病発生割合 $P_{\mathrm{B}}(0)$ を比較することである．このときグループ A が曝露を受けなかった場合の疾病発生割合 $P_{\mathrm{A}}(0)$ と，グループ B が曝露を受けなかった場合の (実際に観察された) 疾病発生割合 $P_{\mathrm{B}}(0)$ が異なってしまうと，正しい比較ができなくなってしまう．

この問題は**交絡** (confounding) として知られており，グループ A とグループ B の**比較の妥当性** (comparison validity) が損なわれた状況となっている (Greenland and Robins, 1986).

1. 交絡の必要条件

交絡については長い議論があり，「原因と考えている変数と結果変数以外の第 3 の変数で調整した場合とで，曝露効果の指標の推定値の大きさが変わる場合交絡あり」とするのが交絡の定義だと考えられてきた．しかし，これでは曝露効果の指標としてリスク比を用いるかあるいはオッズ比を用いるかで，交絡が起きているかどうかの判断が変わってしまう．

比較の妥当性に基づく交絡の定義は，曝露効果の指標として何を用いるかによらない定義であるが，「曝露グループが曝露を受けなかった場合の疾病発生割合 $P_{\mathrm{A}}(0)$」という観察不可能な量に基づいた定義であるため，統計的推測は観察されたデータに基づいて行うべきであるという根強い批判がある (Dawid, 2000).

観察できない量に基づいているからといって，この定義が役に立たないわけではない．まず，$P_{\mathrm{A}}(0)$ は観察できないことから，「$P_{\mathrm{A}}(0) = P_{\mathrm{B}}(0)$」であること (交絡がない) を保証できないことがわかる．さらに，もし交絡を起こしている要因があるとすれば，その要因は次の必要条件を満たさなければならないことが比較の妥当性に基づく定義から導くことができる．

グループ A とグループ B で，どちらも曝露を受けていない場合でも疾病発生割合が異なるのであるから，

1) その要因は対象としている疾病のリスク要因でなければならない

また疾病のリスク要因であってもグループ A とグループ B に同程度存在する要因であれば疾病発生割合は異ならないので，

2) その要因は 2 つのグループのどちらかに偏って存在しなければならない
(曝露を受けるかどうかと関連していなければならない)

ことがわかる．この 2 つの条件に，因果推論の一般論から導かれる，

3) その要因は曝露と疾病発生の間の中間変数であってはならない

を加えたものが，交絡要因の必要条件である (Greenland and Robins, 1986).

2. デザインでの交絡の調整

交絡の影響を調整するためには，大きく分けてデザインで対処する方法と解析で対処する方法がある．交絡要因が既知の場合，例えば性別だけが重要な交絡要因となっている場合には，対象を女性のみに**限定** (restriction) することで交絡の影響を除去することができる．また，曝露グループの男女比と同じになるようにマッチング (matching) を行って非曝露グループの男女を選べば，性別が結果に影響していても，曝露グループ，非曝露グループで性の分布は等しくなるので交絡を除去できる．

残念ながら限定やマッチングでは，限定しなかった要因，マッチをとらなかった要因の影響を取り除くことはできない．これに対して，曝露をランダムに割り付けることでグループ A とグループ B に分けることができれば，既知の要因も未知の要因もすべて 2 グループ間で平均的に均等に割り付けられるであろうから，曝露のランダム化は交絡を防ぐ最も強力な手段となる．ただし，ランダム化を行っても，ランダム化を無数に実施できれば平均的に「$P_{\mathrm{A}}(0) = P_{\mathrm{B}}(0)$」となることが保証されているだけで，その 1 回の研究で「$P_{\mathrm{A}}(0) = P_{\mathrm{B}}(0)$」が保障されているわけではない．

さらに，疫学研究では健康に悪い影響を与える曝露の結果を調べることが目的であるため，曝露をランダムに割り付けることは倫理的に許されない．このようにデザインで交絡を除去することは難しいため，解析の段階で交絡を調整する方法が多数提案されている (Greenland *et al.*, 1999)．解析で交絡を調整する場合は，十分多くの交絡要因の候補を測定し，解析に用いることを計画段階で考慮する必要がある．

3. 標準化

交絡要因があらかじめわかっていて，それが性別や婚姻状況のようにカテゴリー変数であり，その要因だけが交絡を起こしている場合を考えよう．対象者を交絡要因のレベルで層に分け，k 番目の層では曝露グループ n_k 人中 X_k 人が疾病を発生，非曝露グループ m_k 人中 Y_k 人が疾病を発生していた (表 1，$k = 1, 2, \ldots, K$)．

表 1　交絡要因で層別した 2 × 2 表

	疾病発生		合計
	あり	なし	
曝露	X_k	$n_k - X_k$	n_k
非曝露	Y_k	$m_k - Y_k$	m_k
合計	t_k	$N_k - t_k$	N_k

それぞれの層での曝露グループ，非曝露グループの比較は，対象者を限定していることになるので，交絡が取り除かれて妥当な比較となっている．すべての層のデータを合計したものを添え字なしで書くことにすると，曝露グループの疾病発生割合は $P_{\mathrm{A}} = X/n$，非曝露グループの疾病発生割合は $P_{\mathrm{B}} = Y/m$ であるが，交絡が起きているので直接比較することはできない．

交絡要因で層に分けたそれぞれの層では交絡は除去されていることを使って，本来観察できない「曝露グループが曝露を受けなかった場合の疾病発生割合 $P_{\mathrm{A}}(0)$」を予測することを考えよう．第 k 層では，交絡が取り除かれていることから，曝露グループが曝露を受けなかった場合の疾病発生割合は非曝露グループの疾病発生割合 Y_k/m_k となるので，曝露グループが曝露を受けなかった場合の期待疾病発生数は n_kY_k/m_k となる．曝露グループ全体では，曝露を受けなかった場合の期待疾病発生数 $X(0)$ は，

$$X(0) = \sum_k \frac{n_k Y_k}{m_k}$$

疾病発生割合は $P_{\mathrm{A}}(0){=}X(0)/n$ である．

これより，交絡を除去したリスク比，

$$\frac{P_{\mathrm{A}}}{P_{\mathrm{A}}(0)} = \frac{X/n}{X(0)/n} = \frac{X}{X(0)} = \frac{X}{\sum_k n_k(Y_k/m_k)}$$

を得る (Miettinen, 1972)．このリスク比は死亡率の年齢調整や産業疫学で長い歴史をもち，**SMR** (standardized mortality/morbidity ratio：**標準化死亡比**) と呼ばれている．標準化リスク差も $P_{\mathrm{A}} - P_{\mathrm{A}}(0)$ で推定できる．

SMR では曝露グループを曝露効果を調べたい標準集団としているが，曝露グループ，非曝露グループを併せた集団全体の曝露効果を調べたい場合は，集団全体を標準集団として，集団全体が曝露を受けた場合と，集団全体が曝露を受けなかった場合の疾病発生割合の比や差を推定すればいい．非曝露グループを標準集団として，非曝露グループが曝露を受けた場合と受けなかった場合の疾病発生割合の比や差を推定することもできる (佐藤，1994b)．これらを総称して**標準化** (standardization) と呼んでいる．

4. 共通効果の推定

標準化では，交絡要因で分けた各層でリスク比やリスク差は同じ値であるという仮定はおかずに，「グループ A (曝露グループ) が曝露を受けた場合と受けなかった場合の疾病発生割合の比や差」であるグループ A の**平均因果効果** (average causal effect) を推定することができた．つまり，標準化では，リスク比やリスク差に交互作用がある場合でも，集団全体の平均的な効果を推定していることになる．

もし，交絡要因で分けた各層でリスク比やリスク比が変わらず共通の値であると仮定できるのであれば，その仮定を積極的に取り入れて推定を行うことで，効果の指標の推定精度を上げることができる．

共通効果の推定には，重み付き最小 2 乗法，Mantel–Haenszel の方法，最尤法が用いられるが，ここでは疫学領域でよく用いられている Mantel–Haenszel の方法について説明する．

表 1 に示す第 k 層のデータは (X_k, Y_k) が生起確率 (p_{1k}, p_{0k})，サイズ (n_k, m_k) の独立な 2 項分布に従うと仮定する．Mantel and Haenszel (1959) はすべての層にわたって真のオッズ比が共通であるという仮定のもとで，**共通オッズ比** (common odds ratio)，

$$\psi_C = \frac{p_{1k}(1 - p_{0k})}{p_{0k}(1 - p_{1k})}$$

の推定量として MH オッズ比，

$$OR_{\rm MH}=\frac{\sum_k X_k(m_k-Y_k)/N_k}{\sum_k Y_k(n_k-X_k)/N_k}=\frac{\sum_k R_k}{\sum_k S_k}$$

を提案した．ただし，$R_k=X_k(m_k-Y_k)/N_k$，$S_k=Y_k(n_k-X_k)/N_k$ である．MH オッズ比は，層の数 K は有界ですべての層で $n_k\to\infty$，$m_k\to\infty$ となる極限モデルのもとでも，(n_k,m_k) の組み合わせは有限で層の数 $K\to\infty$ となる極限モデルのもとでも，共通オッズ比の一致推定量となり，「$\psi_C=1$」のもとで漸近有効推定量となっている．

また，仮説「$\psi_C=1$」の検定として，超幾何分布の正規近似から，

$$X^2_{\rm MH}=\frac{\left(\left|\sum_k X_k-\sum_k n_n t_k/N_k\right|-c\right)^2}{\sum_k \dfrac{n_k m_k t_k(N_k-t_k)}{N_k^2(N_k-1)}}$$

が自由度 1 のカイ 2 乗分布に従うことより p 値を求めることを提案し，**Mantel–Haenszel 検定**と呼ばれている．c は連続修正項である．

対数 MH オッズ比の漸近分散の推定量はさまざまな提案があるが，Robins *et al.* (1986) はどちらの極限モデルのもとでも漸近分散の一致推定量となる，

$$V(\log OR_{\rm MH})=\frac{1}{2}\left[\frac{\sum_k P_kR_k}{(\sum_k R_k)^2}+\frac{\sum_k(Q_kR_k+P_kS_k)}{(\sum_k R_k)(\sum_k S_k)}+\frac{\sum_k Q_kS_k}{(\sum_k S_k)^2}\right]$$

を提案した．$P_k=(X_k+m_k-Y_k)/N_k$，$Q_k=(n_k-X_k+Y_k)/N_k$ である．

Sato (1990) は，MH オッズ比が不偏な推定関数の解であることを用いて，どちらの極限モデルのもとでも用いることのできる共通オッズ比の 95%信頼区間，

$$\frac{1}{2(\sum_k S_k)^2}\left[2(\sum_k R_k)(\sum_k S_k)+1.96^2W\pm\sqrt{\{4(\sum_k R_k)(\sum_k S_k)+1.96^2W\}1.96^2W}\right]$$

を提案した．ただし，

$$W=\sum_k\left[\left(Q_k+\frac{1}{N_k}\right)R_k+\left(P_k+\frac{1}{N_k}\right)S_k\right]$$

MH オッズ比のアナロジーとして共通リスク比，共通リスク差の MH 推定量が提案されている．MH リスク比 (Nurminen, 1981) は，

$$RR_{\rm MH}=\frac{\sum_k m_kX_k/N_k}{\sum_k n_kY_k/N_k}$$

であり，MH リスク差 (Greenland and Robins, 1985) は，

$$RD_{\rm MH}=\frac{\sum_k(m_kX_k-n_kY_k)/N_k}{\sum_k n_km_k/N_k}$$

である．MH リスク比，MH リスク差ともに，MH オッズ比同様，2 つの極限モデルのもとで，共通リスク比 $\phi_C=p_{1k}/p_{0k}$，共通リスク差 $\delta_C=p_{1k}-p_{0k}$ の一致推定量となるが，MH オッズ比と異なり「ϕ_C=1」，「δ_C=0」のもとでも漸近有効な推定量とはならない．

対数 MH リスク比の漸近分散の推定量は，

$$V(\log RR_{\rm MH})=\frac{\sum_k(n_km_kt_k-X_kY_kN_k)/N_k^2}{(\sum_k m_kX_k/N_k)(\sum_k n_kY_k/N_k)}$$

となる (Greenland and Robins, 1985)．MH リスク差の漸近分散の推定量は，

$$V(RD_{\rm MH})=\frac{RR_{\rm MH}(\sum_k A_k)+(\sum_k B_k)}{(\sum_k n_km_k/N_k)^2}$$

ただし，

$$A_k=\frac{[n_k^2Y_k-m_k^2X_k+n_km_k(m_k-n_k)/2]}{N_k^2}$$

$$B_k=\frac{[X_k(m_k-Y_k)+Y_k(n_k-X_k)]}{2N_k}$$

である (Sato, 1989)．

表 2 は肝細胞がんのケース–コントロール研究の結果の一部である (Okada *et al.*, 1998)．対象者は B 型肝炎陰性の，肝細胞がんのケース 118 人と慢性肝疾患のコントロール 138 人であり，表 2 左に C 型肝炎感染の有無で分類した結果を示す．オッズ比は 3.96，95%Wald 信頼区間は (1.81, 8.66) であった．

年齢は肝細胞がん発生のリスク要因であり，また日本では C 型肝炎は年齢の高い人に多いことが知られている．この研究では年齢が交絡要因の必要条件を満たしているので，年齢で交絡が起きている可能性が考えられる．そこで表 2 右に年齢 60 歳未満と 60 歳以上で層別した結果を示す．60 歳未満の層ではオッズ比 3.20，95%Wald 信頼区間 (1.11, 9.21)，60 歳以上の層でもオッズ比 3.21，95%Wald 信頼区間 (0.94, 10.96) とどちらの層でもオッズ比の推定値はほぼ同じ値を示したが，60 歳以上の層ではオッズ比は有意ではない．

研究全体としての結果を調べるために Mantel–Haenszel 検定 (連続修正なし) を行ったところ，p 値=0.003 と両側 5%水準で有意な

表 2　肝細胞がんのケース–コントロール研究

	全体			60 歳未満			60 歳以上		
	C 型肝炎感染		合計	C 型肝炎感染		合計	C 型肝炎感染		合計
	あり	なし		あり	なし		あり	なし	
ケース	109	9	118	32	5	37	77	4	81
コントロール	104	34	138	50	25	75	54	9	63
合計	213	43	256	82	30	112	131	15	144

結果となった．MH オッズ比は $OR_{\mathrm{MH}} = 3.20$ となり，年齢で層別しない結果はオッズ比を 20%程度過大評価していたことになる．共通オッズ比の 95%信頼区間は，対数 MH オッズ比に基づいた信頼区間 (1.44, 7.15)，推定関数に基づいた区間 (1.46, 7.05)，ほぼ同じ結果となった．

共通オッズ比の場合は，周辺度数 t_k で条件づけた非心超幾何分布の K 個の積を用いることで，局外パラメータによらないオッズ比の正確な推測を行うことができる．表 2 右の層別データでは，正確な 95%信頼区間 (1.37, 8.05) と，2 つの近似信頼区間よりやや広い結果となった．Mantel–Haenszel 検定は，この非心超幾何分布モデルの下で，「共通オッズ比 = 1」という帰無仮説の条件付きスコア検定となっている．

ケース–コントロール研究では，ケース 1 人に対し 1 人ないし数名のコントロールをマッチさせた，マッチングを行って推定の効率を上げる工夫がなされる場合がよくある．ケース–コントロールマッチングはコホートマッチングと異なり，交絡を除去することはできないが，マッチをとった組を層と考えることで，Mantel–Haenszel の方法を適用して解析することができる (佐藤, 1995).

5.　モデルによる調整

モデルを用いた交絡の調整には大きく分けて，結果をモデル化する方法と，曝露をモデル化する方法がある．結果のモデル化は，回帰モデルを用いる方法であり，結果変数が連続的な場合は重回帰モデル，2 値の場合はロジスティック回帰，人–時間データでは Poisson 回帰，生存時間では Cox 回帰が疫学研究ではよく用いられる．

回帰モデルでは，曝露変数と交絡変数の組を同時にモデルに投入することで，交絡を調整した曝露効果を推定することができる．このときの曝露効果はすべての交絡変数で条件付けた共通効果を推定しているが，回帰モデルを用いた標準化を実施することもできる (佐藤, 1994b).

ケース–コントロール研究では，リスクや発生率を推定できないが，あたかもコホート研究から得られたデータのようにロジスティック回帰を当てはめることで，オッズ比を推定することはできる (Mantel, 1973)．時点マッチングを行ったケース–コントロール研究では，条件付きロジスティック回帰の尤度と Cox 回帰の部分尤度が同じであることから，ハザード比を推定することができる (Liddle *et al.*, 1977).

曝露をモデル化する方法では，交絡変数を用いて曝露を受けるかどうかをロジスティック回帰などでモデル化し，曝露を受ける確率を推定する．この曝露を受ける確率を**傾向スコア** (propensity score) と呼ぶ (Rosenbaum and Rubin, 1983)．傾向スコアはバランススコアであり，同じ値の傾向スコアをもつ曝露を受けた対象者と曝露を受けなかった対象者では，傾向スコア推定に用いた変数はバランスがとれている．この性質を利用して，傾向スコアで層別解析を行う，曝露を受けた対象者に傾向スコアが同じ値の曝露を受けなかった対象者をマッチさせる，回帰モデルに傾向スコアを変数として取り込む，ことにより交絡を調整することができる (甘利ほか, 2002).

また最近では，対象者を傾向スコアで重み付けてさまざまな回帰モデルを当てはめる**周辺構造モデル** (marginal structural model) が提案されている (Robins *et al.*, 2000)．この方法では曝露グループと非曝露グループの重みを変えることで，標準化に対応した因果効果を推定することができる．曝露グループは傾向スコアの逆数，非曝露グループは (1–傾向スコア) の逆数で重み付けた解析は，対象者全員が曝露を受けた場合と曝露を受けなかった場合の比較となるし (Robins *et al.*, 2000)，曝露グループの重みは 1，非曝露グループは傾向スコア/(1–傾向スコア) で重み付けた解析は，曝露グループが曝露を受けた場合と曝露を受けなかった場合の比較となる (Sato and Matsuyama, 2003).

［佐藤俊哉］

疾病地図

disease map

近年，食事，生活習慣，生活環境中の環境汚染などに起因する健康影響への関心が高まっている．1998 年の所沢産の野菜のダイオキシン騒動はその典型であろう．しかし，個人レベルでの健康影響の評価は容易ではないので，地域レベルで偏在 (集積) した健康影響を早期に発見することは重要である．公衆衛生分野では，市区町村別の健康状況，疾病状況を比較検討するためにある疾患の年齢調整死亡率 (有病率)，標準化死亡比などを数区分に色分けして視覚的に表示した疾病地図がよく利用されてきた．また，ある疾患の年齢調整死亡率を被説明変数，市区町村ごとの社会経済的指標，環境変数などを説明変数とした回帰分析などもよく行われてきた．ここでは，これらの「日常的な行為」の問題点と，その解決に向けた代表的な方法論を紹介する (丹後ほか，2007).

1. 問題の所在

疾病地図は行政が定めた地域 (村，町，市など) を単位としてある疾病の発生あるいは死亡する率 (以下，死亡率) を表示する地図である．地域ごとの死亡率を $(r_1, r_2, \ldots, r_K$. K は地域の数) としよう．ある期間のある地域における死亡率が p であるとは，この地域の 1 人 1 人がこの期間で死亡する平均的確率が p であると考えられる．1 人 1 人の死亡は互いに独立な確率現象と考えると，この期間での死亡数は確率的に変動する変量となる．具体的には，人口 n 人の地域で，この期間に d 人死亡する確率はきわめて小さいので，次の Poisson 分布に近似されることが多い．

$$f(d|n,p) = \frac{(np)^d \exp(-np)}{d!}$$

このとき，$r = d/n$ と計算される死亡率 r の期待値と標準偏差は $E(r) = p$, $SD(r) = \sqrt{p/n}$ となり，不偏推定量であるものの，そのバラツキは人口サイズの平方根に逆比例する．すなわち，人口の小さいところでは指標のバラツキが大きいという「当たり前」のことがわかる．バラツキが大きいということは，本当は全国平均と比べて差がないのに，あるときは高度に死亡率が大きくなったり (危険地域，赤で表示されることが多い)，あるときはきわめて死亡率が低くなる (安全地域，青で表示) という見かけ上の変動で悩まされることになる．

2. 年齢調整でも不十分

もちろん，地域間比較においては，単純な「粗死亡率」ではなく，年齢・性などの分布の違いを調整した指標として直接法として知られる年齢調整死亡率 DAR と間接法と呼ばれる標準化死亡比 SMR が利用されてきたが，いずれも人口格差までは調整できない．なかでもよく利用されている SMR は次式で与えられる：

$$\mathrm{SMR}_k = \hat{\theta}_k = \frac{d_k}{\sum_{j=1}^{J} n_{kj} P_{0j}} = \frac{d_k}{e_k}$$

ここに，P_{0j} は標準人口における第 j 年齢階級の死亡率，$d_k = d_{k1} + \cdots + d_{kJ}$ は k 地域の観測総死亡数，e_k は k 地域の期待死亡数である．

SMR が人口の影響を受けている例として 1996～2000 年新潟県・福島県・山形県の市町村ごとの男性の胆のうがんの SMR について横軸に人口 (常用対数値)，縦軸に SMR をプロットしたグラフをみてみよう (図 1)．このグラフをみてもわかるとおり，期待死亡数 (つまり人口) が小さい地域では，SMR の値が極端に高い地域や低い地域が目立っている．

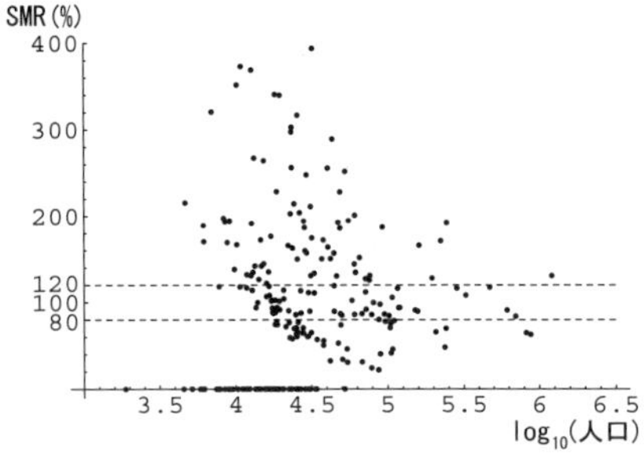

図 1　1996～2000 年新潟県・福島県・山形県の市町村ごとの男性の胆のうがんの SMR のバラツキ．横軸は人口 (常用対数値)

3. Bayesian inference

これまでの方法は地域ごとの相対リスク $(\theta_1, \ldots, \theta_m)$ を未知の定数と考え，θ_i の最尤推定量 $\hat{\theta}_i$ を求めたものにほかならない．つまり，疫学では相対リスクの最尤推定値を標準化死亡比，SMR と定義しているのである．一方，相対リスクを確率変数と捉え，その不確実性 (variability) を事前に用意した確率分布で表現する

Bayes 推測の立場がある．この方法では，相対リスクの事前分布に滑らかな連続分布を仮定するが，それは，「推定される標準化死亡比 $\hat{\theta}_k$ が，極端に高いまたは低い値をもたないようにバラツキの大きさを制御する」ことを意味する．事前分布を $g(\theta \mid \boldsymbol{\eta})$ とすると，SMR $(=\theta)$ の推測は，事後分布の期待値で行う．

$$\hat{\theta}_k = \frac{\int_0^\infty \theta g(\theta_k|\boldsymbol{\eta}) f(d_k|\theta_k, e_k) d\theta}{\int_0^\infty g(\theta|\boldsymbol{\eta}) f(d_k|\theta, e_k) d\theta}$$

4. empirical Bayes

さて，Bayesian inference の問題は事前分布の設定である．計算も簡単で，解釈も容易な方法は，Poisson 分布に対して共役な事前分布であるガンマ分布 $\boldsymbol{\eta} = (\alpha, \beta)$ を仮定することである：

$$g(\theta|\alpha, \beta) = \frac{\alpha(\alpha\theta)^{\beta-1}\exp(-\alpha\theta)}{\Gamma(\beta)}$$

ここに，$E(\theta) = \beta/\alpha$, $\mathrm{Var}(\theta) = \beta/\alpha^2$ となる．つまり，Bayes の定理より $h(\theta_k|e_k, d_k, \alpha, \beta) = g(\theta_k|\alpha + e_k, \beta + d_k)$ と事後分布もガンマ分布に従う．この場合，死亡数 d_k の周辺尤度は負の 2 項分布

$$\Pr\{d_k \mid e_k, \alpha, \beta\} = \frac{\Gamma(\beta + d_k)}{\Gamma(\beta) d_k!} \left(\frac{\alpha}{\alpha + e_k}\right)^\beta \left(\frac{e_k}{\alpha + e_k}\right)^{d_k}$$

となるので，(α, β) の最尤推定値は，モーメント推定値を初期値とした Newton–Raphson 法で推定することができる．結局，Bayes 推定値は

$$\hat{\theta}_{EB,k} = \frac{\hat{\beta} + d_k}{\hat{\alpha} + e_k} = \frac{e_k}{\hat{\alpha} + e_k}\frac{d_k}{e_k} + \frac{\hat{\alpha}}{\hat{\alpha} + e_k}\frac{\hat{\beta}}{\hat{\alpha}}$$

となる．この推定値を経験 Bayes 推定値 (empirical Bayes estimate) という．この式の形から $\hat{\theta}_{EB,k}$ は

1) 人口が大きい場合には (e_k → 大)，通常の標準化死亡比 $\hat{\theta}_k = d_k/e_k$ に近づき，
2) 人口が少ない場合には (e_k → 小)，地域全体の平均値 $\hat{\beta}/\hat{\alpha}$ に近づく．

という性質をもつことがわかる．図 2 は図 1 のデータについて EBSMR を指標とした疾病地図である．日本全国の市区町村単位の SMR，EBSMR などによる疾病地図のソフトが開発されているので参考にされたい (丹後・今井，2008)．

5. Bayesian hierarchical model

これまでは人口の調整だけを考慮に入れたが，実際には市区町村ごとの社会経済的指標，環境

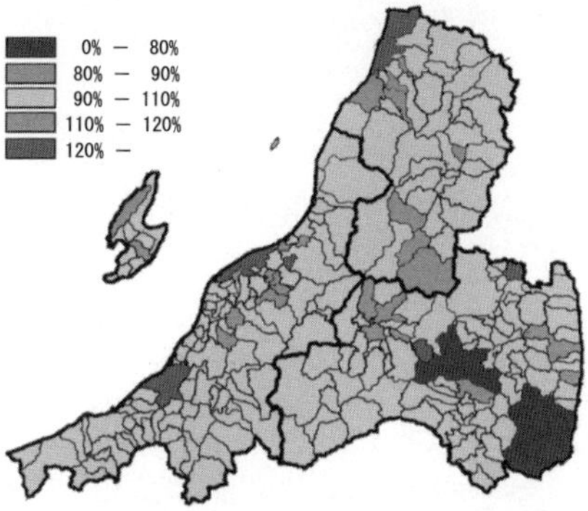

図 2　1996～2000 年新潟県・福島県・山形県の市町村ごとの男性の胆のうがんの EBSMR

変数などの共変量 $(x_1, \ldots, x_m)$ を調整した回帰分析が必要になる．しかし，誤差に独立な正規分布を仮定した標準的な回帰分析プログラムは勧められない．なぜならば，近接地域は類似の死亡率 (有病率) であると仮定できる場合が多く，その空間相関も考慮に入れた回帰モデルの適用が必要となるからである．このように人口の調整と空間相関の両方を考慮した回帰モデルを構築するには Bayesian 階層的 Poisson 回帰モデルで議論するのが便利である．例えば，共変量 $(x_1, \ldots, x_m)$ による説明と，近接地域の類似性を考慮に入れたモデルのひとつとして条件付き自己回帰モデル (conditional autoregressive model)

$$\log E(d_k) = \log e_k + \sum_i^m \beta_i x_{ik} + \eta_k + \phi_k$$

$$d_k \sim \text{Poisson 分布} \qquad (\text{期待値：}\mu)$$

$$\eta_k \sim N(0, \sigma^2)$$

(：標準化死亡比の地域差)

$$\phi_k|\phi_{h\neq k} \sim N\left(\bar{\phi}_k, \frac{1}{n_{h\sim k}}\tau^2\right)$$

(：空間 smoothing)

$$n_{h\sim k} = \text{地域 } k \text{ の近接地域の数}$$

$$\bar{\phi}_k = \frac{1}{n_{h\sim k}}\sum_{h\sim k}\phi_h$$

が考えられる．このモデルでは SMR が $\hat{\mu}_k/e_k$ と推定される．この種の Bayes モデルの統計解析には MCMC (Markov chain Monte Carlo) 法 (丹後，2000) を用いたソフト WinBUGS (Imperial College and MRC) を利用すると便利である．

［丹 後 俊 郎］

疾病の集積性の検定

test for disease clustering

ここでは，疾病の集積性の検討でよく用いられる検定方法を解説する．米国の CDC (Centers for Disease Control and Prevention) は Guidelines for Investigating Clusters of Health Events (1990) をまとめているが，その Appendix には 1990 年までに提案された数多くの検定法の紹介とその簡単な利用法についてまとめられている．しかし，現在使用されている方法はそれ以降新しく提案された方法が多いので，ここでは，よく利用され話題となっている検定法を中心に解説する．疾病集積性はケースの時間・空間上の分布から「時間集積性」,「空間集積性」と「空間・時間集積性」の 3 つに大きく分類できる．

1. 時間集積性

ある地域を固定して，その地域におけるある疾病の罹患を経時的に観測している場合，その疾病がある期間に集積しているとき，時間集積性 (temporal clustering, clustering in time) があるという．検定手法としては，Ederer–Myers–Mantel の検定 (Ederer, 1964)，Wallenstein のスキャン検定 (Wallenstein, 1980)，Tango's index (Tango, 1984; 1990) が代表的な方法である．例として，1975 年 7 月から 1977 年 6 月までに New York の病院で報告された 62 例の「染色体異常」(Wallenstein, 1980) の月ごとの頻度「0, 4, 1, 2, 1, 3, 1 ,3, 2, 2, 3, 4, 1, 1, 1, 2, 4, 7, 7, 2, 2, 6, 1, 2」を考えてみよう．ヒストグラムをつくってみると，1976 年末から 1977 年初めにかけて頻度が多くなっているようにもみえる．しかしそれは偶然変動の範囲でありこの 24 ヵ月間ではほぼ一様に罹患しているとも考えられる．このようなデータに対し，この期間内にクラスターが存在するかどうかを検定する方法が時間集積性の検定である．

この種の検定問題では，ある一定期間における最大頻度だけを評価する提案が最初は多かった．しかし，最大頻度だけでは集積性を計る尺度としては必ずしも適切ではないことは明らかである．つまり最大頻度をもつ期間に近接する期間の頻度の大きさも集積性の程度を評価するには重要な情報をもっているはずである．Naus (1965)，Wallenstein (1980) はある一定の幅 h をもつ区間 (ウィンドウ) を動かして，時間軸上をスキャンしてその最大値

$$S(h) = (\text{ウィンドウの幅 } h \text{ に入る頻度の最大値})$$

を検定統計量とするスキャン検定 (scan test) を提案した．もっとも，帰無仮説「H_0 : 時間集積性はない」のもとでの $S(h)$ の分布に基づく正確な p 値の計算はかなり面倒なため Wallenstein は近似値の表を与えている．例えば，ウィンドウの幅を 60 日で連続的に動かすと，1976 年の 12 月の 7 例，1977 年の 1 月の 7 例，計 14 例が最大値となる．Wallenstein が与えた近似値の表には総症例数 $n = 62$ の値は掲載されていないので，線形補間で近似計算すると $p = 0.038$ となる．しかし，最適な幅の大きさは事前にはわからないので h を変えて検定を繰り返すことになり，検定の多重性は避けられない．

Tango (1984) はそれぞれの期間の頻度も時間集積性に貢献していると考え，2 つの異なる期間 i, j 間の集積度を測る近さの尺度 (measure of closeness) a_{ij} として

$$a_{ij} = \exp(-d_{ij}), \quad d_{ij} = |i - j|$$

なる時間的距離が増加するにつれて減衰する指数関数を導入し，期間 i と期間 j の集積性の貢献はそれぞれの相対頻度と近さの尺度を掛け合わせたものと考え，次の集積度指数 (Tango's index) を提案した．

$$C = \sum_{i=1}^{m}\sum_{j=1}^{m} \frac{n_i}{n}\frac{n_j}{n} a_{ij}, \quad 0 < C \le 1$$

ここで n_i は期間 i $(=1, \ldots, m)$ の頻度で，$n_1 + n_2 + \cdots + n_m = n$ である．この指数

表 1　染色体異常 (trisomy) の月別頻度データに英国における小児白血病・悪性リンパ腫の空間集積性の検討に χ^2 検定，スキャン検定と Tango's index を適用した結果 (Tango, 1984)

検定法	月別頻度		2 ヵ月単位の頻度		最後の 12 ヵ月の月別頻度	
	検定統計量	p 値	検定統計量	p 値	検定統計量	p 値
χ^2 検定	32.45	0.091	17.35	0.098	20.76	0.037
スキャン検定	7	0.31	14	0.038	7	$p > 0.10$
Tango's index C	0.1139	0.022	0.1975	0.039	0.2354	0.0048

は，ある単位期間に疾病が集中する場合は最大の集積性を意味する最大値 1 を示し，それ以外は 1 未満となる指数である．帰無仮説「H_0：時間集積性はない」のもとで，C の期待値を E，分散を V とすると，標準化された統計量 T が

$$T = \frac{C - E}{\sqrt{V}} \sim \chi^2_\nu \text{分布}$$

と標準正規分布ではなく χ^2 分布で近似できる．ここに，自由度 ν は C の歪度の関数である (Tango, 1990)．

染色体異常の経年変化のデータでは 1976 年 11 月〜1977 年 4 月に染色体異常の報告数が増加しているのは偶然変動を超えた現象か否かが問題となる．表 1 には χ^2 検定，スキャン検定と Tango's index を比較した結果を掲載したが，Tango's index ではデータをどのように分析しても有意な集積性を示している．この結果から有意な時間集積性が起きていたと判断してよいだろう．

2. 空間集積性

ある期間を固定してその期間において，ある疾病の罹患を広い調査対象地域で観測している場合，1) その疾病が特定の地域だけに疾病のクラスター (localized cluster) が観測される，あるいは，2) 感染性疾患のように疾病の罹患が至るところでクラスターする (global clustering) という現象が観測される場合に，空間集積性 (spatial clustering, clustering in space) があるという．地域集積性があるともいう．これらの空間集積性の有無を検定する方法には，研究の目的，クラスターの種類，データの種類 (市区町村ごとのように地域単位に集計された頻度データ，あるいは，個人の点データ) に応じて異なった検定が提案されており，使い分ける必要がある．Besag and Newell (1991) は空間集積性の検定を焦点を定めた検定 (focused test) と焦点を定めない一般的な検定 (general test) の 2 つに分類した．

a. 焦点を定めた検定 (focused test)

事前に興味のある地域あるいは施設 (putative source) に焦点を定めて，その周辺に疾病の集積性があるか否かの検討を行う方法．例えばごみ焼却施設，危険物廃棄処理施設，原子力発電施設などの周りに疾病が集積しているかどうかなどを検討する場合に用いられる．いま，研究の対象となる地域が m 個の地域 (行政単位の地域，あるいは，研究目的に応じて新たに設定された小地域) に分割されているものとし，ここでは，次の focused test の検定仮説を考える．

帰無仮説 H_0：対象地域では疾病集積性はない
対立仮説 H_1：ある固定発生源の周りに疾病が集積している

帰無仮説のもとでは，$i\ (=1, \ldots, m)$ 地域での疾病の頻度の確率変数 N_i が独立に (性・年齢などの共変量を調整した) 期待頻度 e_i をもつ Poisson 分布

$$H_0 : E(N_i) = e_i, \quad N_i \sim \text{Poisson 分布}$$

に従うとする．N_i の観測値を n_i とする．一般に期待頻度 e_i はある基準人口の年齢階級別の発生率 r_k などを利用して計算されることが多い．

さて，focused test の対立仮説は次のように表現できる．

$$H_1 : E(N_i) = \theta_i e_i, \quad i = 1, \ldots, m$$

ここで θ_i は i 地域の相対リスク (SMR, SIR など) である．ここでは固定発生源から放出される汚染物質への曝露を問題にしているので θ_i に関する基本的モデルは，その i 地域の超過リスクが曝露量 g_i に比例するモデル

$$H_1 : \theta_i = 1 + \epsilon g_i$$

が自然である．しかし，過去の曝露量を調査することは困難であることが多い．したがって，曝露変数に比例するような代替変数をどのようにモデル化するかによっていくつかの検定手法が提案されてきた．

Bithell (1995) は θ_i の十分な情報があれば，最強力検定は次の形で与えられるとした．

$$T = \sum_{i=1}^{m} n_i \log(\theta_i) \geq t_0$$

ここで棄却点 t_0 は有意水準 α の関数である．その漸近分布を導出するのは困難なのでモンテカルロ検定を行うのが実用的である．Bithell (1995) はこの形の検定を線形リスクスコア検定と呼んだ．しかし，一般には θ_i に関する詳しい情報を得ることは難しいので，Bithell (1995) は未知の θ_i に代わって固定発生源からの距離 d_i を利用した $\theta_i = 1/(1+d_i)$, $1/(1+d_i)^2$ などの距離減衰関数を検討している．

Stone (1988) は θ_i について固定発生源に近いほどリスクが高いという順序制約のある仮説を考えた．

$$H_1 : \theta_{(1)} \geq \theta_{(2)} \geq \cdots \geq \theta_{(m)}$$

ここに，$\theta_{(i)}$ は固定発生源に i 番目に近い地域の相対リスクである．この順序制約の対立仮説を検定するために尤度比検定を提案した．そこでは，最尤推定量 $\hat{\theta}_i$ はいわゆる "pool-adjacent violators" algorithm (Barlow *et al.*, 1972) を

利用して簡単に求められる：

$$\hat{\theta}_{(i)} = \min_{s \le i} \max_{t \ge i} \frac{\sum_{r=s}^{t} n_{(r)}}{\sum_{r=s}^{t} e_{(r)}}, \quad i = 1, \ldots, m$$

ここで $n_{(r)}$ と $e_{(r)}$ は固定発生源に r 番目に近い地域の観測数と期待数である．しかし，パラメータ間の順序制約のため尤度比検定の通常の χ^2 近似が成立しないため，モンテカルロ検定を実施する．Stone はシミュレーションに頼る必要のない $\hat{\theta}_1$ を検定統計量とすることも提案している．しかし，尤度比検定に比べると，疾病の集積が固定発生源に最も近いところに集中している場合を除くと検出力が低い．これ以外にも，Besag and Newell の検定 (Besag and Newell, 1991)，スコア検定 (Waller *et al.*, 1992; Lawson, 1993; Tango, 2002)，Kulldorff の空間スキャン統計量 (Kulldorff, 1997) などが適用できる．

b.　一般的検定 (general test)

事前に興味のある地域はなく，検討対象地域のなかに疾病の集積性があるか否かを検定する方法であるが，その方法の違いからクラスターの存在の有無を検定する包括的な検定 (global clustering tests; GCT) と検定と同時にクラスターの位置も検出する検定 (cluster detection tests; CDT) の 2 つに分類できる．ただ，CDT は Kulldorff (1997) が最初に提案した空間スキャン統計量 (spatial scan statistic) が中心的な手法となるが，それは「空間スキャン統計量」の項で詳述されているのでここでは省略する．

包括的な検定

対象空間内に疾病の集積性が存在するかどうかを検定する．市区町村などの集計データに対して最も検出力が高いと評価されている Tango's index (Tango, 1995; 2000b) とケースとコントロールの個人データの解析に対する Cuzick–Edwards の検定 (Cuzick and Edwards, 1990) の方法を紹介しよう．

Tango (1995) は時間集積性の検定を人口の違い，交絡因子を調整して空間集積性の検定に拡張した：

$$C_\lambda = (\boldsymbol{r} - \boldsymbol{p})^t \boldsymbol{A}_\lambda (\boldsymbol{r} - \boldsymbol{p}) = \sum_{i=1}^{m} \sum_{j=1}^{m} a_{ij}(\lambda) \frac{n_i - e_i}{n} \frac{n_j - e_j}{n}$$

ここで e_i は期待度数，$a_{ij}(\lambda)$ は近さの尺度であり

$$a_{ij}(\lambda) = \exp\left\{ -4 \left(\frac{d_{ij}}{\lambda} \right)^2 \right\}$$

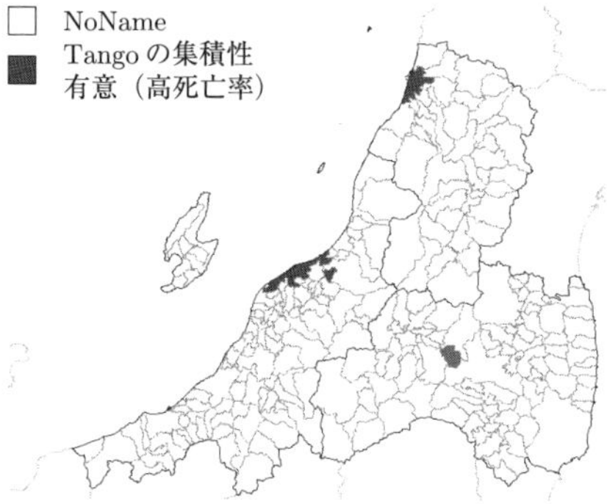

図 1　1996〜2000 年新潟県・福島県・山形県の市町村ごとの男性の胆のうがん．
有意な集積性 ($p < 0.001$) が認められ，その中心の 2 つの地域が黒色で示されている．

とした．ここで，a_{ij} は $d_i = \lambda$ でほぼ 0 となる意味で λ はクラスターの大きさの尺度といえる．この検定には時間集積性の Tango's index と同様に χ^2 分布近似が適用できる．しかし，大きい λ は大きなクラスターの検出に敏感であり，小さい λ は小さいクラスターの検出に敏感となるので，λ の値を変えて検定を繰り返すことに興味があるが，検定の多重性が問題となる．そこで，λ を連続的に動かして，λ の関数としての p 値のプロファイルを描きその最小値 $P_{\min}$ を検定統計量とすることを提案した (Tango, 2000b)：

$$P_{\min} = \min_{\lambda} \Pr\{C_\lambda > c_\lambda | H_0, \lambda\}$$

ここに c_λ はある λ に対する統計量の実現値であり，λ^* が最小値を達成する値である．実際の計算には λ を小刻みに変化させて最小値を探す 1 次元探索法で簡単に計算できる．$P_{\min}$ の検定はモンテカルロ検定で行う．空間集積性の Tango's index は最小 p 値は統計量の最大化を意味するところから Tango's MEET (maximized excess events test) とも呼ばれている (Kulldorff *et al.*, 2003; Song and Kulldorff, 2003; 2005)．適用例として，1996〜2000 年新潟県・福島県・山形県の市町村ごとの男性の胆のうがんのデータの解析結果を図 1 に示した．有意な集積性が認められ ($p < 0.001$) その 2 つの集積地域が黒色で示されている．

一方，図 2 は英国の North Humberside で 1974 年から 1986 年の間に小児白血病または悪性リンパ腫と診断された 62 名の患者 (ケース，×) の居住地とそれぞれの年に出生登録 (1 月と 6 月) が行われた新生児のなかから無作為に抽

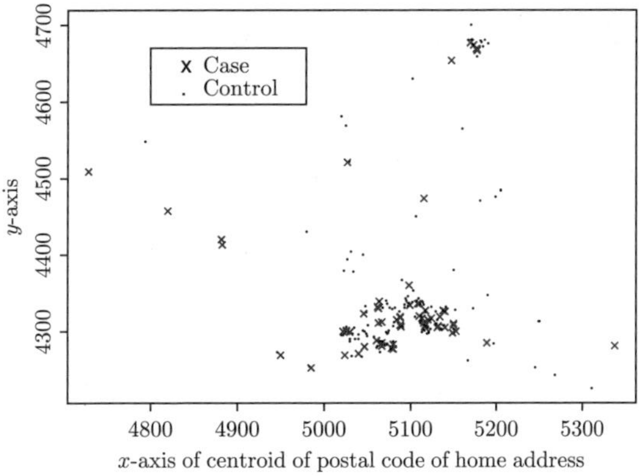

図 2　英国の North Humberside で 1974 年から 1986 年の間に小児白血病または悪性リンパ腫と診断された 62 名のケース (「×」) の居住地とそれぞれの年の新生児から無作為に抽出した 141 名のコントロール (「·」) の居住地の点データの図

出した 141 名の対照 (コントロール, ・) の居住地を示したもので, 自宅の住所の郵便番号の緯度経度を利用して xy 座標に変換した点データである. ここでは, ケースの分布状況をコントロールの分布状況と比較してケースが空間的により近接して発生しているかどうかが問題となる. この種のデータに適用できる空間集積性の検定として有名なのが Cuzick–Edwards の検定で, k 近隣法と呼ばれる方法である. 各ケースについて k 番目までの近い点データの中に含まれるケースの数を数え, 検定統計量 T_k として

$T_k =$ (各ケースから第 $1,\ldots,k$ 番目に近い k 個のデータの中に存在するケースの総数)

とする方法である. 感染性の疾患であれば新しいケースはケースの近くに発生する傾向があるので観察される近隣ケースの数は偶然変動を超えて大きくなるからである. Cuzick and Edwards は検定統計量 T_k が漸近的に

$$Z = \frac{T_k - E(T_k)}{\sqrt{\mathrm{Var}(T_k)}} \sim N(0,1)$$

に従うことを仮定している. ただ, 実際の適用に当たっては, k の値を事前に設定することは難しいので k の値を $k = 1, 2, \ldots$ と変えて繰り返し適用することになる. Cuzick and Edwards は表 2 に示すように $k = 1, \ldots, 10$ と繰り返し適用し (一部の結果は省略), $k = 2, 3, 4, 5$ で有意 ($p < 0.05$) となり, $k = 3$ のとき最小 p 値 ($p = 0.0027$) となるので集積性は有意であるとしている. しかし, k の値を変化させながら検定を繰り返しているので, 検定の多重性の問題が生じている. Tango (2007) はデータ間の近さの尺度を k 近隣法を含む任意の関数に一般化し, 検定の多重性を調整した検定を提案している.

表 2　英国における小児白血病・悪性リンパ腫の空間集積性の検討に Cuzick and Edwards の検定 (Cuzick and Edwards, 1990) を利用した結果

No.	k	近隣ケース数 T_k	$E(T_k)$	$\mathrm{Var}(T_k)$	p 値
1	1	24.500	18.723	16.980	.0805
2	2	52.500	37.446	34.574	.0052
3	3	76.500	56.168	53.355	.0027
4	4	95.833	74.891	72.787	.0071
5	5	115.167	93.614	92.139	.0124

3.　空間・時間集積性

空間的にも時間的にも疾病のクラスターが観測される場合に疾病の空間・時間集積性 (space-time clustering) があるという. 特定の時空間内でクラスターが観察される, あるいは, 感染性疾患のように至るところで疾病がクラスターしている, という 2 つの場合がある. 前者の場合には特定の時空間を同定することに興味がある. 後者の場合であれば, 疾病の感染性の疑いの統計的証拠であり, この場合, 空間・時間の交互作用 (space-time interaction) があるともいう. 統計手法としては, Knox の検定 (Knox, 1964), Mantel の検定 (Mantel, 1967) などが有名である.

[丹 後 俊 郎]

空間スキャン統計量

spatial scan statistic

1. スキャン統計量

スキャン統計量は Naus (1965a; 1965b) によって提案され，時間および空間において観測されるイベントのクラスター・集積を探し，またそれが偶然かどうかを確かめるために用いられる統計量である．この統計量は，時空間での**移動ウィンドウ** (moving window) によるスキャンを行い，その最大値をとる統計量として定義される．例えば時間軸に沿った 1 次元の空間では，あらかじめ与えられた長さのウィンドウを使い，このウィンドウを全時間領域の中で動かしたときにそのウィンドウ内の観測数が最大となるものをとる．また 1 次元に限らず 2 次元以上の空間でも同様に定義することができ，DNA の解析や，**疾病集積性** (disease cluster) の検出などの研究で利用されている (Glaz *et al.*, 2001; Glaz and balakrishnan, 1999 など)．特に空間疫学における疾病集積性の研究においては，Kulldorff and Nagarwalla (1995)，Kulldorff (1997) による空間スキャン統計量，およびそれを改良したいくつかの統計量が提案されており，広く用いられている．本項ではこの疾病集積性の検定に注目して論じる．

2. 疾病の地域集積性と空間スキャン統計量

疾病の地域集積性の検定に用いる空間スキャン統計量は，Kulldorff (1997) によって一般的に定義されている．ここではよく用いられる Poisson モデルに従って議論を進める．例えば，ある県の市区町村ごとに，ある病気による死亡数を観測したとき，県内のどこかに死亡が集積しているのではないか？　つまり**クラスター** (集積) が存在するのではないかという仮説を考える．ここでクラスターとは，1 つもしくは複数の市区町村が連結してできる地域と考え，このようなクラスターの候補となる連結した地域をウィンドウと呼ぶ．このとき「クラスターが存在する」ということは，「観測死亡数が期待死亡数に比べ，有意に高くなるウィンドウが存在する」と考えることができ，逆に「クラスターが存在しない」ということは「すべてのウィンドウについて，その観測死亡数は期待死亡数とほぼ同じである」ということになる．

いま，解析を行う対象地域 G が m 個の地域 (市区町村など) に分割されているものとする．i 地域での死亡数 N_i が互いに独立に Poisson 分布に従い，クラスターが存在しない状況では N_i は期待値 ξ_i $(i = 1, 2, \ldots, m)$ の Poisson 分布に従うとし，その観測値を n_i とする．ただし，ξ_i は i 地域の人口に比例し，性・年齢などの交絡因子を調整した期待死亡数とする．このときウィンドウ Z を考え Z 内の死亡数の確率変数を $N(Z)$，その観測値を $n(Z)$ で表す．ここで，Z は一般のスキャン統計量のようにあらかじめ決められた長さ (大きさ) のウィンドウではなく，さまざまな大きさのウィンドウを考える．ある Z がクラスターでない場合の $N(Z)$ の期待値を $\xi(Z)$ で表し，さらに $N(G) = \xi(G)$ とすると，クラスターの有無は

帰無仮説 $H_0 : E(N(Z)) = \xi(Z)$ $(^\forall Z \in \mathcal{Z})$
対立仮説 $H_1 : E(N(Z)) > \xi(Z)$ $(^\exists Z \in \mathcal{Z})$

の仮説検定問題になる．このとき 1 つ 1 つのウィンドウ Z に対して検定を繰り返すと検定の多重性の問題が発生してしまう．そこで Kulldorff は，尤度比に基づく統計量 $\lambda(Z)$ を考え，すべてのウィンドウ Z に対して $\lambda(Z)$ の値が最大のものをとる空間スキャン統計量を考えた．このときの尤度比は，$n(Z) > \xi(Z)$ に対して

$$\lambda(Z) = \left(\frac{n(Z)}{\xi(Z)}\right)^{n(Z)} \left(\frac{n(Z^c)}{\xi(Z^c)}\right)^{n(Z^c)} \quad (1)$$

その他に対しては $\lambda(Z) = 1$ となるので，つまり空間スキャン統計量

$$\lambda^* = \lambda(Z^*) = \max_{Z \in \mathcal{Z}} \lambda(Z)$$

によって，その最大尤度比 λ^* をとるウィンドウ Z^* を **most likely cluster** (MLC) とし，これをクラスターの候補と考える．ここで，この MLC が統計的に有意な集積性をもつかどうかの評価が必要となる．そのため帰無仮説のもとでの $\max_{Z \in \mathcal{Z}} \lambda(Z)$ の分布が必要になるが，それを解析的に求めることは困難なので**モンテカルロ検定**を利用してシミュレーションで求めた p 値によってその有意性が評価される．このようにクラスターの有意性の判定と場所の推定 (同定) を同時に行う手法は **cluster detection test** (CDT) と呼ばれる．

しかし，地域の数が極端に少ない場合を除いて，一般的にすべてのウィンドウを調べることは数が膨大すぎて現実的に不可能である．つまりクラスターをスキャンするウィンドウ Z の全体集合 $\mathcal{Z}$ のとり方が重要であり，この違いによっていくつかの統計量が提案されている．

Kulldorff (1997) は，同心円状に，ある限界まで地域を追加していく円上のウィンドウ全体をとった circular scan statistic を提案した．$Z_{ik}(k = 1, 2, \ldots, K_i)$ を地域 i から近い順に，i 自身を含む k 個の地域からなる集合とする．ただし各 i の座標はその地域の代表点 1 点 (市区町村役場の所在地や人口重心など) で表すものとする．このとき circular scan statistic では，Z の全体集合として $\mathcal{Z}_1 = \{Z_{ik} \mid 1 \le i \le m,\ 1 \le k \le K_i\}$ を考える．K_i としてはクラスターに含まれる最大距離や人口，最大地域数などが用いられる．この方法は簡便であるが，明らかに円状のクラスターしか同定できない．そこで最近，非円状のクラスターも同定できるよう circular scan statistic を拡張した方法がいくつか提案されている．例えば，Duczmal and Assunção (2004) の simulated annealing (SA) 法，Patil and Taillie (2004) の upper level set (ULS) 法，Assunção *et al.* (2006)，Kulldorff *et al.* (2006) などの方法がある．これらの方法は非円状のウィンドウも同定でき，かつ，計算時間が大きくなりすぎないようにそれぞれ工夫されている．さらに Tango and Takahashi (2005) では，このような非現実的な形状をした大きなクラスターを防ぐよう制限された範囲内で非円状のクラスターを同定する flexible scan statistic が提案されている．この方法でのウィンドウ Z の集合は次のように定義される．まず地域 i を中心として i 自身を含み i から近い順に K 個の地域からなる集合 Z_{iK} を定める．この Z_{iK} から，i を含み，連結している部分集合を考え，その全体 $\mathcal{Z}_2$ を考える．つまり Z_{iK} の中で i を含んで k 個の地域からなる連結したウィンドウが j_{ik} 個あるとすると，Z の全体集合は

$$\mathcal{Z}_2 = \{Z_{ik(j)}, 1 \le i \le m;\quad 1 \le k \le K;\\ 1 \le j \le j_{ik}\}$$

と表される．なお，**circular scan statistic** はソフトウェア SaTScan が利用でき，また **flexible scan statistic** を利用するためにはソフトウェア FleXScan が開発されている．

3.　解析例

1996〜2000 年新潟県，福島県，山形県の市町村ごとの男性の胆のうがんの死亡について，Kulldorff の circular scan statistic (アプリケーションソフト **SaTScan**) と Tango and Takahashi の flexible scan statistic (アプリケーションソフト **FleXScan**) を用いて集積性の検定を行った (詳細は丹後ほか，2007 参照)．どちらの手法でもほぼ同様の地域が同定されたが，FleXScan ではいくつかの町村が異なる非円状の地域を同定している様子が観察できる (図 1)．現実にはこの結果をもとに，同定された地域の調査の必要性などの検討が示唆される．

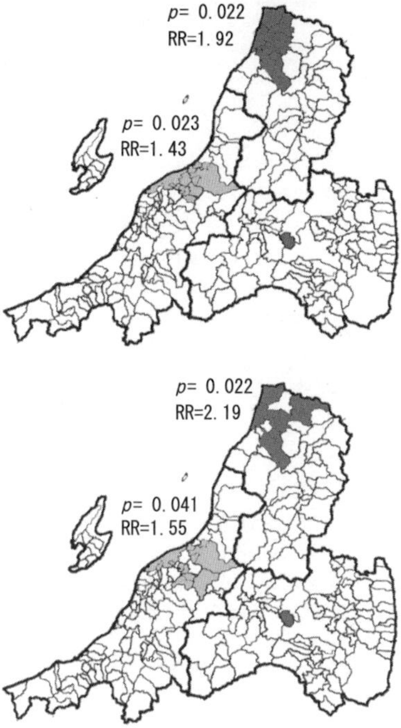

図 1　同定された集積地域：SaTScan (上) と FleXScan (下)．RR は relative risk.

4.　討　論

本項では平面上における地域集積性に用いられる代表的な Poisson モデルに基づく空間スキャン統計量について述べたが，扱うデータに応じて 2 項モデルをはじめ他のモデルでの議論も可能である．さらにこれを時空間解析に利用することもできる (「症候サーベイランス」の項参照)．ここであげた統計量は尤度比統計量 (1) の最大化を基本としたスキャン統計量であるが，この統計量では複雑な形状の大きなクラスターを同定してしまう傾向があることが指摘されている．そのため最近，この統計量を改良，または新たな統計量を用いたスキャン統計量の開発の試みも行われてきている．　［高 橋 邦 彦］

症候サーベイランス

syndromic surveillance

1. サーベイランス

2001年米国における炭疽菌によるバイオテロリズムの発生，2002年に中国で始まり，その後他国へも広がっていったSARS (severe acute respiratory syndromes：重症急性呼吸器症候群) の発生，さらに最近の新型インフルエンザの世界的な大流行 (パンデミック) など，近年われわれの健康を脅かすさまざまな問題が出現してきている．そのため，このような脅威に対して対策を講じることが保健医療・公衆衛生上の重要な課題のひとつとなってきている．ここ数年，欧米を中心に症候サーベイランス (syndromic surveillance) やバイオサーベイランス (biosurveillance) と呼ばれるサーベイランスを目的とした取り組みが活発になっている．一般に公衆衛生におけるサーベイランスの議論は米国 CDC (The Centers for Desease Control and Prevention) の定義のようにそのデータの収集方法，システムから議論され，最終的には予防やそのコントロールまで包括して検討されるものであるが，なかでも健康危機事象の発生をいち早く発見することを目的としたサーベイランスの重要性は国際的に高まってきており，その解析部分において統計学が重要な役割を果たしている．特に欧米ではバイオテロリズムを対象とした議論が活発であり，実際に米国では 2001 年 9 月 11 日のテロの発生以降いくつかのサーベイランスシステムが稼働し，日々監視・解析が行われている．例えば，Wachington DC における ESSENCE (the Electronic Surveillance System for the Early Notification of Community-Based Epidemics system) や New York における NYC-DOHMH (the New York City Deoartment of Health and Mental Hygine) system などがある．近年，国際疾病サーベイランス学会 (the International Society for Disease Surveillance; ISDS) の主催する会議 (Syndromic Surveillance Conference) などでも，サーベイランスに関するさまざまな発表・討論が行われている．

バイオテロリズムのように突発的な症候の発生を発見するためには，日頃から関連の症状の発生状況を監視しておき，患者数が通常の状況に比べ突発的に集中した場合，それが重要なシグナルになっていると考えることができる．もちろん疾病によっては通常ではなかなか起きないもので，1件でも患者が発見されれば直ちに対応が必要なものもあるが，一般的には，日常的に似たような症状・疾患が少数ながらも起きてもおかしくないものも多い．このようなデータからシグナルを統計的に検出するため，いくつかの手法が用いられる (Lawson and Kleinman, 2005; Wilson *et al.*, 2006)．ある地点における発生状況を追い続け，変化を検出するための process control charts などは代表的なものである．また，地域的な変化も観察するための方法としては疾病地図を推定する手法が適用されている．さらに集積性の検定をサーベイランスの問題に適用し，いくつかのサーベイランスシステムでは重要な解析ツールのひとつとして利用されている．特に**時間・空間集積性**の検出は最近注目されてきている．実際，バイオテロリズムなどの突発的な症候が発生した場合，「いつから」発生したのか，「どこで」発生したか，空間的・時間的の両面の検出が重要となる．この目的のために，集積性の検定を利用した方法がいくつか提案されているが (Forsberg *et al.*, 2006)，現時点で実際の解析に即利用できる形で提供されている手法は多くない．代表的な手法としては空間・時間スキャン統計量 (space-time scan statistic) を用いた集積性の検定手法であり，Kulldorff (2001) による prospective space-time scan statistic がアプリケーションソフト SaTScan とともに利用され，米国でのサーベイランスシステムにも組み込まれ解析が行われている．そこで本項では，サーベイランスを目的とした**空間・時間スキャン統計量**による検定に焦点を当てて，サーベイランスのための解析について簡単に紹介する．

2. 後ろ向き研究と前向き研究

ある地点において継続して観測されたデータから，その発生の集積性を検出するためには，時間集積性の検定法が利用できる．また地域的な集積性も同時に検出するためには空間・時間集積性の検定法が利用できる．一般的にこれらの方法は過去に得られたデータから集積のあった (過去の) 集積性を検出していることになる．つまり後ろ向き (retrospective) の方法である．しかし，バイオテロリズムの発生の監視のようなサーベイランスを目的とした解析においては，すでに終結した集積性の発見よりも，むしろ現時点でも続いている集積を，発生時点から時間を空けずそれをいち早く発見・同定することが重要である．そのため Kulldorff (2001) では，解析時点を含んだ「生きているクラスター (**alive cluster**)」を同定する前向き (prospective) の方法を提案している．この解析によって，解析時点において，まさに起こっている突発的な事象の発生が「いつから起きていたのか」を検出することができる．そのためサーベイランスの解析では (目的に応じて) 短い間隔で定期的 (例えば毎日 1 回や毎週 1 回など) に解析することが求められるのである．

ところで一般的な統計的検定の有意性の判定基準としては，有意水準 α として 0.05 や 0.01 などの値を用いることが多い．しかし，日々のサーベイランスにおいて 5% の確率で起こるということは，$1/0.05 = 20$ でほぼ 20 日に 1 回の頻度で起こっても不思議がないということになる．このように「○○日に 1 回の頻度よりもまれである」という期間を **recurrence interval** (RI) という (Kleinman *et al.*, 2004)．その考えから，毎日行われるサーベイランスにおいては，その有意性の判定基準として，ほぼ 1 年に 1 回の頻度よりもまれな現象 (RI=365 日) に対応する $\alpha = 0.0027$ がひとつの基準として用いられることもある．

3. サーベイランスのための CDT

一般にサーベイランスを目的とした場合，病集積性の検定においてその有意性とともに集積地域の推定も同時に行う cluster detection test (CDT) に時間変化を入れた space-time 解析が強力なツールとなる．この場合，集積性の有無を検定し，もし有意な集積性があると判断された場合にはその集積地域と集積した期間を同定するのである．そこで，Kulldorff (2001) は平面におけるスキャン統計量に時間のデータを入れた cylindrical space-time scan statistic (**SaTScan**) を提案した．対象地域を m 個に分けた各地域に対して，時点 Y_1, Y_1+1, $Y_1+2, \ldots, Y_2$ のデータが存在するとする．この対象地域において，$[Y_1, Y_2]$ の時点では集積が存在しない，つまり定常的に症候が観測されているということが帰無仮説となる．このとき平面状における各ウィンドウ $Z \in \mathcal{Z}_1$ に対して，時点 s から時点 t まで $(Y_1 \le s \le t \le Y_2)$ の円柱上のウィンドウ W を考える．対象地域全体の $[Y_1, Y_2]$ を全空間とし，そのなかでこのようなウィンドウ W の全体を $\mathcal{W}$ とし，平面のときと同様に

$$\max_{W \in \mathcal{W}} \left(\frac{n(W)}{\xi(W)}\right)^{n(W)} \left(\frac{n(W^c)}{\xi(W^c)}\right)^{n(W^c)}$$

ただし $n(W) > \xi(W)$，となる $W = W^*$ を MLC と考える．平面上の場合と同様，モンテカルロ法を利用して MLC の有意性を判断する．これにより，集積のある地域と，その集積時点の範囲 $[s, t]$ を同定することができる．

この方法は後ろ向き研究でも前向き研究でも適用できるが，先に述べたサーベイランスを目的とした場合，前向きの研究が中心となる．つまり時点 Y_2 のデータが得られた段階で解析を行い，クラスターの時間として常に $t = Y_2$ となるウィンドウのみを考える．これによって同定されるクラスターの時間は $[s, Y_2]$ となる alive cluster になる．さらに発生時点 s も解析時点 Y_2 からそれほど遠くない時点であると想定される．そこで，実際にデータは $[Y_1, Y_2]$ のすべてを用いるが，発生時点はある時点 Y_T (Y_2 から T 時点前) 以降であると考え，$[s, t]$ として $[Y_2 - T + 1, Y_2]$, $[Y_2 - T + 2, Y_2]$, ..., $[Y_2 - 1, Y_2]$, $[Y_2, Y_2]$ のいずれかをもつウィンドウをクラスターの候補として考える．この方法が prospective scan 法であり，このときの T を maximum temporal length という．

4. 討　論

平面における検定同様，上記の cylindrical scan statistic では円状の地域しか同定できないことが指摘されており，それを改善するため最近，Takahashi *et al.* (2008) による flexible space-time scan statistic なども提案されている．なお，発生直後の集積は一般的に 1) 空間的に集積地域は狭い地域，2) 時間的に発生時点は解析時点に近い最近，であることが想定される．また感染性の症候などは，いったん発生した後，徐々に近隣の地域へ広がっていくことなども考えられる．このような空間的な広がりを把握するためのモニタリングもサーベイランスにとって重要な問題であるが，この目的のためにも空間集積性，もしくは空間・時間集積性の検定法などが重要なツールとなるであろう．それと同時にサーベイランスの目的，結果の解釈等も踏まえたうえでの統計手法の研究，開発も活発に行われるようになってきている．

［高 橋 邦 彦］

AIDS 患者数の流行予測

estimation of AIDS incidence

AIDS は，主に，汚染した血液製剤の輸注，汚染した注射針・注射器，性行為 (同性間，異性間)，および母子感染の 4 つの経路により HIV (human immunodeficiency virus) に感染し，潜伏期間を経て，さまざまな AIDS の症状を呈する症候群であり，現在でも患者の多くが死に至る．AIDS 患者数の将来予測については，当初，AIDS に至る感染経路を数学的にモデル化する方法 (May and Anderson, 1987; Pickering *et al.*, 1986) が盛んであったが，モデルに含まれる未知パラメータに大きく依存して実用的ではなかった．Brookmeyer and Gail (1986; 1988) はすでに多数の AIDS 患者が発症していた北米の将来予測を試みている．一方，表 1 は少々古いデータであるが，まだ日本には AIDS 患者が少なかった 1988 年頃の HIV に汚染されていた輸入血液製剤を投与された患者が不幸にも HIV 感染し，AIDS を発症した 45 人の発症月のデータである．ここでは，この少ないデータを利用して将来発生してくる AIDS 患者数を予測する方法を紹介する (Tango, 1989).

1. 考え方

AIDS の流行を考えるとき，もし，

1. 最初の感染が起きた時点 T_S
2. 現時点 T_P までの，累積 HIV 感染者数 N_0，新規 HIV 感染の時間的分布の密度関数 $h_0(t)$，すなわち，

$$\int_{T_S}^{T_P} h_0(t)dt = 1$$

3. 潜伏期間の個体差を表現する確率分布 $F(y)$ (密度関数を $f(y)$)

$$\int_0^{\infty} dF(y)dy = 1$$

4. HIV 感染者が AIDS を発病する確率 p が既知であれば，時点 x で HIV 感染した感染者が時点 t で発病する条件付き確率は

$$q(t|x) = pf(t-x)$$

であるから，時点 t で AIDS 患者が発生する確率密度関数 $g(t)$ は

$$g(t) = \int_{T_S}^{t} ph_0(x)f(t-x)dx$$

となり，患者発生数の時間的分布は，

$$N_0 g(t) = N_0 \int_{T_S}^{t} ph_0(x)f(t-x)dx$$

となり，話は簡単である．しかし，h_0 に関する信頼できるデータはまず入手不可能である．一方，潜伏期間 $F(.)$ と発病率 p に関しては，後ろ向き調査 (すでに AIDS と診断された患者の過去の活動から，HIV 感染時点を推測する) あるいは前向き調査 (男性同性愛集団などの追跡調査を行い，定期的に健康調査，HIV 抗体の検査を行う) などである程度の推定が可能である (Lui *et al.*, 1986; 1988a)．なお，以下の議論では，潜伏期間 T の確率分布 $F(t)$ として，信頼性の寿命の分布によく適用される Weibull 分布を仮定する：

$$F(t|\lambda,\gamma) = 1 - \exp(\lambda t^{\gamma})$$

表 1　1987 年 12 月 31 日までに報告された，45 人の血液製剤による AIDS 患者の発病月

年	月
1981	8
1983	1, 10
1984	1, 11(2)
1985	1, 2, 5, 7, 10(2)
1986	1(2), 2, 4, 5(2), 6, 8, 9, 10(2), 11, 12(2)
1987	1(4), 3, 4, 6(2), 7, 8, 9(2), 10(2), 11(3), 12(2)

かっこ内の数字は重複の数．日本における血液製剤 (輸入) による HIV 感染は 1979 年頃から始まったとされ，1985 年末には加熱処理が一斉に実施されたためそれ以降の血液製剤による HIV 感染はほとんどないとされている．

2. 統計モデル

さて，ここでは，われわれの手元に

1. 最初の感染が起きたと考えられる時点 T_S (血液製剤による初感染は 1979 頃).
2. T_E：この時点以降は感染が起こらないと考えられる時点 (血液製剤では加熱処理が始まった 1985 年 12 月頃).
3. 表 1 に示す AIDS 患者個々の発病日
4. 前節で解説した方法で推定された潜伏期間の分布，$F(y|\hat{\lambda},\hat{\gamma})$ の推定値
5. 現時点までの AIDS の発病時点のデータ

$$t_{(1)} \le t_{(2)} \le \cdots \le t_{(n)}$$

があるとしよう．現実には，現時点 T_P までの，累積 HIV 感染者数 N_0，新規 HIV 感染の時間的分布 $h_0(x)$ はわからないことが多い．そこで，現時点までの AIDS の発病時点のデータに基づ

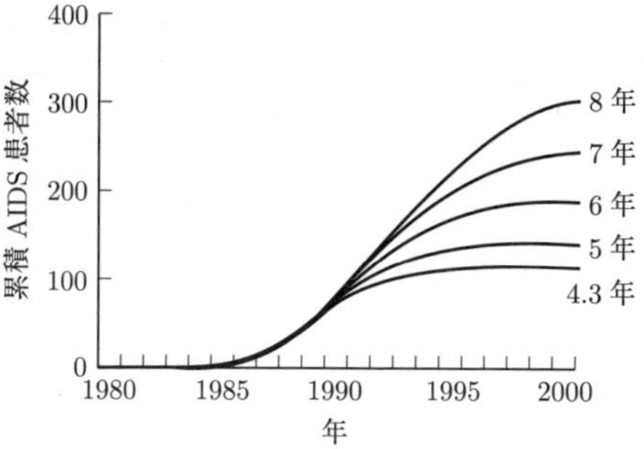

図 1　AIDS 患者数

いて，区間 $[T_S, T_E]$ での HIV 感染者総数 N_0 (未知) の中から，将来必ず AIDS を発病する HIV 感染者の数 N とその感染の時間分布

$$h(t|\theta), \quad T_S \le t \le T_E$$

を推定し，それを，将来へ projection して AIDS 患者流行の下限値を推定することを考えよう．

この場合，AIDS 発病日の確率密度関数は

$$g(t|\theta) = \int_{T_S}^{T_E} h(x|\theta) f(t-x|\hat{\lambda}, \hat{\gamma})dx$$

となる．ここで，推定すべき未知パラメータは (N, θ) の 2 つである．ところで，AIDS の発病時点のデータは

1) ある部品の寿命を推定する試験において，N 個の部品を用意し，時点 T_S で一斉に試験をスタート (動かし始める)
2) 試験期間は時点 T_P までとした場合に，その期間で故障した部品の順に故障時点を記録した

という寿命データと同じ種類のものである (寿命試験では「定時打ち切りデータ」と呼ばれている)．したがって，未知パラメータ (N, θ) の尤度は

$$L(N, \theta) = \binom{N}{n} n! \left\{ \prod_{j=1}^{n} g(t_j|\theta) \right\} \{1 - G(T_P|\theta)\}^{N-n}$$

で与えられる．ここで，

$$G(t|\theta) = \int_{T_S}^{T_E} h(x|\theta) F(t-x|\hat{\lambda}, \hat{\gamma})dx$$

である．また，N 人の感染時点の分布 $h(x|\theta)$ に関しては，流行がまだ初期の段階にある場合には単調な関数，例えば，べき定数を $\theta > 0$ とするべき関数を考えれば，

$$h(t|\theta) = \frac{\theta + 1}{(T_E - T_S)^{\theta+1}} (t - T_S)^{\theta}, \quad T_S < t < T_E$$

などが考えられる．最尤推定値 $(\hat{N}, \hat{\theta})$ を求めることにより時点 t での累積 AIDS 患者数は

$$\hat{N} \int_{T_S}^{T_E} h(x|\hat{\theta}) F(t-x|\hat{\lambda}, \hat{\gamma})dx$$

と推測される．また，N の $100(1-\alpha)$%信頼区間は尤度比検定ベースの

$$-2\{\log L(\hat{N}) - \log L(N)\} \le \chi^2_\alpha$$

で計算できる．ここに，χ^2_α は自由度 1 の χ^2 分布の上側 α 点である．

表 2　日本の血液製剤による AIDS 患者数 $\hat{N}$ の予測値と 95%信頼区間．潜伏期間に Weibull 分布 ($\gamma = 2.286$) を仮定 (Lui *et al.*, 1986).

潜伏期間の中央値	$\hat{N}$ $(\hat{\theta})$	95%信頼区間
4.3	118 (2.2)	85-164
5	144 (2.0)	101-210
6	194 (1.9)	127-290
7	252 (1.8)	158-390
8	320 (1.7)	195-508
10	490 (1.6)	286-809
15	1180 (1.6)	630-1960

3. 適用例

初感染時期を $T_S = 1988$ 年 1 月 1 日として，T_E =1985 年 12 月 31 日までに血液製剤を投与された血有病患者のうち，「HIV 感染し AIDS を発症してしまう」AIDS 患者数 N 人の今後の発生パターン，累積患者数を予測した結果を図 1 と表 2 に示す．なお，AIDS 患者発症数の観測値と中央値を変えたモデルごとの適合度のよさを検討したが，どのモデルも同じような予測値を示し，表 1 のデータからは潜伏期間の識別はできないことを示した．　[丹 後 俊 郎]

食中毒曝露時点の推定

estimation of the time of exposure to food poisoning

平成 8 年，大阪で勃発した病原性大腸菌 O-157:H7 による食中毒の集団発生は食中毒の恐ろしさを再認識させるとともに，当時の厚生大臣の「貝割れ大根が感染原因でないことが否定できない」旨の発言によるカイワレ・パニックは食中毒の感染原因特定の重要性とその困難性を浮き彫りにした．

具体例として表 1 のデータをみよう．これは平成 8 年 5 月に岡山県邑久町の小学校で発生した学校給食が感染源とみられる O-157:H7 による集団食中毒事件の発症日の度数分布である．この食中毒事件では，脳症で児童 2 名が死亡している．この表をどうみるかが鍵となるが，このデータにはわれわれが知りたい「未知の曝露時点からの症状発現までの潜伏期間の個人差」に関する貴重な情報が入っている．感染しても，健康度，免疫力の違いから，外部の侵入者にすぐ負けて早々に発症する者もいれば，最初のうちは抵抗してその拡大を阻止していたが力尽きて発症する者，逆に侵入者が打ち負かされて発症しない強い者などさまざまである．この貴重なデータを上手に解析すれば曝露時点の候補をかなり絞りきれる可能性がある (丹後，1998b)．

表 1　平成 8 年 5 月岡山県邑久町の小学校で発生した O-157:H7 による集団食中毒における発症日別度数分布 (市場，1996)

	発症日	人数
5 月	24	6
	25	43
	26	56
	27	87
	28	60
	29	50
	30	16
	31	31
6 月	1	27
	2	11
	3	26
	4	5
計		418

1. 統計モデル

一斉に曝露した時点を γ とし，個人の発症日を X とすれば $X-\gamma\ (\geq 0)$ の潜伏期間の分布に古くから利用されている対数正規分布を適用してみよう．

$$f(x;\gamma,\mu,\sigma^2)=\frac{1}{\sigma(x-\gamma)\sqrt{2\pi}}\exp\left[-\frac{1}{2}\left(\frac{\ln(x-\gamma)-\mu}{\sigma}\right)^2\right]$$

この場合，n 例の食中毒患者の症状の発生時点 $\{x_i, i=1,\ldots,n\}$ のデータから計算される尤度関数 $L(\gamma,\mu,\sigma^2)$ は，一斉曝露で症状が独立に発生するという条件のもとで

$$(2\pi\sigma^2)^{-n/2}\prod_1^n(x_i-\gamma)^{-1}\cdot\exp\left[-\frac{1}{2}\sum_1^n\left(\frac{\ln(x_i-\gamma)-\mu}{\sigma}\right)^2\right]$$

となる．3 つのパラメータ (γ,μ,σ^2) の最尤推定量は，対数尤度関数 $l(.)=\log L(.)$ の偏微分を計算して，連立方程式

$$\frac{\partial l}{\partial\gamma}=\frac{\partial l}{\partial\mu}=\frac{\partial l}{\partial\sigma^2}=0$$

の解として求めるのが通常であるが，この非線形方程式には解が収束しないケースが少なくないという計算上の問題点が知られている (Cohen, 1988)．そのためいろいろな工夫がされているが，ここでは，簡単でかつ収束問題のない線形探索法を利用して解を計算する方法を紹介する．

2. プロファイル対数尤度

まず，γ を所与とすると，(μ,σ^2) の最尤推定量は簡単に

$$\hat{\mu}=\hat{\mu}(\gamma)=\frac{1}{n}\sum_1^n\ln(x_i-\gamma)$$

$$\hat{\sigma}^2=\hat{\sigma}^2(\gamma)=\frac{1}{n}\sum_1^n\{\ln(x_i-\gamma)-\hat{\mu}(\gamma)\}^2$$

と計算できる．したがって，最大対数尤度は γ の関数として

$$l^{**}(\gamma)=-n(\hat{\mu}(\gamma)+\ln\hat{\sigma}(\gamma))-\frac{n}{2}(1+\log(2\pi))$$

と計算できる．この最大対数尤度を γ のプロファイル対数尤度 (profile likelihood) と呼ぶ．つまり，このプロファイル対数尤度を最大にする $\hat{\gamma}$ が求める最尤推定量であり，それは適当に用意した γ の数値列

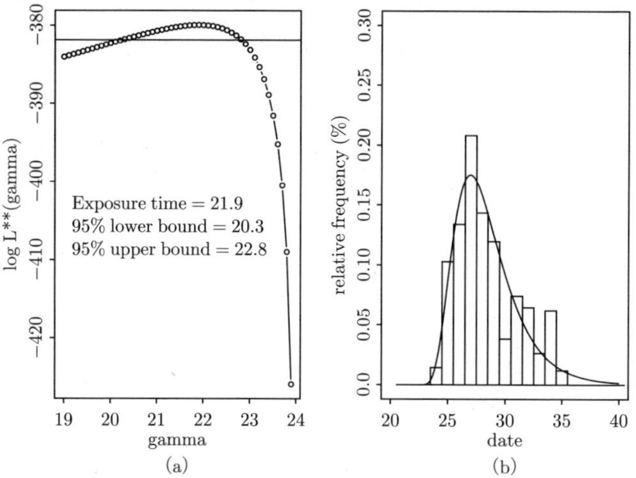

図 1　(a) プロファイル対数尤度と最尤推定値，信頼区間．(b) ヒストグラムと対数正規分布の推定値

$$\{\gamma_1 \le \gamma_2 \le \cdots \le \gamma_M < \min x_i\}$$

に対応したプロファイル対数尤度 $l^{**}(\gamma_j)(j = 1,\ldots,M)$ を計算して最大値を探す 1 次元数値探索法で簡単に求められる．また，γ の両側 $(1-\alpha)$ 水準の信頼区間は尤度比検定に基づいて

$$\left\{\gamma : l^{**}(\gamma) \ge l^{**}(\hat{\gamma}) - \frac{1}{2}\chi_1^2(\alpha)\right\}$$

として与えられる．ここに $\chi_1^2(\alpha)$ は自由度 1 の χ^2 分布の上側 100α%点である．

なお，対数正規分布は一般に高値に裾を長く引く非対称な分布形状を示すが，観察されたデータによっては，正規分布のように対称性に近い分布を示すものも少なくない．このような場合には，プロファイル対数尤度関数が γ の単調減少関数となり $\hat{\gamma} \to -\infty$ となることがある．したがって，この場合には曝露日の推定はできないことに注意したい．正規分布の左側の裾が $-\infty$ へ伸びていることを考えれば，自然である．ただ，データの最小値を $x_{(1)}$ とおくと

$$\lim_{\gamma \to x_{(1)}} l^{**}(\gamma) = +\infty$$

となってしまうという最尤推定量の正則条件の問題が潜んでいる (丹後，2000).

3.　適用例

平成 8 年 5 月岡山県邑久町の小学校で発生した O-157:H7 による集団食中毒における発症日別度数分布のデータに適用してみよう．計算のため，4 月 30 日正午を原点 $x = 0$ としよう．例えば，5 月 24 日正午は $x = 24$ であり，6 月 1 日は $x = 32$ である．実際の計算では，γ の数値列を

$$\gamma = \frac{j}{10}, \quad \text{for} \quad j = 190, 191, \ldots, 239$$

として少数点以下 1 桁の精度でプロファイル対数尤度 $l^{**}(\gamma)$ を S-PLUS を利用して計算した結果を図 1 に示す．曝露時点の最尤推定値はプロファイル対数尤度が最大となる γ の値で，$\hat{\gamma} = 21.9$，最大値は $l^{**}(21.9) = -379.93$ であった．すなわち，5 月 22 日の給食が最も疑われる．図 1 には x 軸に平行な線が描かれているが，これは

$$y = l^{**}(\hat{\gamma}) - \frac{1}{2}\chi_1^2(0.05) = -381.85$$

となる線である．この水平線と $l^{**}(\gamma)$ との曲線との交点が 95%信頼限界を与える．このようにして求めた 95%信頼区間は (20.3, 22.8) であった．つまり，確率 95%で曝露時点が 5 月 20 日から 5 月 23 日までの学校給食のいずれかであると推測できる．なお，学校給食の料理の調査からも曝露日として 5 月 22 日と 23 日が最も疑われるとしているが，原因食品の特定は難航していると報告している．　[丹 後 俊 郎]

ファーマコヴィジランス

pharmacovigilance

薬剤の世界同時開発と迅速な承認審査の趨勢に伴って，薬剤の安全性確保は新しい時代を迎えた．欧米では，ファーマコヴィジランス (pharmacovigilance)，およびさらに踏み込んだリスクマネジメントという概念のもとで安全対策が実施されている．

これまでは，市販後薬剤の副作用の自発報告などの個々の症例報告の収集・評価・伝達といったドラッグモニタリングの考え方が市販後の安全対策での中心であった．しかしながら，こうした受動的な体制では十分に薬剤のリスクに対処できない事態が発生することが多くなってきた．米国においては，1992 年に制定された処方薬ユーザーフィー法 (Prescription Drug User Fee Act) により薬剤の迅速審査が行われるようになったが，市場から安全性問題のために撤退する新薬が相次いだ．EU (欧州) においても，2001 年に相継いで発生した市場からの撤退を受けて，システムの再検討が迫られる状況になった．

世界保健機関 (WHO) によるファーマコヴィジランスの定義は，「医薬品の有害作用又は関連する諸問題の検出，評価，理解及び予防に関する科学及び活動」である (Rothman *et al.*, 2004)．市販後サーベイランスからファーマコヴィジランスへの概念の拡張には，次の 3 つの意味が含まれている．

- 市販前から市販後にかけての境目のない安全対策
- 薬剤のベネフィット/リスクバランスの評価
- 科学的アプローチによる効率的かつ科学的な根拠の蓄積の強調

これに対応してわが国においても，従来の「事後対応型」の安全対策から「予測予防型」の安全対策へ，といわれるようになった．ここでは，市販後の副作用の早期発見のための統計的手法による「シグナル検出」，およびリスクを最小化しベネフィット/リスクバランスの維持・改善を目指す「リスクマネジメント」について述べる．

1. シグナル検出

わが国の医薬品等安全性情報報告制度や企業報告制度などの自発報告制度は未知の重篤な副作用を検出するための最も強力な手段であり，ファーマコヴィジランスでの必須のシステムである．欧米諸国では，自発報告による副作用情報を蓄積した大規模データベースが構築されており，これに基づいて統計的手法を用いて副作用のシグナルを検出する手法の検討が進められ，実用化されている．わが国でも独立行政法人医薬品・医療機器総合機構 (PMDA) において，2009 年度から業務に導入された．

WHO の定義では，**シグナル** (signal) とは「それまで知られなかったかもしくは不完全にしか立証されていなかった有害事象と薬剤との因果関係の可能性に関する情報」である (久保田, 2001)．自発報告制度では発生頻度の分母となるデータを欠いていることから，シグナル検出のいずれの統計的手法も，分子データのみを使用し，特定の薬剤・有害事象の組み合わせの相対的な報告頻度の増大の**非比例性** (disproportionality) を統計的に検出して，シグナルとする．もととなるデータは，行に薬剤を列に有害事象をとり，その報告件数を度数とする表 1 のような度数表である．通常の統計分析で扱われる度数表と異なる点は，薬剤の種類 m および有害事象の種類 p がきわめて多く，表のセル数が膨大であることである．自発報告件数が多いといってもセル数が膨大なため，個々のセルの度数は小さく，1 件や 2 件といったセルがかなりの割合を占めている．

表 1 における特定の薬剤と特定の有害事象に注目すると，それらとそれら以外という表 2 のような 2×2 分割表ができる．

a. PRR と ROR

英国 MHRA で以前用いられた方法であり，現在，欧州 EMEA で使用されている．定量的シグナル指標である **PRR** (proportional reporting ratios) (Evans *et al.*, 2001; Van Puijenbroek *et al.*, 2002) は，報告割合の比である．

$$PRR = \frac{n_{11}/n_{1+}}{n_{21}/n_{2+}} = \frac{P_{11}}{P_{21}}$$

以下の 3 つの条件を満たす場合に，「シグナルあり」と判断する．

$$PRR \geq 2$$

$$\chi = \frac{n_{++}(|n_{11}n_{22} - n_{12}n_{21}| - n_{++}/2)^2}{n_{1+}n_{2+}n_{+1}n_{+2}} \geq 4$$

$$n_{11} \geq 3$$

また，わが国の PMDA が業務への導入をしたのは，オッズ比である **ROR** (reporting odds ratio) (Rothman *et al.*, 2004) である．

表 1　シグナル検出のもとになるデータ

	有害事象 1	有害事象 2	⋯	有害事象 p	合計
薬剤 1	n_{11}	n_{12}	⋯	n_{1p}	n_{1+}
薬剤 2	n_{21}	n_{22}	⋯	n_{2p}	n_{2+}
⋮	⋮	⋮	⋯	⋮	⋮
薬剤 m	n_{m1}	n_{m2}	⋯	n_{mp}	n_{m+}
合計	n_{+1}	n_{+2}	⋯	n_{+p}	n_{++}

表 2　2×2 分割表のセル度数

	特定の有害事象	その他の有害事象	合計
特定の薬剤	n_{11}	n_{12}	n_{1+}
その他の薬剤	n_{21}	n_{22}	n_{2+}
合計	n_{+1}	n_{+2}	n_{++}

$$ROR = \frac{(n_{11}/n_{21})}{(n_{12}/n_{22})} = \frac{n_{11}n_{22}}{n_{12}n_{21}}$$

b. BCPNN

BCPNN (Bayesian confidence propagation neural network method) は WHO の Uppsala Monitoring Centre で用いられている方法であり，定量的シグナル指標である IC (information component) は，表 2 の背景にある母数を用いて，

$$IC_{ij} = \log_2 \left\{ \frac{P_{ij}}{P_{i+}P_{+j}} \right\}$$

と定義される．IC の推定には，Bayes 流のアプローチを用い，事前分布として周辺確率 P_{i+} および P_{+j} にはベータ分布を，同時確率 P_{ij} には Dirichlet 分布を考え，無情報事前分布を仮定して推定する．そして，95%信頼区間の下限が 0 より大きい場合に，「シグナルあり」とする．

c. GPS program

GPS (gamma-Poisson shrinker) (DuMouchel, 1999) はかつて米国 FDA で用いられていた方法であり，現在は薬物相互作用を考慮した MGPS (multi-item gamma Poisson shrinker) を用いている (Szarfman *et al.*, 2002)．非比例性の指標として，相対報告率 (relative report rate) を考える．

$$RR_{ij} = \frac{n_{ij}}{E_{ij}}$$

ここで，E_{ij} は期待値である．n_{ij} を平均 μ_{ij} の Poisson 分布からの観測値と仮定する．興味あるパラメータとして $\lambda_{ij} = \mu_{ij}/E_{ij}$ を考え，このパラメータの事前分布に 2 つのガンマ分布の有限混合を仮定する．GPS では，5 つのパラメータ (各ガンマ分布の 2 つずつのパラメータと混合割合パラメータ) を，反復法によって尤度を最大にすることにより推定する．そして，λ の事後分布の累積分布関数を用いて 5%点 EB05 を算出し，FDA では EB05 ＞ 2 をシグナル検出基準としている．

これらの統計的手法によって検出されたシグナルは，因果関係にかかわる検討すべき仮説であり，さらに専門的評価が行われなくてはならない．理想的にはその安全性の仮説を観察的な薬剤疫学研究などで確認したうえで，対策を講ずべき副作用であるか否かの判断がなされる必要がある．

2. リスクマネジメント

a. 医薬品安全性監視の計画

国際的な合意に基づいて，「**医薬品安全性監視の計画** pharmacovigilance planning (ICH-E2E)」が 2005 年 9 月に通知された．ICH-E2E では，市販前の情報に基づいて市販後にデータ収集を必要とする安全上の事項を特定し (**安全性事項**：safety specification)，その事項に適した方法でのデータ収集の具体的計画の策定 (**医薬品監視計画**：pharmacovigilance plan) を求めている．従来の薬剤の使用実態下でのリスクにかかわる漠然とした情報収集ではなく，明らかにすべき事項を特定したうえで，これに焦点を合わせた確実な情報収集と分析・評価を行うための計画を策定し，実施し，リスクにかかわる確かな科学的根拠を蓄積して，根拠に基づく合理的な薬剤のリスク管理が目指されている．

医薬品の安全性事項とは，開発段階の非臨床および臨床のデータに基づいてリスク評価を行い，十分には解明されていない安全性の懸念を特定することである．安全性の懸念は，

1) 特定されたリスク

2) 特定されていない重要な潜在的リスク
3) 十分に検討されていない潜在的なリスク集団および状況

に区分される．

医薬品監視計画では，特定された安全性の懸念ごとに，観察的な薬剤疫学研究などの適した方法によるデータ収集・分析・評価の計画策定が求められている．

適した方法として，

①受動的サーベイランス (passive surveillance. 自発報告：spontaneous reports，症例集積検討：case series)，

②症例報告の奨励 (stimulated reporting)，

③積極的サーベイランス (active surveillance. 拠点医療機関：sentinel sites，薬剤イベントモニタリング：drug event monitoring，登録：Registries)，

④比較観察研究 (comparative observational studies. 横断研究：cross-sectional study (survey)，ケース–コントロール研究：case-control study，コホート研究：cohort study)，

⑤標的臨床研究 (targeted clinical investigation)，

⑥記述的研究 (descriptive studies. 疾病の自然史：natural history of disease，医薬品使用実態研究：drug utilization study)

が例示されている．

b. 欧米での医薬品のリスクマネジメント

こうした国際的合意と並行して，米国では，薬剤のリスクマネジメント (risk management) にかかわる 3 種類のガイダンス，すなわち，「市販前のリスク評価」，「リスク最小化の活動計画の策定と活用」，「医薬品監視の実践と薬剤疫学的な評価」が 2005 年 3 月に公表された．欧州でも，2003 年 1 月に「欧州リスクマネジメント戦略の策定」と題する各国当局代表者による特別作業部会の報告書が公表され，2005 年 11 月には「ヒト用医薬品のためのリスクマネジメントシステムに関するガイドライン」が示された．

欧州リスクマネジメント戦略では，リスクマネジメント計画の 3 つの構成要素は，1) 医薬品監視事項，2) 医薬品監視計画，3) リスク最小化方策，とされている．実は，ICH-E2E の構成は，欧州リスクマネジメント戦略での薬剤のリスクマネジメント計画の 3 つの構成要素のうちリスク最小化方策を除くものである．開発から市販後までの薬剤の全ライフサイクルを通して実践されるリスクマネジメントに対して，ICH-E2E は 1) 承認申請時点での，2) 観察的な情報収集の計画に限定されたものになっている．

リスクマネジメントでは，既知のリスクに対するリスク最小化の方策を能動的に実施する介入的な側面が強調されている．リスクマネジメントは，「既知のリスク」に対する意図的なリスク最小化方策の実施によって「定められた条件」を実現するという方針と考えることができる．FDA の戦略的安全性プログラム (RiskMAP) は，能動的な管理を的確に実施することによって，回避可能なリスクを最小化して医療現場でのベネフィット/リスクバランス (benefit/risk balance) を保証していく方針の表明といえる．

RiskMAP で使用されるリスク最小化の方策・ツールについては段階的な分類がなされて，例示されている．

1) 対象を特定した教育とメッセージ伝達 (targeted education and outreach)：医療専門家や患者などの重要な個人・グループの適切な知識向上のための特化した教育およびメッセージ伝達．
   医療専門家向けレター/医療専門家・患者に対する教育プログラム/医療専門家への継続教育/専門家・公衆への通知/患者用添付文書 (薬剤使用ガイド)/消費者への直接広告などの焦点を絞った限定した販売促進
2) 注意喚起システム (reminder system)：医療専門家・患者を適切な処方，調剤，薬剤の使用に導く注意喚起のためのシステム．
   患者合意・受容の書類/医療専門家の認定プログラム/医師，薬剤師ないし患者に対する薬剤適正使用強化のための特別な教育プログラム/1 回の処方量や再処方の制限/安全性向上のための特殊包装/安全性措置が満たされたことを確認するためのシステムや記録 (処方ステッカー，医師の理解を示す証明書など)
3) 薬剤へのアクセスに制限を設けるシステム (performance-linked access system)：特殊なリスク (不可逆的障害や死亡など) が通常存在するが，特定の患者集団または状況において他にないユニークなベネフィットがある場合に適用．
   注意喚起システムのスポンサーへの義務付け (確認，証明，登録あるいは検査記録がなければ，製品を使用できない)/特別に認定された医療専門家のみによる処方/特別に認定された薬局や薬剤師のみによる調剤/安全な使用状態の根拠や文書 (例えば臨床検査結果) のある患者のみへの処方

安全性に特別な問題のない多くの薬剤については，添付文書による情報伝達や副作用緊急報告および定期的安全性最新報告などの通常の安全対策で十分であり，特別なRiskMAPは必要ないと考えられている．しかし，安全性リスクが大きくなるに従って方策は1)から3)へと管理が強化され，これらのリスク最小化の方策によっても安全性が確保できない場合には市販中止の措置がとられる．

こうしたリスク最小化の方策・ツールとともに，その実施の効果についてのリスク評価は戦略的安全性プログラムの両輪である．リスクマネジメントのための介入が効果的であるかをモニターする科学的な評価が必須であり，プログラムに含めなければならないことが強調されている．

欧州および米国では，リスクマネジメント計画が承認申請時に求められている．薬剤のベネフィット/リスクバランスを最適化することを目標とし，「リスク評価 (risk assessment)」と「リスク最小化 (risk minimization)」からなる．リスク評価とリスク最小化は，開発段階から市販後までの薬剤のライフサイクルを通して次の4つのプロセス，すなわち

1) 製品のベネフィット/リスクバランスの評価
2) ベネフィットを保持しながらリスクを最小化する方策 (ツール) の作成と実施
3) ツールの効果を評価し，ベネフィット/リスク・バランスを再評価
4) ベネフィット/リスクバランスのさらなる改善のため，リスク最小化方策を調整

の繰り返しにより実施される．リスク評価とリスク最小化は表裏一体の関係にあり，リスク最小化の方策が期待した効果をあげていない場合にはそれを迅速に評価して改善につなげていくことが重要である．

承認条件としてリスクマネジメントを例外的に課すことでは安全性確保の品質保証システムとしては不十分であり，規制プロセスでのシステムとしてリスクマネジメントを組み込んでいく必要があると考えられる．もちろん，こうした規制プロセスでの審査の結果，特別なリスクマネジメント計画は必要ないという薬剤がかなりを占めるであろうが，システムとして確認することが重要である． ［藤田利治］

精度管理

quality control

1. 精度管理とは

臨床検査値が生体情報として有用性をもつには，日々の精度管理活動が必要不可欠である．特に，緊急検査などでの臨床検査値は生死にかかわるので工業製品の品質以上の品質が要求される．精度管理活動は検査値の精度を一定水準に保ち，報告される生体情報が十分信頼できるものであるように，種々の科学的方法を駆使してその精度を管理する日常の活動である．その基本的な作業手順は，次の 6 段階に分解できる：1) 日常検査で示される誤差の大きさと種類を知り，2) その誤差が臨床的 (統計的) に許容されるものか否かを判断し，3) 見逃すことのできないものであれば原因を追求し，4) その原因を日常検査の中から排除して精度を改善し，5) 誤差が除去できない種類のものであれば，さらに精度の高い分析技術の導入などの解決策を考え，6) 日常検査を所定の信頼度に維持する．

臨床検査の分析機器と分析方法の精度は年々向上しているが，異なる分析機器の間の無視できない差と分析する検査技師の腕前の差を総合した施設間 (病院間) 差は改善が遅れている．ここでは，精度管理の基礎を成す統計モデルを解説する．

2. 誤　差

測定には誤差 (error) がつきものである．真値が θ である物質の測定値を x とすると誤差 ϵ は

$$\epsilon = x - \theta$$

である．この誤差の中身は大きく分けて 1) 分析操作の誤り，2) 精密度 (precision)，言い換えれば偶然誤差 (random error)，3) 正確度 (accuracy)，言い換えれば偏り (bias) あるいは系統誤差 (systematic error)，の 3 つに分解できる．操作誤りがないと仮定して，真値 θ をもつ試料を n 回繰り返し測定したときの第 j 回目の測定値 x_j を母平均 μ，母分散 σ_E^2 の正規分布に従う変量と考えてみよう．平均値 $\bar{x}$ を利用すると，第 j 回目の誤差は

$$\epsilon_j = (x_j - \bar{x}) + (\bar{x} - \theta),$$
$$j = 1, 2, \ldots, n \,(\text{反復})$$

と分解される．ここで，第 1 項は偏差 (deviation) と呼ばれ，母平均 μ の推定値である平均値 $\bar{x}$ の周りの x_j のバラツキ，つまり測定法の精密度を意味する．その平均的な大きさは母標準偏差 σ_E の推定値としての標準偏差 (standard deviation; SD)

$$SD = \sqrt{\frac{\sum_{j=1}^{n}(x_j - \bar{x})^2}{n-1}}$$

で推定できる．一方，第 2 項 $(\bar{x} - \theta)$ は真値からの偏り $(\mu - \theta)$ の推定値を表す．言い換えれば測定法の正確度を表すと考えられる．さて，精密度と正確度を含めた誤差の総合的指標としての測定精度 σ_T は，x_j，ϵ_j を確率変数と考えて

$$\sigma_T = \sqrt{E(x_j - \theta)^2} = \sqrt{\sigma_E^2 + (\mu - \theta)^2}$$

で与えられる．この精度 σ_T が臨床においてどの程度まで許容されるかという精度の目標として許容誤差 (tolerance limit) がよく用いられる．1 つは Tonks (1963) により提唱されたもので，その考え方は，健常者集団の正常範囲を $\bar{X} \pm 2SD$ とすれば，少なくとも $1SD$ の大きさは識別できる精度は必要であるとして，$|\pm 2\hat{\sigma}_T| \leq SD$ すなわち，

$$\hat{\sigma}_T \leq \frac{1}{2}(\text{健常者集団の SD})$$

と定義した．これに対して，北村 (1974) は，臨床検査値には個人差があり，集団の変動幅に比して個人の生理的変動幅はかなり狭いという経験的事実より，上式の集団の標準偏差を個人の標準偏差 (の平均値) に置き換え，より厳しい許容誤差を与えた．

3. 変動係数

臨床検査の世界では，検査の精密度のよさの指標として，σ_E/μ で定義される変動係数 (coefficient of variation; CV) がよく用いられる．標本変動係数は

$$CV = \frac{SD}{\bar{x}}$$

である．測定精度は同一検体を同一条件で繰り返し測定したときの測定値の平均値の周りのバラツキの大きさの指標で標準偏差がその代表値であるが，なぜ変動係数がよく用いられているのだろうか？　それは主に，1) 標準偏差は単位系に依存する，2) 平均値が変化すれば，標準偏差も変化することが多い，からである．つまり，測定系のバラツキが測定対象の大きさに比例していると仮定できる，すなわち比例定数を k として

$$(\text{標準偏差}) = k(\text{平均値})$$

表1 繰り返しのある2元配置分散分析表

	平方和	自由度	平均平方和
日間	SS_A	$a-1$	$V_A = SS_A/(a-1)$
日内	SS_B	$b-1$	$V_B = SS_B/(b-1)$
日内 x 日間	$SS_{A\times B}$	$(a-1)(b-1)$	$V_{A\times B} = SS_{A\times B}/(a-1)(b-1)$
誤差	SS_E	$ab(r-1)$	$V_E = SS_E/ab(r-1)$
全体	SS_T	$abr-1$	

が成立するならば，比例定数 k がこの測定系の「精度」を表現すると考えられ，単位系に依存しない．したがって，この比例定数で単位の異なる測定系の比較が可能となる．この k が変動係数にほかならない．許容誤差に対しても σ_T/μ で定義される「変動係数」を導入して次式のように表現することが多い．

$$\widehat{CV}_T \leq \frac{1}{2}(\text{健常者集団の CV})$$

4. 精密度

ある測定法を用いて同じ試料を「繰り返し (反復)」測定するといっても，その繰り返しの内容によって精密度の大きさが異なる．例えば，同じ検査技師が同じ日に短時間で繰り返し測定した場合と何人かの技師が数日間にわたって繰り返し測定した場合とでは精密度に大きな違いが生じる．一般に後者は前者の 2〜3 倍も大きくなっていることがある．したがって，精密度の評価では，1) 現在の精密度に大きく関連すると思われる要因，例えば，日間変動，技師間変動，日内変動，などの大きさを評価し，2) 全体の精密度に大きなウエートを占めている誤差要因があればその誤差を小さくする対策を考案し，3) 対策を実行して，精密度が改善されているか否かをチェックする，といったサイクルを実行することが重要となる．

例えば，測定誤差，日内変動，日間変動の 3 つを同時に評価するには，濃度の一定した，プール血清または，管理血清を用いて，1 日の指定した b 個の時刻に r 本測定を繰り返し測定し，それを a 日間繰り返す実験計画が考えられる．第 i 日の第 j 時刻の k 番目の繰り返し測定値を x_{ijk} とし，全体の平均値を $\bar{x}$ とすると，$(x_{ijk}-\bar{x})$ は全体の精密度を表す．それを測定誤差，日内変動，日間変動の 3 つの成分に分解してモデル化すると

$$x_{ijk} - \mu = \alpha_i + \beta_j + (\alpha\beta)_{ij} + \epsilon_{ijk}$$

ここで，$i = 1,\ldots,a$ (日), $j = 1,\ldots,b$ (時刻), $k = 1,\ldots,r$ (反復) であり，

$$\alpha_i \sim N(0,\sigma_A^2),\quad \sigma_A^2 \text{ は日間変動の分散}$$
$$\beta_j \sim N(0,\sigma_B^2),\quad \sigma_B^2 \text{ は日内変動の分散}$$
$$(\alpha\beta)_{ij} \sim N(0,\sigma_{AB}^2),$$
$$\sigma_{AB}^2 \text{ は日間} \times \text{日内の交互作用の分散}$$
$$\epsilon_{ijk} \sim N(0,\sigma_E^2),\quad \sigma_E^2 \text{ は測定誤差の分散}$$

と表現できる．ここに，α_i は日間変動を示す第 i 日の偏り，β_j は日内変動を示す第 j 時刻の偏り，ϵ_{ijk} は偶然による測定誤差を表す．このモデルは繰り返しのある 2 元配置の変量モデルにより解析できる．解析結果は表 1 の分散分析表にまとめられる．ここで，分散成分の期待値が次のようになることに注意したい：

$$E(V_A) = \sigma_E^2 + r\sigma_{AB}^2 + rb\sigma_A^2$$
$$E(V_B) = \sigma_E^2 + r\sigma_{AB}^2 + ra\sigma_B^2$$
$$E(V_A) = \sigma_E^2 + r\sigma_{AB}^2$$
$$E(V_A) = \sigma_E^2$$

もし，ある特定の日の特定の時間の測定値が他の測定値に比較して変わった挙動を示す，つまり，日間×日内の交互作用 $(\alpha\beta)_{ij}$ が有意となれば，その原因を追求し，それを除去する対策を立てる．有意でなければ，日間×日内の交互作用項と誤差項を併合 (pooling) して，誤差変動の分散を

$$\hat{\sigma}_E^2 = \frac{SS_{A\times B} + SS_E}{abr-a-b+1}$$

で，日間変動，日内変動の分散を

$$\hat{\sigma}_A^2 = \frac{V_A - \hat{\sigma}_E^2}{rb}$$
$$\hat{\sigma}_B^2 = \frac{V_B - \hat{\sigma}_E^2}{ra}$$

で推定できる．なお，紙面の都合上，正確度の評価については省略する (北村，1974；丹後，2002a).

［丹 後 俊 郎］

測定法の比較

method comparison

1. 測定法の比較

近年の臨床検査技術の進歩は目覚ましく，新しい測定法が次々と開発されている．測定法の取り替えに際しては，従来法と新しい方法の比較検討が重要となる．この際，日常遭遇する患者検体を利用する場合が多い．表1に示す例では，x 軸に従来法である heelstick 法，y 軸に新しい方法である umbilical catheter 法の測定値をプロットして回帰直線を計算して $\cdots$ という誘惑に駆られそうであるが，実はここに落とし穴が潜んでいるのである．

2. 線形回帰式と線形関係式

従来法の測定値を x，新しい方法のそれを y としよう．同一試料を2分して測定値 $\{(x_i, y_i), i = 1, 2, \ldots, n\}$ を測定する場合を考えよう．測定法を比較する場合，まず精度が悪ければお話にならない．あらかじめ2種類の測定法の精密度を検討して，測定誤差の分散比

$$\lambda = \frac{\sigma_y^2}{\sigma_x^2}$$

を推定し，λ が許容される限界を超えれば新しい測定法には交換できないと判断するのが順当であろう．さて正確度の比較の基本モデルは，i 番目の試料の真値を θ_i とすると，次の線形モデル

$$x_i = \theta_i + \delta_i, \quad \delta_i \sim N(0, \sigma_x^2)$$
$$y_i = \alpha + \beta\theta_i + \epsilon_i, \quad \epsilon_i \sim N(0, \sigma_y^2)$$

であり，通常の線形回帰式

$$y_i = \alpha' + \beta' x_i + \epsilon_i$$

ではないことにまず注意したい．期待値で表現すれば線形回帰式は

$$E(y) = \alpha' + \beta' x$$

であるのに対して，この場合のモデルは

$$E(y) = \alpha + \beta E(x)$$

という違いがある．線形回帰式では，x_i に誤差は許されていない，もしくは x 軸の測定誤差が y 軸に比較して無視できる場合を想定しており，パラメータ推定値は最小2乗法 (最尤推定法) により

$$\hat{\beta}' = \frac{S_{xy}}{S_x^2}, \quad \hat{\alpha}' = \bar{y} - \hat{\beta}'\bar{x}$$

表1　未熟児20検体から測定した血清 Kanamycin 値 (丹後，2000)

Baby No.	測定法	
	heelstick 法	catheter 法
1	23.0	25.2
2	33.2	26.0
3	16.6	16.3
4	26.3	27.2
5	20.0	23.2
6	20.0	18.1
7	20.6	22.2
8	18.9	17.2
9	17.8	18.8
10	20.0	16.4
11	26.4	24.8
12	21.8	26.8
13	14.9	15.4
14	17.4	14.9
15	20.0	18.1
16	13.2	16.3
17	28.4	31.3
18	25.9	31.2
19	18.9	18.0
20	13.8	15.6

で与えられることはよく知られている．しかし，α，β は後述の最小2乗法またはモーメント法により，

$$\hat{\beta} = \frac{S_y^2 - \lambda S_x^2 + \sqrt{(S_y^2 - S_x^2)^2 + 4\lambda S_{xy}^2}}{2S_{xy}}$$
$$\hat{\alpha} = \bar{y} - \hat{\beta}\bar{x}$$

で推定される．ここで，S_x^2, S_y^2, S_{xy} は標本分散，共分散である．もし，θ_i 間 (検体間) のバラツキに正規分布が仮定できる場合にはこの推定値は最尤推定値に一致する．この関係式を線形関係式 (linear relationship line) という (丹後，2000)．

[方法1]　線形関係式は観測点 (x_i, y_i) から直線上の点 $(\theta_i, \alpha + \beta\theta_i)$ までの x 軸方向，y 軸方向の距離をそれぞれの測定誤差 σ_x^2, σ_y^2 で基準化した距離の平方和

$$D^2 = \frac{1}{\sigma_x^2}\sum_{i=1}^{n}\left\{(x_i - \theta_i)^2 + \frac{(y_i - \alpha - \beta\theta_i)^2}{\lambda}\right\}$$

を最小にする最小2乗法で導かれる．ここで $\theta_i (i = 1, 2, \ldots, n)$ は未知である．この方法はそれぞれの真値 θ_i が固定されている (fixed) と考えた linear functional relationship と呼ばれる．

［方法 2］ モーメント法によっても推定値が導かれる．すなわち，検体の真値 θ_i の期待値と分散を μ, σ^2 とすると，

$$E(x_i) = \mu$$
$$E(y_i) = \alpha + \beta\mu$$
$$\mathrm{Var}(x_i) = \sigma^2 + \sigma_x^2$$
$$\mathrm{Var}(y_i) = \beta^2\sigma^2 + \sigma_y^2$$
$$\mathrm{Cov}(x_i, y_i) = \beta\sigma^2$$

が成立する．これらの式に標本平均，標本分散，標本共分散を代入すると線形関係式の推定値が得られる．この方法はそれぞれの真値 θ_i がある分布に従う変量 (random variable) であると考えた linear structural relationship と呼ばれている．測定誤差を考慮した統計学的推測はこの考え方が利用される．

さて，上述の議論から

$$\frac{\beta'}{\beta} = \frac{\sigma^2}{\sigma^2 + \sigma_x^2}$$

が導かれる．つまり測定誤差 σ_x^2 を無視して回帰直線を推定すると真の傾き β より小さめに推定されてしまうことがわかる．この量を attenuation factor と呼ぶ．

3. ブートストラップによる推測

推定値 $\hat{\alpha}, \hat{\beta}$ の標準誤差，帰無仮説「H_0: $\beta = 1, \alpha = 0$」の検定，信頼区間の計算などの推測は通常の回帰モデルと異なり容易ではない．日常遭遇する患者検体のなかから選ばれる検体 (真値) の分布が正規分布する仮定も不自然であるし，そのように仮定しても理論的な推測は容易ではない．したがって，ここでは分布型に依存しないを利用するのが実際的でもあり便利であろう．例えば，勾配 β に関するひとつの簡単な，しかし，少々過大評価ぎみのアルゴリズム (nonparametric bootstrap) は以下に示すとおりである．

1. $w_i = (x_i, y_i)(i = 1, 2, \ldots, n)$ とする．
2. n 組の測定値 $(w_i, \ldots, w_n)$ の中から重複を許して無作為に n 組のブートストラップサンプル $(w_1^*, \ldots, w_n^*)$ を抽出し，$\hat{\beta}^*$ を計算する．
3. Step 2〜3 を B 回繰り返し，$\{\hat{\beta}_1^*, \ldots, \hat{\beta}_B^*\}$ を得る．$B = 2000$ くらいが必要であろう．
4. $\hat{\beta}$ の標準誤差 (standard error; SE) のブートストラップ推定値は

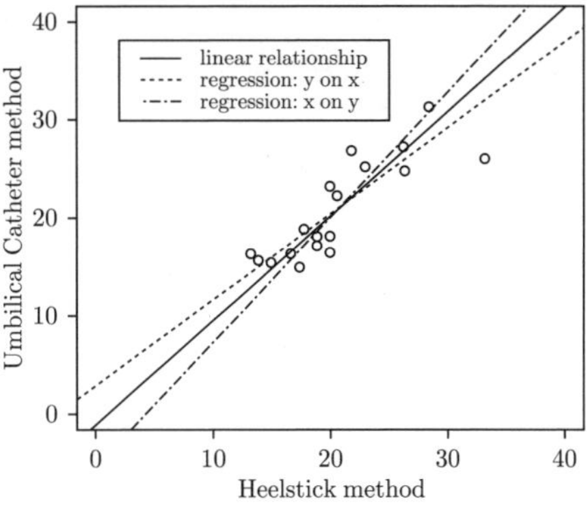

図 1　線形関係式と 2 つの回帰直線

$$SE(\hat{\beta}) = \sqrt{\frac{\sum_1^B (\hat{\beta}_j^* - \bar{\beta}^*)^2}{B - 1}}$$

で与えられる．ここに，$\bar{\beta}^* = \sum_1^B \hat{\beta}_j^* / B$ である．

信頼区間は Efron の BC 法または，BC_a 法を利用できる (丹後，2000)．

4. 適用例

ここでは測定誤差の分散比は $\lambda = 1$ と仮定できるとしよう．推定された線形関係式は

$$E(y) = -1.16 + 1.07E(x)$$

であった．また $B = 2000$ として BC 法により推定した α, β 信頼区間は

$$\beta : 0.72 \sim 1.53 \quad (SE = 0.222)$$
$$\alpha : -10.70 \sim 5.20 \quad (SE = 4.279)$$

と推定された．この結果より，帰無仮説 H_0 : $\alpha = 0, \beta = 1$ を積極的に否定できず，2 種類の測定方法の差異認める十分な証拠はないと推測できる．また，2 つの回帰直線は

$$y = 2.786 + 0.881x$$
$$x = -5.350 + 1.271y$$

であった．これらの 3 種類の直線を図 1 に示した．もちろん，3 つの直線は定点 $(\bar{x}, \bar{y}) = (20.86, 21.15)$ を通る．

なお，同一試料を 4 分してそれぞれ 2 回繰り返して測定する計画を立てれば，分散比の推定も可能となる (丹後，2000)．　［丹 後 俊 郎］

診断検査

diagnostic test

疾患 D に対する理想的な診断検査があるとすれば，疾患 D がある人は「+」(陽性)，ない人は「−」(陰性) と判定してくれるであろう．しかし，残念ながら定量的な検査値 z の分布は疾患 D 群とそれ以外の non-D 群の分布が重なるのが普通である．したがって定量的な診断検査の評価には少々厄介な手続きが必要になる (丹後，1986；2002b)．

1. 検査特性とオッズ比

定量的な検査の場合には，あるカットオフ値 (cut-off point) ξ を適切に定めて (後述)，例えば，検査値が大きいほど疾患 D の疑いが大きいとすれば，

$$\text{検査の診断} = \begin{cases} +\,, & z \geq \xi \\ -\,, & z < \xi \end{cases}$$

と判定することになる．

100%完全でない診断検査により被検者は

1) 真陽性 (true positive)：正しく D と判定される
2) 偽陽性 (false positive)：D でないのに，誤って D と判定される．
3) 真陰性 (true negative)：正しく non-D と判定される．
4) 偽陰性 (false negative)：D であるのに，誤って non-D と判定される．

のいずれかに判定される．つまり，診断検査の特性はこの 4 つの分類確率の大きさによって決定される．それぞれの分類の真の確率を知ることはできないが，それに近い確率として疾患 D に対する「最も診断精度の高い検査法 (標準検査：gold standard, reference method)」に基づく診断結果と比較することにより，ある施設の過去のデータをそれぞれ a, b, c, d と分類できる (表 1)．

通常この表から診断検査の特性を表現する指標として**感度** (sensitivity) S_e，**特異度** (specificity) S_p

$$S_e = \Pr\{+|D\} = \frac{a}{a+c}$$

$$S_p = \Pr\{-|\text{non-}D\} = \frac{d}{b+d}$$

の 2 つがよく利用される．診断の目的からいえば，検査で陽性が検出された場合に疾患 D が

表 1　ある施設におけるある診断検査と標準的診断検査 (gold standard) による診断結果の 2 × 2 分類表

ある検査診断	gold standard 疾患 D	non-D	計
陽性	a	b	$a+b$
陰性	c	d	$c+d$
計	$a+c$	$b+d$	n

存在する検査後確率 $\Pr\{D|+\}$ の大きさが問題である．これを**陽性予測値** (positive predictive value) ともいう．Bayes の定理により

$$\Pr\{D|+\} = \frac{\Pr\{D\}\Pr\{+|D\}}{\Pr\{+\}}$$

ここに，$\Pr\{D\}$ は疾患 D の有病率 (検査前確率) である．これを利用すると，$\Pr\{\text{non-}D|+\} = 1-\Pr\{D|+\}$ であるから検査で陽性と判定された場合に本当に疾患 D であるオッズは

$$O_+ = \frac{\Pr\{D|+\}}{1-\Pr\{D|+\}} = \frac{\Pr\{D\}}{1-\Pr\{D\}} \cdot \frac{\Pr\{+|D\}}{\Pr\{+|\text{non-}D\}}$$

ここに，右辺の第 2 項は**陽性尤度比** (positive likelihood ratio) であり，それは

$$\text{陽性尤度比} = \frac{\Pr\{+|D\}}{\Pr\{+|\text{non-}D\}} = \frac{Se}{1-Sp}$$

と計算できる．したがって，

$$\text{検査後オッズ} = \text{検査前オッズ} \times \text{陽性尤度比}$$

となる．一般には，有病率 $\Pr\{D\}$，検査前オッズは当該医療機関では推定できない．しかし，陽性尤度比が大きいほど検査後オッズが検査前に比して大きく変動することは理解できる．**陰性尤度比** (negative likelihood ratio) も同様に定義でき，

$$\text{陰性尤度比} = \frac{\Pr\{-|D\}}{\Pr\{-|\text{non-}D\}} = \frac{1-Se}{Sp}$$

これを利用すると，**陰性予測値** (negative predictive value) $\Pr\{\text{non-}D|-\}$ についても同様に，検査で陰性と判定された場合に本当に疾患 D ではないオッズが

$$O_- = \frac{\Pr\{\text{non-}D|-\}}{1-\Pr\{\text{non-}D|-\}} = \frac{1-\Pr\{D\}}{\Pr\{D\}} \cdot \frac{\Pr\{-|\text{non-}D\}}{\Pr\{-|D\}}$$

と計算できる．つまり，陽性尤度比が大きく，陰性尤度比が小さい (2 種類のオッズがともに大き

い) ほど検査の診断パワーが高いということになる．したがって，その総合指標として 2 つのオッズを掛け合わせると，$Q = O_+ \times O_-$，未知の有病率 $\Pr\{D\}$ が消えて

$$
\begin{aligned}
Q &= \frac{\Pr\{D|+\}}{1-\Pr\{D|+\}}\cdot\frac{\Pr\{\text{non-}D|-\}}{1-\Pr\{\text{non-}D|-\}}\\
&= \frac{\Pr\{+|D\}}{\Pr\{+|\text{non-}D\}}\cdot\frac{\Pr\{-|\text{non-}D\}}{\Pr\{-|D\}}\\
&= \frac{\text{陽性尤度比}}{\text{陰性尤度比}}\\
&= \frac{\Pr\{+|D\}/\Pr\{-|D\}}{\Pr\{+|\text{non-}D\}/\Pr\{-|\text{non-}D\}}\\
&= \frac{(a/c)}{(b/d)} = \frac{ad}{bc} = OR \quad \text{(odds ratio)}
\end{aligned}
$$

となる．つまり，診断パワーの指標としてオッズ比が利用できることがわかる．

2. カットオフ値の推定

カットオフ値をどう決定するか？　これはそんなに容易な問題ではない．カットオフ値を変化させると感度，特異度が変化し，一方が大きくなると他方が小さくなるというように両者を同時に大きくすることはできない．健常者の約 95%が入る臨床的基準範囲の上限，例えば，$\bar{X} \pm 2SD$ など設定したり，次節で解説する ROC 曲線を描いて感度 100%，特異度 100%の点 (xy 座標の点 $(0,1)$) に近いカットオフ値を選んだりしているのを文献でよくみかけるがこれらは必ずしも適切ではない．

適切な方法というのは，2 種類の誤診，偽陽性と偽陰性，の結果として期待される損失を最小 (利益を最大) にする値として決定することである．疾患 D，対象疾患以外 non-D の分布の確率密度関数をそれぞれ $f(.)$, $g(.)$ とし，偽陰性の結果により 1 人当たりの平均損失を C_1，偽陽性の結果により 1 人当たりの平均損失を C_2 とするとカットオフ値を ξ としたときに生じる 1 人当たり平均損失の期待値は，

$$
\begin{aligned}
C(\xi) = \Pr\{D\}C_1 &\int_{\infty}^{\xi} f(x)dx\\
&+(1-\Pr\{D\})C_2\int_{\xi}^{\infty} g(x)dx
\end{aligned}
$$

となる．これを最小にするカットオフ値 ξ は ξ で偏微分した方程式の解である．すなわち，

$$
f(\xi) = \frac{1-\Pr\{D\}}{\Pr\{D\}}\cdot\frac{C_2}{C_1}g(\xi)
$$

の解となる. 解 ξ を求めるには $f(.), g(.)$ それぞれのヒストグラム (必要なら平滑化による滑らかな分布曲線)$\hat{f}(x), \hat{g}(x)$ を作成して，$\hat{f}(x)$ と $C_2(1-\Pr\{D\})/(\Pr\{D\}C_1)$ 倍の $\hat{g}(x)$ の交点として求める．そのためには適切な有病率 $\Pr\{D\}$ の推定値と損失の比 C_2/C_1 の値を見積もることであろう．1 人当たりの平均損失または利益の推定には最近の医療経済学的アプローチが必要である．

[例題]　Murphy and Abbey (1967) は S_{f0-12} リポタンパク質の 30〜37 歳のカナダ人男性の冠動脈疾患に対するカットオフ値を次の情報から推定した．

1) g_0 の分布はほぼ平均 $\mu_1 = 290$(mg/dl)，標準偏差 $\sigma_1 = 52$ の正規分布
2) 冠動脈疾患 f_0 の分布は以下の対数正規分布
$$
\frac{1}{\sqrt{2\pi}x}\exp\left(-\frac{(\log x-\mu_2)^2}{2\sigma_2^2}\right)
$$
ここで $\mu_2 = 5.90$，$\sigma_2^2 = 0.254$ である．
3) 有病率は $p = 1/11$
4) 損失比は $q = C_1/C_2 = 3$

上記のカットオフ値 ξ を求める式は

$$
\begin{aligned}
\frac{(\xi-\mu_1)^2}{\sigma_1^2} - \frac{(\log\xi-\mu_2)^2}{\sigma_2^2}\\
= 2\log\left(\frac{\sigma_2(1-p)\xi}{\sigma_1 pq}\right)
\end{aligned}
$$

の解となる．Newton–Raphson 法により求めると $\hat{\xi} = 391$ と推定された．

3. ROC 曲線

カットオフ値の関数として変化する診断特性を表現する重要な指標として **ROC 曲線** (receiver operating characteristic curve) を利用することができる．これは，カットオフ値を小さい値から大きい値へと連続的に動かしたとき，x 軸に偽陰性率 $(1-S_p)$，y 軸に真陽性率 (S_e) をプロットしてできる曲線のことである．曲線が y 軸，$y = 1$ に近く，左隅 $(S_e = 1,\ S_p = 1)$ に近い曲線を示す検査ほど性能がよい．この ROC 曲線下面積 (area under curve; AUC) の意味は，任意に選んだ 2 人，疾患 D を有する患者と疾患 D を有しない患者，の検査の値をそれぞれ，X, Y とすると，

$$
\begin{aligned}
AUC = \Pr\{&X(D\text{ の任意の患者})\\
&> Y(\text{non-}D\text{ の任意の被検者})\}
\end{aligned}
$$

という確率を意味する．つまり，AUC が大きいほど診断検査の性能が大きいことになる．

[丹 後 俊 郎]

基準範囲の推定

estimation of reference range

1. 基準範囲

検査診断学の発達により基準範囲 (reference range), 基準値 (reference value) の概念は病態認識の基本的尺度として重要性を増している. 基準範囲は慣例的に「健常者集団の約 95% が含まれる範囲」として統計学的に定義されており, 正常範囲 (normal range), 臨床参考範囲などとも呼ばれている. 理想的にはすべての施設に共通の基準範囲を設定できればよいが, 1) 新しい検査項目, 測定法が次から次へと開発されている, 2) 精度管理の実態が施設によってかなり異なる, 3) 施設の種類, 例えば病院と検診センターとでは収集できる標本の性質が異なる, などの制約があり, 不可能である. したがって, 施設ごとに基準範囲を適切に推定することが望まれる.

2. 基準範囲の定義

基準範囲は慣例的に「健常者集団の約 95% が含まれる範囲」として統計学的に定義されてきた. もちろん, 必要な場合には年齢別・性別に層別する. 健常者集団のある検査データが連続型の確率分布 f に従う場合, 95% が含まれる範囲 $[L, U]$

$$\Pr\{L \le X \le U\} = \int_L^U f(x)dx = 0.95$$

は無数に存在するが, 通常は左右両裾 2.5% をとった範囲, つまり, $100p$% 点を X_p と表現すると, $L = X_{0.025}$ (2.5%点), $U = X_{0.975}$ (97.5%点) と定義される.

3. 基準範囲の古典的な推定方法

a. 正規分布を利用する方法

検査値がほぼ正規分布を示すならば, 基準範囲 $[L, U]$ の推定値は実に簡単である. すなわち

$$\hat{X}_{0.025} = \bar{X} - 1.96SD$$
$$\hat{X}_{0.975} = \bar{X} + 1.96SD$$

で推定できる.

b. ノンパラメトリック法

検査値の分布形が正規分布にも対数正規分布にも従わない場合にでも基準範囲を推定する方法にはノンパラメトリック法を利用するとよい. それは, データを小さい順に並べて

$$X_{(1)} \le X_{(2)} \le \cdots \le X_{(n)}$$

とすると, X_p は分布形に関係なく

$$X_p = (1-\alpha)X_{(k)} + \alpha X_{(k+1)}$$

で与えられる. ここに $k = (n+1)p$ の整数部分, $\alpha = (n+1)p$ の少数部分である. したがって, 基準範囲は $p = 0.025, 0.095$ を代入して計算すれば求まる.

4. 基準範囲推定のある統計モデル

基準範囲を推定するには, 前節で説明した 2 種類の方法が基本的であるが, 収集されたデータを観察すると 1) 正規分布, 対数正規分布にいずれにも従わない項目も多い, 2) 外れ値 (outlier) が複数個観察される場合が少なくない. 前者に対してはノンパラメトリック法で対処できるが, 推定誤差が大きいので, 正規分布へ近づける適当な変換を行い, 変換後のデータに対してパラメトリック法を適用する方法が行われてきた. 後者の問題に対しては, 例えば, Grubbs–Smirnov の検定が使えそうであるが, 複数の外れ値に対しては適用できない. さらにより根本的には

A. 分布型がわからないと外れ値は棄却できない

B. 外れ値を除かないと分布型が決められない

という「卵が先か鶏が先か」という問題が存在する. この問題に対して, 外れ値に対しても分布型を仮定することにより最適な統計モデルを赤池の情報量規準 (Akaike's information criterion; AIC) に基づいて選択し, 基準範囲を推定する方法 (Tango, 1986) を紹介しよう. この方法は東京の虎の門病院をはじめとする多くの病院での基準範囲設定に使用されてきた. まず, 正規分布への変換に次の 3 種類を仮定する：

1) $\varphi(x) = x$
2) $\varphi(x) = \log x$
3) $\varphi(x) = x^\lambda, \quad \lambda \ne 0$

なぜなら, この 3 種類の変換で検査データで観察される分布の全体をほぼカバーすることが可能であるからである. 次に, 単調変換 φ で変換され, 小さい順に並べた順序データを

$$\varphi(x_1) \le \varphi(x_2) \le \cdots \le \varphi(x_n)$$

として, 次のモデル $M\ (\varphi, k, m)$ を導入する.

1) 外れ値のモデル：下側 k 個, 上側 m 個のデータはそれぞれ異なる母平均 μ_i ($i = 1, \ldots, k; k+1, \ldots, k+m$), 共通の分散 σ^2 をもつ正規分布に従う.
2) 正常値のモデル：残りの $n-k-m$ 個のデータは正常値で母平均 μ, 分散 σ^2 をも

つ正規分布に従う．

つまり，分散は共通だが，平均が次の不等式を満たすモデルである．

$$\mu_1 < \cdots < \mu_k < \mu < \mu_{k+1} < \cdots < \mu_{k+m}$$

この順序データからこのモデルの対数尤度 $\log L$ を考えてみよう．まず，n 個の整数の集合 $I = \{1, 2, \ldots, n\}$ の中から $k+m$ 個の要素を取り出す組み合わせの集合を Ω とする．その集合の大きさは組み合わせの数 nC_{k+m} に等しい．さてその 1 つの組み合わせ $(i(1), \ldots, i(k+m)) \in \Omega$ に対する尤度 L_0 は

$$n!\left(\prod_{i=1}^{n}|\varphi'(x_i)|\right)\prod_{s=1}^{k+m}f(\varphi(x_{i(s)})|\mu_s, \sigma^2)$$
$$\times \prod_{j\neq(i(1),\ldots,i(k+m))} f(\varphi(x_j)|\mu, \sigma^2)$$

となる．ここに，$f(x|\mu, \sigma^2)$ は正規分布 $N(\mu, \sigma^2)$ の密度関数であり，$\varphi'(x) = d/dx\,\varphi(x)$ である．選ばれた $(k+m)$ 個のデータに母平均 μ_i を割り当てる組み合わせの数は $(k+m)!$ とおりであるから全体としてのモデルの尤度 L_T は

$$\frac{1}{nC_{k+m}(k+m)!}\sum_{\Omega}\left\{\sum_{(i(1),\ldots,i(k+m))} L_0\right\}$$
$$= (n-k-m)!\left(\prod_{i=1}^{n}|\varphi'(x_i)|\right)$$
$$\times\sum_{\Omega}\left\{\sum_{(i(1),\ldots,i(k+m))}\prod_{s=1}^{k+m}f(\varphi(x_{i(s)})|\mu_s, \sigma^2)\right.$$
$$\left.\prod_{j\neq(i(1),\ldots,i(k+m))} f(\varphi(x_j|\mu, \sigma^2)\right\}$$

で与えられる．ただ，この尤度を計算するのは大変であるが，$\varphi(x_i)$ が正規母集団 $N(\mu_i, \sigma^2)$ からの無作為標本であるとする自然な順列

$$u(i) = i, \quad v(j) = j$$

以外を無視した近似尤度 L を考えることも可能である．それは

$$(n-k-m)!\left(\prod_{i=1}^{n}|\varphi'(x_i)|\right)$$
$$\sum_{i=k+1}^{n-m} f(\varphi(x_i)|\mu, \sigma^2)$$
$$\times\prod_{i=1}^{k} f(\varphi(x_i)|\mu_i, \sigma^2)$$
$$\prod_{j=1}^{m} f(\varphi(x_{j+n-m})|\mu_{j+k}, \sigma^2)$$

となる．近似尤度に基づく $(\mu_i,\ \mu,\ \sigma^2)$ の最尤推定値は

$$\hat{\mu}_i = \varphi(x_i), \quad i = 1, \ldots, k+m$$
$$\hat{\mu} = \frac{1}{n-k-m}\sum_{i=k+1}^{n-m}\varphi(x_i)$$
$$\hat{\sigma}^2 = \frac{1}{n}\sum_{i=k+1}^{n-m}(\varphi(x_i) - \hat{\mu})^2$$

と簡単になる．最適モデル $\mathrm{M}(\varphi^*, k^*, m^*)$ の選定に際しては，赤池の情報量規準 (AIC) を利用する．モデル $\mathrm{M}(\varphi, k, m)$ の $AIC(\varphi, k, m)$ は

$$n(\log \pi\sigma^2 + 1) - 2\sum_{i=1}^{n}\log|\varphi'(x_i)|$$
$$-2\log(n-k-m)! + 2(k+m+2+s)$$

ここで，s は変換 φ に含まれる推定すべきパラメータの数である．最適モデル $\mathrm{M}(\varphi^*, k^*, m^*)$ のもとでの基準範囲は

$$\varphi^{*-1}(\hat{\mu}^* - 1.96\sigma^*) \sim \varphi^{*-1}(\hat{\mu}^* + 1.96\sigma^*)$$

として推定される．なお，本モデルの性質については丹後 (2002a) を参照のこと．

表 1 には某健診センターを受診した健康な 30〜39 歳の男性 200 名の臨床検査項目のデータに適用した基準範囲の推定結果を示す．

［丹 後 俊 郎］

表 1　ある健診センターの健康な男性受診者 200 名 (30〜39 歳) から推定した基準範囲

項目	基準範囲		生データ		最適変換後		変換型	k	m
	下限値	上限値	歪度	尖度	歪度	尖度	(λ)		
RBC	417	533	−0.07	3.07	−0.07	3.07	x	0	0
WBC	33.5	86.8	1.11[c]	4.80[c]	−0.04	3.02	−0.44	0	0
MCH	28.8	33.2	−0.09	3.73[a]	−0.01	3.22	$\log x$	1	0
Alp	3.8	9.1	0.79[c]	3.66[a]	0.16	2.89	$\log x$	0	0
Creat	0.5	1.3	0.26	3.86[b]	−0.05	3.35	0.41	1	0
GOT	8	28	0.93[c]	6.43[c]	−0.02	3.51	0.54	1	1
GPT	6	37	2.42[c]	12.10[c]	0.02	3.01	−0.32	1	0
INP	3.3	.3.7	0.17	3.93[c]	0.05	2.59	2.41	0	3

a : $p < 0.05$,　b : $p < 0.01$,　c : $p < 0.001$.

個人差の推定

estimation of individual difference

1. 問題の所在

具合が悪くなって病院へ行くと多くの場合，医師が指示した生化学・血液検査を受けることになる．その検査値が病的に高い値か低い値かを判断する「ものさし」が基準値である．この基準値は「健常者の約 95%が含まれる」集団として設定された範囲である．しかし，日常の診療の対象はもちろん集団ではなく，1 人 1 人の患者個人である．Williams (1956) が個人の生理的変動幅は集団のそれに比較して著しく狭いことを示して以来，多くの検査項目で無視できない個人差が明らかにされている．例えば，図 1 をみてみよう．ある健診センターにおいて 1) 過去 5 年に毎年，計 5 回受診している，2) 過去 5 年の平均年齢が 40 歳前後，3) 5 回とも臨床的に異常は認められなかった，の条件を満たす 24 名の男性について赤血球数の 5 回の測定値を平均値の小さい男性から順にプロットしたものである (Tango, 1981)．個人の生理学的変動幅は集団の基準値の範囲よりかなり狭く，かつ個人差の大きいことを物語っている．

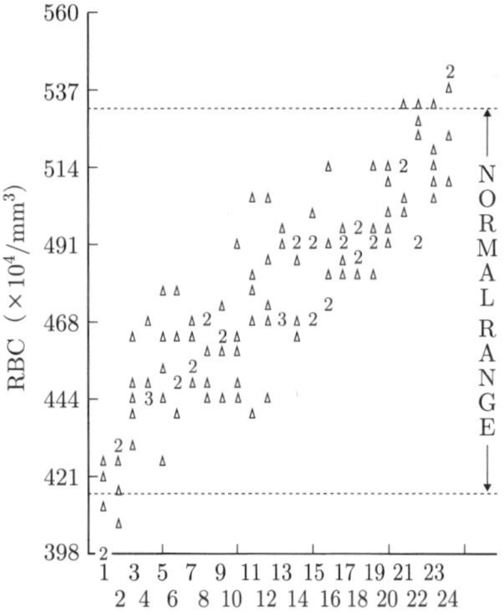

図 1　ある検診センターにおける受診者の赤血球数の年 1 回，計 5 回の測定値を平均値の小さい順にプロットした図 (Tango, 1981)

2. 個人差指数

この個人差の大きさを考えるために，任意の個人の検査データの分布が適当な変数変換を含めて正規分布 $N(\mu_i, \sigma_i^2)$ に従うと仮定しよう．そうすると，個人差があるとは

$$H_0: \mu_i = \mu_j, \quad \sigma_i^2 = \sigma_j^2$$

の帰無仮説が否定されることを意味する．平均値が異なるのは図 1 からも明らかであるが，分散の個人差は経験的に小さいことが知られている．そこで「個人分散は近似的に等しい」という仮定のもとで個人差の評価方法を考えてみよう．x_{ij} を個人 i の j 回目の測定値とすると，次の 1 元配置型の変量モデル (random-effects model) が適用できる．

$$x_{ij} = \mu_i + \epsilon_{ij} = (\mu + \beta_i) + \epsilon_{ij},$$
$$i = 1, \ldots, n \text{ (個人)}; \ j = 1, 2, \ldots, r \text{ (反復)}$$

ここに β_i は個人差を示す個人 i の変量効果で

$$\beta_i \sim N(0, \sigma_B^2) \quad (\sigma_B^2 \text{ は個人間分散})$$
$$\epsilon_{ij} \sim N(0, \sigma_E^2) \quad (\sigma_E^2 \text{ は個人内分散})$$

である．一般に測定誤差の分散は個人内分散に比べて小さいので σ_E^2 は事実上，個人内分散に等しい．このモデルから集団の分散 σ^2 は

$$\sigma^2 = \sigma_B^2 + \sigma_E^2$$

であり，検査項目の個人差の大きさを評価するための「個人差指数」

$$\eta = \frac{\sigma_B}{\sigma_E}$$

が導入できる (Tango, 1981)．1 元配置分散分析表からそれぞれ

$$\hat{\sigma}_B = \sqrt{\frac{V_B - V_E}{r}}, \quad \hat{\sigma}_E = \sqrt{V_E}$$
$$\hat{\eta} = \sqrt{\frac{F-1}{r}}$$

で推定される．ここで V_B, V_E は個体間，個体内平均平方和であり，F は「個人差はない」という帰無仮説 $H_0 : \sigma_B^2 = 0$ に対する自由度 $(n-1, n(r-1))$ の F 検定統計量である．次に，帰無仮説のもとで

$$\frac{V_B/(\sigma_E^2 + r\sigma_B^2)}{V_E/\sigma_E^2} = \frac{F}{1 + r\eta^2} \sim F_{n-1, n(r-1)}$$

となるから，F_L, F_U をそれぞれ，上側 $100(\alpha/2)\%$ 点，$100(1-\alpha)\%$ 点とすると，$100(1-\alpha/2)\%$ 信頼区間は

表 1　個人差指数の推定値 (ある健診センター，男性 40 歳代，24 人)

No.	検査項目	$\hat{\sigma}_B$	$\hat{\sigma}_E$	当分散 (σ_E^2) の検定 ^{a}	$\hat{\eta} = \dfrac{\hat{\sigma}_B}{\hat{\sigma}_E}$	95% 信頼区間
1	MCV	3.7	1.6	35.1	2.35	1.72-3.40
3	RBC	28.8	14.0	22.1	2.05	1.50-2.98
4	GPT*	0.169	0.097	21.1	1.73	1.26-2.53
5	SUA	0.62	0.41	23.1	1.50	1.07-2.20
6	T-CHOL	0.042σ	0.033	26.2	1.27	0.90-1.88
7	T-BIL	0.053	0.044	26.0	1.19	0.84-1.77
9	BUN	0.17	0.21	27.6	0.79	0.51-1.22
10	K	0.155	0.238	19.6	0.65	0.38-1.04

$*$: 対数変換後のデータ，a : Bartlett の検定.

$$\sqrt{\frac{1}{r}\left(\frac{F}{F_U}-1\right)} \le \eta \le \sqrt{\frac{1}{r}\left(\frac{F}{F_L}-1\right)}$$

と推定できる．図 1 の赤血球数 (RBC) の個人差指数は $\hat{\eta} = 2.05$(95%信頼区間 : $1.50 - 2.98$) と推定された．表 1 にはある健診センターの 10 項目の個人差指数を推定した結果を示す．

3.　個人差指数に基づく基準範囲の解釈

次に，個人差指数を利用すると，よりきめ細かな (集団の) 基準範囲の解釈が可能となることを示そう．集団の基準範囲は $\mu \pm 1.96\sigma$ と定義でき，個人 i の基準範囲は $(\mu + \beta_i) \pm 1.96\sigma_E$ と定義できる (β_i は未知)．したがって，集団の基準範囲の幅は個人のそれに比べて

$$\frac{\sigma}{\sigma_E} = \sqrt{1+\eta^2}$$

倍広いということがわかる．そこで，個人差指数が η である検査項目の検査値 X が

$$X - \mu = t\sigma \quad (\mu, \sigma \text{は既知})$$

である状況を考えてみよう．臨床的に重要なのは，この「検査値 X が集団の基準範囲の中に入っているか否かではなく，その個人の基準範囲の中に入っているか否か」である．この確率を 2 つの場合に分けて求めてみよう．まず，初診の場合には，

$$\begin{aligned} P(t|\eta) &= \int_{t\sigma-1.96\sigma_E}^{t\sigma+1.96\sigma_E} \phi(u|0,\sigma_B^2)du \\ &= \Phi\left(\frac{t\sqrt{1+\eta^2}+1.96}{\eta}\right) \\ &\quad - \Phi\left(\frac{t\sqrt{1+\eta^2}-1.96}{\eta}\right) \end{aligned}$$

と計算できる．ここに，$\phi(u|0,\sigma_B^2)$ は平均 0，分散 σ_B^2 の正規分布の密度関数であり，$\Phi(.)$ は $N(0,1)$ の分布関数である．

次は，過去に m 回の検診を受けている場合で，測定値 $(X_1, \ldots, X_m)$ が存在し，すべて，「異常なし」と診断された状況を考え

$$X_k - \mu = t_k\sigma \quad (k = 1, 2, \ldots, m, m+1)$$

とする．そうすると，個人の効果 $\beta_i = \mu_i - \mu$ に関する m 回の検診後の「事後分布」が Bayes の定理より

$$\begin{aligned} & g(u|t_1, t_2, \ldots, t_m) \\ &= \frac{\phi(u|0,\sigma_B^2)\prod_{k=1}^m \phi(t_k\sigma|u,\sigma_E^2)}{\int_{-\infty}^{\infty}\phi(v|0,\sigma_B^2)\prod_{k=1}^m \phi(t_k\sigma|v,\sigma_E^2)dv} \\ &= \phi(u|\mu^*, \sigma^{2*}) \end{aligned}$$

と計算できる．ここで，

$$\mu^* = \left(\frac{m\eta^2}{1+m\eta^2}\right)\bar{t}\sigma$$

$$\sigma^{2*} = \left(\frac{m\eta^2}{1+m\eta^2}\right)\frac{\sigma_E^2}{m}$$

$$\bar{t} = \frac{\sum_{k=1}^m t_k}{m}$$

したがって，$X(= X_{m+1})$ が個人の基準範囲に入る確率は $t = t_{m+1}$ とおいて，

$$\begin{aligned} & P(t|\eta, t_1, \ldots, t_m) \\ &= \int_{t\sigma-1.96\sigma_E}^{t\sigma+1.96\sigma_E} \phi(u|\mu^*, \sigma^{2*})du \\ &= \Phi\left(\frac{a(t\sqrt{b}+1.96) - m\bar{t}\eta^2\sqrt{b}}{\eta\sqrt{a}}\right) \\ &\quad -\Phi\left(\frac{a(t\sqrt{b}-1.96) - m\bar{t}\eta^2\sqrt{b}}{\eta\sqrt{a}}\right) \end{aligned}$$

となる．ここに

$$a = 1 + m\eta^2,\ b = 1 + \eta^2$$

である．ここで導かれた「個人の基準範囲に入る確率」は検診センターなどでの活躍が期待される．

[丹 後 俊 郎]

バイオインフォマティクスの基礎的事項 I

basic elements in bioinformatics I

1. 生物学的基礎知識

ヒトで約 30 億塩基対からなる **DNA** 上には，約 2 万カ所の遺伝子コード領域と呼ばれる部分が存在する．この遺伝子コード領域からメッセンジャー **RNA** (mRNA) が転写され，メッセンジャー RNA はタンパク質 (protein) へと翻訳される．このように，遺伝情報は，DNA から RNA を経てタンパク質へと伝達されると主張するのがいわゆるセントラルドグマである．ヒトなどの高等生物においては，翻訳の前にスプライシング (splicing) と呼ばれる過程が存在し，DNA から転写されたメッセンジャー RNA 前駆体 (pre-mRNA) から，イントロン (intron) と呼ばれるアミノ酸 (amino acid) を決定していない部分を除き，残りの部分 (エクソン (exon) と呼ばれる) を結合しメッセンジャー RNA を生成する．しかしながら，ヒトなどの高等生物では，各遺伝子に対して 1 種類のメッセンジャー RNA が生成されるわけではない．スプライシングのバリエーション (選択的スプライシング (alternative splicing) と呼ばれる) により，1 つの遺伝子から複数種類のメッセンジャー RNA が生成されることがある．例えば，あるエクソンが欠損したメッセンジャー RNA が生成されたりする．この場合，メッセンジャー RNA の配列が異なるため，翻訳により生成されるタンパク質も異なる．ヒトに遺伝子が約 2 万種にもかかわらず，ヒトの体を構成しているタンパク質が約 10 万種あるのは，このスプライシングのバリエーションのためである．

生成されたタンパク質は，リン酸化 (phosphorylation)，脱リン酸化 (dephosphorylation)，他のタンパク質との相互作用 (interaction) などにより，**シグナル伝達経路** (signal transduction) の形成，酵素として**代謝経路** (metabolic pathway) の触媒として作用，他の遺伝子の発現を誘導 (activation)・抑制 (repression) するなど生命を維持するためのさまざまな機能を有する．

上記の転写にかかわるメッセンジャー RNA や他の転写産物の総体は，**トランスクリプトーム** (transcriptome)，翻訳後のタンパク質の総体は**プロテオーム** (proteome) と呼ばれる．また，代謝経路の総体は**メタボローム** (metabolome) と呼ばれ，トランスクリプトーム，プロテオームを含み最も表現型に近いレベルとなる．

京都大学化学研究所において開発されているデータベース Kyoto Encyclopedia of Genes and Genomes (KEGG, http://www.genome.jp/kegg/) は，代謝経路の情報を中心に，シグナル伝達経路，遺伝子発現制御などさまざまなパスウェイ情報をまとめている．また，文部科学省委託研究開発事業による統合データベースプロジェクト (http://lifesciencedb.jp/) には，さまざまなデータベース，ウェブサービスなどのポータルサイトや教育的コンテンツなどの情報がまとめられている．

2. 遺伝子発現プロファイルデータ

マイクロアレイにより計測されるのは，DNA から転写された RNA である．ヒトゲノムには約 2 万の遺伝子コード領域が存在するが，例えば Affymetrix 社の GeneChip では，約 4 万 5000 種の RNA を計測し，タンパク質をコードしている遺伝子からのメッセンジャー RNA，タンパク質をコードしていないノンコーディング RNA などをカバーしている．数種類の RNA を計測していた PCR 法に比べ，マイクロアレイにより全ゲノム領域をカバーするスケールでの転写産物の網羅的計測が可能となった．このマイクロアレイによって計測されたデータは，マイクロアレイ遺伝子発現プロファイルデータ，または略してマイクロアレイデータと呼ばれる．

米国 National Center for Biotechnology Information (NCBI) は，Gene Expression Omnibus (GEO, http://www.ncbi.nlm.nih.gov/geo/) というデータベースを提供しており，ヒトのさまざまながんの臨床サンプル，細胞株や出芽酵母などモデル生物のさまざまな実験的な状況下におけるマイクロアレイデータが蓄積されている．

マイクロアレイは，cDNA とオリゴヌクレオチド (oligonucleotide) マイクロアレイの 2 種類に大別される．2000 年前後，マイクロアレイが開発されて間もない頃は，研究室において作成することができる cDNA マイクロアレイが主流であったが，最近では商品化されているオリゴヌクレオチドアレイも安価となり広く用いられている．2 種類のマイクロアレイは，計測されるデータの解釈が異なるため，注意が必要である．cDNA マイクロアレイでは，興味のある対象の細胞とコントロールに用いる細胞の 2 種類から RNA を抽出し，それぞれ異なる蛍光色素でラベルをつける．計測されるデータは，コントロールの細胞と比較したときの興味ある細胞における各遺伝子の発現値の相対値である．つまり，i 番目の遺伝子の 2 種類の細胞の発現値をそれぞれ s_i，c_i とすると，データとしては，その比である s_i/c_i が利用可能となる．この技術を確立した Patrick Brown 教授の所属していた Stanford 大学からスタンフォード方式と呼ばれることもある．得られた発現比の対数をとった対数比のデータを通常は発現データとして解析に用いる．

オリゴヌクレオチドアレイでは，興味ある細胞からの RNA を単独で計測する．オリゴヌクレオチドアレイは，Affymetrix 社，Agilent Technology 社などいくつかの会社から発売されている．Affymetrix 社が発売している GeneChip Human Gene 1.0 ST Array では，長さが 25 のオリゴヌクレオチド (マイクロアレイの用語としては，プローブ (probe) と呼ばれる) を用い，1 つの遺伝子の計測を 26 種類のプローブを用いて行う．この 26 種のプローブにより計測された 26 個の発現値を 1 つの値にまとめる作業は，プローブサマライゼーション (probe summarization) と呼ばれ，MAS 5，(GC) RMA，PLIER などプローブ配列の差異によるバイアス，外れ値を考慮に入れたさまざまなアルゴリズムが存在する．Agilent Technology 社の Whole Human Genome オリゴ DNA マイクロアレイでは，プローブの長さは 60 である．プローブの設計は，計測を意図していない他の RNA には存在しない配列が望まれる．そのためには長いプローブが有利ではあるが，長いプローブは，その一部が他の RNA と相補的となり他の RNA と結合する可能性もある．この計測を意図していない RNA が結合することを，クロスハイブリダイゼーションという．それぞれのプラットフォームには，シグナル検出の感度など特性があり，その特性を理解したうえで前処理，統計解析，結果の解釈を行う必要がある．

Affymetrix 社の GeneChip Human Exon 1.0 ST Array では，各エクソンを対象にプローブが設計されており，エクソン単位の発現情報が得られる．このエクソンアレイは，約 100 万種のエクソンを計測することのできる高密度マイクロアレイである．エクソン発現データを用いることにより，選択的スプライシングの存在に関する情報が得られるが，エクソンアレイにはエクソンとエクソンをまたぐようなプローブ (junction probe と呼ばれる) は設計されていないため，どのような順番でエクソンがつながっているかはわからない．

3.　クラスタリング

このようなマイクロアレイデータを用いた解析において，最もよく用いられる方法がクラスター分析である．例えば，病理診断が同じがん腫であっても，ある抗がん剤がよく効く人，効かない人というようなサブタイプが存在する．複数人のがん細胞からマイクロアレイデータを計測し，クラスター分析を行うことにより，ゲノム情報からのがん細胞の分類が得られる．この分類により，予後予測など新たな診断のための情報が得られることが期待されている．

クラスター分析には，k-平均法や混合分布を用いた方法も用いられるが，マイクロアレイデータに対して最もよく用いられているものは，**階層型クラスタリング**である (Eisen *et al.*, 1998)．行に遺伝子を並べ，列にマイクロアレイ (上の例では患者の細胞) を並べ，遺伝子，マイクロアレイそれぞれについてクラスタリングを実行し，デンドログラムに従って行と列を並べ替えたマイクロアレイデータ行列をヒートマップ表示した図がマイクロアレイデータの要約統計量のように論文に掲載されていることも多い．

4.　発現差解析

クラスター分析では，正常，肺がんなどのサンプルのラベル情報を用いることなく，遺伝子発現の情報だけからサンプルを分類することを目標とするが，ラベル情報を用いることにより目的に応じた遺伝子を抽出することができる．例えば，正常細胞において遺伝子発現を計測したマイクロアレイデータと肺がん細胞において計測したマイクロアレイデータを比較することにより，正常細胞に比べて肺がん細胞において発現量が大きい (または，小さい) 遺伝子を抽出することができる．i 番目の遺伝子の 2 種の細胞間のマイクロアレイデータの比 r_i に対して，ある閾値 θ を設定し，$r_i \geq \theta$，または，$r_i \leq 1/\theta$ であるような遺伝子を選択する方法は，バイオインフォマティクスでは **fold-change** 解析と呼ばれる．複数のマイクロアレイデータが 2 種の細胞間で計測されている際は，このような遺伝子ごとの差の検出には，例えば t 検定を用いることができる．

バイオインフォマティクスにおいて用いられる significant analysis of microarrays (**SAM**) は，t 検定の 1 つのバリエーションとしてみな

すことができ，i 番目の遺伝子の検定統計量を

$$d(i)=\frac{\bar{x}_{\mathrm{I}}(i)-\bar{x}_{\mathrm{U}}(i)}{s(i)+s_0}$$

と定義するものである．ただし，$\bar{x}_{\mathrm{I}}(i)$, $\bar{x}_{\mathrm{U}}(i)$ は，i 番目の遺伝子の 2 種の細胞 (ここでは，I と U の文字で表している) の発現値の平均，$s(i)$ は 2 つの細胞のデータを合わせた分散の推定値の平方根であり，等分散を仮定した t 検定で用いるものに対応する．s_0 は，正の定数であり，SAM を提案した Tusher *et al.* (2001) では，変動係数を最小にするものとして選択している．この s_0 は，マイクロアレイデータのシグナル検出力とデータの再現性を考慮しているとみなすことができる．つまり，SAM は，微少な差を検出することが困難なマイクロアレイの特性を考慮に入れ，s_0 を加えることにより，ある程度データのバラツキを大きく見積もったうえでも検出できる差に注目しているとみなすことができる．

興味ある疾患のマイクロアレイデータと別の疾患，もしくは正常細胞とのマイクロアレイデータの比較は，いわゆるケース–コントロール研究である．ケースを興味ある疾患の予後や治療効果に関連するマイクロアレイデータとし，コントロールと比較することで特定の目的に応じた遺伝子を探索するプロセスを特に**バイオマーカー (biomarker) 探索**と呼ぶことがある．その基本的プロセスは次のとおりである．まず，各遺伝子のマイクロアレイデータに対して，t 検定や SAM など 2 群の発現差を抽出するような方法を適用し，各遺伝子について p 値を計算する．次に，許容できる有意水準により有意に差のある遺伝子群を抽出する．この抽出された遺伝子群を**遺伝子シグニチャー** (gene signature) と呼ぶこともある．

5. false discovery rate

バイオマーカー探索において，例えば，解析対象遺伝子が 2 万個あるとすると検定を 2 万回繰り返す必要があるため，検定の多重性を考慮して有意水準を決定する必要がある．この問題は，疾患関連遺伝子を同定するための **SNP (single nucleotide polymorphism) 解析**と同様である．SNP 解析では，解析対象 SNP が 10 万カ所の場合，各 SNP に対してケースコントロールでカイ 2 乗検定や Fisher の正確確率検定など分割表の独立性検定を行うため 10 万回検定を行っていることになる．この SNP 解析をゲノムワイドに行う解析は，特に，genome-wide association study (**GWAS**) と呼ばれる．ゲノム研究における多重性の補正に関して，最も古くから用いられている方法は，Bonferroni の補正 (Bonferroni's correction) である．しかしながら，Bonferroni の補正は保守的であり，より可能性のある遺伝子，SNP を見逃さないために最近では false discovery rate (**FDR**) により多重性をコントロールすることが主流となっている．

FDR とは，有意と判定された仮説 (その数を S と表す) のうち，偽陽性である仮説 (その数を F と表す) の割合であり，Benjamini and Hochberg (1995) により

$$FDR=E\left[\frac{F}{S}\middle| S>0\right]\Pr(S>0)$$

と定義された．また，Storey (2002) の positive FDR は

$$pFDR=E\left[\frac{F}{S}\middle| S>0\right]$$

と定義されている．FDR を用いた有意性の判定において，p 値に相当するような各仮説の有意性に関する指標となるのが q 値である．ある帰無仮説の q 値は，その帰無仮説の検定統計量で棄却される領域での最小の pFDR として定義される (Storey, 2003).

6. GO 解析

各遺伝子の発現データに対して，SAM などを適用することで各遺伝子について p 値が得られ，検定の多重性を考慮に入れた FDR に基づく q 値により遺伝子シグニチャーを得る．しかしながら，許容できる q 値により遺伝子シグニチャーを得ても，数百～千程度の遺伝子が選ばれる場合も多い．各遺伝子には，生体内における役割・機能 (function) がある．その機能に基づき，遺伝子シグニチャーとして選ばれた遺伝子群の特徴づけを行うことができる．しかしながら，数百から数千の遺伝子の機能をすべて確認し，遺伝子シグニチャーの特徴を類推することは，多くの場合不可能である．そこで，遺伝子シグニチャーとして選ばれた遺伝子集合に，特定の機能を有する遺伝子群が濃縮 (enrich) されているか否かを検定し，遺伝子シグニチャーの特徴づけを行うような解析の後処理が必要となる．ここで，濃縮とは，遺伝子シグニチャーにおけるある機能を有する遺伝子群の比率が母集

団のそれに比べて有意に大きい状況を表す．

各遺伝子の機能は，gene ontology（略して **GO** と呼ばれる）**Term** として定義され，コンソーシアムによりデータベースとしてまとめられている．アドレスは，http://www.geneontology.org/である．各遺伝子の機能は，molecular function，biological process，cellular component の 3 つに大別され，各機能について階層構造が定義されている．階層構造のなかでは，Root に近い機能は，より一般的な機能であり，Leaf に近い機能ほど限定された機能となっている．この GO を用い，ある GO Term をもつ遺伝子群が遺伝子シグニチャーに濃縮されているか否かを判定するためのさまざまな方法が提案されている．

いま，ある閾値において有意と判定された遺伝子シグニチャー（集合 G と表す）を考える．また，遺伝子全体を集合 Ω と表す．ここで，$\Omega = G \cup G^c$ であり，G^c は G の補集合を表す．ある GO Term（A と表す）に着目し，$\Omega(\mathrm{A})$, $G(\mathrm{A})$, $G^c(\mathrm{A})$ をそれぞれ，Ω, G, G^c 中で Term A をもっている遺伝子の集合と定義する．このとき，Term A が G に濃縮されているか否かを判定するための方法として，超幾何分布を用いる方法と 2×2 分割表の独立性の検定を用いる方法がある．

超幾何分布を用いる方法では，Ω から $|G|$ 個の遺伝子を非復元抽出によりサンプリングし，そのなかに $|G(\mathrm{A})|$ 個以上の Term A をもつ遺伝子が含まれている確率を Term A の濃縮度を表す p 値として用いる．ただし，集合の絶対値は，その集合に含まれる要素数を表す．分割表を用いる方法では，

	Term A をもつ	Term A をもたない
G	$\lvert G(\mathrm{A})\rvert$	$\lvert G\rvert - \lvert G(\mathrm{A})\rvert$
G^c	$\lvert G^c(\mathrm{A})\rvert$	$\lvert G^c\rvert - \lvert G^c(\mathrm{A})\rvert$

の 2×2 分割表を作成し，**カイ 2 乗検定**や **Fisher の正確確率検定**を行い，その p 値を Term A の p 値とみなす．超幾何分布を用いる方法は，**GO::TermFinder**（Boyle *et al.*, 2004）というソフトウェアとして実装され公開されている．

上述した GO::TermFinder では，あらかじめ設定した閾値により有意性を判定された遺伝子シグニチャーが必要であった．もし，異なる閾値を設定すれば遺伝子シグニチャーも異なり，各 GO Term の p 値も異なるため実用上の問題が残る．**FatiGO**（Al-Shahrour *et al.*, 2004）と呼ばれるウェブサービスでは，各遺伝子について，いくつかの閾値を設定し分割表を作成し p 値を計算する．最終的な各遺伝子の p 値は，それらの最小値で定義するため，閾値の設定にかかわる問題はなくなる．

各遺伝子について計算された p 値を用いて各 GO Term の有意性を判定する方法としては，**MetaGP**（Gupta *et al.*, 2007）と呼ばれる方法を実装したウェブサービスがある．この方法は，Term A の p 値は，$\Omega(\mathrm{A})$ に含まれる遺伝子の p 値をメタアナリシスにより統合したものとして得られる．GO には，数千もの Term が登録されているため，ここでも多重検定の問題が生じ FDR を用いて調整することが標準的に行われている．ここで紹介した GO::TermFinder，FatiGO，MetaGP は，すべて http://www.geneontology.org/GO.tools.shtml にそのリンクがまとめられている．

GO 解析の根本的な思想は，遺伝子を個別にみていくよりも生物学的に機能の確認されている遺伝子集合を単位とした方が結果は理解しやすく，より本質に迫れるというものである．しかしながら，生物学的に機能の確認されている遺伝子集合は GO Term だけではない．例えば，「バイオインフォマティクスの基礎的事項 II」の項において取り上げる特定の転写因子結合部位を有する遺伝子の集合，タンパク質間相互作用により生体内において結合するタンパクを生成する遺伝子の集合，特定のシグナル伝達経路上のタンパク質を生成する遺伝子の集合などさまざまな情報が遺伝子集合の定義に利用可能である．

遺伝子集合により結果を解釈するという方針が広く受け入れられてきた背景には，各遺伝子を個別にみていたのでは現象の根本的な理解は困難であり，より深い理解のためには，その現象においてどのようなネットワークが関連し機能を果たしているのかを知ることが必要不可欠という多くの研究者が共有している感覚がある．そのためには，次項「バイオインフォマティクスの基礎的事項 II」の遺伝子ネットワークや生体内パスウェイシミュレーションの構築・解析・理解が必要不可欠である．［井元清哉・山口　類］

バイオインフォマティクスの基礎的事項 II

basic elements in bioinformatics II

1. 遺伝子ネットワーク推定

システム生物学は，細胞内に存在する RNA やタンパク質などの物質間の動的な関連を理解し，制御することを目的としている．このためには，細胞外からの刺激を核内に伝えるシグナル伝達経路，刺激に対する反応に必要なタンパク質を生成する遺伝子発現制御，細胞が生きるエネルギーを生成する代謝経路の数理モデル化が必要不可欠である．このモデル化のなかで，特に遺伝子の転写制御の関係をマイクロアレイ遺伝子発現プロファイルデータに基づいて推定する問題が**遺伝子ネットワーク推定**である．

遺伝子制御において，中心的な役割を果たすのは**転写因子**と呼ばれるタンパク質である．転写因子は，ヒトで数百種類あるとされるが，それぞれ DNA 上の特定の短い配列に結合する．転写因子の結合する短い配列のことは，**結合配列** (binding site) や**制御配列** (regulatory site，または regulatory element) と呼ばれ，この配列をプロモータにもつ遺伝子はその配列に対応する転写因子から制御を受けている可能性があることが示唆される．結合配列は，少々の曖昧さが許容されるため，一般的には各ポジションにおける A, T, G, C の生起確率により制御配列を表した position weight matrix (**PWM**) により表現される．各遺伝子のプロモータ領域に対して PWM を 1 塩基ずつずらしながら高確率に一致する箇所を探索し，ある閾値を用いその有意性を判定することにより各遺伝子がその転写因子に制御されている可能性があるかどうかを判定できる．しかしながら，結合配列は，数文字から十数文字の短い配列であるため，ゲノム上の至るところに PWM はマッチしてしまい，シンプルなマッチングに基づく判定は，第 2 種の過誤を抑えようとすると第 1 種の過誤が極端に大きくなることが知られている．また，結合配列が知られていない転写因子や，転写因子のように働くことが知られていない遺伝子もある．そこで，マイクロアレイ遺伝子発現プロファイルデータを用い，遺伝子間のネットワークを推定する研究が行われている．

いま，i 番目のマイクロアレイによって計測された j 番目の遺伝子の発現データを y_{ij} と表す．マイクロアレイの枚数を n，遺伝子の個数を p とすると，マイクロアレイデータは (i,j) 成分が y_{ij} の $n \times p$ 行列 Y で表される．統計的グラフィカルモデルを用いた遺伝子ネットワーク推定においては，マイクロアレイデータ y_{ij} は，確率変数 Y_j からの実現値であると考え，確率変数 Y_j が頂点 (ノード) V_j であるグラフ G の構造を推定することが目的となる．

a. グラフィカル・ガウシアンモデル

グラフ G の辺に向きのない無向グラフにより確率変数間の条件付き独立性を表現し，遺伝子ネットワークを推定する方法としてグラフィカル・ガウシアンモデルは用いられる．遺伝子ネットワークに含まれる遺伝子は，ヒトの全遺伝子を対象とすると約 2 万となり，このようなネットワークの構造を推定することはきわめて困難である．そこで，遺伝子ネットワークの推定においては，例えば，ある薬剤を投与した際に反応のある遺伝子を解析対象にするなど，遺伝子の絞り込みを行うことが標準的に行われている．しかしながら，そのような絞り込みを行ってもなお数百から数千程度の遺伝子を含むネットワークを推定する状況は珍しくはない．そこで，グラフィカル・ガウシアンモデルの構築に当たっては，事前に遺伝子をそのマイクロアレイデータの類似性によりクラスターに分割し，グラフィカル・ガウシアンモデルによりクラスター間のネットワークを推定するアプローチがとられてきた (Toh and Horimoto, 2002).

クラスター間ではなく，非常に多くの確率変数間のネットワークをグラフィカル・ガウシアンモデルを用いて推定する方法として，Meinshausen and Bühlmann (2006) は，**Lasso** を用い，回帰分析の枠組みを用いる方法を提案した．つまり，各遺伝子について

$$y_{ij} = \beta_{j0} + \sum_{k \neq j} \beta_{jk} y_{ik} + \varepsilon_{ij}$$

なる回帰モデルの推定を

$$\sum_{i=1}^{n} (y_{ij} - \beta_{j0} - \sum_{k \neq j} \beta_{jk} y_{ik})^2 + \lambda \sum_{k \neq j} |\beta_{jk}|$$

の最小化により行う．ここで，$\sum_{k \neq j}$ は $\sum_{k=1;k \neq j}^{p}$ を表す．λ は，正則化パラメータと呼ばれ，この値の設定によりどの変数の係数が 0 になるかが決定されるためその選択は重要であり，情報量規準や交差検証法などの利用が考えられる．Meinshausen and Bühlmann (2006) は，この方法で推定した係数を用い，$\beta_{ij} \neq 0$ and/or $\beta_{ji} \neq 0$ の条件を満たすとき，V_i と V_j

を辺で結ぶ規則を用いている．

b.　ベイジアンネットワーク

非閉路有向グラフ (directed acyclic graph) G を考え，各頂点間の依存関係は，有向辺に従った Markov 連鎖を仮定する．すなわち，確率変数 Y_j は，G 上の直接の親確率変数集合 $Pa(Y_j)$ にのみ依存し，それら以外の非子孫確率変数とは独立であると仮定する．このとき，$\mathcal{Y} = \{Y_1, \ldots, Y_p\}$ の同時確率の分解

$$\Pr(\mathcal{Y}) = \prod_{j=1}^{p} \Pr(Y_j | Pa(Y_j))$$

を得る．各条件付き確率 $\Pr(Y_j|Pa(Y_j))$ を統計モデルによりモデル化することで，各グラフ構造 G に対して尤度が定義され，そのうえでグラフ G のよさを評価することができる．例えば，パラメトリックモデル $\Pr(Y_j|Pa(Y_j)) = f(Y_j|Pa(Y_j), \theta_j)$ を考え，パラメータ θ_j を最尤法によって推定するとき，グラフ G の評価は，統計的モデル選択であり赤池情報量規準などのモデル選択基準を用いることが考えられる．また，人工知能分野で用いられているベイジアンネットワークは，多くは離散データに対するものであるが，マイクロアレイデータは連続型のデータであるため，条件付き確率は条件付き密度に置き換えられ，その構築は回帰モデルが用いられている (Imoto *et al.*, 2002).

ベイジアンネットワークによる遺伝子ネットワーク推定においては，条件付き密度のモデル化に加えて，グラフ構造 G の最適化が問題となる．この問題は，ベイジアンネットワークの**構造学習**と呼ばれる．具体的には，遺伝子数 p に応じて，候補となる非閉路有向グラフの個数は $O(2^{p^2})$ のオーダーで増えることになる．したがって，単純に候補ネットワークを枚挙することはできない．頂点数が多いベイジアンネットワークの構造学習に対しては，貪欲法などの発見的アルゴリズムが用いられる (Friedman *et al.*, 1999)．比較的頂点数が少ないネットワークの構造学習に対しては，最適解を得るアルゴリズムが知られており，Ott *et al.* (2004) は，計算量が $O(p2^p)$，Perrier *et al.* (2008) は，ネットワーク構造に制約を仮定したもとで $O(p2^m)$ の最適アルゴリズムを提案している．ここで，$m = \max_j |\mathcal{N}(V_j)|$ であり，$\mathcal{N}(V_j)$ は，与えられた制約のもとで V_j に隣接する頂点の集合である．

時系列データの解析に用いる**ダイナミック・ベイジアンネットワーク**は，ベイジアンネットワークのひとつの拡張である．いま，y_{ij} を時刻 i において計測された j 番目の遺伝子の発現データであり，確率変数 Y_{ij} からの実現値とみなす．このとき，時点間の Markov 連鎖律による分解

$$\Pr(\mathcal{Y}_1, \ldots, \mathcal{Y}_n) = \Pr(\mathcal{Y}_1)\Pr(\mathcal{Y}_2|\mathcal{Y}_1) \times \cdots \times \Pr(\mathcal{Y}_n|\mathcal{Y}_{n-1})$$

を得る．各条件付き確率 $\Pr(\mathcal{Y}_i|\mathcal{Y}_{i-1})$ には，時点によらない分解

$$\Pr(\mathcal{Y}_i|\mathcal{Y}_{i-1}) = \prod_{j=1}^{p} \Pr(Y_{ij}|Pa(Y_{i-1,j}))$$

を仮定し，$\mathcal{Y}_{i-1}$ から $\mathcal{Y}_i$ へ有向辺を引いた 2 部グラフを得る．ただし，$\mathcal{Y}_i = \{Y_{i1}, \ldots, Y_{ip}\}$ であり，$Pa(Y_{i-1,j})$ は，2 部グラフ上の Y_{ij} の親確率変数集合である．このモデルは，次数が 1 のベクトル自己回帰モデルとみなすこともできる．また，親変数 $Pa(Y_{i-1,j})$ の選択については，グラフィカル・ガウシアンモデルで説明した Lasso も利用されている．

c.　状態空間モデル

時系列マイクロアレイデータの特徴は，観測される変数 (遺伝子) の数に比べ，サンプル数 (時点数) が極端に少ないことである．したがって，時系列マイクロアレイデータに基づいて遺伝子間の関連を探るためには，生物学的にある程度妥当な背景を有しつつ有効に次元縮小などのパラメータ節約ができるようなモデリングが有効であると思われる．**転写モジュール**とは，共通の発現パターンを有する遺伝子の集合であり，これらの遺伝子は，共通の制御を受けていると考えられる．(線形 Gauss 型) 状態空間モデルは，この発現モジュールを考慮に入れた遺伝子ネットワーク推定法と考えることができ，次の 2 式で定式化される．

$$\begin{aligned} \boldsymbol{y}_i &= H\boldsymbol{x}_i + \boldsymbol{\varepsilon}_i \\ \boldsymbol{x}_i &= F\boldsymbol{x}_{i-1} + \boldsymbol{\eta}_i \end{aligned}$$

ただし，$\boldsymbol{y}_i$ は前出の時刻 i の時系列遺伝子発現データを並べた p 次元ベクトル，$\boldsymbol{x}_i$ は時刻 i の状態ベクトルであり，ここではその次元を q と表す．H は観測行列，F はシステム行列と呼ばれ，そのサイズはそれぞれ $p \times q$，$q \times q$ である．また，$\boldsymbol{\varepsilon}_i$ および $\boldsymbol{\eta}_i$ は，正規分布 (Gauss 分布) に従う白色雑音系列 ($\boldsymbol{\varepsilon}_i \sim N(0, R)$，$\boldsymbol{\eta}_i \sim N(0, Q)$) である．

状態空間モデルでは，モデルに含まれるパラメータ (H, F, R) を，遺伝子発現時系列データより推定することにより，転写モジュールネット

ワークおよび，遺伝子ネットワークの2種類の生体ネットワークを推定することができる (Yamaguchi *et al.*, 2007; Hirose *et al.*, 2008)．実際のネットワーク推定に当たっては，モデルの一意性を保つために，パラメータに制約を課す必要がある．パラメータの推定には，制約付きのEMアルゴリズムを適用することができる．また，パラメータを推定することにより，遺伝子発現の動的予測モデルを得ることができる．それを利用して，例えば，予測に基づく，異種細胞間の遺伝子制御システムの差異にかかわる遺伝子群の抽出手法が提案されている．

2. プロテオームデータ

タンパク質は，生命活動の中心的役割を担っている分子である．生命活動の高度な機能は，タンパク質単独での機能としてではなく，タンパク質のネットワークにより実現されていることが多い．タンパク質ネットワークは，頂点にタンパク質を対応させ，辺は，両端のタンパク質には相互作用があることを表す無向グラフとして表現される．タンパク質間相互作用は，実験的に確かめることができ，大きくは2つの方法がある．1つは，**タンデムアフィニティ精製法** (TAP法) と呼ばれ，生体内に存在するタンパク質複合体を単離し，どのようなタンパク質が含まれているかを調べる方法である．複合体に含まれているタンパク質の正体を突き止めるためには，2次元ゲル電気泳動や**質量分析**が用いられる．質量分析は，分子の質量を正確に計測できる機器であるが，これにタンデムマス解析を用いることにより分子の化学構造を知ることができる．タンデムマス法により資料のタンパク質は断片化される．どのような断片が含まれているかをデータベースに蓄積されている既知のアミノ酸配列から理論上生成される断片と比較することにより，資料と一致するタンパク質を知ることができる．

もう一方の方法は，クローニングした遺伝子から発現させたタンパク質を利用して2つのタンパク質間に相互作用があるか否かを調べる方法であり，**酵母ツーハイブリッド法** (yeast two-hybrid system) がその代表である．この方法では，基本的には1対1の関係しかみることができず，偽陽性や偽陰性も多いことが知られている．しかしながら，取り扱いの難しいタンパクを直接扱うことなく，扱いのやさしいDNAから生体内と同条件での相互作用を検出できる利点もある．計算機を用いたタンパク質間相互作用の予測では，このような実験による結果に加えて，マイクロアレイデータやタンパク質の局在情報などを利用し相互作用があるか否かを判別する研究が行われている．タンパク質間相互作用は，Database of Interacting Proteins (DIP) や Biomolecular Interaction Network Database (BIND) というデータベースにまとめられている．

マイクロアレイにより計測された遺伝子発現データのように，タンパク質のプロファイリングも行うことができる．stable isotopic labeling by amino acids in cell culture 法 (略して，SILAC法と呼ばれる) によりタンパク質の定量を行うことができ，マイクロアレイデータと同様な時系列タンパク質プロファイルデータを得ることもできる (Blagoev *et al.*, 2004)．

タンパク質ネットワークの構造についてバイオインフォマティクスでは，グラフ理論やロバストネスなどさまざまな観点から研究が行われている．そのなかでも，タンパク質ネットワークや遺伝子ネットワークは，**スケールフリーネットワーク** (scale-free network) の性質を有することが指摘されている．スケールフリーネットワークとは，ネットワークを無向グラフとみなした場合に結合次数 k の頻度分布 $\Pr(k)$ が，ほぼ $k^{-\gamma}$ に比例するネットワークである．ここで，γ は定数であり，生体内のネットワークでは2～3程度とみなされている．次数の大きい頂点は，ハブ (hub) と呼ばれ，ネットワークの安定性に関連し，重要な機能を有する遺伝子，タンパク質であることが多い．

3. 細胞シミュレーション

細胞シミュレーションとは，細胞を形成するさまざまな分子を物質の種類 (DNA，RNA，タンパク質など) に応じた基本要素に分割し，その基本要素間の相互作用の数学的モデルを構築し，動的なシミュレーションを行うことである．細胞シミュレーションを実現するためには，その個々の基本要素をまず数理モデル化する必要がある．その1つは，生化学反応シミュレーションと呼ばれ，主に代謝系を中心とした酵素反応を対象とするものである．この酵素反応には，Michaelis–Menten 型と呼ばれる反応形式の基本形があり，そこから定常状態近似や平衡状態近似を用いて導出される **Michaelis–Menten 式**が1酵素1基質の速度式として求まる．具体的には，酵素Eと基質Sがあった際，その複合体ESを介して反応生成物Pを生じる反応において，速度 dP/dt に対応するのが Michaelis–Menten 式である．この Michaelis–Menten 式は，酵素と基質の組み合わせが複数の場合にも拡張可能である．

化学反応を微分方程式で表すことにより，外的変化に対する感度分析やロバストネスを解析することが可能となる．また，回路表現を用いて遺伝子ネットワークや代謝系の酵素反応，シグナル伝達経路をモデル化するために，離散システムであったペトリネットを連続値も扱えるように拡張したハイブリッドペトリネットを使うことが提案されている．微分方程式に基づく細胞シミュレーションのプラットフォームとしては **E-Cell**，ハイブリッドペトリネットでは **Cell Illustrator** が開発されている．

この細胞シミュレーションの数理モデルには，反応速度，各物質の初期値などさまざまなパラメータが含まれており，基本的には文献 (論文) の結果に合うようにチューニングされる．もし，チューニングしても文献の情報に合わないときには，ネットワークの構造情報が誤っている可能性があるため，構造の見直しを行い，再度モデル化を行う．この試行錯誤を繰り返すことにより既存の生化学反応に関するデータに当てはまるだけではなく，将来のデータの予測を行うことのできるシミュレーションモデルの構築が期待される．この構築したシミュレーションモデルを用いて，薬剤の影響評価や実験支援などが効果的に行えると期待されている．

4. データ同化

シミュレーションと現実との間の隔たりを埋めるために，データ同化と呼ばれる手法が提案されている．データ同化は，もともと地球物理の分野で発展してきた手法で，シミュレーションモデルと観測データを按配よく融合することにより，現実をよりよく表現し，予測を行うものである．それにより，モデルおよびデータのどちらか一方からだけでは得ることのできない情報に基づく，深い現象の理解や発見につながることが期待される．

生命体分子シミュレーションを対象としたデータ同化 (生命体データ同化) では，大きく分けて 2 つの問題を取り扱う (Nagasaki *et al.*, 2006). 1 つめはモデルに含まれるパラメータをデータに基づき推定する問題 (パラメータ推定) である．2 つめは複数の仮説群に対応するモデルをデータに基づき評価する問題 (モデル選択) である．前者では，モデルに含まれるが直接には観測の難しい要素 (タンパク質など) の量や反応速度などの値を推定することを目的とする．後者では，通常複数ある生物学的仮説群に対応するそれぞれのシミュレーションモデルのよさをデータをもとに評価し，その評価を通じて要素間の未知の制御関係を推定したりモデルの改良を行うことを目的とする．

データ同化の枠組みは，以下の非線形状態空間モデルにより定式化される：

$$\boldsymbol{y}_i = h(\boldsymbol{x}_i, \boldsymbol{\varepsilon}_i)$$
$$\boldsymbol{x}_i = f(\boldsymbol{x}_{i-1}, \boldsymbol{\eta}_i)$$

ただし $\boldsymbol{y}_i$ は，時刻 i における，遺伝子発現やタンパク質の観測量を並べた，p 次元の観測ベクトルである．一方，$\boldsymbol{x}_i$ は時刻 i の q 次元状態ベクトルであり，メッセンジャー RNA やタンパク質の量，および速度パラメータなどの値が並べられている．$h(\circ)$ は，シミュレーションモデルに含まれる変数 (状態変数) と，観測値との対応を表現する非線形関数である．$f(\circ)$ は，状態変数の時間更新を表現する非線形関数であり，シミュレーションモデルそのものである．この定式化は，微分方程式およびハイブリッドペトリネットを含むさまざまな方式で作成されたモデルに対して適用することができるため，多種の生体シミュレーションへの適用が期待される．パラメータ推定のためには，粒子フィルタや最適化に基づく手法が提案されている．また，モデル選択には，情報量規準の適用が提案されている．

実際の，データ同化による情報抽出は，単独の手法により成されるものではなく，モデリング，データ取得，データ解析，計算手法といったそれぞれの要素技術を総合して成しうるものである．同技術の発展により，生命体システムの理解が深まり，将来的には，個人のデータを用いたデータ同化に基づくオーダーメイド医療や投薬計画立案への応用が期待される．

［山口　類・井元清哉］

隠れ Markov を用いた配列データ解析

biological sequence analysis by hidden Markov model

1.　隠れ Markov モデルを用いた生物学的配列データの解析

隠れ Markov モデル (hidden Markov model; HMM) は，観測された信号列や文字列などの連続データに対して，Markov 連鎖性を仮定しそれらをモデル化する．観測列の各観測値は，状態 (state) に依存して決定される．「隠れ」とは，その状態が非観測であることを意味している．HMM はバイオインフォマティクス分野においては，遺伝子領域をはじめさまざまな生物学的配列集合を特徴づける道具として多用されている．具体的なツールとしては，HMMER (http://hmmer.janelia.org/)，GENESCAN (http://genes.mit.edu/GENSCAN.html)，GeneMark (http://exon.biology.gatech.edu/) などが有名である．

ここでは，HMM のバイオインフォマティクス分野での応用をふまえ，観測データを文字列とする．このときの HMM は，**状態** (state) と呼ばれる要素の有限集合 S と有限アルファベット Σ 上で定められる**遷移確率** (transition probability) と**出力確率** (emission probability) から構成される．状態 $s \in S$ から状態 $s' \in S$ への遷移確率 $t_{s,s'}$ とは，s が与えられたときに s から直接 s' へ**遷移** (transit) する確率である．さらに，S は初期状態 q_0 と終了状態 q_1 という特別な状態を含み，任意の状態 $s \in S$ に対して $t_{s,q_0} = 0$ かつ $t_{q_1,s} = 0$ を満たすこととする．状態 $s \in S \setminus \{q_0, q_1\}$ における文字 $b \in \Sigma$ の出力確率 $e_{s,b}$ とは，状態が s であるときに b を出力 (emit) する確率である．隠れ Markov モデル上のパスとは，状態の列 $\pi = \pi_0, \pi_1, \ldots, \pi_{L+1}$ であり，π の長さを $L+1$ と定義する．遷移確率 $t_{s,s'}$ と出力確率 $e_{s,b}$ をパラメータとする隠れ Markov モデルにおいて，長さ L の Σ 上の配列 $x = x_1, x_2, \ldots, x_L$ と初期状態 $\pi_0 = q_0$ から始まり終了状態 $\pi_{L+1} = q_1$ で終わる長さ $L+1$ のパス $\pi = \pi_0, \pi_1, \ldots, \pi_{L+1}$ の同時確率 $P(x, \pi)$ は

$$P(x,\pi) = t_{\pi_0,\pi_1} \prod_{i=1}^{L} e_{\pi_i,x_i} t_{\pi_i,\pi_{i+1}} \qquad (1)$$

と定義される．図 1 は，相対的に文字 G と C の出現頻度が高い GC-rich 領域と呼ばれる領域をモデル化した状態と，同様に AT-rich 領域をモデル化した状態からなる HMM である．

2.　もっともらしいパスと Viterbi アルゴリズム

配列 x が観測列として与えられたとき，これを生成するときに通過した状態列を推測したい場合がある．ただ 1 つのパスを予測するならば，最

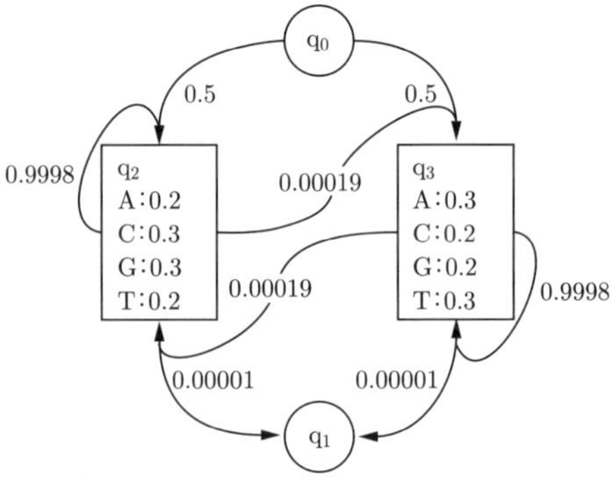

図 1　状態集合 $S = \{q_0, q_1, q_2, q_3\}$ とアルファベット $\Sigma = \{\mathrm{A, C, G, T}\}$ 上の HMM の例
矢印に割り当てられた数値は対応する遷移の確率を表し，長方形内の文字と数値の組は，その状態のもとでの各文字の出力確率を表す．q_2 は G と C の文字の出現が高い状態を表し，逆に q_3 は A と T の出現 が高い状態を表している．

ももっともらしいパス $\pi^* = \mathrm{argmax}_\pi P(x, \pi)$ を求めることが妥当であろう．π^* を求める単純な方法のひとつは，可能なすべての長さ $|x|+1$ のパス π を枚挙して同時確率 $P(x,\pi)$ を計算し，その最大値 $P(x,\pi^*)$ を与える π^* を同定するという方法である．しかしながら，このナイーブな計算手順は，可能なパスの総数は観測列の長さ L の指数ステップを必要とするため，L が大きくなると使えなくなる．π^* を効率よく計算する方法として，動的計画法に基づく Viterbi アルゴリズムというものが知られている．

動的計画法は複数の部分問題を解くことにより本来の問題を解く計算技法であるので，π^* を求める問題の部分問題をここで定める．与えられた観測列 x の長さ I の前綴り $x_1, \ldots, x_I$ を新たに観測列とし，かつ第 I 番目の文字を出力したときの状態を s とするパス $\pi_0, \ldots, \pi_I$ の同時確率の最大値を $v_s(I)$ と定義する．このとき，$v_s(I)$ を次のように帰納的に記述することができる．

$$
\begin{aligned}
v_s(I) = & \max_{\pi_1,\ldots,\pi_{I-1}} P(x_1,\ldots,x_I,\pi_0,\ldots,\pi_{I-1},\pi_I = s) \\
= & \max_{\pi_1,\ldots,\pi_{I-1}} P(x_1,\ldots,x_{I-1},\pi_0,\ldots,\pi_{I-1}) \\
& \times t_{\pi_{I-1},s} e_{s,x_I} \\
= & e_{s,x_I} \max_k \left(v_k(I-1) t_{k,s}\right)
\end{aligned}
\tag{2}
$$

```
/* 初期化 */
i = 0
v_{q_0}(i) = 1
for s ∈ S \ {q_0}:
  v_s(i) = 0
/* 再帰 */
for I = 1, ..., L:
  for s ∈ S \ {q_0}:
    k_max = argmax_k (v_k(I-1) t_{k,s})
    v_s(I) = v_{k_max}(I-1) · t_{k_max,s} · e_{s,x_I}
    w_I(s) = k_max
/* 終了処理 */
k_max = argmax_k (v_k(L) t_{k,q_0})
prob = v_max(L) t_{k_max,q_0}
π[L] = k_max
/* トレースバック */
for I = L, ..., 1:
  π[I-1] = w_I(π[I])
return (prob, π)
```

図 2　Viterbi アルゴリズム

この帰納式に基づき **Viterbi** アルゴリズム (Viterbi algorithm) は構成されている (図 2 参照)．Viterbi アルゴリズムの計算時間は $O(L|S|^2)$ である．

3. 観測列の周辺確率と forward アルゴリズム

HMM M が何らかの方法で得られたときに，M が観測列 x に与える周辺確率 $P(x)$ を知りたい場合がある．この周辺確率は

$$
P(x) = \sum_\pi P(x, \pi)
$$

から求められるが，$\pi^* = \mathrm{argmax}_\pi P(x,\pi)$ を求める場合と同様に計算時間の問題が生じる．ところが，Viterbi アルゴリズムを微修正するだけで，効率よく周辺確率 $P(x)$ を計算するアルゴリズムが得られる．簡単にその修正点を述べると，それは，Viterbi アルゴリズムにおける最大値を求める手続きを和をとる手続きに置き換えることである．この修正されたアルゴリズムは **forward** アルゴリズム (forward algorithm) と呼ばれている (図 3 参照)．

forward アルゴリズムの詳細を説明する．観測列 x の長さ I の前綴り $x_1, \ldots, x_I$ が観測列でありかつ第 I 番目の状態は s である事象の確率 $P(x_1, \ldots, x_I, \pi_I = s)$ を $f_s(I)$ と定義する．このとき，$v_k(I)$ と同様に，$f_s(I)$ を次のように帰納的に記述することができる．

$$
\begin{aligned}
f_s(I) & \\
& = P(x_1, \ldots, x_I, \pi_I = s)
\end{aligned}
$$

```
/* 初期化 */
i = 0
f_{q_0}(i) = 1
for s ∈ S \ {q_0}:
  f_s(i) = 0
/* 再帰 */
for l = 1, ..., L:
  for s ∈ S \ {q_0}:
    f_s(l) = e_s(x_l) Σ_k v_k(l-1) t_{k,s}
/* 終了処理 */
prob = Σ_{s∈S\{q_0}} f_s(L) t_{s,q_1}
return prob
```

図 3　forward アルゴリズム

$$= \sum_{\pi_1,\ldots,\pi_{I-1}} P(x_1,\ldots,x_I,\pi_0,\ldots,\pi_{I-1},\pi_I=s)$$
$$= \sum_{\pi_1,\ldots,\pi_{I-1}} P(x_1,\ldots,x_{I-1},\pi_0,\ldots,\pi_{I-1}) \cdot t_{\pi_{I-1},s} e_{s,x_I}$$
$$= e_{s,x_I} \sum_k f_k(I-1) t_{k,s} \quad (3)$$

forward アルゴリズムの計算時間は，Viterbi アルゴリズムと同じ $O(L|S|^2)$ である.

4. 事後デコーディングと backward アルゴリズム

事後デコーディング (posterior decoding) とは，観測列 x が与えられたときの I 番目の状態が s である事後確率

$$P(\pi_I = s|x) \quad (4)$$

を用いて状態列を推定する方法である．最も基本的な事後デコーディングは，各位置 $I=1,\ldots,L$ において状態の事後確率 $P(\pi_I=s|x)$ を最大化する状態からなるパスを構成する方法である．つまり，

$$\rho_I = \operatorname*{argmax}_s P(\pi_I = s|x) \quad (5)$$

とするとき，構成されるパスは $q_0,\rho_1,\ldots,\rho_L q_1$ となる．このような事後デコーディングを行う際に必要となる状態の事後確率 $P(\pi_I=s|x)$ は次のようにして効率よく求めることができる．まず，

$$b_s(I) = P(x_{I+1},\ldots,x_L|\pi_I=s) \quad (6)$$

とおく．このとき，

$$P(x,\pi_I=s)$$
$$= P(x_1,\ldots,x_I,\pi_I=s) \times P(x_{I+1},\ldots,x_L|x_1,\ldots,x_I,\pi_I=s)$$
$$= P(x_1,\ldots,x_I,\pi_I=s) \times P(x_{I+1},\ldots,x_L|\pi_I=s)$$
$$= f_s(I) b_s(I) \quad (7)$$

となるので，事後確率は式

$$P(\pi_I=s|x) = \frac{f_s(I)b_s(I)}{P(x)}$$

を計算することにより得られる．backward アルゴリズムは，forward アルゴリズムと同様に再帰式を利用して $b_s(I)$ を計算する．$b_s(I)$ に関する再帰式は

$$b_s(I) = \sum_l t_{s,l} e_{l,x_{I+1}} b_l(I+1) \quad (8)$$

である．

以上で述べた forward アルゴリズムと backward アルゴリズムは，周辺確率 $P(x)$ の計算や事後デコーディングだけに使われるわけではなく，次に述べる HMM のパラメータ推定における状態列未知の場合においても活用される．

5. HMM のパラメータ推定

本節では，HMM のパラメータの推定について述べる．これから考える推定においては，HMM にうまく適合してほしい配列群のサンプルとして N 本の配列 $x^1,\ldots,x^N$ が与えられることとする．これら N 本の配列 $x^1,\ldots,x^N$ は，互いに独立で同一の分布に従う (independent and identically distributed; i.i.d.) と仮定する．よって

$$\log P(x^1,\ldots,x^N|\theta) = \sum_{n=1}^{N} P(x^n|\theta) \quad (9)$$

となる．ただし，θ は HMM のモデルパラメータである遷移確率 t と出力確率 e の組 $\theta=(t,e)$ である．

まず，最も単純な場合のパラメータ推定を考える．サンプル配列 $x^1,\ldots,x^N$ に対して，着目する機能の領域などが実験的に確かめられ配列の各位置に機能領域に含まれているか否かを表すラベルが割り当てられていたとする．このとき，「機能領域」と「それ以外の領域」をそれぞれ表す 2 つの状態で配列をモデリングするならば，各サンプル配列の状態列は既知となる．このように，各観測配列に対する状態列が既知の場合，与えられた N 本の配列に関して各状態間の遷移回数 $T_{s,l}$ と各状態での各文字の出力回数 $E_{s,b}$ を数え上げることが可能である．このとき，パラメータ $t_{s,l}$ と $e_{s,b}$ のそれぞれに対する最尤推定量をモデルのパラメータ値として採用する．このときの最尤推定量は次式で計算可能である．

$$t_{s,l} = \frac{T_{s,l}}{\sum_{l'\in S} T_{s,l'}} \quad (10)$$

$$e_{s,b} = \frac{E_{s,b}}{\sum_{b'\in\Sigma} E_{s,b'}} \quad (11)$$

最尤推定は，与えられたデータのみに基づき尤度を最大化するので，そのデータのみに特化したパラメータを学習してしまうという「過学習」の傾向がある．これを避ける方法として，次のような擬似度数 (pseudocount) $T^0_{s,l}$ と $E^0_{s,b}$ を用いる方法が多用されている．

$$t_{s,l} = \frac{T_{s,l} + T^0_{s,l}}{\sum_{l' \in S} \left(T_{s,l'} + T^0_{s,l'}\right)} \quad (12)$$

$$e_{s,b} = \frac{E_{s,b} + E^0_{s,b}}{\sum_{b' \in \Sigma} \left(E_{s,b'} + E^0_{s,b'}\right)} \quad (13)$$

この擬似度数は，**Dirichlet 事前分布**のパラメータと確率論的解釈ができるということが知られている．

次に，状態列が未知の場合に HMM のモデルパラメータを推定する方法である **Baum–Welch アルゴリズム** (Baum–Welch algorithm) について述べる．Baum–Welch アルゴリズムは，反復的にパラメータを更新することにより尤度を最大化する手法であり，これは **EM アルゴリズム** (EM algorithm) の一種として解釈できる．では，具体的に手順を述べていく．仮に，現在の HMM のパラメータが θ であったとする．このとき，観測列 x^n に対して，状態 $s \in S \setminus \{q_1\}$ から $l \in S \setminus \{q_0, q_1\}$ に遷移する回数の期待値 $T^{x^n}_{s,l}$ を次のように計算することができる．

$$\begin{aligned} T^{x^n}_{s,l} &= \sum_{i=0}^{|x^n|} P(\pi_i = s, \pi_{i+1} = l | x^n, \theta) \\ &= \sum_{i=0}^{|x^n|-1} \frac{f_s(i) t_{s,l} e_{l, x^n_{i+1}} b_l(i+1)}{P(x^n)} \end{aligned} \quad (14)$$

$l = q_1$ の場合には次のようになる．

$$T^{x^n}_{s,l} = \frac{f_s(|x^n|) t_{s,l}}{P(x^n)} \quad (15)$$

同様に，状態 $s \in S \setminus \{q_0, q_1\}$ において文字 $b \in \Sigma$ を出力する回数の期待値を次のように計算することができる．

$$\begin{aligned} E^{x^n}_{s,b} &= \sum_{i \in \{j | x^n_j = b\}} P(\pi_i = s | x^n, \theta) \\ &= \frac{1}{P(x^n)} \sum_{i \in \{j | x^n_j = b\}} f_s(i) b_s(i) \end{aligned} \quad (16)$$

よって，現在のパラメータ θ のもとでの，観測列全体 $x^1, \ldots, x^N$ に対する状態 s から l に遷移する回数の期待値 $T_{s,l}$ と状態 s において文字 b を出力する回数の期待値 $E_{s,b}$ は

$$T_{s,l} = \sum_{n=1}^{N} T^{x^n}_{s,l} \quad (17)$$

```
/* 初期化 */
パラメータ t と e を適当な方法で初期化する
/* 再帰 */
対数尤度の変化があらかじめ決められた閾値以
下になるまで以下を繰り返す：
  /* E-ステップ */
  T_{s,l} = T^0_{s,l}
  E_{s,b} = E^0_{s,b}
  for n = 1, ..., N:
    配列 x^n に対する f_s(i) を計算する
    配列 x^n に対する b_s(i) を計算する
    for (s, l) ∈ S^2:
      T_{s,l} に T^{x^n}_{s,l} を加算する
    for (s, b) ∈ S × Σ:
      E_{s,b} に E^{x^n}_{s,b} を加算する
  /* E-ステップ */
  t_{s,l} = T_{s,l} / Σ_{l'∈S} T_{s,l'}
  e_{s,b} = E_{s,b} / Σ_{b'∈Σ} E_{s,b'}
```

図 4　Baum–Welch アルゴリズム

$$E_{s,b} = \sum_{n=1}^{N} E^{x^n}_{s,b} \quad (18)$$

となる．以上の現在のパラメータ θ を用いて期待値 $T_{s,l}$ と $E_{s,b}$ を求める手続きは EM アルゴリズムの E ステップに相当する．以上の期待値が得られたならば，次に (12) 式と (13) 式を用いてモデルパラメータ $\theta = (t, e)$ を更新する．この手続きは，EM アルゴリズムの M ステップに相当する．Baum–Welch アルゴリズムは，以上の手続きを停止条件を満たすまで繰り返す．以上をアルゴリズムにまとめると図 4 のようになる．Baum–Welch アルゴリズムは対数尤度を局所的に最大化し，それはパラメータの初期値に依存する．ゆえに，一般的にパラメータ初期値の選択は重要である．さらに知識を深めたい方のために参考文献をあげておく．Durbin *et al.* (1998) は，生物学的配列の解析の観点から HMM について説明している．Bishop (2007) は，HMM を一般的な形で解説している良書である．

［丸 山　修］

調査法総説

survey methodology

1. 調査の目的

患者や住民といった個人や，病院などの組織を対象として行われる統計的な調査 (survey) の主な目的は，母集団の実態や現状を数量によって把握し記述することである．例えば生活習慣に関する調査や患者の QOL に関する調査，医療上の問題に対する国民の意識調査などといった，いわゆるアンケートといわれるものがここでいう調査である．ただしアンケート法とは本来，専門家に意見を尋ねる方法を指す．

実験が，人為的に要因を変化させることで，その要因が対象に与える影響を捉えようとする手法であるのに対し，調査では原則として人為的な介入は行わない．したがって調査だけを用いて変数間の因果関係を特定することは難しい．むしろ調査は，変数間の相関関係の把握や異なる集団間の特徴の比較，時系列的な変化の記述などに優れている．

2. 調査法の種類

調査は，その方法によっていくつかの種類に分けることができる．まず，母集団 (population) 全体を調べる調査を**全数調査**あるいは悉皆調査 (census) といい，母集団の一部である標本 (sample) だけを調べる調査を**標本調査** (sample survey) という．全数調査の利点は，例えば全国の結果だけでなく，非常に小さな一部の地域についても結果が得られる点である．また全数調査の結果は，他の調査の基準として用いられることも多い．ただし母集団が大きいと，費用・時間・労力といったコストが膨大となる．

標本調査はより低コストなため，母集団が大きく全数調査が現実的ではないときにも実施可能である．少数の対象だけを調査するため，実査の管理が容易となり，より行き届いた調査を行える．一方で標本しか調べないことによる**標本誤差** (sampling error) が生じる．抽出された標本によって推定値が変わってしまうのである．

調査法の別の分類基準としては調査モード (mode) がある．調査対象の回答を調査員が記録する調査を**調査員調査**あるいは他計式調査 (interviewer-administered survey) といい，調査対象が自ら回答を記録する調査を**自記式調査**あるいは自計式調査 (self-administered survey) という．調査員調査の利点は，回答者が本来調査すべき対象者であることを確認でき，複雑な調査内容も丁寧に説明できる点である．他方，自記式調査では回答内容が人目に触れず，調査対象の都合がよい時間や場所で調査できる．回答が調査員の影響を受けないという利点もある．

具体的には，個別面接聴取法 (face-to-face interview) は調査員が調査対象を直接訪れ面接する方法である．調査員が PC などを持参し，動画などをみせたうえで回答を得る方法を CAPI (computer assisted personal interview) という．電話口で調査する電話調査法 (telephone interview) では迅速な調査が可能で，1 カ所にまとめた調査員の管理も容易である．電話調査では，PC の画面上に表示された質問を調査員が読み上げ，回答を直接入力する CATI (computer assisted telephone interview) が一般的である．

郵送調査法 (mail survey) は調査票の配付・回収を郵送で行う方法であり，調査員を稼働しない分コストを抑えられる．留置調査法 (drop and pick-up survey) では調査員が調査対象を訪れ，調査票への記入を依頼したうえで後日再び訪問回収する．郵送調査法とは異なり，調査への協力依頼や調査内容の説明を直接行えるほか，回収時には内容の点検が可能である．なお配付と回収の一方を郵送とすることもある．集合調査法 (group-administered survey) は，例えば学校の教室で児童・生徒を調査するときなど対象を 1 カ所に集め，一斉に調査する方法である．すべての調査対象に同一の指示ができ，映像などをみせた後に回答してもらうなども可能である．インターネット調査法 (online survey) には，メールで回答してもらうメール調査法もあるが，ウェブ上で回答を得るウェブ調査法が主流である．コストとスピードに優れ，選択肢などを無作為に並べ替えることで回答誤差を減らせるといった利点もあるが，対象とする母集団によっては標本が偏るという難点がある．

3. 調査に伴う誤差

調査では標本誤差のほかにもさまざまな誤差が生じる．それらをまとめて**非標本誤差** (nonsampling error) という．調査における誤差とは，標本誤差と非標本誤差の両者を合わせたものである．非標本誤差には，例えば調査対象のリストである枠 (frame) に起因する誤差がある．枠が古すぎたり，掲載漏れがあるかもしれない．また調査への協力が得られなかったり，一部の項目で回答が得られない無回答 (nonresponse) も非標本誤差の一因である．測定誤差 (measurement error) とは，回答者の誤解や記憶違いなどによって本来の回答とは異なる回答が得られることをいう．また社会的に望ましい回答は多くなる傾向がある．入力ミスや集計ミスなどデータ処理時の誤差もありうる．

標本誤差は一般に標本サイズを大きくすることで小さくできるが，非標本誤差は全数調査でも生じる．調査の各プロセスにおいてどのような誤差が生じるのかを知ったうえで，可能な限り誤差を減らす工夫が必要である．

4. 調査のプロセス

a. 調査計画を立てる

まず調査の目的を明確にし，それに応じた適切な方法と対象を選択する．例えば子どもの健康状態を調査するとしても，子ども・保護者・学校などのいずれに回答してもらうかは調査の目的や内容によって異なる．行政記録などの利用が適切なこともある．また調査の設計の際には，さまざまな観点から結果を比較できるよう配慮しておく．例えば地域間の比較，属性間の比較，時系列的な比較などである．**継続調査** (repeated survey) のなかでも，同一の対象を調査し続けることはパネル調査 (panel survey) という．

作成した調査計画は，組織・機関によっては倫理審査を受け，承認を得る必要がある．

b. 調査票・質問紙を作成する

調査項目を並べたものを**調査票**あるいは質問紙 (questionnaire) という．調査項目は，あいまいな表現を避け，信頼性 (reliability) と妥当性 (validity) を確保しなければならない．特に過去の結果などと比較するときは，質問文の表現から選択肢の順序に至るまですべて同一とする．作成した調査票は，**予備調査** (pretest) を行うことで，調査目的にかなうか確かめる．

c. 標本を抽出する

標本抽出のときの台帳を枠という．例えば住民が対象であれば，住民基本台帳や選挙人名簿などが枠となる．電話調査法では電話番号となる10桁の数値を無作為に発生させる RDD (random digit dialing) が一般的である．枠は，本来の調査対象である**目標母集団** (target population) と一致するのが理想的だが，現実にはズレがある．用意した枠によって対象となりうる集団を**枠母集団** (frame population) という．

標本抽出の方法には大きく分けて**確率抽出法** (probability sampling) と**非確率抽出法** (non-probability sampling) とがある．確率を利用して抽出を行う前者では，標本誤差の大きさを理論的に求められる．一方，後者では標本誤差を求められず，誤差が大きい可能性を否定できない．そのため前者を用いるのが一般的である．

継続調査では調査対象の負担を軽減するため，すべての標本を調査し続けるのではなく，標本の一部を順に交替していく標本ローテーション (sample rotation) を行うこともある．

d. 調査を実施する

調査実施前には，調査対象だけでなく関係機関に対しても調査への協力依頼を行う．混乱の回避や調査に対する信頼感の獲得，回収率の向上に役立つ．郵送調査法であっても，調査票とは別に依頼状を事前送付しておくとよい．

調査は調査対象の同意を得たうえで行う．そのためには調査の意義や目的，結果の活用法を十分に説明し，調査対象の理解と信頼を得ることが必要である．謝礼は，調査後ではなく事前に渡す方が回収率は向上する．

確率抽出した標本では，無回答が生じても代替標本は用いない．見かけ上の回収率が向上しても，結果はかえって偏る恐れがある．本来の標本のみを調査し，そのなかで回収率を上げる努力をする．そのためには何度か督促を行うなど，可能な範囲で調査への協力を依頼する．

e. 結果を分析する

データを回収したら，まず論理チェックや自由回答のコーディングなどの編集 (editing) を行う．無記入については，推測した回答を代入 (imputation) することもあるが，意識調査などでは無記入であること自体に意味を見いだすこともある．データを分析するときは，適切なウェイトを用いたり，集落を考慮したりする．例えば多段抽出法では，一般に単純無作為抽出法よりも標準誤差は拡大する．さらに未回収への対処としてウェイトを調整することもある．

報告書には得られた数値だけではなく，調査モードや調査票など実施方法に関する記述も必要である．結果数値の信頼性は，それを得た方法に基づき判断されるからである．また標準誤差やデザイン効果 (design effect) の大きさを併記すると，将来の調査設計にも役立つ．なお結果は統計的に処理したもののみを公表し，個別の回答は秘匿するのが原則である．結果は要旨を文章にまとめたうえで，調査対象にも報告書を郵送したり，ホームページ上で公開するなど可能な範囲でフィードバックする．

［土 屋 隆 裕］

標本抽出法

sampling techniques

1. 標本抽出法の種類

標本の抽出方法には大きく分けて，**確率抽出法** (probability sampling) あるいは無作為抽出法 (random sampling) と，**非確率抽出法** (non-probability sampling) の 2 つがある．確率抽出法は，各調査対象 (要素) にそれが抽出される確率を与え，この確率に従って標本を抽出する方法である．そのため推定値の標本誤差 (sampling error) を理論的に求められるという利点がある．一方の非確率抽出法では確率を利用せず，どのような確率で標本が抽出されたのかは不明である．標本によっては推定値が大きく偏る可能性があり，そのうえ標本誤差の大きさを見積もることはできない．これらの違いから，一般には確率抽出法が用いられる．

また，抽出した標本に同一の要素が重複して含まれる可能性がある方法を**復元抽出法** (sampling with replacement) といい，同一の要素は決して重複しない方法を**非復元抽出法** (sampling without replacement) という．要素を 1 つずつ選び出すとき，選ばれた要素を枠 (frame) から取り除かずに抽出を続けるのが前者であり，取り除くのが後者である．現実には非復元抽出法がほとんどである．ただし非復元抽出法は抽出方法によっては標準誤差の算出が困難となる．そこで特に抽出率 (sampling fraction) が小さいときには，実際には非復元抽出法であっても標準誤差の算出が容易な復元抽出をしたものとみなし，標準誤差などを求めることがある．

2. 単純無作為抽出法

単純無作為抽出法 (simple random sampling) は最も基礎的な確率抽出法である．要素を抽出単位 (sampling unit) とし，どの要素も選ばれる確率は等しい．以下は非復元単純無作為抽出法の手順のひとつである．

1. 大きさ N の母集団の各要素に，$1, \ldots, N$ の番号をつける．
2. 1 から N の間の乱数 a を発生させ，a 番の要素がまだ抽出されていなければ標本とする．
3. 上記 2 を，n 個の要素が抽出されるまで繰り返す．

手順 2 で，すでに抽出された要素であっても，標本として再び選び出すと復元単純無作為抽出法となる．

3. 系統抽出法

系統抽出法 (systematic sampling) あるいは等間隔抽出法は，リストに並んだ要素を一定の間隔で選ぶ方法である．例えば住民基本台帳で個人を d 人おきに抽出したり，ある地域で住居を d 軒おきに抽出する．

1. 母集団の各要素に，$1, \ldots, N$ の番号をつける．
2. 1 から N の間の乱数 a を 1 つ発生させる．これをスタート番号と呼ぶ．a 番の要素を標本として抽出する．
3. a から数えて d 番目，$2d$ 番目，$3d$ 番目，$\ldots$，$(n-1)d$ 番目の要素を標本に加える．この d を抽出間隔 (sampling interval) と呼ぶ．もしリストの最後の要素まできたら，リストの先頭に戻って数え続ければよい．

系統抽出法では，抽出間隔 d を大きくとることで，母集団全体からまんべんなく標本を選ぶことができる．そのため単純無作為抽出法よりも一般に標本誤差が小さく，系統抽出法は単純無作為抽出法に代えて用いられることが多い．反面，要素が枠内で周期をもって並んでいると，かえって標本誤差は大きくなる．例えば集合住宅で d 軒おきに住戸を選ぶと，すべて角部屋となるなどの場合である．

4. 層化抽出法

層化抽出法 (stratified sampling) は，あらかじめ母集団を層 (strata) と呼ばれるグループに分割し，層ごとに独立に標本を抽出する方法である．例えば全国を区部・市部・郡部に層化し，各層でそれぞれ住民を抽出する．あるいは病院を地域・規模・開設者の組み合わせで層化し，どの層からも標本となる病院を抽出する．

標本は各層から選ばれるため，特定の属性に偏りにくい．そのため層化抽出法は単純無作為抽出法よりも標本誤差を小さくできる．特に，層内では調査対象が類似し，層間では大きく異なるような層化，つまり層内分散は小さく層間分散は大きくなるような層化を行うと，推定値の精度はより高まる．また層化抽出法は，例えば病院の規模ごとに推定値を得たいときにも用いられる．規模で層化しておき，どの規模からも十分なサイズの標本を確保しておくのである．さらに各都道府県に依頼して調査を実施するときには都道府県を層とするなど，実査上の必要性から層化抽出を行うこともある．

各層に割り当てる標本サイズの決め方として，

代表的な方法には以下がある．まず比例割り当て (proportional allocation) は，層内の要素の総数，つまり層サイズに比例させる方法である．各層内が単純無作為抽出法であれば，標本平均が母集団平均の推定量となる (このような標本を**自己加重標本** (self-weighting sample) と呼ぶ)．Neyman 割り当て (Neyman allocation) では推定量の分散を最小とするよう割り当てサイズを決める．具体的には層内の標準偏差と層サイズの積に比例させる．均等割り当て (equal allocation) はすべての層の標本を同じサイズとする．層の間で調査にかかる負担を平準化することができる．

5. 集落抽出法

集落抽出法 (cluster sampling) は，グループ単位で標本を選び出す方法である．このときのグループを集落 (cluster) と呼ぶ．例えば高校生を直接選ぶ代わりに高校を選び，抽出された高校に在籍するすべての高校生を標本とする．地図上などで，区分けされた地域を選び，その地域にある住居などをすべて標本とする**地域抽出法** (area sampling) も集落抽出法の一種である．

集落抽出法の利点は，調査対象のリストがなかったり，母集団サイズ N が不明でも，抽出単位となる集落の台帳さえあればよいという点である．例えば全国の入院患者を母集団とする．全患者の一覧はふつう存在しないが，病院のリストは入手可能であり，各病院では入院患者を把握している．また，例えば生徒を対象に教室内で一斉に調査を行えば，少ないコストで容易に標本サイズを大きくできるという利点もある．

一方で集落抽出法の標本誤差は大きくなりやすい．同じ集落内の要素は似ていることが多く，級内相関係数 (intraclass correlation coefficient) が高いからである．標本内で，いわば情報が重複してしまうのである．そのため単純無作為抽出法と同じ精度の推定値を得るには，標本サイズをより大きくする必要がある．

6. 多段抽出法

集落抽出法で選ばれた各集落において，集落内のすべての要素を標本とするのではなく，その一部だけをさらに抽出し標本とする方法を **2 段抽出法** (two-stage sampling) という．例えば選んだ病院のなかで患者をさらに抽出する場合や，最初に全国からいくつかの市区町村を選び，次に各市区町村内で住民を選ぶ場合である．病院や市区町村といった 1 段目の抽出単位を**第 1 次抽出単位** (primary sampling unit; PSU) と呼び，患者や住民といった 2 段目の抽出単位を**第 2 次抽出単位** (secondary sampling unit; SSU) と呼ぶ．さらに例えば学校から学級を選び，次に生徒を選ぶと 3 段抽出法となる．一般に，選ばれた集落のなかでさらに抽出を繰り返していく方法を**多段抽出法** (multistage sampling) と呼ぶ．

多段抽出法では，段の数が増えるほど標本誤差は大きくなりやすい．1 段抽出で日本全国から高校生を直接選ぶよりも，一部の高校からのみ選び出す 2 段抽出の方が標本誤差は大きい．1 段目でどの高校が選ばれるかによって推定値は大きく変わってしまうからである．そのため段の数は不必要に増やさない方がよい．

なお 2 段抽出法では自己加重標本を得るため，以下の方法をとることが多い．まず 1 段目として PSU をそのサイズに比例した確率で抽出する．つまり大きな PSU ほど選ばれやすくする．これを**確率比例抽出法** (probability proportional to size sampling) という．次に，選ばれた PSU 内ではそれぞれ同数の SSU を単純無作為抽出する．PSU が大きいほど，PSU 自体は選ばれやすい一方で，そのなかで各 SSU は選ばれにくい．結果としてどの PSU に含まれる SSU も，選ばれる確率は等しくなる．

7. 非確率抽出法

有意抽出法 (purposive sampling) は，例えば年齢などいくつかの変数に着目し，それらの標本平均が母集団平均と等しくなるよう標本を選ぶ方法である．**割当法** (quota sampling) はまず，例えば 20 歳代男性など，いくつかの変数の組み合わせで母集団を複数のグループに分割する．次に各グループ内で，あらかじめ割り当てたサイズとなるよう標本を選ぶ．選び方は問わない．いずれの方法も，母集団を代表すると思われる標本の抽出が狙いである．着目した変数に関しては母集団を代表する値が得られるが，他の変数に関しては保証されない．

機縁法や**雪だるま法** (snowball sampling) は知人やそのつてを頼って標本を集める方法である．調査の実施を周知させ，標本となることを調査対象自ら買って出てもらう**応募法** (voluntary response) もある．

[土屋隆裕]

調査票と質問文

questionnaire and questions

1．調査票の形式

調査の実施に当たっては，質問の本文や回答形式をあらかじめ定めた調査票を用いて実施することが一般的で，質問の本文および回答形式をあらかじめ定めた調査票を**構造化調査票** (structured questionnaire) と呼ぶ．一方で，質問する項目のみ，あるいは回答様式は特に定めずに質問文のみを記載した調査票を用いて探索的にインタビューすることがある．このようなインタビュー方式を**非構造化** (半構造化) **インタビュー**と呼び，調査票の質問項目も特に「型」を定めずインタビュー過程で自在に行うので，このような調査で用いる調査票を**非構造化** (半構造化) **調査票** (semi-structured questionnaire) と呼ぶ．以下では構造化調査票に限定して述べる．

2．調査票の構成

質問への回答は同時に尋ねる他の質問に影響されることが多く，また，多すぎる質問は回答意欲を失わせかねず，質問の順序や個数は回答を大きく左右することになる．医療に関する調査では，病気や医療費などプライバシーにかかわる質問が多いので，その順序や質問数を決める際には，調査対象や調査主体との関係も含めて，事前の十分な検討が必要とされる．

a．調査票の質問数

調査対象の基本的属性 (性別，年齢，学歴，職業，年収，世帯数，配偶者の有無などの項目) は，分析に必要な最低限の項目に絞った方がよい．

調査票の質問数は少なくシンプルなものがよい．

具体的な質問数については，面接調査，訪問留置調査，郵送調査，電話調査など調査方法によって異なるが，30〜40 問，所要時間で 20〜30 分程度が個人面接の限界ともいわれている．しかし，これも調査対象や問題，調査主体によって異なるので，事前の情報収集が大切である．

b．質問項目の順序

一般には，比較的簡単で回答しやすい質問から始め，次に最も中心として尋ねたい内容の質問を入れ，最後に答えにくい質問を入れることが多い．特に個人のプライバシーに触れることは嫌われる傾向にあり，最近では基本的属性を調査票の終わりにもってくることも多い．また，主題が変わるところでは，話題が変わる旨の説明を入れておく．社会一般に関する意見を求める内容の質問への回答は質問の順序により異なることが多く，他方，個人の態度に関する内容についての質問はあまり順序の影響を受けないことが知られている．内容によって筋道に従って調査票を構成することは，好ましいように思えるが，調査者の考えの筋道に回答者を誘導することにもなる．逆に，質問をランダムに並べたのでは，回答者は支離滅裂な調査と感じてしまうことになる．このように，質問順序による影響は内容や状況によって異なるので，過去の同様な調査や，プリテストを通しての個別の検討が大切である．質問の順序についての具体的な方法については林 (2001)，林・山岡 (2002) などの他の成書を参照されたい．

c．回答の形式

回答の形式としては大きく分けて，**自由回答法**と**選択肢法** (プリコード回答) がある．質問の狙いと回答の性格を明確にしたうえで質問の回答の取り方を決定し，回答形式に基づいて選択肢を作成する．選択肢法には単一回答 (single answer)，複数回答 (multiple answer)，限定回答 (limited answer) などのほか，順序付け回答，甲乙対比，段階選択，数値配分法などがある．

3．質問文の作成

a．ワーディングの問題

ワーディング (wording) の問題など，データの質やデータの性格の評価のためには，等質サンプルによるプリテストを行い，質問文の検討を行う．例えば質問相互の関連性から，意図した意味での回答が得られているか，質問文を変更したときに回答傾向が変わってしまっていないかなどを検討する．質問の等質性の検討では，例えば 2 回の調査結果での回答の一致率や，数量化 III 類などの質問相互間の関連を含めた構造的再現性などの確認を行う．また，国際比較研究における質問文では翻訳の妥当性の問題がつきまとう．このときには原文―翻訳―再翻訳―再々翻訳，あるいは自由回答による確認，再翻訳質問文による調査などにより検討することが肝要である．このほか多文化間妥当性の問題なども重要な問題である．

b．質問文作成での留意点

質問文作成の際に，表現・語法，内容，構成，選択肢の作成，回答欄の設計などにおいて，特に留意すべき点には以下がある．

1) 質問の表現・語法

誤字，脱字，文法上の誤りはないか．平易な日本語か，カタカナや専門用語が多くないか，一般的でない術語はないか．理解しやすいか．相手を問わず，耳から一度聞くだけで理解できるか．複雑な条件つきの質問はないか．ふだん考えたことのないような質問はないか．あまりに専門的な事柄はないか．特性の定義を明確にしてあるか．文体は統一されているか．あいまいな表現はないか．

2) 質問の内容

プライバシーを傷つける表現はないか．回答者に質問の意味がはっきり伝わるか．1つの質問で2つ以上の事項を聞いていないか．回答に難しい表現を必要としていないか (感覚を尋ねる質問などには，プリテストなどで確認し，あらかじめ回答を用意しておくとよい)．どのような観点や立場で回答するかの条件が示されているか (一般的な質問と個人的な質問を区別しておく，意見か事実かを明確にする)．無回答を極力少なくするように図っているか．質問は調査目的・趣旨に沿っているか．結果は解釈できるか (比較対照 (男女など) や基準 (過去の調査結果) などがあるものはあらかじめ用意しておく)．その質問文からどのような情報が得られるか想定できるか (集計方法や解析方法を研究デザインの段階で明確にしておく)．

3) 質問の構成

ある程度回答しやすいように論理的順序を配慮してあるか (ただし，論理的すぎると回答を誘導することになるので注意が必要)．答えやすい質問から始めているか．プライバシーにかかわること，基本属性は最後になどの配慮がされているか．回答を誘導していないか．質問数は適切か (質問数30〜40問，20〜30分程度が限界．ただし，相手の興味・関心・利害などと一致したものは別)．調査の枠組みは明解か (テーマ・サブテーマを具体化する，調査票のスキームを図示しておくとよい)．

4) 選択肢作成段階

選択肢に番号 (記号) はついているか．回答数 (単数，複数) は明確か．回答方法は明確か (番号に ◯ か，回答欄に記入か)．選択肢は相互排他的になっているか．段階の真ん中を入れるか，入れないか，などによっても回答傾向は異なってくることがある．これも見方によって異なるが，例えば，2001年に日本で同時期に行われた2つの調査で，健康状態を「ふつう」を入れた5段階 (よい，まあよい，ふつう，あまりよくない，よくない) で尋ねたものと，4段階 (よい，まあよい，あまりよくない，よくない) で尋ねた設問がある．この回答分布をみると，前者では (28%, 28%, 31%, 11%, 2%)，後者では (39%, 41%, 15%, 4%)) と一見回答分布は異なっていた．しかし，真ん中を除き，「よい」，「よくない」の2群に分け，「よい」の「よくない」に対する比率をみると，前者は4.3倍，後者は4.2と同じような値を示すこともあり，取り扱う問題や回答結果の用い方により，選択肢を吟味することが必要である．なお，複雑な問題では真ん中を入れると，経験的には日本人の場合DKが少なくなる傾向がある．肯定・否定の両方の回答がそこに入りやすいが回答は安定しやすい．また，選択への印象の強さと順序の影響もあり，10点でも −5〜+5 と考える人や 0〜10 ととる人もあり，点数を明確にする．痛みの程度などの質問にはビジュアルアナログスケール (visual analog scale; VAS) が用いられることも多いが，結果をどのくらいの間隔で数値化するかなどもあらかじめ設定して作成する (図1参照)．

〈例1〉 0点（左端）：無痛〜10点（右端）：最悪の痛みとして，感じている痛みがどの程度なのか，線を10等分し，痛みがどの領域にあるかを示す．（10段階評価）

[--+--+--+--+--+--+--+--+--+--]

0　1　2　3　4　5　6　7　8　9　10

無痛　　　　　　　　最悪の痛み

〈例2〉 10 cmの線を引き，左端：無痛〜右端：最悪の痛みとして，感じている痛みがどの程度なのか，当てはまる位置に印を「記入」して，痛みがどの領域にあるかを示す．
（左端から印までの長さを測定し痛みの数値とするが，この測定の単位をcm，mmなどとすることにより10段階，100段階などとして表現する．）

[——————————————]

無痛　　　　　　　　最悪の痛み

図1　VASの例

［山岡和枝］

調査票の信頼性と妥当性

reliability and validity of the questionnaire

医学領域では社会医学や疫学，看護，精神疾患などで質問紙調査票，症状評価，QOL (quality of life) などさまざまな調査票が開発され，態度，行動，価値観などの測定のための**評価尺度**が提案されている．具体的な例は丹後・上坂 (2006) にまとめられている．また，調査票を作成する際に，質問文を変えたために回答が変化したり，翻訳により回答が異なったりしまうことがある．これを回答のゆれと呼び，実際の調査ではこのような回答のゆれを評価することが重要であるが，この点については，『社会調査ハンドブック』(林，2001) など他の成書を参考されたい．ここでは一般的な調査票から求めた評価尺度の**信頼性**と**妥当性**について述べる．

1. バラツキとバイアス

測定に関する誤差 (error) には，**バラツキ** (variability) と**バイアス** (bias) がある．バラツキは測定値が真の値の周りにランダムに散らばること，つまり分散で表現でき，バイアスは真の値から一定方向に偏ることをいう．バラツキは例数が多くなればその平均値の推定精度が高まり小さくすることができる．しかし，例数が多くなるとそれにつれ調査やデータの管理が粗雑になり，バイアスが入りやすくなるおそれがある．誤差の評価方法としてバラツキに対しては信頼性，バイアスに対しては妥当性の検討を行う．

2. 信頼性の検討

バラツキは**ランダム誤差** (random error) を問題にしており，**精度** (precision) の問題として取り扱われる．ここではサンプリングによって生ずる統計的な誤差である標本誤差 (sampling error) については論じない．

測定誤差の評価のための信頼性の検討として，**再現性** (repeatability, reproducibility) と**内的整合性** (internal consistency) の検討がある．主な再現性の検討として，同じ個人に対して一定期間をおいて何回か測定したときに，繰り返しのなかで一致した回答が得られるかを相関で評価する再テスト法 (test-retest method)，全体の項目を 2 群に分けその間の相関を検討する折半法 (split-halves method) がある．このとき相関を表す指標を信頼性係数と呼び，方法に応じてさまざまな信頼性係数が提案されている (水野・野嶋，1983; Fleiss, 2003)．内的整合性は内的一貫性とも呼び，この**信頼性係数**として **Cronbach の $\boldsymbol{\alpha}$ 係数** (Cronbach, 1951) がよく知られている．項目数 N，項目 X_i の分散 $\sigma^2_{X_i}$，合計得点 Y の分散 $\sigma^2_{y_i}$，項目間相関係数の平均 $\bar{\rho}$ により次式で定義される．

$$\alpha = \frac{N}{N-1}\left(1 - \sum_{i=1}^{N}\frac{\sigma^2_{X_i}}{\sigma^2_Y}\right) = \frac{N\bar{\rho}}{1+\bar{\rho}(N-1)}$$

α 係数の性質として，項目間相関係数の平均の低下を伴わないような項目の数が増えるほど α の値は大きくなることがある．経験的に 0.8 を目安とすることが多い．また，$2N$ 項目のテストの Cronbach の α 係数は，折半法で N 項目としたすべての組み合わせ α 係数の平均値に等しいことが知られている (Novick *et al.*, 1967)．このほか，一致度を検討する際には N 個の対象に対する p 人の判定の一致の程度をみるための Kendall の一致係数や，同一の質問票による繰り返し調査や同一対象に対する 2 人の評定者の評定結果の一致度をみる Cohen のカッパ係数 κ などがある．**カッパ係数**はカイ 2 乗の考え方と同じく，実測値と期待値を比べることによって算出されるが，偶然による一致度も考慮している．

$$\kappa = \frac{\hat{P}_0 - \hat{P}_e}{1-\hat{P}_e} = \frac{\sum_i^K p_{ii} - \sum_i^K p_{i/}p_{/i}}{1-\sum_i^K p_{i/}p_{/i}}$$

これは名義尺度を仮定しており simple kappa coefficient と呼ばれる．もし，カテゴリーが順序尺度の場合には評価の乖離度に応じた重みをつけた**重み付きカッパ係数** (weighted kappa) が用いられる．重みとしては 1 次の重み (linear weights)，2 次の重み (quadratic weights) がある．

このほか，尺度が得点などの計量値の場合には，誤差を被験者間分散，被験者内分散に分けて全分散/被験者内分散として定義される相関比が信頼性係数として用いられることもあり，特に同一対象を 2 回測定したときの繰り返し測定の場合の相関比を**級内相関係数** (intra-class correlation coefficient; ICC) と呼ぶ．2 値変数間，多値変数間，カテゴリー変数，順序変数など，場合に応じてさまざまな指標が提案されているが，それぞれの考え方の出発点の違いに注意する必要がある．例えば異なる k 人の評価者が n 人の回答者について評定するという，表 1

表 1　繰り返し測定のデータ構造

対象	測定 (measurement) 1	2	j	$\ldots\ k$
1	x_{11}	x_{12}	$.x_{1j}$	$\ldots x_{1k}$
2	$\vdots$	$\vdots$	$\vdots$	$\vdots$
$\vdots$	$\vdots$	$\vdots$	$\vdots$	$\vdots$
i	x_{i1}	x_{i2}	$3 \ldots x_{ij}$	$\ldots x_{ik}$
$\vdots$	$\vdots$	$\vdots$	$\vdots$	$\vdots$
n	x_{n1}	x_{n2}	$\ldots x_{nj}$	$\ldots x_{nk}$

のような測定を考える．これは測定が測定の対象それぞれにネストされた構造になっている場合であり，1 要因モデルが適用される．データは測定の対象だけを要因とした 1 要因分散分析モデルと考えられ，測定対象間の個人間分散 σ_B^2, と個人内分散 σ_W^2 から級内相関係数 ICC は，$icc = \sigma_B^2/(\sigma_B^2 + \sigma_W^2)$ で推定される．これは，階層線形モデルの文脈でよく計算される級内相関係数と基本的に同じである．

これらの指標や関連性については Fleiss (2003) に詳しい．

3. 妥当性の検討

バイアスは**系統誤差** (systematic error, non-random error) ともいわれ，**正確度** (accuracy) の問題として取り扱われる．研究デザイン段階でのバイアスの分類にはさまざまな捉え方があるが，大きく選択バイアス (selection bias)，情報バイアス (information bias)，交絡バイアス (confounding) の 3 つに分けられる．選択バイアス，情報バイアスは分析過程で評価することはできないので，バイアスが入らないように，研究デザイン段階で十分に検討する必要がある．以下に質問紙調査 (テスト) で尺度を作成した場合の妥当性の検討について述べる．

a. 基準関連妥当性 (criterion-related validity)

目的とする外的な行動様式の操作的指標がある場合に検討できる．同時的 (併存) 妥当性 (concurrent validity) と予測的妥当性 (predictive validity) とに分けられる．前者は基準を同時点で測定し相関を評価する．後者は，基準が将来起こるものであり，時間が介在する．両者の関連の程度を評価する操作的指標として相関係数の大きさを用いることが多い．

b. 内容的妥当性 (content validity)

測定する目的の内容領域全体について適切に経験的測定により網羅できる (記述できる) ことをいう．表面的妥当性 (face validity) ともいわれる．例えばある概念を測定する目的で作成した調査票について内容的妥当性を検討する場合には，その概念がどのような次元で構成できるかを検討し，いくつかの次元を把握する．さらにそれらの下位次元を明確にしてそれらを反映するように質問項目を作成しうるかについて検討する．

c. 構成概念妥当性 (construct validity)

抽象的な概念の測定の妥当性を検討するのに適している．構成概念妥当性は測ろうとしたものをきちんと測っているかを評価するものであり，測定が測定される構成概念のなかに位置づけられ，その関連性についての仮定を理論的に導けるときに評価できる．因子分析などを利用して構成概念妥当性を評価することが多いが，このときに単なる誤差で見かけ上の理論的次元を解釈してしまうおそれもあるので，注意を要する．特殊な場合であるが，2 値データに階層的な関係がある場合の分析法として Guttman のスケイログラム分析も利用できる．

一般に研究デザイン段階でのバイアスの検討は，**選択・情報バイアス**に対しては，外部妥当性 (external validity)，外的一貫性 (external consistency)，一般化可能性 (generalizability)(他の集団にも適応できる) などの検討を行う．また，交絡バイアスに対しては，内部妥当性等の検討を行う．この他，併存的妥当性 (concurrent validity)(多数のグループにおいて要因どうしの関連がほぼ同じであるか)，異文化間での外的一貫性，あるいは因子分析，多次元尺度構成法 (multi-dimensional scaling; MDS)，数量化 III 類 (コレスポンデンス分析，対応分析)，一定のパスあるいは潜在構造を仮定したパス解析あるいは潜在構造分析 (latent structure model), structural equation modeling (SEM)，共分散構造分析などとも呼ばれる相関構造をもとにした確認的因子分析 (confirmatory factor analysis) などを利用して構造の分析を行い，関連性の検討を行うなどが考えられる．

［山 岡 和 枝］

QOL 調査票

quality of life questionnaire

1. QOL の定義

QOL (quality of life) を評価する方法は，QOL 調査票など本人自身による方法，PS (performance status) など第三者による評価，血清アルブミンや入院日数などの数値データの発信者により三者に分類される．QOL は主観的なものであり，本人自身の判断が重視され主観的な QOL を客観的データに変換する QOL 調査票による調査研究法が確立された．その評価方法は，2 つに大別される．ひとつは，QOL を構成する因子，すなわち，**尺度** (scale) をいくつかの**項目** (item) で質問する手法である (operational definition)．QOL の主要な尺度として，

・身体的な健全さ (physical well-being)
・心理的な健全さ (mental well-being)
・社会的な健全さ (social well-being)
・活動的な健全さ (functional well-being)

があげられている．近年，こころと魂の健全さ (spiritual well-being) も追加されている．さらに，上記の主要な尺度から構成される調査票 (core questionnaire) に，疾患特異的調査票 (disease-specific module) または治療特異的調査票 (treatment-specific module) が加えられた QOL 質問票が使用されることが多い．QOL の各尺度を捉える方法の一方で，QOL は不可分の総体的な概念であるとの考えから，「全体的に生活の質はどうでしたか」などと単項目で質問する手法がある (global QOL functioning, Aaronson *et al.*, 1993).

表 1　1 言語 1 文化圏 (国内) での検定

1) content validity「内容的妥当性」 項目の内容が適切かを面接法などで検証.
2) reliability「信頼性」 test-retest reliability「テスト再テスト信頼性」や internal consisteny「内的一致妥当性」などを証明.
3) convergent validity「収束妥当性」と Discriminant validity「輻輳妥当性」 尺度とそれに含まれる複数の項目の関係が適切であるかどうかをみる.
4) criterion related validity「基準関連妥当性」または construct validity「構成概念妥当性」 基準関連妥当性は，すでに標準となる測定法により得られた結果と新しい測定法での結果が一致しているかどうかをみる．標準的な測定法がない場合，構成概念妥当性を示す必要がある.

表 2　文化差を超えた妥当性

1) functional equivalence: adequacy of translation：翻訳の適切さをみるものである．多重の翻訳・逆翻訳過程を行う.
2) scale equivalence: comparability of response scales：解答スケールのその民族に対する適切さを検証する.
3) operational equivalence: standardization of psychometric testing procedures：計量心理学的解析による標準性の確立することで，表 1 の内容を証明する.
4) metric equivalence: transferability of scoring results from one culture to another：得られた得点の文化間での変換であるが，その手法は定まっていない.

2. QOL 調査票の検定

QOL 調査票が「ものさし」として標準性を有することを示すために，**信頼性** (reliability) と**妥当性** (validity) を証明する必要がある (表 1, Spitzer, 1995)．さらに，**文化差を超えた妥当性** (cross cultural-validation) を検討しなくてはならない (表 2, Hui and Triandis, 1985)．これは言語の違いや文化差を超えて，その調査票が国内でも海外と同様に QOL を測定するか否かをみるものである．海外で開発された QOL 調査票を国内に導入する際，国内調査票を海外で使用するときや学術発表する際に必須となる．

上記の検討がなされ国内で使用可能な調査票に，欧州で開発された European Organization for Research and Treatment of Cancer (EORTC) QLQ-C30 (Aaronson *et al.*, 1993)，米国の Functional Assessment of Cancer Therapy Scale-General (FACT-G) (Cella *et al.*, 1993)，SF-36 (Ware and Sherbourne, 1992)，また，国内で開発された QOL-ACD (Kurihara *et al.*, 1999)，ケアノート (Kobayashi *et al.*, 2005)，および，QOL 20 (Yamaoka *et al.*, 1998) などがある．これらの開発過程を記した論文に記載されている手法が新しく調査票を開発する際に参考になる．また，国際的に調査票をプールしており

http://www.proqolid.org/ で閲覧できる.

3. QOL 調査票の利用

QOL 調査票の使用目的は，大別すると 2 つがある．ひとつは，臨床試験などに用い科学的な評価を行うことであり，もうひとつは患者 QOL の情報を得て実際の臨床に役立てることである．

a. QOL 調査票を用いた臨床試験の問題

QOL 調査票を用いた研究での問題点として，response shift，clinically meaningful differences や**欠測** (data missing) などがあげられる．response shift とは，何度も QOL 調査票に回答しているうちに回答パターンが異なってくることである．clinically meaningful differences とは，患者にとって意味のある経時的な QOL 得点の変化が何点であるかという問題である．最も大きな問題が欠測である．欠測は，

・missing completely at random (MCAR)
・missing at random (MAR)
・missing not at random (MNAR)

に分類される．MCAR の例としては，調査票の配布忘れやたまたまの患者のつけ忘れなどである．MAR とは，その解答時に調子が悪く答えられなかったが，後では回復し解答できるようになるなどであり，MNAR は，終末期に患者の状態が悪くなり，QOL 調査票に答えられなくなることなどである (**informative censoring**)．MNAR の問題点は，調査票に回答可能な状態のよい患者のデータのみが集められることになり，解析結果を結論とするには危険を伴うことである．

b. 統計解析法

欠測の問題は，採用する統計解析法に影響を与える．すなわち，経時的なデータの変化を取り扱う解析方法として，

・repeated measurement ANOVA (宮原・丹後, 1995)
・linear mixed model (竹内, 1996)
・generalized estimation equation (GEE)(松山ほか, 1996)

が有用であるが，これらは，欠測メカニズムとして MCAR を前提としており，MNAR を許容できない．観察期間が比較的短い，良性疾患の調査に採用できる．しかし，進行がんのように informative censoring が起こる対象には適さない．MNAR が生じる臨床研究には，pattern mixture model など欠測メカニズムをモデル化するか (Fairclough *et al.*, 1998)，データの補完 (imputation) をする方法が提案された．しかし，これらを採用する論文報告数は増えていない．一方，近年，確実に悪化したと判定する QOL レベル (definitive impairment of health-related QOL) の点数を設定し，その QOL レベルまで悪化するまでの時間を Kaplan–Meier 法で評価しログランク検定で群間比較を行う報告が増えている (図 1. Ajani *et al.*, 2007)．この手法では informative censoring の影響を受けにくく，また，あるレベル以上の QOL をできるだけ長期間に維持することが研究の評価目的となり，臨床的にも解釈しやすい．

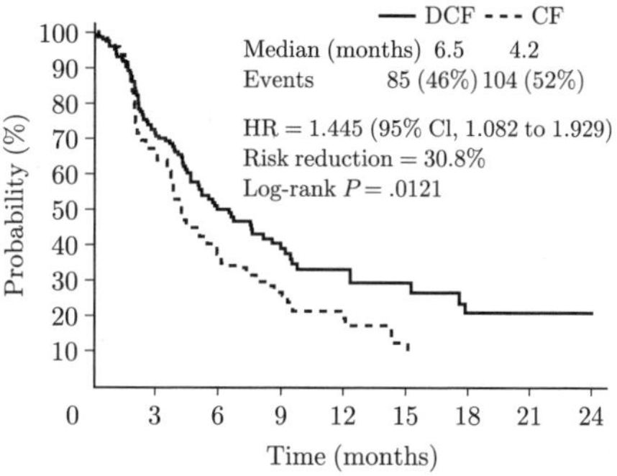

図 1　global QOL functioning 得点が 5%悪化するまでの時間 (Kaplan-Meier 曲線)(Ajani *et al.*, 2007)

HR；ハザード比，DCF；docetaxel +cisplatin +fluorouracil 療法，CF；cisplatin+fluorouracil 療法.

c. 臨床での QOL 調査票の使用

臨床試験での使用のほかに，QOL 調査票を実際の診療で役立てることができる．がん患者が QOL 調査票による自己評価を行うことにより，患者 QOL そのものを向上させることができる (Velikova *et al.*, 2004).

一方，QOL 調査票には PS2 までの患者が回答可能であるが，PS が不良な患者は回答できない．緩和治療領域での使用を目的として，PS3 まで回答できるようにケアノート (Kobayashi *et al.*, 2005) や EORTC QLQ-C30 の短縮版である EORTC QLQ-C15-PAL (Groenvolt *et al.*, 2006) が開発されている．　[小 林 国 彦]

食物摂取頻度調査票

food frequency questionnaire

食物摂取頻度調査票 (food frequency questionnaire; FFQ) は 1 週間，1 カ月，1 年など と比較的長期間の平均的摂取量の食事摂取量を評価するための調査票である．Willett (1990) によると「FFQ は食品リストとその頻度で構成される食物摂取の習慣的摂取状況を調査するものである」と定義されている．基本的には食品リスト (food list) を提示し，それぞれの食品をどのくらいの頻度で食べているかを尋ねる．さらに 1 回に摂取される食品の 1 回摂取量 (ポーションサイズ：portion size) を尋ねる形式のものもあり，これを半定量食物摂取頻度調査票と呼ぶ．食物摂取頻度調査票は，個人の食事摂取状況を把握する方法として簡便な方法であり，これまで日本も含めて，いくつかの食物摂取頻度調査票が開発されてきている．日本での開発では山岡らの FFWQ65 がある．これは朝食，昼食，夕食の把握が可能であり，最近これを改善した FFQW82 が開発されている．

1. 食物摂取頻度調査票の目的

調査票のデザインは，特定の食物や栄養素の摂取量を求めるのか，総合的に全栄養素，全食品の食事摂取量を評価したいか，あるいは個人をランクづけしたいのか，摂取量を評価したいのかにより，そのデザインが異なってくる．ここでは全栄養素または全食品の食事摂取量を求めることを目的とした場合に限定して述べる．

2. 食品リスト

最小限の最も有用な食品リストを選定することが重要である．その要点は，1) 多数の人に頻繁に使用されている，2) 研究対象としている栄養素を多く含んでいる，3) その食品の利用頻度や量が個人によって異なる，である．予備テストなどの事前のデータで多く摂取されている食品リストの中から経験を積んだ栄養士と十分協議して食品を選定することが役立つ．Willett らは食品を選出する段階で，栄養素摂取量ごとにこれを目的変数として重回帰分析を行い，それぞれの栄養素摂取量の変動と関係の強い食品を同定して，これらの結果をもとに食品をさらに選考するという方法をとっている．

3. 摂取頻度の回答形式

摂取頻度はある程度幅広い段階を設ける必要があるが，最大から最小までを均等に区分するのではなく，例えば 1 週間に 1 回程度以下しか食べないような食品は栄養摂取量にほとんど寄与しないので，むしろ，多い方を詳しく尋ねるなど，目的に合わせた工夫が必要である．

4. ポーションサイズ

被験者が調査票に提示されている単位を明確に理解できるようにしたうえで，それをいくつかの段階でさらに詳しく尋ねるものである．ポーションサイズの効果については有無の両論がある．それを入れない場合には，後で必要な栄養素摂取量の計算のために平均値を用いたりする．

5. 栄養摂取量の推定法

食品リストの食品ごとに設定したポーションサイズに対応する栄養素含有量のデータベースを作成しておく．これに摂取頻度別の重みをつけて栄養素摂取量を計算する．こうして求めた栄養素摂取量をそのまま用いることも考えられるが，さらに食事記録法などで求めた栄養素の実摂取量を目的変数，食物摂取頻度調査票から計算した栄養素摂取量を説明変数として重回帰分析を行い，各食品の重みづけ値を求めて推定する方法もある．この実際例は後述する．

6. 調査票のデザイン

食物摂取頻度調査票では過去の情報を思い出して，できるだけ正確に書いてもらうことが必要である．そのため，目的とする期間に応じて回答の選択肢がわかりやすく回答しやすくなっていること，1 回量などが明確で被験者が迷わずに回答できるものであること，多くの場合は自記式で回答を受けることになるが，イラストや写真，場合によっては実物大の写真など，見やすく，答えやすい調査票であることが大切である．

7. 食物摂取頻度調査票の評価

食物摂取頻度調査票を用いた**食事評価法**の評価では，**信頼性** (再現性) と**妥当性**を検討する．これらが低い調査票を用いることは適切でない．食事記録法などで評価した実摂取量を標準法 (referent standard)(あくまで相対的ではあるが) として，食物摂取頻度調査票で推定した推定摂取量との相違について，妥当性 (平均値と相関) と再現性の検討が基本であろう．相関としては最近では個人内分散を考慮した個人内分散と外分散の比をとった級内相関係数 ICC が検討されてきている．このほか，リストされている食品の総量に対する寄与率，生化学的指標との比較，生理学的反応との相関，疾病発症の予測力なども評価することもある (Willett, 1998).

8. 食物摂取頻度調査票の実際

a. FFQW82

自記式で摂取頻度とポーションサイズを同時に尋ねる半定量食物摂取頻度調査票の形式の調査票である．16 食品グループからなる 82 項目の食品リストで構成し，その特徴として，最近 1 カ月程度の平均的摂取量の評価を行う，朝食・昼食・夕食の食事別，1 日合計のエネルギーおよび主要な栄養素について個人の摂取状況を把握できる，調査にかかる時間が比較的短い (ほぼ 15〜30 分程度)，調査対象者の負担が少ない，などがある．FFQW82 (安達ほか, 2010) は FFQW65 (山岡ほか, 2000) を基盤とし，それを改良したものである．ポーションサイズを「大」,「中」,「小」の 3 段階で尋ねており，「大」は「中」の 1.5 倍量,「小」は 1/2 量とし，中のポーションサイズは食品項目に応じて設定してある．摂取頻度は，6 段階 (全く食べない，月 1〜2 回食べる，週 1〜2 回食べる，週 3〜4 回食べる，週 5〜6 回食べる，いつも食べる) である．誤回答を避けるため，回答欄のレイアウトを工夫し，食品や料理をイメージしやすいように実物の写真を多く取り入れてある (図 1).

b. 栄養素摂取量の推定法

重回帰分析を利用した各食品の重みづけ値を求めて推定する方法に従って求めたものである．**栄養素摂取量の推定**は，朝食・昼食・夕食ごとに以下の手順により推定し，3 食の推定値の合計を 1 日量の推定値としている．すなわち，食品リストの各項目について，個々にポーションサイズのデータベースの値をもとに「頻度調査に基づく推定摂取量」w_j を以下のように算出する．

1. 頻度調査への回答で食品リストのある項目 j の頻度を $f_j(=0, 1.5, 6, 14, 22, 28)$，1 回量 (小，中，大) を中を基準として数値化したものを $q_j(=1/2, 1, 1.5)$，食品リストの項目ごとのポーションサイズを s_j とおく．
2. 食物リストの項目ごとの 1 日当たり推定摂取量 w_j は，

   $$w_j = q_j \times f_j \times s_j \div 28, \quad j = 1, 2, \ldots, 82$$

   として求める (1 カ月は 28 日としてある).

   食品グループ (16 群) ごとの推定摂取量 $x_i(i = 1, \ldots, 16)$ は，上記で求めた食品リストごとの推定摂取量 w_j の食品グループに対応する項目について，それらの合計値として求める．すなわち，朝食・昼食・夕食ごとに $x_i =$ (食品グループ i に含まれる食品リスト j の頻度に基づく摂取量 w_j の合計) 食品グループごとのエネルギー摂取量 y_i と推定摂取量 x_i とを用いた単回帰分析により，切片 α_i および傾き β_i を推定する．

   $$\text{単回帰分析：}\quad \log y_i = \alpha_i + \beta_i \log x_i$$

   次に，回帰係数 α_i，β_i とを用いて，エネルギー摂取量の予測値を下記の式により摂取量の推定値 y_i を推定する．

   $$y_i = \exp(\alpha_i) x_i^{\beta_i}$$

3. 他の栄養素についても，同様な手順により栄養素ごとの摂取量の推定式を求め，推定する．

［山 岡 和 枝］

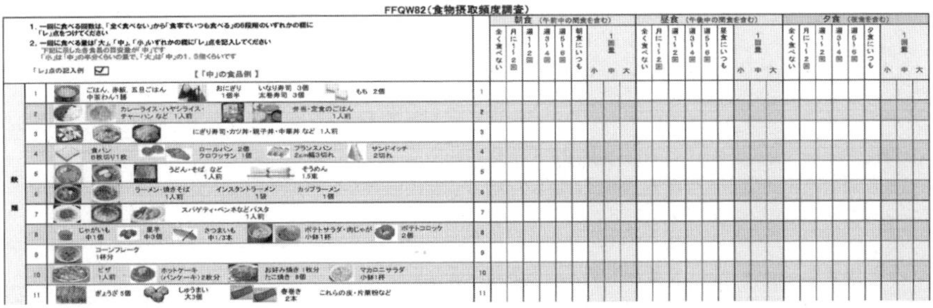

図 1　FFQW82 の一部

検定に必要な標本の大きさの計算の基本的枠組み

basic framework of sample size calculations for tests

臨床試験は大きく分けて「**探索的試験**」と「**検証的試験**」の 2 つに分類できる．探索的試験とは，有効性の確認やその大きさを見積もるために実施される試験である．そして，検証的試験は有効性を証明する試験である．特に，この検証的試験では**必要な症例数** (標本の大きさ) を見積もることが重要である．なぜなら，多くの場合，統計学的**有意性検定**により有効性を評価するためである．もし，適切でない設定のもとで実施された試験において，有意性検定の結果が有意でなかった場合，以下の 2 つの理由を区別することができない．

1) 真の効果が期待した大きさよりも小さかった．
2) 真の効果が期待した大きさと同程度であったが，例数が少なかった．

このため，検定結果を合理的に解釈するためにも，有効性の評価に適切な主要評価項目とその検定方法を選択し，**有意水準** $100\alpha\%$ で**検出したい効果の大きさ** δ を**検出力** $100(1-\beta)\%$ で検出できるのに必要な最小の症例数で試験を実施する必要がある．また，有効性の評価を非劣性検定で実施する際には，**非劣性マージン** Δ を設定する必要がある．ここでは，必要症例数を算出するのに必要なこれらのパラメータについて解説する．

1. 検出したい差 (臨床的に意味のある差)

有意性検定により検出したい効果の大きさを検出したい差 δ と呼ぶ．この差により有効性を評価することから，臨床的に有効であると考えられる最小の効果よりも大きなものである必要がある．つまり，検出したい差 δ は臨床的に意味のある差として設定される．この設定は，統計的な有効性評価を臨床的な解釈へつなげるという意味で，とても重要である．実際の現場では，臨床的に有効であると考えられる最小の効果について臨床家の意見を参考にしながら，過去の探索的試験や類似の試験などから効果の大きさを推定することが多い．検出したい差 δ の指標としては，平均値の差，比率の差，生存時間解析ではハザード比，傾向性の評価では線形対比などが用いられる．

2. 有意水準：α

群 A と群 B の各個体の主要評価項目を Y_{ij} $(i = \mathrm{A}, \mathrm{B},\ j = 1, \ldots, n_i)$ とする．そして，これらがパラメータ θ_i で特徴づけられる分布 $G(\theta_i)$ に従うとする．つまり，$Y_{ij} \sim G(\theta_i)$ である．このとき，効果の大きさ，つまり群間差 $\theta(=\theta_\mathrm{A}-\theta_\mathrm{B}; \theta_\mathrm{A} > \theta_\mathrm{B})$ に関する有意性の片側検定の仮説は

$$H_0 : \theta = 0, \quad H_1 : \theta > 0$$

となる．この検定統計量を T とし，帰無仮説 H_0 のもとで T が従う確率分布の分布関数を $F(t)$ とする．そして，この分布の上側 $100\alpha\%$ 点を F_α とする．有意水準とは帰無仮説を棄却する際の判定基準であり，有意水準 $100\alpha\%$ での片側検定では，$T > F_\alpha$ が成り立つときに帰無仮説を棄却 (有意と判定) する．つまり，

$$\Pr\{T > F_\alpha | H_0\} = \alpha$$

という関係から，帰無仮説 H_0 が正しいにもかかわらず，誤って棄却する確率 (**type I error rate**) を有意水準は意味する．有意水準 $100\alpha\%$ での**両側検定**の場合には，対立仮説 H_1 が $\theta \neq 0$ と設定されることから，$|T| > F_{\alpha/2}$ が成り立つときに帰無仮説を棄却する．検証的試験では，有意水準を 5%と設定することが一般的である．

3. 検出力：$1-\beta$

有意水準を考える際には，帰無仮説 H_0 が正しい場合を考えたが，次は対立仮説 H_1 が正しい場合を考える．対立仮説 H_1 が正しいにもかかわらず，誤って帰無仮説 H_0 を棄却できない確率 (**type II error rate**) を β と表す．α と β の関係を図 1 に示した．そして，検定の検出力とは，対立仮説 H_1 が正しい場合に，正しく

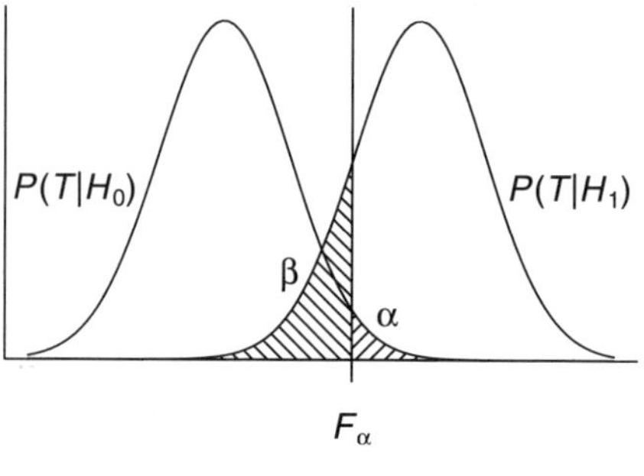

図 1　α と β の関係

帰無仮説 H_0 を棄却できる確率 $1-\beta$ である．つまり，片側検定の場合には

$$1-\beta = \Pr\{T > F_\alpha | H_1\}$$

と検出力は定義される．なお，両側検定の検出力は，$|T| > F_{\alpha/2}$ が成り立つときに帰無仮説を棄却することから，$\Pr\{|T| > F_{\alpha/2} | H_1\}$ である．

ところで，対立仮説 H_1 が正しい場合ということはどういうことであろうか．帰無仮説は $\theta = 0$ という 1 つの状況であるのに対し，対立仮説は片側検定で $\theta > 0$，両側検定で $\theta \neq 0$ と設定され，いくつもの状況を含んでいる．そこで，必要症例数を算出する際には，検出したい差 δ を用いて，対立仮説を $\theta = \delta$ と設定し，この下で検出力を定義する．

特に，検証的試験では設定する検出力の大きさは重要である．検出力が低すぎると，帰無仮説を棄却できずに有効性を示すことができない．反対に，高すぎると，臨床的には意味のない効果の大きさでも有意な差を示すこととなってしまう．このため，一般的には 80〜90%の範囲で検出力を設定することが多い．

4. 漸近的正規近似に基づく基本公式

検定統計量 T が漸近的に正規分布に従う場合の必要症例数算出の等式を導出する．つまり，

$$\begin{aligned} T &\sim N(0, \mathrm{Var}_{H_0}(T)), && H_0\text{のもとで} \\ &\sim N(E_{H_1}(T), \mathrm{Var}_{H_1}(T)), && H_1\text{のもとで} \end{aligned}$$

という状況を考える．Z_α を標準正規分布の上側 $100\alpha\%$ 点として，片側検定での検出力は，

$$\begin{aligned} 1-\beta &= \Pr\left\{ \frac{T-0}{\sqrt{\mathrm{Var}_{H_0}(T)}} > Z_\alpha \,\middle|\, H_1 \right\} \\ &= \Pr\left\{ T > Z_\alpha \sqrt{\mathrm{Var}_{H_0}(T)} \,\middle|\, H_1 \right\} \end{aligned}$$

と表せる．対立仮説のもとで $(T - E_{H_1}(T))/\sqrt{\mathrm{Var}_{H_1}(T)}$ は，標準正規分布に従うことから，

$$Z_{1-\beta} = -Z_\beta = \frac{Z_\alpha \sqrt{\mathrm{Var}_{H_0}(T)} - E_{H_1}(T)}{\sqrt{\mathrm{Var}_{H_1}(T)}}$$

を満たす必要症例数を求めれば，有意水準 $100\alpha\%$ の片側検定で検出力 $100(1-\beta)\%$ を達成できる．つまり，次の関係式を満たすことになる．

$$E_{H_1}(T) = Z_\alpha \sqrt{\mathrm{Var}_{H_0}(T)} + Z_\beta \sqrt{\mathrm{Var}_{H_1}(T)}$$

同様に，両側検定での必要症例数を求める等式は以下のとおりである．

$$E_{H_1}(T) \cong Z_{\frac{\alpha}{2}} \sqrt{\mathrm{Var}_{H_0}(T)} + Z_\beta \sqrt{\mathrm{Var}_{H_1}(T)}$$

5. ノンゼロ仮説 (有意性)

上記の必要症例数は，ある検出力で差 δ を検出できるように算出したが，実際には有意性検定で有効性が評価される．つまり，ノンゼロ仮説と呼ばれる

$$H_0 : \theta = 0, \quad H_1 : \theta > (\neq) 0$$

という仮説を設定し，帰無仮説を棄却することで有効性を評価する．したがって，有意な差が得られたとしても，効果の大きさが δ 以上であることを積極的には主張できず，たかだか対立仮説の $\delta > (\neq) 0$ が示されたにすぎないことに注意する必要がある．

6. 非劣性マージン

対照が標準薬 (治療) の場合，これに対する有意性を示そうとすると，期待される差が小さいことで必要症例数が多くなり，実施が難しい場合がある．また，試験薬の効果が標準薬よりも劣っていないことを示せれば，安全性や用法・用量の点で有利である試験薬にとっては十分な状況がある．このとき，非劣性マージンと呼ばれる「臨床的に意味のない差 Δ」を設定し，試験薬が標準薬よりも Δ 以上劣っていないことを示す非劣性検定が実施されることがある．つまり，非劣性マージンの大きさだけ基準を変えて，

$$H_0 : \theta = -\Delta, \quad H_1 : \theta > -\Delta$$

という仮説を設定し，帰無仮説が棄却されれば，非劣性が示されたとする．有意性検定での検出したい差 δ と同様に，非劣性検定では非劣性マージン Δ の設定がとても重要である．実際の現場では，臨床家の意見を参考にしながら，プラセボを対照とした過去の標準薬の試験や類似の試験などから設定されることが多い．

［長谷川貴大］

母平均の差

difference in population means

1. 母平均の差に対する必要症例数

群 A と群 B の 2 群からなる並行群間比較試験を考える．ここでは，各群の主要評価項目 X_{ij} $(i = \mathrm{A}, \mathrm{B};\ j = 1, \ldots, n_i)$ の分布が，以下の等分散の正規分布に従うと仮定できるとする．

$$\text{群 A}: X_{\mathrm{A}j} \sim N(\mu + \delta, \sigma^2)$$
$$\text{群 B}: X_{\mathrm{B}j} \sim N(\mu, \sigma^2)$$

そして，**母平均の差**について，下記の**両側検定**を行うとする．

$$H_0 : \delta = 0, \quad H_1 : \delta \neq 0$$

この場合，**一様最強力検定** (uniformly most powerful test) である **Student の t 検定**を適用するのが自然であろう．この検定統計量は，

$$T = \frac{\bar{X}_\mathrm{A} - \bar{X}_\mathrm{B}}{s\sqrt{1/n_\mathrm{A} + 1/n_\mathrm{B}}}$$
$$\bar{X}_i = \frac{\sum_{j=1}^{n_i} X_{ij}}{n_i}, \quad i = \mathrm{A}, \mathrm{B}$$

である．この検定統計量は帰無仮説のもとで自由度 $(n_\mathrm{A} + n_\mathrm{B} - 2)$ の t 分布に従うことが知られている．ここに，s^2 は共通分散の推定量であり，

$$s^2 = \frac{(n_\mathrm{A} - 1)S_\mathrm{A}^2 + (n_\mathrm{B} - 1)S_\mathrm{B}^2}{n_\mathrm{A} + n_\mathrm{B} - 2}$$
$$S_i^2 = \frac{\sum_{j=1}^{n_i} (X_{ij} - \bar{X}_i)^2}{n_i - 1}, \quad i = \mathrm{A}, \mathrm{B}$$

で得られる．さて，有意水準を $100\alpha\%$ とする両側検定での検出力は，

$$\mathrm{Power} = \Pr\{T < -t_{\alpha/2}(\nu) | \delta\} + \Pr\{T > t_{\alpha/2}(\nu) | \delta\}$$

となる．ここに，$t_\alpha(\nu)$ は自由度 ν の t 分布の上側 $100\alpha\%$ 点である．以降では，簡単のため，$\delta > 0$ の場合を考えると，第 1 項は無視できるくらいに小さい．したがって，検出力は，

$$\mathrm{Power} \approx 1 - F\left(t_{\alpha/2}(\nu) - \frac{\delta}{\sigma}\left(\frac{1}{n_\mathrm{A}} + \frac{1}{n_\mathrm{B}}\right)^{-1/2}\right)$$

と近似できる．ここに，$F(\cdot)$ は自由度 ν の t 分布の分布関数とする．ゆえに，検出力 $1 - \beta$ を達成するのに必要な症例数は，

$$\left(\frac{1}{n_\mathrm{A}} + \frac{1}{n_\mathrm{B}}\right)^{-1/2} = \frac{t_{\alpha/2}(\nu) + t_\beta(\nu)}{\delta/\sigma}$$

を満たすように，反復収束法で解けばよい．特に，$n_\mathrm{A} = n_\mathrm{B} = n$ のときには，

$$n = 2\left(\frac{t_{\alpha/2}(2n-2) + t_\beta(2n-2)}{\delta/\sigma}\right)^2$$

となる．

次に，n が 30 より大きく t 分布を正規近似できる漸近的な場合を考える．この場合の検出力は，

$$\mathrm{Power} \approx 1 - \Phi\left(Z_{\alpha/2} - \frac{\delta}{\sigma}\left(\frac{1}{n_\mathrm{A}} + \frac{1}{n_\mathrm{B}}\right)^{-1/2}\right)$$

となる．ゆえに，各群の必要症例数を以下の式を満たすように設定すればよい．

$$\left(\frac{1}{n_\mathrm{A}} + \frac{1}{n_\mathrm{B}}\right)^{-1/2} = \frac{Z_{\alpha/2} + Z_\beta}{\delta/\sigma}$$

ここで，$n_\mathrm{A} : n_\mathrm{B} = 1 : f$ とすると，

$$n_\mathrm{A} = \left(1 + \frac{1}{f}\right)\left(\frac{Z_{\alpha/2} + Z_\beta}{\delta/\sigma}\right)^2$$

となる．したがって，全体の必要症例数 $n_\mathrm{A} + n_\mathrm{B}$ は，

$$\left(f + \frac{1}{f} + 2\right)\left(\frac{Z_{\alpha/2} + Z_\beta}{\delta/\sigma}\right)^2 \geq 4\left(\frac{Z_{\alpha/2} + Z_\beta}{\delta/\sigma}\right)^2$$

である．ここに，等号は $f = 1$ のときに成り立つ．ゆえに，最小な全体の必要症例数は，$n_\mathrm{A} = n_\mathrm{B} = n$ の場合であり，

$$n = 2\left(\frac{Z_{\alpha/2} + Z_\beta}{\delta/\sigma}\right)^2$$

となる．

上記は両側検定の場合であったが，**片側検定**の必要症例数算出は，有意水準を 2 倍にした両側検定の場合に対応する．つまり，有意水準 α の片側検定を実施する場合には，有意水準を 2α とした上記の両側検定の必要症例数により，求めればよい．

2. 不均衡割り付けの検出力への影響

設定した検出力を達成する際，各群の例数を同数とすることで，全体の必要症例数が最小となる．つまり，2 群比較の場合には同数割り付けが最も効率がよい．この性質は他の検定でも同様である．しかしながら，実際の適用では，同

数割り付けのもとで必要症例数を設計はするものの，割り付け方法によっては，必ずしもこれを達成できるとは限らない．そこで，全体の必要症例数を $2n$ と固定したとき，同数割り付けを達成できなかった場合の検出力低下の影響を考える．各群の例数を $n_{\mathrm{A}} : n_{\mathrm{B}} = 1 : f$ とすると，それぞれの例数は，

$$n_{\mathrm{A}} = \frac{2n}{f+1}, \quad n_{\mathrm{B}} = \frac{2nf}{f+1}$$

となる．したがって，漸近的な正規近似のもとで検出力は，

$$\begin{aligned}\text{Power} &\approx 1 - \Phi\left(Z_{\alpha/2} - \frac{\delta}{\sigma}\left(\frac{f+1}{2n} + \frac{f+1}{2nf}\right)^{-1/2}\right)\\ &= \Phi\left(\frac{\delta}{\sigma}\frac{\sqrt{2fn}}{f+1} - Z_{\alpha/2}\right)\end{aligned}$$

と求められる．例えば，エフェクトサイズが $\delta/\sigma = 0.4$，両側有意水準 5%，検出力 80%の設定のもとで，各群の例数を同数としたときの全体の必要症例数は 200 例 (100 例/群) と算出される．全体の例数を 200 例で固定し，各群の例数が $n_{\mathrm{A}} : n_{\mathrm{B}} = 1 : f$ であったときの割り付け比 f と検出力の関係を図 1 に示す．この関係はエフェクトサイズ δ/σ には依存しないことに注意する必要がある．$f = 1$ のとき検出力は最大で 80.7%，$f = 2, 3, 4$ のときはそれぞれ 76.0%, 68.8%, 61.9%であり，各群の例数の不均衡が大きくなるにつれて，検出力が減少する．しかしながら，各群の例数が 1：2 でも検出力は 4.0%しか減少していない．したがって，同数割り付けで必要症例数を設計したにもかかわらず，これを達成できなかったとしても，実際の検出力への影響はわずかであろう．

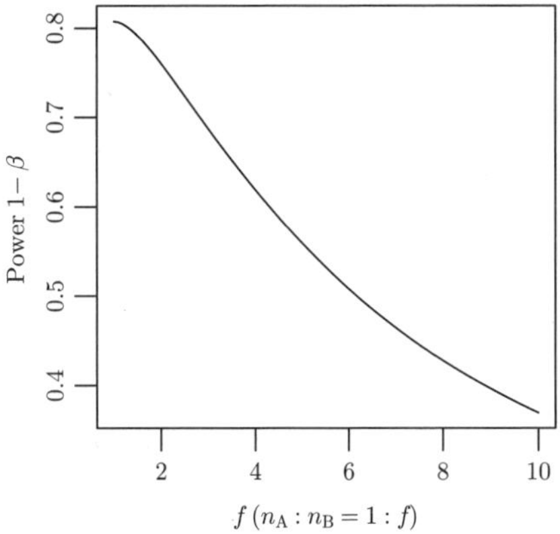

図 1　割り付け比 f と検出力の関係

3.　適用例

インフルエンザ治療薬であるザナミビル (Zanamivir) の臨床試験 (MIST study group, 1998) での適用例を示す．この試験は，プラセボを対照とする無作為化並行群間比較試験として実施された．そして，主要評価項目はインフルエンザ症状が消失するまでの時間を示すインフルエンザ罹病期間であった．これまでの試験から，ザナミビルはプラセボよりもインフルエンザ罹病期間を 1 日 (δ) 短縮し，標準偏差 σ は 2.75 日と想定された．そこで，有意水準 5% ($\alpha = 0.05$) の両側検定を実施し，検出力 90% ($\beta = 0.10$) を達成する必要症例数が算出された．したがって，

$$Z_{0.05/2} = 1.96, \quad Z_{0.1} = 1.28$$

より，各群の例数は，

$$n = 2\left(\frac{1.96 + 1.28}{1/2.75}\right)^2 = 158.9$$

と算出された．そこで，各群 160 例が必要とされた．

4.　非劣性検定の必要症例数

群 A の母平均が群 B よりも Δ 以上劣らないことを示す非劣性仮説は

$$H_0 : \delta = -\Delta, \quad H_1 : \delta > -\Delta$$

となる．すなわち，

$$H_0 : \delta + \Delta = 0, \quad H_1 : \delta + \Delta > 0$$

の仮説検定に対応する．ゆえに，有意水準 100α%，検出力 $100(1-\beta)$% の片側検定で検出するための各群の必要症例数 $n = n_{\mathrm{A}} = n_{\mathrm{B}}$ は，漸近的に正規分布に従うことを利用して，

$$n = 2\left(\frac{Z_\alpha + Z_\beta}{(\delta + \Delta)/\sigma}\right)^2$$

と算出できる．これは，$\delta + \Delta > 0$ の場合である．

［長谷川貴大］

順序カテゴリーデータの比較

comparison of ordered categorical data

1. 順序カテゴリーデータ

群 A と群 B の 2 群からなる並行群間比較試験を考える．そして，各群の主要評価項目が順序カテゴリーデータであるとする．例えば，治療効果の判定が「悪化」,「不変」,「有効」,「著効」のように，カテゴリーで観測され，かつこれらの間に順序関係が存在するような場合である．そして，2 群の順序カテゴリーデータは表 1 のように表すことができる．ここに，C_i $(i = 1, \ldots, K)$ は各順序カテゴリーを示す．また，$i < j$ において，カテゴリー C_i はカテゴリー C_j よりも治療効果の判定がよいとする．つまり，カテゴリー C_1 で効果の判定が最もよく，カテゴリー C_K で最も悪い．

表 1　2 群の順序カテゴリーデータ

	C_1	C_2	$\cdots$	C_K	合計
群 A	n_{A1}	n_{A2}	$\cdots$	n_{AK}	n_A
群 B	n_{B1}	n_{B2}	$\cdots$	n_{BK}	n_B

2. 順序カテゴリーデータの比較に対する必要症例数

ここでは，2 群の順序カテゴリーデータの差の検定に対する必要症例数の算出方法として，Whitehead (1993) の方法を紹介する．群 A のカテゴリー C_i の割合を p_{Ai} とおく．そして，カテゴリー C_i よりもよい割合 Q_{Ai} を

$$Q_{Ai} = \sum_{k=1}^{i} p_{Ak}$$

と定義する．つまり，$Q_{AK} = 1$ である．群 B についても，p_{Bi} および Q_{Bi} を同様に定義する．また，表 1 の列をカテゴリー C_i よりもよいカテゴリーとそれ以外のカテゴリーとに分けた 2×2 の分割表とみなして，群 B に対する群 A の対数オッズ比 θ_i を

$$\theta_i = \log\left\{\frac{Q_{Ai}(1-Q_{Bi})}{Q_{Bi}(1-Q_{Ai})}\right\},\quad i = 1, \ldots, K-1$$

とする．そして，比例オッズモデルと呼ばれる $\theta_1 = \cdots = \theta_{K-1} = \theta$ というカテゴリ C_i によらず対数オッズ比 θ_i は一定と仮定する．したがって，共通の対数オッズ比 θ が群 A と群 B を比較する測度となる．つまり，この値が 0 よりも大きければ，群 B よりも群 A の方が効果は高いと解釈される．そして，共通の対数オッズ比について，有意水準 $100\alpha\%$ で下記の両側検定を行うとする．

$$H_0 : \theta = 0, \quad H_1 : \theta \neq 0$$

また，検出力 $100(1-\beta)\%$ で共通の対数オッズ比 θ_R を検出できる必要症例数を算出したいものとする．順序カテゴリーデータの対数周辺尤度の 1 次微分から得られるエフィシェントスコア (efficient score) S，および 2 次微分の期待値にマイナスをつけた **Fisher 情報量** V はそれぞれ

$$S = \frac{1}{n+1}\sum_{i=1}^{K} n_{Bi}(L_{Bi} - U_{Bi})$$

$$V = \frac{n_A n_B n}{3(n+1)^2}\left\{1 - \sum_{i=1}^{K}\left[\frac{n_i}{n}\right]^3\right\}$$

と与えられる．ここに，

$$n = n_A + n_B$$
$$n_i = n_{Ai} + n_{Bi}, \quad i = 1, \ldots, K$$
$$L_{Bi} = \sum_{k=1}^{i-1} n_{Bk}, \quad i = 2, \ldots, K$$
$$U_{Bi} = \sum_{k=i+1}^{K} n_{Bk}, \quad i = 1, \ldots, K-1$$
$$L_{B1} = U_{BK} = 0$$

である．θ が小さいとき，エフィシェントスコア S は漸近的に平均値 θV，分散 V の正規分布に従うことから，

$$E_{H_1}(S) = \theta_R V$$
$$\mathrm{Var}_{H_0}(S) = \mathrm{Var}_{H_1}(S) = V$$

より，これらを漸近的正規近似に基づく必要症例数の等式へ当てはめ，

$$V = \left(\frac{Z_{\alpha/2} + Z_\beta}{\theta_R}\right)^2$$

という関係が導かれる．ここで，$n_A : n_B = 1 : f$ とすると，

$$n_A = \frac{1}{f+1}n, \quad n_B = \frac{f}{f+1}n$$

であることから，$n/(n+1) \approx 1$ を用いて，Fisher 情報量 V は

$$V = \frac{fn}{3(f+1)^2}\left\{1 - \sum_{i=1}^{K}\bar{p}_i^3\right\}$$

と表せる．ここに，$\bar{p}_i = (p_{Ai} + p_{Bi})/2$ である．よって，全体の必要症例数 n は，

$$n = \frac{3(f+1)^2(Z_{\alpha/2}+Z_\beta)^2}{f\theta_R^2\left(1-\sum_{i=1}^K \bar{p}_i^3\right)}$$

である．また，$f=1$ のときに全体の必要症例数は，

$$\frac{12(Z_{\alpha/2}+Z_\beta)^2}{\theta_R^2\left(1-\sum_{i=1}^K \bar{p}_i^3\right)}$$

で最小となる．

3. 適用例

Whitehead (1993) で示された適用例を紹介する．治療開始 3 カ月後に，医師によって治療効果が「悪化」,「不変」,「有効」,「著効」と判定される 2 群の比較試験を考える．そして，事前情報からコントロール群の順序カテゴリーの各割合 p_{Ci} が表 2 のように想定された．

表 2　コントロール群の想定

	著効 (C_1)	有効 (C_2)	不変 (C_3)	悪化 (C_4)
p_{Ci}	0.2	0.5	0.2	0.1
Q_{Ci}	0.2	0.7	0.9	1.0

このとき，コントロール群で「有効」以上が 0.7 $(=Q_{C2})$ の割合で観測されることが期待される．そして，両側有意水準 5% $(\alpha=0.05)$，検出力 90% $(\beta=0.10)$ で治療群の「有効」以上の割合が 0.85 $(=Q_{E2})$ まで改善されることを検出したいとする．つまり，共通の対数オッズ比として，

$$\theta_R = \log\left\{\frac{Q_{E2}(1-Q_{C2})}{Q_{C2}(1-Q_{E2})}\right\} = 0.887$$

を検出することに対応する．また，$i=1,2,3$ において，

$$\theta_R = \log\left\{\frac{Q_{Ei}(1-Q_{Ci})}{Q_{Ci}(1-Q_{Ei})}\right\}$$

より，

$$\theta_{Ei} = \frac{Q_{Ci}}{Q_{Ci}+(1-Q_{Ci})\exp(-\theta_R)}$$

という関係が導かれる．これを用いて，治療群の順序カテゴリーの各割合 p_{Ei} が表 3 のように想定された．よって，帰無仮説のもとでの順序カテゴリーの各割合 $\bar{p}_i$ は表 4 のように算出される．

表 3　治療群の想定

	著効 (C_1)	有効 (C_2)	不変 (C_3)	悪化 (C_4)
p_{Ei}	0.378	0.472	0.106	0.044
Q_{Ei}	0.378	0.850	0.956	1.000

表 4　帰無仮説のもとでの順序カテゴリーの各割合

	著効 (C_1)	有効 (C_2)	不変 (C_3)	悪化 (C_4)
$\bar{p}_i$	0.289	0.486	0.153	0.072

$$Z_{0.05/2} = 1.960, \quad Z_{0.10} = 1.282$$

そして

$$1-\sum_{i=1}^4 \bar{p}_i^3 = 1-0.143 = 0.857$$

より，各群の症例数が等しい，すなわち $f=1$ のとき，全体の必要症例数は，

$$n = \frac{3\times 2^2(1.960+1.282)^2}{0.887^2\times 0.857} = 187$$

と算出される．そこで，各群 94 例が必要である．

ところで，帰無仮説のもとでの順序カテゴリーの各割合 $\bar{p}_i$ を上記では $(p_{Ci}+p_{Ei})/2$ $(i=1,\ldots,4)$ と定義した．だが，コントロール群と等しい $\bar{p}_i = p_{Ci}$ という定義も考えられるであろう．この場合，$1-\sum_{i=1}^4 \bar{p}_i^3 = 1-0.142 = 0.858$ であり，全体の必要症例数は 187 例と同様の例数が算出された．　[長谷川貴大]

母比率の差

difference in population proportions

1. 母比率の差に対する必要症例数

群 A と群 B の 2 群からなる並行群間比較試験を考える．ここでは，各群の主要評価項目 $R_i (i = \mathrm{A}, \mathrm{B})$ の分布が，以下の 2 項分布に従うと仮定できるとする．

$$\text{群 A} : R_\mathrm{A} \sim Bi(n_\mathrm{A}, p_\mathrm{A})$$
$$\text{群 B} : R_\mathrm{B} \sim Bi(n_\mathrm{B}, p_\mathrm{B})$$

そして，**母比率の差** $\delta = p_\mathrm{A} - p_\mathrm{B}$ について，下記の両側検定を行うとする．

$$H_0 : \delta = 0, \quad H_1 : \delta \neq 0$$

最初に，**2 項分布の正規近似を用いる方法**を考える．母比率の差の推定量

$$\hat{\delta} = \hat{p}_\mathrm{A} - \hat{p}_\mathrm{B} = \frac{r_\mathrm{A}}{n_\mathrm{A}} - \frac{r_\mathrm{B}}{n_\mathrm{B}}$$

を検定統計量 T とする．簡単のため，以降では $n = n_\mathrm{A} = n_\mathrm{B}$ の場合を考える．帰無仮説 H_0，対立仮説 H_1 それぞれのもとでの統計量 T の分散は，2 項分布の漸近的正規近似を用いて，

$$\begin{aligned}\mathrm{Var}_{H_0}(T) &= \left(\frac{1}{n_\mathrm{A}} + \frac{1}{n_\mathrm{B}}\right)\bar{p}(1-\bar{p}) \\ &\approx \frac{2}{n}p(1-p) \\ \mathrm{Var}_{H_1}(T) &= \frac{\hat{p}_\mathrm{A}(1-\hat{p}_\mathrm{A})}{n_\mathrm{A}} + \frac{\hat{p}_\mathrm{B}(1-\hat{p}_\mathrm{B})}{n_\mathrm{B}} \\ &\approx \frac{p_\mathrm{A}(1-p_\mathrm{A}) + p_\mathrm{B}(1-p_\mathrm{B})}{n}\end{aligned}$$

となる．ここに，$\bar{p} = (r_\mathrm{A} + r_\mathrm{B})/(n_\mathrm{A} + n_\mathrm{B})$，$p = (p_\mathrm{A} + p_\mathrm{B}/2)$ である．また，対立仮説下での統計量 T の期待値は，

$$E_{H_1}(T) = \delta$$

である．よって，これらを漸近的正規近似に基づく**必要症例数**の等式へ当てはめ，

$$\begin{aligned}\delta &= Z_{\alpha/2}\sqrt{\frac{2p(1-p)}{n}} \\ &\quad + Z_\beta\sqrt{\frac{p_\mathrm{A}(1-p_\mathrm{A}) + p_\mathrm{B}(1-p_\mathrm{B})}{n}} \\ n &= \left(\frac{Z_{\alpha/2}R + Z_\beta S}{\delta}\right)^2\end{aligned}$$

と各群の必要症例数算出式を得られる．ここに，

$$R = \sqrt{2p(1-p)}$$
$$S = \sqrt{p_\mathrm{A}(1-p_\mathrm{A}) + p_\mathrm{B}(1-p_\mathrm{B})}$$

である．

次に，分散安定化変換を用いる方法を考える．2 項分布の正規近似を用いる方法は，その性質から統計量 T の分散が母比率の関数となっている．つまり，興味があるのは母比率の差であるにもかかわらず，その分散が想定する母比率の位置によって変わる．母比率が 50%付近であれば分散が大きくなり，90%付近ではこれよりも小さな分散となる．そこで，分散が母比率とは無関係に定まる**分散安定化変換** (variance stabilizing transformation) によって，必要症例数を算出する場合を考える．このためには**デルタ法** (delta method) を用いた近似を利用する．平均 μ，分散 $\sigma^2 = \sigma^2(\mu)$ に従う確率変数 X のある連続関数 $f(x)$ を平均値 μ の周りで 1 次の **Taylor 展開**で近似する．つまり，

$$f(X) \approx f(\mu) + (X - \mu)f'(\mu)$$

である．したがって，$E(f(X)) \approx f(\mu)$ より，

$$\mathrm{Var}(f(X)) \approx \sigma^2(\mu)[f'(\mu)]^2$$

が得られる．ここで，$X = \hat{p} = r/n$ とすると，$E(X) = p$，$\mathrm{Var}(X) = p(1-p)/n$ であることから，

$$\frac{p(1-p)}{n}[f'(p)]^2 = C(\text{定数})$$

を満たす関数 $f(x)$ が分散安定化変換となる．この解は，

$$f(p) \propto \int \frac{1}{\sqrt{p(1-p)}}dp = \arcsin(\sqrt{p})$$

である．よって，$f(X) = \arcsin\sqrt{X}$ とおくと，$n > 30, 0.15 < p < 0.85$ であれば，中心極限定理より，

$$\arcsin(\sqrt{X}) \sim N\left(\arcsin(\sqrt{p}), \frac{1}{4n}\right)$$

というよい正規近似が可能である．検定統計量として，

$$T' = \arcsin\left(\sqrt{\hat{p}_A}\right) - \arcsin\left(\sqrt{\hat{p}_B}\right)$$

を考えると，

$$E_{H_1}(T') = \arcsin(\sqrt{p_A}) - \arcsin(\sqrt{p_B})$$
$$\mathrm{Var}_{H_0}(T') = \mathrm{Var}_{H_1}(T') = \frac{1}{2n}$$

より，これらを漸近的正規近似に基づく必要症例数の等式へ当てはめ，

$$n = \frac{1}{2}\left(\frac{Z_{\alpha/2} + Z_\beta}{\arcsin(\sqrt{p_A}) - \arcsin(\sqrt{p_B})}\right)^2$$

と各群の必要症例数は算出される．

2 項分布の正規近似を用いる方法と分散安定化変換を用いる方法それぞれから算出される必要症例数について，基本的にほとんど差はないと考えてよい．しかしながら，母比率が 90%を超える，または 10%より小さくなると，わずかな差が生じる．これは，これら 2 つの方法間で漸近的正規近似のよさの程度が異なることを示している．

2. 有意性検定での適用例

Smith *et al.* (1994) で報告されている悪性胆道閉塞に対する胆管バイパス手術と内視鏡下ステント留置術を比較した無作為化比較試験での想定を参考に適用例を示す．主要評価項目は手術後 30 日以内の死亡の有無であった．そこで，有意水準 5% ($\alpha = 0.05$) の両側検定を実施し，検出力 95% ($\beta = 0.05$) で死亡率として 20%と 5%の違いを検出できる必要症例数を算出する．

$$Z_{0.05/2} = 1.96, \quad Z_{0.05} = 1.64$$

より，2 項分布の正規近似を用いる方法から各群の例数は，

$$n = \left(\frac{1.96 \times 0.47 + 1.64 \times 0.46}{0.20 - 0.05} \right)^2 = 123.4$$

と算出される．そこで，各群 124 例が必要である．仮に，差が 15%と同じである 45%と 30%の違いを検出するとした場合，各群 268 例が必要とされる．つまり，母比率の差の検定に必要な症例数を算出する際には，差の大きさだけでなく，差の位置についても想定する必要がある．

3. 非劣性検定の必要症例数

群 A の母比率が群 B よりも Δ 以上劣らないことを示す非劣性仮説は

$$H_0 : p_A = p_B - \Delta, \quad H_1 : p_A > p_B - \Delta$$

となる．すなわち，

$$H_0 : p_A - (p_B - \Delta) = 0$$
$$H_1 : p_A - (p_B - \Delta) > 0$$

の片側検定に対応する．よって，2 項分布の正規近似を用いる方法を利用して，

$$\hat{p}_A - (\hat{p}_B - \Delta)$$

を検定統計量 T とする．このとき，$\delta = p_A - p_B$ として，

$$E_{H_1}(T) = \delta + \Delta$$
$$\mathrm{Var}_{H_0}(T) = \frac{(\bar{p}_B - \Delta)(1 - \bar{p}_B + \Delta) + \bar{p}_B(1 - \bar{p}_B)}{n}$$
$$\mathrm{Var}_{H_1}(T) = \frac{p_A(1 - p_A) + p_B(1 - p_B)}{n}$$

である．ここに，帰無仮説 H_0 のもとでの p_B の推定量の漸近値 $\bar{p}_B$ は，

$$\bar{p}_B = \frac{p_A + p_B + \Delta}{2}$$

と得られる．よって，これらを漸近的正規近似に基づく必要症例数の等式へ当てはめ，

$$n = \left(\frac{Z_\alpha R + Z_\beta S}{\delta + \Delta} \right)^2$$

と各群の必要症例数算出式を得られる．ここに，

$$R = \sqrt{(\bar{p}_B - \Delta)(1 - \bar{p}_B + \Delta) + \bar{p}_B(1 - \bar{p}_B)}$$
$$S = \sqrt{p_A(1 - p_A) + p_B(1 - p_B)}$$

である．

4. 非劣性検定での適用例

丹後 (2003) で紹介されていた皮膚真菌症 (足白癬) に対する TJN-318 クリームと対照薬ビフォナゾールクリームとの 2 重盲検比較試験での想定を参考に適用例を示す．主要評価項目は皮膚所見の改善，真菌学的効果を総合した「最終総合判定」に基づく有効の有無であった．過去の成績から，TJN-318 クリームとビフォナゾールクリームの有効率はそれぞれ 81.3%と 74.1%と想定された．そして，片側有意水準 5% ($\alpha = 0.05$) の非劣性検定を実施し，検出力 90% ($\beta = 0.10$) で TJN-318 クリームの有効率がビフォナゾールクリームよりも 10% ($\Delta = 0.10$) 以上劣らないことを示すのに必要な症例数を算出する．

$$Z_{0.05} = 1.64, \quad Z_{0.1} = 1.28$$

より，各群の例数は，

$$n = \left(\frac{1.64 \times 0.58 + 1.28 \times 0.59}{0.813 - 0.741 + 0.1} \right)^2 = 99.2$$

と算出される．そこで，各群 100 例が必要である．

［長谷川貴大］

傾向性の検出

detection of trend

1. 傾向性の検出

K 個の群 (多くの場合，用量) の応答の母数 θ_i $(i = 1, \ldots, K)$ について，傾向性の評価をするときの帰無仮説は，

$$H_0 : \theta_1 = \theta_2 = \cdots = \theta_K$$

である．一方で，検出したい傾向性を示す対立仮説は線形増加，あるいはある用量で頭打ちなどさまざまである (図 1).

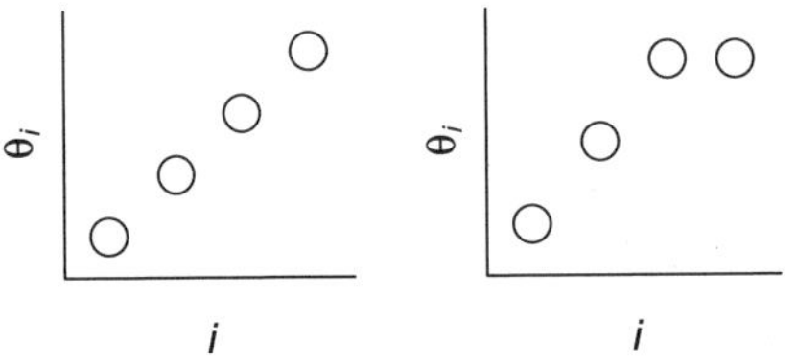

図 1　用量反応パターンの例

したがって，必要症例数算出時の対立仮説の設定にはそれぞれの群の θ_i を想定する必要がある．以下では，簡単のため，$n_1 = \cdots = n_K = n$ と各群の標本サイズが等しいものとする．傾向性を検出するということは，各群に対して対立仮説で仮定した傾向性のパターンに対応するスコア c_i を与えて，“$\hat{\theta}_i$ と c_i の間の相関係数 r (直線性)”

$$r = \frac{\sum_{i=1}^{K}(\hat{\theta}_i - \bar{\theta})(c_i - \bar{c})}{\sqrt{\sum_{i=1}^{K}(\hat{\theta}_i - \bar{\theta})^2 \sum_{i=1}^{K}(c_i - \bar{c})^2}}$$

の統計的有意性を評価することに対応する．ここに，$\bar{\theta} = (\sum_{i=1}^{K} \hat{\theta}_i)/K$，$\bar{c} = (\sum_{i=1}^{K} c_i)/K$ である．つまり，帰無仮説のもとで相関係数 r は 0 となり，検出したい対立仮説のもとでは 1 となる．ここで，スコア c_i に対して，定数を加減乗除しても相関係数 r は変わらない．ゆえに，一般性を失わずに $\bar{c} = 0$ とおき，$\sum_{i=1}^{K} c_i = 0$ とする．このとき，傾向性を評価する相関係数 r の有意性検定

$$H_0 : r = 0, \quad H_1 : r \neq 0$$

は，相関係数の分母が正であることから分子に着目して，

$$H_0 : L = 0, \quad H_1 : L \neq 0$$

の線形対比 (linear contrast) L の検定に対応する．ここに，

$$L = \sum_{i=1}^{K}(\hat{\theta}_i - \bar{\theta})(c_i - \bar{c}) = \sum_{i=1}^{K} \hat{\theta}_i c_i$$

である．

参考までに，代表的な線形対比の例を示す．3 群の場合で線形増加を示す線形対比係数は $(-1, 0, 1)$ である．したがって，2 番目の係数が 0 であることより，2 番目の群は検定と無関係である．つまり，1 番目と 3 番目の群を比較する 2 群比較と同等となる．また，2 番目の群で効果が頭打ちであることを示す係数は $(-2, 1, 1)$ である．4 群の場合で線形増加を示す線形対比係数は $(-3, -1, 1, 3)$ となる．

2. 傾向性の検出に対する必要症例数 (平均値)

K 個の群の平均値 μ_i $(i = 1, \ldots, K)$ について，ある傾向性を検出するのに必要な症例数を算出することを考える．群 i で観測される平均値を $\bar{Y}_i$ とおき，検出したい傾向性に対応するスコア c_i を用いて，検定統計量である線形対比 L は，

$$L = \sum_{i=1}^{K} \bar{Y}_i c_i$$

と書ける．よって，

$$E_{H_1}(L) = \sum_{i=1}^{K} \mu_i c_i$$

$$\mathrm{Var}_{H_0}(L) = \mathrm{Var}_{H_1}(L) = \frac{\sigma^2}{n} \sum_{i=1}^{K} c_i^2$$

より，これらを漸近的正規近似に基づく必要症例数の等式へ当てはめ，

$$n = \frac{(Z_{\alpha/2} + Z_{\beta})^2 \sigma^2 \sum_{i=1}^{K} c_i^2}{(\sum_{i=1}^{K} \mu_i c_i)^2}$$

と各群の必要症例数は算出される．ここに，σ^2 は各個体の応答の誤差分散を表す．2 群比較の場合，与えるスコアは $c_1 = -1, c_2 = 1$ であることから，これらを代入すると，2 群比較で必要な症例数の算出式と一致する．したがって，2 群比較は傾向性評価の特別な場合となっていることがわかる．

3. 傾向性の検出 (平均値) の適用例

75 mg，150 mg，300 mg，600 mg の 4 用量について，用量反応関係を評価する試験を考える．合計症状スコアのベースラインからの変

化量を 75 mg, 150 mg, 300 mg, 600 mg 群それぞれで −0.5, −2.0, −3.5, −3.5 と想定し，300 mg で効果が頭打ちとなっていることを評価したいとする．この場合，まずはスコアとして，$c_1 = 1, c_2 = 2, c_3 = 3, c_4 = 3$ を単純に与える．しかし，これでは $\bar{c} = 2.25 \neq 0$ であるから，それぞれのスコアから 2.25 を引き，4 倍する．これにより，線形対比係数 $(c_1, c_2, c_3, c_4) = (-5, -1, 3, 3)$ を得る．また，各個体の応答の誤差分散 σ^2 を 9.0 と想定する．これらのもとで，有意水準 5% ($\alpha = 0.05$) の両側検定を実施し，検出力 80% ($\beta = 0.20$) で傾向性を検出できる必要症例数を算出する．

$$Z_{0.05/2} = 1.96, \quad Z_{0.20} = 0.84$$

より，各群の例数は，

$$n = \frac{(1.96 + 0.84)^2 \times 9.0 \times 44}{(2.5 + 2.0 - 10.5 - 10.5)^2} = 11.4$$

と算出される．そこで，各群 12 例が必要である．

4. 傾向性の検出に対する必要症例数 (母比率)

K 個の群の母比率 p_i $(i = 1, \ldots, K)$ について，ある傾向性を検出するのに必要な症例数の算出を平均値の場合と同様に考える．群 i で観測される比率を $\hat{p}_i = r_i/n$ とおく．ここに，r_i は群 i でイベントが観測された例数を示す．検出したい傾向性に対応するスコア c_i を用いて，検定統計量である線形対比 L は，

$$L = \sum_{i=1}^{K} \hat{p}_i c_i$$

と書ける．対立仮説下での統計量 L の期待値は，

$$E_{H_1}(L) = \sum_{i=1}^{K} p_i c_i$$

である．また，帰無仮説 H_0，対立仮説 H_1 それぞれのもとでの統計量 L の分散は，**2 項分布**の漸近的正規近似を用いて，

$$\mathrm{Var}_{H_0}(L) = \frac{p(1-p)}{n} \sum_{i=1}^{K} c_i^2$$

$$\mathrm{Var}_{H_1}(L) = \frac{1}{n} \sum_{i=1}^{K} c_i^2 p_i (1 - p_i)$$

となる．ここに，$p = (\sum_{i=1}^{K} p_i)/K$ である．よって，これらを漸近的正規近似に基づく必要症例数の等式へ当てはめ，

$$n = \left(\frac{Z_{\alpha/2} R + Z_\beta S}{\sum_{i=1}^{K} p_i c_i} \right)^2$$

と各群の必要症例数算出式を得られる．ここに，

$$R = \sqrt{p(1-p) \sum_{i=1}^{K} c_i^2}$$

$$S = \sqrt{\sum_{i=1}^{K} c_i^2 p_i (1 - p_i)}$$

である．2 群比較の場合，与えるスコアは $c_1 = -1, c_2 = 1$ であることから，これらを代入すると，2 群比較で必要な症例数の算出式と一致する．したがって，母比率についても 2 群比較は傾向性評価の特別な場合となっていることがわかる．

5. 傾向性の検出 (母比率) の適用例

75 mg, 150 mg, 300 mg, 600 mg の 4 用量について，用量反応関係を評価する試験を考える．有効率を 75 mg, 150 mg, 300 mg, 600 mg 群それぞれで 35%, 55%, 75%, 75%と想定し，300 mg で効果が頭打ちとなっていることを評価したいとする．この場合，線形対比係数は $(c_1, c_2, c_3, c_4) = (-5, -1, 3, 3)$ で与えられる．これらのもとで，有意水準 5% ($\alpha = 0.05$) の両側検定を実施し，検出力 80% ($\beta = 0.20$) で傾向性を検出できる必要症例数を算出する．

$$p = \frac{0.35 + 0.55 + 0.75 \times 2}{4} = 0.60$$

$$R = \sqrt{p(1-p) \times 44} = 3.250$$

$$S = \sqrt{5.688 + 0.247 + 1.688 + 1.688} = 3.051$$

より，各群の例数は，

$$n = \left(\frac{1.96 \times 3.250 + 0.84 \times 3.051}{-1.75 - 0.55 + 2.25 + 2.25} \right)^2 = 16.5$$

と算出される．そこで，各群 17 例が必要である．

［長谷川貴大］

生存率の差

difference in survival rates

1. 生存率の差に対する必要症例数

群 A と群 B の 2 群からなる並行群間比較試験を考える．ここでは，あるイベントが発生するまでの時間 (生存時間) として主要評価項目が観測されるものとする．そして，試験期間内にイベントが発生 (死亡) し，m 個の相異なる生存時間 t_j $(j=1,\ldots,m)$ が得られ，これらを小さい方から順に並べて，$t_1 < t_2 < \cdots < t_m$ であったとする．また，生存時間 t_j が観測された例数を $d_j(\geq 1)$ とおくと，全体のイベント総数は $\sum_{j=1}^{m} d_j$ となる．さらに，区間 $[t_j, t_{j+1})$ において，何らかの理由で追跡不能となった打ち切り例数を w_j 例とおく．ここに，この区間には時点 t_j は含むが，時点 t_{j+1} を含まないことに注意する．したがって，時点 t_j の直前では，$n_j = \sum_{k=j}^{m}(d_k + w_k)$ 例の被験者でイベントの発生がまだ確認されていない (生存している) こととなる．これらの被験者を時点 t_j でのリスクセット $R(t_j)$ と呼ぶ．時点 t_j での群 A と群 B それぞれのリスクセットの例数を $n_{\mathrm{A}j}$, $n_{\mathrm{B}j}$ とおくと，時点 t_j での被験者の内訳は表 1 のようになる．

表 1　時点 t_j での被験者の内訳

群	死亡	生存	$R(t_j)$
A	$d_{\mathrm{A}j}$	$n_{\mathrm{A}j} - d_{\mathrm{A}j}$	$n_{\mathrm{A}j}$
B	$d_{\mathrm{B}j}$	$n_{\mathrm{B}j} - d_{\mathrm{B}j}$	$n_{\mathrm{B}j}$
合計	d_j	$n_j - d_j$	n_j

このもとで，比例ハザードモデル

$$\lambda(t;x) = \lambda_0(t)\exp(\beta x)$$
$$x = 1(\text{群 A}), 0(\text{群 B})$$

を考え，生存率の差を対数ハザード比を用いて，下記の両側検定を行うとする．

$$H_0 : \beta = 0, \quad H_1 : \beta \neq 0$$

そして，比例ハザードモデルのもとで最も効率的なログランク検定 (log-rank test) を適用する．ここでは，Freedman (1982) によって提案された必要症例数算出の方法を紹介する．ログランク検定の検定統計量は，スコア検定より導かれ，

$$\frac{\left\{\sum_{j=1}^{m}(d_{\mathrm{A}j} - E_{H_0}(d_{\mathrm{A}j}))\right\}^2}{\sum_{j=1}^{m}\mathrm{Var}_{H_0}(d_{\mathrm{A}j})}$$

である．ここに，

$$E_{H_0}(d_{\mathrm{A}j}) = n_{\mathrm{A}j}\frac{d_j}{n_j}$$
$$\mathrm{Var}_{H_0}(d_{\mathrm{A}j}) = \frac{n_{\mathrm{A}j}(n_j - n_{\mathrm{A}j})d_j(n_j - d_j)}{(n_j - 1)n_j^2}$$

とする．よって，統計量

$$T = \sum_{j=1}^{m}(d_{\mathrm{A}j} - E_{H_0}(d_{\mathrm{A}j}))$$

を考え，$E_{H_1}(T)$, $\mathrm{Var}_{H_1}(T)$, $\mathrm{Var}_{H_0}(T)$ を算出して，漸近的正規近似に基づく必要症例数の等式へ当てはめればよい．$\theta = \exp(\beta)$, $\delta_j = d_{\mathrm{A}j} - E_{H_0}(d_{\mathrm{A}j})$ とそれぞれおくと，対立仮説のもとでのイベント数 d_j の期待値は，

$$\begin{aligned} E_{H_1}(d_j) &= E_{H_1}(d_{\mathrm{A}j}) + E_{H_1}(d_{\mathrm{B}j}) \\ &= n_{\mathrm{A}j}\theta\lambda_0(t_j)\Delta(t) + n_{\mathrm{B}j}\lambda_0(t_j)\Delta(t) \end{aligned}$$

であることから，

$$\begin{aligned} E_{H_1}(\delta_j) &= E_{H_1}(d_{\mathrm{A}j}) - E_{H_0}(d_{\mathrm{A}j}) \\ &= d_j\frac{n_{\mathrm{A}j}\theta}{n_{\mathrm{A}j}\theta + n_{\mathrm{B}j}} - d_j\frac{n_{\mathrm{A}j}}{n_j} \end{aligned}$$

となる．また，対立仮説のもとでは，n_j が $(\theta n_{\mathrm{A}j} + n_{\mathrm{B}j})/\theta$ に対応することから，

$$\begin{aligned} &\mathrm{Var}_{H_1}(\delta_j) \\ &\quad= \frac{n_{\mathrm{A}j}n_{\mathrm{B}j}\theta d_j(\theta n_{\mathrm{A}j} + n_{\mathrm{B}j} - \theta d_j)}{(\theta n_{\mathrm{A}j} + n_{\mathrm{B}j} - \theta)(\theta n_{\mathrm{A}j} + n_{\mathrm{B}j})^2} \end{aligned}$$

と得られる．ここで，イベント発生の時間間隔を細かく観測することで，$d_j = 1$ $(j = 1,\ldots,m)$ と仮定できるであろう．つまり，m はイベント数 e と等しくなる．それぞれの時点での各群のリスクセットの比を $r_j = n_{\mathrm{A}j}/n_{\mathrm{B}j}$ とおくと，

$$E_{H_1}(T) = \sum_{j=1}^{m}\left(\frac{\theta r_j}{\theta r_j + 1} - \frac{r_j}{r_j + 1}\right)$$
$$\mathrm{Var}_{H_1}(T) = \sum_{j=1}^{m}\frac{\theta r_j}{(\theta r_j + 1)^2}$$
$$\mathrm{Var}_{H_0}(T) = \sum_{j=1}^{m}\frac{r_j}{(r_j + 1)^2}$$

となる．また，各群の例数が $n_{\mathrm{A}} = n_{\mathrm{B}} = n$ 例で等しく，群間差がきわめて大きくなければ，最初のうちのリスクセットの比はほぼ $r_j = 1$ と仮定できるので，

$$E_{H_1}(T) = e\left(\frac{\theta}{\theta + 1} - \frac{1}{2}\right)$$
$$\mathrm{Var}_{H_1}(T) = e\frac{\theta}{(\theta + 1)^2}$$
$$\mathrm{Var}_{H_0}(T) = \frac{e}{4}$$

と表せる．よって，これらを漸近的正規近似に基づく必要症例数の等式へ当てはめ，θ が 1 の近辺の範囲では $\sqrt{\theta}/(\theta+1) \approx 1/2$ と仮定できることを利用して，両群で必要な観測イベント数は，

$$e = \left(\frac{\theta+1}{\theta-1}\right)^2 (Z_{\alpha/2} + Z_\beta)^2$$

と近似計算できる．ゆえに，試験終了時点 t^* でこの必要なイベント数が観測されるのに必要な症例数 n $(= n_{\mathrm{A}} = n_{\mathrm{B}})$ は，

$$n = \frac{e}{2 - S_{\mathrm{A}}(t^*) - S_{\mathrm{B}}(t^*)}$$

である．さらに，脱落率 $100w\%$ を仮定すると，

$$n^* = \frac{e}{2 - S_{\mathrm{A}}(t^*) - S_{\mathrm{B}}(t^*)} \frac{1}{1-w}$$

が必要な症例数となる．

生存率の差に関する**必要症例数**の算出方法は，上記の Freedman の方法以外にも，同様に生存時間分布に指数分布を仮定した Schoenfeld (1981) の方法

$$n = \frac{4(Z_{\alpha/2} + Z_\beta)^2}{(\log(\theta))^2} \frac{1}{2 - S_{\mathrm{A}}(t^*) - S_{\mathrm{B}}(t^*)}$$

や区間指数分布を仮定した Lakatos (1988) の方法，被験者登録の分布を考慮した Lachin and Foulkes (1986) の方法などが提案されている．

2. 有意性検定での適用例

プラセボを対照としたインフルエンザ治療薬の無作為化並行群間比較試験を考える．治療開始から 2 週間 (336 時間) の間，各被験者は追跡調査され，主要評価項目はインフルエンザ症状が消失するまでの時間を示すインフルエンザ罹病期間である．類似の試験からインフルエンザ罹病期間は指数分布を仮定できることが知られており，プラセボ群のインフルエンザ罹病期間の中央値 (50%の被験者でインフルエンザ症状が消失した時間) は 100 時間と考えられていた．そして，新治療はこれを 24 時間短縮することが期待されているものとする．つまり，指数分布の中央値の比はハザード比の逆数に等しいことから，プラセボ群に対するハザード比として 1.32 (=100/76) の効果を期待されている．そこで，有意水準 5% $(\alpha = 0.05)$ の両側検定を実施し，検出力を 80% $(\beta = 0.20)$ を達成する必要症例数が算出された．各群の試験終了時点の生存率はそれぞれ 10%，5%であることから，各群の例数は，

$$n = \left(\frac{1.32+1}{1.32-1}\right)^2 \frac{(1.96+0.84)^2}{2-0.10-0.05} = 227.4$$

と算出された．そこで，各群 228 例が必要とされた．

3. 非劣性検定の必要症例数

ここでは，ハザード比に対して，非劣性マージン Δ_H を設定した以下の**非劣性**の検定仮説を考える．

$$H_0 : \theta = 1 + \Delta_H, \quad H_1 : \theta < 1 + \Delta_H$$

有意性検定で用いたログランク検定に相当する検定を考え，同様の統計量

$$T = \sum_{j=1}^{m} (d_{\mathrm{A}j} - E_{H_0}(d_{\mathrm{A}j}))$$

について，各仮説下での期待値と分散は

$$E_{H_1}(T) = e\left(\frac{\theta}{\theta+1} - \frac{\theta_0}{\theta_0+1}\right)$$

$$\mathrm{Var}_{H_1}(T) = e\frac{\theta}{(\theta+1)^2}$$

$$\mathrm{Var}_{H_0}(T) = e\frac{\theta_0}{(\theta_0+1)^2}$$

と算出される．ここに，$\theta_0 = 1 + \Delta_H$ である．よって，これらを漸近的正規近似に基づく必要症例数の等式へ当てはめ，両群で必要な観測イベント数は，

$$e = \left\{\frac{Z_\alpha(\theta+1)\sqrt{\theta_0} + Z_\beta(\theta_0+1)\sqrt{\theta}}{\theta - \theta_0}\right\}^2$$

となる．ちなみに，非劣性試験でよく前提とされる「2 つの治療効果は同じ」と仮定する場合には，$\theta = 1$，$\theta_0 = 1 + \Delta_H$ であることから，

$$e = \left(\frac{2+\Delta_H}{\Delta_H}\right)^2 (Z_\alpha + Z_\beta)^2$$

と近似される．ゆえに，必要な症例数 n は，

$$n = \frac{e}{2 - S_{\mathrm{A}}(t^*) - S_{\mathrm{B}}(t^*)}$$

と算出できる．　　[長谷川貴大]

クロスオーバー試験

crossover trials

1. クロスオーバー試験

各被験者の応答において，**被験者内変動**と比べて**被験者間変動**が大きい状況を考える．この場合，試験デザインとして並行群間比較試験を選択すると，全体の変動は被験者内変動に被験者間変動を加えたものとなり，必要症例数が多くなってしまう．そこで，各被験者で治療 A と治療 B ともに行い，それぞれの効果を観察する**クロスオーバー試験**が実施される．ここでは，最も簡単な AB/BA の 2×2 クロスオーバー試験を対象に論じる．この試験デザインは，試験期間を期間 1 と期間 2 に分け，各被験者を期間 1 に治療 A，期間 2 に治療 B を受ける群 1 (n_1 例) と反対に治療 B，治療 A という順で治療を受ける群 2 (n_2 例) へ割り付ける．つまり，表 1 のようなデザインである．

表 1　AB/BA のクロスオーバー試験

群	期間 1		期間 2	
	治療	応答	治療	応答
1	A	Y_{1i1}	B	Y_{1i2}
2	B	Y_{2i1}	A	Y_{2i2}

群 1 の被験者 i，期間 $k\ (=1,2)$ の応答 Y_{1ik} について，

$$Y_{1i1} = \mu + \alpha_{1i} + \beta_1 + \tau_{\mathrm{A}} + \varepsilon_{1i1}$$
$$Y_{1i2} = \mu + \alpha_{1i} + \beta_2 + \tau_{\mathrm{B}} + \varepsilon_{1i2},\quad i = 1,\ldots,n_1$$

というモデルを考える．α_{1i} は群 1 の被験者 i の効果，つまり被験者間変動を表し，$N(0,\sigma_B^2)$ に従う確率変数とする．また，β_k は期間 k の効果，$\tau_{\mathrm{A}}, \tau_{\mathrm{B}}$ は治療 A と B それぞれの効果，ε_{1ik} は被験者内変動を表し，$N(0,\sigma_W^2)$ に従う確率変数とする．ここに，期間 1 の治療効果が期間 2 の応答，つまり治療効果の評価に影響を与えないと考える．つまり，**持ち越し効果** (carry-over effect) がないことを仮定する．したがって，各被験者での期間 1 と 2 の応答の差 $D_{1i} = Y_{1i1} - Y_{1i2}$ は，被験者間変動 α_{1i} が消え，

$$D_{1i} = \beta_1 - \beta_2 + \tau_{\mathrm{A}} - \tau_{\mathrm{B}} + \varepsilon_1,$$
$$\varepsilon_1 \sim N(0, 2\sigma_W^2)$$

と表せる．同様に，群 2 の応答についても

$$Y_{2i1} = \mu + \alpha_{2i} + \beta_1 + \tau_{\mathrm{B}} + \varepsilon_{2i1}$$
$$Y_{2i2} = \mu + \alpha_{2i} + \beta_2 + \tau_{\mathrm{A}} + \varepsilon_{2i2},\quad i = n_1+1,\ldots,n_1+n_2$$

というモデルを考え，応答の差 D_{2i} は，

$$D_{2i} = \beta_1 - \beta_2 + \tau_{\mathrm{B}} - \tau_{\mathrm{A}} + \varepsilon_2,$$
$$\varepsilon_2 \sim N(0, 2\sigma_W^2)$$

と表せる．したがって，期間 1 と 2 の応答の差の平均値 $\bar{d}_i$ について群間で差をとり半分にした

$$\frac{\bar{d}_1 - \bar{d}_2}{2} \sim N\left(\tau_{\mathrm{A}} - \tau_{\mathrm{B}}, \left(\frac{1}{n_1} + \frac{1}{n_2}\right)\frac{\sigma_W^2}{2}\right)$$

が，治療効果 $\tau_{\mathrm{A}} - \tau_{\mathrm{B}}$ の不偏推定量として得られる．ここに，

$$\bar{d}_1 = \frac{\sum_{i=1}^{n_1}(y_{1i1} - y_{1i2})}{n_1}$$
$$\bar{d}_2 = \frac{\sum_{i=n_1+1}^{n_1+n_2}(y_{2i1} - y_{2i2})}{n_2}$$

とする．したがって，クロスオーバー試験での治療効果の差は，$\{d_{1i}/2, i = 1,\ldots,n_1\}$ と $\{d_{2i}/2, i = n_1+1,\ldots,n_1+n_2\}$ の 2 群の差に帰着される．つまり，t 検定などの 2 標本検定を適用でき，これに基づいて必要症例数を算出できる．

$$\mathrm{Var}\left(\frac{d_{1i}}{2}\right) = \mathrm{Var}\left(\frac{d_{2i}}{2}\right) = \frac{\sigma_W^2}{2}$$

であることから，下記の両側検定

$$H_0 : \delta = 0, \quad H_1 : \delta \neq 0$$

を有意水準 $100\alpha\%$ で実施し，検出力 $100(1-\beta)\%$ で治療効果の差 δ を検出するのに必要な症例数は，母平均の差に対する**必要症例数**を用いて，

$$n = \left(\frac{t_{\alpha/2}(2n-2) + t_\beta(2n-2)}{\delta/\sigma_W}\right)^2 \quad (1)$$

を満たすように，反復収束法で解けばよい．ここに，$n = n_1 = n_2$ で各群等例数としている．なお，n が 30 より大きく t 分布を正規近似できる漸近的な場合には，

$$n = \left(\frac{Z_{\alpha/2} + Z_\beta}{\delta/\sigma_W}\right)^2 \quad (2)$$

で各群の必要症例数を算出できる．

2. 並行群間比較試験との比較

治療効果の差を評価する際，クロスオーバー試験では $d_{1i}/2$ と $d_{2i}/2$ の比較であったが，並行群間比較試験はクロスオーバー試験の期間 1 のみの場合に対応することから，y_{1i1} と y_{2i1} の

比較となる．したがって，クロスオーバー試験と並行群間比較試験それぞれの分散は $\sigma_W^2/2$ と $\sigma_B^2+\sigma_W^2$ である．これらの違いにより，必要症例数について，

$$n_c = \frac{\sigma_W^2/2}{\sigma_B^2+\sigma_W^2}n_p = \frac{1}{2(1+\theta^2)}n_p$$

という関係がある．ここに，クロスオーバー試験と並行群間比較試験それぞれの必要症例数を n_c, n_p とする．また，$\theta^2=\sigma_B^2/\sigma_W^2$ は個人差指数と呼ばれている指標である．したがって，常にクロスオーバー試験の必要症例数は並行群間比較試験の半分以下となる．特に，クロスオーバー試験を実施するというのは，被験者間変動 σ_B^2 が大きい場合であり，並行群間比較試験に比べてクロスオーバー試験に必要な症例数はかなり少なくてよいこととなる．例えば，被験者間変動 σ_B^2 と被験者内変動 σ_W^2 が等しい場合，つまり個人差指数 θ^2 が1のときには，4分の1の例数ですむ．このことから，クロスオーバー試験の必要症例数を算出する際には，算出される例数が少ないことが多いため，漸近的正規近似を用いた (2) 式で算出するよりは，これを反復収束計算の初期値として用い，(1) 式で求めることがよいと考えられる．

3. 適用例

丹後 (2003) の新しいコレステロール低下薬の臨床試験での適用例を紹介する．この試験で用いる主要評価項目はLDL-C (low-density lipid-protein cholesterol) であり，対照薬との差は変化率で10%が臨床的に意味のある差と考え，これを検出するのに必要な症例数を見積もりたい．これまでの過去のデータから標準偏差は25% $(=\sqrt{\sigma_B^2+\sigma_W^2})$ と推定することができた．これを両側検定で有意水準5% $(\alpha=0.05)$，検出力80% $(\beta=0.20)$ で検出することを考える．まず，並行群間比較試験として実施するときの必要症例数を算出する．$Z_{0.05/2}=1.960$, $Z_{0.20}=0.842$ であることから，漸近的正規近似を用いて，

$$n_p = 2\left(\frac{1.960+0.842}{10/25}\right)^2 = 98.1$$

より，各群100例が必要であった．次に，クロスオーバー試験として実施するときの必要症例数を算出する．このとき，被験者内変動の分散 σ_W^2 の想定値が必要である．残念ながら，これまでにクロスオーバー試験を実施した経験がなかったため，これを知る資料はなかった．そこで，予定施設での類似患者の入院患者のLDL-Cの経時的変動データから変量モデルの1元配置分散分析により，$\hat{\theta}=\sigma_B/\sigma_W=1.5$ と推定できた．したがって，必要症例数についてのクロスオーバー試験と並行群間比較試験の関係式を利用して，

$$n_c = \frac{100}{\{2(1+1.5^2)^2\}}$$

より，各群16例が必要と計算できる．クロスオーバー試験を選択することで，症例数についてかなりの減少がみられた．これまでの計算は，漸近的正規近似を用いた方法であったことから，さらに精密に計算することにする．まず，σ_W^2 を求めるため，

$$25^2=\sigma_B^2+\sigma_W^2=\sigma_W^2(\theta^2+1)$$

を解き，$\sigma_W^2=192.31$ と算出された．したがって，16例を初期値として，(1) 式へ代入すると，

$$n_c = \frac{(2.042+0.854)^2}{10^2/192.31} = 16.13$$

となり，ほぼ16例と一致していることから，この場合は反復計算を繰り返すことなく，各群16例が必要と見積もられた．

4. 持ち越し効果がある場合の考察

持ち越し効果がある場合，群1の被験者 i，期間 k の応答 Y_{1ik} は，

$$Y_{1i1}=\mu+\alpha_{1i}+\beta_1+\tau_{\mathrm{A}}+\varepsilon_{1i1}$$
$$Y_{1i2}=\mu+\alpha_{1i}+\beta_2+\tau_{\mathrm{B}}+\lambda_{\mathrm{A}}+\varepsilon_{1i2}$$

というモデルとなる．ここに，λ_{A} は治療Aの持ち越し効果である．同様に，群2についても治療Bの持ち越し効果 λ_{B} がモデルに入る．したがって，$d_{1i}/2$ と $d_{2i}/2$ の比較では，2つの治療の持ち越し効果が等しくない限り，$-(\lambda_{\mathrm{A}}-\lambda_{\mathrm{B}})/2$ だけ治療効果が偏ってしまう．このため，応答の期間の和について群間の平均差をとると，

$$(\bar{y}_{1\cdot1}+\bar{y}_{1\cdot2})-(\bar{y}_{2\cdot1}+\bar{y}_{2\cdot2}) \sim N(\lambda_{\mathrm{A}}-\lambda_{\mathrm{B}}, (8\sigma_B^2+4\sigma_W^2)/n)$$

となり，2つの治療の持ち越し効果の差を評価できる．しかしながら，この分散は治療効果の評価で用いた応答の期間の差についての群間の平均差よりもかなり大きい．このため，治療効果を検出するのに算出された必要症例数のもとでは，持ち越し効果の検出力はきわめて低いことがわかる．

[長谷川貴大]

クラスター無作為化比較試験

cluster randomized trials

1. クラスター無作為化比較試験

一般に，臨床試験では治療法を割り付ける対象は被験者である．しかしながら，被験者に割り付けることが不可能あるいは不適切な試験もあるであろう．例えば，ある地域や病院において，新しいプログラムの効果を評価したい場合が考えられる．つまり，ここでのプログラムとは地域住民や施設のスタッフなどの集団に対するものであり，個人に対するものではない点が異なる．したがって，2 種類のプログラムを比較する際には，偶数の地域 (クラスター) を対象に無作為にプログラムを割り付ける．そして，各クラスターへ割り付けられたプログラムを受けた個人からその結果を得る方法である．このように実施される試験を**クラスター無作為化比較試験** (cluster randomization trials) と呼ぶ．ここでは，クラスター無作為化比較試験での**必要症例数**の算出方法を紹介する．

プログラム A または B を割り付けられた群 i $(= \mathrm{A}, \mathrm{B})$ におけるクラスター j $(= 1, \ldots, J)$ の被験者 k $(= 1, \ldots, n_{ij})$ の応答 Y_{ijk} について，

$$Y_{ijk} = \mu + \alpha_i + \gamma_{ij} + \varepsilon_{ijk} \qquad (1)$$

という**混合効果モデル**を考える．ここに，α_i はプログラム i の効果，γ_{ij} はプログラム i を割り付けられたクラスター j の効果を表し，$N(0, \sigma_B^2)$ に従う確率変数とする．また，ε_{ijk} はクラスター内誤差を表し，$N(0, \sigma_W^2)$ に従う確率変数とする．応答 Y_{ijk} の分布があまりにも非対称で，このモデルで仮定した各効果が正規分布に従うという想定に無理がある場合には，適当な変数変換を実施する必要がある．ところで，

$$\mathrm{Var}(Y_{ijk}) = \sigma_B^2 + \sigma_W^2 = \sigma^2$$

$$\mathrm{Var}(\bar{Y}_{ij\cdot}) = \sigma_B^2 + \frac{\sigma_W^2}{n_{ij}}$$

である．ここに，$\bar{Y}_{ij\cdot} = (\sum_{k=1}^{n_{ij}} Y_{ijk})/n_{ij}$ とし，各クラスターでの応答の平均値を示す．もし，各クラスターの大きさが n $(= n_{ij})$ 例で等しい場合，あるいはほぼ等しい場合には，$\bar{Y}_{ij\cdot}$ の分散が $\sigma_B^2 + \sigma_W^2/n$ でクラスターとは無関係に等しくなる．よって，この場合，各クラスターでの応答の平均値 $\bar{Y}_{ij\cdot}$ を 1 つの個体の観測値として，プログラム間の 2 群の差に帰着される．つまり，t 検定などの 2 標本検定を適用でき，これに基づいて必要症例数を算出できる．下記の両側検定

$$H_0 : \alpha_\mathrm{A} - \alpha_\mathrm{B} = 0, \quad H_1 : \alpha_\mathrm{A} - \alpha_\mathrm{B} \neq 0$$

を有意水準 $100\alpha\%$ で実施し，検出力 $100(1-\beta)\%$ で治療効果の差 δ を検出するのに必要なクラスター数は，母平均の差に対する必要症例数を用いて，

$$J = \frac{2(\sigma_B^2 + \sigma_W^2/n)}{\delta^2} \times \{t_{\alpha/2}(2J-2) + t_\beta(2J-2)\}^2 \qquad (2)$$

を満たすように，反復収束法で解けばよい．なお，J が 30 より大きく t 分布を正規近似できる漸近的な場合には，

$$J = \frac{2(\sigma_B^2 + \sigma_W^2/n)(Z_{\alpha/2} + Z_\beta)^2}{\delta^2} \qquad (3)$$

で各群で必要なクラスター数を算出できる．クラスター無作為化試験では，必要なクラスター数を算出する．このため，算出されるクラスター数は少ないことが多く，漸近的正規近似を用いた (3) 式で算出するよりは，これを反復収束計算の初期値として用い，(2) 式で求めることがよいと考えられる．

2. クラスター内相関を用いた必要なクラスター数の計算

上記の必要なクラスター数の計算方法をクラスター内相関係数を用いた別の表現で表してみる．各クラスターの大きさが n 例で等しい場合，$\mathrm{Var}(\bar{Y}_{ij\cdot}) = \sigma_B^2 + \sigma_W^2/n$ より，プログラム i の平均値の分散は，

$$\begin{aligned}\mathrm{Var}(\bar{Y}_{i\cdot\cdot}) &= \frac{\sigma_B^2 + \sigma_W^2/n}{J} \\ &= \frac{n\sigma_B^2 + \sigma_W^2}{nJ} \\ &= \frac{\sigma_B^2 + \sigma_W^2}{nJ}\{1 + \rho(n-1)\}\end{aligned}$$

と表せる．ここに，ρ は**クラスター内相関係数**と呼ばれるもので，

$$\begin{aligned}\rho &= \frac{E(Y_{ijk} - \mu - \alpha_i)(Y_{ijk'} - \mu - \alpha_i)}{\sqrt{\mathrm{Var}(Y_{ijk})\mathrm{Var}(Y_{ijk'})}} \\ &= \frac{\sigma_B^2}{\sigma_B^2 + \sigma_W^2}\end{aligned}$$

と定義される．つまり，同じクラスター内の各個人のデータ (応答) はクラスター効果の分だけ互いに似ていて，相関があると解釈できる．よって，各個人へプログラムを割り付けたときの各プ

ログラムの平均値の分散 $(\sigma_B^2+\sigma_W^2)/nJ$ と比較して，クラスター無作為化試験では $1+\rho(n-1)$ 倍増加していることがわかる．このことは，各個人へ割り付けるデザインよりも全体として必要な例数が増えることになる．さらには，クラスターへ無作為割り付けしたことを無視し，各被験者へ割り付けられたかのようにして，単純に各プログラムの平均値と分散を計算して t 検定を適用してしまうと，分散が過小に評価されてしまう．これにより，見かけ上の有意差を検出してしまうこととなり，第 1 種の過誤が有意水準を超えてしまう．

$\sigma^2=\sigma_B^2+\sigma_W^2$ とおき，クラスター内相関係数で表した必要なクラスター数は，t 分布を用いた反復収束法で解く式は

$$J=\frac{2\sigma^2\{1+\rho(n-1)\}}{n\delta^2}\times\{t_{\alpha/2}(2J-2)+t_\beta(2J-2)\}^2$$

と表せる．また，漸近正規近似を用いた式は，

$$J=\frac{2\sigma^2\{1+\rho(n-1)\}(Z_{\alpha/2}+Z_\beta)^2}{n\delta^2}$$

である．

3. クラスター内およびクラスター間分散の推定

クラスター無作為化試験で必要なクラスター数を算出する際には，クラスター内分散 σ_W^2，およびクラスター間分散 σ_B^2 それぞれの想定値が必要である．そこで，過去の試験や類似の試験データを，(1) 式の混合効果モデルへ当てはめることで推定できる．また，各プログラムごとにクラスターを因子とした 1 元配置分散分析を適用して，それぞれに σ_W^2, σ_B^2 を推定し，その平均を計算する方法もある．こちらの方が簡便であろう．プログラム i の各分散の推定量は

$$\hat{\sigma}_W^2=\sum_{j=1}^{J}\sum_{k=1}^{n_{ij}}\frac{(y_{ijk}-\bar{y}_{ij\cdot})}{N_i-J}$$

$$\hat{\sigma}_B^2=\frac{\sum_{j=1}^{J}n_{ij}(\bar{y}_{ij\cdot}-\bar{y}_{i\cdot\cdot})^2-(J-1)\hat{\sigma}_W^2}{N_i-\sum_{j=1}^{J}n_{ij}^2}$$

と計算できる．ここに，$N_i=\sum_{j=1}^{J}n_{ij}$ である．

4. 適用例

丹後 (2003) で紹介されていた 2 種類の喫煙予防プログラムについてのクラスター無作為化試験での想定を参考に適用例を示す．そこでは，クラスターを学級単位とし，1 学級当たり 30 人であるとしていた．海外で実施された類似の研究事例から学級内相関係数は 0.090 と推定され，日本でも同様に仮定できるとしていた．また，有意水準 5% $(\alpha=0.05)$ の両側検定を実施し，検出力 80% $(\beta=0.20)$ で，予防プログラムのエフェクトサイズ $\delta/\sigma=0.3$ を検出するのに必要なクラスター数を算出する．漸近正規近似を用い，$Z_{0.05/2}=1.960$，$Z_{0.2}=0.842$ であることから，

$$J=\frac{2\{1+0.09(30-1)\}(1.96+0.842)^2}{30\times(0.3)^2}=20.99$$

と算出され，各群 21 学級が必要とされた．このため，全体として 1260 例がこの試験へ参加する必要があった．

ところで，これらの想定のもとでプログラムを各個人へ割り付けることができた場合，どれくらいの例数で実施が可能であろうか．これは，クラスターの大きさ n を 1 としたときに対応することから，全体として 350 例が必要であり，クラスター無作為化試験と比べて約 4 分の 1 で実施可能である．このことから，クラスター内相関のあるクラスター無作為化試験は，必要症例数の観点からは効率が悪いことになる．クラスター内相関係数 ρ が 0.05, 0.09, 0.15 それぞれの場合について，クラスターの大きさと全体で必要な例数の関係を図 1 に示した．

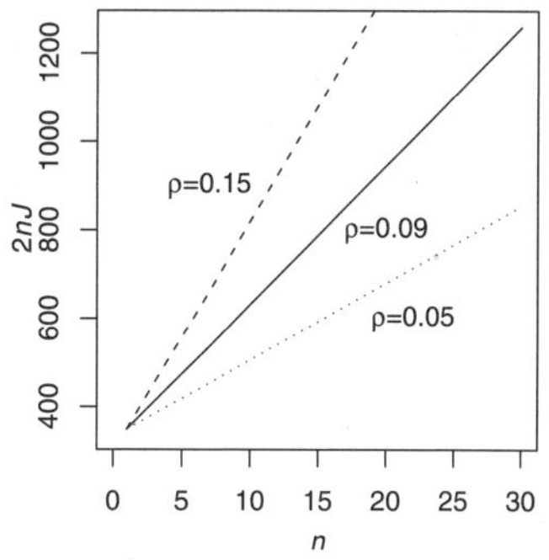

図 1　クラスターの大きさと全体で必要な例数の関係

［長谷川貴大］

メタアナリシス総説

review of meta-analysis

メタアナリシスとは，治療効果，毒性の効果，あるいは環境のリスクなど，何らかの作用因子の効果・影響に関して，過去に独立して実施された研究を網羅的に収集・整理して統合可能かどうかを検討し，統合可能と考えられる研究結果から共通の効果の大きさを推定する統計手法である (Tango, 2002). 心理学者 Glass (1976) が初めて meta-analysis という名称を提案した．この分野の集大成としてまとめられたものが Cooper and Hedges (1994) による『*The Handbook of Research Synthesis*』である．臨床試験の世界にメタアナリシスが持ち込まれたのは英国の巨人 Richard Peto の存在が大きい．Peto のデザインによる Yusuf *et al.* (1985) の心筋梗塞後の β ブロッカーの長期投与の 2 次予防効果のメタアナリシスはあまりにも有名である．これを契機に臨床試験の評価にメタアナリシスが急速に広がっていく．早期乳癌治療合同研究班 (Early Breast Cancer Trialists' Collaborative Group)(1988) による早期乳がんのアジュバント化学療法に関するメタアナリシスは代表的なものである．

1. 心筋梗塞後の β ブロッカー長期投与の 2 次予防効果のメタアナリシス

図 1 には心筋梗塞患者の 2 次予防のための β ブロッカーの効果を検討した 17 の臨床試験のメタアナリシスの例を示す．試験ごとに薬剤 β ブロッカーの死亡オッズ比の点推定値と 95%信頼区間が示されている (薬剤の効果があれば死亡オッズ比が小さくなる)．信頼区間が 1.0 を含んでいればその試験での治療効果は有意でなかったことを示している．また，黒塗りの四角形の面積

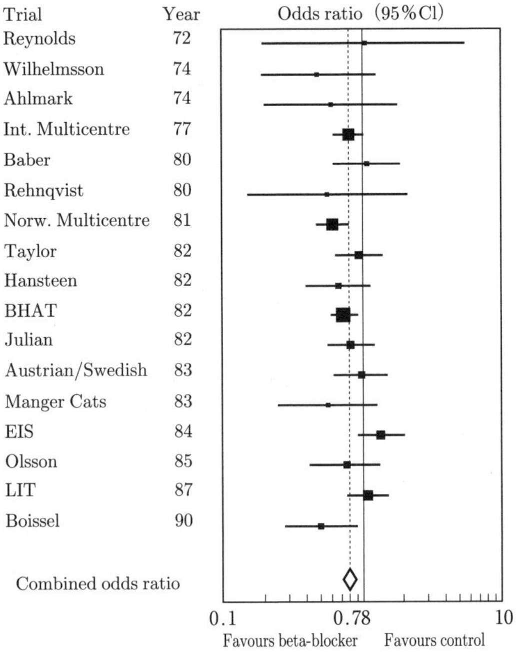

図 1　Yusuf *et al.* (1985) による心筋梗塞患者の 2 次予防のための β ブロッカーの長期投与の効果を検討した 17 の臨床試験のメタアナリシス

はメタアナリシスでの重みを意味し，それはだいたい，標本サイズに比例 (信頼区間の幅に反比例) する．つまり，規模の小さい研究結果の重みは小さい．さて，2 つの試験を除いて他の 15 の試験では治療効果は有意ではない．しかし，併合されたオッズ比は (◇ で示す) 0.78 (95%CI : 0.71–0.87) であり，死亡オッズは死亡相対リスクに近似できるので 22% ($1 - 0.78 = 0.22$) のリスク減少が期待できる，という解釈が可能である．17 すべての試験での信頼区間がこの併合オッズ比 0.78 (図の点線) を含んでいるので，17 の試験はかなり同質であることを示唆している．事実，併合可能性を検定してみるとその p 値は $p = 0.2$ で否定できない．

さて，メタアナリシスはいくらプロトコールで条件を設定したといっても，過去に行われた研究を検討するのであるから，いろいろな意味での不安定要因が多く，条件設定の妥当性を検討することは不可能に近い．したがって，条件を変えて計算を繰り返したときに結果がどの程度変わるかを検討しておくことはきわめて重要である．これを感度分析という．統計手法，試験の質 (例：randomization，エンドポイントの評価方法，解析方法などで総合的に判断)，試験の規模などで分類して計算を繰り返すことが重要である．特に試験の規模で分類することにより「有意な結果だけが公表された傾向があった否か」という公表バイアス (publication bias) をチェックできる可能性がある．つまり，同じ効果が推定されても規模の小さい試験では有意になりにくいのであるから，もし公表バイアスがあれば，試験規模が小さいほど推定された効果が大きい現象が観察される．試験規模での層別解析ではやはり 100 人以上の死亡が観察された試験群で推定された効果が最も小さく，公表バイアスの存在が疑われる．

2. Lau の累積メタアナリシス

メタアナリシスを適用し解釈するうえで画期的な方法が Lau *et al.* (1992) により提案された．急性心筋梗塞後の血栓溶解剤としての streptokinase の静脈内投与の有効性に関する 33 件の RCT の結果を例にしたもので図 2 に示す．「新しい RCT の報告が出る度にメタアナリシ

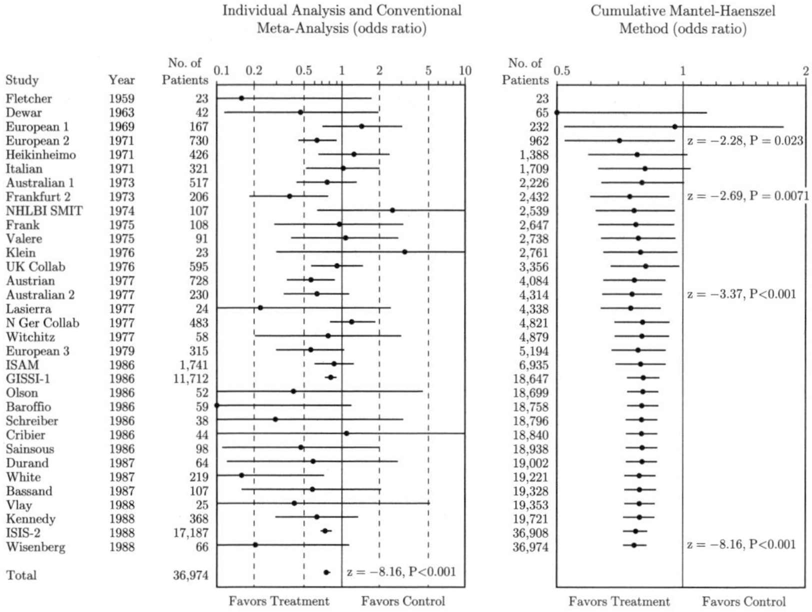

図 2　Lau *et al.* (1992) による急性心筋梗塞後の血栓溶解剤としての streptokinase の静脈内投与の有効性に関する 33 件の RCT のメタアナリシス (Mantel-Hasenszel 法) と累積メタアナリシス

スを繰り返しその結果を図示していく」簡単な方法であり，**累積メタアナリシス** (cumulative meta-analysis) と命名された．これを利用すれば「初めて有意な効果に達した年代」をさかのぼって同定できる．図 2 の streptokinase の例では，

1) 1971 年の段階で初めて治療効果が有意となった ($p = 0.023$).
2) 1973 年には，それまで 8 つの試験で総勢 2432 人の患者が無作為割付けされていて，治療効果の死亡オッズ比は 0.74 ($95\% CI$: $0.59 - 0.92$)，$p = 0.0071$ となり，有効性の有意はこの時点から不変である．
3) 1977 年には p 値がさらに小さくなり $p < 0.001$.
4) これらのメタアナリシスの結果は 1986 年，1988 年に *Lancet* に報告された大規模試験 GISSI (the Gruppo Italiano perlo Studio della Streptochinasi nell'Infarto Miocardico) と ISIS-2 (the Second International Study of Infarct Survival) の結果によっても変わらなかった．それは，単に p 値，信頼区間の幅をさらに小さくしてその有効性の印象を強めるのに役立っただけである．
5) 1988 年には死亡オッズ比の推定値が 0.77 ($p < 10^{-15}$) となった．つまり，23% の死亡オッズ (リスク) 減少が期待されるというエビデンスが得られる．

ということを示した．ところで，この治療法が認可された時期は国によって異なるのが面白い．ドイツだけは 2 つの大規模試験の報告の前 1985 年に認可しているが，GISSI の報告を待って認可した国がほとんどで，1986 年にはイタリア，ニュージーランド，オランダ，スウェーデン，1987 年にはメキシコ，米国，スイスで認可されている．しかしノルウェー (1988)，オーストラリア (1988)，フランス (1988)，英国 (1989) は SISI-2 の結果を待って認可したといった具合である．つまり，認可される 10 年以上も前にその有効性は立証されていたことを累積メタアナリシスは示しているのである．

このように，累積メタアナリシスはエビデンスに基づく治療法の推薦，最新の治療ガイドラインなどにその利用が期待される．

3. メタアナリシスの基本的手順

メタアナリシスも文献をデータとして利用しているものの，他の研究と同様に慎重な研究プロトコールを事前に作成する必要がある．そのポイントは次の手順に整理できる．

1) 選択基準 (研究の質，研究デザイン，研究規模など) の明確化
2) 文献の網羅的探索—統計的に有意な結果が出た論文が掲載される傾向が強いという公表バイアスの影響を避けるための方法を工夫する．
3) 効果・リスク指標の選択—計量値であれば平均値の差，2 値 (binary) であればオッズ比，リスク比，リスク差など
4) 統合可能性 (均質性) の検討
5) 統計手法の選択
   - 5-1) **母数モデル** (fixed-effects model)：研究間の結果の差はもっぱら偶然変動だけであるという**均質性** (homogeneity) を仮定する方法．オッズ比の Mantel–Haenszel の方法 (Mantel–Haenszel, 1959)，Peto の方法 (Yusuf *et al.*, 1985) が代表的である．
   - 5-2) **変量モデル** (random-effects model)：研究間には偶然変動としての誤差以外にも無視できない**異質性** (heterogeneity) があると考えこれを確率変数としてモデル化した方法．DerSimonian–Laird の方法 (Glass, 1976) が代表的である．
   - 5-3) **Bayes モデル** (Bayesian model)：効果・リスクの大きさは一定の値ではなく，ある確率分布 (事前分布) をしていると「信じる」方法で，その「信念」をデータから計算される「事後分布」で更新させる方法.
6) 感度分析 (sensitivity analysis) の実施

4. 論文の検索と選択バイアス

統計学的推測の基本は標本を母集団から無作為に抽出することにあるが，メタアナリシスでは「**全数検索**」が基本である．しかし，同じテーマの研究論文をすべて検索・収集することは，公表バイアス，英語バイアス (English language bias)，データベースバイアス (database bias) などのさまざまな選択バイアスによって不可能に近い．綿密に計画した検索が必要である (丹後，2002b).

a. 公表バイアス (publication bias)

新薬開発に携わる製薬企業が計画した試験で結果がネガティブであれば公表される可能性は小さいし，研究者にしても思うような結果が出なければ論文を投稿しようとしないだろう．た

とえ論文を投稿しようとしても，雑誌の編集委員会はネガティブな論文は掲載価値が低いと考えて論文採択を否決してしまうかもしれない (最近はコクラン共同計画の影響でネガティブな結果も掲載する機会は増えているが)．つまり，「公表される，されない」の基準が研究結果の「ポジティブかネガティブか」に強く関連しているからである．したがって，公表された結果だけで (重み付け) 平均値を計算すると明らかにポジティブの方向にバイアスがかかってしまうからである．その典型例としては，がんの化学療法の分野の成績が有名である．進行性卵巣がん患者に対する多剤併用療法とアルキル化薬単独療法との比較試験では，文献サーチで選択された研究に基づく治療効果では多剤併用療法の方が有意に生存率が大きかったのに対し，がんの国際癌データバンク (International Cancer Data Bank) に登録された試験の解析では有意な治療効果の差は観察されていなかったのである (Simes, 1987).

Published trials ($p = 0.0004$)
Registered trials ($p = 0.17$)

公表バイアスについて検討したある調査では，1984 年から 1987 年の間に ethics 委員会で了承された 285 の臨床試験のうち，1990 年までに約 48%の 138 の結果が公表された．しかし，有意に治療効果があった研究結果が公表されるオッズは，有意な治療効果が観察されなかった試験結果が公表されるオッズの 3 倍程度高かった．公表バイアスに関して行われた 5 つの調査結果のメタアナリシスを行ったところ，研究間に大きな違いを疑う変動が観察されず，統合オッズ比は 3.0 ($95\%CI$: 2.3–3.9) であった．

また，試験のスポンサーも公表バイアスに大きくかかわっている．特に，製薬企業がスポンサーとなって実施された試験は政府・研究者などが中心となって実施された試験より公表される割合は少ない．例えば，上述した進行卵巣がん患者に対する多剤併用療法とアルキル化薬単独療法との比較試験で，多剤併用療法が優れていると発表したのは，製薬企業がスポンサーとなっていた試験では全体の 89%であったのに対し，他の臨床試験では 61%に過ぎなかった．これは，ネガティブな結果の試験を製薬企業が公表を渋ってきたことを示したデータである．また，多施設共同試験の結果は単一施設で行われた試験の結果より公表される割合は高い．しかし，残念ながら，質の高い研究は質の低い研究より公表される割合は高いかというとそうでもないようである．

b. 英語バイアス (English bias)

これまでの代表的なメタアナリシスは主として英語で書かれた臨床試験に基づいている．例えば，1991 年から 1993 年まで実施された 26 のメタアナリシスは英語で書かれた文献に限ったものであった (Gregoire, 1995)．日本のような英語圏でない国の研究者は英語と母国語の両方で論文を書かねばならない点で英語圏の研究者よりハンディがある．ただ，英語が世界の共通語となった現在，いい結果が出たら英語で，さほどでもなければ母国語で，と考える研究者は多いに違いない．したがって，英語の文献だけを収集したメタアナリシスにはバイアスがあるといわねばならない．Egger *et al.* (1996; 1997) はドイツ語で出版された文献について調べた．1985 年から 1994 年までに 5 つの学術雑誌で公表されたすべての RCT の論文を manual search で探索したのであった．一方で，同じ 10 年間に英語で公表された RCT の論文を MEDLINE を利用して検索した．同じファースト著者による英語の論文とドイツ語の論文のペアを集めて比較したのである．英語で公表された論文の 63%が有意な結果を示していたがドイツ語で公表された試験結果で有意だったのは 35%であった．これらの結果を条件付きロジスティック回帰モデル (meta-regression) で分析したところ，有意な結果を示した試験結果が英語で公表されるオッズはドイツ語のそれの 3.75 倍 ($95\%CI$: 1.25–11.3) であった．この関連性は症例数，試験デザイン，試験の質などで調整しても大きな変化が認められなかった (3.98 倍, $95\%CI$: 1.20–13.2)．症例数，試験デザイン，試験の質などには大きな違いは認められなかった．これらの結果は「英語という言語バイアス」の存在をデータで示したということである．このような状況は日本でも同様であろう．

[丹 後 俊 郎]

メタアナリシスの統計モデル

statistical models for meta-analysis

1. 漸近的正規近似に基づく方法

一般に，実験 (曝露) 群 (E: experimental group, exposed group) の治療成績 (曝露リスク) を対照 (非曝露) 群 (C: control group, unexposed group) の治療成績 (曝露リスク) と比較する指標 (有効率の差，オッズ比など) の大きさエフェクトサイズを θ とし，メタアナリシスの対象となる研究の数が K 個あるとする．各研究からコピーあるいは計算したエフェクトサイズの推定値を

$$(\hat{\theta}_1, \hat{\theta}_2, \ldots, \hat{\theta}_K)$$

としよう．各研究でのサンプルサイズが大きければ，$\hat{\theta}$ には漸近的に最良な最尤推定量を考えることができる．そこで，適当な変換 $f(\theta)$ により漸近的正規近似

$$f(\hat{\theta}_i)|\theta_i, s_i^2 \overset{\text{asymp}}{\sim} N(f(\theta_i), s_i^2)$$

が仮定できる状況を考え，母数モデル，変量モデル，それに Bayes モデルでの考え方を解説する (丹後，2002b)．なお，s_i^2 は $f(\hat{\theta}_i)$ の漸近分散で既知とするが，後の議論のために

$$w_i = \frac{1}{s_i^2}, \quad i = 1, \ldots, K$$

と重みを表す変数 w_i を導入しておく．

2. 母数モデル

さて，ひとつの自然なメタアナリシスでの帰無仮説は，

$$H_0 : \theta_1 = \cdots = \theta_K = \theta$$

であろう．このモデルは，各研究結果は同一のエフェクトサイズ θ をもつ点で均一性 (homogeneity) を仮定した方法といえる．言い換えれば，未知のエフェクトサイズ θ を推定すべき母数として各研究結果がその周りに分布している確率変数であるという母数モデル (fixed-effects model) である．

帰無仮説 H_0 のもとでは $f(\theta)$ の対数尤度 $l(f(\theta)) = l(f(\theta)|f(\hat{\theta}_i), s_i^2)$ は

$$l(f(\theta)) \propto Q = \sum_{i=1}^{K} w_i (f(\hat{\theta}_i) - f(\theta))^2$$

となるので，$f(\theta)$ の漸近的最尤推定量は

$$f(\hat{\theta})_{\mathrm{AMLE}} = \frac{\sum_{i=1}^{K} f(\hat{\theta}_i) w_i}{\sum_{i=1}^{K} w_i}$$

となる．つまり，統合推定値と 95%信頼区間は

$$\hat{\theta}_{\mathrm{AMLE}} = f^{-1}\left(\frac{\sum_{i=1}^{K} f(\hat{\theta}_i) w_i}{\sum_{i=1}^{K} w_i}\right)$$

$$f^{-1}\left(f(\hat{\theta})_{\mathrm{AMLE}} \pm 1.96\sqrt{\frac{1}{\sum_{i=1}^{K} w_i}}\right)$$

となる．ところで，

$$\begin{aligned} Q &= \sum_{i=1}^{K}\left(\frac{f(\hat{\theta}_i) - f(\theta)}{s_i^2}\right)^2 \\ &= \underbrace{\sum_{i=1}^{K} w_i (f(\hat{\theta}_i) - f(\hat{\theta})_{\mathrm{AMLE}})^2}_{\chi^2_{K-1}} \\ &\quad + \underbrace{\sum_{i=1}^{K} w_i (f(\hat{\theta})_{\mathrm{AMLE}} - f(\theta))^2}_{\chi^2_1} \end{aligned}$$

と分解できる．前者の統計量は帰無仮説 H_0 の検定，つまり，各研究での治療効果の均一性 (homogeneity) の検定統計量 Q_1 である．メタアナリシスでは研究の統合可能性 (combinability) の検定ともいう．後者は均一性の仮定のもとで $H_0 : \theta = \theta_0$ の検定統計量 Q_2 になる．特に，「効果がない」とする帰無仮説 $H_0 : f(\theta) = 0$ の有意性検定が興味ある．

$$Q_1 = \sum_{i=1}^{K} w_i (f(\hat{\theta}_i) - f(\hat{\theta})_{\mathrm{AMLE}})^2 \sim \chi^2_{K-1}$$

$$Q_2 = \frac{(\sum_{i=1}^{K} w_i f(\hat{\theta}_i))^2}{\sum_{i=1}^{K} w_i} \sim \chi^2_1$$

3. 変量モデル

母数モデルでは θ_i は共通と考えたが，これは現実を少々単純化しすぎたモデルであり，現実には各研究結果 $\hat{\theta}_i$ は本質的にはある程度の差がある (プロトコールの違い，患者の違い，地域の違い，研究者の違いなど) と考える方が自然であろう．そこで，この異質性 (heterogeneity) をモデル化したひとつの自然なモデルとして

$$f(\theta_i)|\theta, \tau^2 \sim N(f(\theta), \tau^2)$$

という変量モデル (random-effects model) を考えることができる．この仮定のもとでは，

$$f(\hat{\theta}_i)|\theta_i, s_i^2, \tau^2 \overset{\text{asymp}}{\sim} N(f(\theta_i), s_i^2 + \tau^2)$$

と置き換えられる．変量モデルでは $f(\theta), \tau^2$ の周辺尤度を最大化する制限付き最尤推定量 (restricted maximum likelihood estimator; REML) を考えるのが自然である．$\hat{\tau}^2$ は一般に非線形方程式の解となるが，均一性の検定統計量 Q_1 を利用したモーメント法を適用すると繰り返し計算の必要がない推定値が得られる．Q_1 の期待値をとると

$$\sum_{i=1}^{K} w_i \mathrm{Var}(f(\hat{\theta}_i)) - \left(\sum_{i=1}^{K} w_i\right) \mathrm{Var}(f(\hat{\theta})_{\mathrm{AMLE}}) = (K-1) + \tau^2 \left(\sum_{i=1}^{K} w_i - \frac{\sum_{i=1}^{K} w_i^2}{\sum_{i=1}^{K} w_i}\right)$$

となる．つまり，モーメント推定量が次式で計算できる．

$$\hat{\tau}^2 = \max\left\{0, \frac{Q_1 - (K-1)}{\sum_{i=1}^{K} w_i - \frac{\sum_{i=1}^{K} w_i^2}{\sum_{i=1}^{K} w_i}}\right\}$$

これが DerSimonian and Laird の変量モデル (1986) である．もし，$\hat{\tau}^2 = 0$ の場合は母数モデルに一致する．これは $Q_1 < K-1$ のときに起こるが，それは $\tau^2 = 0$ のとき $E(Q_1) = K-1$ であるから母数モデルが選ばれて妥当な結果である．

4. Bayes モデル

変量モデルでは，パラメータ θ, τ^2 (Bayes モデルでは超パラメータ (hyperparameters) という) は定数と考えており，その不確実性を考慮していない．それを考慮するためにはフル Bayes 法を適用すればよい．例えば，超パラメータの事前分布として無情報事前分布 (noninformative prior)

$$f(\theta) \sim N(0, a), \quad a = 100(\text{程度})$$

$$\frac{1}{\tau^2} \sim \mathrm{Gamma}(a, a), \quad a = 0.001(\text{程度})$$

とする．ここに，$\mathrm{Gamma}(a, b)$ はガンマ分布でその確率密度関数は

$$g(x|a, b) = \frac{b^a}{\Gamma(a)} x^{a-1} \exp(-bx)$$

$$E(X) = \frac{a}{b}, \quad \mathrm{Var}(X) = \frac{a}{b^2}$$

である．すると，$f(\theta), f(\theta_1), \ldots, f(\theta_K), \tau^2$ に関する事後分布の核は

$$\prod_{i=1}^{n} p(f(\hat{\theta}_i)|\theta_i, s_i^2) p(f(\theta_i)|\theta, \tau^2) p(f(\theta)) p(\tau^2)$$

となり，例えば $f(\theta)$ のフル Bayes 推定量 $\hat{\theta}_B$ は

$$f^{-1}\left(\int f(\theta) \left\{\int \prod_{i=1}^{n} p(f(\hat{\theta}_i)|\theta_i, s_i^2) p(f(\theta_i)|\theta, \tau^2) \cdot p(f(\theta)) p(\tau^2) df(\theta_1) \cdots df(\theta_K) d\tau^2\right\} df(\theta)\right)$$

となり，95%CI は

$$f^{-1}\left(f(\hat{\theta})_B \pm 1.96\sqrt{\mathrm{Var}^*(f(\hat{\theta})_B)}\right)$$

で与えられる．ここに，上記の積分計算が解析的に評価できないときには MCMC (Markov chain Monte Carlo) 法を利用して数値的に評価するのが簡単である．

5. 有効スコアを利用した母数モデル

説明の簡便性の観点から $f(\theta)$ を θ として，対数尤度関数 $l(\theta)$ を考えることにする．まず，

1) 真値は $\theta = \theta_0$
2) $l'(\theta) = \frac{\partial l(\theta)}{\partial \theta} = 0$ の解を $\theta = \hat{\theta}$

としよう．$l'(\hat{\theta})$ を $\theta = \theta_0$ の周りで Taylor 展開すると

$$l'(\hat{\theta}) = l'(\theta_0) + (\hat{\theta} - \theta_0) \frac{\partial}{\partial \theta} l'(\theta) \mid_{\theta=\theta^*}$$

となる．ここで，θ^* は $\hat{\theta}$ と θ_0 の間にある．最尤推定量の漸近的一致性 $\hat{\theta} \overset{\mathrm{asymp}}{\longrightarrow} \theta_0$ から $\theta^* \overset{\mathrm{asymp}}{\longrightarrow} \theta_0$ となるが，2 次微分の収束の方が速い．一方，

$$\text{スコア}: U(\theta_0) = l'(\theta_0)$$

$$\text{Fisher 情報量}: I(\theta_0) = -E\left(\frac{\partial}{\partial \theta} l'(\theta)|_{\theta=\theta_0}\right)$$

となるから

$$\hat{\theta} \overset{\mathrm{asymp}}{=} \theta_0 + \frac{U(\theta_0)}{I(\theta_0)}$$

と推定される．これより，帰無仮説 $H_0: \theta = \theta_0 = 0$ での推定量が

$$\hat{\theta}_{\mathrm{score}} \overset{\mathrm{asymp}}{=} \frac{U(0)}{I(0)}$$

また，帰無仮説の漸近的検定が

$$(\hat{\theta} - \theta_0)^2 I(\theta_0) = \frac{U(0)^2}{I(0)} \sim \chi_1^2$$

で与えられる．つまり θ を $f(\theta)$ に戻して，

$$f(\hat{\theta}_i)|\theta_i, I(0)_i \overset{\mathrm{asymp}}{\sim} N(f(\theta_i), I^{-1}(0)_i)$$

と仮定することができる．この方法を用いたメタアナリシスの方法としては無作為化比較試験のエフェクトサイズとしてオッズ比を用いる Peto の方法が有名である．　[丹 後 俊 郎]

メタアナリシス—平均値の差

meta-analysis—difference in means

1. 平均値と標準偏差

ここでは，表 1 に示すような (等分散が仮定できる) 平均値を比較するメタアナリシスを考える．平均値に基づく研究においては，次の 2 つの指標を考えるのが自然である．つまり，平均値の差 (absolute difference; AD) と平均値を標準化した差 (standardized difference; SD) である．

$$\widehat{\mathrm{AD}}_i = \bar{X}_{1i} - \bar{X}_{0i}$$

$$\widehat{\mathrm{STD}}_i = \frac{\bar{X}_{1i} - \bar{X}_{0i}}{\sqrt{V_i}}$$

ここに $i = 1, \ldots, K$ であり，共通分散の推定値として

$$V_i = \frac{(n_{1i}-1)V_{1i} + (n_{0i}-1)V_{0i}}{n_{1i} + n_{01} - 2}$$

である．以下には平均値の差について，代表的な母数モデルと DerSimonian–Laird のモーメント法による変量モデルについて計算手順を示す．制限付き最尤推定量 (REML)，Bayes モデルについては丹後 (2002b) あるいは「メタアナリシスの統計モデル」の項を参照のこと．

2. 母数モデル

1. 各研究での平均値の差を計算する．

$$\widehat{\mathrm{AD}}_i = \bar{X}_{1i} - \bar{X}_{0i}$$

2. 平均値の差の標準誤差を計算する．

表 1　ハイリスク群を対象とした糖尿病予防に対する食習慣の改善プログラムの効果を検証した 8 つの無作為化臨床試験の負荷後 2 時間血糖値 2hPG (mmol/dl) のベースラインからの変化量 (Yamaoka and Tango, 2005)

No.	介入群			非介入群		
	N	Mean	SD	N	Mean	SD
1	130	1.65	3.16	133	3.96	3.82
2	97	−0.1	2.19	96	0.1	1.94
3	93	−0.68	1.95	93	−0.30	2.75
4	35	−0.7	1.90	32	−0.5	1.80
5	256	−0.9	1.90	250	−0.3	2.20
6	66	0.01	2.68	70	0.74	2.76
7	47	−0.8	2.06	55	0.2	2.23
8	79	−0.76	1.36	77	0.67	1.74

$$\mathrm{SE}_i = \sqrt{\left(\frac{1}{n_{1i}} + \frac{1}{n_{0i}}\right) V_i}$$

各研究の 95%信頼区間は $\widehat{\mathrm{AD}}_i \pm 1.96\mathrm{SE}_i$ で計算する．

3. 各研究の重みを計算する．

$$w_i = \frac{1}{\mathrm{SE}_i^2} = \left(\left(\frac{1}{n_{1i}} + \frac{1}{n_{0i}}\right) V_i\right)^{-1}$$

4. 統合された平均値の差を推定する．

$$\widehat{\mathrm{AD}}_m = \frac{\sum_{i=1}^K w_i \widehat{\mathrm{AD}}_i}{\sum_{i=1}^K w_i}$$

5. 統合平均値の差の 95%信頼区間を計算する．

$$\widehat{\mathrm{AD}}_m \pm 1.96\sqrt{\frac{1}{\sum_{i=1}^K w_i}}$$

6. 均一性の検定を行う．

$$Q_1 = \sum_{i=1}^K w_i (\widehat{\mathrm{AD}}_i - \widehat{\mathrm{AD}}_m)^2 \sim \chi^2_{K-1}$$

7. 有意性の検定を行う．

$$Q_2 = \widehat{\mathrm{AD}}_m^2 \sum_{i=1}^K w_i \sim \chi^2_1$$

3. DerSimonian–Laird の変量モデル

1. 各研究の平均値の差 AD_i の推定値は前節の母数モデルを適用する．
2. 均一性の検定統計量 Q_1 を計算する．
3. 研究間のバラツキの大きさ τ^2 を推定する．

$$\hat{\tau}^2 = \max\left\{0, \frac{Q_1 - (K-1)}{\sum_{i=1}^K w_i - (\sum_{i=1}^K w_i^2)/(\sum_{i=1}^K w_i)}\right\}.$$

4. 各研究の重みを計算する．

$$w_i^* = \frac{1}{\mathrm{SE}_i^2 + \hat{\tau}^2}$$

ここに

$$\mathrm{SE}_i^2 = \left(\frac{1}{n_{1i}} + \frac{1}{n_{0i}}\right) V_i$$

5. 統合された平均値の差を推定する．

$$\widehat{\mathrm{AD}}_{\mathrm{DL}} = \frac{\sum_{i=1}^K w_i^* \widehat{\mathrm{AD}}_i}{\sum_{i=1}^K w_i^*}$$

6. 統合された平均値の 95%信頼区間を計算する．

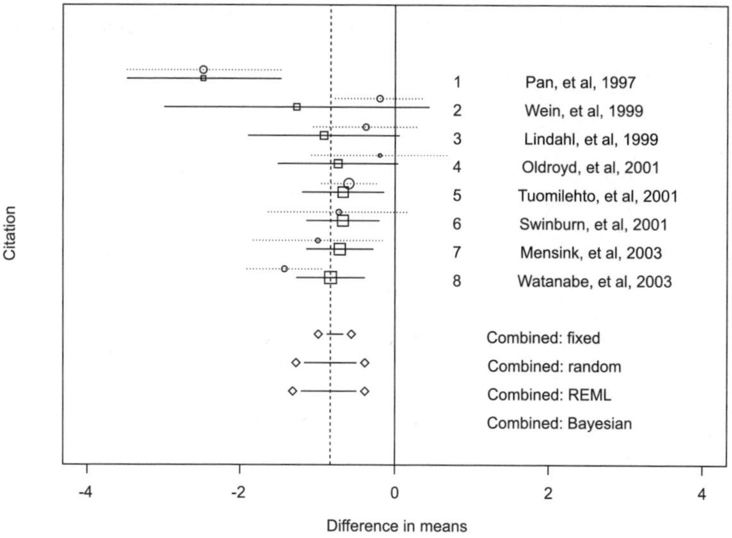

図 1　ハイリスク群を対象とした糖尿病予防に対する食習慣の改善プログラムの効果を検証した 8 つの無作為化臨床試験のメタアナリシス (○印). 累積メタアナリシスの結果は□印で示した.

$$\widehat{\mathrm{AD}}_{\mathrm{DL}} \pm 1.96\sqrt{\frac{1}{\sum_{i=1}^{K} w_i^*}}$$

7. 有意性の検定を行う.

$$Q_2 = \widehat{\mathrm{AD}}_{\mathrm{DL}}^2 \sum_{i=1}^{K} w_i^* \sim \chi_1^2$$

4.　適用例

表 1 には糖尿病のハイリスクのグループ (耐糖能障害 IGT, 空腹時血糖障害 IFG, 境界型) を研究対象として, 生活習慣 (含む食習慣単独) の改善を目指した新しいプログラム (6 カ月以上の介入期間のある RCT) の効果を検証した 8 つの無作為化臨床試験のエンドポイントのひとつである負荷後 2 時間血糖値 2hPG (mmol/dl) のベースラインからの変化の結果を示した (Yamaoka and Tango, 2005). 介入群, 対照群 (従来型の栄養指導) それぞれの平均値, 標準偏差と例数である. 検索方法は電子媒体による検索 (Medline と ERIC) で検索用語 (テキストと MeSH) は Medline 検索手順に従った (1966.1-2004.11).

統合値の計算では次の 3 つのモデルを用いた. 1) 母数モデル, 2) 変量モデル (DerSimonian–Laird 法), 3) Bayes モデル (WinBUGS 使用, burn-in sample=1000, number of Gibbs sampling = 10000) を利用した. また, 累積メタアナリシスも行った.

均質性の検定の結果, 有意差が認められた ($p < 0.001$). 各モデルによる推定値および累積メタアナリシスの結果を図 1 に示す. 各推定方法による 2 時間血糖値のベースラインからの変化のエフェクトサイズは次のとおり：

1) 母数モデル
   0.80mmol/l　(95%CI : 0.58–1.01)
2) 変量モデル (DerSimonian–Laird 法)
   0.84mmol/l　(95%CI : 0.39–1.29)
3) Bayes モデル
   0.84mmol/l　(95%CI : 0.39–1.32)

と, 推定方法によらず推定エフェクトサイズは「0.84mmol/l」減少であった. ただ, 母数モデル, DerSimonian–Laird の変量モデル, Bayes モデルにいくにしたがって, 信頼区間の幅が広がっていることが認められた. また, 累積メタアナリシスの結果からは 3 番目 (1999 年), 4 番目 (2001 年) までの累積メタアナリシスの統合推定値からほとんど変化がないことが読み取れる.

[丹 後 俊 郎]

メタアナリシス—2×2 分割表

meta-analysis — 2×2 contingency table

1. 3 種類の指標

まず，臨床試験のように事前にある一定の対象者を一定期間追跡し，ある事象の発生を観測する前向き研究について考えよう．効果のあった割合あるいはリスクに基づくリスク差 (risk difference)，リスク比 (risk ratio)，オッズ比 (odds ratio) などを考えるのが自然であるが，いずれも，2×2 分割表に表現できる．治療群，対照群のリスク (ある事象の発生割合) をそれぞれ $p_1(=a/n_1)$，$p_0(=c/n_0)$ とすると

$$差 = p_1 - p_0$$
$$比 = \frac{p_1}{p_0}$$
$$オッズ比 = \frac{p_1/(1-p_1)}{p_0/(1-p_0)}$$

となる．しかし，このどれを利用すべきかは少々厄介な問題である．厄介なこととは「ひとつの指標について研究間で共通と仮定すると他の指標は研究間で共通とならない」ということである．例えば，C 型慢性肝疾患のインターフェロン治療におけるウイルスの陰性化率などのような 2 桁のパーセントで表現できる「有効率」を議論する場合は最も自然でかつ解釈が容易な「割合いの差」を効果指標とすることが多い．しかし，交絡因子などの調整にはよくロジスティック回帰分析を利用することが少なくない．この場合は有効率の差ではなく有効オッズ比を考えていることになる．

一方，心筋梗塞による死亡の予防効果を評価する場合などでは疫学研究と同様にリスク比，あるいは，オッズ比を使用するケースが多い．ロジスティック回帰分析を利用する場合はオッズ比が推定される．しかし，イベント発生率を問題にする疾患は「まれな疾患」であることが多く，その場合は

$$\frac{p_1/(1-p_1)}{p_0/(1-p_0)} \approx \frac{p_1}{p_0}, \quad p_1,\ p_0 \ll 1$$

となる．

以下では，リスク比についての母数モデルと DerSimonian–Laird のモーメント法による変量モデルについて計算手順を示す．それ以外については丹後 (2002b) あるいは「メタアナリシス統計モデル」の項を参照のこと．

表 1 ハイリスク群を対象とした糖尿病予防に対する食習慣の改善プログラムの効果を検証した 8 つの無作為化臨床試験の糖尿病の罹患 (Yamaoka and Tango, 2005)

論文 No.	食習慣介入群		非介入群	
	罹患 a_i	症例数 n_{1i}	罹患 c_i	症例数 n_{0i}
1	58	130	90	133
2	6	100	7	100
3	22	265	51	257
4	155	1079	313	1082
5	3	86	6	87

2. リスク比—母数モデル

1. 各研究での対数リスク比を計算する．
$$\log \widehat{\mathrm{RR}}_i = \log \frac{a_i}{n_{1i}} / \frac{c_i}{n_{0i}}, \quad i = 1, \ldots, K$$
2. 対数リスク比の標準誤差を計算する．
$$\mathrm{SE}_i = \sqrt{\frac{b_i}{a_i n_{1i}} + \frac{d_i}{c_i n_{0i}}}$$
各研究の 95%信頼区間は
$$\exp(\log \widehat{\mathrm{RR}}_i \pm 1.96\mathrm{SE}_i)$$
で計算する．
3. 各研究の重みを計算する．
$$w_i = \frac{1}{\mathrm{SE}_i^2} = \left(\frac{b_i}{a_i n_{1i}} + \frac{d_i}{c_i n_{0i}}\right)^{-1}$$
4. 統合リスク比の推定：重み付き平均を計算し指数変換でもとに戻す．
$$\widehat{\mathrm{RR}}_V = \exp\left(\frac{\sum_{i=1}^K w_i \log \widehat{\mathrm{RR}}_i}{\sum_{i=1}^K w_i}\right)$$
5. 統合リスク比の 95%信頼区間を計算する．
$$\exp\left(\log \widehat{\mathrm{RR}}_V \pm 1.96\sqrt{\frac{1}{\sum_{i=1}^K w_i}}\right)$$
6. 均質性の検定を行う．
$$Q_1 = \sum_{i=1}^K w_i (\log \widehat{\mathrm{RR}}_i - \log \widehat{\mathrm{RR}}_V)^2 \sim \chi^2_{K-1}$$
7. 有意性の検定を行う．
$$Q_2 = (\log \widehat{\mathrm{RR}}_V)^2 \sum_{i=1}^K w_i \sim \chi^2_1$$

3. リスク比—変量モデル

1. 各研究のリスク比の推定値は漸近分散法に基

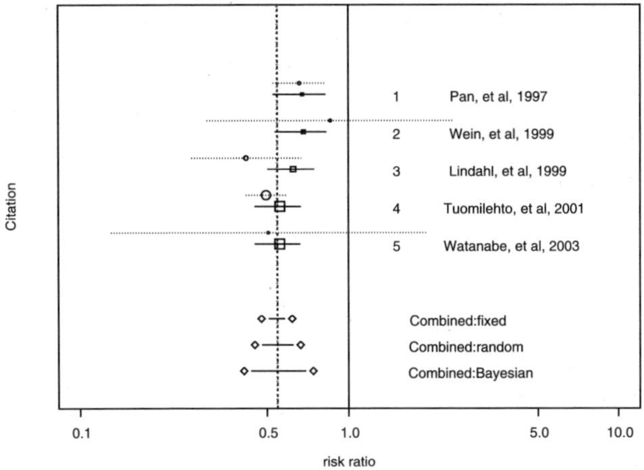

図 1　ハイリスク群を対象とした糖尿病予防に対する食習慣の改善プログラムの効果を検証した 5 つの無作為化臨床試験の糖尿病の罹患率のメタアナリシス (○印).
累積メタアナリシスの結果は□印で示した.

づく母数モデルを適用する.

2. 均一性の検定統計量 Q_1 を計算する.
3. 研究間のバラツキの大きさ τ^2 を推定する.

$$\hat{\tau}^2 = \max\left\{0, \frac{Q_1-(K-1)}{\sum_{i=1}^K w_i - (\sum_{i=1}^K w_i^2)/(\sum_{i=1}^K w_i)}\right\}$$

4. 各研究の重みを計算する.

$$w_i^* = \frac{1}{\mathrm{SE}_i^2 + \hat{\tau}^2}$$

ここに

$$\mathrm{SE}_i^2 = \frac{b_i}{a_i n_{1i}} + \frac{d_i}{c_i n_{0i}}$$

5. 統合リスク比の推定：重み付き平均を計算し指数変換でもとに戻す.

$$\widehat{\mathrm{RR}}_{\mathrm{DL}} = \exp\left(\frac{\sum_{i=1}^K w_i^* \log \widehat{\mathrm{RR}}_i}{\sum_{i=1}^K w_i^*}\right)$$

6. 統合オッズ比の 95%信頼区間を計算する.

$$\exp\left(\log \widehat{\mathrm{RR}}_{\mathrm{DL}} \pm 1.956\sqrt{\frac{1}{\sum_{i=1}^K w_i^*}}\right)$$

7. 有意性の検定を行う.

$$Q_2 = (\log \widehat{\mathrm{RR}}_{\mathrm{DL}})^2 \sum_{i=1}^K w_i^* \sim \chi_1^2$$

4. 適用例

表 1 には糖尿病のハイリスクのグループ (耐糖能障害 IGT, 空腹時血糖障害 IFG, 境界型) を研究対象として, 生活習慣 (含む食習慣単独) の改善を目指した新しいプログラム (6 カ月以上の介入期間のある RCT) の効果を検証した 8 つの無作為化臨床試験のエンドポイントのひとつである糖尿病の罹患を示した (Yamaoka and Tango, 2005).

均質性の検定の結果, 有意差が認められなかった ($p = 0.21$). 各モデルによる推定値および累積メタアナリシスの結果を図 1 に示す. 各推定方法による罹患率の比は次のとおり：

1) 母数モデル
   0.55 ($95\%CI$: 0.48–0.63)
2) 変量モデル (DerSimonian–Laird 法)
   0.55 ($95\%CI$: 0.44–0.69)
3) Bayes モデル
   0.55 ($95\%CI$: 0.41–0.74)

この結果は, 推定法によらず, 新しい食習慣改善プログラムにより糖尿病罹患が 45%減少した, と推測できる. ただ, 母数モデル, DerSimonian–Laird の変量モデル, Bayes モデルにいくにしたがって, 信頼区間の幅が広がっていることが認められる.　[丹後俊郎]

診断検査におけるメタアナリシス

meta-analysis in diagnostic test

1. ROC 曲線

さて，表 1 には Angiography を標準法とした Duplex Doppler Ultrasound 法の検査特性 (Hasselblad and Hedges, 1995) を調べた 14 の文献データを示してある．このように $K = 14$ 個の研究結果を利用して診断検査のメタアナリシスを実施する場合，感度，特異度をそれぞれ独立に，またはオッズ比に関するメタアナリシスを行うことは正しくない．なぜなら，感度，特異度はカットオフ値の関数として変化し，個々の研究で使用したカットオフ値 $\xi_i (i = 1, \ldots, K)$ が対象とした疾患の特性の違いにより異なっている可能性が高いからである．オッズ比も感度と特異度の関数であり同様である．このように未知のカットオフ値の関数として変化する診断特性を表現する重要な指標として ROC 曲線 (receiver operating characteristic curve) を利用することができる (丹後, 2002b)．これは，カットオフ値を小さい値から大きい値へと連続的に動かしたとき，x 軸に偽陰性率 $(1 - S_p)$，y 軸に真陽性率 (S_e) をプロットしてできる曲線のことである．曲線が y 軸，$y = 1$ に近く，左隅 $(S_e = 1, S_p = 1)$ に近い検査ほど性能がよい．なお，4 番目の研究では偽陽性の頻度が 0 となっている．このようにいずれかの頻度が 0 となる場合には，よく行われるように $a \leftarrow a + 0.5$, $b \leftarrow b + 0.5$, $c \leftarrow c + 0.5$, $d \leftarrow d + 0.5$，として計算する．

2. 統合 ROC 曲線の推定

個々の研究で検討した検査法の ROC 曲線は一般に未知である．したがって，過去の研究から得られる表 1 のデータを利用したメタアナリシスでは，これまでのメタアナリシスと同様な方法で個々の ROC 曲線の重み付き曲線を描くことはできない．したがって，ここでは，共通の ROC 曲線を仮定して，個々の研究から計算できる $(1 - S_p, S_e)$ を (x, y) 軸平面にプロットして，共通の ROC 曲線を推定することを試みる．この曲線を統合 ROC 曲線 (summary ROC curve) という．この統合 ROC 曲線を推定するために，検査の診断パワーを表現する指標として陽性尤度比と陰性尤度比との比で定義できる陽性オッズ比 (OR) を利用することができる．ROC の

表 1　Angiography を標準法とした Duplex Doppler Ultrasound 法の検査特性 (Hasselblad and Hedges, 1995)

論文	真陽性 True positive	偽陽性 False positive	偽陰性 False negative	真陰性 True negative
1	26	2	4	83
2	11	2	1	5
3	68	8	3	34
4	74	0	12	111
5	84	13	20	99
6	40	7	3	41
7	16	9	1	109
8	96	15	20	206
9	11	2	2	57
10	91	5	5	57
11	46	3	9	42
12	15	2	1	93
13	58	16	10	121
14	26	1	4	74

座標軸として $y = S_e$, $x = 1 - S_p$ とおくと，

$$OR = \frac{\text{陽性尤度比 (positive likelihood ratio)}}{\text{陰性尤度比 (negative likelihood ratio)}} = \frac{y/(1-y)}{x/(1-x)}$$

となる．これに対して，未知のカットオフ値の影響を表現する統計量として，感度のオッズと特異度のオッズの比

$$S = \frac{\Pr\{+|D\}/\Pr\{-|D\}}{\Pr\{-|\text{non-}D\}/\Pr\{+|\text{non-}D\}} = \frac{y/(1-y)}{(1-x)/x}$$

を考えることが可能である．なぜなら，S の分子，分母はそれぞれ，

$$\frac{\Pr\{x \geq \xi|D\}}{\Pr\{x < \xi|D\}}, \quad \frac{\Pr\{x \geq \xi|\text{non-}D\}}{\Pr\{x < \xi|\text{non-}D\}}$$

を表しており，カットオフ値が変化するにつれて感度，特異度のオッズの変化の程度の比となっている．この値が 1 であれば，カットオフ値は感度，特異度ともに同じオッズを与えていることになる．そこで，診断検査のオッズ比がカットオフ値の関数として変化しているか否かを調べるために，次の単純 (あるいは重み付き) 回帰分析を利用することができる．

$$\log OR = \alpha + \beta \log S$$

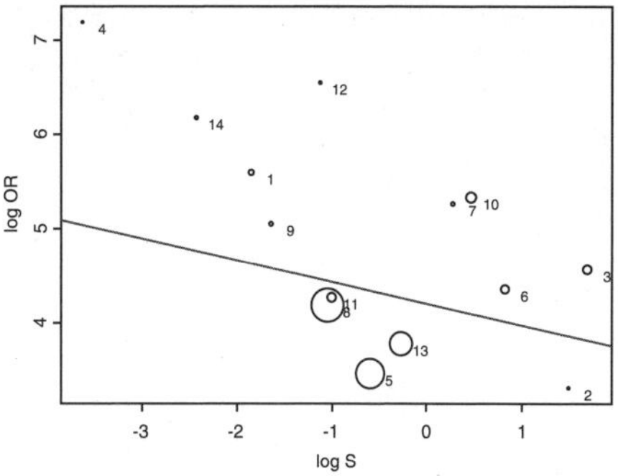

図 1　log R と log S との重み付き回帰直線

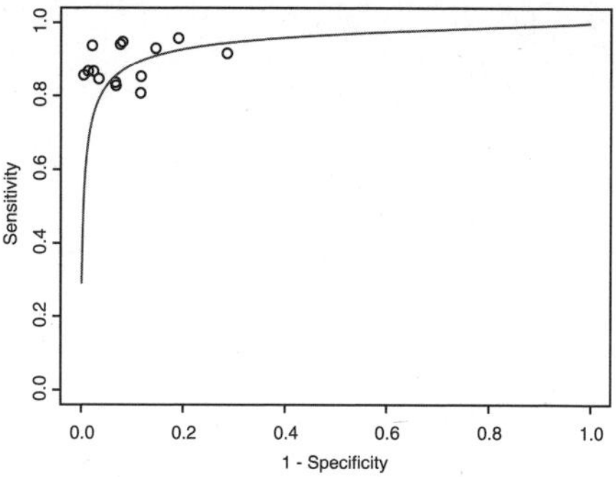

図 2　Angiography を標準法とした Duplex Doppler Ultrasound 法の検査特性に関するメタアナリシスで推定された統合 ROC 曲線

もし，$\hat{\beta}=0$ であれば，$\hat{OR}=\exp(\hat{\alpha})$ である．さて，この回帰式から，統合 ROC 曲線を導くと

$$\log\frac{y}{1-y}-\log\frac{x}{1-x} = \alpha+\beta\left(\log\frac{y}{1-y}+\log\frac{x}{1-x}\right)$$

つまり，

$$\frac{y}{1-y}=e^{\frac{\alpha}{1-\beta}}\times\left(\frac{x}{1-x}\right)^{\frac{1+\beta}{1-\beta}}$$

となるから，

$$y=\left\{1+e^{-\frac{\alpha}{1-\beta}}\times\left(\frac{x}{1-x}\right)^{-\frac{1+\beta}{1-\beta}}\right\}^{-1}$$

となる．なお，上の関係式は Moses *et al.* (1993) により D の分布 f，non-D の分布 g にそれぞれ分散の異なるロジスティック分布 (ほぼ正規分布に近い)

$$S_e=\Pr\{z>\xi|D\} = \left[1+\exp\left(\frac{\xi-\mu_1}{\sigma_1}\right)\right]^{-1}$$

$$1-S_p=\Pr\{z>\xi|\text{non-}D\} = \left[1+\exp\left(\frac{\xi-\mu_2}{\sigma_2}\right)\right]^{-1}$$

を仮定することにより理論的に導かれる．もちろん現実の分布がこの分布に従う根拠はないが，これまでに提案されている方法のなかでは最も現実的な方法である．なお，Hasselblad and Hedges (1995) は 2 つのロジスティック分布が等分散である場合には傾き $\beta=0$ (正規分布の場合でも等分散であればほぼ近似的に) が成立することから，計算が容易なオッズ比で統合する場合の近似法を議論している．

3.　適用例

表 1 のデータに基づいて統合 ROC 曲線を推定してみよう．図 1 には重み付き回帰式 (重みは $\log OR$ の分散の逆数) を示した．，各研究の位置は重みの大きさに比例した円で表現している．y 切片とその標準誤差は 4.204 ($\pm$0.257)，傾きのそれは -0.231 ($\pm$0.234) であり，傾きが 0 であることを否定できなかった ($p=0.343$)．有意ではないものの，その推定値を利用して統合 ROC 曲線を描いたのが図 2 である．

［丹 後 俊 郎］

多変量メタアナリシス

multivariate meta-analysis

多変量メタアナリシスは，例えば異なった種類の結果変数がある場合，相関のある変数，異なった治療法の評価，複数のコントロール群や対照群がある場合など，複数の相関のある結果変数あるいは複数のアームの臨床研究の統合値を求める方法である．このようなデータに対して個別にメタアナリシスを行うと，複数のエフェクトサイズ (効果の指標) を取り扱うことになってしまう，同じ研究からのエフェクトサイズは他の研究からのそれに比べて相関が高い可能性がある，内分散と外分散の相違などの問題が生じることになるなどの問題がある．このようなときには 1) 興味のある 1 つの結果変数を対象とする，2) それぞれの結果変数に対して個別にメタアナリシスを行う，3) (可能であれば) エフェクトサイズの平均を用いる，4) 多変量マルチレベルモデルによる，などの方法がある．1) の場合には他の項目については何もいえないので，結果の解釈は限定つきのものとなる．2) の場合には個別のメタアナリシスは独立なものとして取り扱われるため，結果変数を直接比較することはできない．3) の場合，例えばある研究での介入のタイプが同じであり，エフェクトサイズを 1 つの総合指標としたい場合には，該当する部分の平均を当てはめる．介入のタイプが異なっていてもそれぞれのエフェクトサイズを個別に用いたいときには，研究ごとに平均をとる，などの方法がとられている．ただし，一般には結果変数間の相関が 1 であることはないため，平均エフェクトサイズは低めに推定されてしまう．4) の場合，マルチレベルモデルの仮定では，メタアナリシスのデータは本質的には**階層構造**をもち，誤差は**変量効果**として説明されうる．そしてエフェクトサイズは独立でなくても構わず，従来の単純なメタアナリシスに比べれば研究間のバラツキの推定でバイアスが少ないと考えられている．この分析には **ML-win** などのマルチレベル分析のソフトを利用できる．

1.　多変量メタアナリシスの発展

Hedges and Olkin (1985) はすべての研究が同じ結果変数を用いた場合について，エフェクトサイズ g_{ip} をベクトル表現して分析した．いま，メタアナリシスを行いたい k 個の研究があり，それぞれの研究 $i\ (=1,\ldots,k)$ では介入群 E，対照群 C の 2 群があり，P 個の結果変数のスコアがあるとしよう．$\bar{Y}_{ip}^{E}$, $\bar{Y}_{ip}^{C}$ はそれぞれ平均 μ_{ip}^{E}, μ_{ip}^{C} と 2 群で共通な分散 σ_{ip}^{2} をもつ正規分布に従う結果変数 $p\ (=1,\ldots,P)$ のスコアとする．

$$g_{ip}=\frac{\bar{Y}_{ip}^{E}-\bar{Y}_{ip}^{C}}{S_{ip}}$$

この g からバイアスのない推定量 (unbiased estimator) を推定し，それを用いてエフェクトサイズを検定する方法を提案した．また，Raudenbush *et al.* (1988) は母数効果モデルによる多変量メタアナリシスを提案し，それ以降，**変量モデル**，**Bayes** モデルによる統合値の推定方法が提案されてきている．これまでの主な研究では，Houwelingen *et al.* (1993) は変量モデルによる 2 変量メタアナリシスを提案した．その後 Berkey *et al.* (1995; 1996) が SAS の GLM 回帰分析を用いた多変量メタアナリシスを，さらに Berkey *et al.* (1998) や Houwelingen *et al.* (2002) は general linear MIXED model を用いた応用例を示している．また，Arends *et al.* (2003) は 3 変量での変量モデルを SAS MIXED および NLMIXED プロシージャを用いた方法を提案し，Riley *et al.* (2007a; b) は多変量と単変量メタアナリシスの実際例での比較を行っている．多変量メタアナリシスはまだ発展途上にあり，今後の発展が期待される．これらの経緯や主な方法については Van Houwelingen *et al.* (2002)，Arends (2006) に詳しい．

2.　モデル

ここではエフェクトサイズがスコアなどの連続量で与えられている 2 変量メタアナリシスについて述べる．それぞれの要約統計量が次のように表現されているとしよう．

$$Y_{ij}\sim N\left(\theta_{ij},s_{ij}^{2}\right),\quad i=1,\ldots,n;\quad j=1,\ldots,K$$

推定する異なった真の値：

$$\theta_{ij}\sim N\left(\beta_{j},\tau_{j}^{2}\right)$$

平均の推定値：

$$\hat{\beta}_{j}(u)=\frac{\sum_{i=1}^{n}w_{ij}(u)Y_{ij}}{\sum_{i=1}^{n}w_{ij}(u)}$$

ただし，$w_{ij}(u)=(s_{ij}^{2}+\hat{\tau}_{j}^{2}(u))^{-1}$，$s_{ij}^{2}$：標準誤差，$\tau_{j}^{2}$：研究間分散

$$\mathrm{Var}\bigl(\hat{\beta}_{j}(u)\bigr)=\frac{1}{\sum_{i=1}^{n}w_{ij}(u)}$$

このとき，2 変量変量効果モデルは次式で表される．

$$\begin{pmatrix} Y_{i1} \\ Y_{i2} \end{pmatrix} \sim N\left(\begin{pmatrix} \theta_{i1} \\ \theta_{i2} \end{pmatrix}, \delta_i\right)$$

$$\begin{pmatrix} \theta_{i1} \\ \theta_{i2} \end{pmatrix} \sim N\left(\begin{pmatrix} \beta_1 \\ \beta_2 \end{pmatrix}, \Omega\right)$$

研究内共分散行列：

$$\delta_i = \begin{pmatrix} s_{i1}^2 & \lambda_i \\ \lambda_i & s_{i2}^2 \end{pmatrix}$$

研究間共分散行列：

$$\Omega = \begin{pmatrix} \tau_1^2 & \tau_{12} \\ \tau_{12} & \tau_2^2 \end{pmatrix}$$

また，$\tau_{12} = \lambda_i = 0$ のとき，$\hat{\beta}_j(u) = \hat{\beta}_j(b) = \hat{\beta}_j(m)$ かつ $\hat{\tau}_j^2(u) = \hat{\tau}_j^2(b) = \hat{\tau}_j^2(m)$ とする．これは，それぞれの結果変数を個別に評価する separate model (2 つの独立な単変量変量効果モデル) となる．これらモデルの推定では，エフェクトサイズがオッズ比，平均値，生存期間，ROC などの場合などについて，最尤法 (ML) や制限付き最尤法 (REML)，MCMC 法などを利用した Bayes 法，マルチレベル分析のフレームからの解法も提案されている．

3. 特　徴

a. 欠損値の取扱い

多変量メタアナリシスの特徴のひとつとして，エフェクトサイズなどの情報に欠損のあるデータも取り扱えるというメリットがある．例えば一部の項目を測定していない場合や，アームが異なる場合もある．これはもちろん，欠損の程度にもよるが，そのような場合にも分析することが可能な場合も少なくない．これはエフェクトサイズ間の相関構造を用いて分析するため，これを利用すれば一部のデータが欠損していても推定が可能となる．

b. borrow of strength

個別の研究を統合した推定値 (pooled estimates) の方向に重み付けすることを **borrow of strength** (Riley *et al.*, 2007) と呼ぶ．多変量ランダムモデルでは，1 変量のモデルに比べ，pooled estimates の標準誤差が小さくなることが知られている．

c. ソフト

多変量マルチレベルメタアナリシスは，例えば 2 段階の階層構造をもつ多変量マルチレベルモデル (混合効果モデル) として捉え，第 1 階層では，研究内 (within-study) モデルでは母集団での多変量エフェクトサイズとサンプリングエラーを区分する，第 2 階層では，研究間 (between-studies) モデルで，分布を第 1 階層での真のエフェクトサイズの関数，サンプル特性，説明できない誤差成分とに分類するなど，マルチレベル分析のフレームでの分析としている報告もみられる．そして SAS での MIXED プロシージャや WinBUGS，ML-Win などを利用したプログラムが提案されている．

4. 事　例

表 1 は HDL コレステロール (HDL) および中性脂肪値 (TG) に対する食生活や運動習慣などのライフスタイルの介入の効果を検討した研究 (8 研究，256 症例) について，SAS MIXED プロシージャを利用して 2 変量メタアナリシスを行った解析例である．1 変量メタアナリシス (URMA) と 2 変量メタアナリシス (BRMA) を適用し，介入効果の大きさに対するパラメータの推定値と SE を求めてある．HDL と TG の相関は強い ($r = -0.864$)．両変数とも有意ではないが，BRMA で推定された SE は URMA に比べて若干ではあるが小さめになっていることがわかる．これは borrowing strength とも考えられよう．　[山 岡 和 枝]

表 1　多変量メタアナリシスの解析例

Model	HDL		TG	
	Estimates (SE) 95%CI[lower,upper]	F-value (p-value) tau^2	Estimates (SE) 5%CI[lower,upper]	F-value (p-value) tau^2
URMA	2.842 (2.173) [−1.423, 7.107]	1.71 ($p = 0.191$) 22.33	−12.269 (19.101) [−49.75, 25.21]	0.40 ($p = 0.521$) 1793.38
MRMA (two variate)	2.782 (2.073) [−1.286, 6.850]	1.80 ($p = 0.180$) 20.06	−7.322 (18.858) [−44.328, 29.685]	0.15 ($p = 0.698$) 1815.94

人口動態統計

vital statistics

人口の動きに関連する，出生・死亡・死産・婚姻・離婚の5つに関する統計を人口動態統計という．死産は「死産の届出に関する規定」，それ以外は「戸籍法」により届出がなされる．これら5つの届出票に基づき，人口動態事象を把握し，人口および厚生労働行政施策の基礎資料を得ることを目的として，人口動態調査 (統計法上の基幹統計，2009年3月までは指定統計) として集計が行われ，月報および年報として公表される．また，都道府県別年齢調整死亡率のように特定のテーマ (年次によって異なる) についても，人口動態統計特殊報告 (統計法上の加工統計) として集計が行われる．

1. 出生統計

a. 出生率

人口 (10月1日現在の日本人人口) 1000人当たりの年間出生数を，出生率という．分母に含まれる高齢者や男性の人数に影響されるため，出生力 (妊娠可能年齢の女性の出産傾向) の指標としてはあまり適切でない．

b. 合計特殊出生率，総再生産率，純再生産率

合計特殊出生率 (total fertility rate; TFR) は，母の年齢別出生率を再生産年齢 (妊娠可能な年齢：WHOでは15〜49歳に限定) について合計したものである．その年次の年齢階級別出生率がずっと続くと仮定した場合に，1人の女性が生涯に生むと期待される子どもの数を意味する．

$$TFR = \sum_{i=15}^{49} \frac{b_i}{n_i}$$

ここで，b_i：調査年における年齢 i の母の出生数，n_i：年齢 i の女子人口である．

これが約2.1 (人口の置き換え水準) を下回った状態が続くと，長期的には人口が減少する．出生力の主な指標として最もよく用いられている．メディア報道などで合計特殊出生率のことを単に出生率と呼ぶことがあるが，その呼称は人口動態統計の定義とは異なる．わが国では，1947〜74年 (1966年の「ひのえうま」を除く) は2を超えていたが，1975年以降は低下傾向となり，近年は人口の置き換え水準を大幅に下回った状況が続いており，2008年は1.37である．

厳密には，合計特殊出生率には期間合計特殊出生率とコホート合計特殊出生率の2種類があり，単に合計特殊出生率といった場合には前者を指すことが多い (上記の説明はこれである)．コホート合計特殊出生率は，ある年に生まれた女性の再生産年齢における年齢別出生率を合計したものであり，1人の女性が“実際に”生涯に生む子どもの数を意味する．

男児は再生産に直接的にはつながらないため，女児のみを数えたものを総再生産率という．通常は合計特殊出生率の約1/2の値になる．また，女児が生まれても，出産年齢に達する前に死亡すれば再生産につながらないため，総再生産率に母親の世代の死亡率を考慮したものを，純再生産率という．

2. 死亡統計，死産統計

a. 死亡率，年齢調整死亡率，標準化死亡比

一定期間中の死亡数を人口で除したものを死亡率といい，人口動態統計では一年間の死亡数を10月1日現在人口10万対 (1000対にすることもある) で表す．この定義による死亡率を，粗死亡率ともいう．出生数から死亡数を減じたものを自然増減数，それを人口で除したものを自然増減率という．

一般に死亡率は年齢が上昇するにつれて指数関数的に高くなるため，粗死亡率は人口に占める高齢者の割合が大きいと高くなりやすい．したがって，年齢構成が異なる地域間や時代間で死亡の状況を比較する場合には，粗死亡率は適切な指標ではない．年齢構成の違いを調整したうえで“死亡しやすさ”を表す指標として，年齢調整死亡率がある．年齢調整死亡率の計算には直接法と間接法がよく用いられる．直接法年齢調整死亡率 (directly adjusted death rate; DAR) は次式で与えられる．

$$DAR = \sum_i \frac{N_i}{N} \times p_i \times 100000$$

ここで，N_i：基準集団の年齢階層 i の人口，($N = \sum N_i$)，p_i：観察集団の年齢階層 i の死亡率である．すなわち，比較したい複数の集団の年齢構成を，基準となるある集団 (基準集団) の年齢構成に置き換えて計算したものであり，年齢構成の影響を取り除いた死亡の状況を表す．人口動態統計では昭和60年モデル人口 (昭和60年の人口をもとにベビーブーム時などの極端な増減を補正したもの) を基準集団人口として用いている．国際比較ではWHOの世界人口などを用いることが多い．

標準化死亡比 (standardized mortality ratio; SMR) は，間接法による年齢調整死亡率の計算途中で得られる指標であり，やはり年齢構成の影響を調整した“死亡しやすさ”を意味する．

$$SMR = \frac{d}{\sum_i (n_i \times q_i)} (\times 100)$$

ここで，d：観察集団の死亡数，n_i：観察集団の年齢階層 i の人口，q_i：基準集団の年齢階層 i の死亡率である．観察集団の年齢階級別死亡率を必要としないため，情報の入手しやすさという点からも便利である．一般に，国内で地域別の SMR を計算する際には，当該年の日本全国を基準集団 (SMR=100) とすることが多い．また，死亡数の少ない市区町村などの SMR は偶然変動の影響を受けやすいため，それを安定化させるために経験 Bayes 推定を用いることが提案されている．

b.　国際疾病分類と死因別死亡

死亡統計や傷病統計における疾病や傷害の分類には，**国際疾病分類** (international classification of disease; ICD) が広く用いられている．ICD は 1900 年に作成され，1995 年からは第 10 回修正 (ICD-10)，2006 年からは“ICD-10 (2003 年版) 準拠”が適用されている．ICD の修正により，死因統計や傷病統計が影響を受けることがあるので，経時的にデータをみる場合には注意を要する．例えば，わが国では 1995 年前後に死因別死亡率に大きな変動があるが，ICD 修正に伴う原死因選択ルールおよび死亡診断書の様式の変更などの影響と考えられる．

死因別死亡の状況を粗死亡率でみると，心疾患死亡率と悪性新生物死亡率は上昇しているが，年齢調整死亡率でみると，いずれも軽度低下傾向にある．年齢調整死亡率は当該疾病による死亡しやすさの比較に関心があるときに使う．粗死亡率は人口当たりの死亡の総量を反映しているので必要な医療資源の量などを考えるときに重要である．2008 年の日本人の死因は，死亡数 (男女計) が多い順に，①悪性新生物 (30%)，②心疾患 (16%)，③脳血管疾患 (11%)，④肺炎 (10%)，⑤不慮の事故 (3%)，⑥老衰 (3%) などである．

c.　死産率，乳児死亡率，新生児死亡率，早期新生児死亡率，周産期死亡率，妊産婦死亡率

死産は妊娠満 12 週以後の死児の出産であり，自然死産と人口死産に分けられる．死産率は出産数 (出生＋死産) 1000 対で表す．

生後，間もない時期の死亡は，乳児死亡 (生後 1 年未満)，新生児死亡 (生後 4 週未満)，早期新生児死亡 (生後 1 週未満) に分けて考える．それぞれを出生数の 1000 対で表したものが，乳児死亡率，新生児死亡率，早期新生児死亡率である．わが国ではいずれも大幅に改善してきており，現在，世界的に最も良好な水準にある．

周産期死亡は，出産後生育可能性が認められる妊娠週数 (妊娠満 22 週) 以降の死産と生後 1 週未満死亡を指す．この期間は，母体の健康状態に強く影響されるため，まとめて 1 つの指標として考える．周産期死亡率は，出生数＋妊娠満 22 週以後の死産数の 1000 対で表す．

妊産婦死亡率は，出産数 (出生＋死産) 10 万対で表す (国際比較では出生 10 万対)．妊産婦死亡率は諸外国と比べてかつては高かったが，1960 年代から大きく低下し，近年は緩やかな低下傾向となっており，2007 年は出産 10 万対 3.1 (死亡数 35 人) である．

3.　婚姻・離婚統計

婚姻率と**離婚率**は，人口 1000 対で表す．人口の多い世代 (第 2 次ベビーブーム世代など) が適齢期を迎えると婚姻数が増加し，それにつれて離婚率も上昇するので，経年推移をみる場合には注意を要する．

婚姻率の分母を配偶者のない人口としたものを無配偶婚姻率，離婚率の分母を配偶者のある人口としたものを有配偶離婚率といい，これを基準人口により補正した標準化無配偶婚姻率と標準化有配偶離婚率は，年齢構成の異なる時代や集団間での比較に適している．

［横 山 徹 爾］

人口静態統計

census statistics

1. 人口静態統計

ある時点における人口の総数，年齢階級別数などの静止した姿を人口静態という．**国勢調査**は人口静態の主要統計で，5年ごとに実施されている．統計法上の基幹統計 (2009年3月までは指定統計) である．日本国内の人口，世帯，産業構造等の実態を明らかにし，国および地方公共団体における各種行政施策の基礎資料を得ることを目的とする．国勢調査年の10月1日午前零時現在において，日本国内に常住しているすべての者 (外国人のうち，外国政府の外交使節団・領事機関等の構成員とその家族，外国軍隊の軍人・軍属とその家族は除く) を対象に，年齢構成，配偶関係，就業状態，世帯の状況など人口の基本的属性について調査する．国勢調査人口は，わが国の人口の確定数という位置づけである．国勢調査年以外の中間年の人口 (推計人口) は，直近の国勢調査人口を基準として人口動態統計の出生・死亡や出入国の状況から推計される．また，その後の国勢調査結果に基づいて，過去の推計人口をさかのぼって補正 (遡及補正) する．近年，人口増減率は著しく低下してマイナスに転じつつあり，世帯数は増加，1世帯当たり人員は減少している．

人口の年齢構成を考える場合に，**年少人口** (0〜14歳)，**生産年齢人口** (15〜64歳)，**老年人口** (65歳以上) に分けたものを，年齢3区分別人口という．年少人口と老年人口の和を**従属人口**という．生産年齢人口は社会を支える側，従属人口は社会に支えられる側という位置づけで考えることが多い．総人口に占めるそれぞれの割合を，年少人口割合，生産年齢人口割合，老年人口割合，従属人口割合という．老年人口割合は**高齢化率**ともいい，高齢化の程度を地域・時代間で比較するためによく用いられる．

$$\text{年少 (生産年齢，老年，従属) 人口割合} = \frac{\text{年少 (生産年齢，老年，従属) 人口}}{\text{総人口}} \times 100\%$$

年少人口，老年人口，従属人口それぞれを分子，生産年齢人口を分母とした比 (×100) を，年少人口指数，老年人口指数，従属人口指数といい，社会に支えられる側と支える側の人口比を意味する．老年人口と年少人口の比 (×100) を**老年化指数**といい，少子高齢化の程度を意味する．

$$\text{年少 (老年，従属) 人口指数} = \frac{\text{年少 (老年，従属) 人口}}{\text{生産年齢人口}} \times 100$$

$$\text{老年化指数} = \frac{\text{老年人口}}{\text{年少人口}} \times 100$$

年齢別人口を，低年齢から高年齢へと下から上に向かってヒストグラム状に積み上げた図 (男女を左右に分けることが多い) を人口ピラミッドといい，年齢構成を視覚的に認識するのに役立つ．

2. 将来推計人口

日本の将来推計人口は，国立社会保障・人口問題研究所がほぼ5年ごとに推計して公表している．2006年12月の推計では，人口の変動要因である出生，死亡，国際人口移動について仮定を設け，コホート要因法により，2055年までの推計と，2105年までの参考推計を行っている．将来の女子の年齢別出生率は，それを規定する不確定要素が大きいため，出生の推移には高位，中位，低位 (低位ほど出生率が低い) の3仮定を，また，死亡の推移についても高位，中位，低位 (低位ほど死亡率が低い) の3仮定を設け，それぞれの組み合わせで計9とおりの推計を行っている．いずれの仮定でも，総人口は今後，長期にわたって減少する．一般に将来推計人口として引用されるのは，出生中位・死亡中位の仮定に基づく推計のことが多い．この仮定では，総人口は2046年に1億人を下回り，2055年に約9千万人になると推計されている．

3. 生命表と平均余命

ある年次における死亡状況が将来にわたって一定不変と仮定したときに，ある仮想的な出生児10万人の集団が死亡してゆく状況を記述したものを生命表という (図1)．各年齢における死亡確率，生存数，死亡数等，およびそれらから計算される平均余命などの生命関数によって表現される．5年ごとの国勢調査人口と毎年の推計人口を基礎として，それぞれ**完全生命表** (確定版だが公表が遅い) と**簡易生命表** (公表が早く十分に正確) が作成される．生命関数の定義は以下のとおりである．

- 死亡率 ${}_nq_x$：　x 歳ちょうどの者が，$x+n$ 歳に達しないで死亡する確率．
- 生存数 l_x：　10万人の出生者が，上記の死亡率に従って死亡していく場合，x 歳に達するまで生き残る人数の期待値.

・死亡数 ${}_nd_x$：　x 歳ちょうどの生存者 l_x 人のうち，$x+n$ 歳に達しないで死亡する人数の期待値.

・定常人口 ${}_nL_x$：　毎年 10 万人の出生があり，かつ上記の死亡率が一定不変の場合における定常状態 (人口集団の年齢構造が一定の型に収束した状態) の x 歳以上 $x+n$ 歳未満の人口.

・定常人口 T_x：　x 歳以上の定常人口.

・**平均余命** $\mathring{e}_x$：　x 歳ちょうどの者のその後の生存年数の期待値 (T_x/l_x). 言い換えると，平均余命は，ある年齢まで生きた人が，今後生存することが期待される平均年数である. 例えば，"40 歳平均余命" のように表現する. 出生直後における平均余命 (0 歳平均余命) のことを，**平均寿命**という. 平均寿命・平均余命はその年次における死亡状況が将来にわたって一定不変という仮定のもとでの期待生存年数であり，実際に生存した期間を表しているわけではない.

平成 20 年簡易生命表によると，わが国の 2008 年の平均寿命は，男性が 79.29 歳，女性が 86.05 歳であり，男女ともに世界でトップレベルの長寿国である. わが国の平均寿命の延びは，昭和 40 年前半頃までは衛生状態の改善による乳児死亡率の低下によるものが大きかったが，近年では，60 歳以上の死亡率の改善が大きく寄与している. 死因では，男性は悪性新生物，女性は脳血管疾患の死亡率の改善によるところが大きい. 今後の平均寿命は，若年層での死亡率の改善がほぼ限界に達しているため，中高年層での死亡の動向に強く影響されると考えられる. もし仮に特定の死因が除去された場合に期待される平均寿命の延びは，悪性新生物が男性 3.99 歳，女性 3.01 歳と大きく，次いで心疾患 (男性 1.54 歳，女性 1.64 歳)，脳血管疾患 (男性 1.02 歳，女性 1.10 歳) などである.

国勢調査年の人口と前後計 3 カ年の死亡数などを用いて，都道府県や市町村別の生命表も作成され，平均寿命も算出される.

年齢	死亡率	生存数	死亡数	定常人口		平均余命
	${}_nq_x$	l_x	${}_nd_x$	${}_nL_x$	T_x	$\mathring{e}_x$
0 (週)	0.00090	100000	90	1917	7928775	79.29
1	0.00016	99910	16	1916	7926859	79.34
2	0.00011	99894	11	1916	7924943	79.33
3	0.00009	99883	9	1915	7923027	79.32
4	0.00031	99874	31	8983	7921112	79.31
2 (月)	0.00020	99843	20	8319	7912129	79.25
3	0.00045	99822	45	24950	7903810	79.18
6	0.00043	99777	43	49876	7878860	78.96
0 (年)	0.00266	100000	266	99792	7928775	79.29
1	0.00038	99734	38	99715	7828984	78.50
2	0.00027	99696	27	99683	7729268	77.53
3	0.00019	99670	19	99660	7629585	76.55
4	0.00014	99651	14	99644	7529926	75.56
5	0.00012	99637	12	99631	7430282	74.57
6	0.00012	99624	11	99619	7330652	73.58
7	0.00010	99613	10	99608	7231033	72.59
8	0.00009	99603	9	99598	7131425	71.60
9	0.00008	99594	8	99589	7031827	70.61
10	0.00008	99585	8	99581	6932238	69.61
11	0.00009	99577	9	99573	6832657	68.62
12	0.00010	99568	10	99563	6733084	67.62
13	0.00012	99558	12	99552	6633521	66.63
14	0.00016	99546	16	99538	6533969	65.64
・・・途中省略・・・						
90	0.15716	21138	3322	19457	92117	4.36
91	0.17126	17816	3051	16266	72660	4.08
92	0.18586	14765	2744	13366	56394	3.82
93	0.20094	12021	2415	10785	43028	3.58
94	0.21650	9605	2080	8538	32242	3.36
95	0.23256	7526	1750	6624	23705	3.15
96	0.24910	5776	1439	5031	17081	2.96
97	0.26612	4337	1154	3737	12049	2.78
98	0.28362	3183	903	2712	8312	2.61
99	0.30158	2280	688	1920	5600	2.46
100	0.32000	1592	510	1324	3680	2.31
101	0.33886	1083	367	889	2356	2.18
102	0.35814	716	256	580	1467	2.05
103	0.37782	460	174	367	887	1.93
104	0.39789	286	114	225	520	1.82
105 ～	1.00000	172	172	295	295	1.72

図 1　平成 20 年簡易生命表 (男)(一部省略)

平均寿命が人生の長さ (量) を表すのに対して，人生の質を表す健康指標として健康寿命がある (ただし，人口静態統計の範疇ではない). 生存期間のうち，健康な状態で生活することが期待される平均期間を健康余命という (0 歳を起点とすれば**健康寿命**). 厚生労働省の 21 世紀の国民健康づくり運動「健康日本 21」では，健康増進と生活習慣病の 1 次予防を包括的に実施することにより，健康寿命を延長して QOL の高い豊かな高齢期を過ごせることを目標としている. ここでいう健康な状態を明確に定義するのは難しく，実際には障害のない状態，自立している状態などが用いられ，「健康日本 21」では，「認知症や寝たきりにならない状態での生存期間」と定義している.　[横 山 徹 爾]

傷病統計

statistics of diseases

疾病や傷害の量に関する統計を総称して傷病統計という．主要な傷病統計として，医療施設の側から傷病を把握する患者調査と，世帯の側から傷病および自覚症状等を把握する国民生活基礎調査などがある．

1. 患者調査

患者調査は，医療施設 (病院と一般・歯科診療所) を利用する患者について，その傷病状況等の実態を明らかにし，医療行政の基礎資料を得ることを目的とする．3 年に 1 度実施されている，統計法上の基幹統計 (2009 年 3 月までは指定統計) である．医療施設の側からみた傷病統計という位置づけである．全国の医療施設を利用する患者が対象であり，層化無作為抽出した医療施設における外来・入院・退院患者を客体とする．

2005 年患者調査では，抽出された医療施設数は計約 1 万 4000 施設，客体数は計約 240 万人である．

調査日は，入院・外来患者は 10 月の 3 日間のうちの 1 日で，退院患者は 9 月の 1 カ月間である．性別，出生年月日，患者の住所，入院・外来の種別，受療の状況等について調査を行い，以下のような指標を傷病分類別，性年齢階級別に推計する．

a. 推計患者数，受療率

調査日当日に，全国の病院，一般診療所，歯科診療所で受療した患者の推計数 (調査を実施した施設以外を受療した患者も含む) を，推計患者数という．“調査日当日” だけであるという点に注意を要する．推計患者数は，医療施設静態調査の患者数を補助変量とする比推定により求める．推計患者数を人口で除して人口 10 万対で表した数を受療率といい，入院，外来別に算出される．人口は，調査年 10 月 1 日現在における推計人口または国勢調査人口を用いる．

b. 総患者数

調査日現在において，継続的に医療を受けている者 (調査日には医療施設を受療していない者も含むという点で推計患者数とは異なる) の数を次式により推計したものである．

$$\text{総患者数} = \text{入院患者数} + \text{初診外来患者数} + \text{再来外来患者数} \times \text{平均診療間隔} \times \text{調整係数}$$

ここで，調整係数 (=6/7) は休診日の影響を補正するためのものである．平均診療間隔は，外来の再来患者の前回診療日から調査日までの間隔の平均であり，次式で得られる．ただし，前回診療日から調査日までの日数が 31 日以上の者は平均診療間隔の計算からは除外する．これは，受療間隔が 30 日以内の者を “継続的に医療を受けている者” と定義しているためである．

再来患者の平均診療間隔

$$= \frac{\sum \begin{pmatrix} \text{患者票 1 枚分の推計患者数} \\ \times \text{前回診療日から調査日までの日数} \end{pmatrix}}{\text{推計再来患者数}}$$

ここで，患者票 1 枚分の推計患者数は上記の比推定に基づいて得られる．

c. 退院患者平均在院日数

調査対象期間中 (9 月 1 日～30 日) に退院した患者の在院期間の平均であり，次式で推計する．

退院患者平均在院日数

$$= \frac{\sum \begin{pmatrix} \text{退院患者票 1 枚分の推計退院患者数} \\ \times \text{入院から退院までの日数} \end{pmatrix}}{\text{9 月中の推計退院患者数}}$$

2005 年患者調査によると，推計患者数は入院患者が 146 万人，外来患者が 709 万人で，人口 10 万対の受療率は入院患者が 1145，外来患者が 5551 である．その内訳を傷病分類別にみると，入院患者は，精神および行動の傷害 22%，循環器系の疾患 22%，悪性新生物 12%などが多い．外来患者は，消化器系の疾患 18%，筋骨格系および結合組織の疾患 14%，循環器系の疾患 13%などが多い．総患者数が多い傷病分類は，高血圧性疾患 781 万人，歯および歯の支持組織の疾患 566 万人，糖尿病 247 万人，脳血管疾患 137 万人などである．退院患者平均在院日数は，全体で 37.5 日，傷病分類別には，統合失調症等 610 日，脳血管疾患 102 日，結核 72 日などが長い．

2. 国民生活基礎調査

国民生活基礎調査は，保健，医療，福祉，年金，所得等国民生活の基礎的事項を調査し，厚生労働行政の企画および運営に必要な基礎資料を得ることを目的とする．統計法上の基幹統計 (2009 年 3 月までは指定統計) である．3 年ごとに大規模に，中間の各年は小規模で簡易な調査を実施している．世帯 (国民) の側からみた傷病統計という位置づけである．

標本抽出は，全国の国勢調査区を抽出単位とした層化無作為抽出であり，抽出された国勢調査区内の全世帯に調査を行う．

国民生活基礎調査は，世帯を対象とした各種調査(国民健康・栄養調査など)の調査客体を抽出するための親標本にもなる．

大規模調査年の調査事項には，世帯票，健康票，介護票，所得票，貯蓄票がある．2007 年の大規模調査は，世帯票と健康票は 5440 地区のすべての世帯および世帯員を，介護票は同地区から無作為抽出した 2500 地区内の要介護者・要支援者を，所得票および貯蓄票は，前記の約 5400 地区に設定された単位区から無作為抽出した 2000 単位区内のすべての世帯および世帯員を客体として行われた．単位区は，推計精度の向上や調査員の負担平準化等を図るため，1 つの国勢調査区を地理的に分割したものであり，1 つの単位区はおおむね 20 世帯程度からなる．小規模調査年の調査事項は世帯票と所得票だけで，客体数も少ない．

調査事項は調査年によって少し異なり，2007 年の調査では以下の通りである．世帯票は，単独世帯の状況，5 月中の家計支出総額，世帯主との続柄，性，出生年月，配偶者の有無，医療保険の加入状況，公的年金・恩給の受給状況，公的年金の加入状況，乳幼児の保育状況，就業状況など．健康票は，自覚症状，通院，日常生活への影響，健康意識，悩みやストレスの状況，こころの状態，健康診断等の受診状況など．介護票は，介護が必要な者の性別と出生年月，要介護度の状況，介護が必要となった原因，居宅サービスの利用状況，主に介護する者の介護時間，家族等と事業者による主な介護内容など．所得票は，所得の種類別金額，所得税等の額，生活意識の状況など．貯蓄票は，貯蓄現在高，借入金残高などである．

病気やけがなどで自覚症状のある有訴者数(医療施設・介護保険施設への入院・入所者を除く)を人口 1000 対で表した有訴率は 328 であり，高齢者ほど有訴率は高い．自覚症状としては，腰痛，肩こりなどが多い．

通院者率(医療施設，施術所に通院・通所している者の数，人口 1000 対)は 334 であり，高血圧症，腰痛症などが多い．6 歳以上で健康上の問題で日常生活に影響がある者は人口 1000 対 107 である．

3. その他の傷病統計

a. 感染症発生動向調査

感染症発生動向調査は，「感染症の予防および感染症の患者に対する医療に関する法律」(いわゆる感染症法：1999 年 4 月施行)に基づいて行われる．感染症の発生情報の正確な把握と分析，その結果の国民や医療関係者への的確な提供・公開を行うことによって，感染症のまん延および発生の防止を目的とする．

感染症法は比較的頻繁に改正が行われているので，最新の情報に留意する必要がある．2008 年 5 月改正時点では，感染症を，感染力や危険性などから 1 類～5 類，新型インフルエンザ等感染症，および法第 14 条第 1 項に規定する厚生労働省令で定める疑似症に区分している．これらには全数把握対象と定点把握対象(指定された医療機関のみを対象)の感染症がある．1 類～4 類と 5 類の一部および新型インフルエンザ等感染症は全数把握対象，5 類の残りおよび法第 14 条第 1 項に規定する厚生労働省令で定める疑似症は定点把握対象である．いずれも，診断した場合には医師が届け出る義務がある．

b. 食中毒統計調査

食中毒統計調査は，食中毒患者および食中毒死者の発生状況を把握し，また発生状況を解明することを目的として行われている．食品衛生法の規定による食中毒等を対象とする．当該患者を診断また死体を検案した医師からの届出に基づいて，保健所において食中毒調査票および食中毒事件票を作成し，都道府県等を通じて厚生労働省に提出してもらう．調査月の翌月に集計結果が公表される．　［横 山 徹 爾］

栄養および発育・発達に関する統計

nutrition and growth survey

1. 栄養に関する統計

a. 国民健康・栄養調査

国民健康・栄養調査は，国民の身体の状況，栄養素等摂取量および生活習慣の状況を明らかにし，国民の健康の増進の総合的な推進を図るための基礎資料を得ることを目的とする．健康増進法に基づいて2003年から毎年行われている，統計法上の一般統計（2009年3月までは承認統計）である．1952年から2002年までは，国民健康・栄養調査の前身に当たる国民栄養調査が栄養改善法に基づいて行われていた．これほど長期間にわたって全国規模での栄養調査が継続されている国は，日本以外にはまず存在しない．

国民健康・栄養調査の対象は，同年の国民生活基礎調査において設定された単位区を抽出単位として層化無作為抽出した300単位区内の世帯および世帯員のうち満1歳以上の者全員である．調査日は毎年11月の平日の1日である（2009年現在）．調査事項には，①身体状況調査票，②栄養摂取状況調査票，③生活習慣調査票の3種類がある．単に食物・栄養摂取状況を把握するだけでなく，国民の健康や生活習慣の実態を多角的にモニタリングするための調査という位置づけになっており，各種健康施策の目標設定や評価においても重要な役割を果たす．

栄養摂取状況調査票では，世帯員おのおのの食品摂取量，栄養素等摂取量，欠食・外食等の食事状況を把握する．食品・栄養素等摂取量は個人ごとの値を算出したうえで最終的な集計が行われるが，世帯員1人1人に調査を行っているわけではない．図1のように，まず世帯員全員で摂取した食品の総量を秤量記録したうえで，料理ごとに各世帯員が摂取した比率を記録する．次にその比率で摂取食品重量を比例配分することで各世帯員の食品の摂取量を推定するというやや複雑な方法（**比例案分法**）を採用している．さらに，この調査票に基づいて食品コード付けと重量換算を行い，調理損失や重量変化等を考慮したうえで，文部科学省の日本食品標準成分表等に基づく食品単位重量当たりの栄養素量を乗じて，栄養素に換算した値を計算している．日本人の食品・栄養素等の摂取状況として広く一般に引用されているのは，ほとんどが本調査の栄養摂取状況調査票の集計結果に基づく値である．

家族が食べたもの，飲んだものは全て記載してください				その料理は，どのように家族で分けましたか？				
料理名	食品名	使用量（重量または目安量）	廃棄量	氏名 太郎 1	氏名 花子 2	氏名 一郎 3	… …	残食分 残
肉じゃが	じゃがいも	450 g		2/6	1/6	3/6		
	たまねぎ	150 g						
	牛肉	150 g						
	しらたき	1玉						
	⋮							
ごはん	めし	200 g		1				
		150 g			1			
		250 g				1		
みそ汁	みそ	大さじ3		1/3	1/3	1/3		
	豆腐	1/2丁						
	わかめ	3 g						
⋮								

図1　比例案分法を用いた食事調査の例（栄養摂取状況調査票の一部分）

身体状況調査票は，身長，体重（満1歳以上），腹囲，血圧，1日の運動量（歩行数）（満15歳以上），血液検査，問診（服薬状況，運動）（満20歳以上）の各項目からなる．日本人における肥満者，糖尿病，メタボリックシンドロームの頻度等が把握される．日本全体で“糖尿病が強く疑われる者”などの人数は，性・年齢階級別有所見率に人口を乗じて推計する．

生活習慣調査票では，食生活，身体活動・運動，休養（睡眠），飲酒，喫煙などに関する生活習慣全般を調べる．朝食の欠食率，習慣的に喫煙している者の割合，飲酒習慣のある者の割合などが把握される．

b. 都道府県健康・栄養調査

国民健康・栄養調査は，全国推計を主目的としており，道府県別推計のためには標本誤差が大きすぎるため，ほとんどの道府県では，独自に健康・栄養調査を実施している．調査間隔は5年ごとのことが多い．東京都は国民健康・栄養調査の東京都調査分（必要に応じて追加）を毎年集計している．これらを都道府県健康・栄養調査と通称するが，正式な名称は都道府県によって異なり，「県民健康・栄養調査」などとすることが多い．調査方法は国民健康・栄養調査に準じ，内容を若干追加することが多いが，全く独自の方法をとることもある．

2. 発育・発達に関する統計

a. 乳幼児身体発育調査

乳幼児身体発育調査は，全国的に乳幼児の身体発育の状態を調査し，新たにわが国の乳幼児の身体発育値を定めて，乳幼児保健指導の改善に資することを目的として 10 年ごとに行われている．①一般調査，②病院調査の 2 つからなる．統計法上の一般統計 (2009 年 3 月までは承認統計) である．2000 年の調査の場合，一般調査は，1995 年国勢調査地区のうち 3000 地区内の調査実施日において生後 14 日以上 2 歳未満の乳幼児，および 3000 地区のうちから抽出した 900 地区内の 2 歳以上の小学校就学前の幼児が調査の客体であり，約 1 万人が集計の対象となった．病院調査は，全国の産科病床を有する病院のうち，2000 年医療施設基本ファイルから抽出した 146 病院で出生し，9 月中にいわゆる 1 か月健診を受診した乳幼児が調査の客体であり，約 4000 人が集計の対象となった．病院調査は出生直後および 1 カ月時，一般調査はおおむね生後 1 カ月以降 2 歳までが対象という位置づけになっている．これらの調査に基づき，体重，身長，胸囲，頭囲のパーセンタイル値を年齢別に平滑化したうえで推定し，**乳幼児身体発育値**および**発育曲線**が作成される．

b. 学校保健統計調査

学校保健統計調査は，学校保健法により学校で実施される健康診断の結果に基づいて作成される．統計法上の基幹統計 (2009 年 3 月までは指定統計) である．児童，生徒の発育および健康状態を明らかにし，学校保健行政上の基礎資料を得ることを目的として，毎年 4～6 月に実施されている．全国の小学校，中学校，高等学校，中等教育学校および幼稚園からの抽出による標本調査である．調査実施校に在籍する満 5 歳から 17 歳までの児童，生徒，幼児の一部を調査対象とする．調査事項には，①発育状態調査，②健康状態調査がある．2007 年の調査での調査実施校数は 7755 校であり，発育状態調査は約 70 万人，健康状態調査は約 330 万人に対して行われた．発育状態調査では，層化 2 段無作為抽出法が用いられた．全国計および都道府県別に，男女別 5～17 歳の各歳における身長，体重，座高の平均値と標準偏差，および肥満傾向児および痩身傾向児の出現率が集計されている．健康状態調査では，層化クラスター抽出法が用いられた．栄養状態，脊柱・胸郭の疾病・異常の有無，視力，聴力，眼の疾病・異常の有無，耳鼻咽頭疾患・皮膚疾患の有無，歯・口腔の疾病・異常の有無，結核の有無，心臓の疾病・異常の有無，尿，寄生虫卵の有無，その他の疾病・異常の有無および結核に関する検診の結果について集計が行われている．

c. 体力・運動能力調査

体力・運動能力の観点から，発育・発達の状況を調べる調査として，体力・運動能力調査がある．調査対象は，全国の小・中・高等学校，大学・短期大学，成年 (20～64 歳) および高齢者 (65～79 歳) の男女である．調査事項は年齢層によって異なる．小学生～大学生では握力，上体起こし，反復横跳び，50 メートル走，立ち幅跳びなどのテストが行われる．

d. 国民健康・栄養調査 (身体状況調査票)

前述の国民健康・栄養調査の身体状況調査票に基づく身長，体重の平均値と標準偏差が毎年集計されている．乳幼児身体発育調査や学校保健統計調査に比べると年齢別の調査人数は少ないが，幅広い年齢層について身長と体重の現状を把握可能である．

[横 山 徹 爾]

その他の保健・医療の統計

other health statistics

1. 保健医療施設・保健医療従事者

a. 医療施設調査

医療施設調査は，全国の医療施設 (病院および診療所) の分布および整備の実態を明らかにするとともに，医療施設の診療機能を把握し，医療行政の基礎資料を得ることを目的として行われる．統計法上の基幹統計 (2009 年 3 月までは指定統計) である．医療施設静態調査と医療施設動態調査とからなる．医療施設静態調査は，調査時点で開設しているすべての医療施設を対象として，全医療施設の詳細な実態を把握することを目的として 3 年ごとに行われる．医療施設動態調査は，医療施設静態調査の結果に医療施設の開設，廃止等の状況を加減することで医療施設の状況を把握するものであり，毎月行われる．これらの調査により，施設の種類別，開設者別，病床の規模別等の施設数や，病床の種類別病床数等が把握される．

b. 病院報告

病院報告は，全国の病院と療養病床を有する診療所における患者の利用状況および従事者の状況を把握するために行われる．統計法上の一般統計 (2009 年 3 月までは承認統計) である．毎月報告される患者票 (在院患者数，新入院患者数，退院患者数，外来患者数等) と，年 1 回報告される従事者票 (医師，歯科医師，薬剤師，看護師等の数) とがある．全国の病院からは患者票と従事者票が，療養病床を有する診療所からは患者票が報告される．1 日平均在院患者数等，病床利用率，病床の種類別等でみた平均在院日数，病院における職種別等でみた従事者数などが集計される．

c. 医師・歯科医師・薬剤師調査

医師・歯科医師・薬剤師調査は，医師，歯科医師および薬剤師について，性，年齢，業務の種別，従事場所および診療科名 (薬剤師を除く) 等による分布を明らかにすることを目的とする．統計法上の一般統計 (2009 年 3 月までは届出統計) であり，2 年ごとに行われている．総数 (図 1) のほか，施設・業務の種別にみた医師・歯科医師・薬剤師数，および医療施設 (病院・診療所，薬剤師は薬局を含む) に従事する医師・歯科医師・薬剤師数を，施設の種別，年齢階級・性別，診療科名別，都道府県別に集計した結果が報告される．

2. 国民医療費

a. 国民医療費

医療機関における傷病の治療に要した費用 (診療費・調剤費・入院時食事療養費・訪問看護療養費等) を全国集計したものを，国民医療費という．ただし，範囲を傷病の治療費に限っているため，正常な妊娠や分娩等に要する費用，健康の維持・増進を目的とした健康診断・予防接種等に要する費用，固定した身体障害のために必要とする義眼や義肢等の費用は含まない．統計法上の加工統計であり，毎年公表されている．国民医療費は，制度改正の影響による一時的な減少を除けばほぼ増加し続けており，2006 年度は約 33 兆円，国民所得に対する比率は 8.9%である (図 2)．受診率，1 件当たり日数，1 日当た

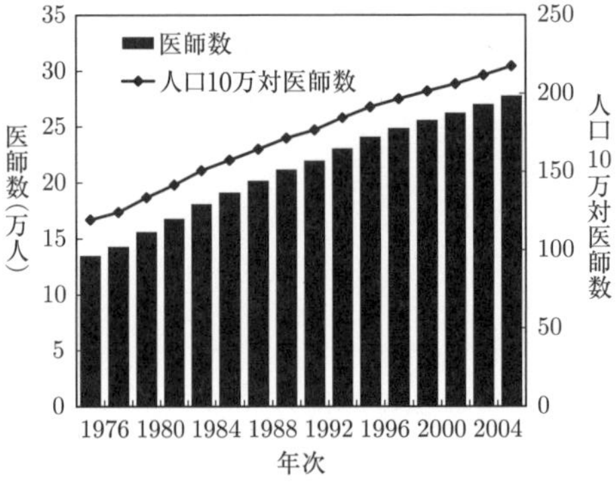

図 1　医師数および人口 10 万対医師数の推移 (医師・歯科医師・薬剤師調査，厚生労働省)

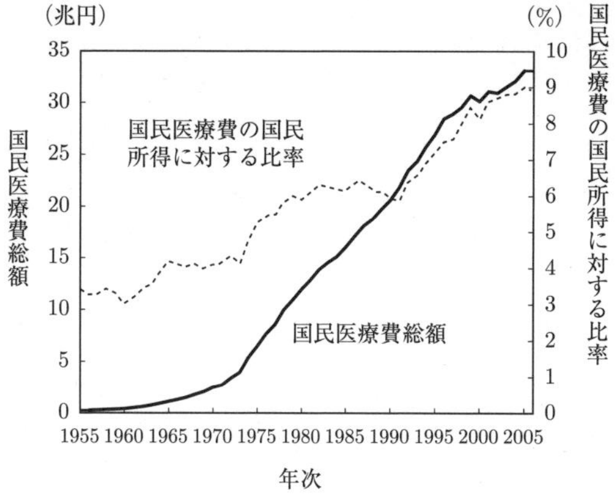

図 2　国民医療費およびその対国民所得比率の推移
(国民医療費，厚生労働省)

り診療費の 3 つを医療費の 3 要素といい，1 人当たり医療費はこの 3 要素の積で表される．制度区分別，財源別，診療種類別，年齢階級別の国民医療費，および傷病分類別一般診療医療費等の推計も行われている．

b.　社会医療診療行為別調査

社会医療診療行為別調査は，全国健康保険協会管掌健康保険 (2008 年 9 月までは政府管掌健康保険)，組合管掌健康保険，国民健康保険，長寿医療制度における医療給付の受給者が受けた診療行為の内容，傷病の状況，調剤内容，薬剤の使用状況等を明らかにし，医療保険行政に必要な基礎資料を得ることを目的として行われる．統計法上の一般統計 (2009 年 3 月までは届出統計) である．これらの保険医療機関等の診療報酬明細書および調剤報酬明細書を抽出して，傷病件数や診療内容を集計する．調査客体は，第 1 次抽出単位を保険医療機関および保険薬局とし，第 2 次抽出単位を明細書とする層化無作為 2 段抽出法により抽出された明細書である．調査結果は毎年公表されている．2008 年の調査では，診療行為に関しては，診療行為の状況，一般医療と長寿医療別にみた診療行為の状況，傷病分類別にみた 1 日当たり点数などが，調剤行為に関しては，院外処方率，調剤行為の状況，一般医療と長寿医療別にみた調剤行為の状況などが，薬剤の使用状況に関しては，薬剤料の比率，院内処方および院外処方における薬剤点数，薬価階級別薬剤点数，薬剤種類数，薬効分類別にみた薬剤の使用状況，後発医薬品の使用状況等が把握されている．

3.　介護関連統計

a.　介護給付費実態調査

介護給付費実態調査は，介護サービスに係る給付費の状況を把握し，介護報酬の改定など，介護保険制度の円滑な運営および政策の立案に必要な基礎資料を得ることを目的として行われる．統計法上の一般統計 (2009 年 3 月までは届出統計) であり，毎月集計されている．集計対象は，各都道府県国民健康保険団体連合会が審査したすべての介護給付費明細書 (性，年齢，要介護 (要支援) 状態区分，サービス種類別単位数・回数等) および給付管理票 (性，年齢，要介護 (要支援) 状態区分，サービス種類別計画単位数等) である．これらに基づき，受給者の状況 (年間受給者数，要介護 (要支援) 状態区分の変化，性・年齢階級別にみた受給者の状況)，受給者 1 人当たり費用額 (サービス種類別，都道府県別)，居宅サービスの状況 (利用状況，訪問介護，福祉用具貸与)，地域密着型サービスの状況，施設サービスの状況 (要介護状態区分別にみた単位数・受給者 1 人当たり費用額，退所 (院) 者の入所 (院) 期間別割合) などが集計される．［横 山 徹 爾］

II

統計的方法

データの尺度

scale of data

データの分析に当たっては，まずはデータの**尺度** (scale) を把握することが重要である．尺度によってデータの基本的性質が決まり，その結果妥当な表示法と分析法が決まる．

便宜上われわれのデータが n 個あるものとし，その値を $x_1, x_2, \ldots, x_n$ としよう．例えば 10 人の高血圧症の患者の血圧 (最高血圧：SBP) をとったところ，以下のようなデータが得られた．単位は mmHG である．

$$135, 145, 160, 132, 187, 200, 123, 138, 155, 164$$

このとき $n = 10$ であり，$x_1 = 135, x_2 = 145, \ldots, x_{10} = 164$ である．このデータを strip chart という手法でプロットすると，図 1 のようになる．これによってもデータの分布の様子がある程度つかめるであろう．

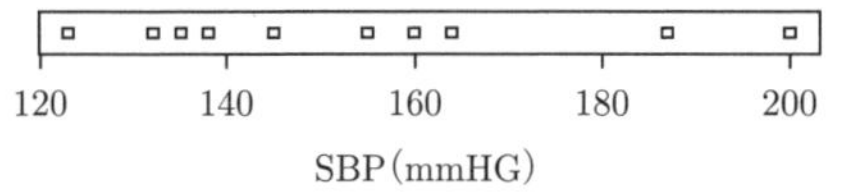

図 1　血圧データの strip chart

またこれら 10 人の患者の性別は順番に女，女，男，女，男，男，女，男，男，女であったとしよう．これらのデータのうち，血圧データからは，大まかな分布形や最大値，最小値，平均値，分散，標準偏差などの分布指標の値などが知りたくなるだろうし，性別データからは男女の人数，および男女の割合 (proportion) や割合の比 (オッズ：odds) などが知りたくなるだろう．また変数の組み合わせにより，男女別に血圧の分布を比較したい場合もあるだろう．このことからわかるように，データのもつ性質によって，その扱い方も変わってくる．

1.　定性変数と定量変数 (離散データと連続データ)

データを分析するとき，分析の対象とする変数 (variable) は，大まかに**定性変数** (qualitative variable) と**定量変数** (quantitative variable) に分けることができる．定性変数は測られるものが，性別のような質的特性であり，数量的でないものである．また定量変数は血圧のように数量として測られるものである．定性変数は離散的性質をもち，**離散変数** (discrete variable) とも呼ばれる．一方定量変数の場合は，一般に測られる量は本質的に連続性をもつので，**連続変数** (continuous variable) とも呼ばれる．

血圧や身長，体重のように計測されたもので本質的に連続的な量と考えられるデータを**連続データ** (continuous data) あるいは**定量データ** (quantitative data)，また性別や，疾患分類のように本来質的なもので分類カテゴリーに区分けされるようなデータを**分類データ** (categorical data) あるいは**定性データ** (qualitative data) と呼ぶ．定量データ，定性データはそれぞれ**量的データ**，**質的データ**とも呼ばれる．また定量データは**計量値** (measurement data)，定性データは**計数値** (count data) と呼ばれる場合もある．

2.　データの尺度

一般にデータは，それを扱う尺度によって以下のように分類される．

- **名義尺度** (nominal scale)：　分類 (category or class) あるいは区別だけが意味をもつような尺度 (性別 (男女)，疾患分類 (脳神経疾患，消化器疾患，心疾患等) など)
- **順序尺度** (ordinal scale)：　分類だけでなく**順序** (order，つまり大小や優劣) が意味をもつような尺度 (治療の有効性の程度 (著効，有効，無効)，疾患の重症度 (軽度，中等度，高度) など)
- **間隔尺度** (interval scale)：　順序に加えて**間隔** (interval，つまり値の差) が意味をもつような尺度 (例えば，暦上の時間や温度など)
- **比尺度** (ratio scale)：　間隔に加え，原点が定義でき，**比** (ratio) が意味をもつような尺度 (体重，身長など)

分類データは一般に名義尺度，あるいは順序尺度のいずれかである．また連続データは間隔尺度と比尺度に分けられる．また一般に，分類データは分類ごとのカウントまたは**計数** (counts) あるいは**度数** (frequency) が分析の対象となり，連続データは**測定値** (measurement) あるいは調査された値が分析の対象となる．ある尺度のデータに別の尺度の方法を適用すると誤った結果を導くことがある．順序尺度のデータに便宜上の数値を割り振ったうえで，連続データ (間隔尺度や比尺度) の方法を用いるのが典型的な例である．比尺度は間隔尺度としても扱え，間隔尺度は順序尺度としても扱える．また順序尺度は名義尺度としても扱える．

3. 事象 (イベント) の発生と生存時間

特別なデータの例として，事象の発生と生存時間 (survival time) データがあげられる．

a. 事象 (イベント) の発生

事象の発生 (occurrence of events) は，ある期間の疾病の発生数や新生児の誕生数，などのカウントまたは計数あるいは頻度または度数として，データがとられるものである．これらは発生頻度そのものが解析の対象となったり，ある分類での発生頻度が他の分類での頻度と比べられたりする．度数の分布は **Poisson 分布** (Poisson distribution) が仮定される場合が多い．

b. 生存時間・故障時間

生存時間あるいは**故障時間** (failure time) は記録の開始時や暦上の時間，あるいは誕生日などの特定の開始時間からの**死亡** (death)，あるいはある病気の発症・再発・悪化，機械の**故障** (failure) など特定の**事象 (イベント) 発生までの時間** (time to event) を総称して用いられる用語である．生存時間は連続データであるが，一般にある時点までの生存 (あるいは事象が発生していないこと) は確認されているが，その後の消息あるいは生死の状態が不明といった**打ち切りデータ** (censored data) を含むことなどから，**生存時間解析** (survival analysis) と呼ばれる特別の解析法が発達している (生存時間解析の詳細については「生存時間解析総論」，「ログランク検定」の各項参照)．

以下の例は急性白血病患者の寛解時間 (単位は週) を示す有名なデータ (Gehan, 1965) で，直接の引用は田中ほか訳 (2008) からとったものである．+ は打ち切りデータを示す．例えば実治療群の 4 番目のデータ 6+ は 6 週までは再発していないことが確認されているが，それ以降の状態については不明であることを示している．対照群に比べ実治療群の方が相対的に寛解時間が長く，また打ち切りデータが多いことがみてとれる．

・Gehan のデータ
　対照群 (プラセボ)：$n = 21$
　　1, 1, 2, 2, 3, 4, 4, 5, 5, 8, 8, 8, 8, 11, 11, 12, 12, 15, 17, 22, 23
　実治療群 (6-MP)：$n = 21$
　　6, 6, 6, 6+, 7, 9+, 10, 10+, 11+, 13, 16, 17+, 19+, 20+, 22, 23, 25+, 32+, 32+, 34+, 35+

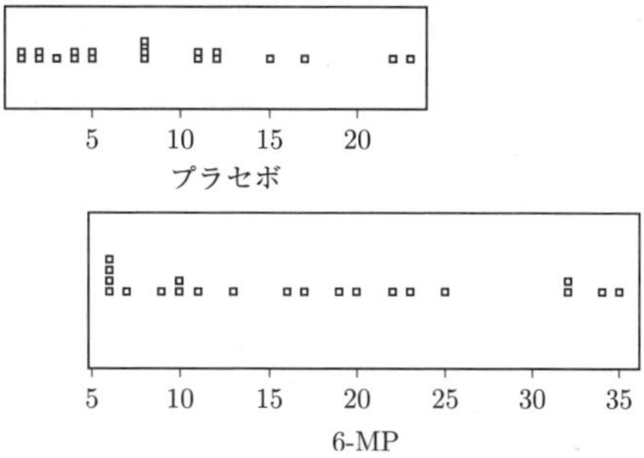

図 2　急性白血病寛解時間のデータ
(打ち切り，非打ち切りの区別せず)

ここでは省略するが，打ち切りデータを含む生存時間の**分布関数** (distribution function) $F(x)$ の推定には，**Kaplan–Meier 推定** (Kaplan–Meier estimation) という特別の推定法が用いられる (「生存時間解析総論」，「ログランク検定」の各項参照)．

データの尺度および記述に関しては多くの統計入門書で解読がなされているが，ここでは特に中澤 (2003)，山口 (2004) をあげておこう．前者は論理的であり，後者は直観的理解への配慮が行き届いている．田中ほか訳 (2008) にも最初に簡潔な記述がある．

4. 離散データと連続データ

離散データ (discrete data) は飛び離れた値をもつもので，**連続データ** (continuous data) は理論的あるいは概念的に連続的な値をとるものである．例えば身近なところで，ヒトの身長，体重，肩幅，血圧，温度などは連続データであり，性別，色などのいわゆる分類データは離散データとなる．いわゆる定性データは離散データに分類される．連続データも実際には測定の際に用いる測定器具の精度によって，値は丸められ離散的な数値に還元される．したがって統計的な分析の対象としての数値としてみたとき，離散と連続の境界は若干あいまいとなる．

[森 川 敏 彦]

データの大きさの指標

measure of location

1. データの分布と要約統計量

データが得られたとき，いきなり高度な統計手法にかけることはまれである．まずはデータの**図式表示** (graphic display) とともにデータの分布的特徴を要約して示すことが重要であり，それがその後の解析の方向性について有用な手掛かりを与えることになる．データからはデータの**分布** (data distribution) を要約する種々の**要約統計量** (summary statistics) または**記述統計量** (descriptive statistics) が得られる．要約統計量は，データの特徴を簡潔に要約する役割とともに，得られたデータが抽出された**母集団** (population) の特徴を表す分布パラメータの**推定量** (estimator) としての役割の 2 面性をもつ．

2. 最小値・最大値と平均値 (算術平均，標本平均)

データの分布の位置を吟味するとき，まず**最小値** (minimum) と**最大値** (maximum) を把握しなければならない．これはデータの存在範囲を示すとともに，データの記載ミスや測定ミス，あるいは異質なデータの混在などによる**外れ値** (outliers) の存在の発見にもつながる．最小値 $x_{\min}$ は得られたデータのうちで最も小さな値 $x_{\min} = \min\{x_1, x_2, \ldots, x_n\}$ を指し，最大値 $x_{\max}$ は反対に最も大きな値 $x_{\max} = \max\{x_1, x_2, \ldots, x_n\}$ を指す．「データの尺度」の項の血圧データの最小値は $x_{\min} = 123$，最大値は $x_{\max} = 200$ である．

分布の平均的な位置を示す指標として，**平均** (mean) または**算術平均** (arithmetic mean) $\bar{x}$ が用いられる．平均 $\bar{x}$ は，以下のようにデータをすべて足して，それをデータ数 n で割ったものとして定義される．

$$\bar{x} = \frac{x_1 + x_2 + \cdots + x_n}{n} = \frac{\sum_{i=1}^{n} x_i}{n}$$

(算術) 平均は**平均値** (mean value) とも呼ばれ，またデータ (標本) の平均という意味で**標本平均** (sample mean) とも呼ばれる．データはばらつくが，それらの値をならしたとき，データ 1 個当たりどの位の大きさの値になるか，というのが平均の意味である．またデータ数 n は**標本サイズ** (sample size) とも呼ばれる．これらの呼称は文脈によって使い分けられる．血圧データの平均 (算術平均，標本平均) $\bar{x}$ は，データ数 $n = 10$ であるから，

$$\begin{aligned}\bar{x} &= (135+145+160+132+187+200+123\\ &\quad +138+155+164)/10\\ &= 153.9\end{aligned}$$

である．すなわちデータは平均 $\bar{x} = 153.9$ の周りに分布する．

標本平均は，n 個のデータが同一母集団からの**ランダムな標本** (random sample) であれば，母集団上の平均である**母平均** (population mean) $\mu = E[X]$(ただし $E[X]$ は確率変数 X の**期待値** (expected value) を表す) の (バラツキが小さいという意味で) 効率のよい推定値となっている．また標本平均は，左右に対称な分布の場合に，分布の中心位置を示すという意味で，代表的な分布の位置指標となっている．各データ x_i の平均 $\bar{x}$ からの乖離 $d_i = x_i - \bar{x}$ の和はゼロ，すなわち $\sum_{i=1}^{n} d_i = \sum_{i=1}^{n} (x_i - \bar{x}) = 0$ となるから，算術平均はデータの**重心** (centroid) でもある．つまりデータは算術平均の周りで釣り合っていることになる (図 1)．

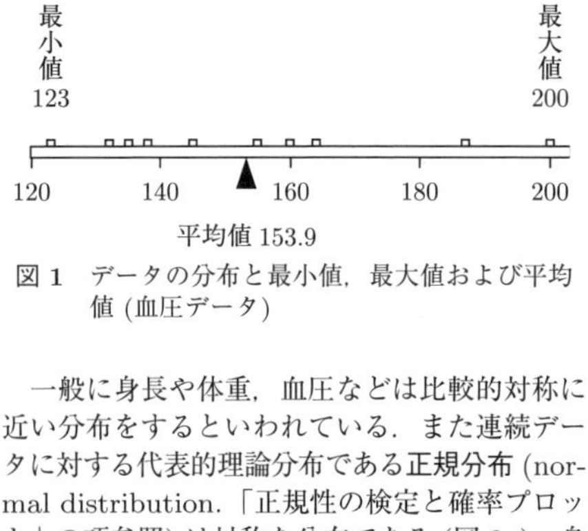

図 1　データの分布と最小値，最大値および平均値 (血圧データ)

一般に身長や体重，血圧などは比較的対称に近い分布をするといわれている．また連続データに対する代表的理論分布である**正規分布** (normal distribution.「正規性の検定と確率プロット」の項参照) は対称な分布である (図 2a)．身長，体重，血圧などは対称なだけでなく近似的に正規分布に従うといわれている．

3. 幾何平均と調和平均

平均の定義には算術平均のほかにも**幾何平均** (geometric mean) や**調和平均** (harmonic mean) などがある．幾何平均と調和平均については以下に説明するが，一般に正の数 $x_1, x_2, \ldots, x_n$ に対して，

$$\text{調和平均} \leq \text{幾何平均} \leq \text{算術平均}$$

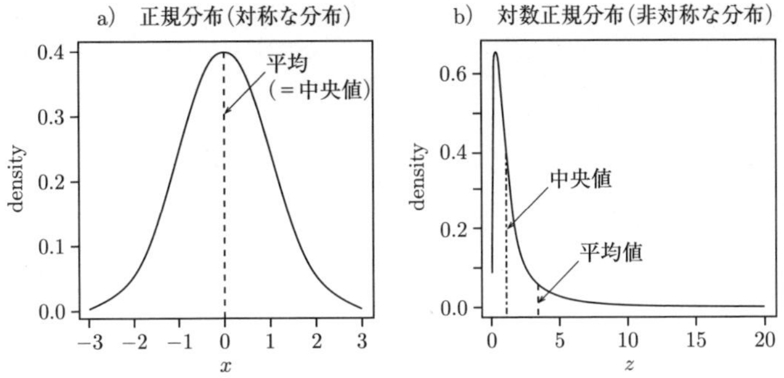

図 2　代表的な連続分布と平均および中央値
a) 正規分布 (平均 0, 分散 1 の標準正規分布), b) 対数正規分布 (対数値が標準正規分布となるような対数正規分布).

となることが知られている. x_i のすべての値が等しい場合にこれらの平均の値は一致する.

a.　幾何平均

幾何平均は以下の式で定義される.

$$\bar{x}_G = \sqrt[n]{x_1 \times x_2 \times \cdots \times x_n}$$

ただし $\sqrt[n]{x}$ は x の n 乗根を表す. この式の対数をとると $\log \bar{x}_G = (\log x_1 + \log x_2 + \cdots + \log x_n)/n$ となる. つまり幾何平均は, もとのデータの対数値に関する算術平均をもとの尺度に戻したものと解釈することができる. 例えば肝機能を示す AST (GOT) や ALT (GPT) の値は近似的に**対数正規分布** (log-normal distribution：対数値が正規分布に従うような分布) をするといわれる (例えば上坂・後藤, 1980, 図 2b など) が, このような非対称で右に裾野を引くような分布をするデータから, 妥当な分布位置を求めるひとつの方法は幾何平均をとることである. 実際対数正規分布に従うデータの幾何平均をとることは, 正規分布に従う対数値上で平均値 (算術平均) を求めることに対応する. 上述の GOT, GPT や国民所得などの大きく歪んだ分布では, 算術平均は一般にデータの分布位置を示す妥当な代表値とはならない. 血圧データでの幾何平均は $\bar{x}_G = 152.2$ となる.

b.　調和平均

調和平均 (harmonic mean) は各データの逆数について算術平均をとり, その逆数をとったものである. すなわち

$$\frac{1}{\bar{x}_H} = \frac{1/x_1 + 1/x_2 + \cdots + 1/x_n}{n}$$

あるいは

$$\bar{x}_H = \frac{n}{1/x_1 + 1/x_2 + \cdots + 1/x_n}$$

である. 最も簡単な $n = 2$ の場合, $2/\bar{x}_H = 1/x_1 + 1/x_2$ となることから, $\bar{x}_H = 2x_1x_2/(x_1 + x_2)$ となる. 血圧データでは, $\bar{x}_H = 150.6$ となり, 確かに $\bar{x}_H < \bar{x}_G < \bar{x}$ となっている. 最も単純な**生存時間分布** (survival distribution) として知られる**指数分布** (exponential distribution) $f(x) = \lambda \exp(-\lambda x)$ に従う n 個のデータ $x_1, x_2, \ldots, x_n$ から, 分布のパラメータ λ の (最尤) 推定値は $\hat{\lambda} = n/\sum_{i=1}^{n} x_i$ として得られるが, 個々の観測値からも λ の個別推定値 $\hat{\lambda}_i = 1/x_i, i = 1, \ldots, n$ が得られる. すぐにわかるように, $\hat{\lambda} = n/\sum_{i=1}^{n} 1/\hat{\lambda}_i$ であるから, $\hat{\lambda}$ は個別推定値 $\hat{\lambda}_i = 1/x_i, i = 1, \ldots, n$ の調和平均となっている. また $\hat{\lambda}$ の逆数 $1/\hat{\lambda} = \sum_{i=1}^{n} x_i/n$ は, $x_1, x_2, \ldots, x_n$ の標本平均 (算術平均) $\bar{x}$ であり, 母集団分布である指数分布の母平均 $\mu\ (= 1/\lambda)$ の素直な推定値となっている. 分布のパラメータ λ は**ハザード** (hazard) または**ハザード率** (hazard rate) と呼ばれ, 時間 x の直前まで生存している条件での, 時間 x での**瞬間死亡率** (instantaneous mortality rate. 時間 x の直前まで生存しているという条件で時間 x で死亡する条件付き死亡確率密度) を表す. 指数分布はハザードが一定の分布である.

4.　重み付き平均

データ $x_1, x_2, \ldots, x_n$ の個々の値は同じ母平均をもつが, それぞれの分散が異なるとき, x_i の母分散を σ_i^2 とすると, 算術平均である**単純平均** (simple or unweighted mean) $\bar{x} = \sum_{i=1}^{n} x_i/n$

よりも，**重み付き平均** (weighted mean)

$$\bar{x}_w = \frac{w_1x_1 + w_2x_2 + \cdots + w_nx_n}{\sum_{i=1}^n w_i},$$

ただし

$$w_i = \frac{1}{\sigma_i^2}; \quad i = 1, \ldots, n$$

を用いた方が推定の精度がよい．実際 $\bar{x}$ の分散は $\mathrm{Var}(\bar{x}) = (\sigma_1^2 + \sigma_2^2 + \cdots + \sigma_n^2)/n^2$ となるが，一方 $\bar{x}_w$ の分散は $\mathrm{Var}(\bar{x}_w) = 1/(\sum_{i=1}^n 1/\sigma_i^2)$ となる．明らかに

$$\frac{\mathrm{Var}(\bar{x})}{\mathrm{Var}(\bar{x}_w)} = \frac{(\sum_{i=1}^n \sigma_i^2/n^2)}{(1/\sum_{i=1}^n 1/\sigma_i^2)} = \frac{(\sum_{i=1}^n \sigma_i^2/n)}{(n/\sum_{i=1}^n 1/\sigma_i^2)} \geq 1$$

である (この分散の比は各分散の算術平均を調和平均で割ったものになっていることに注意)．つまり $\mathrm{Var}(\bar{x}_w) \leq \mathrm{Var}(\bar{x})$ であり，両者が等しくなるのは $\sigma_1^2 = \sigma_2^2 = \cdots = \sigma_n^2 = \sigma^2$ のときである (このとき単純平均が最小分散を与える)．実は各データの分散が異なるとき，データの重み付き平均のなかで，ここで述べたような分散の逆数で重み付けする場合が最小の分散を与える (つまり母平均を推定するときの精度がよい)．通常データの平均をとるときに単純平均を用いるのは，個々のデータが同じ母集団からのランダムな標本であり，分散が等しいという**等分散** (homoscedasity) の仮定がなされているからである．実際にデータが与えられたときには，通常 (母) 分散が未知であるから，その推定値で置き換えることになる．

5. 中央値

中央値 (median) m_x は，データを昇順に (すなわち小さい値から順番に) 並べていったときの下から 50%の位置にある点のことを指す．その値の左右ともにデータが半分ずつあるということで中央値と名づけられている．実際にはデータ数が奇数の場合には，(データの値がすべて異なるものとして) 中央の値が 1 つ決まるが，偶数の場合には中央の値が決まらない．そこで真ん中の 2 つの値の平均をとって，それを中央値とする．

データ $x_1, x_2, \ldots, x_n$ を昇順に並べ替えたものを $x_{(1)} < x_{(2)} < \cdots < x_{(n)}$ のように表すことにしよう．このようにデータを大きさの順に並べたときに得られる値 $x_{(1)}, x_{(2)}, \ldots, x_{(n)}$ を**順序統計量** (order statistic) と呼び，i 番目に小さな値 $x_{(i)}$ を**第 i 順序統計量** (i-th order statistic) と呼ぶ．第 1 順序統計量 $x_{(1)}$ は最小値，第 n 順序統計量 $x_{(n)}$ は最大値である．血圧のデータを昇順に並べ替えると，

$$123, 132, 135, 138, 145, 155, 160, 164, 187, 200$$

となるから，$n = 10$ であり，$x_{(1)} = 123, x_{(2)} = 132, \ldots, x_{(10)} = 200$ などとなる．このとき中央値の定義は以下のようになる．

$$m_x = \begin{cases} x_{(k+1)}, & n = 2k+1\,(\text{奇数}) \\ \dfrac{(x_k + x_{(k+1)})}{2}, & n = 2k\,(\text{偶数}) \end{cases}$$

血圧のデータでは，$n = 10$，$k = n/2 = 5$ であり，$x_{(5)} = 145$，$x_{(6)} = 155$ となることから，中央値は $m_x = (145 + 155)/2 = 150$ となる．平均値と異なり，中央値は一般に外れ値の影響を受けにくい．例えば最大値 200 の代わりに 300 というデータがとられたものとしよう．このとき平均値は 163.9 となり，もとの平均値 $\bar{x} = 153.9$ に比べて 10 だけ値が大きくなるが，中央値は $m_x = 150$ で不変である．

なお分布の代表値として平均値，中央値のほかに**最頻値** (mode) が知られるが，これは分布のピークに対応する値である．図 3 に示すように，右に歪む分布では一般に最頻値 < 中央値 < 平均値の関係がある．

6. 分位点・パーセント点と四分位点

四分位点 (quartile) はデータを昇順に (小さい値から順番に) 並べていったときの下から 25%, 50%, 75%の位置にある点のことを指す．一般にある定量的確率変数 X の累積分布関数を $F(x) = \Pr(X \leq x)$(つまり X の値が，ある値 x 以下となる確率) としたとき，$F(x) = P$ となる点 x を P **分位点** (quantile) と呼ぶ．また P を%で表して，$100P$ **パーセント点** (percentile) と呼ぶ．分位点ないしパーセント点のうち，特に 25%, 50%, 75%の位置にある点のことを **25%点** (25 percentile), **50%点** (50 percetile), **75%点** (75 percentile) と呼ぶ．最小値，最大値はデータ分布上の **0%点**，**100%点**に当たる．これらの点を併せて **5 数** (five numbers) と呼ぶこともある．中央値 m_x は 50%点である．

平均値 $\bar{x}$ はこれらパーセント点とは異なった概念であるが，分布が対称な場合 (例えば正規分布の場合) には，平均値と中央値 (すなわち 50%点) は一致し $m_x = \bar{x}$ となる．また 25%点，50%点，75%点はそれぞれ**第 1**，**第 2**，**第 3** 四

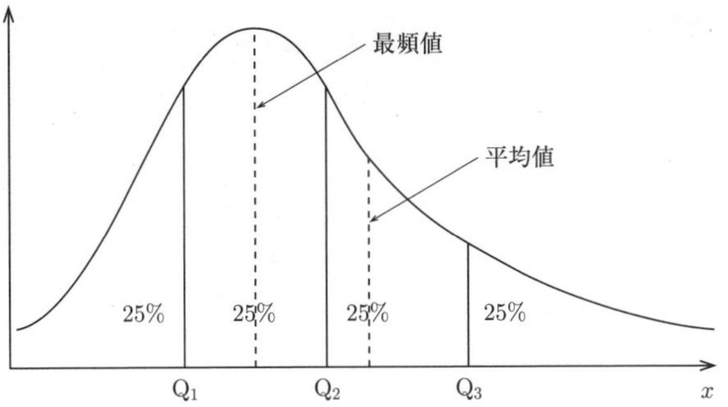

図 3　四分位点と平均値および最頻値

Q_1：第 1 四分位点 (25%点)，Q_2：第 2 四分位点 (50%点，中央値)，
Q_3：第 3 四分位点 (75%点).

分位点 (first, second and third quartiles) とも呼ばれ，Q_1, Q_2, Q_3 で表される (図 3)．特に $Q_2 = m_x$ である．

n 個のデータに対して，**標本 p 分位点** (sample quantile) x_p は，$k = np$ または $k = 1 + p(n-1)$ 番目の**順序統計量** (データの小さい方から k 番目の値) $x_{(k)}$ として定義される．前者は SAS，後者は R での標準的な計算方式である．もし k が整数でない場合は，線形補間により，分位点が求められる．すなわち k を超えない最大の整数を m とするとき，

$$\begin{aligned} x_p &= x_{(m)} + w(x_{(m+1)} - x_{(m)}) \\ &= (1-w)x_{(m)} + wx_{(m+1)} \end{aligned}$$

ただし

$$w = k - m$$

とする．例えば血圧データでは，R で summary (SBP) とすることにより，

Min.	1st Qu.	Median
123.0	135.8	150.0
Mean	3rd Qu.	Max.
153.9	163.0	200.0

を得るから，$Q_1 = 135.8$ (より正確には 135.75)，$Q_2 = 150.0$，$Q_3 = 163.0$ となる．これは上の計算式に基づいている．SAS の PROC UNIVARIATE では，パーセント点の定義 1 (PCTLDEF=1) がここの x_p の定義に対応するが，k の定義の R との違いにより $Q_1 = 133.5$，$Q_2 = 145.0$，$Q_3 = 162.0$ となる．なお SAS の標準出力では定義 5 が用いられ，k が整数になるとき $x_p = (x_{(m)} + x_{(m+1)})/2$，そうでないとき $x_p = x_{(m+1)}$ となるので，この場合の出力は $Q_1 = 135.0$，$Q_2 = 150.0$，$Q_3 = 164.0$ となる．

7. トリム平均

データの中に飛び離れた値，すなわち外れ値 (outlier) があるとき，平均値は影響を受けやすい．例えば血圧データで最大値が 200 でなく 300 であったとすると，平均値は 153.9 から 163.9 へと大きく変化する．これに対し中央値は 150 で全く変化しない．一般に条件や仮定の影響を受けにくい性質を**ロバスト** (robust) であるという．中央値は外れ値に対してロバストである．

トリム平均 (trimmed mean) は，データの両端からそれぞれ指定した割合のデータを除いて残りのデータから平均を算出するもので，やはり外れ値に対してロバストである．上の血圧データでは両端からそれぞれ 10%のデータ（すなわち 123 と 300）を除いたトリム平均の値は 152 となり，元のデータから求めた 153.9 とほとんど変わらないから，母平均のロバストな推定値となっている．　　　　［森 川 敏 彦］

データのバラツキの指標

measure of spread

1. 分散

データを要約するとき，「データの大きさの指標」で説明されたデータの大きさの指標に加えてデータのバラツキの指標を与えておくと都合がよい．最も重要なバラツキ指標は**分散** (variance) である．データ $x_1, x_2, \ldots, x_n$ が得られたとき，**分散**または**標本分散** (sample variance) は，個々の測定値の平均値 $\bar{x}$ からの偏差 $x_i - \bar{x}$ の 2 乗の平均

$$V = \frac{\sum_{i=1}^{n}(x_i - \bar{x})^2}{n-1}$$

として定義される．ここに $\bar{x}$ は「データの大きさの指標」で定義された平均 (標本平均) である．ただし n ではなく，$n-1$ で割るのは，データが同一母集団からのランダムな標本であるとき，V が**母分散** (population variance：母集団上の分散) $\sigma^2 \equiv E[(x-\mu)^2]$ の**不偏推定量** (unbiased estimator：平均的に偏りをもたない推定量) となる (すなわち $E[V] = \sigma^2$) からである．この意味で V は**不偏分散** (unbiased variance) と呼ばれる．また n から 1 を引くのは，分散の定義において，母平均 $\mu \equiv E[x]$ の代わりに標本平均 $\bar{x}$ を用いているためである．$n-1$ は**自由度** (degree of freedom) と呼ばれる．

V の代わりに，偏差 2 乗和を n で割った

$$V^* = \frac{\sum_{i=1}^{n}(x_i - \bar{x})^2}{n}$$

を分散として定義することも考えられるが，これは母分散の不偏推定量にならない．しかし $V^*/V = (n-1)/n$ であるから，n の値が大きければ V_x と V_x^* はほとんど同じ値となり，実質的にはあまり問題とならない．血圧のデータでは，上の定義式に基づき，$V = 609.4333$, $V^* = 548.49$ となるから，このデータではかなりの違いを示す ($V^*/V = 0.9 = 90\%$).

$x_1, x_2, \ldots, x_n$ を独立で同一の正規分布からの大きさ n の標本とすると V^* は母分散の**最尤推定量** (maximum likelihood estimator) となっており，n が大きくなるときに母分散に収束する**一致推定量** (consistent estimator) の性質をもつことが知られる．以下では単に分散といえば不偏分散 V のことを指す．

2. 標準偏差

標準偏差 (standard deviation; SD) は分散の平方根として定義される．すなわち

$$SD = \sqrt{V}$$

である．SD はよく s で表される．これは母標準偏差 $\sigma = \sqrt{\sigma^2}$ の推定量としての意味合いを含む．血圧データでは $s = \sqrt{609.4333} = 24.69$ である．分散はもとのデータの 2 乗の次元をもつが，標準偏差はデータと同じ次元でバラツキを表す指標となる．

3. 範囲および四分位範囲

範囲 (range) R_x は，データ $x_1, x_2, \ldots, x_n$ の存在範囲の長さを表すもので，最大値と最小値の差をとり

$$R_x = x_{\max} - x_{\min}$$

として定義される．血圧データでは $R_x = x_{\max} - x_{\min} = 200 - 123 = 77$ となる．

データのバラツキを表すもうひとつの指標として，**四分位範囲** IQR (interquartile range) が知られている．これは分布の 25%点 (第 1 四分位) Q_1 と 75%点 (第 3 四分位) の間の幅の長さを示すもので，

$$IQR = Q_3 - Q_1$$

として定義される．血圧のデータについては，$IQR = Q_3 - Q_1 = 163.0 - 135.75 = 27.25$ となる (ソフトウェアによって IQR の定義が微妙に異なり，違った結果を与える可能性があるので注意が必要である)．範囲や分散は，外れ値の影響を受けやすいが，四分位範囲外れ値に対してロバスト (robust) である．実際血圧データで最大値が 200 でなく，300 であったとすると，標準偏差の値は $s = 24.69$ から $s^* = 51.32$ へとかなり大きく変化するが，IQR の値は全く変化しない．また (母) 標準偏差 σ の正規分布に対する IQR の値は 1.3490σ となることが知られているので，本来正規分布に従うと考えられるデータで外れ値が存在する場合に，データから IQR を求めて，$\hat{\sigma} = IQR/1.3490 \approx 0.74 \cdot IQR$ として母標準偏差を推定することも考えられる．この推定値は外れ値に対してロバストである．血圧データでは $\hat{\sigma} = 0.74 \cdot IQR = 20.17$ となるので，外れ値による標準偏差推定のバイアスはかなり改善されることがわかる．

4. 標準偏差と標準誤差との違い

標準偏差と誤解されることの多いバラツキ指標として**標準誤差** (standard error; SE) がある．これは標本平均 (sample mean) $\bar{x}$ の "標準偏差" であり，

$$SE = \sqrt{\frac{V}{n}} = \frac{SD}{\sqrt{n}}$$

で定義される．

母集団 (例えば想定する高血圧の患者全体からなる集団) 上の血圧の平均値を μ とし，データ $x_1, x_2, \ldots, x_n$ がこの母集団からのランダムな**標本** (random sample) だとすると，このデータの平均値 $\bar{x}$ だけでなく，個々の値 x_i 自身もそれぞれ母平均 μ の推定値である．各 x_i の (共通の) 母標準偏差を σ とすると，(標本) 標準偏差 SD は σ の推定値であり，(標本) 標準誤差 SE は標本平均 $\bar{x}$ の母標準偏差

$$\sigma_n = \frac{\sigma}{\sqrt{n}}$$

の推定値である．つまり μ の個々の推定値 $x_i, i = 1, \ldots, n$ より標本平均 $\bar{x}$ の方がバラツキが小さく，母平均の精度のよい推定値となる．それゆえ母平均の推定には，一般に個々の観測値でなく標本平均を用いるのである．血圧データでは $n = 10$ であるから，標本平均 $\bar{x}$ を用いると，母平均の推定量としての推定精度は $\sigma_n = \sigma/\sqrt{10} \approx 0.31\sigma$ となる．

SE が標本平均に対する標準偏差であることを強調するため，SE を平均に対する**標準誤差** SEM (standard error for the mean) と呼ぶこともある．より一般に平均値や回帰分析におけるパラメータ推定値のように，データから計算される量を**統計量** (statistic) と呼び，統計量の標準偏差を標準誤差と呼ぶので，標本平均についてもその標準偏差を標準誤差と呼ぶわけである．

複数の処置群を比較するときに，よく論文や報告書の図表上で平均 ±SE として表現されるが，これは上記のようにデータの分布の要約表現ではなく，標本平均の位置とそのバラツキを表す表現になっている．しかしこの表現は，読者にデータの分布 (平均 ±SD) を示しているものとして誤った印象を与えやすく，一般に避けるべきである．定義からわかるとおり，標準誤差の大きさはデータの大きさ n に依存し，もとのデータの分布自体を要約して表現する指標ではない．誤解を避けるためまず平均 ±SD によってデータの分布を要約することが重要である．平均 ±SE の方がバラツキが小さくみえることから，平均 ±SE の表示の方が好んで用いられる傾向にあるが，データがどのくらいばらついており，そのなかでのどのくらいの平均的な差があるのかをみるのには不適切である．

なお，そもそも平均 ±SD や平均 ±SE による表示は，正規分布を含め，分布形が対称であることを前提にした表現であり，分布が歪んでいる可能性が想定される場合には，むしろ「分布の形状と図的表現」の項に示す箱ひげ図の方が分布の要約表現としてふさわしい．作成された箱ひげ図が対称形を示す場合には分布は対称であると考えてよい．　[森川敏彦]

分布の形状と図的表現

shape of distribution

1. 歪度と尖度

分布の歪みを表す指標として**歪度** (skewness), 分布の急峻さを表す指標として**尖度** (kurtosis) がよく用いられる．ある連続分布に対して歪度と尖度は以下のように定義される．

$$\text{歪度}: \frac{E[(X-\mu)^3]}{\{E[(X-\mu)^2]\}^{3/2}}$$

$$\text{尖度}: \frac{E[(X-\mu)^4]}{\{E[(X-\mu)^2]\}^2}$$

ここで $E[g(X)]$ は，確率変数 X の分布上で関数 $g(X)$ の期待値をとることを示す．つまり歪度は X の期待値 μ からの乖離 $X-\mu$ の 3 乗の期待値を標準偏差の 3 乗で割ったものであり，尖度は $X-\mu$ の 4 乗の期待値を，標準偏差の 4 乗で割ったものである．つまり歪度も尖度も次元をもたない量である．

実際に得られたデータからこれらの指標に対応する量を計算しなければならないが，一番単純には，SD を「データのバラツキの指標」の項で定義した標準偏差とし，歪度を

$$skew = \frac{\{\sum_{i=1}^{n}(x_i-\bar{x})^3/n\}}{SD^3}$$

で，尖度を

$$kurt = \frac{\{\sum_{i=1}^{n}(x_i-\bar{x})^4/n\}}{SD^4}$$

で推定すればよい．平均値の周りに対称な分布では $E[(X-\mu)^3]=0$ となるので，もし分布が右に裾野を引けば，歪度 >0，左に裾野を引けば歪度 <0 となる．データが正規分布に従うとき，歪度の値は 0 に近い値となり，尖度は 3 に近い値になる．後者については正規分布のとき 0 となるよう，通常 3 を引いて

$$kurt^* = kurt - 3$$

としておく．正規分布に比べ尖った分布のとき $kurt^* > 0$，平らな分布のとき $kurt^* < 0$ である．血圧データで実際に計算すると $skew = 0.558$，$kurt^* = -1.0969$ となる．図 1 に，**対称な** (symmetric) 分布，**右に歪んだ** (positively skewed) 分布，**左に歪んだ** (negatively skewed) 分布を示し，図 2 に，正規分布，**より尖った** (leptokurtic) 分布，**より平らな** (platykurtic) 分布を示す．

SAS などでは，標準として以下のような**偏り** (bias) を補正したより厳密な式が用いられる．尖度も期待値が 3 ではなくゼロとなるように補正してある．

(標本) 歪度：

$$s_k = \frac{n}{(n-1)(n-2)}\frac{\sum_{i=1}^{n}(x_i-\bar{x})^3}{V_x^{3/2}} = \frac{n}{(n-2)}\frac{\sum_{i=1}^{n}(x_i-\bar{x})^3}{\{\sum_{i=1}^{n}(x_i-\bar{x})^2\}^{3/2}}$$

(標本) 尖度：

$$k_r = \frac{n(n+1)}{(n-1)(n-2)(n-3)}\frac{\sum_{i=1}^{n}(x_i-\bar{x})^4}{V_x^2} - \frac{3(n-1)^2}{(n-2)(n-3)}$$

この式を用いると，血圧データでは $s_k = 0.776$，$k_r = -0.186$ となり，上の計算とは若干異なる値を与える．これらの値から血圧のデータは若干右側に歪んだ分布をするが，尖度はゼロに近く，正規分布から大きくは異ならないと判断される．以降では必要な場合こちらの値を参照する．

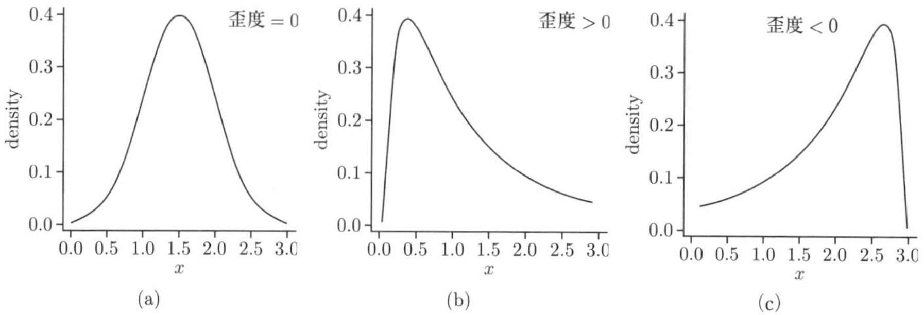

図 1　対称な分布 (a)，右に歪んだ分布 (b)，左に歪んだ分布 (c)

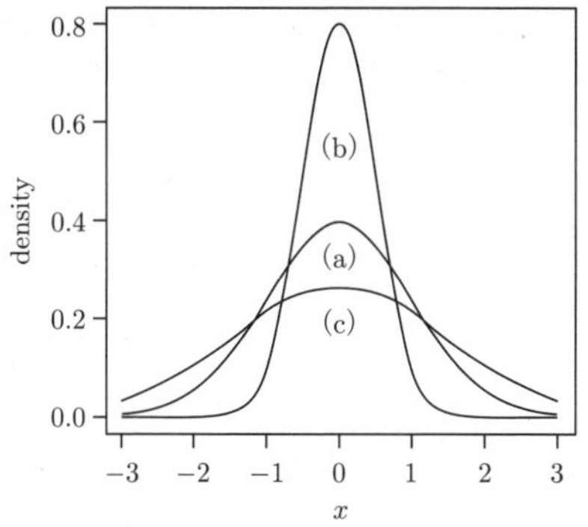

図 2　正規分布 (a)，より尖った分布 (b)，より平らな分布 (c)：尖度 $kurt^*$

2. ヒストグラム

分布の形状を表す最も原始的であるが，よく知られた方法は**ヒストグラム** (histogram) である．これはデータを適当な区間に分割し，その区間内に入るデータの**件数**または**頻度** (frequency) あるいは，それを全体のデータ数 n で割った**相対頻度** (relative frequency) として，棒グラフにして表すものである．区間の数を k，第 i 区間に落ちるデータの頻度を n_i $(i = 1, \ldots, k)$ とすると，対応する相対頻度 p_i は $p_i = n_i/n$ である．

図 3 に SAS で描かせた血圧データのヒストグラムを示す．縦軸は相対頻度 (%表示) になっている．このヒストグラムからデータの分布はかなり対称形に近いがやや右に裾を引いていることがわかる．上述のように歪度の値は 0.78 であり，分布がやや右に歪んでいることに対応する．尖度は −0.186 となり，ほぼゼロに等しいので，全体として正規分布からそう大きな外れはないと判断される (正規性の検定については「正規性の検定と確率プロット」の項参照)．

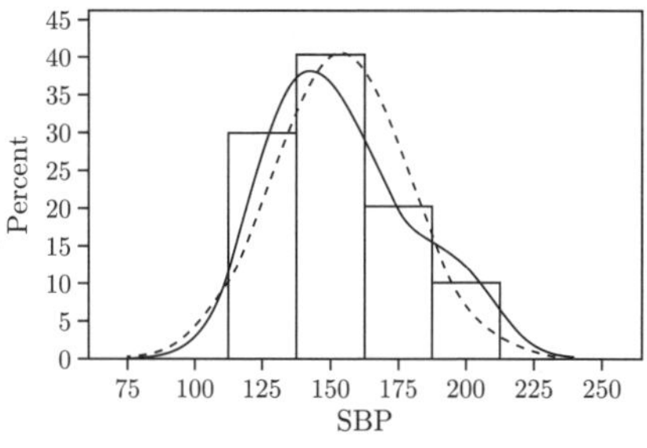

図 3　血圧データのヒストグラムと密度プロット
実線：核密度プロット，点線：正規密度プロット．

3. 幹葉図と箱ひげ図

図 4，図 5 に血圧データの幹葉図および箱ひげ図を示す．いずれも分布を視覚的に把握しやすいよう工夫したものである．**幹葉図** (stem and leaf plot) は，データが少数の場合に，分布形と同時に数値を一緒に表示できる便利な図的表現法となっている．ヒストグラムにデータの数値情報を付け加えたものと考えればよい．図 4 では，幹葉図の**幹** (stem) が血圧の数字の 10 位の値を表し，**葉** (leaf) の部分が 1 位の数字を表す．例えば一番下の数字 12 3 は $12 \times 10 + 3 = 123$ を表しており，同様に下から 2 番目の数字 13 258 は，130 台の値で下 1 桁が 2, 5, 8 の 3 つの数字 132, 135, 138 を表す．また図 5 の**箱ひげ図** (box plot, box and whisker plot) は，25%点と 75%点の範囲を箱の形で示し，**中央値** (50%点)

```
幹 葉                      #
20 0                       1
19
18 7                       1
17
16 04                      2
15 5                       1
14 5                       1
13 258                     3
12 3                       1
   ----+----+----+----+
      幹.葉の単位 : 10**+1
```

図 4　血圧データの根幹図

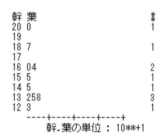

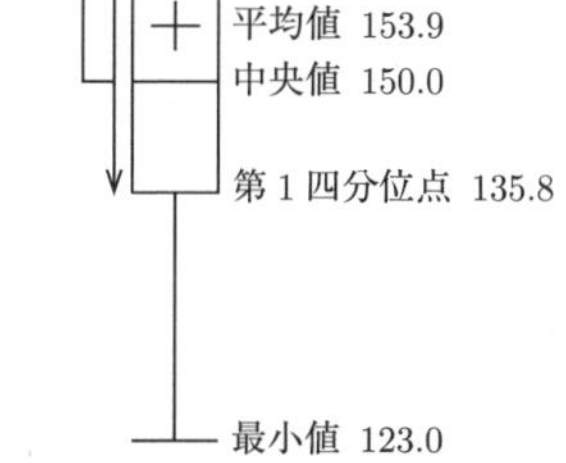

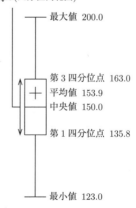

図 5　血圧データの箱ひげ図

```
data SBP;
 input SBP @@; g=1;
 no+1;
 cards;
 135 145 160 132 187 200 123 138 155 164
 ;
proc print;
 run;
proc univariate normal plot;
 var SBP;
 histogram SBP /
   kernel(color=blue l=1)
   normal(color=red l=3);
 probplot SBP;
 run;
proc boxplot;
 plot SBP*g;
 run;
```

図 6　図 3, 4, 5 の SAS コード

のところに線を引く．平均値は＊や＋印などで示す．25%点と 75%点の範囲からずれた部分については，**四分位間範囲** IQR (inter quartile range) の 1.5 倍の長さの線 (ひげ) を，25%点と 75%点から外側に向かって引く．つまりひげの長さの先端位置は，$W_L = Q_1 - 1.5IQR$ と $W_U = Q_3 + 1.5IQR$ となる．この範囲から外れるデータは，**外れ値** (outliers) として個別に点を打つ．このような表現によって分布の対称性 (または歪み) や，外れ値の存在など，分布の特徴が簡潔に把握できる．なお最小値あるいは最大値が W_L, W_U の値に達しない場合，ひげの先端は最小値または最大値となる．

4.　密度プロットと密度推定

血圧データに対する平均値 $\bar{x} = 153.9$ と分散 $V = 609.43$ (標準偏差 24.69) から，対応する正規分布を決めることができる．図 3 の点線は $\mu = 153.9$, $\sigma^2 = 609.43$ の正規分布の確率密度関数 (probability density function) をヒストグラムの上に重ねて描いたもの (**正規密度プロット**：normal density plot) である．ヒストグラムと正規密度プロットは，若干のズレはあるが，視覚的に比較的良好な一致性を示す．これは歪度がゼロに比較的近く尖度がほぼゼロに等しいことに対応する．

ヒストグラムは，特別の仮定をおかずにデータの分布形を素朴な形で示すのに有効な方法であるが，区間のとり方により印象が変わり，判断を誤ることもある．そこでより滑らかな曲線で分布を描く方法として，**密度推定** (density estimation) という方法が用いられる．図 3 に示した正規密度プロットもそのような方法に属するが，正規分布に従うという仮定が入っている．データをデータ自身に語らせる (allow the data to speak for themselves) 方法として，分布形によらないノンパラメトリックな方法があり，その代表的なものとして，**核密度推定法** (kernel density estimation; KDE) がよく用いられる．これは確率密度関数 $f(x)$ を以下のように推定するものである (Der and Everitt, 2002; 2006; Everitt and Rabe-Hesketh, 2001 など).

$$\hat{f}(x) = \frac{1}{nh}\sum_{i=1}^{n} K\left(\frac{x - x_i}{h}\right)$$

ここで $K((x - x_i)/h)$ は**核関数** (kernel function) として知られているもので，h は**バンド幅** (band-width) または**平滑化パラメータ** (smoothing parameter) と呼ばれる．$\int_{-\infty}^{\infty} K(x)dx = 1$ (ただし $K(x) \geq 0$) という条件がつけられるので，$K(x)$ あるいは $K((x - x_i)/h)/h$ は**確率密度** (probability density) の性質をもち，$\hat{f}(x)$ は n 個の確率密度の平均であるから，やはり確率密度の性質をもつ．すなわち $\int_{-\infty}^{\infty} \hat{f}(x)dx = 1$ である．よく用いられる核関数として，

矩形型 (rectangular)：$K(x) = 1/2, |x| \leq 1,$

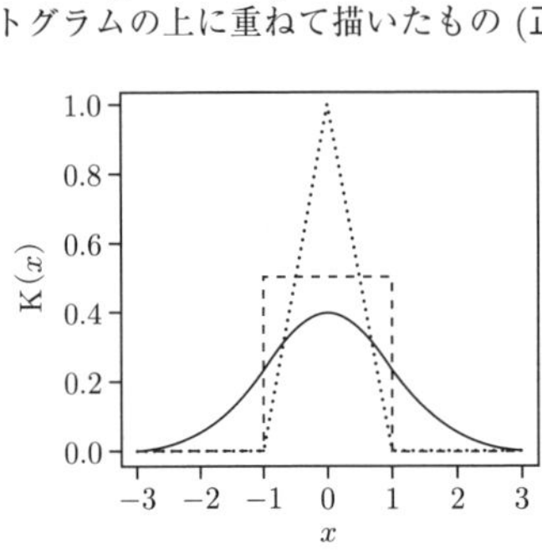


```
#Kernel function for density estimation
#2008.12.29 c.f. Everitt (2006)

rec=function(x) (abs(x)<1)*0.5
tri=function(x) (abs(x)<1)*(1-abs(x))
gauss=function(x) 1/sqrt(2*pi)*exp(-x**2/2)
x=seq(-3,3,by=0.01)
plot(x,rec(x),type="l",ylim=c(0,1.0),
  lty=2,ylab=expression(K(x)),col="red")
lines(x,tri(x),lty=3,col="blue")
lines(x,gauss(x),lty=1)
```

図 7　代表的な核関数 (実線：Gauss 型，破線：矩形型，点線：三角型) および R コード

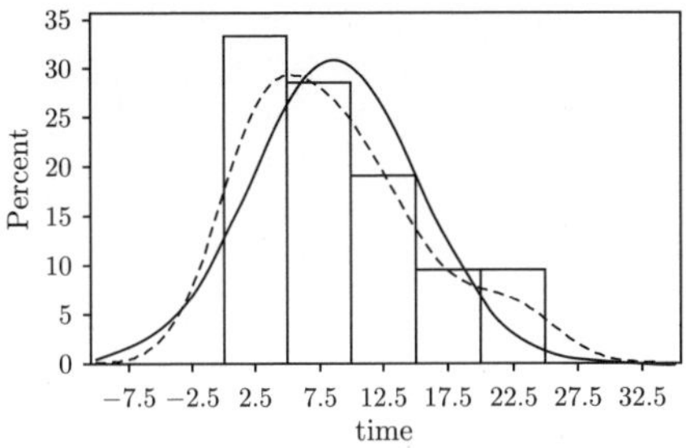

図 8　生存時間データ (対照群) のヒストグラムおよび核密度プロット (点線)，正規密度プロット (実線)

三角型 (triangular)：$K(x) = 1 - |x|, |x| \leq 1$,
Gauss 型 (Gaussian)：$\exp(-x^2/2)/\sqrt{2\pi}$
がある (Gauss 型は標準正規分布の密度である)．これらを図に示すと図 7 のようになる．この他核関数として，**2 乗型** (quadratic)：$K(x) = (3/4)(1 - x^2), |x| \leq 1$ も用いられる．

図 3 の実線は Gauss 型の核関数を用いて血圧データを**密度プロット** (density plot，すなわち**核プロット**：kernel plot) した結果を示している．全体として分布がわずかに右側に歪んでいることがよく読み取れる．

Gehan の生存時間データ (プラセボ対照群) では，strip chart を描くと「データの尺度」の項図 2 のようになり，ヒストグラムおよびノンパラメトリック密度プロット，正規密度プロットを重ねて描くと図 8 のようになる．一般に生存分布は右に大きく歪む分布をするが，このデータでは歪みはそれほど大きくないことがわかる．

生存時間分布 (survival distribution) は生存曲線 $S(x) = 1 - F(x)$ の形で表現する場合が多い．ここに $F(x)$ は生存時間の累積分布関数である．$S(x)$ は時間 x 以上生存する確率を表す．生存時間の分布形に仮定をおかないとき，$S(x)$ は，打ち切りデータがなければ「正規性の検定と確率プロット」の項の経験分布関数 $F^*(x)$ を用いて，また打ち切りデータがある場合は Kaplan–Meier 推定を用いて推定される (「正規性の検定と確率プロット」，「生存時間解析総論」の各項参照)．図 9 は Gehan のデータ (「データの尺度」の項 4 節参照) の対照群 (プラセボ) および実治療群 (6-MP) の両群について，緩解時間の生存曲線をプロットしたものである．実治療群では打ち切り例が存在するので，打ち切りが ◯ 印で表されている．　[森 川 敏 彦]

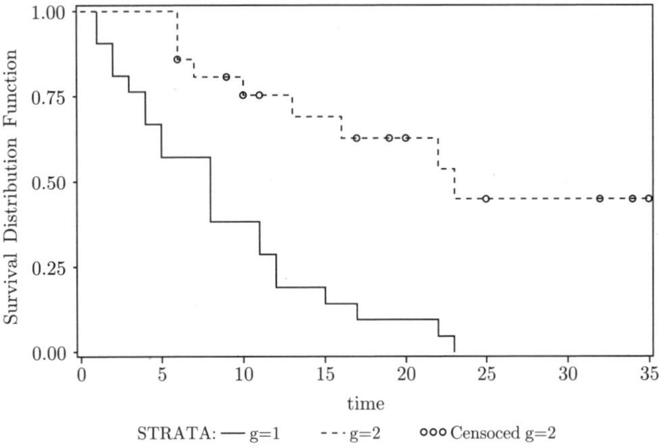

図 9　Gehan のデータの生存曲線 (対照群および実治療群)
◯ 印は打ち切りを表す．

正規性の検定と確率プロット

lest of normality and probability plot

1. 確率プロットの概念

一般に2つの分布 $F(x)$ と $F^*(x)$ の間で分布の差をみるのに，同じ x の値に対して，$p_1 = F(x)$ と $p_2 = F^*(x)$ を比較する方法と，同じ p の値に対して，$q_1 = F^{-1}(p)$ と $q_2 = F^{*-1}(p)$ を比較する方法があり，(p_1, p_2) を散布図としてプロットしたものを P-P プロット，(q_1, q_2) を散布図としてプロットしたものを Q-Q プロットという．このようなプロットを合わせて確率プロットと呼ぶ．図1に示すように，P-P プロットは分布の中央部の差，Q-Q プロットは端の方の差の検出に敏感である．このような手法はどのような分布に対しても適用できるが，最も代表的なものが後述の正規プロットであり，データの分布が正規分布に従うとみてよいかどうかを視覚的に判断するものである．

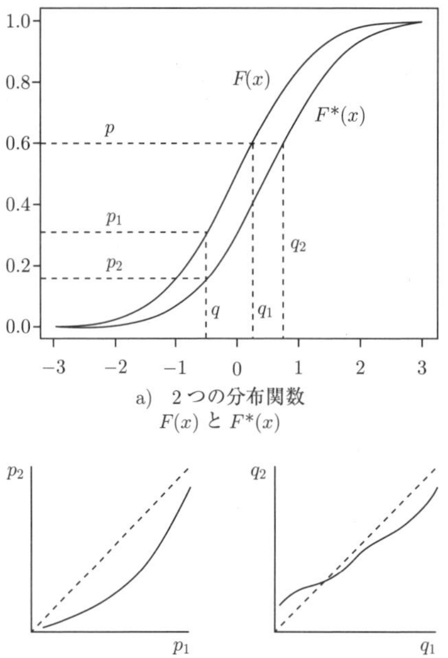

a) 2つの分布関数 $F(x)$ と $F^*(x)$

b) P-P プロット　c) Q-Q プロット

図1　確率プロットの概念図

2. 経験分布と確率プロット

連続分布に対して，確率変数 X がある値 x 以下である確率 $\Pr\,(X \le x)$ を x の関数として，$F(x)$ と表し，これを確率変数 X の**分布関数** (distribution function) または**累積分布関数** (cumulative distribution function) と呼ぶ．定義から $F(x) = \int_{-\infty}^{x} f(X)dX$ である．データから得られる**経験的分布関数** (empirical distribution function) を $F^*(x)$ で表そう．最も単純には，x の値を小さな値から順に増加させていって，x の値が観測値の値に等しくなるたびに，$F^*(x)$ の値が $1/n$ ずつ増加していく，すなわち

$$F^*(x) = \frac{i}{n},\quad x_{(i)} \le x < x_{(i+1)},\quad i = 0, 1, \ldots, n$$

となるように選ぶことである．ここで $x_{(0)} = -\infty$, $x_{(n+1)} = \infty$, $F^*(x_{(0)}) = 0$, $F^*(x_{(n+1)}) = 1$ である．このとき $F^*(x_{(i)}) = i/n$ となっている．**生存時間解析** (survival analysis) で**生存曲線** (survival curve) $S(x) = 1 - F(x)$ の推定に **Kaplan–Meier 推定値** (Kaplan–Meier estimate) がよく用いられるが，これはノンパラメトリックな (つまり特定の分布を仮定しないときの) 分布関数の**最尤推定値** (maximum likelihood estimate) となっており，**打ち切り** (censoring) がないとき経験分布関数 $F^*(x)$ を用いて $S^*(x) = 1 - F^*(x)$ としたものに一致する．

より多く用いられる経験的分布関数は，

$$F^*(x) = \frac{(i - 1/2)}{n},\quad x_{(i)} \le x < x_{(i+1)},\quad i = 0, 1, \ldots, n$$

とするものである．これは以下のように考えればわかりやすいであろう．つまり最初に述べたのと逆に，$F^*(\infty) = 1$ としたうえで，x の大きな値から減少させていき，x の値が観測値に等しくなるたびに，$F^*(x)$ の値を $1/n$ だけ減少させていく方式を用いると

$$F^*(x) = \frac{i}{n},\quad x_{(i)} < x \le x_{(i+1)},\quad i = 0, 1, \ldots, n$$

となるので，$F^*(x_{(i)}) = (i-1)/n$ となる．これと最初の方式の $F^*(x_{(i)}) = i/n$ との平均を

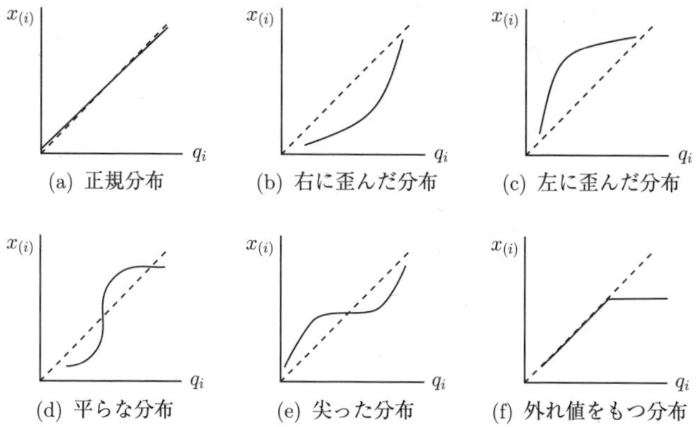

図 2　正規確率プロットの種々のパターン

とってやれば，より妥当と思われる 2 番目の方式 $F^*(x_{(i)}) = (i-1/2)/n$ が得られる．

ここではこの値 $F^*(x_{(i)}) = (i-1/2)/n$ を p_i で表そう．そしていま想定する理論分布の分布関数 $F(x)$ が p_i となる x の値を q_i で表す．すなわち $F(q_i) = p_i$，あるいは $q_i = F^{-1}(p_i)$ である．もし $F^*(x)$ が $F(x)$ に近ければ，$F^*(x)$ は $F(x)$ で近似できる，あるいはほぼ $F(x)$ に従うとみてよいであろう．そこで $(q_i, x_{(i)})\,(i = 1, \ldots, n)$ をプロットすれば，ほぼ直線になるであろう．また $(p_i, F(x_{(i)}))$ をプロットすれば，このプロットもほぼ直線になるであろう．前者を **Q-Q プロット** (quantile-quantile plot; Q-Q plot)，後者を **P-P プロット** (probability-probability plot; P-P plot) と呼び，両者を合わせて**確率プロット** (probability plot) と呼ぶ．

3.　正規確率プロット

正規分布に対する確率プロット，特に Q-Q プロットを，**正規プロット** (normal plot) あるいは**正規確率プロット** (normal probability plot) と呼ぶ．**正規分布** (normal distribution) は**連続的な確率変数** (continuous random variable) に対する代表的な理論分布である．連続分布は x の関数である**確率密度関数** (probability density function) $f(x)$ で表される．確率密度関数は微小量 dx に対して $f(x)dx$ が x から $x+dx$ までの間に入る確率を表す．正規分布の密度関数は，μ および σ^2 の 2 つのパラメータを用いて，

$$f(x) = \frac{1}{\sqrt{2\pi}\sigma} \exp\left\{-\frac{(x-\mu)^2}{2\sigma^2}\right\}$$

のように表される．μ は分布の**平均** (mean)，σ^2 は**分散** (variance) を表す．X は $-\infty$ から ∞ までの範囲を動くので，$\int_{-\infty}^{\infty} f(X)dX = 1$ となる．平均 μ，分散 σ^2 の正規分布は通常 $N(\mu, \sigma^2)$ で表す．また $Z = (X-\mu)/\sigma$ のような変換を施すと Z は平均 0，分散 1 の正規分布に従う．このような分布を**標準正規分布** (standard normal distribution) と呼び，$N(0,1)$ で表す．

標準正規分布の分布関数 $F(x) = \Pr(X \leq x)$ を一般に $\Phi(x)$ で表す．正規プロットあるいは正規確率プロットは，

$$\Phi(q_i) = p_i = (i-1/2)/n$$

すなわち

$$q_i = \Phi^{-1}(p_i) = \Phi^{-1}((i-1/2)/n)$$

としたとき，$(q_i, x_{(i)})\,(i = 1, \ldots, n)$ を，q_i を横軸に，$x_{(i)}$ を縦軸にしてプロットしたものである．もしデータ $x_i\,(i = 1, \ldots, n)$ が正規分布に従うならば，$q_i^* = (x_{(i)} - \bar{x})/\sqrt{V} \approx (x_{(i)} - \mu)/\sigma$ は近似的に標準正規分布となるから，$(q_i, x_{(i)})$ または (q_i, q_i^*) のプロットは，少なくとも近似的に直線になるはずである．したがってこのようなプロットがほぼ直線上に乗っているかどうかで，正規性 (つまり正規分布に従っていると考えてよいかどうか) が視覚的に判断できる (図 2)．

もしプロットが直線の下側にあれば，早く立ち上がりその後右側にだらだら尾を引く右に歪んだ分布となることを示唆し (図 2(b))，逆に直線の上側にあれば，なかなか立ち上がらない左に歪んだ分布を示唆する (図 2(c))．プロットが最初は直線の下側にあり，その後交差して直線の上側に出るようであれば，正規分布よりも平

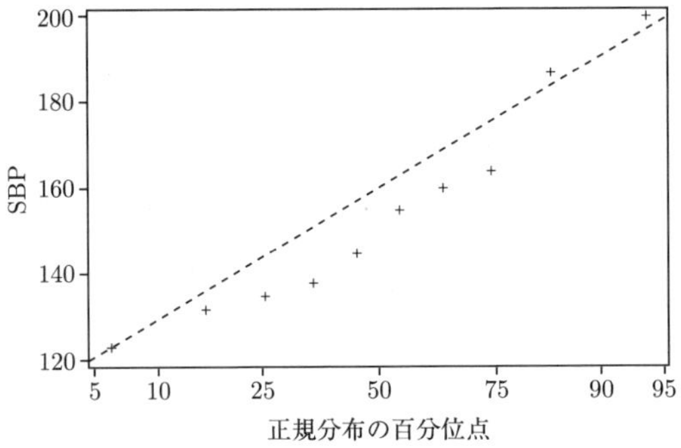

図 3　血圧データの正規確率プロット

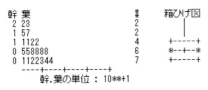

```
幹 葉                                  #        箱ひげ図
 2 23                                  2
 1 57                                  2            |
 1 1122                                4        +-----+
 0 558888                              6        *--+--*
 0 1122344                             7        +-----+
    ----+----+----+----+----+
         幹.葉の単位 : 10**+1
```

図 4　生存時間データの幹葉図と箱ひげ図

らな分布 (図 2(d))，その逆であれば，正規分布よりも尖った分布 (図 2(e)) であることを示唆する．またほとんど直線に近いがプロットの端の方で大きく変化する場合は外れ値の存在を示唆する (図 2(f))．なお $(\Phi(q_i^*), p_i)$ をプロットしたものは P-P プロットとなる．

図 3 は血圧データを R により正規プロットしたものである．プロットが全体に直線の下側にあり，分布が若干右に歪んでいることを示している．

また Gehan の生存時間データ (対照群) について，幹葉図と箱ひげ図を描いたものを図 4 に示す．データは小さい値の方に集中し，明らかに右に歪んだ分布を示す．図 5 にはこのデータの正規プロットを示す．分布が右に歪んでいることを反映し，プロットは直線の下方に弓形を描くが，図 6 に示す指数プロット (指数分布を仮定した確率プロット) により，最大値 23 を除けば，ほぼ直線上に乗っていることがわかる．

4.　正規性の検定

正規性の検定 (test of normality)，つまりデータが正規分布に従うとみてよいかどうかの検定を行う方法はいくつか提案されている．

Kolmogorov–Smirnov の検定 (Kolmogorov–Smirnov test) は代表的なもので，正規分布だけでなく，一般にデータがある理論分布 $F(x)$ に従うとみてよいかどうかを検定するものである．この方法を正規分布に適用したときに正規性の検定となる．確率プロットのところで述べたように

$$F^*(x) = i/n, x_{(i)} \le x < x_{(i+1)},$$
$$i = 0, 1, \ldots, n;\ x_{(0)} = -\infty;\ x_{(n+1)} = \infty$$

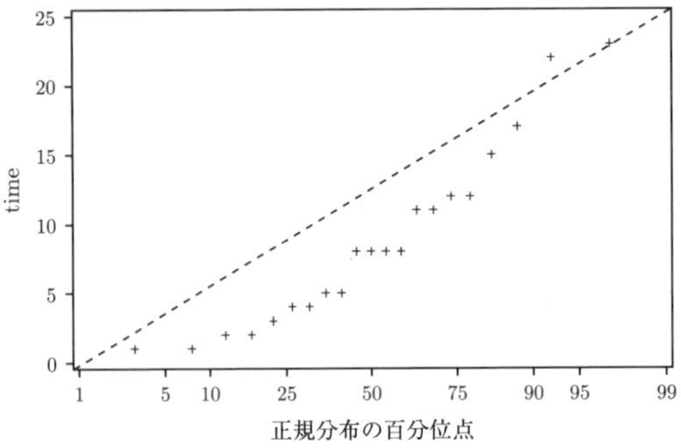

図 5　生存時間データの正規プロット

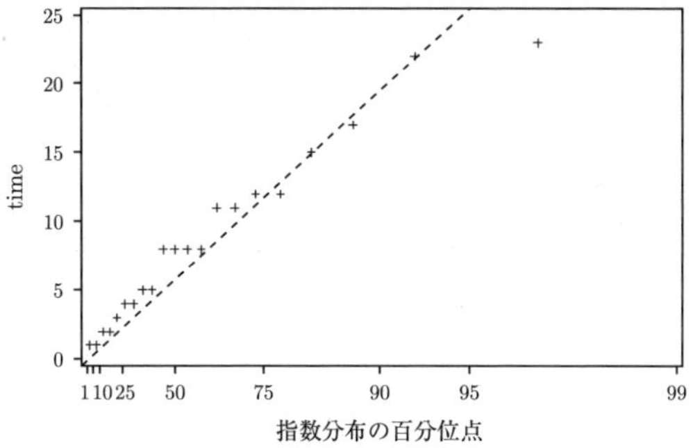

図 6 対数生存時間データの指数プロット

表 1 正規性の検定 (血圧データ)

検定	統計量		p 値	
Shapiro–Wilk	W	0.934	Pr<W	0.492
Kolmogorov–Smirnov	D	0.141	Pr>D	>0.150
Cramer–von Mises	W-Sq	0.046	Pr>W-Sq	>0.250
Anderson–Darling	A-Sq	0.307	Pr>A-Sq	>0.250

として経験分布関数を定義する．$F^*(x)$ は x 以下の値の個数が i 個のときに i/n の値をとる．このとき，Kolmogorov–Smirnov の検定は $F^*(x)$ と $F(x)$ の乖離

$$D = \max|F^*(x) - F(x)|$$

を評価しようとするものである．実際には，$P_i = F(x_{(i)})$ としたうえで，

$$D^+ = \max_{1\le i\le n} |i/n - P_i|$$
$$D^- = \max_{1\le i\le n} |(i-1)/n - P_i|$$
$$D = \max(D^+, D^-)$$

として D を計算する．ここに正規性を検定する場合は，データから標本平均 $\bar{x}$，標本分散 V を求め，

$$P_i = \Phi\left(\frac{x_{(i)} - \bar{x}}{\sqrt{V}}\right)$$

とする．

このほかにも正規性の検定法はいくつか提案されている．**Shapiro–Wilk の検定** (Shapiro–Wilk test) は順序統計量 $x_{(i)} (i = 1, \ldots, n)$ のある線形結合の 2 乗の不偏分散 V に対する比となるような検定統計量を用い，

$$W_n = \frac{(\sum_{i=1}^n w_i x_{(i)})^2}{(n-1)V} = \frac{(\sum_{i=1}^n w_i x_{(i)})^2}{\sum_{i=1}^n (x_i - \bar{x})^2}$$

とする．この統計量は 0 と 1 との間の値をとり，小さな値のときに正規性は棄却される．重み w_i は標準正規分布に従う n 個の独立な観測値からの順序統計量の期待値とそれらの分散，共分散から計算される．

Anderson–Darling の検定 (Anderson–Darling test) は，統計量

$$\begin{aligned} A^2 &= -n - \frac{1}{n}\sum_{i=1}^n [(2i-1)\log P_i \\ &\quad +(2n-1-2i)\log(1-P_i)] \\ &= -n - \frac{1}{n}\sum_{i=1}^n [(2i-1)\{\log P_i \\ &\quad +\log(1-P_{n+1-i})\}] \end{aligned}$$

を用い，**Cramer–von Mises 検定** (Cramer–von Mises test) では，統計量

$$W^2 = \sum_{i=1}^n \left(P_i - \frac{i-1/2}{n}\right)^2 + \frac{1}{12n}$$

を用いる．

これらの検定統計量のなかで Shapiro–Wilk の検定統計量 W_n のみが大きい値の方がよく，それ以外の統計量では小さい値の方がよい．

表 1 は SAS による血圧データの正規性の検定結果を示している．これらの検定結果はいずれも 5%水準で有意ではない． ［森 川 敏 彦］

データの変換

data transformation

データの変換は，分散を安定化させたり，正規分布に近づけたり，あるいは特定の回帰モデルでの解析を実施しやすくするためなどに行われる．ここでは分散安定化変換，一般化線形モデルのための変換，その他の変換に分けて説明する．

1. 分散安定化変換

分散安定化変換 (variance stabilizing transformation) は分散がばらついているデータの分散を同じにするための変換である．これは同時に分布を正規分布に近づける場合が多い．

a. 逆正弦変換

2 値データに対しては，**逆正弦変換** (arcsine transformation) $\arcsin(\sqrt{x}) = \sin^{-1}(\sqrt{x})$ が知られている．以下の例は，森川・熊澤監訳 (2004) の表 3.7 からとった例である．これは老人性認知症の患者の自己介護の訓練法の比較試験から得られたもので，比較群 1 の 11 例，および比較群 2 の 8 例について日常生活動作からなる 20 項目のテストのうち成功した割合を示したものである．

群 1：

0.05, 0.15, 0.35, 0.25, 0.20, 0.05, 0.10, 0.05, 0.30, 0.05, 0.25

群 2：

0, 0.15, 0, 0.05, 0, 0, 0.05, 0.10

(例えば R でこれら 2 群のデータに x および y と名前をつけ，mean(x), sd(x), mean(y), sd(y) とすることにより) 群 1 では平均 0.164，標準偏差 0.112，群 2 では平均 0.044，標準偏差 0.056 となることがわかる．このデータを計量値とみなして，平均の差をとると 0.122 である．2 標本 t 検定を適用すると，t 値は 2.77 (両側 5%有意，自由度 17) となるが，両群の分散にかなりの違いがみられ，t 検定の妥当性が疑われる．これらのデータはもともと 2 項分布から得られたものであるから，各症例の成功の割合を p としたとき，その分散は $p(1-p)$ に比例する．この値は p の値が 1 あるいは 0 に小さいときに分散は小，0.5 に近いときに分散が大となるから，全体に成功の割合が低いなかで，相対的に成功の割合が高い群 1 の方がバラツキが大きくなるのは当然のことである．

このデータに逆正弦変換を施すと，群 1 では平均 0.395，標準偏差 0.158，群 2 では平均 0.146，標準偏差 0.166 となり，分散 (あるいは標準偏差) は “見事に” 安定化する．この変換データに 2 標本 t 検定を適用すると，t 値は 3.23 (両側 1%で有意，自由度 17) となる．

逆正弦変換によって分散が安定化する理由は以下のとおりである．ある確率変数 x が関数 $f(x)$ によって $y = f(x)$ に変換されるとき，y の分散 $\mathrm{Var}(y)$ は，$f'(E(x))^2\mathrm{Var}(x)$ によって近似される．ここに $E(x)$ と $\mathrm{Var}(x)$ は，それぞれ x の期待値 (平均) と分散を表し，また $f'(x) = dy/dx$ である．このようにして確率変数の関数の分散を近似する方法は**デルタ法** (delta method) と呼ばれ，確率変数の関数の分散の近似によく用いられるが，この方法を 2 項データに適用する．よく知られているように観測成功割合 x に対し，$E(x) = p, \mathrm{Var}(x) = p(1-p)/n$ である．ここに n は検査の数を表す．x に逆正弦変換 $y = \arcsin(\sqrt{x}) = \sin^{-1}(\sqrt{x})$ を施すと，$x = \sin(y)^2$ となることにより $dx/dy = 2\sin(y)\cos(y)$．ゆえに $(dy/dx)^2 = 1/\{4\sin(y)^2\cos(y)^2\} = 1/\{4x(1-x)\}$ となり，$f'(E(x))^2 = 1/\{4p(1-p)\}$ となる．したがって $\mathrm{Var}(y) \approx 1/\{4p(1-p)\}p(1-p)/n = 1/(4n)$ となって，y の近似分散は成功の割合の値 p に依存しないことがわかり，このような変換によって上の認知症の検査データの分散が安定することが納得できる．

b. 平方根変換

分散安定化変換は，分散が分布の平均 μ に依存するようなときに威力を発揮する．上の 2 項データがひとつの例であるが，もうひとつ例をあげよう．**Poisson 分布** (Poisson distribution) は，事象 (イベント) の生起数を表す分布として知られているが，その平均 (期待値) を λ としたとき，分散も λ である．したがって $y = \sqrt{x}$ としたとき，$dy/dx = f'(x) = 1/\sqrt{x}$．ゆえに $f'(\lambda) = 1/\sqrt{\lambda}$ となる．したがって

$$\mathrm{Var}(y) \approx (1/\sqrt{\lambda})^2\mathrm{Var}(x) = (1/\lambda)\lambda = 1$$

となって分散が安定化する．このような変換は**平方根変換** (root transformation) として知られている．

c. 対数変換

平均が標準偏差に比例したり，対数正規分布に従うような場合は**対数変換** (log transformation) が有効である．$y = \log(x)$ としたとき，$dy/dx = f'(x) = 1/x$．ゆえに $f'(\mu) = 1/\mu$．

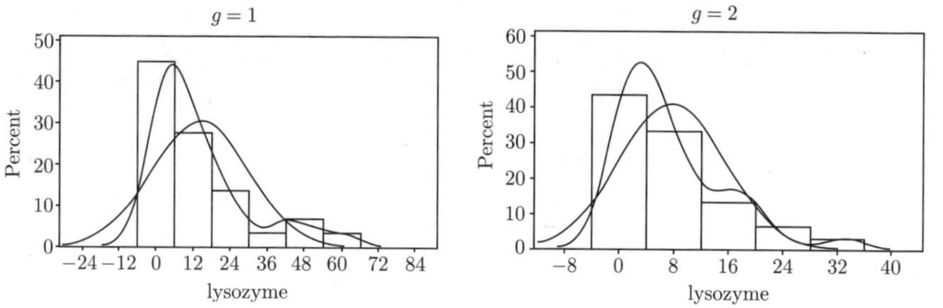

図 1　リゾチームデータのヒストグラムおよび密度プロット (左：群 1，右：群 2)

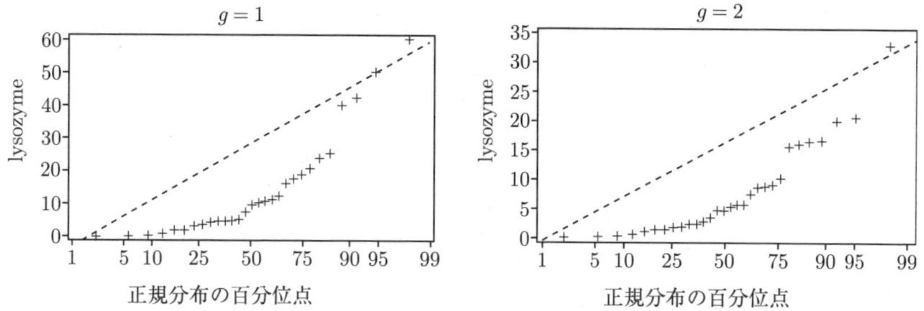

図 2　リゾチームデータの正規プロット (左：群 1，右：群 2)

したがって

$$\mathrm{Var}(y) \approx (1/\mu)^2 \mathrm{Var}(x) = (1/\mu)^2 \sigma^2 = (\sigma/\mu)^2$$

ゆえに $\sigma/\mu = k$ (一定) であれば，対数変換により分散が安定する．σ/μ は**変動係数** (coefficient of variation; CV) と呼ばれる．

以下のデータも森川・熊澤監訳 (2004) からとったもので，胃潰瘍患者 (群 1) および健常者 (群 2) からの胃液内リゾチームのレベルを表している．

群 1 (29 人)：

0.2 0.3 0.4 1.1 2.0 2.1 3.3 3.8 4.5 4.8 4.9 5.0 5.3 7.5 9.8 10.4 10.9 11.3 12.4 16.2 17.6 18.9 20.7 24.0 25.4 40.0 42.2 50.0 60.0

群 2 (30 人)：

0.2 0.3 0.4 0.7 1.2 1.5 1.5 1.9 2.0 2.4 2.5 2.8 3.6 4.8 4.8 5.4 5.7 5.8 7.5 8.7 8.8 9.1 10.3 15.6 16.1 16.5 16.7 20.0 20.7 33.0

2 群の平均値 (算術平均) と標準偏差は以下のとおりである．

群 1：平均 14.31，標準偏差 15.74，

群 2：平均 7.68，標準偏差 7.85

平均も倍位違うが，標準偏差もやはり倍位異なっている．このデータで 2 標本 t 検定を行うと，

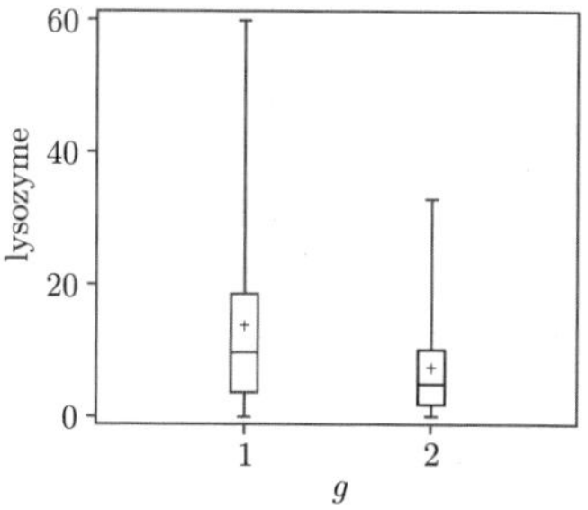

図 3　リゾチームデータの箱ひげ図

$t = 2.06$ (自由度 57) であり，これは 5%有意で両群の平均に差があることになるが，この結果は分布の歪みを反映しており，妥当ではない．図 1〜3 に両群のヒストグラムおよび密度プロット，ならびに正規プロットを示す．分布は明らかに右側に歪んでおり，正規分布からはかなりの乖離を示す．

このデータに対数変換を施すと群 1：平均 1.92，標準偏差 1.48，群 2：平均 1.41，標準偏差 1.32 となり，標準偏差は大体同じ値となるので，分散は安定化する．そこで 2 標本 t 検定を行うと，

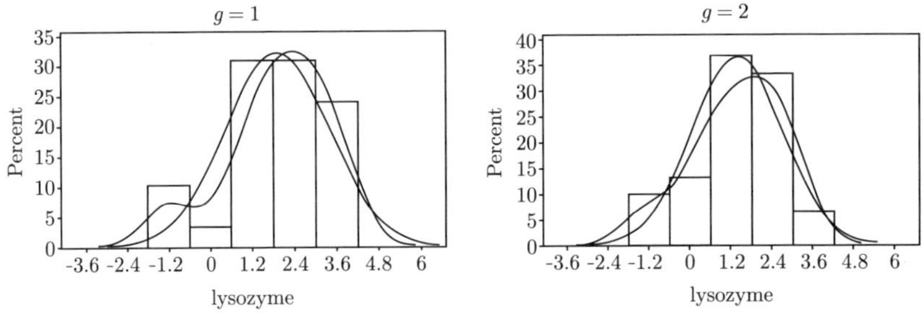

図 4　対数リゾチームのヒストグラムおよび密度プロット (左：群 1，右：群 2)

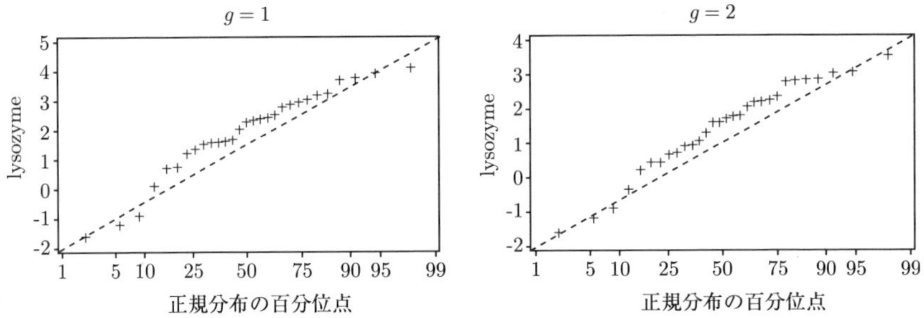

図 5　対数リゾチームの正規プロット (左：群 1，右：群 2)

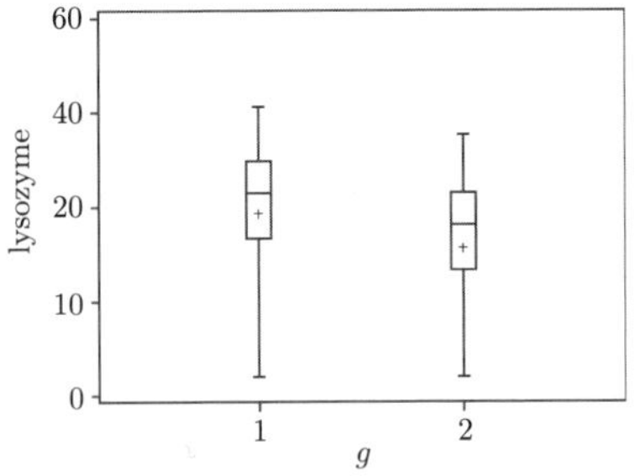

図 6　対数リゾチームの箱ひげ図

$t = 1.41$ (自由度 57) となり，5%水準で有意でない．図 4〜6 に対数変換値に対する両群のヒストグラムおよび密度プロット，ならびに正規プロットを示す．正規プロットの結果は完全に直線上には乗らないが (分布は少し左に歪む)，正規性からの乖離はかなり改善されたことがみてとれる．

d.　Fisher の z 変換

母相関係数 (母集団上の相関係数) ρ の 2 変量正規分布に従う 2 つの変量からなるデータから計算された Pearson の相関係数 r に対して，次のような変換

$$z = \frac{1}{2}\log\left(\frac{1+r}{1-r}\right)$$

を行うと，z は近似的に

平均：　$\mu_z = (1/2)\log\{(1+\rho)/(1-\rho)\}$

分散：　$1/(n-3)$

の正規分布に従う．この変換を **Fisher の z 変換** (Fisher's z transformation) という．このことを利用して，相関係数の検定や信頼区間の構成が行える．この変換もパラメータ値 ρ に依存しないという意味で分散安定化変換とみなすことができる．

2.　一般化線形モデルにおける変換

2 値データに対する**ロジット変換** (logit transformation) $y = \log x - \log(1-x)$ を考えると，

$$\frac{dy}{dx} = \frac{1}{x} + \frac{1}{(1-x)} = \frac{1}{\{x(1-x)\}}$$

したがって $\mathrm{Var}(y) \approx \{1/p(1-p)\}^2\{p(1-p)/n\} = 1/\{np(1-p)\}$ となるから，$\mathrm{Var}(y)$ は p の値に依存し，分散安定化変換とはならない．ロジット変換は，分散安定化とは別の原理に基づいた変換であり，**一般化線形モデル** (generalized linear model) で用いられる．同様に

表 1　種々の k と λ の関係

σ^2 と μ の関係 (k の値)	λ の値	示唆される変換	分布
$\sigma^2 \propto 1 (k=0)$	$\lambda = 1$	$y = x$	正規分布
$\sigma^2 \propto \mu (k=1)$	$\lambda = 1/2$	$y = \sqrt{x}$	Poisson 分布
$\sigma^2 \propto \mu^2 (k=2)$	$(\lambda = 0)$	$y = \log x (\approx (x^\lambda - 1)/\lambda)$	指数分布
$\sigma^2 \propto \mu^3 (k=3)$	$\lambda = -1/2$	$y = 1/\sqrt{x}$	
$\sigma^2 \propto \mu^4 (k=4)$	$\lambda = -1$	$y = 1/x$	
$\sigma^2 \propto \mu^k$	$\lambda = 1 - k/2$	$y = x^\lambda (\lambda \neq 0)$ $y = \log x (\lambda = 0)$	
$\sigma^2 \propto \mu(1-\mu)$		$y = \sin^{-1}(\sqrt{x})$	2 項分布 (割合)

一般化線形モデルでは，2 値データに対してロジット変換，Poisson データに対して，対数変換が標準の変換として用いられる．これらはいずれも**指数型分布族** (exponential family of distribution) に従う分布の平均を**自然パラメータ** (natural parameter) に対応させる変換となっており (このような変換は**正準連結** (canonical link) と呼ばれる)，一般化線形モデルでは，取り扱いのしやすさなどから通常この変換 (正準連結) に対して**線形モデル** (linear model) が当てはめられる．これらのモデルは 2 値データの場合は**ロジスティック回帰モデル** (logistic regression model)，Poisson データの場合は **Poisson 回帰モデル** (Poisson regression model) あるいは**対数線形モデル** (log-linear model) と呼ばれる．一般化線形モデルに関しては，「一般化線形モデル」の項のほか，例えば田中ほか訳 (2008) などを参照されたい．

3.　その他の変換

最後により幅広い変換族を与える**べき変換** (power transformation) について簡単に述べる．この変換は Box and Cox (1964) により提案されたため，**Box–Cox 変換** (Box–Cox transformation) とも呼ばれる．

$$y = \begin{cases} \dfrac{x^\lambda - 1}{\lambda}, & \lambda \neq 0 \\ \log x, & \lambda = 0 \end{cases}$$

$\lambda = 1$ は実質的に恒等変換 (無変換) であり，$\lambda = 1/2$ は平方根変換，$\lambda = -1$ は**逆数変換** (reciprocal transformation)，$\lambda = 0$ なら対数変換となる．これは λ がゼロに近づくに従って $(x^\lambda - 1)/\lambda$ の値が $\log x$ に近づくことを利用して，単に x^λ なるべき関数 (Box and Tidwell, 1962) を用いることによる難点を回避したものである (x^λ のべき級数展開から，$x^\lambda = e^{\lambda \log x} = 1 + (\lambda \log x) + (1/2)(\lambda \log x)^2 + (1/6)(\lambda \log x)^3 + \cdots$ となり，したがって $(x^\lambda - 1)/\lambda = \log x + (\lambda/2)(\log x)^2 + (\lambda^2/6)(\log x)^3 + \cdots$ となるから λ がゼロに近づく極限で $(x^\lambda - 1)/\lambda$ は $\log x$ に収束する)．べき変換は正規分布に近づけることを目的とする場合が多い．べきパラメータ λ の推定には**最尤推定** (maximum likelihood estimation) を用いる (例えば Montgomery *et al.*, 2001 参照)．上坂・後藤 (1980) は，さまざまな臨床検査値に対してべき変換を利用して，正規分布に近づける試みを行っており，推定されるべきパラメータ $\hat{\lambda}$ の値により，検査値の分布形を推測し表にまとめている．

べき変換は x の分散 $\sigma^2 = \mathrm{Var}(x)$ が，μ のべき乗 μ^k に比例するときに有用である．つまり変換 $y = x^\lambda$ を考えると，$(dy/dx)^2 = (\lambda x^{\lambda-1})^2 = \lambda^2 x^{2(\lambda-1)}$ であるから，デルタ法を適用すると，

$$\mathrm{Var}(y) \approx \lambda^2 \mu^{2(\lambda-1)} \mathrm{Var}(x) \propto \mu^{2(\lambda-1)} \mu^k$$

となるので，$\mathrm{Var}(y)$ が μ に依存しないようにするには，$2(\lambda - 1) = -k$，すなわち $\lambda = 1 - k/2$ とすればよい．表 1 は種々の k と λ の関係をまとめたものである (例えば Montgomery *et al.*, 2001).

［森 川 敏 彦］

関連性の検討

measure of association

1. 散布図

2 変量 x, y を連続変数としたとき，x, y 間の関連性の最も簡単な表現は**散布図** (scatter plot) と**相関係数** (correlation coefficient) であろう．身長と体重，最高血圧と最低血圧のように，連続的な 2 変数 x, y について n 個のデータの組 $(x_1, y_1), (x_2, y_2), \ldots, (x_n, y_n)$ が得られたとき，横軸を x，縦軸を y として，これらのデータの組を x, y 座標にプロットしたものを**散布図** (scatter plot) と呼ぶ．以下の例は田中ほか訳 (2004) の表 6.3 からとったもので，ダイエットにおけるカロリーの摂取に関して相互の関係を調べるために得られた 4 つの変量の値を示したものである．

炭水化物 (carbohydrate)：総カロリーに対する％
　33 40 37 27 30 43 34 48 30 38 50 51 30 36 41 42 46 24 35 37

年齢 (age)：歳
　33 47 49 35 46 52 62 23 32 42 31 61 63 40 50 64 56 61 48 28

体重 (weight)：理想体重に対する％
　100 92 135 144 140 101 95 101 98 105 108 85 130 127 109 107 117 100 118 102

タンパク (protein)：総カロリーに対する％
　14 15 18 12 15 15 14 17 15 14 17 19 19 20 15 16 18 13 18 14

これら 4 つの変量についてプロットした散布図を図 1 に示す．

このように複数の変数についての散布図を縦横にまとめて並べた表示方法を，**散布図行列** (scatter plot matrix) と呼ぶ．変数の数が多い場合にこのように散布図を行列形式で表示すると互いの変数どうしの関係がつかみやすい利点がある．散布図には実線で**回帰直線** (regression line) および破線で **lowess** (locally weighted regression：**局所重み付き回帰**) による**ノンパラメトリックな回帰線** (nonparametric regression line) を一緒にプロットしてある．このように回帰線を一緒にプロットすると，より関係が把握しやすい．ここではノンパラメトリック回帰 (Loader, 1999；Ruppert *et al.*, 2003；丹後, 2000；竹澤, 2003 など) についての詳細な説明は省くが，S-PLUS, R などのソフトでは，回帰直線と lowess などのノンパラメトリックな回帰線を散布図と一緒に描かせる機能がついている (Everitt and Rabe-Hesketh, 2001；Verzani, 2005 など)．前

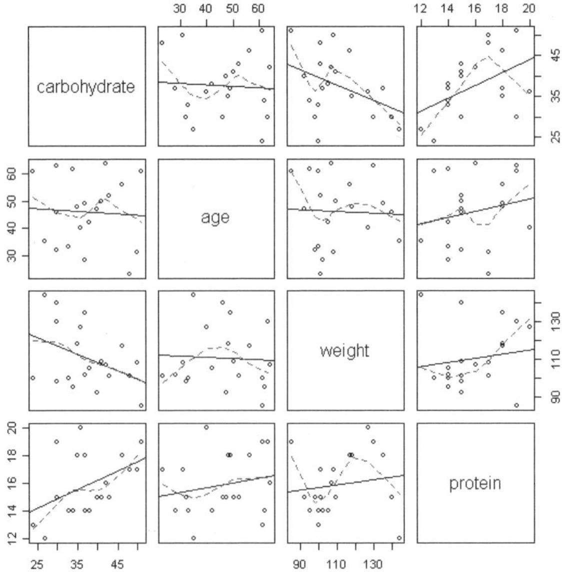

図 1　ダイエットデータの散布図行列

者は x と y との直線関係，後者はより一般的な 2 変数間の関係を把握するのに役立つ．このデータでは 4 つの変数間の相互の関係は全体に弱いことが視覚的にわかる．

2. Pearson の相関係数

例えば年齢と筋力との関係など，2 変数間 x, y の関係を数量的に把握したいとき，一般には x, y 間に**単調な関係** (monotonic relationship, monotonicity) があるかどうかを評価したくなるであろう．特に 2 変数が直線関係にあれば x, y 間の関係は説明しやすくなる．またたとえ x, y 間の関係が理論的には直線的ではない場合でも，いま考えようとしている範囲ではほぼ直線的関係にあるとみてよいような場合もあるだろう．そのようなことから **Pearson の相関係数** (Peasrson's correlation coefficient) あるいは単に相関係数と呼ばれる 2 変数間の直線性を評価する簡単な指標が考案されている．Pearson の相関係数はまた **2 次の積率** (second moment) を用いて定義されるため，**積率相関係数** (moment correlation coefficient) とも呼ばれる．Pearson の相関係数は，2 変数間の関係を記述・要約するときに最も基本的でよく使われる指標であり，その性質を理解することは重要である．

2 変数 x, y からなる n 個のデータの組 $(x_i, y_i)(i = 1, \ldots, n)$ が与えられているものとしたとき，Pearson の相関係数 r は，以下のように定義される．

$$r = \frac{\sum_{i=1}^{n}(x_i - \bar{x})(y_i - \bar{y})}{\sqrt{\sum_{i=1}^{n}(x_i - \bar{x})^2}\sqrt{\sum_{i=1}^{n}(y_i - \bar{y})^2}}$$

$$= \frac{\dfrac{\sum_{i=1}^{n}(x_i - \bar{x})(y_i - \bar{y})}{(n-1)}}{\sqrt{\dfrac{\sum_{i=1}^{n}(x_i - \bar{x})^2}{(n-1)}}\sqrt{\dfrac{\sum_{i=1}^{n}(y_i - \bar{y})^2}{(n-1)}}}$$

$$= \frac{\mathrm{Cov}(x, y)}{\sqrt{V(x)V(y)}}$$

ここに

$$V(x) = \sum_{i=1}^{n}(x_i - \bar{x})^2/(n-1),$$

$$V(y) = \sum_{i=1}^{n}(y_i - \bar{y})^2/(n-1),$$

$$\mathrm{Cov}(x, y) = \sum_{i=1}^{n}(x_i - \bar{x})(y_i - \bar{y})/(n-1)$$

である．ここで $V(x), V(y)$ はそれぞれ「データのバラツキの指標」の項で定義した x, y の分散を表し，また $\mathrm{Cov}(x, y)$ は x と y の**共分散** (covariance) を表す．x と y の相関係数 r は，共分散を分散の積の平方根 (すなわち標準偏差の積) で割ることにより標準化した量である．r の値は -1 と 1 との間の値をとるが，もし x の値が大きくなれば y の値も大きくなり，x の値が小さくなれば y の値も小さくなる傾向がある場合には正の値をとる ($r > 0$；**正の相関**)．またその逆に x の値が大きくなれば y の値は小さくなり，x の値が小さくなれば y の値も大きくなる傾向をもつ場合には負の値をとる ($r < 0$；**負の相関**)．

正負それぞれの傾向が強い場合 (**強い正/負の相関**) に r の絶対値 $|r|$ は大きくなるが，x の値と y の値が完全に直線関係ある場合に $|r| = 1$ となり，**完全相関**があるという．x の値と y の値との間に全く関係がない場合は $r = 0$ となり，**無相関**である (uncorrelated) あるいは**相関がない**という．

2 つの変量間の (線形的な) 相関性が強いかどうかをみるには，相関係数の値の絶対値が 1 に近いかどうかをみてやればよい．ダイエットのデータでは変数相互の相関係数は表 1 のようになる．このように変数相互の相関係数を行列表示したものを**相関行列** (correlation matrix) と呼ぶ．

炭水化物摂取量と他の変数との関係をみると，年齢との間にはほとんど相関がなく，体重との間には弱い負の相関，タンパク質摂取量との間には弱い正の相関がみられる．この結果は図 1 の散布図行列から受ける印象をほぼ反映している．彌永 (2008) には相関係数の数理的性質に関する面白い説明がある．

表 1 ダイエットデータの相関行列

	carbohydrate	age	weight	protein
carbohydrate	1.00000	−0.0591	−0.4074	0.4629
age	−0.0591	1.0000	−0.0428	0.1934
weight	−0.4074	−0.0429	1.0000	0.1473
protein	0.4629	0.1934	0.1473	1.0000

3. 順位相関係数

Pearson の相関係数は，連続的な 2 変数間の大まかな単調関係や直線関係を評価するのには便利な指標であるが，外れ値の影響を受けやすく，また直線性からの乖離にも弱いという弱点がある．そこで，外れ値の影響を受けにくく，また必ずしも直線でなくても**単調な関係** (monotonic relation) があれば高い値をもつという意味で，外れ値や非線形性にロバスト (robust) な**相関指標** (correlation index) が望まれる．以下に説明する **Spearman の** (**順位**) **相関係数** (Spearman's (rank) correlation coefficient) や **Kendall の** (**順位**) **相関係数** (Kendall's (rank) correlation coefficient) は，データ値そのものではなく**順序関係** (order relation) または**順位** (rank) だけを利用する相関指標であり，総称して**順位相関係数** (rank correlation coefficient) と呼ばれる．Spearman の相関係数は **Spearman の $\boldsymbol{\rho}$** (Spearman's ρ)，Kendall の相関係数は **Kendall の $\boldsymbol{\tau}$** (kendall's τ) とも呼ばれる．これらの値は 2 変数 x と y と間に必ずしも直線関係ではないが単調な関係がある場合に高い値をとる．

x と y をそれぞれ小さい値から順位づけした値を r_x, r_y とする．すなわち，例えば 68, 72, 73, 83 という 4 つのデータの値がある場合に，これらのデータの順位を 1, 2, 3, 4 とつける．68, 72, 72, 83 のように同じ値 (これを**同位** (tie) という) がある場合には，ゴルフコンペのように順位を 1, 2, 2, 4 とつけるのではなく，同位間の順位の平均を用いる．これは**中間順位** (midrank) と呼ばれる．すなわち 2 つのデータ 72 には，ともに $(2+3)/2=2.5$ という中間順位をつける．したがって 4 つのデータにつけられる順位は 1, 2.5, 2.5, 4 ということになる．このような順序づけにより，すべての観測値に対する順位の和は，常に $R_T=1+2+\cdots+n=n(n+1)/2$，また順位の平均値は $\bar{r}=R_T/n=(n+1)/2$ とデータ数 n だけで決まる一定の値となる．

a. Spearman の相関係数 (Spearman の ρ)

データ $(x_i, y_i)\,(i=1,\ldots,n)$ に対応する順位データを $(r_{xi}, r_{yi})\,(i=1,\ldots,n)$ としたとき，Spearman の相関係数 ρ は，この順位データに対する Pearson の相関係数として定義される．すなわち

$$\rho=\frac{\sum_{i=1}^{n}(r_{xi}-\bar{r}_x)(r_{yi}-\bar{r}_y)}{\sqrt{\sum_{i=1}^{n}(r_{xi}-\bar{r}_x)^2}\sqrt{\sum_{i=1}^{n}(r_{yi}-\bar{r}_y)^2}}$$

$$=\frac{\dfrac{\sum_{i=1}^{n}(r_{xi}-\bar{r}_x)(r_{yi}-\bar{r}_y)}{n}}{\sqrt{\dfrac{\sum_{i=1}^{n}(r_{xi}-\bar{r}_x)^2}{n}}\sqrt{\dfrac{\sum_{i=1}^{n}(r_{yi}-\bar{r}_y)^2}{n}}}$$

$$=\frac{\mathrm{Cov}(r_x, r_y)}{\sqrt{V(r_x)V(r_y)}}$$

である．分散，共分散の計算で $n-1$ でなく n で割るのは，数値でなく順位を用いる場合，平均値は常に $\bar{r}_x=\bar{r}_x=(n+1)/2$ となり，データ数だけで決まる (既知となる) からである．この ρ の値は，外れ値の影響，あるいは直線性からの乖離の影響を受けにくいという意味でロバストな推定量となる．特に 2 変数 (x, y) 間の関係が完全な線形関係でなくても，2 変数間に単調な関係が成り立てば $|\rho|=1$ となる．これがもとの値を用いた場合の Pearson の相関係数との大きな違いである．

ちなみにもし x_i, y_i それぞれに同位がなければ順位データの分散は $V(r_x)=V(r_y)=n(n^2-1)/6(\equiv V)$ となり，第 i 観測値に対する (x_i, y_i) 間の順位の差を $d_i=r_{xi}-r_{yi}$ とすれば $\rho=1-\sum_1^n d_i^2/V$ に帰着することがわかっている．

b. Kendall の相関係数 (Kendall の τ)

Kendall の相関係数は，以下のようにして構成される．すなわちデータのペア (r_{x_i}, r_{y_i}) と (r_{x_j}, r_{y_j}) の間の順序関係に $r_{x_i}<r_{x_j}, r_{y_i}<r_{y_j}$ あるいは $r_{x_i}>r_{x_j}, r_{y_i}>r_{y_j}$ なる**整合性** (concordance) または正の関係のあるペアの数を数えて P とし，逆に $r_{x_i}<r_{x_j}, r_{y_i}>r_{y_j}$ あるいは $r_{x_i}>r_{x_j}, r_{y_i}<r_{y_j}$ なる**不整合性** (dsiconcordance) または負の関係のあるペアの数を Q とする．そして

$$\tau=\frac{2(P-Q)}{n(n-1)}$$

とする．データペアの数は全部で $N=n(n-1)/2$ 個であるから，すべてのペアについて正の関係があれば，$P=N, Q=0$ ゆえ $\tau=1$ となる．またすべてのペアについて負の関係があれば，$P=0, Q=N$ ゆえ $\tau=-1$ となる．したがって τ は -1 と 1 の間の値をとり，x の順位が高いときに y の順位も高く，x の順位が低いときに y の順位も低くなる傾向があれば，τ の値は正の方向に大きくなり，その逆のときは負の方向に大きくなる．それゆえ τ は順位に関する相関係数としての性質をもつ．

データに同位がある場合にはこの Kendall の τ の式は使えないが，同位の補正を行った **Kendall**

の τ_b (Kendall's τ_b) という相関尺度が提案されている (Agresti, 1984). x 変数の異なる値が I 個あるものとし, i 番目に小さな値に番号 i をつけるものとしよう. そして i 番目の値をもつデータ数 (同位の数) を f_{i+} とする. 同様に y 変数の異なる値を小さい値から順序づけたとき, 異なる値に与えられる順序が順に $j=1,\ldots,J$ となるものとし, j 番目の同位の数を f_{+j} とする. またこの $(i,j)\,(i=1,\ldots,I; j=1,\ldots,J)$ の組み合わせに対応する観測値 (x,y) の数を f_{ij} とする. このとき

$$f_{i+}=\sum_{j=1}^{J} f_{ij}, \quad i=1,\ldots,I,$$

$$f_{+j}=\sum_{i=1}^{I} f_{ij}, \quad j=1,\ldots,J$$

である. Kendall の τ_b では, この f_{i+}, f_{+j} から

$$T_x=\sum_{i=1}^{I} f_{i+}(f_{i+}-1)/2,$$

$$T_y=\sum_{j=1}^{J} f_{+j}(f_{+j}-1)/2$$

を計算し,

$$\tau_b=\frac{(P-Q)}{\sqrt{\{n(n-1)/2-T_x\}\{n(n-1)/2-T_y\}}}=\frac{(P-Q)}{\sqrt{(N-T_x)(N-T_y)}}$$

とする. ただし $N=n(n-1)/2$ である.

$f_{ij}\,(i=1,\ldots,I; j=1,\ldots,J)$ は順序カテゴリーデータに関する $I\times J$ 度数表を, f_{ij} はセル (i,j) に対する度数, また f_{i+}, f_{+j} は周辺度数を表していると考えることもできるので, この τ_b は順序カテゴリーデータの場合にも使える. このとき P と Q は

$$P=\sum_{i<k}\sum_{j<l} f_{ij}f_{kl}, \quad Q=\sum_{i<k}\sum_{j>l} f_{ij}f_{kl}$$

として計算される.

4. 2 値データ間の相関

「データの尺度」の項の血圧データで SBP の値が 150 以上の場合に血圧が高いものとみなすことにしよう. このとき性別を変数 A (カテゴリーは男, 女), 血圧を変数 B (カテゴリーは 150 未満, 150 以上) としてデータを表 2 のような 2×2 表にまとめることができる.

表 2 血圧データから得られた 2×2 表

	150 未満	150 以上	計
男	1	4	5
女	4	1	5
計	5	5	$10=n$

したがってこの表から, 男性に血圧の高い人が多いことがわかる. このようなデータに対しても性別と血圧との関係を示す相関指標あるいは連関指標が望まれる (変数間の関係を示す用語として, カテゴリーデータでは相関より**連関** (association) が用いられることが多い).

いま 2 変数 A, B をそれぞれ A_+, A_- および B_+, B_- の値をとる 2 値変数とすると, 2 変数 A, B に関する n 個のデータは表 3 のような 2×2 表の形にまとめられる.

表 3 2×2 表

	B_+	B_-	計
A_+	f_{11}	f_{12}	f_{1+}
A_-	f_{21}	f_{22}	f_{2+}
計	f_{+1}	f_{+2}	$f_{++}=n$

ここに $f_{ij}\,(i=1,2; j=1,2)$ はセル (i,j) の**度数** (frequency) を表す. また $f_{i+}=\sum_{j=1}^{2} f_{ij}\,(i=1,2)$ および $f_{+j}=\sum_{i=1}^{2} f_{ij}\,(j=1,2)$ は, それぞれ行 i および列 j の**周辺度数** (marginal frequency), $f_{++}=\sum_{i=1}^{2}\sum_{j=1}^{2} f_{ij}(=n)$ は**総度数** (total frequency) を表す. このとき, 2 変数間の**連関指標** (association measure) のひとつの指標として**ファイ係数** (ϕ coefficient)

$$\phi=\sqrt{\chi^2/n}$$

がある. ここに χ^2 は 2×2 表に対する**独立性の検定** (test for independence) に用いられる (連続修正を行わない) **カイ 2 乗検定統計量** (chi squared test statistic)

$$\chi^2=\frac{n(f_{11}f_{22}-f_{12}f_{21})^2}{f_{1+}f_{2+}f_{+1}f_{+2}}$$

である. $f_{11}f_{22}-f_{12}f_{21}$ の符号を考慮すると

$$\phi^*=\frac{(f_{11}f_{22}-f_{12}f_{21})}{\sqrt{f_{1+}f_{2+}f_{+1}f_{+2}}}$$

のように定義することもできる. 表 2 のデータでは $\chi^2=3.6(p=0.072)$, $\phi^*=-0.6$ となる.

本項の順位相関係数については, Uplon (1977) が特に参考となるが, その他 Agresti (1984) も順序データに特化した優れた記述がなされている.

[森 川 敏 彦]

割合と率の違い

difference between proportion and rate

割合 (proportion) と**率** (rate) はよく混同される．それは率という用語がしばしば割合の意味をもつからである．以下に述べるようにむしろその方が多いといってよい．それは日本語のみならず英語においても同様である．ここでは科学的な議論を行う場合の概念の混同を避けるため，割合と率の概念的な違いについて説明する．

例えば薬の効き目だと**有効率** (efficacy rate) は薬を投与した人のうち何人に対して有効であるかの割合を指す．慣習的に有効率は，“率” という用語で表現するが，意味としては “割合” である．n 人に投与してそのうち m 人に効くのであれば，有効率は m/n である．用語の混乱を避けるため，特に疫学の分野を中心として，例えば有効率は**有効割合**というように，本来の “割合” は「率」でなく「割合」と呼ぼうとする努力がなされてきている．

詳細な説明に入る前に，割合と率としての重要な対立概念である**有病率** (prevalence or prevalence rate) と**発症率** (incidence rate) について少し説明を加えよう．前者は割合であり，後者は率である．ある人口 n 人に対してある時点で病気にかかっている人の割合を通常有病率と呼ぶ．すなわち有病率は

$$\frac{\text{病気にかかっている人の数}}{\text{全体の人口}} = \frac{m}{n}$$

である．有病率は全体に対する部分の比であるから，割合であり，0 と 1 との間の値をとる．すなわち全員が病気にかかっていなければこの値は 0 であり，全員が病気にかかっていれば 1 になる．これに対して疾患の発症率というのは，疾患発症の速さ (スピード) を表す概念であり，ある人口中である時間内にある疾患を発症する割合を表す．本来時間は連続的であり，発症率や死亡率も時間に対して連続的に変化すると考えられるから，理論的には発症率はある時間内での発症割合の時間変化を限りなくゼロに近づけた極限の値 (変化率) として定義される．

以下で述べる割合と率の違いに関するより具体的な議論は本書の「発生割合・発生率・有病率」の項，これらの概念の直観的な理解のためには，宮原 (2005)，佐藤 (2005)，Elston and Johnston (2008) など，また率の概念に関するより深い理解のためには，Clayton and Hills (1993)，矢野・橋本監訳 (2004) などを参照されたい．

1. 割　合

割合は，全体に対する部分の相対的な量あるいは数を**分子/分母** (numerator/denominator) の形式の**比** (ratio) として表すものである．割合を率と表現する例として，計量データでは肺活量における 1 秒率 FEV1 (forced expiratory volume 1.0(sec)%：最初 1 秒間の肺活量を全肺活量で割ったもの)，心臓の駆出率 EF (ejection fraction：心臓からの血液の駆出量を心臓が拡張したときの容量で割った値) など，また計数データでは改善率，有効率，打率，汚染率，感染率，投票率，政党支持率，5 年生存率などがあげられる．例えば改善率はある治療を行ったときに改善した患者数を治療患者数で割ったものであり，打率は安打数を打数で割ったものである．感染率はウイルスや病原菌に対する感染者数をそれに曝露されたと考えられる患者数で割ったもの，投票率は投票者数を投票権をもった住民数で割ったものである．また 5 年生存率は研究対象とする患者のうち 5 年間生存した患者の割合である．これらはいずれも割合を示したものであるが，このように多くの場面・分野で慣習的に “率” という言葉で表現している．宮原 (2005) は，計数的なものに対する割合を指すときに proportion，計量的なものに対する割合を指すときに fraction という言葉を用いる傾向があると指摘している．後者の一例は上述の駆出率である．

2. 率

では本来 “率” はどのように定義されるのであろうか．率はある量の変化の速さを表す場合に用いる．例えば 元金 x_0 を年率 $100r$%の利息で T 年預けると元利合計 $x(T)$ は，

$$x(T) = x_0(1+r)^T$$

となる．また経済成長率を GDP (国内総生産) で測ることにし，初年度の GDP を x_0，年間成長率 $100r$%を見込むと，T 年後の経済規模 $x(T)$ は，やはり同じ式で表される．この r のように率は測りたい量についての，単位時間 (いまの場合は 1 年) 当たりの変化の “割合” として定義される．分母はその時点 (あるいは時間間隔の開始点) における量である．死亡統計でよく

現れる**年間死亡率** (mortality rate per year) はある年の初めに生存している人のなかで次の年までの 1 年間に死亡する人の割合を指す．例えば 10 万人中 300 人の人が 1 年に死亡した場合年間死亡率は，300/100000=3/1000=0.3%/年である．

a.　人年法による率の定義

例えば死亡のような**事象** (event：イベント) の**発生率** (event rate or incidence rate) の計算法として，**人年法** (person–year method) という計算法がよく用いられる．これは n 人の人に対して，ある時点から観察を開始し，得られたデータから n 人に対する総死亡数 D (単位は人) と年単位で測られた n 人の総観察時間 T (単位は人・年) を計算する．そして，このとき単位人・年当たりの死亡数すなわち，**死亡率** (mortality rate per person–year) r を，

$$r = \frac{D}{T}$$

とする．観測時間は人によって異なる可能性があるので，i 番目の人の観測時間を T_i 年とすれば，$T = \sum_{i=1}^{n} T_i$ である．つまり病気の発症や死亡などの**事象発現率** (event rate) を計算するとき，事象を起こしていない人についても観測された時間を "曝露時間" として分母に足しこむのである．i 番目の人が観測時間 T_i で事象を起こしたかどうかに関する指標 d_i を，事象を起こしたとき $d_i = 1$，事象を起こさずに観測を終了したとき $d_i = 0$ により表すと，$D = \sum_{i=1}^{n} d_i$ である．$d_i = 0$ は「データの尺度」の項で述べた打ち切りに対応する．r という値は，現在生きているという条件の下で 1 人当たり単位時間 (いまの場合は年) にどの位の確率 (時間間隔をゼロとする極限では確率密度) で死亡するか (つまり条件付き確率あるいは条件付き確率密度) を示すものである．もし単位時間当たり M 人中何人死亡するかであれば，

$$m = Mr = \frac{MD}{T}$$

となる．この m という数字は例えば死亡統計で用いられる人口 M 人 (例えば 10 万人) 当たりの年間死亡数に相当する．**人・年** (man–years) は，より一般には**人・時間** (man–time) と呼ばれ，時間の測定単位が週であれば**人・週** (man–weeks) というふうに呼ばれる．

例：「データの尺度」の項で示した生存時間に関する Gehan のデータについて，プラセボ群では，$n = 21$ に対し，$D = 21$ (全例再発)，$T = 187$ であるから，$r = D/T = 0.118$ である．この値は週当たり 12%の割合で，再発することを示す．また実治療群では同じく $n = 21$ に対し，$D = 9$ (9 例再発)，$T = 359$ であるから $r = D/T = 0.025$ (約 2.5%/週) である．つまり週当たりの疾患再発率はプラセボ群が実治療群に比べて約 4 倍高いことになる．この計算において，実治療群では打ち切り観測値が 12 例含まれていることに注意する．この場合も観測寛解時間はすべて足し合わされる．

b.　人年法の問題点

人年法で計算される事象発現率は，非常にポピュラーな方法でありながら，事象発現率が一定とみなされる期間および事象発現率が一定とみなされる集団で "のみ" 妥当な値であり，そのような仮定が成り立たない場合 (異質な集団，あるいは時点により事象発現率が大きく変化すると考えられる場合) には，誤った指標となる危険性に十分注意しなければならない．過度にこの指標に頼ることは危険である．人年法という指標は，疫学の分野であまりにも基本的な概念とされているがゆえに，ここで述べた前提が成り立たないような場合にも多用・乱用され，誤った結論が導かれたり，誤解を与えたりしている．Kraemer (2009) もこのような傾向に対し，強い警告を発している．

なお，事象発現時間がハザード率 λ の指数分布に従うとき，$r = D/T$ は λ の最尤推定量となっている．

c.　時間とともに変わる率

率が時間とともに変わる場合，上に定義したような "素直" な "(事象発現) 率" の推定値 $r = D/T$ は妥当ではなく，「生存時間解析総論」「ログランク検定」の各項に説明されるような適切な生存時間解析法によらなければならない．最も簡単な生存確率の推定法はいわゆる Kaplan–Meier 推定法であり，これは事象発現分布の分布形によらない (ノンパラメトリックな) 最尤推定となっている．そのほかにも分布形を仮定したパラメトリックな推定法が種々考案されている．

なお，本項は本文中にあげた文献のほかに，Campbell *et al.* (2007)，Greenberg *et al.* (2001)，Kirkwood and Sterne (2003)，熊倉・高柳監訳 (2004)，を参考にした．［森 川 敏 彦］

Student の t 検定と関連する推測法

Student-t test and related methods

X は平均 γ，分散 1 の正規分布に従う確率変数，V は自由度 ϕ のカイ 2 乗分布に従う確率変数で X と独立なとき，比 $Z = X/\sqrt{V/\phi}$ の分布を，非心度 γ，自由度 ϕ の非心 t 分布という．非心度がゼロのとき Z の分布を **Student の t 分布**といい，その密度関数は

$$f(z) = \frac{\Gamma[(\phi+1)/2]}{\sqrt{\pi\phi}\,\Gamma(\phi/2)}(1+z^2/\phi)^{-(\phi+1)/2}$$

である (例えば Johnson *et al.*, 1995).

1.　2 標本の比較

治療 T と C を比較する無作為化並行群試験を考える．群 $i = T, C$ の被験者数を n_i，観測値を $X_{ij}\,(j = 1, \ldots, n_i)$ とし，これは正規母集団 $N(\mu_i, \sigma_i^2)$ からの無作為標本とする．効果の違いは平均値のみならず分散も変える可能性があるが，ここでは治療効果の差を平均値の差で表し，T が C に優れるとする仮説を対立仮説 $H_1 : \mu_T > \mu_C$ として，帰無仮説 $H_0 : \mu_T \le \mu_C$ を検定する．これは**片側仮説**である．もし，2 治療のいずれが優れているかについて情報がなく，何らかの差があることを期待するのであれば，**両側仮説**の検定がふさわしく，$H_0' : \mu_T = \mu_C$ を $H_1' : \mu_T \neq \mu_C$ に対して検定する．以後母平均値の差を $\delta = \mu_T - \mu_C$，検定の有意水準を α とする．以下，特に断らない限り片側仮説を考える．各群の標本平均，不偏分散および不偏分散の自由度はそれぞれ

$$\bar{X}_i = \frac{\sum_{j=1}^{n_i} X_{ij}}{n_i},$$
$$s_i^2 = \frac{\sum_{j=1}^{n_i}(X_{ij} - \bar{X}_i)^2}{n_i - 1}$$

$\phi_i = n_i - 1\,(i = T, C)$ である．δ の点推定値とその分散は $\hat{\delta} = \bar{X}_T - \bar{X}_C$，$v(\hat{\delta}) = \sigma_T^2/n_T + \sigma_C^2/n_C$ である．

a.　母分散は共通とする場合

母分散は共通と仮定できる場合には，共通な分散を σ^2 とする．その不偏推定値は $s^2 = (\phi_T s_T^2 + \phi_C s_C^2)/\phi$ である．ここに $\phi = \phi_T + \phi_C$ は s^2 の自由度である．$\hat{\delta}$ の分散の不偏推定値は

$$\hat{v}(\hat{\delta}) = s^2\left(\frac{1}{n_T} + \frac{1}{n_C}\right)$$

であり，$\phi\hat{v}(\hat{\delta})/v(\hat{\delta})$ は自由度 ϕ のカイ 2 乗変数，$(\hat{\delta} - \delta)/\sqrt{v(\hat{\delta})}$ は標準正規変数であり，これらは独立である．それゆえ統計量 $t = \hat{\delta}/\sqrt{\hat{v}(\hat{\delta})}$ は H_0 の下で自由度 ϕ の Student の t 分布に従い，H_1 の下では非心度

$$\gamma = \sqrt{\frac{n_T n_C}{n_T + n_C}}\frac{\delta}{\sigma}$$

の非心 t 分布に従う．これより，自由度 ϕ の t 分布の上側 α 点を $t(\alpha;\phi)$ として，$t \ge t(\alpha;\phi)$ ならば帰無仮説を棄却する．母平均値の差 δ の，信頼係数 $1 - 2\alpha$ の**両側信頼区間**は $(\hat{\delta} - \sqrt{\hat{v}(\hat{\delta})}t(\alpha;\phi), \hat{\delta} + \sqrt{\hat{v}(\hat{\delta})}t(\alpha;\phi))$ である．**優越性仮説**は片側仮説であるが，信頼区間は差の大きさの存在範囲を推定しているので両側信頼区間を示すことに意味がある．

b.　検出力

帰無仮説 H_0 の対立仮説 H_1 に対する検定の検出力を ψ と表す．2 治療の母平均の真の差が δ であるとき，検定統計量は

$$\frac{Z + \gamma}{s/\sigma}$$

と表せる．ここに Z は標準正規変数である．検出力は非心 t 分布から求められる．その値は陽の式で表現できないが，近似的に

$$\psi = 1 - \Phi\left(\frac{t(\alpha;\phi)\omega - \gamma}{\sqrt{1 + t^2(\alpha;\phi)(1 - \omega^2)}}\right)$$

で与えられる．ここに $\omega = 1 - 1/4\phi$ である．

c.　サンプルサイズ

有意水準を α，検出力を $1 - \beta$ とする．総サンプルサイズを n，治療 T と C のサンプルサイズを $n_i = n\pi_i, i = T, C$ とする．サンプルサイズは

$$n_i = \pi_i\left\{\frac{(z_\alpha + z_\beta)^2}{\pi_T\pi_C}\left(\frac{\sigma}{\delta}\right)^2 + \frac{z_\alpha^2}{2}\right\},$$
$$i = T, C$$

である．

d.　分散が異なる場合の 2 標本の比較

母分散 σ_T^2 と σ_C^2 が異なるときは，$\hat{\delta}$ の分散の不偏推定値は

$$\hat{v}_W(\hat{\delta}) = \frac{s_T^2}{n_T} + \frac{s_C^2}{n_C}$$

であるが，これはカイ 2 乗変数ではない．2 群の分散が異なる場合の平均値の差の検定は **Behrens–Fisher の問題**と呼ばれており，さまざまな検定法が工夫されている．そのなかで

有用な方法は検定統計量を $t_W = \hat{\delta}/\sqrt{\hat{v}_W(\hat{\delta})}$ とし，近似自由度を用いる Welch (1938) の方法である．$\hat{v}_W(\hat{\delta})$ はカイ 2 乗変数の加重和で表されるので，$c\hat{v}_W(\hat{\delta})$ の 1 次，2 次積率を自由度 ϕ_W のカイ 2 乗変数の 1 次，2 次積率に等しくすることにより $c\hat{v}_W(\hat{\delta})$ は自由度 ϕ_W のカイ 2 乗変数とみなし，t_W の分布を t 分布で近似する．解は

$$\phi_W = \frac{\{\hat{v}_W(\hat{\delta})\}^2}{(s_T^2/n_T)^2/\phi_T + (s_C^2/n_C)^2/\phi_C}$$

となり，t_W は $\delta = 0$ の下では近似的に自由度 ϕ_W の Student の t 分布に従うものとして検定できる．この検定を **Welch の t 検定**という．Welch の検定の第 1 種の過誤確率はほぼ名目有意水準になることが小標本の場合について報告されている (Wang, 1971).

e.　仮定からのズレの影響

Student の t 検定は，観測値が分散の等しい正規分布からの無作為標本であることを仮定して導かれる．この条件が満たされない場合，第 1 種の過誤確率や検出力がどのような影響を受けるだろうか．仮定からのズレに対する t 検定の性能に関しては非常に多くの研究がある．第 1 種の過誤確率の大きさへの影響の数値結果の例については上坂 (2006) を参照されたい．

分散が異なる 2 つの正規標本の比較：　第 1 に，両標本は正規母集団からの無作為標本であっても，分散が異なる場合には第 1 種の過誤確率が有意水準より大きくなったり小さくなったりする．ズレの向きは各標本のサンプルサイズの大小関係と分散の大小関係によって定まる．

有限な分散をもつ非正規標本の 2 標本検定：母分布が正規分布でないが有限な分散をもつ場合には，中心極限定理によって，両標本サイズが十分大きい場合には平均値は近似的に正規分布に従うこと，t 分布は自由度が無限に大きくなるとき正規分布に法則収束することから，第 1 種の過誤確率は有意水準に十分近くなる．また，観測値上に条件づけられた並べ替え分布は正規理論における自由度と同じ自由度の t 分布で十分よく近似できる (Pitman, 1937; Box and Andersen, 1955).

f.　他の検定との比較

正規分布のもとで **Wilcoxon 検定**に対する **Pitman の漸近相対効率**は 1.05 でありわずかに優れている．種々の分布における検出力の比較の数値結果の例については上坂 (2006) を参照されたい．

2.　1 標本の検定

例えば，糖尿病患者に食事療法を 1 カ月実施することによって HbA1c の値が低下したか否かを知りたいとき，n 人に試験して食事療法の前後の HbA1c の値を比較するとする．この場合同じ患者の前と後の測定値は他の患者の測定値より類似した値を与える傾向があり，投与前の n 個の観測値と投与後の n 個の観測値の間には正の相関が生じるため，独立な 2 標本の検定に関する上記の検定統計量は適切ではない．この場合，投与前後差を $X_i\ (i = 1, \ldots, n)$ とし，これらは平均 δ，分散 σ^2 の正規分布からの無作為標本とする．標本平均は $\bar{X} = \sum_{j=1}^{n} X_j/n$，不偏分散は $s^2 = \sum_{j=1}^{n}(X_j - \bar{X})^2/(n-1)$ である．検定統計量は $t = \sqrt{n}\bar{X}/s$ であり，$\delta = 0$ のとき，自由度 $\phi = n - 1$ の Student の t 分布に従う．したがって，帰無仮説を $H_0 : \delta \leq 0$，対立仮説を $H_1 : \delta > 0$ とした，有意水準 α の検定は $t \geq t\ (\alpha; \phi)$ のとき，帰無仮説を棄却する．この検定を 1 標本の Student の t 検定，または**対応のある t 検定**という．

a.　信頼区間

信頼係数 $1 - 2\alpha$ の両側信頼区間は $(\bar{X} - se \cdot t(\alpha; \phi), \bar{X} + se \cdot t(\alpha; \phi))$ である．ここに $se = s/\sqrt{n}$ である．

b.　検出力

帰無仮説 H_0 の対立仮説 H_1 に対する検定の検出力を ψ と表す．母平均の真値が δ であるとき，検出力は近似的に

$$\psi = 1 - \Phi\left(\frac{t(\alpha;\phi)\omega - \sqrt{n}\delta/\sigma}{\sqrt{1 + t^2(\alpha;\phi)(1-\omega^2)}}\right)$$

で与えられる．ここに $\omega = 1 - 1/4\phi$ である．

c.　サンプルサイズ

有意水準を α，検出力を $1 - \beta$ とする．サンプルサイズは

$$n = (z_\alpha + z_\beta)^2 \left(\frac{\sigma}{\delta}\right)^2 + \frac{z_\alpha^2}{2}$$

である．

d.　非正規母集団からの標本

p 値は歪度および尖度の影響を受けるため，正規分布からのズレに注意が必要である (例えば，Geary, 1947；Gayen, 1949).

e.　順位検定との比較

正規評点検定に対する Pitman の漸近相対効率は 1，Wilcoxon 検定に対する Pitman の漸近相対効率は，正規分布のもとで 1.05 である．

[上 坂 浩 之]

並べ替え検定と無作為化モデル

permutation test and randomization model

1. 並べ替え検定

ある仮想的な臨床試験において，帰無仮説 H_0: $\mu_A = \mu_B$，対立仮説 $H_1 : \mu_A < \mu_B$，の検定を行いたい．A 群 (新治療群) と B 群 (旧治療群) において 6 人の被験者から以下のようなデータが得られているとしよう．

表 1　2 群の仮想的なデータ

	A 群	B 群
	20	22
	21	24
	23	25
平均	21.2	23.7

正規性を仮定すれば，前項で議論されたように **t 検定**が行われ，p 値が 0.13 と計算される．これは，帰無仮説のもとで平均値の差が t 分布に従っていれば，100 回のうち 13 回はこの程度の偏りが生じうる (よって有意水準 $\alpha = 5\%$ なら有意でない) ことを意味している．

このような p 値の意味を考えれば分布を仮定しなくとも「無作為化されたという情報のみ」に基づいて，p 値を計算することが可能である．すなわち，6 つのデータを両群に 3 例ずつ割り付ける組み合わせは ${}_6C_3$ =20 とおりであり，帰無仮説のもとではこれらの組み合わせはすべて等確率で出現しうる．このうち，実際に得られたデータ (組み合わせ 1) よりも大きく値が偏るのは，

$$\mathrm{A} = (20, 21, 22)[\text{平均 } 21]$$
$$\mathrm{B} = (23, 24, 25)[\text{平均 } 24]$$

となる組み合わせ (組み合わせ 2) のみである．よって，全 20 パターンのうち 2 とおりのみ (組み合わせ 1 と組み合わせ 2) が該当する割り付けパターンだから，p 値=2/20=0.1 と計算できる．このような解析法は**並べ替え検定** (permutation test) と呼ばれる．

さて，上述の t 検定と並べ替え検定の大きな違いは，t 検定が割り付けを固定しデータを「確率変数」と考えている解析であるのに対して，並べ替え検定ではデータを固定し，割り付けを「確率変数」と考えていることである (丹後，2003)．

そこで，割り付け方 $\mathbf{X} = (X_1, \ldots, X_n)$ のうち 1 つの $\mathbf{X} = \mathbf{x}_a$ $(a = 1, \ldots, \Omega)$ について考える．このとき割り付けが $\mathbf{X} = \mathbf{x}_a$ となったときの統計量を S_j，観測値に基づく統計量を S_{obs} とすると，p 値は次のように計算できる．

$$p = \sum_{a=1}^{\Omega} I(|S_a - \bar{S}| \geq |S_{obs} - \bar{S}|) \Pr(\mathbf{X} = \mathbf{x_a}) \tag{1}$$

$I(\cdot)$ は indication function である．

ここで，得られたデータの値を $Y_1, \ldots, Y_n$，順序スコアを $D_1, \ldots, D_n$，割り付けを $T_1, \ldots, T_n$ $(T_i = 0 \text{ or } 1)$ とすると，統計量 S として

$$S_1 = \sum_{i=1}^{n} (Y_i - \bar{Y}_i)T_i, \quad S_2 = \sum_{i=1}^{n} (D_i - \bar{D}_i)T_i$$

の 2 種類が考えられる．前者を用いた場合は t 検定に，後者を用いた場合には **Wilcoxon 順位和検定**に相当する．

並べ替え検定では割り付け方法を考慮して解析を行っていることも特徴のひとつである．すなわち通常のデータを確率変数とする解析では，割り付けは固定されているため，どのような割り付け法を用いても (例えば**完全無作為化法**でも**最小化法**でも) 同じ解析がなされる．しかし，並び替え検定では (1) 式における $\Pr(\mathbf{X} = \mathbf{X_a})$ の値が割り付け法ごとに異なるため，同じデータでも割り付け法によって計算される p 値の値が異なる．ただし，割り付け方法によっては $\Pr(\mathbf{X} = \mathbf{X_a})$ を解析的に計算することは困難であり，その場合はモンテカルロ法により p 値が算出される．

2. 無作為化モデル

並べ替え検定を用いた解析と t 検定を用いた解析は計算手法上の違いもさることながら，背景とする統計モデルが異なっていることに注意を要する．

通常の臨床試験では試験参加施設を訪れた患者のうち，さまざまな条件を満たし最終的に同意のとれた患者のみを試験に組み込む．そのため，通常の統計モデルのような無作為抽出の仮定は成立しない．そこで，臨床試験における通常の統計解析では図 1 に示すような **invoked 母集団モデル** (invoked population model) を暗黙の前提としている．しかし，このモデルにおいては無作為抽出の仮定をおいていないにもかかわらず，被験者のパラメータ分布が母集団と同一の分布 ($Y_{ij} \sim G(y|\theta_i)$) をもつと考えてお

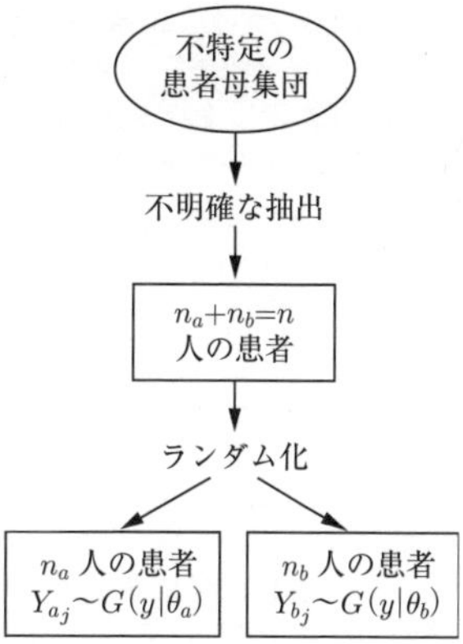

図 1　invoked 母集団モデル

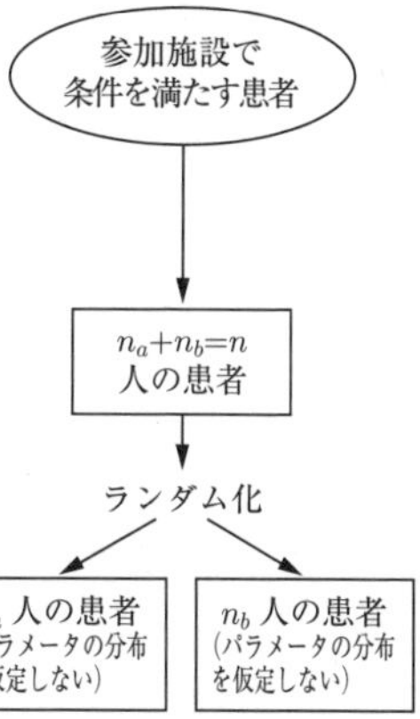

図 2　無作為化モデル

り，このことの妥当性は検証が困難である．

一方，無作為化されたという情報のみに基づいて解析を行う並べ替え検定では図 2 に示す**無作為化モデル** (randomization model) (Rosenberger and Lachin, 2002) を背景としている．

このモデルでは被験者集団に母集団と同一のパラメータ分布を仮定していないため，invoked population model のような困難は生じない．ただし，分布を仮定しないことから RCT で得られた結果をどのように母集団に一般化するかという問題が残る[1]．

---

[1] RCT の結果の一般化は統計モデルによって説明されるのではなく，臨床家などの判断にゆだねるべきという思想が背景にあるのかもしれない．「語り得ぬものについて人は沈黙しなければならない」(L.Wittgenstein)．

3. Buckland–Garthwaite 法による信頼区間の構成

無作為化モデルにおける平均値の差の信頼区間は Robbins Monro Process に基づいた **Buckland–Garthwaite** 法により構成できる (Garthwaite, 1996)．

i ステップ後の信頼区間の上限の推定値を U_i，下限の推定値を L_i，有意水準を 2α とすると，$i+1$ ステップ後の推定値 U_{i+1}，L_{i+1} は次のような式で表すことができる．

$$U_{i+1}=\begin{cases}U_i-c_u\alpha/i, & \text{If } T(a_i)>T^*(a_0)\\ U_i+c_u(1-\alpha)/i, & \text{If } T(a_i)\le T^*(a_0)\end{cases}$$

かつ

$$L_{i+1}=\begin{cases}L_i-c_l\alpha/i, & \text{If } T(a_i)\ge T^*(a_0)\\ L_i+c_l(1-\alpha)/i, & \text{If } T(a_i)<T^*(a_0)\end{cases}$$

ここで，試験薬群の観測値を $X=x_1,\ldots,X_{nA}$，プラセボ群の観測値を $Y=Y_1,\ldots,Y_{nB}$，とし，X と $Y+U_i$ (or L_i) を新たな観測値として再度割り付けし直したときの，両群の平均値の差を $T(a_i)$ とする．一方，$T^*(a_0)$ は割り付け時の治療群の平均値の差とする．

また，上式中に含まれる c_U, c_L は step length constant と呼ばれる正の定数であり，観測された 2 群の平均値の差を d とすると

$$C_u=k(U_i-d)$$
$$C_l=k(L_i-d)$$

となる．ただし, $k=2/\{Z_\alpha(2\pi)^{-1/2}\exp(-Z_\alpha^2/2)\}$ であり，d は観測された 2 群の平均値の差である．

初期値 U_1 と L_1 の設定法は，試験薬群の観測値を $X=x_1,\ldots,X_{nA}$，プラセボ群の観測値を $Y=Y_1,\ldots,Y_{nB}$ であるとき，$Y'=Y_1+d,\ldots,X_{nB}+d$ とする．ここで，X と Y' の合計 n 個のデータを新たな観測値を考えて，再度 2 群に割り付けを行う．

この操作を $(2-\alpha)/\alpha$ 回反復したときに，得られる 2 群の平均値の差のうち 2 番目に大きいものを t_1，2 番目に小さいものを t_2 とする．このとき，

$$U_1=d+(t_1-t_2)/2$$
$$L_1=d-(t_1-t_2)/2$$

とすることが，提案されている．

［白岩　健］

2 値応答の比較

comparisons of binary data

確率変数 X が有効と無効，あるいは心筋梗塞の発作の有無のように 2 つの状態のいずれかをとるとき，これを **2 値応答変数**という．X は注目する事象が発生したとき値 1 を，他方の事象のとき値 0 をとるとする．いま 2 治療 T と C を比較する無作為化並行群試験を考える．試験群 $i=T,C$ の観測値を $X_{ij}\ (j=1,\ldots,n_i)$ とし，これらは互いに独立で $\Pr(X_{ij}=1)=p_i$ とする．$X_i=\sum_{j=1}^{n_i}X_{ij}$, $Y_i=n_i-X_i$ とし，$X_T+X_C=X.$, $Y_T+Y_C=Y.$, $n_T+n_C=n$ と書く．X_i は母確率 p_i，指数 n_i の 2 項分布に従う．p_i の不偏推定値は $P_i=X_i/n_i$ であり，その分散は $p_i(1-p_i)/n_i$ である．

帰無仮説を $H_{01}: p_T\le p_C$，対立仮説を $H_{11}: p_T>p_C$ とし，H_{01} の H_{11} に対する，有意水準 α の検定を考える．いま $\delta=p_T-p_C$ の推定値 $\hat{\delta}=P_T-P_C$ は大標本の下で近似的に平均 δ，分散 $\sigma^2(p_T,p_C)=p_T(1-p_T)/n_T+p_C(1-p_C)/n_C$ の正規分布に従う．仮説は複合仮説であるため，帰無仮説 $H_0: p_T=p_C$ を H_{11} に対して検定し，これが棄却されたとき H_{01} を棄却する．いま，H_0 の下での母確率を p_0 とする．p_0 の最良推定値は $P_0=X./n$ であり，その標準偏差は $\sigma(p_0,p_0)$ である．2 項分布の正規近似により，H_0 の下で，統計量 $\hat{\delta}/\sigma(p_0,p_0)$ は近似的に標準正規分布に従う．$\sigma(p_0,p_0)$ をその一致推定値 $\sigma(P_0,P_0)$ で置き換えた統計量 $Z=\hat{\delta}/\sqrt{P_0(1-P_0)(1/n_T+1/n_C)}$ は大標本の下で近似的に標準正規分布に従うので $Z\ge Z_\alpha$ のとき帰無仮説 H_{01} を棄却する．

帰無仮説が $H_{02}: p_T\ge p_C$，対立仮説が $H_{12}: p_T<p_C$ の場合には Z の符号を逆にする．標本サイズが小さいとき，または確率 p_0 が非常に小さいか 1 に近いとき正規近似の精度を改善するため，Z 統計量の分子を $\hat{\delta}\pm n/(2n_Tn_C)$ とする．ここに $\pm$ は $\hat{\delta}$ の符号と逆の符号を採用する．これを**連続性の補正** (correction for continuity) という．差の向きを特定しない両側対立仮説 $H_1: p_T\ne p_C$ に対する H_0 の，有意水準 α の検定は $|Z|\ge Z_{\alpha/2}$ のとき，H_0 を棄却する．

ところで

$$Z^2=\frac{n(X_TY_C-X_CY_T)^2}{X.Y.n_Tn_C}$$

なので $Z\ge\chi^2_\alpha$ のとき H_0 を棄却してもよい．ここに χ^2_α は自由度 1 のカイ 2 乗分布の上側 α 点である．この統計量は Pearson のカイ 2 乗適合度検定統計量に等しい．連続性の補正は

$$Z^2=\frac{n(|X_TY_C-X_CY_T|-n/2)^2}{X.Y.n_Tn_C}$$

とする．

1. Fisher の直接確率計算法

小標本の場合や母確率 p_i が 0 または 1 に近いと，上記の検定は適切でない場合が生じる．Yates, Fisher, および Irwin は観測された周辺頻度に条件づけられた，母確率に依存しない仮説の検定法を与えた (例えば Lehmann, 1986)．これは **Fisher–Irwin** 検定または **Fisher** の直接確率計算法と呼ばれる．

確率 p について $p/(1-p)$ をオッズ (odds) という．いま

$$\varphi=\frac{p_T/(1-p_T)}{p_C/(1-p_C)}$$

とおく．φ を確率 p_T と p_C のオッズ比 (odds ratio) という．H_{01} と H_{11} はそれぞれ，$\varphi\le 1$ および $\varphi>1$ と表せる．n_T, n_C は定数なので，$X.=x$ の条件下での X_T の条件付き分布は一般化超幾何分布

$$h(u;n_T,n_C,x,\varphi)=\frac{\varphi^u/\{u!(n_T-u)!(x-u)!(n_C-x+u)!\}}{g(n_T,n_C,x,\varphi)}$$

となる．ここに，

$$g(n_T,n_C,x,\varphi)=\sum_{u=x_{\min}}^{u=x_{\max}}\frac{\varphi^u}{u!(n_T-u)!(x-u)!(n_C-x+u)!}$$

$$x_{\min}=\max(0,x-n_C)$$
$$x_{\max}=\min(n_T,x)$$

である．$\varphi=1$ のとき，h は超幾何分布

$$h(u;n_T,n_C,x,1)=\frac{x!(n-x)!n_T!n_C!}{n!u!(n_T-u)!(x-u)!(n_C-x+u)!}$$

となる．$\varphi>1$ に対する検定の p 値は $p_{obs}=\sum_{u=X_T}^{x_{\max}}h(u;n_T,n_C,x,1)$ となり，$p_{obs}\le\alpha$ のとき H_{01} を棄却する．

H_{02} の H_{12} に対する検定では $p_{obs}=\sum_{u=x_{\min}}^{X_T}h(u;n_T,n_C,x,1)$ として片側 p 値を求める．

両側対立仮説 H_1 に対する検定では，片側有意水準を $\alpha/2$ として H_0 の H_{11} に対する検定

と H_{12} に対する検定のいずれかが棄却されるとき，H_0 を棄却する (**両側等確率の検定**)．または $h(u; n_T, n_C, x, 1) \le h(X_T; n_T, n_C, x, 1)$ を満たすすべての $u(x_{\min} \le u \le x_{\max})$ にわたる $h(u; n_T, n_C, x, 1)$ の和を p 値とし，それが α 以下のとき H_0 を棄却する．

この条件付き検定に対応する大標本検定統計量は先に述べた Pearson の χ^2 に一致する (Plackett, 1974).

2. 信頼区間

a. 母確率の差の信頼区間

サンプルサイズが十分に大きいときには，母確率の点推定値の差 $\hat{P}_T - \hat{P}_C$ が分散 $\sigma^2(p_T, p_C)$，平均 $p_T - p_C$ の正規分布に漸近的に従うことから，分散の一致推定値 $\sigma^2(P_T, P_C)$ を $\sigma^2(p_T, p_C)$ の代わりに用いて，母確率の差の信頼係数 $1-\alpha$ の両側信頼区間を求める．信頼区間は $\hat{\delta} - Z_{\alpha/2}\sigma(P_T, P_C) \le \delta \le \hat{\delta} + Z_{\alpha/2}\sigma(P_T, P_C)$ とする．

b. オッズ比の信頼区間

オッズ比の最尤推定値は P_T または P_C が 0 または 1 となるとき無限大またはマイナス無限大になるので，補正項を用いて

$$\hat{\varphi} = \frac{X_T + 1/2}{Y_T + 1/2} \Big/ \frac{X_C + 1/2}{Y_C + 1/2},$$

とする (Gart and Zweifel, 1967)．信頼区間は対数オッズ比の大標本正規近似から求める．$L = \log(\hat{\varphi})$ とおき，L の分散の推定値を VS1mm

$$v(L) = \frac{1}{X_T + 1/2} + \frac{1}{Y_T + 1/2} + \frac{1}{X_C + 1/2} + \frac{1}{Y_C + 1/2}$$

とする (Gart and Zweifel, 1967；Plackett, 1974)．信頼係数 $1 - \alpha$ の φ の信頼区間の上限と下限は $\exp(L \pm Z_{\alpha/2}\sqrt{v(L)})$ で与えられる．L の分散の推定値には他にもいくつか提案されている (Gart and Zweifel, 1967).

c. 標本サイズが小さいときの条件付き分布に基づくオッズ比の信頼区間

オッズ比の推定値として条件付き分布に基づく最尤推定値を求める．これは方程式 $X_T = \sum_{u=x_{\min}}^{x_{\max}} uh(u; n_T, n_C, x, \varphi)$ の根である．また信頼係数 $1-\alpha$ の信頼区間の上限と下限をそれぞれ φ_U および φ_L と書く．これらはそれぞれ $\sum_{u=x_{\min}}^{X_T} h(u; n_T, n_C, x, \varphi_U) = \alpha/2$ および $\sum_{u=X_T}^{x_{\max}} h(u; n_T, n_C, x, \varphi_L) = \alpha/2$ の根である．

3. 連続性の補正について

連続性の補正は p 値が Fisher の直接確率計算の値に近づくようにするが，それによって無条件検定としての第 1 種の過誤確率は一般に名目有意水準より小さくなり，検出力が低下する．第 1 種の過誤確率を名目有意水準に近づけ，検出力を上げるためには，**連続性の補正をしない**カイ 2 乗検定による無条件検定がよいとする考え方もある (関連する文献は Lehmann, 1986 を参照されたい).

4. 検出力とサンプルサイズ

2 つの 2 項確率の比較に関する片側仮説 H_{01} の H_{11} に対する有意水準 α の検定の正規偏差統計量による検定の検出力は，

$$1 - \Phi\left(\frac{\sigma(p_0, p_0)z_\alpha - \delta}{\sigma(p_T, p_C)}\right)$$

である．また検出力 $1 - \beta$ を与えるサンプルサイズは，T 群のサンプルサイズの割合を k とすると，$n = [(\sigma_0 Z_\alpha + \sigma_1 Z_\beta)^2/\delta^2]^* + 1$ である．ここに $\sigma_0^2 = \bar{p}_0(1 - \bar{p}_0)/k(1-k)$，$\bar{p}_0 = kp_T + (1-k)p_C$，$\sigma_1^2 = p_T(1-p_T)/k + p_C(1-p_C)/(1-k)$，$[\alpha]^*$ は α 以上の最小の整数である．サンプルサイズが小さい場合の直接確率計算法の検出力は，周辺頻度が与えられたときの条件付き検定の検出力を周辺頻度の出現確率で平均した値であり，**期待検出力**と呼ばれる．これは，

$$\begin{aligned} &power(n_T, n_C, \varphi) \\ &= \sum_{x=0}^{n} \sum_{x_T = x_{\min}}^{x_T = x_{\max}} p_{n_T, n_C}(x, \varphi) \\ &\quad \frac{n_T! p_T^{x_T}(1-p_T)^{n_T - x_T}}{x_T!(n_T - x_T)!} \\ &\quad \frac{n_C! p_C^{x - x_T}(1-p_C)^{n_C - x + x_T}}{(x - x_T)!(n_C - x + x_T)!} \end{aligned}$$

である．ここに $p_{n_T, n_C}(x, \varphi)$ は，事象発生数が x であるときの条件付き検定の検出力である．したがって，あらかじめ条件付き検定を行うことを前提としたときの総サンプルサイズは，$power(nk, n(1-k), \varphi) \ge 1 - \beta$ を満たす最小の n である．

2 つの 2 項確率の差に関する信頼区間，検出力およびサンプルサイズの計算に関して多くの公式がある．例えば Sahai and Khurshid (1996) の総説を参照されたい．

[上 坂 浩 之]

Wilcoxon の順位和検定

Wilcoxon rank-sum test

1. Wilcoxon の順位和検定

群 A と群 B の 2 つの群があり，各群の分布の形は同じであるが，その形状は未知であるとする．そして，群間で分布の位置 (location) が異なるかどうかについての検定問題を考える．まず，群 A および群 B それぞれの応答を

$$X_i \sim F(x), \qquad i = 1, \ldots, m$$
$$Y_j \sim F(x - \theta), \quad j = 1, \ldots, n$$

とする．このとき，帰無仮説 $H_0 : \theta = 0$ に対する対立仮説は以下の 3 つが考えられる．

$$H_1 : \theta > 0$$
$$H_1 : \theta < 0$$
$$H_1 : \theta \neq 0$$

これらの仮説検定における検定統計量は共通であり，以下の統計量を用いる．まず，X_i, Y_j すべての応答を対象にして，小さい方から大きい順へ並べ替え，各応答について順位を与える．つまり，最小値に対して 1 が与えられ，最大値には $m+n$ という順位が与えられる．もし，値の等しい応答がある場合，すなわちタイが存在する場合には，これらに対して平均順位を与える．例えば，群 A および群 B それぞれの応答が $X_1 = 2, X_2 = 3, X_3 = 5, Y_1 = 1, Y_2 = 3, Y_3 = 4$ のとき，順位は $\{2, 3.5, 6, 1, 3.5, 5\}$ となる．このとき，検定統計量 W は群 A の順位和として与えられる．この統計量を用いた検定を **Wilcoxon の順位和検定**と呼ぶ．

帰無仮説のもとでの統計量 W の分布から p 値を求める方法として，並べ替え理論により直接数え上げる方法と，あるいは m, n が大きければ正規近似を用いる方法がある．まず，並べ替え理論による方法について，例を通してその仕組みを示す．まず，群 A および群 B それぞれの応答が $X_1 = 3, X_2 = 5, Y_1 = 1, Y_2 = 4$ とする．そして，順位は $\{2, 4, 1, 3\}$ と与えられる．考えられる並びとこれらに対応する確率，そして統計量 W の一覧を表 1 に示す．観測された統計量 W_{obs} は 6 であることから，対立仮説 $H_1 : \theta > 0$ に対応する仮説検定の p 値は，W_{obs} 以上の並べ替えが起こる確率に対応し，0.3333 となる．対立仮説 $H_1 : \theta < 0$ の p 値は，W_{obs} 以下の確率である 0.8333 である．また，統計量 W の期待値は，$2(1+2+3+4)/4 = 5$ である．この期待値と W_{obs} と同じ差をもつ，もう 1 つの統計量は 4 であることから，統計量 W が 4 以下または 6 以上となる確率が対立仮説 $H_1 : \theta \neq 0$ に対応する両側検定の p 値であり，0.6667 と得られる．次に，正規近似を用いる方法を示す．タイが存在しないとき，統計量 W の期待値と分散はそれぞれ

表 1　並べ替えの一覧

群 A	群 B	確率	統計量 W
1,3	4,5	1/6	3
1,4	3,5	1/6	4
1,5	3,4	1/6	5
3,4	1,5	1/6	5
3,5	1,4	1/6	6
4,5	1,3	1/6	7

$$E(W) = \frac{m(m+n+1)}{2}$$
$$V(W) = \frac{mn(m+n+1)}{12}$$

と導かれる．また，タイが存在する場合，分散 $V(W)$ に補正係数

$$\left(1 - \frac{\sum(t^3 - t)}{(m+n)^3 - (m+n)}\right)$$

を乗する必要がある．ここに，補正係数の分子はすべてのタイについて加え，t を各タイの大きさを示す．m と n がともに大きいとき，帰無仮説のもとで，

$$Z = \frac{W - E(W)}{[V(W)]^{1/2}}$$

は，平均 0，分散 1 の標準正規分布 $N(0,1)$ に漸近的に従うことが知られている．よって，標準正規分布の分布関数を $\Phi(\cdot)$ とし，対立仮説 $H_1 : \theta > 0$, $H_1 : \theta < 0$ それぞれに対応する仮説検定の p 値は $1 - \Phi(Z)$, $\Phi(Z)$ となる．また，対立仮説 $H_1 : \theta \neq 0$ に対応する両側検定の p 値は $2(1 - \Phi(|Z|))$ と得られる．m と n のうち小さい方が 8 程度以上であれば，正規近似の精度はかなりよく，実用的には十分といわれている．

標本サイズの小さい群の各応答について，もう一方の群でこれよりも小さい値が得られる応答の度数の総和 U を用いた **Mann–Whitney の U 検定**と Wilcoxon の順位和検定は，統計的には同じ性質をもつ．このため，まとめて **Wilcoxon–Mann–Whitney 検定**とも呼ばれる．また，スコアとして順位を与えたときの**線形順位検定**に

も Wilcoxon の順位和検定は対応する．

2. Wilcoxon の順位和検定に基づいた信頼区間

Wilcoxon の順位和検定に基づいた θ の信頼区間は，推定と検定の対応関係から導かれる．ここで，$100(1-2\alpha)$% 信頼区間の下限と上限をそれぞれ θ_L, θ_U とおく．そして，有意水準 α で下記の片側検定

$$H_0: \theta = \theta_L, \quad H_1: \theta > \theta_L$$

を行ったときに，帰無仮説を棄却できる最小値が θ_L である．同様に，同じ有意水準で，

$$H_0: \theta = \theta_U, \quad H_1: \theta < \theta_U$$

の仮説を棄却できる最大値が θ_U となる．

Garthwaite (1996) は，θ_L, θ_U を効率的に得るための手順を提案した．まず，群 B の応答のみに $\hat{\theta}$ を加えた

$$x_1, \ldots, x_{n_{\mathrm{A}}}, \quad y_1 + \hat{\theta}, \ldots, y_{n_{\mathrm{B}}} + \hat{\theta}$$

から無作為に n_{A} 個を取り出して群 A の応答としてみなし，その他を群 B の応答として θ を推定する．これを $(2-\alpha)/\alpha$ 回繰り返し，2 番目に小さい値および大きい値それぞれを t_1, t_2 とする．そして，$(\hat{\theta}+t_1, \hat{\theta}+t_2)$ を $100(1-2\alpha)$% 信頼区間の初期値と設定する．i 番目の信頼区間を (L_i, U_i) とおき，L_{i+1}, U_{i+1} を以下の式で更新していく．

$$L_{i+1} = \begin{cases} L_i + c\alpha/i, & T(L_i) < T^*(L_i) \text{ のとき} \\ L_i - c(1-\alpha)/i, & T(L_i) \geq T^*(L_i) \text{ のとき} \end{cases}$$

$$U_{i+1} = \begin{cases} U_i - c\alpha/i, & T(U_i) > T^*(U_i) \text{ のとき} \\ U_i + c(1-\alpha)/i, & T(U_i) \leq T^*(U_i) \text{ のとき} \end{cases}$$

ここに，y_j に L_i を加えたときの検定統計量を $T^*(L_i)$，すべての応答から無作為に n_A 個を抽出し，群 A の応答としたときの検定統計量を $T(L_i)$ とする．$T^*(U_i), T(U_i)$ についても同様に定義される．また，$k = 2/\{Z_\alpha(2\pi)^{-1/2}\exp(-Z_\alpha^2/2)\}$ とおき，L_{i+1} へ更新する際には $c = k(\hat{\theta} - L_i)$，$U_{i+1}$ へ更新する際には $c = k(U_i - \hat{\theta})$ とする．これらの手順を収束するまで繰り返すことで，$100(1-2\alpha)$% 信頼区間を得られる．Garthwaite (1996) は，最初の 1000 回の繰り返しで真値へ近づき，さらに 5000 回の繰り返しで安定した値へ収束することを述べている．

3. Wilcoxon の順位和検定の適用例

丹後 (1993) で紹介されていた透析患者での B-cell 免疫グロブリン生成 (%) についての適用例を示す．上段は健常者 9 例，下段は透析患者 18 例の測定結果であり，これらの母集団分布の位置に差が認められるかを考える．

$$x: 7, 8, 8, 6, 7, 11, 10, 8, 9$$
$$y: 10, 13, 7, 16, 12, 12, 10, 10, 4, 17, 14, 6, 11, 12, 7, 9, 12, 9$$

検定統計量 W を健常者の順位和とすると，86.5 と得られる．このとき，期待値，およびタイによる補正係数を乗した分散はそれぞれ $E(W) = 126, V(W) = 378 \times 0.99 = 373.4$ であることから，$Z = (86.5 - 126)/\sqrt{373.4} = -2.04$ である．よって，両側検定の p 値は 0.0409 と算出され，有意水準 5%で有意差が認められた．

4. Wilcoxon の符号付き順位検定

各個体で処置前後のように対応して観測値が得られている場合に，**Wilcoxon の符号付き順位検定**は用いられる．n 例の対応する観測値の組み合わせを $(X_1, Y_1), \ldots, (X_n, Y_n)$ とし，差を $Z_i = Y_i - X_i$ $(i = 1, \ldots, n)$ とおく．X_i の分布と Y_i の分布が等しいという帰無仮説は，Z_i の分布が原点に関して対称であることに置き換えられる．Z_i の絶対値 $|Z_i|$ を小さい方から並べ替え，正の Z_i の順位和を検定統計量 T_+ とする．タイが存在しないとき，統計量 T_+ の期待値と分散はそれぞれ

$$E(T_+) = \frac{n(n+1)}{4}$$
$$V(T_+) = \frac{n(n+1)(2n+1)}{24}$$

と導かれる．n が大きいとき，帰無仮説のもとで，

$$Z = \frac{T_+ - n(n+1)/4}{[n(n+1)(2n+1)/24]^{1/2}}$$

は，平均 0，分散 1 の標準正規分布 $N(0,1)$ に漸近的に従うことが知られている．よって，片側検定の p 値は $1 - \Phi(Z)$ または $\Phi(Z)$ となる．また，両側検定の p 値は $2(1 - \Phi(|Z|))$ と得られる．

［長谷川貴大］

van Elteren 検定

van Elteren test

1. van Elteren 検定

群 A と群 B の 2 つの群があり，群間で分布の位置 (location) が異なるかどうかについて検定するのに用いられるのが **Wilcoxon の順位和検定**である．このとき，もし応答に影響を与える**予後因子**が存在する場合には，その影響を調整することで，群間差の偏りを除き，かつ検定の効率を高めることができる．応答が連続量で正規分布を仮定できる状況，つまり ***t* 検定**の適用が可能な場合であれば，**分散分析**や**共分散分析**により予後因子の影響を調整することができる．しかしながら，Wilcoxon の順位和検定の適用を考える状況では，正規性の仮定を満たさず，分散分析や共分散分析による調整は適切でない．そこで，**van Elteren 検定**の適用が考えられる．この検定は，予後因子がカテゴリー変数のときに実施が可能であり，各予後因子の組み合わせから構成される層ごとに Wilcoxon の順位和検定を適用する．そして，これらの結果を併合するという方法である．つまり，**層別**した Wilcoxon の順位和検定のひとつと解釈できる．

層 $k\,(=1,\ldots,K)$ における群 A および群 B それぞれの応答を

$$\begin{aligned} X_{ki} &\sim F_k(x), & i &= 1,\ldots,m_k \\ Y_{kj} &\sim F_k(x-\theta_k), & j &= 1,\ldots,n_k \end{aligned}$$

とする．このとき，両側検定での帰無仮説および対立仮説は

$$H_0: \theta_k = 0, \quad H_1: \theta_k \neq 0$$
$$k = 1,\ldots,K$$

である．van Elteren 検定で用いる検定統計量 U は，まず層ごとに応答に順位を与え，群 A の順位和として与えられる Wilcoxon の順位和検定の統計量 W_k を求める．そして，各層に層の大きさに反比例した重み $c_k = 1/(m_k+n_k+1)$ を与えた 1 次結合

$$U = \sum_{k=1}^{K} c_k W_k$$

として求められる．van Elteren (1960) は，層それぞれの大きさが異なっていても，各層での群間差が似ていれば，この重み c_k は広範囲の対立仮説に対して漸近的に最大の検出力をもつことを示した．統計量 U は各層で算出された統計量 W_k の 1 次結合であることから，簡便に正規近似を用いた方法で p 値を求める．タイが存在しないとき，帰無仮説のもとでの統計量 W_k の期待値と分散はそれぞれ

$$E(W_k) = \frac{m_k(m_k+n_k+1)}{2}$$
$$V(W_k) = \frac{m_k n_k(m_k+n_k+1)}{12}$$

である．よって，統計量 U の期待値と分散はそれぞれ

$$E(U) = \sum_{k=1}^{K} \frac{m_k}{2}$$
$$V(U) = \sum_{k=1}^{K} \frac{m_k n_k}{12(m_k+n_k+1)}$$

と得られる．そして，帰無仮説のもとで，

$$Z = \frac{U - E(U)}{[V(U)]^{1/2}}$$

は，平均 0，分散 1 の標準正規分布 $N(0,1)$ に漸近的に従う．よって，標準正規分布の分布関数を $\Phi(\cdot)$ とし，p 値は $2(1-\Phi(|Z|))$ と得られる．

2. 適用例

Lehmann (1975) の 2 種類の広告について比較する適用例を紹介する．都市を規模に従って 4 つの層へ分け，2 種類の広告を各都市へ割り付けて実施された．応答は広告に掲載された製品の月末の消費量であり，その結果を表 1 に示した．

表 1　広告の比較試験結果

	消費量	
層	対照	処理
1	236	255
2	183	179, 193
3	115, 128	132
4	61, 70, 79	67, 84, 88

このデータに対して van Elteren 検定を適用することを考え，統計量 U とその期待値および分散は，

$$U = \frac{1}{3} + \frac{2}{4} + \frac{3}{4} + \frac{8}{7} = 2.73$$
$$E(U) = \frac{1}{2} + \frac{1}{2} + \frac{2}{2} + \frac{3}{2} = 3.5$$
$$\mathrm{Var}(U) = \frac{1}{36} + \frac{2}{48} + \frac{2}{48} + \frac{9}{84} = 0.218$$

と算出される．よって，検定統計量 $Z = -1.649$

となり，両側検定の p 値は 0.0977 と得られ，有意水準 5%で 2 つの広告の間に有意な差があるとはいえなかった．

3. Mantel–Haenszel 検定との関係

van Elteren 検定を適用するデータは，層ごとにデータが得られていることから，層ごとに表 2 のような群と応答の分割表へまとめることができる．ここに，各応答を 1 つのカテゴリーとみなす．

表 2　層 k の群と応答の分割表

群	応答のカテゴリー			
	1	2	$\cdots$	R
A	n_{kA1}	n_{kA2}	$\cdots$	n_{kAR}
B	n_{kB1}	n_{kB2}	$\cdots$	n_{kBR}
合計	$n_{k\cdot 1}$	$n_{k\cdot 2}$	$\cdots$	$n_{k\cdot R}$

そして，応答のカテゴリー $r\,(=1,\ldots,R)$ に対して，

$$S_r = \frac{\sum_{l=1}^{r-1} n_{k\cdot l} + (n_{k\cdot r}+1)/2}{\sum_{r=1}^{R} n_{k\cdot r} + 1}$$

という **modified ridit** スコアを与える．ここに，分子は順位，分母は van Elteren 検定で用いた層の重みをそれぞれ表す．つまり，modified ridit スコアは順位を層の重みで標準化したスコアと解釈できる．そして，分割表の層別解析で用いられる **Mantel–Haenszel 検定**を適用すると，van Elteren 検定と一致することが Koch *et al.* (1982) で示されている．

4. SAS での実行

van Elteren 検定を SAS で利用する際には，modified ridit スコアを用いた Mantel–Haenszel 検定として実行する．下記にそのプログラム例を示した

```
PROC FREQ;
 TABLES Stratum*Group*Response
    / CMH2 SCORES=modridit
                         NOPRINT;
RUN;
```

ここで，いくつかの注意点がある．TABLES ステートメントでの変数の指定は必ず，層，群，応答の順で指定する必要がある．また，オプションの CMH2 は Mantel–Haenszel 検定の実行，SCORES で modified ridit スコアの利用をそれぞれ指定している．さらに，NOPRINT オプションを指定することで，表 2 のような横に長い分割表を出力しない．そして，Mantel–Haenszel 検定の結果のうち，対立仮説が「ANOVA 統計量 (英語版では row mean scores differ)」の結果が van Elteren 検定に対応する．

5. 必要症例数の計算

実際の臨床試験では，応答が正規性の仮定を満たさず，また応答に影響を与える予後因子が存在することは多い．例えば，Dmitrienko *et al.* (2005) では，尿失禁の臨床試験での週当たりの失禁回数のベースラインから試験終了時までの変化率は，正規性の仮定を満たさず，またベースラインにおける失禁回数によってその変化率が異なることが報告されている．このように，臨床試験での van Elteren 検定の適用範囲は多いように思われる．そこで，van Elteren 検定を主たる解析とするときの必要症例数の計算として，Zhao (2006) の方法を紹介する．

層 k の例数を $N_k\ (=m_k+n_k)$，全体の例数を $\sum_{k=1}^{K} N_k$ とそれぞれおく．また，$N_k = t_k N, n_k = s_k N_k$ となるように，全体における層 k の割合を t_k，層 k における群 B の割合を s_k とする．そして，過去の探索的試験や類似の試験などから，統計量 U の期待値を

$$E_{H_1}(U) \approx N\sum_{k=1}^{K} s_k(1-s_k)t_k\left(\hat{\pi}_k - \frac{1}{2}\right) = \hat{u}N$$

と推定する．ここに，

$$\hat{\pi}_k = \frac{1}{m_k n_k}\sum_{i=1}^{n_k}\sum_{j=1}^{m_k} I(y_{k,i} \geq x_{k,j})$$

である．また，帰無仮説と対立仮説それぞれのもとでの統計量 U の分散は等しいと仮定して，

$$\begin{aligned}\mathrm{Var}_{H_0}(U) &= \mathrm{Var}_{H_1}(U)\\ &\approx \frac{N}{12}\sum_{k=1}^{K} s_k(1-s_k)t_k\\ &= v_0 N\end{aligned}$$

と近似する．よって，これらを漸近的正規近似に基づく必要症例数の等式へ当てはめ，

$$N = \frac{v_0}{\hat{u}^2}(Z_{\alpha/2}+Z_\beta)^2$$

により，試験全体で必要な症例数を算出することができる．なお，タイがある場合の必要症例数の計算は，Zhao *et al.* (2008) を参考にされたい．

［長谷川貴大］

Kruskal–Wallis 検定と Jonckheere–Terpstra 検定

Kruskal–Wallis test and Jonckheere–Terpstra test

1. Kruskal–Wallis 検定

a 個の試験治療 $A_i\,(i=1,\ldots,a)$ の無作為化並行群試験において，治療 A_i の下での観測値 $X_{ij}\,(j=1,\ldots,n_i)$ は分布関数 $F_i(x)$ をもつ確率分布からの無作為標本とする．$n=\sum_{i=1}^{a} n_i$ とおく．大きな値が好ましい結果を表すとする．例えば $A_i\,(i=2,\ldots,a)$ は被験治療，A_1 をプラセボとするとき，すべての被験治療が全く作用をもたず，プラセボと同様であれば，すべての観測値は同一の母集団からの無作為標本とみなせるので，すべての x で $F_1(x)=\cdots=F_a(x)$ が成り立つ．しかし分布 $F_a(x)$ の形は特定できないとする．この状況を一般化して，すべての治療の効果が等しいという帰無仮説 H_0 を，すべての x で $F_1(x)=\cdots=F_a(x)=F(x)$ とする．ここに $F(x)$ は未知の連続な分布関数である．他方，期待する結果は，少なくともいずれか 1 つの試験治療は他の試験治療より優れており，分布形は同じであるが，大きな平均値をとることであるとする．このとき対立仮説 H_1 は，「$F_i(x)=F(x-\theta_i)\,(i=1,\ldots,a)$，かつ，少なくとも 1 つの θ_i は他の $\theta_{i'}$ と異なる」と表せる．このモデルは位置のズレに関するモデル (location shift model) と呼ばれる．このモデルは，実験結果に 1 元分類分散分析モデルを仮定し，観測値は分散が共通で平均値のみが異なる正規分布に従うとするモデルと，分布形の仮定が異なるのみであり，正規分布の分散分析モデルの自然な拡張といえる．Kruskal and Wallis (1952) および Kruskal (1952) は帰無仮説 H_0 を対立仮説 H_1 に対して検定する，順位に基づく方法を与えた．この方法は，Wilcoxon および Mann–Whitney による 2 標本の比較のための順位検定の多群への拡張となっている．

R_{ij} を，X_{ij} に関する，全 n 個の観測値における小さい値からの順位，すなわち $R_{ij}=(X_{ij}$ より小さい値の個数$)+1$ とする．全観測値の順位のベクトルを $\mathbf{R}=(R_{11},\ldots,R_{1n_1},\ldots,R_{a1},\ldots,R_{an_a})$ と書く．帰無仮説のもとでは，$\mathbf{R}$ は 1 から n までの整数値の任意の並べ替え配列を等確率 $(1/n!)$ でとる．この順位ベクトルの値の分布を並べ替え分布 (permutation distribution) といい，ここでは P_n と書く．P_n の下での R_{ij} の平均と分散をそれぞれ μ_n および σ_n^2 と書く．

$$\mu_n=\frac{n+1}{2},\quad \sigma_n^2=\frac{n(n+1)}{12}$$

である．第 i 群の順位和を $R_{i\cdot}=\sum_{j=1}^{n_i} R_{ij}$，平均順位を $\bar{R}_{i\cdot}=R_{i\cdot}/n_i\,(i=1,\ldots,a)$ とする．$[\sqrt{n_1}(\bar{R}_{1\cdot}-\mu_n),\ldots,\sqrt{n_a}(\bar{R}_{a\cdot}-\mu_n)]$ は平均ベクトルはゼロベクトル，分散共分散行列は

$$\Sigma_n=\frac{n}{n-1}\left[\delta_{ij}-\frac{\sqrt{n_i n_j}}{n}\right]\sigma_n^2$$

である．ここに δ_{ij} は Kronecker のデルタである．総サンプルサイズ n を無限に大きくするとき，$n_i/n\to v_i>0\,(i=1,\ldots,a)$ となるとする．$[\sqrt{n_1}(\bar{R}_{1\cdot}-\mu_n),\ldots,\sqrt{n_a}(\bar{R}_{a\cdot}-\mu_n)]/\sigma_n$ は漸近的に平均ベクトルはゼロベクトル，分散共分散行列は $\Sigma=[\delta_{ij}-\sqrt{v_i v_j}]$ の特異正規分布に従うことが知られている．検定統計量を $H=\{\sum_{i=1}^{a} n_i(\bar{R}_{i\cdot}-\mu_n)^2\}/\sigma_n^2$ とする．これは帰無仮説が正しいとき，大標本のもとで近似的に自由度が $a-1$ のカイ 2 乗分布に従う．

a. 同じ値がある場合の補正

同じ値がある場合には，それらの順位の中央順位 (midranks) を与える．すなわち，$R_{ij}=(X_{ij}$ より小さい値の個数$)+(X_{ij}$と等しい値の個数$+1)/2$ とする (中央順位法)．このとき，分散について同順位 (tie) の補正が必要であり，

$$\sigma_n^2=\frac{n^3-n-\sum_{j=1}^{g}(t_j^3-t_j)}{12(n-1)}$$

となる．ここに，$t_1,\ldots,t_g$ は，相異なる同順位の組に含まれる観測値の個数である．

b. 検定法の性質

Kruskal–Wallis の検定は，例えば $F_i(x)<F_{i'}(x), F_i(x)\le F_j(x)\,(i\ne i'; j\ne i,i'; 1\le j\le a)$ となるような分布の組に対し一致性を有する．Andrews (1954) および Puri (1964) は $F_i(x)=F(x+\delta_i/\sqrt{n})\,(n=n_1+\cdots+n_a)$, $n_i/n\to v_i>0\,(i=1,\ldots,a)$ のもとで，それぞれ，Kruskal–Wallis 検定および一般の順位評点に基づく検定統計量の漸近分布が漸近的に非心カイ 2 乗分布に従うこと，および，**Pitman** の漸近相対効率の式を示した．真の分布が正規分布であるとき，分散分析の F 検定に対する Kruskal–Wallis 検定の漸近相対効率は $3/\pi$ であり，約 95.5%である．また，Andrews (1954) は上の対立仮説系列を仮定して検出力の近似式を与えており，これを用いて標本サイズ

を計算できる．

$a=2$ の場合，Kruskal–Wallis 検定統計量は Wilcoxon 検定統計量の 2 乗に一致する．

c.　順序カテゴリーへの適用

観測変数が順序カテゴリー尺度である場合には，同一カテゴリーに属するすべての観測値は同順位を与えるので，同順位の補正を加えることで対応できる．

2.　Jonckheere–Terpstra 検定

a 個の群がある定量的変数あるいは順序尺度変数で順序づけられている場合を考える．帰無仮説は Kruskal–Wallis 検定の場合と同様として，対立仮説が「H_1：すべての y で $F_1(y) \geq \cdots \geq F_a(y)$ かつ，少なくとも 1 つの不等式は厳密に成り立つ」であるとする．この対立仮説に対する順位を用いた検定が Terpstra (1952) と Jonckheere (1954) により提案された．これをここでは Jonckheere–Terpstra 検定と呼ぶ．

2 つの分布 $F_i(y)$ と $F_k(y)$ の比較において，すべての y で $F_k(y) \leq F_i(y)$ かつ $F_k(y) < F_i(y)$ となる y が存在するとき，分布 $F_k(y)$ からの観測値は分布 $F_i(y)$ からの観測値より大きな値をとりやすい．このとき $F_k(y)$ は $F_i(y)$ より確率的に大きい (stochastically larger) といい，$F_i(y) \prec F_k(y)$ と書く．2 つの分布 $F_i(y)$ と $F_k(y)$ の一様性の $F_i(y) \prec F_k(y)$ に対する一致検定として Wilcoxon の順位和検定または Mann–Whitney 検定がよく知られている．ここでは Mann–Whitney 検定の考え方を，任意の 2 つの分布 $F_i(y)$ と $F_k(y)\,(1 \leq i < k \leq a)$，に適用する．$\varepsilon_{ij,kh}$ は，$Y_{ij} < Y_{kh}$ のとき $\varepsilon_{ij,kh}=1$, $Y_{ij} > Y_{kh}$ のとき $\varepsilon_{ij,kh}=0$ とし $T_{i,k}=\sum_{j=1}^{n_i}\sum_{h=1}^{n_k}\varepsilon_{ij,kh}$ とおく．帰無仮説のもとで $T_{i,k}$ の期待値は $n_i n_k/2$ である．対立仮説の下では，$i' < i < k < k'$ について $F_i(y) \prec F_k(y)$ ならば $F_{i'}(y) \prec F_{k'}(y)$，だから，$E(T_{i',k'}) - n_{i'}n_{k'}/2 > 0$ となる．そこで統計量 $T=\sum_{i=1}^{a-1}\sum_{k=i+1}^{a}(2T_{i,k}-n_i n_k)$ を考えると，帰無仮説の下で T の期待値は 0，対立仮説の下では大きな正の値をとる．帰無仮説の下では観測されたすべての値の任意の並べ替えは，等確率で生じる．この並べ替え分布 P_n の下で，T の分散は

$$V(T)=\frac{1}{18}\left\{n^2(2n+3)-\sum_{i=1}^{a}n_i^2(2n_i+3)\right\}$$

となる．各標本のサイズが大きくなるとき $J=T/\sqrt{V(T)}$ は漸近的に標準正規分布に従うことが示されている．したがって，$J \geq Z_\alpha$ のとき，有意水準 α で帰無仮説を棄却する．

a.　同順位の補正

同順位がある場合には，$Y_{ij} < Y_{kh}$ のとき $\varepsilon_{ij,kh}=1$, $Y_{ij}=Y_{kh}$ のとき $\varepsilon_{ij,kh}=1/2$, $Y_{ij} > Y_{kh}$ のとき $\varepsilon_{ij,kh}=0$ とする．帰無仮説のもとでの期待値は 0 であるが，分散は以下のように修正する：

$$\begin{aligned}V(T)=\frac{1}{18}\Bigl\{&n(n-1)(2n+5)\\&-\sum_{i=1}^{a}n_i(n_i-1)(2n_i+5)\\&-\sum_{g=1}^{G}t_g(t_g-1)(2t_g+5)\Bigr\}\\&+\frac{1}{9n(n-1)(n-2)}\\&\left\{\sum_{i=1}^{a}n_i(n_i-1)(n_i-2)\right\}\\&\left\{\sum_{g=1}^{G}t_g(t_g-1)(t_g-2)\right\}\\&+\frac{1}{2n(n-1)}\left\{\sum_{i=1}^{a}n_i(n_i-1)\right\}\\&\left\{\sum_{g=1}^{G}t_g(t_g-1)\right\}\end{aligned}$$

b.　Kendall の順位相関との関係

Kendall は 2 つの順序変数 X と Y の間の関連の程度を表す係数として**順位相関係数** (rank correlation coefficient) を定義した (Kendall, 1970)．(X_i, Y_i) と (X_j, Y_j) を X と Y の 2 変量母集団からの 2 つの独立な観測値の組としたとき，$X_i - X_j$ と $Y_i - Y_j$ が同符号をとる組の個数と符号が異なる組の個数の差を総組数で除した値の期待値は $\tau=\Pr.[(X_i-X_j)(Y_i-Y_j)>0]-\Pr.[(X_i-X_j)(Y_i-Y_j)<0]$ で与えられる．Jonckheere–Terpstra の統計量 T は X が大きさそれぞれ $n_i\,(i=1,\ldots,a)$ の同順位を与える場合に対応する．Y に同順位がある場合の Jonckheere–Terpstra の統計量 T の分散は，**Kendall の順位相関係数**の分散の，X と Y のそれぞれにおける同順に関する補正公式から与えられる (Kendall, 1970).　［上 坂 浩 之］

等分散性の検定

tests of homogeneity of variances

平均値の比較のための Student の t 検定や分散分析では分散の一様性が前提となっている．分散が異なると，特に各群のサンプルサイズが異なる場合には第 1 種の過誤確率が大きく影響を受ける．したがって，**等分散性** (homoscedasticity, equality of variances, homogeneity of variances) の評価が重要となる．等分散性の検定は，正規分布を前提とした Bartlett の検定が著名であるが，Bartlett 検定は非正規性の影響を強く受けるため，正規性の仮定によらない頑健な (robust) 方法が多数提案されている．

1. 2 群比較の場合

正規母集団 $N(\mu_i, \sigma_i^2)$ からの無作為標本 $X_{ij}\,(j = 1, \ldots, n_i; i = T, C)$ があるとする．帰無仮説を $H_0: \sigma_T^2 = \sigma_C^2$，対立仮説を $H_1: \sigma_T^2 \neq \sigma_C^2$ とする．第 i 群の標本平均，不偏分散および不偏分散の自由度はそれぞれ

$$\bar{X}_i. = \frac{1}{n_i}\sum_{j=1}^{n_i} X_{ij}$$

$$s_i^2 = \frac{\sum_{j=1}^{n_i}(X_{ij} - \bar{X}_i.)^2}{n_i - 1}$$

$$\phi_i = n_i - 1\,(i = T, C)$$

である．$\phi_i s_i^2/\sigma_i^2$ は自由度 ϕ_i のカイ 2 乗分布に従い，帰無仮説の下では不偏分散の比 $F = s_T^2/s_C^2$ は自由度 (ϕ_T, ϕ_C) の F 分布に従う．自由度 (ϕ_T, ϕ_C) の F 分布の上側 α 点を $F(\alpha; \phi_T, \phi_C)$ とする．$F(1-\alpha; \phi_T, \phi_C) = 1/F(\alpha; \phi_C, \phi_T)$ より，有意水準 α の検定では $F \geq F(\alpha/2; \phi_T, \phi_C)$ または $F \leq 1/F(\alpha/2; \phi_C, \phi_T)$ のとき H_0 を棄却する．

分散比の信頼区間

比 $\lambda = \sigma_T^2/\sigma_C^2$ の推定値を $\hat{\lambda} = s_T^2/s_C^2$ とする．$\hat{\lambda}/\lambda$ が自由度 (ϕ_T, ϕ_C) の F 分布に従うことから，$\hat{\lambda}_L = \hat{\lambda}/F(\alpha/2; \phi_T, \phi_C)$ および $\hat{\lambda}_U = F(\alpha/2; \phi_C, \phi_T)\hat{\lambda}$ がそれぞれ，信頼係数 $1-\alpha$ の両側信頼区間の下側，上側限界を与える．

2. 3 個以上の母分散の一様性の検定

a 個の正規母集団 $N(\mu_i, \sigma_i^2)\,(i = 1, \ldots, a)$ からのそれぞれ独立なサンプルサイズ $n_i\,(i = 1, \ldots, a)$ の標本 $X_{ij}\,(j = 1, \ldots, n_i; i = 1, \ldots, a)$ があり，それらの標本平均，不偏分散および不偏分散の自由度をそれぞれ，$\bar{X}_i.$，s_i^2 および ϕ_i とする $(i = 1, \ldots, a)$．分散の一様性に関する帰無仮説は「$H_0: \sigma_1^2 = \cdots = \sigma_a^2$」，対立仮説は H_0 が成り立たないこと，すなわち，「H_1：少なくとも一組の $(i, i')\,(i \neq i')$ において $\sigma_i^2 \neq \sigma_{i'}^2$ である」と表せる．この仮説の代表的な検定法は Bartlett (1937) によって，尤度比検定統計量を修正した形で与えられている．H_0 の下での共通な分散の不偏推定値は $s^2 = (\sum_{i=1}^a \phi_i s_i^2)/\phi$ である，ここに $\phi = \sum_{i=1}^a \phi_i$ は s^2 の自由度である．検定統計量は

$$B = \frac{1}{C}\sum_{i=1}^{a}\phi_i \log\left(\frac{s^2}{s_i^2}\right),$$

$$C = 1 + \frac{1}{3(a-1)}\left(\sum_{i=1}^{a}\frac{1}{\phi_i} - \frac{1}{\phi}\right)$$

である．帰無仮説の下で B の分布は自由度 $a-1$ のカイ 2 乗分布でよく近似できるので，有意水準を α とすると，$B \geq \chi^2(\alpha; a-1)$ のとき帰無仮説を棄却する，ここに $\chi^2(\alpha; a-1)$ は自由度 $a-1$ のカイ 2 乗分布の上側 α 点である．

正規分布で等例数の場合には **Bartlett 検定**以外にも Hartley (1950)，Cochran (1941) などの簡便法がある．Bartlett 検定，**Hartley 検定**，**Cochran 検定**は，正規分布の仮定に強く依存しており，尖度が小さい分布では第 1 種の過誤が名目有意水準より小さくなり，尖度や歪度が大きいときは第 1 種の過誤が非常に大きく名目有意水準を超えることが知られている (例えば，Box, 1953; Layard, 1973; Brown and Forsythe, 1974)．そこで，分布に特別な仮定をおかないノンパラメトリック検定が多数提案されている．それらのなかで，**Levene** (1960) の**検定**や Fligner and Killeen (1976) の順位評点に基づく検定を多群へ拡張した方法は他の方法より頑健であることがシミュレーション研究に基づいて報告されている (Conover *et al.*, 1981)．Levene 検定は，各観測値の群内平均からの偏差の絶対値を用いた分散分析によって与えられる．$Z_{ij} = |X_{ij} - \bar{X}_i.|\,(j = 1, \ldots, n_i; i = 1, \ldots, a)$ とする．検定統計量は

$$W_0 = \frac{\sum_{i=1}^a n_i(\bar{Z}_i. - \bar{Z}..)^2/(a-1)}{\{\sum_{i=1}^a\sum_{j=1}^{n_i}(Z_{ij} - \bar{Z}_i.)^2\}/\phi}$$

である，ここに $\bar{Z}_i.$ と $\bar{Z}..$ はそれぞれ群内平均と全平均を表す．検定は $W_0 \geq F(\alpha; a-1, \phi)$ のとき，分散の一様性が成り立たないと結論する．

3.　多変量観測値における分散共分散行列の一様性検定

a 個の p 変量正規母集団 $N(\mu_i, \Sigma_i)\,(i = 1,\ldots,a)$ からのそれぞれ独立なサンプルサイズ n_i の無作為標本 $\mathbf{X}_{ij} = (X_{ij1},\ldots,X_{ijp})'\,(j = 1,\ldots,n_i)$ があるとする．平均ベクトルの一様性の検定では分散共分散行列の一様性を仮定する．分散共分散行列の一様性検定は，1 変量における Bartlett 検定の多変量への拡張によって行える．帰無仮説は $H_{0\Sigma} : \Sigma_1 = \cdots = \Sigma_a$，対立仮説は $H_{1\Sigma} : \Sigma_i \neq \Sigma_j$ となる (i,j) の組があることである．

$$\bar{\mathbf{X}}_{i\cdot} = \frac{1}{n_i}\sum_{j=1}^{n_i}\mathbf{X}_{ij},\ \bar{\mathbf{X}}_{\cdot\cdot} = \frac{1}{n}\sum_{i=1}^{a}\sum_{j=1}^{n_i}\mathbf{X}_{ij}$$

$$\mathbf{S}_i = \frac{\sum_{j=1}^{n_i}(\mathbf{X}_{ij} - \bar{\mathbf{X}}_{i\cdot})(\mathbf{X}_{ij} - \bar{\mathbf{X}}_{i\cdot})'}{n_i - 1}$$

$$\mathbf{S} = \frac{\sum_{i=1}^{a}\sum_{j=1}^{n_i}(\mathbf{X}_{ij} - \bar{\mathbf{X}}_{i\cdot})(\mathbf{X}_{ij} - \bar{\mathbf{X}}_{i\cdot})'}{n - a}$$

とおく．尤度比は

$$\lambda = \frac{\prod_{i=1}^{a}|(n_i - 1)\mathbf{S}_i|^{n_i/2}}{|(n-a)\mathbf{S}|^{n/2}}\frac{n^{pn/2}}{\prod_{i=1}^{a} n_i^{pn_i/2}}$$

となる．Bartlett (1937) による自由度修正を適用した統計量は

$$W = \frac{\prod_{i=1}^{a}|\mathbf{S}_i|^{(n_i-1)/2}}{|\mathbf{S}|^{(n-a)/2}}$$

である．Box (1949) は漸近展開をもとにして，W の近似分布を単一自由度のカイ 2 乗分布で与えた．これは $\Pr.(-2\rho\log(W) \leq z) = G_f(z)$ で与えられる．ここに $G_f(z)$ は自由度 f のカイ 2 乗分布の累積分布関数，

$$f = \frac{1}{2}(a-1)p(p+1)$$

$$\kappa = \frac{1}{3(a-1)}\left(\sum_{i=1}^{a}\frac{1}{n_i - 1} - \frac{1}{n-a}\right)$$

$$\rho = 1 - \kappa\frac{2p^2 + 3p - 1}{2(p+1)}$$

である．Anderson (2003, Chap.10.5) は Box (1949) の展開に基づきさらに高次の近似式

$$\begin{aligned}&\Pr.(-2\rho\log(W) \leq z)\\ &\quad = \Pr.(\chi_f^2 \leq z) + \omega_2\{\Pr.(\chi_{f+4}^2 \leq z)\\ &\qquad - \Pr.(\chi_f^2 \leq z)\} + O(n^{-3})\end{aligned}$$

を示している．ここに

$$\begin{aligned}\omega_2 &= \frac{p(p+1)}{48\rho^2}\\ &\quad\times\left\{(p-1)(p+2)\left(\sum_{i=1}^{a}\frac{1}{(n_i - 1)^2}\right.\right.\\ &\qquad\left.\left.-\frac{1}{(n-a)^2}\right) - 6(a-1)(1-\rho)^2\right\}\end{aligned}$$

である．

Bartlett の近似式と Box の近似式の比較

1 変量の分散の一様性に戻ろう．Bartlett の検定の近似式の乗数は $1/c = 1/(1+\kappa)$ であり，多変量正規分布における近似式の乗数は $\rho = 1 - \kappa$ である．ρ は $1/c$ を κ の冪級数展開したときの 1 次項で打ち切った量に等しい．両者の近似の比較が Box (1949) に報告されている．いくつかの場合における正確な値との比較では，Box の近似の方が優れているようであるが，Bartlett の近似も十分実用に耐える精度を有している．

［上 坂 浩 之］

Cochran–Armitage 検定と拡張 Mantel 検定

Cochran–Armitage test and extended Mantel test

1. Cochran–Armitage 検定

ある定量的あるいは順序尺度変数 X の a 個の値 $x_1,\ldots,x_a$ において，2 値応答変数 Y が観測されているとする．注目する事象が発生したとき $Y=1$，そうでなければ $Y=0$ とする．x_i における n_i 個の観測値 $Y_{ij}\,(j=1,\ldots,n_i)$ は独立で，いずれも期待値 $p(x_i)$ をとるとする．$p(x)$ は $X=x_i$ で $p(x_i)$ をとる広義の単調増加関数とする．期待値が X とともに増大すると考えられる状況は多い．この関係の存在を示すために x_i に評点 $s(x_i)$ を与え，この評点上への Y の回帰直線の傾きが正の値をとることを示せばよい．ここに $s(x_1)<\cdots<s(x_a)$ とする．この回帰問題は Cochran (1954) と Armitage (1955) によって独立に議論され，回帰係数の有意性検定法は Cochran–Armitage 検定と呼ばれている．

いま，$Y_i=\sum_{j=1}^{n_i}Y_{ij}$ とおく．また以後 $p(x_i)$ を p_i，$s(x_i)$ を s_i と書く．Y_i は母確率 p_i，指数 n_i の 2 項分布に従う確率変数である．母集団分布とデータを要約すると表 1 のようになる．

表 1　母集団モデルと観測値

要因	X				
	x_1	…	x_i	…	x_a
事象発生数	Y_1	…	Y_i	…	Y_a
標本サイズ	n_1	…	n_i	…	n_a
評点	s_1	…	s_i	…	s_a
応答確率	p_1	…	p_i	…	p_a

母確率 p_i の推定値は $P_i=Y_i/n_i$ である．$n=\sum_{i=1}^a n_i$，$\bar{p}=\sum_{i=1}^a p_i n_i/n$，$\bar{P}=\sum_{i=1}^a P_i n_i/n$，$\bar{s}=\sum_{i=1}^a s_i n_i/n$ とする．確率変数 Y の評点 s 上への回帰係数の推定値を b とすると，$b=\sum_{i=1}^a n_i(s_i-\bar{s})(P_i-\bar{P})/\sum_{i=1}^a n_i(s_i-\bar{s})^2$ である．回帰係数の期待値は

$$\beta=\frac{\sum_{i=1}^a n_i(s_i-\bar{s})(p_i-\bar{p})}{\sum_{i=1}^a n_i(s_i-\bar{s})^2}$$

分散は

$$v(b)=\frac{\sum_{i=1}^a n_i(s_i-\bar{s})^2 p_i(1-p_i)}{\{\sum_{i=1}^a n_i(s_i-\bar{s})^2\}^2}$$

である．母確率の推定値の漸近正規性より，b の分布は各 n_i が十分大きいとき，平均 β，分散 $v(b)$ の正規分布で近似できる．

次に仮説検定を考えよう．帰無仮説を「$H_0: p_1=\cdots=p_a$」，対立仮説を「$H_1: p_1\le\cdots\le p_a$ であり，少なくとも 1 つの不等号は厳密に成り立つ」とする．帰無仮説の下での共通な 2 項確率を p_0 とする．帰無仮説の下で，b の分散は

$$v_0=\frac{p_0(1-p_0)}{\sum_{i=1}^a n_i(s_i-\bar{s})^2},$$

期待値は 0 である．したがって，各 n_i が十分大きいとき，v_0 をその一致推定値

$$\hat{v}_0=\frac{P_0(1-P_0)}{\sum_{i=1}^a n_i(s_i-\bar{s})^2}$$

で置き換えて検定統計量を $X_1^2=b^2/\hat{v}_0$ とする．これは近似的に自由度 1 のカイ 2 乗分布に従うとみなせる．

検定の性質

この検定は，定量的な変数 X と事象発生確率の関係が，$s(x_i)=x_i$ とするとき，$\log[p(x)/\{1-p(x)\}]=\alpha+\beta x$ で表されるときの，帰無仮説 $\beta=0$ に関する条件付き検定としても導かれる (Cox, 1958)．より一般的には，任意の 2 回連続微分可能な分布関数 $H(x)$ によって $p(x)=H(\alpha+\beta x)$ と表せるとき，回帰係数 β に関する帰無仮説 $\beta=0$ の $\boldsymbol{C(\alpha)}$ 検定として導かれることが示されている (Tarone and Gart, 1980)．

上記の検定手順は大標本のもとでの近似検定である．小標本，事象発生確率が 0 または 1 に近い，または標本サイズが不均一なとき，近似検定の第 1 種の過誤確率が名目水準をかなり上回る可能性のあることが，正確な確率計算によって明らかにされている．このような場合には，観測された周辺頻度に条件付きの正確な確率計算を用いることが薦められる (Corcoran *et al.*, 2000)．条件付き分布については，次節を参照のこと．

2. 拡張 Mantel 検定

Cochran–Arimitage 検定の状況と同じく，定量的あるいは順序尺度変数 X の a 個の値 $x_1,\ldots,x_a$ において b カテゴリーからなる順序カテゴリー応答変数 Y が観測されているとする．Y の値を便宜的に $y_1,\ldots,y_b$ とする．ここではさらに L 個の層からなる層別因子があり，その第 k 層において，X の値 x_i では Y の確

率分布が $\Pr(Y = y_j) = p_{ij}^{(k)} (j = 1, \ldots, b)$ であるとする．また，$Y = y_j$ の観測頻度を $N_{ij}^{(k)}$ とする．データは表 2 のように $a \times b \times L$ 3 元分割表に整理される．

表 2 第 k 層における $a \times b$ 分割表

	y_1	$\cdots$	y_j	$\cdots$	y_b	合計
x_1	$N_{11}^{(k)}$	$\cdots$	$N_{1j}^{(k)}$	$\cdots$	$N_{1b}^{(k)}$	$N_{1\cdot}^{(k)}$
$\vdots$	$\vdots$					$\vdots$
x_a	$N_{a1}^{(k)}$	$\cdots$	$N_{aj}^{(k)}$	$\cdots$	$N_{ab}^{(k)}$	$N_{a\cdot}^{(k)}$
合計	$N_{\cdot 1}^{(k)}$	$\cdots$	$N_{\cdot j}^{(k)}$	$\cdots$	$N_{\cdot b}^{(k)}$	$N_{\cdot\cdot}^{(k)}$

いま層別因子のすべての層にわたって，要因 X と応答 Y の間に一貫して正または負の関連が存在するか否かを評価することを考える．$a = 2$, $b = 2$ の場合，Mantel–Haenszel 検定が著名である．Mantel (1963) はさらに複数の $a \times b$ 表における層間で一貫した行変数と列変数の関連の検出に類似の方法を適用した．

第 k 層の観測頻度を $\{N_{ij}^{(k)}\}$ と書く．また周辺頻度の集合を $\{N_{i\cdot}^{(k)}\}$ および $\{N_{\cdot j}^{(k)}\}$ と書く．応答変数 Y の分布が要因 X に依存しないとき，$p_{1j}^{(k)} = \cdots = p_{aj}^{(k)}$ $(j = 1, \ldots, b)$ であり，周辺頻度の観測値 $\{N_{i\cdot}^{(k)}\}$ および $\{N_{\cdot j}^{(k)}\}$ が与えられたときの，$\{N_{ij}^{(k)}\}$ の条件付き分布は多変量超幾何分布

$$P(\{N_{ij}^{(k)}\} = \{n_{ij}^{(k)}\}) = \frac{1}{N_{\cdot\cdot}^{(k)}!} \frac{\prod_i N_{i\cdot}^{(k)}! \prod_j N_{\cdot j}^{(k)}!}{\prod_{ij} n_{ij}^{(k)}!}$$

となる．観測頻度の期待値と，分散・共分散は

$$\mu_{0ij}^{(k)} = E(N_{ij}^{(k)}) = \frac{N_{i\cdot}^{(k)} N_{\cdot j}^{(k)}}{N_{\cdot\cdot}^{(k)}},$$

$$\mathrm{Cov}(N_{ij}^{(k)}, N_{i'j'}^{(k)}) = \mu_{0ij}^{(k)} \cdot \frac{(\delta_{ii'} N_{\cdot\cdot}^{(k)} - N_{i\cdot}^{(k)})(\delta_{jj'} N_{\cdot\cdot}^{(k)} - N_{\cdot j'}^{(k)})}{N_{\cdot\cdot}^{(k)} (N_{\cdot\cdot}^{(k)} - 1)}$$

ここに δ_{ij} などは Kronecker のデルタとする．さらに，観測頻度 $\{N_{ij}^{(k)}\}$ の同時分布は，漸近的に，退化した多変量正規分布に従うことが示されている (例えば，Plackett, 1974)．

変数 X と Y の関連を考えるために要因変数 X の各水準に評点 s_i $(i = 1, \ldots, a)$，変数 Y の各水準に評点 c_j $(j = 1, \ldots, b)$ を与える．ここに $s_1 \le \cdots \le s_a$ かつ $s_1 < s_a$ および $c_1 \le \cdots \le c_b$ かつ $c_1 < c_b$ とする．この評点のもとで，統計量 $R_k = \sum_{i=1}^{a} \sum_{j=1}^{b} N_{ij}^{(k)} s_i c_j$ を考えよう．変数 X と Y が独立なときの R_k の期待値は $\mu_k = \sum_{j=1}^{b} \sum_{i=1}^{a} s_i c_j \mu_{0ij}^{(k)}$ である．他方，変数 X と Y が正の関連を有するとき，$R_k - \mu_k$ は正値を，負の関連のとき負値を取りやすい．

$$\sigma_{X,k}^2 = \sum_{i=1}^{a} \frac{N_{i\cdot}^{(k)} s_i^2}{N_{\cdot\cdot}^{(k)}} - \left(\sum_{i=1}^{a} \frac{N_{i\cdot}^{(k)} s_i}{N_{\cdot\cdot}^{(k)}} \right)^2$$

$$\sigma_{Y,k}^2 = \sum_{j=1}^{b} \frac{N_{\cdot j}^{(k)} c_j^2}{N_{\cdot\cdot}^{(k)}} - \left(\sum_{j=1}^{b} \frac{N_{\cdot j}^{(k)} c_j}{N_{\cdot\cdot}^{(k)}} \right)^2$$

とおくと，$R_k - \mu_k$ の分散は

$$V(R_k) = \frac{{N_{\cdot\cdot}^{(k)}}^2 \sigma_{X,k}^2 \sigma_{Y,k}^2}{N_{\cdot\cdot}^{(k)} - 1}$$

となる．すべての層にわたる関連の有無の検定統計量として

$$X_{EM}^2 = \frac{\{\sum_{k=1}^{L} (R_k - \mu_k)\}^2}{\sum_{k=1}^{L} V(R_k)}$$

を考える．すべての層で関連がなければ，サンプルサイズが大きいとき，上記の 3 元分割表の条件付き頻度分布の漸近的多変量正規性より，X_{EM}^2 は近似的に自由度 1 のカイ 2 乗分布に従う．

a. 2 変量応答または 2 要因データの場合

標本抽出は層の大きさのみを定め，変数 X と Y がともに応答変数であり同時分布が ab カテゴリーからなる多項分布である場合，または，両変数が要因変数である 2 元分類で，各要因組み合わせのもとでの観測結果が Poisson 分布に従う頻度である場合には，観測頻度 $\{N_{ij}^{(k)}\}$ の，観測された周辺頻度 $\{N_{i\cdot}^{(k)}\}$ および $\{N_{\cdot j}^{(k)}\}$ が与えられたときの条件付き分布は，上で述べた拡張超幾何分布となる (例えば Plackett, 1974)．したがって，拡張 Mantel 検定は，2 つの応答変数の関連の評価または要因間の交互作用が，すべての層で正の向きあるいは負の向きで一貫しているという対立仮説に対する，独立性または交互作用なしの仮説の検定にも適用できる．

b. 層別因子がない場合の 2 値応答

層がただ 1 つで応答変数が 2 値 $(b = 2)$ のとき，拡張 Mantel 検定統計量は，Cochran–Armitage 検定のカイ 2 乗統計量の $(n-1)/n$ 倍である．違いは，条件付き分散を用いるか無条件分散を用いるかにあり，本質的に同等である．

[上 坂 浩 之]

対応のある割合の差の検定

statistical test for difference in paired-proportions

1. McNemar 検定

表1に示す対応のあるデータについては McNemar 検定が有名である．つまり

$$H_0 : p_A = p_B, \quad H_1 : p_A > p_B$$

について帰無仮説 H_0 のもとで

$$Z = \frac{b - c \pm 1}{\sqrt{b+c}} \sim N(0,1)$$

であり，$p_A - p_B$ の $100(1-\alpha)\%$ 信頼区間は Wald 型の

$$\frac{b-c}{n} \pm \frac{Z_{\alpha/2}}{n}\sqrt{b+c-\frac{(b-c)^2}{n}}$$

が知られている．正確な検定としては，次の片側 p 値の計算が知られている．

$$\text{Exact } p = \left(\frac{1}{2}\right)^{b+c} \sum_{j=0}^{r} \binom{b+c}{j}$$

2. 割合の差の一般的検定

ここでは，McNemar 検定を拡張して，非劣性仮説を含めた一般的な仮説を考えよう：

$$H_0 \ : \ p_A = p_B - \Delta, \quad H_1 \ : \ p_A > p_B - \Delta$$

ここに $\Delta \geq 0$ は非劣性マージンである．差 $p_A - (p_B - \Delta)$ を表現する自然な統計量は

$$T = \hat{q}_{12} - (\hat{q}_{21} - \Delta) = \frac{b - c + n\Delta}{n}$$

であり，帰無仮説のもとでの漸近分散 $\mathrm{Var}(\hat{\delta})$ は多項分布の性質から

$$\mathrm{Var}(T) = \frac{q_{12} + q_{21} - \Delta^2}{n} = \frac{2q_{21} - \Delta - \Delta^2}{n}$$

となり，次の漸近的に正規近似される検定統計量が導入できる．

$$Z = Z(b, c; n, \Delta) = \frac{b - c - n\Delta}{\sqrt{n(2\hat{q}_{21} - \Delta - \Delta^2)}}$$

問題は $\hat{q}_{21}$ の推定法であるが，帰無仮説のもとでの最尤推定量を考える，つまり，スコア検定を導くのが自然であろう．帰無仮説のもとでの対数尤度は，定数項を除けば

$$l(q_{21}) = (a+d)\log(1 - 2q_{21} + \Delta) + b\log(q_{21} - \Delta) + c\log(q_{21})$$

となるから，最尤解 $\hat{q}_{21}$ は2次方程式 $2x^2 + Bx + C = 0$ の大きい方の解

$$\hat{q}_{21} = \frac{\sqrt{B^2 - 8C} - B}{4}$$

となることがわかる．ここに

$$B = \frac{-b - c - (2n - b + c)\Delta}{n}$$

$$C = \frac{c\Delta(\Delta + 1)}{n}$$

となる (Nam, 1997; Tango, 1998)．$\Delta = 0$ であれば，修正項のない McNemar 検定統計量が導かれる：

$$Z = Z(b, c; n, 0) = \frac{b - c}{\sqrt{b+c}}$$

3. 信頼区間

次に，スコア検定に対応する信頼区間の構成を考えてみよう．

$$\lambda = p_A - p_B = q_{12} - q_{21}$$

とおけば，$100(1-\alpha)\%$ 信頼限界は $Z(b, c; n, -\lambda) = \pm Z_{\alpha/2}$，すなわち，

$$\frac{b - c - n\lambda}{\sqrt{n(2\hat{q}_{21} + \lambda(1-\lambda))}} = \pm Z_{\alpha/2}$$

の解であり，正の符号が下限値，負の符号が上限値に対応する (Tango, 1998)．この信頼区間の計算には secant method がよく利用される．先に示した Wald 型の信頼区間を含め，他の計算法に比べてスコア信頼区間の性質は優れている (Newcombe, 1998b; Tango, 1999; 2000a)．例えば，

表1　対応のある 2×2 分割表

新治療 A	対照治療 B 有効	対照治療 B 無効	Total
有効	$a\ (q_{11})$	$b\ (q_{12})$	$a + b\ (p_A)$
無効	$c\ (q_{21})$	$d\ (q_{22})$	$c + d\ (1 - p_A)$
Total	$a + c\ (p_B)$	$b + d\ (1 - p_B)$	$n\ (1.00)$

かっこ内は各セルに入る確率.

表 2 ソフトコンタクトレンズの新しい消毒法である「化学消毒法」と，対照としての「煮沸消毒法」を比較したクロスオーバー RCT の結果

化学消毒法	煮沸消毒法 有効	有効でない	Total
有効	43	0	43
有効でない	1	0	1
Total	44	0	44

1) どのような場合も区間 $[-1,1]$ 以外に推定値が落ちない．
2) もし，非対角行列の頻度がどちらもゼロ $(b=c=0)$ の場合にも，合理的な推定値を与える．すなわち，

$$[\mathrm{Low},\mathrm{Up}] = \left[-\frac{Z_{\alpha/2}^2}{n+Z_{\alpha/2}^2}, \frac{Z_{\alpha/2}^2}{n+Z_{\alpha/2}^2}\right]$$

3) もし，$n=0$ の場合にも，きわめて合理的な推定値 $[-1,1]$ を与える．

4. 標本サイズの計算

次にスコア検定に基づく臨床的同等性に必要な標本サイズ n を考えよう．そのために，対立仮説を次のように設定する．

$$H_1 : \lambda = p_A - p_B = q_{12} - q_{21} > -\Delta$$

エフィシェントスコア U とその分散は

$$U = \frac{b-c+n\Delta}{2\hat{q}_{21} - \Delta(\Delta+1)}$$
$$\mathrm{Var}_{H_0}(U) = \frac{n}{2\hat{q}_{21} - \Delta(\Delta+1)}$$

となる．したがって，対立仮説のもとでは，漸近的に次式が得られる．

$$\lim_{H_1, n\to\infty} E_{H_1}(U) = \frac{n(\Delta+\lambda)}{2q_{21}^* - \Delta - \Delta^2}$$
$$\lim_{H_1, n\to\infty} \mathrm{Var}_{H_0}(U) = \frac{n}{2q_{21}^* - \Delta - \Delta^2}$$
$$\lim_{H_1, n\to\infty} \mathrm{Var}_{H_1}(U) = \frac{n}{2q_{21} + \lambda - \lambda^2}$$

となる．ここで，

$$q_{21}^* = \frac{\sqrt{B^{*2} - 8C^*} - B^*}{4}$$
$$B^* = -\lambda(1-\Delta) - 2(q_{21}+\Delta)$$
$$C^* = q_{21}\Delta(\Delta+1)$$

である．したがって，求める標本サイズは

$$n = \left\{\frac{2q_{21}^* - \Delta - \Delta^2}{\Delta+\lambda}\left(\frac{Z_\alpha}{\sqrt{2q_{21}^* - \Delta - \Delta^2}} + \frac{Z_\beta}{\sqrt{2q_{21} + \lambda - \lambda^2}}\right)\right\}^2$$

となる (Tango, 1999)．特に $\lambda=0$ の「真に同等」の場合の非劣性試験に必要な標本サイズは

$$n = \left\{\frac{2q_{21}^* - \Delta - \Delta^2}{\Delta}\left(\frac{Z_\alpha}{\sqrt{2q_{21}^* - \Delta - \Delta^2}} + \frac{Z_\beta}{\sqrt{2q_{21}}}\right)\right\}^2$$

となる．また，$\Delta=0$，$\lambda>0$ の場合の優越性試験に必要な標本サイズは

$$n = \left\{\frac{2q_{21}+\lambda}{\lambda}\left(\frac{Z_\alpha}{\sqrt{2q_{21}+\lambda}} + \frac{Z_\beta}{\sqrt{2q_{21} + \lambda - \lambda^2}}\right)\right\}^2$$

となる．もちろん，いずれの場合も，非対角成分 q_{21} の値は事前に見積もっておく必要がある．

5. 適用例

表 2 はソフトコンタクトレンズの新しい消毒法である「化学消毒法」と，対照としての「煮沸消毒法」を比較したクロスオーバー RCT の結果である．非劣性 ($\Delta=0.10$ と設定) がいえるかを検討してみよう．有意水準は片側 5%とし，クロスオーバー試験特有の持ち越し効果は無視できると仮定しよう．

このデータから $\hat{q}_{21} = 0.0475$ となるから，

$$Z = 1.709 > Z_{0.05} = 1.645$$
(片側 p 値 $= 0.044$)

であり，また，90%信頼区間は $[-0.096, 0.037]$ となるので，その下限値と比較して

$$\lambda_{low} = -0.096 > -\Delta = -0.1$$

となり，有意水準 5% で化学消毒法は煮沸消毒法に比べてその有効率が 10% は劣らないという非劣性が検証できた．

なお，臨床的同等性の検定が許認可の世界に初めて登場した頃は有意水準 5% の片側検定が認められていたが，最近ではすべてのデザイン共通に 95% 信頼区間で統一する観点から，両側検定，有意水準 5% (片側 2.5%) で実施するのが原則となっている．したがって，このソフトコンタクトレンズの臨床試験で片側 5%の有意水準が利用されている理由にはその時代背景がある．

［丹 後 俊 郎］

再発事象の発現率の比の検定

statistical test for recurrent rate ratio

本項では,「てんかん患者」に対する治療薬 Progabide のプラセボ対照無作為化比較試験 (randomized controlled trial) のデータ (Diggle *et al.*, 2001; Fitzmaurice *et al.*, 2004) をとりあげ, ある再発事象 (recurrent event) の発現頻度をエンドポイントとする臨床試験のデザインと統計的推測について解説する.

1. Poisson 分布でよいか

「てんかん患者」に対する臨床試験では, 8 週間の治療前観察期間, 無作為割り付け後 8 週間の治療期間を想定し, 発作回数を測定するデザインである. 図 1 (上) は 58 例の治療前観察期間 8 週間の発作回数のヒストグラムである. 発作回数の平均は 29.2, 分散は 479.0 (なお, 後の解析の参考のために, 発作回数の対数変換後の分散は 0.51) であった. 発作回数 y に個人差がないと仮定し, すべての患者に共通な (1 週間当たりの) 期待値 λ をもつ Poisson 分布を仮定することは明らかにデータに適合しない. なぜなら, Poisson 分布が成立する場合には, 観察期間を T とすれば

$$\mathrm{Var}(y) = E(y) = \lambda T$$

と分散と平均値は一致するが, この例では明らかに分散が大きい. 発作回数の分布と同じ平均をもつ Poisson 乱数の分布 (図 1 (下)) をみれば一目瞭然である. したがって, 発作回数の期待値に個人差があると考え, 患者 i の単位期間当たりの発作回数は期待値 λ_i をもつ Poisson 分布に従うが, 期待値 λ_i は分布 F_1 に従う確率変数と仮定する統計モデルの方がより自然である.

$$g_1(\lambda_i) \sim F_1, \quad y_i|\lambda_i \sim \mathrm{Poisson}(\lambda_i T)$$

さて, 治療薬 Progabide は発作出現率の改善を目的としているので, 治療薬の効果を評価するためには発作回数の治療前後の比を比較するのが自然であろう. 図 2 には, それぞれの群に割り付けられた患者ごとの前後比のヒストグラムを示した. まず平均値だけをみれば, Progabide 群, プラセボ群で 0.83, 1.17 となり, Progabide 群はプラセボ群に比べて発作出現率は 0.83/1.17 = 0.71 倍, つまり, 29% 減少し

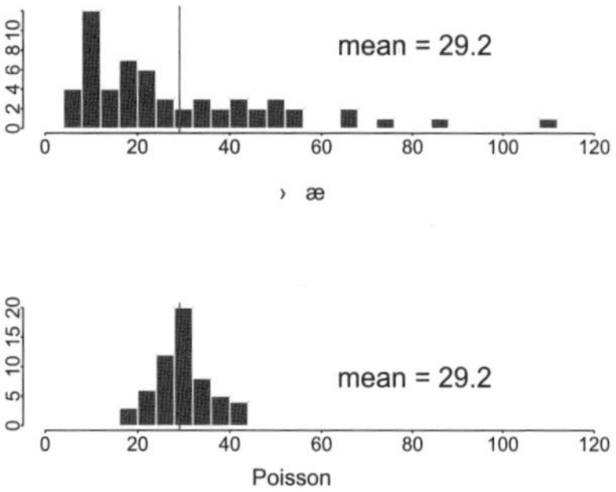

図 1　てんかん患者 58 例の治療前観察期 8 週間における発作回数のヒストグラム (上) と同じ平均値をもつ Poisson 乱数のヒストグラム (下)

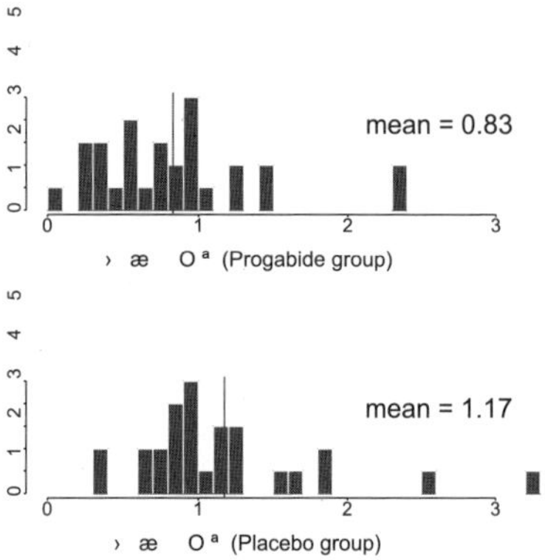

図 2　Progabide 群, プラセボ群それぞれに割り付けられたてんかん患者 58 例の発作回数の前後比のヒストグラム

ていることを示している. しかし, 患者の反応は不均一であり, いずれの群でも発作出現率が改善している患者もいれば, 悪化している患者もいて, その分布が Progabide 群でわずかに左 (改善する方向) にずれているだけである. この反応のバラツキが単なる誤差変動か, 個人差による系統的変動を含むものなのかを検討するには, 前後比に関して個人差の可能性を考慮した統計モデルの導入が必要となる.

2. Poisson 回帰–混合モデル

そこで, 試験デザインを一般化して, 全患者共通に治療前の観察期間を T(week), 治療期間の観察期間は治療前の期間の k 倍の kT とし, n 例が Progabide 群へ, m 例がプラセボ群に割

り付けられたとしよう．y_{0i} と y_{1i} を患者 i の治療前観察期間と治療期間の観察発作回数とし，患者番号 i については簡単のため最初の n 例が Progabide 群となるように並べ替えることにしよう．とすると，まず，治療前観察期間の発作出現率だけに個人差をとりこんだ統計モデルは

$$
\begin{aligned}
y_{0i}|\lambda_i &\sim \mathrm{Poisson}(\lambda_i T), \quad i=1,\ldots,n+m \\
y_{1i}|\lambda_i &\sim \mathrm{Poisson}(\theta\beta\lambda_i kT), \quad \text{Progabide 群} \\
y_{1i}|\lambda_i &\sim \mathrm{Poisson}(\theta\lambda_i kT), \quad \text{プラセボ群}
\end{aligned}
$$

となる．ここに，θ はプラセボ群に共通な発現率の前後比，$\beta\theta$ は Progabide 群に共通な発現率の前後比である．したがって，興味ある仮説検定は Progabide のプラセボに対する薬剤効果を表す β に関する

$$H_0:\beta=1, \quad H_1:\beta\neq 1$$

である．次に，治療前後の発作発現率の変化にも個人差をとりこんだモデルは

$$
\begin{aligned}
y_{0i}|\lambda_i &\sim \mathrm{Poisson}(\lambda_i T), \quad i=1,\ldots,n+m \\
y_{1i}|\lambda_i,\theta_i &\sim \mathrm{Poisson}(\theta_i\beta\lambda_i kT), \\
&\qquad \text{Progabide 群} \\
y_{1i}|\lambda_i,\theta_i &\sim \mathrm{Poisson}(\theta_i\lambda_i kT), \quad \text{プラセボ群}
\end{aligned}
$$

となる．ここに，θ_i は患者 i の発作発現率の治療前後の比で，例えば分布 F_2 に従う確率変数

$$g_2(\theta_i)\sim F_2$$

と表現できる．

3. 一般化線形混合モデル

これらの再発事象の発現頻度の統計モデルは，一般化線形混合モデル (generalized linear mixed-effects model)(Diggle *et al.*, 2001; Fitzmaurice *et al.*, 2004) の枠組みで統一的に表現できる．例えば，後者のモデルで (λ_i,θ_i) の対数に 2 変量正規分布を仮定したモデルは次のように表現できる．

$$
\begin{aligned}
\log E(y_{ji}|b_{0i},b_{1i}) &= \log(T)+b_{0i} \\
&\quad +b_{1i}x_{ji2}+\gamma x_{ji1}x_{ji2}
\end{aligned}
$$

$$j=0,1;\, i=1,\ldots,n+m$$

ここで，$b_{0i}=\log(\lambda_i)$，$b_{1i}=\log(\theta_i)$，$\gamma=\log(\beta)$ であり，

$$\begin{bmatrix} b_{0i} \\ b_{1i} \end{bmatrix} \sim N\left(\begin{bmatrix} \mu_\lambda \\ \mu_\theta \end{bmatrix}, \begin{bmatrix} \sigma^2_\lambda & \sigma^2_{\lambda\theta} \\ \sigma^2_{\lambda\theta} & \sigma^2_\theta \end{bmatrix}\right)$$

$$x_{ji1}=\begin{cases} 1, & \text{患者 } i \text{ が Progabide 群} \\ 0, & \text{患者 } i \text{ がプラセボ群} \end{cases}$$

$$x_{ji2}=\begin{cases} 1, & \text{for } j=1 \text{ (治療前観察期間)} \\ 0, & \text{for } j=0 \text{ (治療期間中)} \end{cases}$$

表 1　$\theta=1$ と仮定した場合の標本の大きさ

		$\mu_b T_0$					
β	k	5	10	15	20	25	30
0.80	1	134	67	45	34	27	23
	2	99	50	33	25	20	17
	3	87	44	29	22	18	15

n：両側検定，有意水準 5%，検出力 $1-\phi=80\%$．

とおける．このモデルの最尤解 (推定値 ± 推定誤差) は次のとおりである．まず，個人差の有無を評価する分散成分がそれぞれ $\hat{\sigma}^2_\lambda=0.46\pm0.10$，$\hat{\sigma}^2_\theta=0.22\pm0.06$ と推定され，高度に有意となっていることから両方の個人差の存在が確認できる ($\hat{\sigma}^2_\lambda=0.46$ の値が前述のヒストグラムから求めた分散 0.51 に近いことに注意)．また共分散の推定値は $\hat{\sigma}^2_{\lambda\theta}=0.01\pm0.05$ とほとんど無視できる大きさであり，治療前観察の値と治療前後の変化の大きさは独立であることが推察される．このモデルでの薬剤効果は $\log(\hat{\beta})=-0.33\pm0.15$ と推定された．つまり，$\hat{\beta}=\exp(-0.33)=0.72$，95%信頼区間は $\exp(-0.33\pm1.96*0.15)=0.54\sim0.96$ と推定される．薬剤効果の平均的な大きさは最初に述べた平均値だけの議論とほとんど変わらないが，個人差を考慮した統計モデルの導入により，薬剤効果の検定と信頼区間が適切にできることが重要な点である．

4. 標本の大きさの計算

再発事象の発現頻度をエンドポイントとする臨床試験において，前後比 θ の値が一定と仮定した場合の症例数 n (各群同数，検出力 $1-\phi$) は標準正規分布の上側 ξ 点を z_ξ とすると，次式で計算できる (Tango, 2009)：

$$n=\frac{(z_{\alpha/2}R+z_\phi S)^2}{\mu_b T_0 k\theta(\beta-1)^2}$$

ここで

$$R=\sqrt{\frac{2(\beta+1)(1+k\theta)(1+k\theta\beta)}{2+k\theta(\beta+1)}}$$

$$S=\sqrt{\frac{\beta(1+k\theta)^3+(1+k\theta\beta)^3}{(1+k\theta)(1+k\theta\beta)}}$$

であり，$\mu_b T_0$ は治療前観察期間における再発事象の期待発現回数である．

表 1 に $\theta=1$ と仮定できる場合の標本の大きさの例を示す．

［丹 後 俊 郎］

生存時間解析総論

fundamentals of survival analysis

医学，生物学，工学など，多くの分野において，死亡までの時間あるいは工業製品の故障までの時間など，ある事象 (イベント：event) が起こるまでの時間 (time-to-event) に関心のあることがある．臨床試験のように新薬の処方を受けた群と既存の薬の処方を受けた群とでどちらが長く生きる傾向があるか比較する場合，time-to-event にある**予後因子** (prognostic factor) が影響しているかどうかを探索する場合，またある集団における time-to-event の分布に関心がある場合もある．しかし，多くの医学・工学の試験においては，定められた観察期間内で観察したい事象 (エンドポイント：endpoint) が起こった対象 (死亡例または故障例) と，その期間内にエンドポイントが観察されなかった対象 (センサー例) とからなるデータが生じる．また，ある臨床試験のように，参加する時点が患者ごとに異なるが観察終了は一斉になされる場合は患者ごとに追跡 (follow-up) 期間が異なる場合もある (図 1)．このように，センサー例や追跡期間の異なるような例を含むデータは**生存時間データ** (censored sample または survival data) と呼ばれ，それを分析するための独特の理論が生存時間解析法である．

1. 生存率関数

生存時間データにはセンサー例が含まれるので，平均，標準偏差，t 検定といった通常の解析法は適用できない．センサー例が存在するときに，観察開始からエンドポイント発生までの時間 (生存時間) の分布を推定する問題を考える．生存時間を示す確率変数を T とし，**生存率関数** $S(t)$ を

$$S(t) = P[T \geq t]$$

と定義する．$S(t)$ は時間 t の直前まで生存する確率，すなわち t 以後に死亡する確率を示す．

2. ハザード関数

センサー例がないときには，「t より大きい要素数/全数」は生存率 $S(t)$ の不偏推定値である．しかし生存時間データはセンサー例を含むので，全く異なる観点からの工夫が必要である．そこで，用いられるのが**ハザード** (hazard) **関数** $\lambda(t)$ である．これは t の直前まで生きた人数に対する，次の単位時間当たり死亡数の比のことで，T が連続量のときは，

$$\begin{aligned}\lambda(t) &= \lim_{h\to 0} \frac{P[t \leq T < t+h | T \geq t]}{h} \\ &= \frac{-1}{S(t)} \lim_{h\to 0} \frac{S(t+h) - S(t)}{h}\end{aligned}$$

と定義される．毎年厚生労働省が発行する人口動態統計で報告される死亡率は 1 年を単位としたハザードの推定値といえる．通常，生存時間データからまずハザードを求め，次に，ハザードを用いて生存率関数を求めるという手順を経る．ハザード関数 $\lambda(t)$ が与えられたならば，生存率関数は

$$S(t) = \exp\{-\Lambda(t)\}$$

として求まる．ただし，$\Lambda(t) = \int_0^t \lambda(u)du$ は**累積ハザード関数** (cumulative hazard function) と呼ばれる．一方，T が離散変数のとき，ハザード関数 $\lambda(t)$ は

$$\lambda(t_i) = P[T = t_i | T \geq t_i], \quad i = 1, 2, \ldots$$

と定義される．このときは，$S(t) = \prod_{t_j<t} \{1 - \lambda(t_j)\}$ と表される．

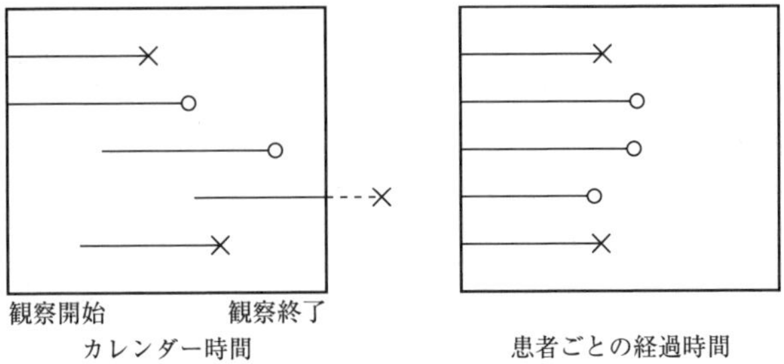

図 1　生存時間データ
○：追跡不可能，×：死亡

生存時間データをもとにハザードが計算されたら，上の公式に従い生存率関数が推定される．それを図示したのが**生存率曲線** (図 2) である．生存率関数の推定には，ノンパラメトリックな **Kaplan–Meier 曲線** (イベントが起きた時点で変化する階段関数) や，生存率関数に指数分布を仮定した指数曲線，および Weibull 分布を仮定した Weibull 曲線なども用いられる．

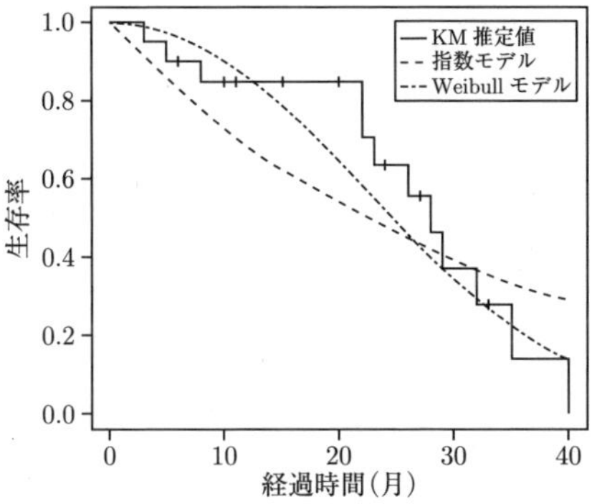

図 2　生存率曲線

生存時間データから生存率関数 $S(t)$ を推定することは集団の特徴を推定するうえで重要なステップではあるが，群間の生存時間分布の比較に関する仮説を検証する際には，ハザード関数 $\lambda(t)$ により記述される統計モデルを用いることが多い．もちろん $S(t)$ を用いてモデルを記述することもできるが，$\lambda(t)$ を用いる方が自然な表現になるからである．例えば，薬 A の処方を受けた群と B の処方を受けた群とで，生存時間を比較したいとするとき，A, B 群のハザード関数をそれぞれ $\lambda_{\mathrm{A}}(t)$, $\lambda_{\mathrm{B}}(t)$ とすると，通常**比例ハザードモデル** $\lambda_{\mathrm{A}}(t) = \theta\lambda_{\mathrm{B}}(t)$ が用いられる．このモデルをデータに適用し，**ハザード比** (hazard ratio) θ を推定することにより薬効が検定される．θ は**相対危険度**とも呼ばれる．

3.　センサー例

センサー (censoring) の発生理由にはいくつかのタイプがある．最も多いのが，事前に決められた観察期間内にイベントが起こらない場合である．センサー時期があらかじめ決まっているものは **Type-1** センサー (Type-1 censoring) と呼ばれる．一方，あらかじめ決められたイベント数が観察された時点で観察を終了する場合には，残った個体すべてがセンサー例となる **Type-2** センサー (Type-2 censoring)．イベントとは独立した原因 (患者の転居など) で追跡不能になる場合を**無作為センサー** (random censoring) と呼ぶ．通常，解析ではこれら 3 つのセンサーを区別することはない．一方，センサーが生存時間分布の推定に影響を与えないとき**無情報センサー** (non-informative censoring) と呼び，センサーまでの時間を確率変数とみなしたとき，それが生存時間分布と独立なとき**独立センサー** (independent censoring) と呼ばれる．しかし，実際に観測できるのはイベントかセンサーのどちらかが先に起こった時間のみであり，観察されたデータからセンサーが生存時間と独立かどうかを検討することはできない (Tsiatis, 1975)．また，厳密には independent censoring と non-informative censoring とは同義ではないが，通常は同義のごとく扱われており，実際のデータ解析ではそれらを仮定するのが一般的である．

4.　その他のセンサー例

通常，センサーには観察終了時点または観測途中での打ち切りを示す**右センサー** (right censoring，図 1) を考えることが多い．しかし，例えば，10 年前までをさかのぼって故障歴を調べたとする．このとき，故障の起こった正確な時間は不明だが，過去に故障歴のある標本があった場合，**左センサー** (left censoring，図 3) とみなし解析を行うことがある．

さらに，観察期間中の正確なイベント発生時点は観察できないが，ある時間間隔にイベントが起きている場合には**期間センサー** (interval censoring，図 4) を用いた解析を行う方法も開発されている (Sun, 2006)．［三角宗近・中村　剛］

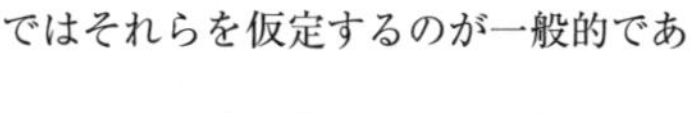

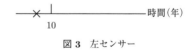

図 3　左センサー

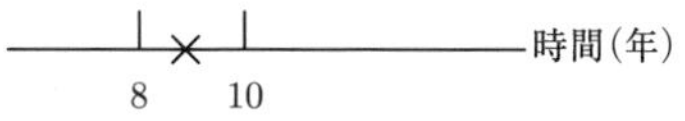

図 4　期間センサー

ログランク検定

log-rank test

1. 概　要

ログランク検定は生存時間解析で使われる検定手法のひとつである．生存時間解析は生存率の推定と生存時間分布の群間比較 (検定) に大別される．生存時間解析の推定や検定は，経過観察中に転居などでその後のイベント (死亡，治癒など) を確認できない「打ち切り例」がある．そういう特殊なデータを解析するために用いられる．生存率を推定する方法として **Kaplan–Meier** 法があり，観察期間全体で生存率の推定値を描画したものが生存率曲線である．

ログランク検定は，2 群以上の生存率曲線に統計学的な有意差があるかどうかを検定する．例えば，年齢が 60 歳以上で臨床進行期の同じ症例を無作為に 2 群に分けて，異なる治療を施し 5 年間経過観察を行う．それぞれの群の生存率曲線に差があるかどうかを調べたいときにログランク検定を用いる．生存率曲線の群間比較を行う手法には，ログランク検定以外に，一般化 **Wilcoxon** 検定や **Peto–Prentice** の検定があり，群間に傾向 (例えば，投与量 10 mg，20 mg，40 mg) がある場合には，**Tarone** の検定が用いられる．

2. ログランク検定のしくみ

ログランク検定は 2 群以上の生存率曲線の有意差もしくは同等性を検定する．ここでは，2 群の生存率曲線の有意差検定のプロセスを，具体的な生存時間データに基づき説明する．表 1 に具体的な生存時間データを示す．表 1 では，治療法 A と B の 2 群があり 5 例ずつ登録されている．60 カ月間の生存率曲線に有意な差があるかどうかを検定することが解析の目的である．

A 群の生存率曲線を $F_{\mathrm{A}}(t)$，B 群の生存率曲線を $F_{\mathrm{B}}(t)$，ただし，$0 \leq t \leq 60$ カ月，とおいたとき，帰無仮説，対立仮説は以下のとおりである．

$$\text{帰無仮説}: F_{\mathrm{A}}(t) = F_{\mathrm{B}}(t)$$
$$\text{対立仮説}: F_{\mathrm{A}}(t) \neq F_{\mathrm{B}}(t)$$

表 1　生存時間データの例

症例番号	治療法	生存月数	転帰
1	A	14	死亡
2	A	25	死亡
3	A	32	打ち切り
4	A	41	死亡
5	A	60	打ち切り
6	B	9	死亡
7	B	16	死亡
8	B	34	死亡
9	B	45	打ち切り
10	B	52	死亡

表 2　2 群の期待死亡数ならびに死亡数の分散

生存時間 (t_i)	群	死亡例数 (d_j)	打ち切り例数	リスク集合 (n_{ij})	$E_{\mathrm{A},t}$	$E_{\mathrm{B},t}$	$V_{\mathrm{A},t}$	$V_{\mathrm{B},t}$
9	A	0	0	5	0.5	0.5	0.250	0.250
	B	1	0	5				
14	A	1	0	5	0.6	0.4	0.247	0.247
	B	0	0	4				
16	A	0	0	4	0.5	0.5	0.250	0.250
	B	1	0	4				
25	A	1	0	4	0.6	0.4	0.245	0.245
	B	0	0	3				
34	A	0	0	2	0.4	0.6	0.240	0.240
	B	1	0	3				
41	A	1	0	2	0.5	0.5	0.250	0.250
	B	0	0	2				
52	A	0	0	1	0.5	0.5	0.250	0.250
	B	1	0	1				
計		7	0		3.5	3.5	1.7	1.7

表 1 を用いて，死亡発生時での治療法と転帰の 2×2 クロス集計表を作成し，A 群，B 群の期待死亡数と死亡数の分散の計算方法ならびに計算結果を表 2 に示す．例えば，生存時間 9 カ月時において，B 群で 1 例死亡が発生している．このとき，各群の期待死亡数ならびに死亡数の分散を求めると，

A 群の期待死亡数 (E_{A9}) $= 1 \times 5/10 = 0.5$
B 群の期待死亡数 (E_{B9}) $= 1 \times 5/10 = 0.5$
A 群の死亡数の分散 (V_9)
$= $ B 群の死亡数の分散 (V_9)
$= 5 \times 5 \times 1 \times 9/(10 \times 10 \times 9) = 0.25$

となる．生存時間 t における A 群，B 群の観察死亡数，期待死亡数を，それぞれ，O_{At}, O_{Bt}, E_{At}, E_{Bt} とおき，それらの合計を求めると表 2 の最終行を得る．ここで

$$O_A = \sum O_{At}, \quad O_B = \sum O_{Bt},$$

$$E_A = \sum E_{At}, \quad E_B = \sum E_{Bt}$$

とおくと，ログランク検定の検定統計量は

$$\chi^2_{\mathrm{Logrank}} = \frac{(O_A - E_A)^2}{E_A} + \frac{(O_B - E_B)^2}{E_B}$$

であり，自由度 1 の**カイ 2 乗分布**に従う (Lee and Wang, 2003).

表 1 のデータを用いて計算すると，

$$\chi^2_{\mathrm{Logrank}} = \frac{(3 - 3.5)^2}{3.5} + \frac{(4 - 3.5)^2}{3.5} = 0.159,$$

$$p \text{ 値} = 0.690$$

であり，2 群の生存率曲線に有意な差は認められない，という結果を得る．

3. 死亡数の期待値と分散の計算方法について

上の例では，期待死亡数と死亡数の分散の計算結果を表 1 に基づき数値で示したが，以下ではそれらの公式を示すことにする．

症例数 n のなかで観察された死亡発生時の生存時間を $t_1 < t_2 < \cdots < t_k$ (ただし，$k \leq n$)，d_j と d_{ij} をそれぞれ t_j における両群の死亡発生総数と i 群における死亡発生数，n_{ij} を t_j の直前における i 群 (ここでは $i = $ A あるいは B) の観察中の症例数 (リスク集合の個体数) とする (表 3).

表 3 t_j における死亡発生数とリスク集合の個体数

群	死亡発生数	リスク集合の個体数
A	d_{Aj}	n_{Aj}
B	·	·
計	d_j	n_j

帰無仮説のもとで各群における死亡の期待値は，

$$\text{A 群}: E_{Aj} = d_j \times \left(\frac{n_{Aj}}{n_j}\right)$$

$$\text{B 群}: E_{Bj} = d_j \times \left(\frac{n_{Bj}}{n_j}\right)$$

となる．

また死亡発生数の分散は，**超幾何分布**より A 群，B 群ともに，

$$v_{Aj} = v_{Bj} = d_j \frac{n_{Aj}}{n_j}\left(1 - \frac{n_{Aj}}{n_j}\right)\left(\frac{n_j - d_j}{n_j - 1}\right) = \frac{n_{Aj} n_{Bj} d_j (n_j - d_j)}{n_j^2 (n_j - 1)}$$

となる． [赤澤宏平・北村信隆]

Kaplan–Meier 法

Kaplan–Meier estimate

1. 概　要

T が生存時間を表す正の確率変数，$P(A)$ が事象 A の確率とするとき，**生存率関数**を以下の式で定義する．

$$S(t) = P(T > t) \quad (0 \leq t < \infty)$$

生存時間データでは，症例が観察途中で追跡不能となったり，生存中のまま追跡調査を終了する，いわゆる「**打ち切り例**」が存在する (Kleinbaum, 1996)．したがって，生存率関数の推定は，死亡と打ち切りの違いを考慮に入れた推定方法が必要となる．この**生存時間分布**，すなわち，生存率 $S(t)$ を推定する方法として **Kaplan–Meier 法**がある．上述では，生存時間と表現したが，一般には，あるイベント，例えば，疾患の発症，治癒，退院など，が発生するまでの時間と考えてもよく，time-to-event データと呼ばれることもある．

2. Kaplan–Meier 法の例

生存時間データの具体例を使って，Kaplan–Meier 法による生存率の推定方法を説明する．表 1 は 5 例の生存時間データである．生存時間データの場合，生存時間とそれが死亡か打ち切りかを区別する転帰が同時に採取される．表 1 では，3 例は死亡 (イベント発生)，2 例は打ち切り例である．$t = 10$ において 5 例中 1 例死亡が発生しているので，$t = 10$ における生存率の推定値は

表 1　打ち切り例がある場合の生存時間データ

症例 No.	生存時間 (月)	転帰
1	10	死亡
2	16	打ち切り
3	24	死亡
4	41	死亡
5	60	打ち切り

$$\hat{S}(10) = 1 - \frac{1}{5} = 0.8$$

である．次に，$t = 16$ の打ち切り例の直前までの推定生存率は 0.8 であるが，打ち切りが発生した $t = 16$ では死亡が発生していないので推定生存率は 0.8 のままである．打ち切り例の発生は，次の死亡発生時の**リスク集合** (その直前での観察中の症例の集まり) の個体数に影響を与える．$t = 24$ での推定生存率を考えると，$t = 24$ の直前で観察中の症例数が 3 例でそのなかの 1 例が死亡したので，推定生存率は

$$\hat{S}(24) = \left(1 - \frac{1}{5}\right) \times \left(1 - \frac{1}{3}\right) = 0.533$$

となる．同様に，$t = 41$ における推定生存率は

$$\hat{S}(41) = \left(1 - \frac{1}{5}\right) \times \left(1 - \frac{1}{3}\right) \times \left(1 - \frac{1}{2}\right) = 0.267$$

となる．最終的に，60 カ月の時点で打ち切り症例となっているので，生存率曲線は 0.267 で止めるのが正しい推定である．

表 1 の生存時間データから推定された生存率を図示すると図 1 のようになる．横軸が生存時間，縦軸は生存率 (%) である．死亡発生時点で生存率が低下するが，生存率関数の定義により，例えば，$t = 10$ での推定生存率は 100%でもな

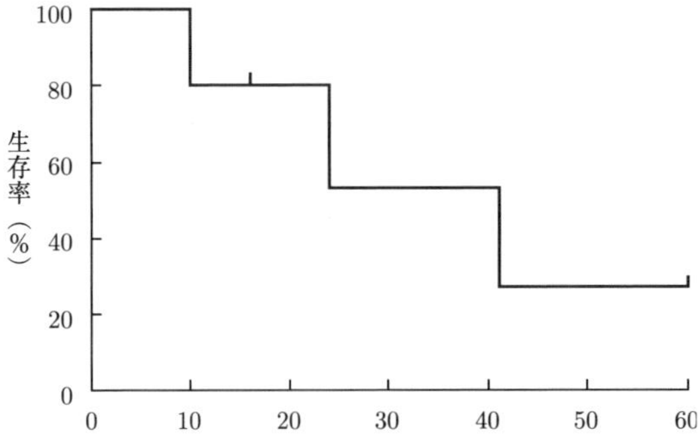

図 1　表 1 の生存時間データに対応する生存率

表 2　生存時間データを要約した表

死亡時間 (t_j)	死亡例数 (d_j)	t_j の直前におけるリスク集合の症例数 (n_j)	$[t_j,\ t_{j+1})$ における打ち切り例数
$0\ (=t_0)$	0	n	m_0
t_1	d_1	n_1	m_1
t_2	d_2	n_2	m_2
t_3	d_3	n_3	m_3
⋮	⋮	⋮	⋮
t_{k-1}	d_{k-1}	n_{k-1}	m_{k-1}
t_k	d_k	n_k	m_k

く 90%でもなく，80%と読むべきである．また，打ち切り時点ではその発生を示すために小さな縦棒などをつける ($t=16$，60 を参照)．

3. Kaplan–Meier 法による生存率推定

上述では，Kaplan–Meier 法による生存率の推定方法を具体例で示したが，以下ではその公式を示す．

症例数 n のなかで観察された死亡時間を $t_1 < t_2 < \cdots < t_k$，ただし，$k \le n$，と表す．t_j $(j=1,\ldots,k)$ における死亡例数を d_j，観察区間 $[t_j, t_{j+1})$，ただし，$j=0,1,\ldots,k$，$t_0=0$, $t_{k+1}=+\infty$ における打ち切り例数を m_j とする．t_j でのリスク集合における症例数を n_j と表す (表 2 参照)．n_j を m_j と d_j で表すと

$$n_j = (m_j + d_j) + \cdots + (m_k + d_k),\quad j = 0, 1, \ldots, k$$

このとき，時間 t における推定生存率は以下の公式で求めることができる．

$$\hat{S}(t) = \prod_{j|t_j \le t} \left(\frac{n_j - d_j}{n_j} \right)$$

[赤澤宏平・北村信隆]

Coxの比例ハザードモデル

Cox's proportional hazard model

1. 概　要

生存時間解析において，生存率の推定は **Kaplan–Meier 法**，複数の生存率曲線の比較は**ログランク検定**などにより行われる．これらの推定や検定は，厳密には症例が均一 (生まれも育ちも食べ物も同じ) である場合に用いられる手法である．しかしながら，実際の医学研究，特に臨床研究においては，対象症例の**背景要因** (年齢，性別，疾患の重症度など) が全く同じ条件であることはまれである．さらに，死亡，再発，治癒などのイベントの発生に影響を与える要因は 1 つとは限らず，複数の要因が相互に関連をもちながらイベントの発生に影響する．したがって，複数の背景要因の相関を考慮に入れながら，各背景因子の生存時間に与える影響度を評価する解析法が求められる．**Cox の比例ハザードモデル**は，打ち切り例を含む生存時間データにおいて，背景因子が生存時間にどの程度影響を与えるのかの評価，ならびに個々の症例に対する生存率の推定 (予後予測) を行うための**多変量回帰モデル**である．

2. 比例ハザードモデルの定式化

生存時間データの解析で使用される回帰モデルでは，説明変数が複数の背景要因 (**予後因子**もしくは**共変量**)，目的変数が**ハザード関数**である．Cox の比例ハザードモデルも目的変数はハザード関数である．

t を経過時間，$\boldsymbol{z} = (z_1, \ldots, z_p)$ を共変量を成分にもつ縦ベクトル (年齢，性別，臨床進行期など)，$r(z) = r(z_1, \ldots, z_p)$ を共変量ベクトル $\boldsymbol{z}$ の関数とする．$\lambda(t|\boldsymbol{z})$ を背景要因 $\boldsymbol{z}$ が与えられたという条件のもとでの時間 t におけるハザード関数，$\lambda_0(t)$ を時間 t での任意の正値関数とする．このとき，Cox の比例ハザードモデルは，

$$\begin{aligned}\lambda(t|z_1, \ldots, z_p) &= \lambda_0(t) r(z_1, \ldots, z_p)\\ &= \lambda_0(t) r(\boldsymbol{z}), \quad t > 0\end{aligned}$$

と表される．ここで，$\lambda_0(t)$ は**ベースラインハザード関数**，$r(\boldsymbol{z})$ は**相対危険度**と呼ばれる．

同モデルによれば，共変量が異なる 2 群 (共変量ベクトルが $\boldsymbol{z_l}$ と $\boldsymbol{z_m}$) のハザード比を求めると

$$\begin{aligned}\frac{\lambda(t|\boldsymbol{z_l})}{\lambda(t|\boldsymbol{z_m})} = \frac{\lambda_0(t) r(\boldsymbol{z_l})}{\lambda_0(t) r(\boldsymbol{z_m})} &= \frac{r(\boldsymbol{z_l})}{r(\boldsymbol{z_m})}\\ = c(\text{constant})\end{aligned}$$

となり，時間 t に関係なく定数になる．この性質を**比例ハザード性**という．

さらに，多くの臨床研究では，共変量 $\boldsymbol{z}$ の関数 $r(\boldsymbol{z})$ として各要因の線形結合の指数関数型を用い，

$$\begin{aligned}r(z_1, \ldots, z_p)&\\ &= \exp(\beta_1 z_1 + \beta_2 z_2 +, \ldots, +\beta_p z_p)\\ &= \exp(\boldsymbol{\beta z}')\end{aligned}$$

と仮定する．ここで $\boldsymbol{\beta} = (\beta_1, \ldots, \beta_p)$ は線形結合された各変数の係数ベクトルを表す．この関数を対数変換すると，

$$\log r(\boldsymbol{z}) = \beta_1 z_1 + \beta_2 z_2 +, \ldots, +\beta_p z_p$$

となる．医学データがこの仮定を満たすとき，$r(\boldsymbol{z})$ は**対数線形性**を満たすという．

$r(\boldsymbol{z})$ が対数線形性を満たすとき，ハザード関数から生存率関数を求めると以下のようになる．

$$F(t; \boldsymbol{z}) = \exp\left[-\int_0^t \lambda_0(u) e^{\boldsymbol{\beta z}'} du\right]$$

簡略化のために，

$$F_0(t) = \exp\left[-\int_0^t \lambda_0(u) du\right]$$

とおくと，$F_0(\cdot)$ は**ベースライン生存率関数**という．$F_0(\cdot)$ を使うと $F(t; \boldsymbol{z})$ は，

$$F(t; \boldsymbol{z}) = F_0(t)^{e^{\boldsymbol{\beta z}'}}$$

と表される．

3. 比例ハザードモデルのパラメータの推定

比例ハザードモデルを使って個々の症例の生存率を推定するためには，$F_0(t)$ と $\boldsymbol{\beta}$ を推定する必要がある．その際，$\lambda_0(t)$ は任意の正値関数なので，回帰係数 β と $F_0(t)$ を同時に推定することはできない．そこで，Cox D.R. は部分尤度関数の導入によりこの問題を解決した．(Kalbfleisch and Prentice, 2002)．部分尤度関数には，通常の最尤推定法で推定可能な $\boldsymbol{\beta}$ のみを含み，nuisance 関数，$\lambda_0(t)$ は含まれない．したがって，まず，部分尤度関数を用いて $\boldsymbol{\beta}$ の推定が行われ，その推定値と全尤度関数により $F_0(t)$ が推定される．以下では，部分尤度関数とそれに基づく $\boldsymbol{\beta}$ の推定について説明する．

1)　**部分尤度**：　n 症例がそれぞれ共変量ベクトル $\boldsymbol{z_1}, \ldots, \boldsymbol{z_n}$ をもち，観察打ち切り時間を

含む生存時間をそれぞれ $t_1, \ldots, t_n$ とする．n 例のうち k 例が死亡したとする．このとき，k 例の生存時間を小さいものから順に並べ替えた列を $t_{(1)} < t_{(2)} < \cdots < t_{(k)}$，対応する共変量ベクトルの列を $\boldsymbol{z_{(1)}}, \ldots, \boldsymbol{z_{(k)}}$ と表し，それぞれのもとの症例番号を $(1), \ldots, (k)$ で表す．さらに，共変量ベクトル $\boldsymbol{z_{i1}}, \ldots, \boldsymbol{z_{im_i}}$ をもつ m_i 例が i 番目の区間 $[t_{(i)}, t_{(i+1)})\ (i = 0, 1, \ldots, k)$，で打ち切りになったとする．そして，その打ち切り時間を $t_{(i)} \leq t_{i1}, \ldots, t_{im}$ で表す．また，$t_{(0)} = 0,\ t_{(k+1)} = \infty$ とする．

$t_{(i)}$ の直前におけるリスク集合 ($t_{(i)}$ の直前で観察中の症例の集まり) を $R(t_{(i)})$ とする．$R(t_{(i)})$ のいずれかの症例が $t_{(i)}$ で死亡するという条件のもとで，(i) 番目の症例であるという条件付き確率は

$$\frac{\lambda(t_{(i)}; \boldsymbol{z_{(i)}})}{\sum_{l \in R(t_{(i)})} \lambda(t_{(i)}; \boldsymbol{z_l})} = \frac{\exp(\beta' \boldsymbol{z_{(i)}})}{\sum_{l \in R(t_{(i)})} \exp(\beta' \boldsymbol{z_l})}, \quad i = 1, \ldots, k$$

となる．

$\boldsymbol{\beta}$ に関する部分尤度はすべての死亡時点での積をとって

$$L(\beta) = \prod_{i=1}^{k} \left(\frac{\exp(\boldsymbol{\beta z'_{(i)}})}{\sum_{l \in R(t_{(i)})} \exp(\boldsymbol{\beta z'_l})} \right)$$

である．もし，同時死亡 (tie) がある場合には

$$\prod_{i=1}^{k} \left(\frac{\exp(\boldsymbol{\beta s'_i})}{\sum_{l \in R_{d_i}(t_{(i)})} \exp(\boldsymbol{\beta z'_l})} \right) \qquad (1)$$

である．ただし，s_i は $t_{(i)}$ での死亡症例 d_i 例の共変量ベクトルの和を表し，$\boldsymbol{s_i} = \sum_{j=1}^{d_i} \boldsymbol{z_{l_j}}$，ここで，$l = (l_1, \ldots, l_{d_i}) \in R_{d_i}(t_{(i)})$ は $R(t_{(i)})$ のなかから d_i 例復元なしで選んだすべての部分集合である．しかしながら，(1) は計算量が多くなり事実上計算ができない．したがって，次の近似式で代用する．

$$L = \prod_{i=1}^{k} \frac{\exp(\boldsymbol{\beta s'_i})}{[\sum_{l \in R(t_{(i)})} \exp(\boldsymbol{\beta z'_l})]^{d_i}}$$

2)　**回帰係数 $\boldsymbol{\beta}$ の推定：**　最尤推定値 $\hat{\beta}$ を得るために，部分尤度関数 $L(\boldsymbol{\beta})$ から $\boldsymbol{\beta}$ のスコア関数，情報行列を求める．これらの計算式は，Kalbfleisch and Prentice (2002) の pp.102–103 を参照されたい．共変量の個数 p 個のスコア関数を 0 とおいた連立方程式の解 $(\hat{\beta})$ を求めるために Newton–Raphson 法を使う．さらに，帰無仮説：$\boldsymbol{\beta} = \boldsymbol{0}$ の検定は，スコア検定，すなわち，$U'(\boldsymbol{0})I(\boldsymbol{0})^{-1}U(\boldsymbol{0})$ が自由度 p (共変量の個数) のカイ 2 乗分布に従うことにより行われる．ここで

$$U(\boldsymbol{\beta}) = \frac{\partial \log L(\boldsymbol{\beta})}{\partial \boldsymbol{\beta}},$$

$$I(\boldsymbol{\beta}) = \left(-\frac{\partial^2 \log L(\boldsymbol{\beta})}{\partial \beta_i \partial \beta_j} \right)_{p \times p}$$

である．　[赤澤宏平・北村信隆]

比例ハザード性が成立しない場合の対処

violation of the proportional hazards assumption

統計ソフトが提供する比例ハザードモデルは，特に指定しない限り，$\log \lambda(t|z) = \log \lambda_0(t) + \beta z$ を仮定している．ただし，t は経過時間，$\lambda_0(t)$ は集団に共通したハザード，z は共変量のベクトル，β は回帰係数のベクトルで，簡単のため βz で内積を示す．βz は**予後指数**あるいは**対数相対ハザード**などと呼ばれる．本項はこのモデルに従わない共変量を，統計ソフトで解析できるようにするための工夫を扱う．比例ハザードモデルは**比例ハザード性**（個人のハザード自体は t に依存しても，任意の 2 人の予後指数の差は一定）と**対数線形性**（個人の予後指数は共変量の重み付き和で表せる）を仮定している．比例ハザード性や対数線形性をもたない共変量でも特別な工夫により Cox モデルで解析できることがある．

1. 比例ハザード性をもたない場合

共変量 z の値が時間 t とともに変化する場合，そのような共変量を $z(t)$ で示し，**時間依存共変量**と呼ぶ．時間依存共変量の種類については中村 (2001) で詳しく解説している．Kociba (1975) によるラットを用いた Dioxin 実験データを **two-stage 発がんモデル**（正常細胞は中間細胞を経てがん細胞に変異するという分子生物学の知見を確率過程を用いてモデル化したもので，生存時間データに適用することにより，発がんメカニズムの違いを推定することができる (Nakamura and Hoel, 2003)）により解析した結果に基づき，投与量 0, 1, 10, 100 pg/kg/day に応じた累積ハザードを図 1 に示す．横軸は経過日である．もし比例ハザードモデルに従うならば，4 本のグラフは経過日に関係なく定数だけ離れるはずだが，実際には 4 本のグラフは時間とともに離れる傾向にある．したがって Dioxin 摂取量 (Dose) の発がん効果は比例ハザード性をもたない．統計ソフトが time 関数 t を備えていれば，βt Dose あるいは $\beta \log(t)$Dose といった時間依存共変量を用いることで，Cox 回帰モデルに組み込むことができる（中村，2001）．

2. 対数線形性をもたない場合

長崎市に原爆が投下されたときに爆心から 2 km 以内で被爆し，1970 年 1 月 1 日時年齢が 30 歳以上で 70 歳未満の男性 1401 人を対象としたコホート調査において，18 年間の観察期間中に 129 人ががんで死亡した．危険因子である被曝線量 D と年齢 AGE を解析に用いた．がん以外の死因（競合リスク）による死亡はセンサー扱いとした．

まず被曝線量 D の値 25, 50, 150, 250 をカットポイントとし 5 群に分類した．各群はほぼ同じ標本サイズからなる．次に KM 法で各群の観察終了時での生存率を求めたところ，そ

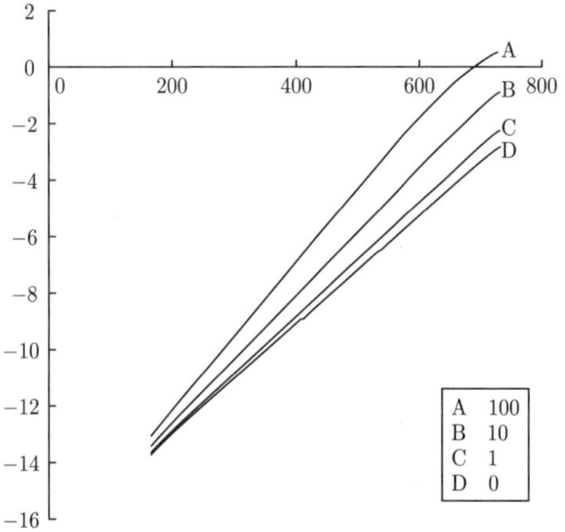

図 1

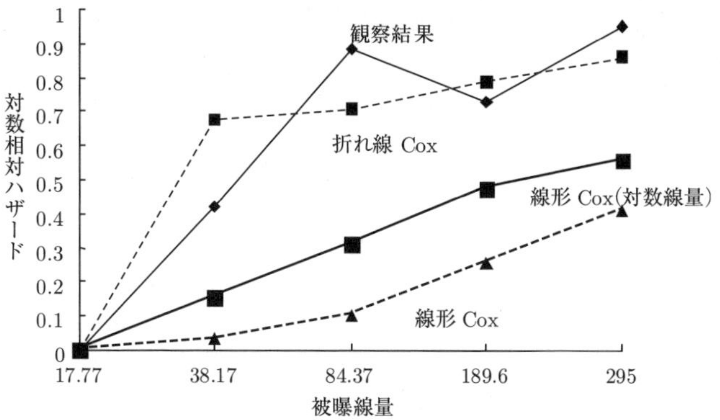

図 **2**　線形 Cox モデルと折れ線 Cox モデルの比較

れぞれ 0.94, 0.91, 0.86, 0.88, 0.85 となった．群間に比例ハザード性を仮定すると，最低線量群を基準にした対数相対ハザードはそれぞれ 0, 0.42, 0.88, 0.73, 0.95 となる．これが図 2 の実線 ─◆─ (KM) である．線量群間での年齢構成のわずかな違いを無視しているため凸凹している．一方点線 ─▲─ と ─■─ はそれぞれ対数線形性を仮定した通常の Cox モデルを当てはめた結果で，前者は年齢 AGE と線量 D を，後者は年齢 AGE と対数線量 LnD を共変量に用いた．ともに著しく不適切であることがわかる．非線形な量反応曲線を示すデータに対数線形性を適用することは誤った結果を導く例である．

ハザードの非線形な関係には**折れ線回帰**を適用するとよい．折れ線ハザードモデルを用いるには，折曲点の候補を与える必要がある．折れ線関数 Max{0, AGE-50} (AGE が 50 以下では 0, 50 以上では 45 度の直線) を〈AGE-50〉で示す．〈D-25〉なども定義し，もとの変数とすべての折れ線関数を共変量とした Stepwise Cox 回帰法を適用した結果，予後指数の式は近似的に

$$0.1\,\langle \text{AGE-35}\rangle - 0.2\,\langle \text{AGE-60}\rangle + 0.4\,\langle \text{AGE-65}\rangle + 9D - 9\,\langle \text{D-25}\rangle$$

となった．この式による予後指数の群ごとの平均値が図 2 の -■- である．3 つの Cox モデルでは年齢構成の違いの補正が行われている．通常の線形 Cox モデルで求めた反応曲線 (下方の 2 本) は 2 つとも実際に観察された曲線 (実線) と著しく異なっている．一方折れ線モデルは実線に絡んでおり，さらに年齢構成のわずかな違いも補正された自然な曲線を示している．この図は折れ線 **Cox** モデルの適合性の高さを示している．

3.　測定誤差

共変量が誤差を伴う値のときも，比例ハザード性が成立しないことがある．Cox モデルでの測定誤差の影響修正法は Nakamura (1992) により近似修正スコアとして提唱されたが，Augustin (2004) はその近似式が全尤度から局外母数 (nuisance parameter) であるベースラインハザードを消去して得られる **profile likelihood** の修正スコアとして導かれることを示した．さらに全尤度から導かれる profile likelihood を通常の尤度のように扱うことが Murphy and Van der Vaart (2000) により正当化されたことと合わせると，Nakamura (1992) の近似修正スコアは正確な修正スコアであることが帰結される．

誤分類を伴う離散変量を Cox モデルの共変量に用いるときの偏り修正法はいくつか提唱されているが，不自然な仮定を必要としない方法が最近 Zucker and Spiegelman (2008) によりロジスティックモデルのために開発された方法 (「測定誤差の評価」の項参照) を用いて導かれた．

［陳　征・中村　剛］

競合リスクモデル

competing risk model

1. 概　念

ある個体あるいは対象を経時的に観察し，注目している事象が発生するまでの時間，あるいは経時的な累積発生割合を推定する場面では注目している事象以外の原因，すなわち競合リスク (競合危険：competing risks) による観察打ち切りの発生が問題になる．

1 つのイベントに対して複数の原因やイベントタイプなどで分類し，1 つの原因またはイベントタイプが観測されれば他のそれらは観測できない (観察打ち切りが起こる) 場合がある．このとき，ある原因またはイベントタイプは他の原因またはイベントタイプとリスクを競合し，競合リスク要因と呼ばれる．例えば，心血管系の疾患の治療法または予防法の比較において，心血管系の疾患による死亡までの時間に関心をもつが，他の理由 (がん，事故など) で死亡してしまう場合があり，それにより「心血管系の疾患による死亡」は観測できなくなる．また，心血管系の疾患により死亡した症例においては「他の理由による死亡」は観測できない．つまり，「心血管系の疾患による死亡」と「他の理由による死亡」は互いに競合リスク要因である．このほか，あるイベントが注目するイベントの発現確率を変化させてしまうような場合も競合リスクイベントと呼ばれる (Gooley *et al.*, 1999)．特に，あるイベントが注目するイベントの発現確率を変化させてしまうが，注目しているイベントが発現しても観察は継続することができ，終了イベント (terminal event) の発現により観察が終了する場合は，最近では準競合リスク (semi-competing risk) とも呼ばれる (Fine *et al.*, 2001; Katsahian *et al.*, 2004)．例えば，白血病の治療としての骨髄移植後の治療の失敗までの時間を観察する場合，治療の失敗を白血病の再発または死亡のうちいずれか先に起こるイベントと定義することが多い．再発した症例でも観測を続ければ死亡は観測可能なイベントであり死亡により観測は終了する．死亡を「再発前の死亡」と定義することにより「再発」した症例においては「再発前の死亡」は観測できず，「再発前の死亡」症例においては「再発」は観測できない．このようにイベントタイプを定義することにより，それぞれのイベントタイプは互いに競合リスク要因となり，元来の競合リスクモデルの枠組みで取り扱うことができる．もし，ある再発予防方法についての効果を試験したい場合は「再発」により高い関心をもつかもしれない．

イベントが確認されずに観察が打ち切りになった個体は観察打ち切り例，またはセンサー (censor) 例と呼ばれる．注目するイベントよりも先にそれを妨げるイベントが発現し，観察が継続できずに観察打ち切りになることもある．生存時間解析では，通常，センサー例を含む標本を対象とする．推定に偏りを与えない観察打ち切りは無情報センサー (non-informative censoring) であり，無情報センサーであれば，観察打ち切りになった個体におけるそれ以降の将来のイベントの発現可能性は，いま観察打ち切りにならずに観察を継続している個体の将来のイベントの発現可能性と同じであることを仮定できる．また，このことが仮定できるのは無情報センサーのときのみである．競合リスクの間は一般には独立であるとはいえない．注目するイベントの発現を妨げるイベントは無情報センサーではなく，情報をもつセンサー (informative censoring) であることが多い．

医学・生物学データの解析で競合リスク要因間の独立性を仮定しているのをよくみかけるが，この仮定は多くの場合データから確認できない．生存時間関数の推定では Kaplan–Meier 推定量 (Kaplan and Meier, 1958．以下，KME と省略．「Kaplan–Meier 法」の項参照) がよく用いられるが，競合リスク要因が存在する場合，KME にはバイアスが入ることが知られている (Gaynor *et al.*, 1993; Schwarzer *et al.*, 2001; Southern *et al.*, 2006)．また，たとえ独立性を仮定できたとしてもその解釈には問題がある (Kalbfleisch and Prentice, 1980; Gaynor *et al.*, 1993; Pepe and Mori, 1993)．

競合リスクが存在するもとでのイベント発現までの時間の解析に関しては Kalbfleisch and Prentice (1980; 2002)，Lawless (2003)，Klein and Moeschberger (1997)，Marubini and Valsecchi (2004)，Pintilie (2006)，西川 (2008) に詳しい解説がされている．ただし，Pintilie (2006) は記号の定義に矛盾も散見されわかりにくい部分があるので注意が必要である．これらの文献は主に治療の有効性評価への応用という観点から説明がなされている．安全性評価への応用という観点からの解説は西川 (2006) などがある．

2. イベント発現までの時間の分布と推定

T を観測の起点から互いに競合するイベントのうち，いずれか最初のイベントが起きるまでの時間とする．ここでは連続変数であると仮定する．$J \in \{1, \ldots, m\}$ を競合リスク要因の原因またはタイプのカテゴリーとする．競合リスク要因は m 個の重複しないいずれか 1 つのカテゴリーに入るものとする．C を観察打ち切りまでの時間 (potential censoring time) とし，無情報センサーであることを仮定する．競合リスクモデルにおいて，時間 $T = t$ まで生存していたときに，次の瞬間に原因 j によるイベントまたはタイプ j のイベントが起こる率を意味する原因別ハザード (cause-specific hazard) 関数は重要であり，次式で定義される (Kalbfleisch and Prentice, 1980, p.167; 2002, p.251)．タイプ別ハザード (type-specific hazard, Kalbfleisch and Prentice, 2002, p.251)，機序別ハザード (mode-specific hazard (Lawless, 2003)) とも呼ばれる．ここでは原因別ハザードと呼ぶ．

$$\lambda_j(t) = \lim_{\Delta t \to 0} \frac{P(t \leq T < t + \Delta t, J = j | T \geq t)}{\Delta t}$$

$j = 1, \ldots, m$ (以下，同様なので省略する)

イベントの原因を区別しない全ハザード (overall hazard) および原因別の累積ハザードがそれぞれ以下のように定義される．

$$\lambda(t) = \sum_j^m \lambda_j(t)$$

$$\Lambda_j(t) = \int_0^t \lambda_j(s) ds$$

原因 j のイベントが時間 t までに発現する確率を意味する累積発生関数 (cumulative incidence function; CIF) は次式で定義される (Kalbfleisch and Prentice, 1980).

$$I_j(t) = P(T < t, J = j) = \int_0^t \lambda_j(u) S(u) du$$

ここに

$$S(t) = \exp\left\{ -\int_0^t \left(\sum_{j=1}^m \lambda_j(u) \right) du \right\}$$

であり，時間 t までにいずれのイベントも発現していない被験者の割合である．$I_j(t)$ は部分分布 (subdistribution) と呼ばれることもある．これは競合リスクの発生により $I_j(\infty) < 1$ となり，厳密には分布関数にはならないことに由来する．次の関係が成立する．

$$1 - S(t) = \sum_j^m I_j(t)$$

右辺は全 (事象) 累積発生関数 (overall incidence function) に相当する．そのほか，競合リスクが存在しないときと類似の関数である原因 j の部分分布のハザード (subdistribution hazard) が以下のように定義できるが，競合リスクが存在しないときと解釈が異なってくる．

$$\gamma_j(t) = \frac{-d(\log(1 - I_j(t)))}{dt}$$

$t_i\,(i = 1, \ldots, n)$，および $c_i\,(i = 1, \ldots, n)$，をそれぞれ被験者 i の互いに競合するイベントのうち最初のイベント発現までの時間，および無情報な観察打ち切りまでの時間とする．被験者 $i\,(= 1, \ldots, n)$ について観測されるデータは (u_i, δ_i, j_i) の組となっている．ここに，$u_i = \min(t_i, c_i)$，$\delta_i = I(t_i \leq c_i)$，$j_i \in \{1, \ldots, m\}$ である．ここに，I は観察打ち切りの表示子 (censoring indicator) で，( ) 内の関係が成立すれば 1，そうでなければ 0 をとる関数である．ただし，$\delta_i = 0$ のときは j_i は定まらない．競合リスク要因相互の間は独立である必要はない．原因 j の CIF は次式で推定される (CIF estimator; CIFE).

$$\hat{I}_j(t) = \sum_{k: t_{jk} \leq t} \frac{d_{jk}}{N_{jk}} \hat{S}(t_{jk}-)$$

ここに，t_{jk} は原因 j の k 番目のイベントが発現した時間，d_{jk} は時間 t_{jk} で原因 j のイベントを発現した被験者数，N_{jk} は t_{jk} の直前までいずれのイベントも発現せず，観察を継続している被験者数 (リスク集合の大きさ)，$\hat{S}(t-)$ は時間 t の直前までにいずれのイベントも発現していない確率の推定値で，(u_i, δ_i) を用いた KME による左連続の生存時間関数推定値に相当する．$\hat{S}(t)$ を推定する際，$\delta_i = 0$ の被験者の u_i が観察打ち切り (無情報センサー) として取り扱われる．観察打ち切りが競合するいずれのイベント発現までの時間とも独立であることは $\hat{S}(t)$ が不偏であるために必要な条件である．

$\hat{I}_j(t)$ の標準誤差 (SE) は Dinse and Larson (1986) の式などいくつかの方法により推定できるが，一般に計算式は複雑になる．もしイベントの原因を区別しない場合は Dinse and Larson (1986) の式は Greenwood (1926) の式に帰着する．

イベント発現までの時間の分布の見方として，そのほかに Pepe and Mori (1993) により提唱された条件付き確率 $CP_j(t)$ がある．$CP_j(t)$ は，競合リスクが存在するときに，競合リスクであるイベントを起こさず観察を継続できている個体が原因 j のイベントを時間 t までに発現する確率を与える．次式で定義できる．

$$CP_j(t) = \frac{P(T < t, J = j)}{1 - P(T < t, J \neq j)} = \frac{I_j(t)}{1 - \sum_{k=1,\ldots,m,k\neq j} I_k(t)}$$

$CP_j(t)$ の推定値は，上の式のそれぞれの $I_j(t)$ に $\hat{I}_j(t)$ を代入して求められる．分散は Pepe and Mori (1993) を参照して欲しい．

3. Kaplan–Meier 推定量を CIF の推定に用いることについて

競合リスク要因であるイベントが発現し，注目しているイベントの観察が継続できずに観察が打ち切りになることは，多くの場合無情報センサーではないにもかかわらず無情報センサー扱いをし，KME を用いて注目するイベントの累積発生率を推定すればバイアスが入ることはよく知られている．KME はイベントを発現していない確率を推定するので，累積発生率は $1-KME$ により推定される．過去には累積発生確率を $1-KME$ により推定している文献が数多くみられる．競合リスク要因であるイベントがたくさん発現するほど $1-KME$ と注目するイベントの CIFE の差は増大すること，および競合リスク要因であるイベントが発現しない間は $1-KME$ と注目するイベントの CIFE は一致していることを，Gooley *et al.* (1999) は KME の別の表現を用いてわかりやすく説明した．なお，いくつかの文献には，解釈には問題があると書いたうえで上記の KME により推定している関数を次のように示してある場合がある．

$$G_j(t) = \exp\left(-\int_0^t \lambda_j(x)dx\right) = \exp(-\Lambda_j(t))$$

$G_j(t)$ は一般に確率の意味として解釈できないことに注意が必要である．以下の関係が成り立つ．

$$I_j(t) \leq 1 - G_j(t) \leq 1 - S(t)$$

競合リスク要因が存在する場合にそれを無情報センサー扱いをすることの2つめの問題は (こちらの方があまり知られていないようであるが)，解釈において重要な点である．$1-KME$ による推定値を，もし競合リスク要因を排除できると仮定した場合の仮想的な想定での注目するイベントの発現確率とみなすこともありえるが，実際そういう状態にするには競合リスク要因を排除できるような治療や処置を行う必要がある．そしてそれがたとえできたとして，それでもなお注目するイベントの発現可能性には何の影響も与えずに競合リスク要因を排除できるであろうか，という点である．Kalbfleisch and Prentice (1980; 2002) はこの点について真摯な議論を展開しているので参照してほしい．$1-KME$ は現実には存在しないような仮想的な集団を対象とする推測になっている (Gooley *et al.*, 1999; Pepe and Mori, 1993)．Pepe and Mori (1993) にもわかりやすい議論がなされている．ただし，$1-KME$ による推定値を確率として解釈するのではなく，原因別ハザードの違いを視覚的に表現する方法としてみれば非常に有用かもしれない (Tai *et al.*, 2001)．

4. 検定について

原因別ハザード関数を比較する方法，および CIF を比較する方法について述べる．条件付き確率の検定については Pepe and Mori (1993) を参照してほしい．被験群および対照群における原因 j のハザード関数をそれぞれ $\lambda_{Tj}(t)$，$\lambda_{Aj}(t)$ とする．帰無仮説は $\lambda_{Tj}(t) = \lambda_{Aj}(t)$ である．原因 j のハザード関数についての検定は，通常の生存時間解析法のログランク検定 (「ログランク検定」の項参照) が流用できる．通常のログランク検定での分割表と同様にいずれかの群で原因 j のイベントが観測された時点ごとに，群と原因 j のイベントの状態 (有・無) の分割表を作成する．これ以降の議論は，各群の生存時間関数が同じという帰無仮説のもとで展開される通常のログランク検定についての議論と同様である．

2 群間での原因 j の CIF の差の検定は Gray (1988) の検定により行える．群 (T, A) の区別をするために各関数に上付きで T, A を付与する．帰無仮説：$I_1^{\mathrm{T}}(t) = I_1^{\mathrm{A}}(t)$ のもとでも $S^{\mathrm{T}}(t) = S^{\mathrm{A}}(t)$ や $\Lambda_1^{\mathrm{T}}(t) = \Lambda_1^{\mathrm{A}}(t)$ が成立するとは限らない．Gray 検定では部分分布のハザードの重み付き平均で検定統計量を構成する．この重みを変えることにより Gray 検定での直接の帰無仮説は $I_1^{\mathrm{T}}(t) = I_1^{\mathrm{A}}(t)$, $\gamma_1^{\mathrm{T}}(t) = \gamma_1^{\mathrm{A}}(t)$ または $I_1^{\mathrm{T}}(t)/(1-I_1^{\mathrm{T}}(t)) = I_1^{\mathrm{A}}(t)/(1-I_1^{\mathrm{A}}(t))$ と表現される．ログランク検定に対応する帰無仮説：$\gamma_1^{\mathrm{T}}(t)/\gamma_1^{\mathrm{A}}(t) = 1$ の場合，部分分布のハザードに関するリスク集合はその時点でリスクに曝されている個体および競合リスクを経験したことにより原因 1 のリスクから開放された個体から構成される．リスク集合の大きさの調整方法など Gray (1988) の検定の詳細については Marubini and Valsecchi (2004) などを参照してほしい．Gray の検定は R の library から利用できるようになった (cmprsk パッケージの

cuminc 関数).

5. 共変量のモデル化

共変量ベクトル z (p 次元) をもつ被験者の時間 t における原因 j のハザード関数 $\lambda_j(t,z)$ に対して比例ハザード性および対数線形性を仮定したモデルは以下のように表現される.

$$\lambda_j(t,z) = \lambda_{j0}(t)\exp(\beta_j{}'z)$$

ここに, $\lambda_{j0}(t)$ は原因 j のハザードについての基準ハザード関数 (共変量ベクトル $z=0$ の被験者の原因 j のハザード関数), β_j は原因 j のハザード関数への共変量の寄与を示す回帰係数 $\beta_j{}' = (\beta_{j1},\ldots,\beta_{jp})$ である. β_j の推定には, 競合するイベントを発現した被験者を形式的にはその時点での観察打ち切り例として扱うような, 部分尤度の最大化を行う. リスク集合はいずれのイベントも発現していない被験者から構成される (「Cox の比例ハザードモデル」の項参照).

Fine and Gray (1999) は CIF への直接の回帰モデルを提案した. 共変量ベクトル z (p 次元) をもつ被験者の時間 t における原因 j の部分分布のハザード関数 $\gamma_j(t,z)$ に対し, 比例ハザード性および対数線形性を仮定し, 推定には部分尤度を最大化する方法を用いるが, リスク集合の定義は通常の比例ハザードモデルの部分尤度とは異なる. Gray の検定と同様の理由で, いずれのイベントも発現していない被験者のほかに, 競合するイベントを発現した被験者はリスク集合に残り続ける. CIF を直接モデル化する別な方法も Klein and Andersen (2005) により提案された.

6. 視覚的な要約表示

競合リスクモデルでの解析の視覚的な要約として CIFE のみを表示している文献は数多いが, 結果の解釈には競合リスクであるイベントの発現状況をみておくことが重要である. この観点から有用な表示方法を Nishikawa *et al.* (2006) の表 1 のデータの一部を用いて紹介する. 競合するイベントは「初発 AE1 の発現」と「初発 AE1 の発現前の中止」の 2 つを考え, ここではそれぞれタイプ 1 ($J=1$), タイプ 2 ($J=2$) と呼ぶ. 注目しているイベントはタイプ 1 のイベントであり, タイプ 2 のイベントは終了イベントである. 以下に 25 名の被験者の最初のイベント発現までのデータを (ID, イベントタイプ, 時間) として再現した. ただし, イベントタイプ 0 は計画した試験期間の終了による観察打ち切り (無情報センサー) を示す.

(1,2,60), (2,1,119), (3,1,100), (4,2,30), (5,2,61), (6,2,31), (7,1,105), (8,1,63), (9,1,69), (10,1,70), (11,2,93), (12,2,83), (13,2,35), (14,2,12), (15,1,58), (16,2,43), (17,2,36), (18,0,142), (19,2,120), (20,2,80), (21,1,140), (22,1,144), (23,1,147), (24,1,130), (25,0,141).

25 人中 11 人に注目しているイベントが発現しているので, 単純な割合により計算した発現率は 0.44 である. 図 1 にタイプ 1 およびタイプ 2 のイベントの CIFE を示した. 図 1 では注目しているタイプ 1 のイベントの累積発生率は左側の縦軸で読むが, タイプ 1 と競合するタイプ 2 のイベントの累積発生率は右側の縦軸で読む. 右側の縦軸は下方向へ向かって増加を示す. 競合するイベントの累積発生率曲線を左側の軸で読めば, それは注目しているイベントを発現する可能性をもつ被験者の, 全被験者に対する経時的な割合となる. 左縦軸での破線と実線の距離は, ある時点 t までに観察を継続していて注目しているイベントも競合するイベントもまだ発現していない被験者の, 全被験者に対する経時的な割合 $\hat{S}(t)$ を示す. $I_1(t)+I_2(t)\le 1$ という制約があるので, $I_2(t)$ が増大すれば $I_1(t)$ は増えることができない. すなわち, 競合するイベントが多発すれば注目しているイベントの発現は多くならない. 図 1 では左縦軸で読む破線に対する実線の比率が「条件付き確率」$\widehat{CP}_1(t)$ となる. 競合するイベントが発現せずに観察を継続できた場合, $t=147$ までに全員において注目しているイベントが発現していることがわかる.

[西 川 正 子]

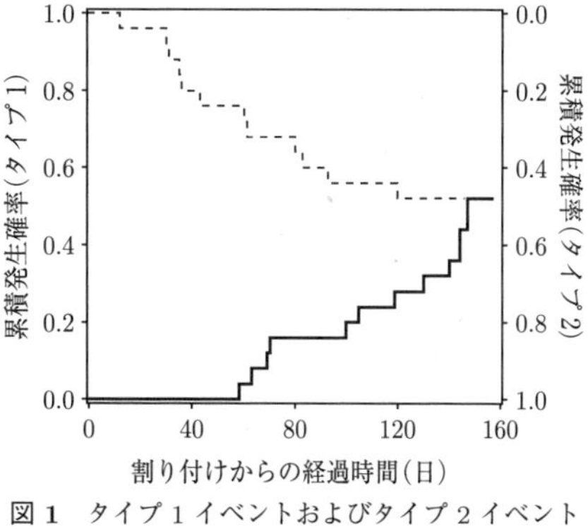

図 1　タイプ 1 イベントおよびタイプ 2 イベントの CIFE
——：タイプ 1 イベント, - - -：タイプ 2 イベント.

区間打ち切りデータの解析

analysis of interval-censored data

1. 概念

イベントの発生時点を正確に知ることができず,ある時点から別なある時点までに発生した,という観察打ち切りになった時間の幅 (censoring interval,以降,観察打ち切りになった区間,と呼ぶ) として得られる場合,これを区間打ち切りデータ (interval-censored data) と呼ぶ.区間打ち切りデータは,例えば,事象の発生が検査をして初めてわかる場合 (感染の有無,増悪の有無) など,いつ発生したかは正確には不明で,ある時点での発生の有無のみがわかるときにみられる.このような場合,イベントの正確な発生時点は経時的な検査で発生「なし」であった最後の検査日と発生「あり」であった最初の検査日の間,ということでしかわからない.すべての個体において検査時が同じであれば grouped survival data の解析方法を用いることができる.しかし,図1に示すように,検査は定期的に計画されている場合であっても検査時点には前後数日から数カ月の許容幅が設定されている.観察開始時点から遅い時点であるほど許容幅は長く設定されていることが多い.また,患者 (被験者・個体) が来院しなかったり予定日と異なる日に来院することも多い.観察が打ち切りになった検査時点が同じであっても観察打ち切りになった区間は図1の被験者2の例で示すように厳密には異なる場合も多い.その結果,観察打ち切りになった区間は個体により端点が異なり,長さも異なり,他の個体の観察打ち切りになった区間とのオーバーラップも発生することになる.

2. 区間打ち切りデータのタイプ

T を観測の起点からイベントが起きるまでの時間,$[L, R] (L \geq R)$ を T が観察打ち切りになった区間とする.すなわち,$T \in [L, R]$ である.特別な場合として,$L = R$ であれば T が正確に観測できる場合を,$L = 0$ であれば左側打ち切りを,$R = \infty$ であれば右側打ち切りデータを示す.

$0 < L, R < \infty$ である観察打ち切りになった区間 (狭義の区間打ち切りデータ) を1個以上含む場合,ケース2 (case II) 区間打ち切り (Groeneboom and Wellner, 1992) と呼ばれる.図1の場合はこれに該当する.すべての個体について検査が1回限りの場合,得られるデータは $L = 0$ または $R = \infty$ となり,ケース1 (case I) 区間打ち切り (Groeneboom and Wellner, 1992) と呼ばれる.例えば,薬物のがん原性を調べる動物実験では,観察期間を定めて,観察期間中に死亡した動物はその時点で,観察終了時点まで生存した動物は観察終了時点で解剖され,がんがある臓器に発現しているか否かが観測される.T の終点が区間打ち切りになるだけではなく,T の起点も区間打ち切りになる場合,2重の区間打ち切り (doubly censored data (De Gruttola and Lagakos, 1989), doubly interval-censored data (Sun, 1995)) と呼ばれる.例えば,T が AIDS の感染から発病までの時間 (潜伏期間) である場合,感染の有無も発病の有無も検査をして初めてわかるので AIDS の潜伏期間は2重の区間打ち切りデータとして観測される.観測対象である集団の一部の個体については正確なイベント発現時間が得られているが,そのほかの個体については区間打ち切りデータとしてのみ得られている場合,特に部分的区間打ち切りデータ (partly interval-censored data) とも呼ばれる (Peto and Peto, 1972).

```
            検査時点1   時点2   時点3     最終検査
              ├────────┼──────┼─────────┼──→ 時間
  被験者1    ○         ○       ×                  区間打ち切り
  被験者2    ○━━━━━━━━━━━━━━━×                  区間打ち切り

  被験者3    ○         ○       ─         ○      右側 (観察完了) 打ち切り
  被験者4    ○         ─       ─         ─      右側 (観察途中) 打ち切り
```

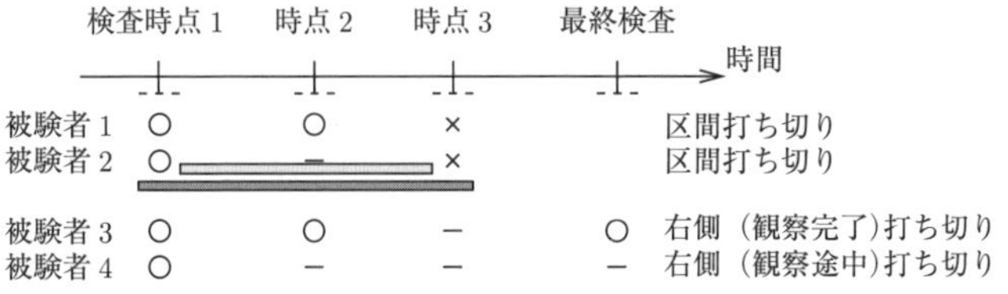

○:検査によりイベントが発生していないことを確認　　--:検査時点の許容幅
×:検査によりイベントが発生したことを確認　　　　　▭:被験者2の観察打ち切りになった区間 (最短)
─:検査に来院せず　　　　　　　　　　　　　　　　　▬:被験者2の観察打ち切りになった区間 (最長)

図1　区間打ち切りデータ

3. 代入による簡便な解析方法

正確なイベント発現時間や右側打ち切りデータはそのまま用いるが，区間打ち切りデータに対してはある値を代入 (imputation) した後，既存の (正確なイベント発現データと右側打ち切りデータを対象とする) 生存時間解析の手法を適用する方法は，その簡便さと汎用ソフトウェアの豊富さから広くなされているようである．観察打ち切りになった区間に対して 1 点を代入する方法としては観察打ち切りになった区間の右端，中点，左端代入 (Law and Brookmeyer, 1992) や，観察打ち切りになった区間の上での確率的な代入，期待値代入 (Gauvreau *et al.*, 1994) などがある．確率的に 1 点を代入するには観察打ち切りになった区間の上での分布を既存の別なデータより推定し，その密度関数を用いて確率的に代入データを発生させる．その他，多重代入法 (multiple imputation, Rubin, 1987) を利用したアプローチもある (Taylor *et al.*, 1990; Pan, 2000 など).

1 点を代入する方法では，実際は正確なイベント発現時間は未知であるのに代入値があたかも正確なイベント発現時間であるかのように取り扱うので，標準誤差 (SE) の推定は過小評価になっている．観察打ち切りになった区間が広かったり個体によって変化する場合などは推定値にバイアスが入る (Law and Brookmeyer, 1992). また，区間打ち切りデータに対して観察打ち切りになった区間の左端，中点，右端を代入して，Kaplan–Meier 法 (「Kaplan–Meier 法」の項参照) により生存率の推定を行う場合，個人の生存時間はこの 3 とおりの間で必ず左端，中点，右端代入の順に長くなるにもかかわらず，集団としてのデータに右側打ち切りデータが存在する場合，集団としての生存率は左端代入時の生存率 $\leq$ 中点代入時の生存率 $\leq$ 右端代入時の生存率とは限らない現象が起こる (Nishikawa and Tango, 2003a; 2003b). 右側打ち切りデータが存在するとき，左端，中点，右端を代入する方法の間では多くの場合には中点代入が平均 2 乗誤差を小さくするが，右端代入は必ずしも生存率の過大評価というわけではない (Nishikawa and Tango, 2003b).

4. 区間打ち切りデータとしての解析方法

観測データがケース 2 区間打ち切りデータとして得られる場合をここではとりあげる．$T_i\ (i = 1, \ldots, n)$ を i 番目の個体の観測の起点からイベントが起きるまでの時間で連続変量とし，独立に同一の生存時間関数 $S(t) = P(T > t)\,(0 < t < \infty)$ に従うと仮定する．$F(t) = 1 - S(t)$ とする．$[L_i, R_i]\,(L_i \geq R_i)$ を T_i が観察打ち切りになった区間とする．各被験者について，観察打ち切りになった区間 (図 1 の状況では検査時点) はイベント発現までの時間とは独立であること (無情報センサー) を仮定する．このとき，n 個の観測値より得られる尤度は次のように表現できる．

$$L = \prod_{i=1}^{n} (F(R_i+) - F(L_i))$$

ここに，$F(t+) = \lim_{\Delta t \to 0+} F(t + \Delta)$. 生存関数のノンパラメトリックな最尤推定量 (NPMLE (Peto, 1973; Turnbull, 1976)) は，一般には明示的な式 (closed form) としては解けないので，反復計算が必要となる．アルゴリズムとしては iterative convex minorant アルゴリズム (Groeneboom and Wellner, 1992; Jongbloed, 1998) の方が計算時間が短いが，自己一致 (self-consistency) アルゴリズム (Turnbull, 1976) は単純でわかりやすく SAS のコードも簡単に書ける (Lindsey and Ryan, 1998).

狭義の区間打ち切りデータがない場合は NPMLE は Kaplan–Meier 推定量 (「Kaplan–Meier 法」の項参照) と一致する．時間軸上の同等集合の上ではどこに確率分布をもっていても L は同じになるので，NPMLE は同等集合の上では一意に定義できない．そのためその上では階段関数 (piecewise constant step function) または線形内挿法 (linear interpolation) を用いたりする．時点ごとの SE や信頼区間の推定には対数尤度の 2 階微分の逆数を用いたり (Turnbull, 1976; Sun, 2005, p.71)，ブートストラップ法を用いたりする (Samuelsen, 1994; Sun, 2001). サンプルサイズが増加すると未知のパラメータ数も増加するので古典的な最尤推定量の理論を直接的に適用できない．そのため，NPMLE の漸近分布理論は完全には解決されていない (Sun, 2005).

2 標本検定の方法としてはログランク検定を拡張した Zhao and Sun (2004) や $S(t)$ を直接比較した Fang *et al.* (2002) の方法などが，共変量効果のモデル化としては比例ハザードモデルを仮定した Finkelstein (1986)，田町・渡辺 (1984)， Satten (1996) の方法などがある．Sun (2005) には区間打ち切りデータに関するさまざまなテーマが解説されているので参照してほしい．

[西 川 正 子]

再発事象データの解析

analysis of recurrent event data

再発事象 (recurrent events) は，同一個体上に繰り返し起こる事象である．気管支喘息における喘息発作，免疫機能の低下による感染症の繰り返し，表在性膀胱がんの再発などがその例である．医学研究では，治療法などが異なる複数の患者集団があって，再発数 (または再発率) の平均を集団間で比較することがしばしば行われる．

1. 事象数の表記

再発事象は, 時間上で事象系列を形成する．個体 i について, 治療開始などの基準となる時点 (ゼロとおく) から，ある時間 t が経過するまでの区間 $(0, t]$ に起きた事象数を $N_i(t)$ $(i = 1, \ldots, n)$ で表す．なお，$N_i(0) = 0$ である．また，ある微小区間 $[t, t + dt)$ での事象数を $dN_i(t)$ で表す．Riemann–Stieltjes 積分を用いると，$N_i(t) = \int_0^t dN_i(s)$ が成り立つ (微小区間での事象数を 0 から t まで積み合わせると $N_i(t)$ が得られる)．一方，個体の追跡はある時点で打ち切られる．時点 t で追跡を受けている状態 (つまり at risk) か否かを表す指示変数を $Y_i(t)$ で表す．追跡を受けているなら 1，それ以外は 0 である．一方，治療法や患者背景などをまとめた共変量ベクトルを Z_i で表す．

2. セミパラメトリック解析

個体 i の事象系列は, **強度関数** (intensity function) によって特徴づけられる．時点 t での強度関数は，t より前の事象の生起に関する履歴 $H_{i,t} = \{N_i(s) : 0 < s < t\}$ (t までに事象数がどう増えてきたかの記録) を与えたもとでの時点 t での瞬間生起率に相当し，

$$\lambda_i(t; H_{i,t}) = \lim_{dt \to 0} \left[\frac{\Pr(dN_i(t) = 1 | H_{i,t})}{dt} \right]$$

で定義される．ここで，同時に複数の事象は起こらないと仮定している．強度関数は，生存時間解析における**ハザード関数** (hazard function) に相当する．

強度関数に関して，次の乗法効果モデルを考える (Andersen *et al.*, 1993)．

$$\lambda_i(t; H_{i,t}, Z_i) = \lambda_0(t) \exp(X_i(t)'\beta) \quad (1)$$

$\lambda_0(t)$ はベースライン強度関数，β は回帰パラメータである．$X_i(t)$ は，共変量 Z_i に加えて，履歴 $H_{i,t}$ から得られる変数 (例えば，t 直前までの事象数) を含む．このモデルは，時点 t での事象生起のリスクは，$X_i(t)$ だけによって説明され，かつ，(2) 式の形で規定されることを仮定している (Lin *et al.*, 2000b)．以上の仮定が正しいもとで，部分尤度に基づいた β に関する推測が可能である (Andersen *et al.*, 1993)．これは $\lambda_0(t)$ を指定しないセミパラメトリックな回帰分析であり，**Cox の比例ハザード解析**の拡張となっている．しかし，個体内の事象間の相関構造は一般に複雑であり，これを履歴 $H_{i,t}$ を用いて正しく指定することは困難である．データを用いてのモデル診断も一般に困難である．したがって，以上の解析は，個体内相関構造の検討も含めた探索的な解析と考えられる．

別の解析のアプローチとして，**率関数** (rate function) に基づく解析がある．率関数とは，強度関数 $\lambda_i(t; H_{i,t}, Z_i)$ を履歴 $H_{i,t}$ について期待値 (平均) をとったものと定義される．すなわち，率関数 $\rho_i(t; Z_i)$ は，$\rho_i(t; Z_i) = E\{\lambda_i(t; H_{i,t}, Z_i)\}$ を満たす．モデル化の観点からは，率関数は，想定しうる個体内相関構造のすべてを強度関数として表現し，これらの平均をとったものと考えられる．率関数は，事象系列の周辺特性であり，一般に事象系列を完全に特定するものではないが，事象生起率の期待値として解釈はしやすい．特定の個体内相関構造を指定しないことから，共変量 Z_i の効果に関して頑健な推測が期待できる．次の乗法効果モデルを考える．

$$\rho_i(t; Z_i) = \rho_0(t) \exp(Z_i'\beta) \quad (2)$$

$\rho_0(t)$ はベースライン率関数，β は回帰パラメータである．強度関数に基づく解析と同様に，$\rho_0(t)$ を指定しないセミパラメトリックな回帰分析が可能である．回帰パラメータの推定関数としては，

$$S(\beta) = \sum_{i=1}^{n} U_i(\beta) \quad (3)$$

ここに，

$$U_i(\beta) = \int_0^\infty Y_i(t) Z_i \{dN_i(t) - \hat{\rho}_0(t) \exp(Z_i'\beta) dt\}$$

$$\hat{\rho}_0(t) dt = \frac{\sum_{j=1}^n Y_j(t) dN_j(t)}{\sum_{j=1}^n Y_j(t) \exp\{Z_j'\beta\}}$$

である．なお，$\hat{\rho}_0(t)$ を β=0 とおいて 0 から

t まで積分したものは，Nelson–Aalen 推定量（後述）に一致する．推定関数 (3) 式をゼロとおいて求めた解が回帰パラメータの推定量 $\hat{\beta}$ である．$\hat{\beta}$ の分散推定は，サンドイッチ型のロバスト分散推定量 $W = \hat{I}^{-1}(\hat{\beta})\hat{V}(\hat{\beta})\hat{I}^{-1}(\hat{\beta})$ を用いる．ここに，$\hat{I}(\hat{\beta}) = -\left[\partial S(\beta)/\partial\beta'\right]_{\beta=\hat{\beta}}$，$\hat{V}(\hat{\beta}) = \sum_{i=1}^{n} U_i(\hat{\beta})U_i(\hat{\beta})'$ である．

3. 適用例

表 1 は，慢性的肉芽腫症における重症感染症に対するインターフェロン γ (IFN-γ) の抑制効果を調べたプラセボ対照 2 重盲検無作為化試験 (International Chronic Granulomatous Disease Cooperative Study Group, 1991) において，追跡期間中の感染数を治療群別に集計したものである．すべての患者は解析時点まで追跡され，多くは 10 カ月前後の追跡期間であった．感染症数は IFN-γ 群の方が少ない傾向が認められる．

表 1　患者当たりの感染数の分布

感染数	IFN-γ	プラセボ
0	49 (77.8%)	35 (53.9%)
1	9 (14.3%)	20 (30.8%)
2	4 (6.4%)	3 (4.6%)
3	1 (1.6%)	4 (6.2%)
4	0	1 (1.5%)
5	0	1 (1.5%)
6	0	0
7	0	1 (1.5%)
合計	63	65

図 1 は，Nelson–Aalen 推定量を用いて，群別に累積感染率を推定した結果である．なお，この推定量は，時点 s で追跡を受けている個体数を $Y.(s) = \sum_i Y_i(s)$，微小区間 $[s, s+ds)$ での感染数の合計を $dN.(s) = \sum_i Y_i(s)dN_i(s)$ で表すと，$R(t) = \int_0^t dN.(s)/Y.(s)$ で与えられる．例えば，治療開始から 1 年後までに，IFN-γ 群では，1 人当たり平均約 0.4 回，プラセボ群では約 1.2 回の感染を経験すると推定されている．

共変量 Z_i に関して，個体 i が IFN-γ 群なら

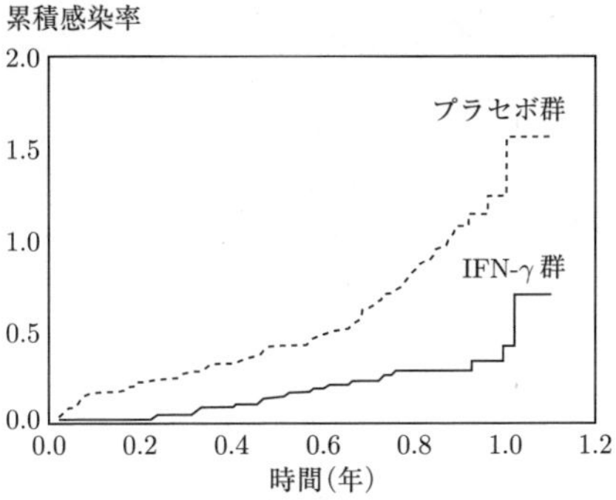

図 1　群別の累積感染率の推定値

$Z_i = 1$，プラセボ群なら $Z_i = 0$ とおく．率関数に関する乗法効果モデル (2) 式の回帰パラメータ β の推定値 $\hat{\beta}$ は -1.10，$\exp(\hat{\beta})$ は 0.33 であり，IFN-γ 群の感染率はプラセボ群の感染率の 3 分の 1 という結果である．ロバスト分散推定量に基づく $\exp(\beta)$ の 95%信頼区間は，(0.18, 0.62) である．なお，群間で感染率が等しいという帰無仮説 ($\beta = 0$) に対するスコア検定の両側 p 値は 0.0008 であり，高度に有意である．

以上では，乗法効果モデルを考えたが，加法効果モデルを考えることもできる．

$$\rho_i(t; Z_i) = \rho_0(t) + Z_i{}'\beta$$

さらに，共変量の効果（例えば，治療効果）が時間とともに変化する時間依存性効果を扱うこともできる．これらの解析も含め，R による解析パッケージが開発されている (Martinussen and Scheike, 2006).

以上では，事象数の解析を考えたが，事象時間の解析も考えられる．一方，事象の生起時点が正確には観察されず，区間内の事象の数や有無のデータを解析することもある．また，実際には，追跡打ち切りが事象系列と独立でないことや，死亡など事象系列の終了を表す事象の扱いが問題になることがある．これらの問題も含め，再発事象データの解析全般については，例えば，Cook and Lawless (2007) を参照されたい．

［松 井 茂 之］

重回帰分析

multiple regression analysis

分析の目的となる変量 y および関連した p 個の変量 $x_1,\ldots,x_p$ の組 $(y_i,\ x_{i1},\ldots,x_{ip})$ に対し，y の変動を $x_1,\ldots,x_p$ の関数として

$$y_i = f(x_{i1},\ldots,x_{ip}) + \varepsilon_i,\quad i=1,\ldots,n \tag{1}$$

と想定するモデルを回帰モデルと総称する．このとき，y は目的変数あるいは従属変数といい，対応する $x_1,\ldots,x_p$ は説明変数，独立変数などと呼ばれる．特に (1) の関数 f として 1 次式とした

$$y_i = \beta_0 + \beta_1 x_{i1} + \cdots + \beta_p x_{ip} + \varepsilon_i \tag{2}$$

を線形重回帰モデル (linear multiple regression model) という．ここで，$\beta_0,\beta_1,\ldots,\beta_p$ は回帰式を特徴づける未知パラメータで，β_0 を定数項もしくは y 切片，$\beta_1,\ldots,\beta_p$ を偏回帰係数あるいは単に回帰係数という．ε_i は誤差項を表す確率変数で

(A-1) 期待値は 0：$E[\varepsilon_i]=0$

(A-2) 分散は i によらず一定：$V[\varepsilon_i]=\sigma^2$

(A-3) 共分散は 0：$\mathrm{Cov}[\varepsilon_i,\varepsilon_{i'}]=0\quad (i\neq i')$

の 3 条件を満足すると仮定する．また，

(A-4) ε_i は正規分布に従う

とされることが多い．

重回帰分析では説明変数 $x_1,\ldots,x_p$ は確率変数ではなく定数とみなされ，連続的な変量でなくてもよい．特に 0 と 1 の値のみをとるダミー変数とすると分散分析 (analysis of variance; ANOVA) モデルとなり，さらに連続的な共変量を加えたモデルは共分散分析 (analysis of covariance; ANCOVA) モデルという．

(2) のモデルを線形という理由は回帰式がパラメータの線形結合になっているためである．例えばモデルが多項式

$$y_i = \beta_0 + \beta_1 x_i + \beta_2 x_i^2 + \cdots + \beta_p x_i^p + \varepsilon_i \tag{3}$$

となっている場合，y_i は x_i の線形式ではないが，$x_{ik}=x_i^k$ とおくことにより (3) 式は (2) 式に帰着される．(3) 式は特に多項式回帰と呼ばれるが線形回帰モデルの一種である．

重回帰分析モデルの理論ではベクトルと行列表示が不可欠である．ベクトルと行列を

$$\boldsymbol{y}=\begin{pmatrix} y_1\\ y_2\\ \vdots\\ y_n\end{pmatrix},\quad X=\begin{pmatrix} 1 & x_{11} & \cdots & x_{1p}\\ 1 & x_{21} & \cdots & x_{2p}\\ \vdots & \vdots & \vdots & \vdots\\ 1 & x_{n1} & \cdots & x_{np}\end{pmatrix},$$

$$\beta=\begin{pmatrix} \beta_0\\ \beta_1\\ \vdots\\ \beta_p\end{pmatrix},\quad \varepsilon=\begin{pmatrix} \varepsilon_1\\ \varepsilon_2\\ \vdots\\ \varepsilon_n\end{pmatrix}$$

と定義すると (2) 式のモデルおよび誤差項に関する (A-1)～(A-4) の 4 つの仮定は

$$y = X\boldsymbol{\beta}+\boldsymbol{\varepsilon},\quad \boldsymbol{\varepsilon}\sim N_n(\boldsymbol{0},\sigma^2 I) \tag{4}$$

と簡潔に表現される．ここで $N_n(\boldsymbol{0},\sigma^2 I)$ は期待値ベクトル $\boldsymbol{0}$ (すべての成分が 0 のベクトル)，分散共分散行列 $\sigma^2 I$ の n 変量正規分布である (I は n 次の単位行列)．

未知ベクトル $\boldsymbol{\beta}$ の推定値 $\boldsymbol{b}=(b_0,b_1,\ldots,b_p)^T$ を導出する (上付き添え字の T は行列およびベクトルの転置記号)．最小 2 乗基準

$$Q=(\boldsymbol{y}-X\boldsymbol{b})^T(\boldsymbol{y}-X\boldsymbol{b})$$

を $\boldsymbol{\beta}$ で偏微分して $\boldsymbol{0}$ とおくことにより

$$X^T(\boldsymbol{y}-X\boldsymbol{b})=\boldsymbol{0} \tag{5}$$

となるので，これを解き b は

$$\boldsymbol{b}=(X^TX)^{-1}X^T\boldsymbol{y} \tag{6}$$

により求められる．すなわち (6) 式の $\boldsymbol{b}$ は $\boldsymbol{\beta}$ の最小 2 乗推定値であるが，誤差の正規性の仮定のもとでは最尤推定値でもある．なお，(5) 式は正規方程式 (normal equation) と呼ばれるが，これは X の各列ベクトルと残差ベクトル (後述) $\boldsymbol{y}-X\boldsymbol{b}$ との間の内積が 0 すなわち垂直である (normal to) という意味もある．

推定値 $\boldsymbol{b}$ は，これを確率変数とみたとき

$$E[\boldsymbol{b}]=\boldsymbol{\beta},\quad V[\boldsymbol{b}]=\sigma^2(X^TX)^{-1} \tag{7}$$

であることが示される．目的変数の予測値ベクトル $\hat{\boldsymbol{y}}=X\boldsymbol{b}$ は

$$\hat{\boldsymbol{y}}=X(X^TX)^{-1}X^T\boldsymbol{y}=H\boldsymbol{y} \tag{8}$$

と表され，残差ベクトル $\boldsymbol{e}=\boldsymbol{y}-\hat{\boldsymbol{y}}$ は

$$\boldsymbol{e}=(I-X(X^TX)^{-1}X^T)\boldsymbol{y}=(I-H)\boldsymbol{y} \tag{9}$$

となる．$H=\{h_{jk}\}=X(X^TX)^{-1}X^T$ は (8) 式より，$\boldsymbol{y}$ に作用させると $\boldsymbol{y}$ にハットをつけた予測値 $\hat{\boldsymbol{y}}$ となることからハット行列とも呼ばれる．誤差分散 σ^2 の推定値は，残差 2 乗

和を $SS_R = \boldsymbol{e}^T\boldsymbol{e} = \sum_{i=1}^n e_i^2$ としたとき，$s^2 = SS_R/(n-p-1)$ によって与えられる (誤差分散 σ^2 の不偏推定量)．目的変数 y の観測値および予測値の偏差平方和をそれぞれ

$$SS_T = \sum_{i=1}^n (y_i - \bar{y})^2, \quad SS_M = \sum_{i=1}^n (\hat{y}_i - \bar{y})^2$$

としたとき，平方和の分解

$$SS_T = SS_M + SS_R \tag{10}$$

および対応した自由度の分解

$$(n-1) = p + (n-p-1) \tag{11}$$

が成り立ち，これが重回帰分析の分散分析で用いられる．$F = \{SS_M/p\}/\{SS_R/(n-p-1)\}$ は帰無仮説 $H_0 : \beta_1 = \cdots = \beta_p$ のもとで自由度 $(p, n-p-1)$ の F 分布に従うので，これを用いて説明変数が全体として目的変数の変動を説明しているかどうかの検定ができる．

(7) 式より回帰係数 b_j の標準誤差は，$(X^TX)^{-1}$ の第 (j,j) 要素を c_{jj} としたとき $SE[b_j] = \sqrt{s^2 c_{jj}}$ となるので，偏回帰係数 β_j に関する仮説

$$H_0 : \beta_j = 0 \quad \text{vs.} \quad H_1 : \beta_j \neq 0$$

の検定は，$T_j = b_j/\sqrt{s^2 c_{jj}}$ が自由度 $(n-p-1)$ の t 分布に従うことを利用して実行される．説明変数間の相関が高いときは X^TX が特異行列に近く c_{jj} が大きくなることがある．これを**多重共線性** (multicolinearity) という．このときは回帰係数の推定値が不安定になり，本来正であるべき値が負になったりもする．偏回帰係数 b_j の解釈は「x_j 以外の説明変数値を一定にしたままで x_j を 1 単位変化させたときの y の変化量」とされることが多いが，正確ではない．「x_j 以外の変数で y を説明した残りを x_j が説明する量」とすべきである．特に多重共線性が存在する場合には x_j 以外を一定に保ったまま x_j を単独で動かすことは実際的ではない．多重共線性の解消法として最も簡便な方法は，説明変数のなかで他と相関が高く実質科学上あまり必要でない変量の除去である．

目的変数の観測値と予測値との間の相関係数 R を**重相関係数** (multiple correlation coefficient) といい，その 2 乗 R^2 を**決定係数**という．決定係数は $R^2 = SS_M/SS_T$ となることが示される．また (10) 式より $R^2 = 1 - SS_R/SS_T$ である．決定係数は目的変数の変動のうち説明変数によって説明される割合を示す値で 1 に近いほど説明変数の説明力があると判断される．上述の回帰式に関する包括的な F 検定で有意であっても R^2 があまり大きくない場合には重回帰モデルの予測力は大きくないと解釈される．

決定係数の定義式 $R^2 = 1 - SS_R/SS_T$ の SS_R および SS_T を各自由度で割った ${R^*}^2 = 1 - \{SS_R/(n-p-1)\}/(SS_T/(n-1)\}$ を自由度調整済み決定係数という．決定係数は説明変数を増やすと必ず増えるが，**自由度調整済み決定係数**は説明力の弱い説明変数をモデルに取り込むと減少する．そのため，自由度調整済み決定係数が最大となる変数の組み合わせを採用するという説明変数の選択の基準として用いられる．

上述の各統計量は Excel や各種統計ソフトウェアで標準的に出力される．しかしそれらだけでは適切な重回帰分析としては不足である．特に仮定 (A-1)〜(A-4) の妥当性のチェックは重要である．回帰モデルの妥当性のチェックの方法論は**回帰診断** (regression diagnostics) と総称される．回帰診断の第 1 歩はグラフ表示による残差 $e_1, \ldots, e_n$ の検討で，残差を予測値あるいは各説明変数の値に対してプロットすることにより視覚的に仮定 (A1)〜(A4) をチェックする．残差そのものでなく，(9) 式より H の第 (i,i) 要素 h_{ii} を用いて $V[e_i] = \sigma^2(1-h_{ii})$ であるので，誤差分散 σ^2 に推定値 s^2 を代入した標準化残差 $e_i^* = e_i/s\sqrt{1-h_{ii}}$ は n が大きいとき近似的に $N(0, 1)$ に従うことから e_i^* が用いられることもある．ほかにも種々の診断統計量が提案されている (例えば Chatterjee and Hadi, 2006 参照)．　　　　［岩崎　学］

平均への回帰

regression toward the mean

平均への回帰の語源，というより回帰 (regression) という用語そのものの語源は Galton (1886) にさかのぼる．この歴史的論文では両親の身長 (父親と母親の身長の平均) x とその子どもの身長 y との関係式として回帰式

$$y = 68.1 + 0.74(x - 68.3)$$

を得ている (単位：インチ)．これより，両親の身長が両親全体の平均値 68.3 インチよりも 1 インチ高い 69.3 インチのとき，その子どもの身長は子ども全体の平均値 68.1 インチよりも高いがその差はたかだか 0.74 インチであり，両親の身長の全体平均との差 1 インチよりも小さく平均に近づいている．当時の英国では身長が高いことが身分の高さのひとつの象徴であり，背の高い両親から生まれた子どもが世代を経るにつれ平均値に近づいて権威が失われる恐れがあるとし，Galton はこの現象を凡庸への回帰 (regression towards mediocrity) と呼んで憂慮した．Pearson and Lee (1903) も歴史的に有名な文献で，よく引き合いに出される父親と息子の身長の関係に加え，各個体の両腕を広げた長さやひじから指先までの長さを，親子，兄弟，夫婦などについて広範に調査した結果を掲載している．

平均への回帰は，上の例のように同じ種類の測定値を同一個体や親子のように関係のある個体どうしにつき 2 つ得る場合に生じる現象である．n 組の測定値 $(x_1, y_1), \ldots, (x_n, y_n)$ の平均値と分散，共分散，相関係数をそれぞれ $\bar{x}, \bar{y}, s_x^2, s_y^2, s_{xy}, r\ (= s_{xy}/(s_x s_y))$ としたとき，x から y への回帰直線は $b = s_{xy}/s_x^2 = r(s_y/s_x)$ として

$$y = \bar{y} + b(x - \bar{x}) \tag{1}$$

と表される．簡単のため x と y の分散が等しい ($s_x^2 = s_y^2$) とすると，(2) 式の回帰直線は

$$y = \bar{y} + r(x - \bar{x}) \tag{2}$$

となる．多くの例では $0 < r < 1$ であるので

$$|y - \bar{y}| < |x - \bar{x}| \tag{3}$$

が成り立つ．回帰直線は x が与えられたときの y の条件付き期待値を求める式であるので，(2) 式および (3) 式から次のことがいえる．

1)　x のある値 x_0 が全体の平均値 $\bar{x}$ よりも大きい (小さい) とき，対応する y の条件付き期待値 y_0 も全体の平均値 $\bar{y}$ より大きい (小さい)．すなわち

$$x_0 > \bar{x} \ \Rightarrow \ y_0 > \bar{y} \quad (x_0 < \bar{x} \ \Rightarrow \ y_0 < \bar{y})$$

である．

2)　x_0 と $\bar{x}$ の差よりも条件付き期待値 y_0 と平均値 $\bar{y}$ の差のほうが小さい．すなわち

$$|y_0 - \bar{y}| < |x_0 - \bar{x}|$$

が成り立つ．

説明変数の値 x_0 よりも回帰による予測値 y_0 の方がその平均値に近くなる (回帰する) ことから平均への回帰といい，**回帰効果** (regression effect) とも呼ばれる．これは回帰分析では不可避かつ当然の現象であって Galton の心配は杞憂であったが，この現象を無視した解析は多くみられる．特に x の値によってスクリーニングがある場合には注意が必要である．

例えば次のような状況では平均への回帰を考慮する必要がある．

- 臨床試験：　降圧剤の臨床試験で血圧が基準値よりも高い被験者に薬剤を投与したところ投与前に比べ投与後の血圧が下がった．
- 補習の効果：　テストで成績の悪かった生徒に補習をした後で再度試験をしたところ点数が上がった．
- 2 年目のジンクス：　プロ野球などで 1 年目に活躍した選手は 2 年目には並みの選手よりは活躍するものの 1 年目ほどではない．
- 子どもの教育問題：　偏差値の高い親から生まれた子どもの偏差値は子どもの偏差値の平均より高いが親ほど高くはない．

医学研究では評価対象となる処置の前後でデータをとるデザインが一般的で，その際処置前値 x によって個体の研究への組み入れが決まるという状況がよくある．これを処置前値によるスクリーニング (screening) という．処置前値でのスクリーニングがある場合には平均への回帰を考慮しなくてはならない (例えば岩崎, 2002 参照)．

確率変数の組 (X, Y) が 2 変量正規分布 $N(\mu_X, \mu_Y, \sigma_X^2, \sigma_Y^2, \sigma_{XY})$, $\rho = \sigma_{XY}/(\sigma_X \sigma_Y)$ に従うとする．処置の効果がないとすると X, Y は同一対象の単なる繰り返し測定であるので期待値と分散は等しく $\mu_X = \mu_Y\ (= \mu)$ および $\sigma_X^2 = \sigma_Y^2\ (= \sigma^2)$ となり，$(X, Y) \sim N(\mu, \mu, \sigma^2, \sigma^2, \sigma^2\rho)$ となる．$X = x$ が与えられたときの Y の条件付き期待値は $E[Y|X = x] = \mu + \rho(x - \mu)$ であるので，処置前後差

$Y-X$ の条件付き期待値は

$$E[Y-X|X=x]=-(1-\rho)(x-\mu) \quad (4)$$

となる．通常 $0<\rho<1$ であるので，(4) 式は $x>\mu$ のとき負となり，$x<\mu$ では正となる．また，x が μ から離れれば離れるほど (4) 式の変化量は大きくなる．

処置前値にスクリーニングがあり，ある値 c に対し $X<c$ ではデータが観測されず $X\geq c$ でのみ Y が観測されるとする．$c*=(c-\mu)/\sigma$ とし，$\varphi(z)$ および $\Phi(z)$ をそれぞれ $N(0,1)$ の確率密度関数と累積分布関数とすると，

$$E[Y-X|X\geq c]=-(1-\rho)\frac{\varphi(c*)}{1-\Phi(c*)}\sigma$$

となる．$\mu=50$ および $\sigma=10$ としたとき，$c=50$ すなわち下半分がスクリーニングされた場合の処置前後差 $Y-X$ の期待値は，$\rho=0$ では，処置の効果がなくても 4 程度低くなる．カットオフ値 c が大きく ρ が小さいほど平均への回帰の効果が大きくなる．

処置の効果がある場合は，処置効果を処置前後の期待値の差 $\delta=\mu_Y-\mu_X$ とすると，$X=x$ が与えられたとき

$$E[Y-X|X=x]=\delta-(1-\beta)(x-\mu_X) \quad (5)$$

が成り立ち，$X\geq c$ でのみ Y が観測されるときの差 $Y-X$ の期待値は

$$E[Y-X|X\geq c]=\delta-(1-\beta)\frac{\varphi(c*)}{1-\Phi(c*)}\sigma_X \quad (6)$$

となる．(6) 式の右辺第 2 項が平均への回帰分でこれを考慮しないと推測結果に偏りを生じる．処置効果 δ は

$$\delta=E[Y-X|c\leq X] +(1-\beta)(E[X|c\leq X]-\mu_X) \quad (7)$$

と表される．スクリーニングの結果，処置前後の値が両方とも観測されたデータが m 組あったとし，それらを $(x_1,y_1),\ldots,(x_m,y_m)$ とする．処置前後差 y_i-x_i $(i=1,\ldots,m)$ の平均値

$$\bar{y}-\bar{x}=\frac{1}{m}\sum_{i=1}^{m}y_i-\frac{1}{m}\sum_{i=1}^{m}x_i$$

は (7) 式の右辺第 1 項 $E[Y-X|X\geq c]$ の推定値にすぎない．(7) 式の右辺第 2 項のうちの $E[X|X\geq c]$ の自然な推定値は $\bar{x}$ で与えられる．よって δ の推定には回帰係数 β および処置前値全体の期待値 μ_X の推定値が必要となる．β の推定値は m 組の観測データに基づく単回帰分析より

$$\hat{\beta}=\frac{\sum_{i=1}^{m}(x_i-\bar{x})(y_i-\bar{y})}{\sum_{i=1}^{m}(x_i-\bar{x})^2}$$

と求めればよい．そして μ_X の何らかの推定値を $\hat{\mu}_X$ とすると，δ の推定値は

$$\hat{\delta}=(\bar{y}-\bar{x})+(1-\hat{\beta})(\bar{x}-\hat{\mu}_X)$$

で与えられる．

平均への回帰が観測されるのは 2 変量正規分布に限ったわけではない．離散型変数の組 (x,y) が 2 変量ガンマ Poisson 分布あるいは 2 変量ベータ 2 項分布に従う場合でも x から y への回帰は同じく (2) 式で表され，正規分布と同じように平均への回帰が問題となる (岩崎・河田, 2007 参照).　　[岩崎　学]

繰り返し数の不揃いの分散分析

analysis of variance of unballanced data

2 薬剤の組み合わせ効果や最適な組み合わせを求める**要因配置試験**あるいは多施設試験や多地域試験のような層別無作為化を伴う並行群試験など，医学・臨床研究では試験群間で繰り返し数が異なる場合が多い．繰り返し数が異なる 2 元分類分散分析では，各因子の**主効果**および **2 因子交互作用**の**平方和**の**直交分解**が成り立たないために，要因効果の平方和が一意的に定まらず，解析方法によって効果の有意性が異なる場合がある．

治療法 A の a 水準 (用法・用量) $A_1,\ldots,A_a$ と B 治療法の b 水準 $B_1,\ldots,B_b$ があり，全 ab の水準組み合わせからなる並行群試験，または b 水準からなる**層別因子** B の各層で a 治療が無作為割り付けされている並行群試験を考える．添え字の変域は，断らない限り $i=1,\ldots,a$, $j=1,\ldots,b$ であるので省略する．因子 A と B の水準組み合わせ A_iB_j では n_{ij} 人が試験されており，観測値 $Y_{ijk}\,(k=1,\ldots,n_{ij})$ は独立に正規分布 $N(\mu_{ij},\sigma^2)$ に従う確率変数とする．2 因子実験における分散分析の構造モデルは一般に

$$\begin{aligned}&\mathrm{M0}:\mu_{ij}=\mu+\alpha_i+\beta_j+\gamma_{ij},\\ &\alpha.=0,\quad \beta.=0,\quad \gamma_{i\cdot}=0,\quad \gamma_{\cdot j}=0\end{aligned}$$

と表される．ここに添え字の . は，その添え字に関する和を表す．パラメータベクトル $\boldsymbol{\alpha}=(\alpha_1,\ldots,\alpha_a)$，$\boldsymbol{\beta}=(\beta_1,\ldots,\beta_b)$ および $\boldsymbol{\gamma}=(\gamma_{11},\ldots,\gamma_{1b},\ldots,\gamma_{ab})$ はそれぞれ，因子 A の主効果，因子 B の主効果，因子 A と B の交互作用であり，これらは**要因効果**と呼ばれる．この制約を伴うモデルの要因効果パラメータの最小 2 乗推定値は $\hat{\mu}=\sum_{j=1}^{b}\sum_{i=1}^{a}\bar{Y}_{ij}./ab$, $\hat{\alpha}_i=\sum_{j=1}^{b}\bar{Y}_{ij}./b-\hat{\mu}$, $\hat{\beta}_j=\sum_{i=1}^{a}\bar{Y}_{ij}./a-\hat{\mu}$, $\hat{\gamma}_{ij}=\bar{Y}_{ij}.-\hat{\mu}-\hat{\alpha}_i-\hat{\beta}_j$ である．各要因効果に関する帰無仮説と対立仮説をそれぞれ，$H_{0;A}:\boldsymbol{\alpha}=\mathbf{0}$，$H_{1;A}:\boldsymbol{\alpha}\neq\mathbf{0}$；$H_{0;B}:\boldsymbol{\beta}=\mathbf{0}$，$H_{1;B}:\boldsymbol{\beta}\neq\mathbf{0}$ および $H_{0;AB}:\boldsymbol{\gamma}=\mathbf{0}$，$H_{1;AB}:\boldsymbol{\gamma}\neq\mathbf{0}$ とする．仮説検定と各要因の全変動に占める寄与を評価するため，観測値の総平方和を $SST=\sum_{j=1}^{b}\sum_{i=1}^{a}\sum_{k=1}^{n_{ij}}Y_{ijk}^2$ とおく．繰り返し数が等しく n_0 である場合には，$SST=SS(\mu)+SS(\boldsymbol{\alpha})+SS(\boldsymbol{\beta})+SS(\boldsymbol{\gamma})+SSE$ と表せる．ここに $SS(\mu)=abn_0\hat{\mu}^2$，$SS(\boldsymbol{\alpha})=bn_0\sum_{i=1}^{a}\hat{\alpha}_i^2$，$SS(\boldsymbol{\beta})=an_0\sum_{j=1}^{b}\hat{\beta}_j^2$，$SS(\boldsymbol{\gamma})=n_0\sum_{j=1}^{b}\sum_{i=1}^{a}\hat{\gamma}_{ij}^2$，$SSE=\sum_{j=1}^{b}\sum_{i=1}^{a}\sum_{k=1}^{n_0}(Y_{ijk}-\bar{Y}_{ij.})^2$ である．これらの平方和はそれぞれ独立であり，自由度 $\phi_\mu=1$，$\phi_A=a-1$，$\phi_B=b-1$，$\phi_{AB}=(a-1)(b-1)$，$\phi_E=(n_0-1)ab$ をもつ．いま，$s^2=SSE/\phi_E$ とする．これは誤差分散 σ^2 の不偏推定値である．各要因効果に関する仮説は $F_*=[SS(*)/\phi_*]/s^2$ が自由度 (ϕ_*,ϕ_E) の F 分布に従うことを用いて検定できる．ここに $*$ は要因を表す．

他方，繰り返し数が等しくない場合には，一般に総平方和を各要因効果の平方和の和として表すことができない．要因平方和のいくつかの定義とそれらの性質を以下に述べるため，はじめに線形モデルの一般論を示す．

いま n 次元確率ベクトル $\mathbf{Y}$ に関する線形モデル $M:\mathbf{Y}=\mathbf{X}\boldsymbol{\theta}+\mathbf{e}$ を考える．ここに $\mathbf{X}$ は $n\times q$ フルランク行列，$\boldsymbol{\theta}$ は q 次元未知パラメータベクトルである．$\mathbf{e}$ は平均 0，分散 σ^2 の独立な正規確率変数からなるベクトルとする．$\boldsymbol{\theta}$ の最小 2 乗推定値は $\hat{\boldsymbol{\theta}}=(\mathbf{X}^T\mathbf{X})^{-1}\mathbf{X}^T\mathbf{Y}$，要因平方和と残差平方和は $SSF(\mathbf{X})=\hat{\boldsymbol{\theta}}^T(\mathbf{X}^T\mathbf{X})\hat{\boldsymbol{\theta}}$ および $SSE(\mathbf{X})=(\mathbf{Y}-\mathbf{X}\hat{\boldsymbol{\theta}})^T(\mathbf{Y}-\mathbf{X}\hat{\boldsymbol{\theta}})$ である．$\mathbf{Y}$ の総変動は $SST=\mathbf{Y}^T\mathbf{Y}$ であり，$SST=SSF(\mathbf{X})+SSE(\mathbf{X})$ である．残差分散推定値は $s^2(\mathbf{X})=SSE(\mathbf{X})/(n-q)$ であり，その自由度は $n-q$ である．$\mathbf{V}(\hat{\boldsymbol{\theta}})=(\mathbf{X}^T\mathbf{X})^{-1}$ とすると，$\hat{\boldsymbol{\theta}}$ の分散共分散行列は $\mathbf{V}(\hat{\boldsymbol{\theta}})\sigma^2$ である．$\boldsymbol{\theta}$ に関する線形仮説 $H_0(\mathbf{C}):\mathbf{C}\boldsymbol{\theta}=\mathbf{0}$ を考える．ここに $\mathbf{C}$ は $r\times q$ フルランク行列とする．$\mathbf{C}\hat{\boldsymbol{\theta}}$ は平均 $\mathbf{C}\boldsymbol{\theta}$，分散共分散行列 $\mathbf{C}\mathbf{V}(\hat{\boldsymbol{\theta}})\mathbf{C}^T\sigma^2$ の多変量正規分布に従うので，$H_0(\mathbf{C})$ の検定は $SSF(\mathbf{C}\hat{\boldsymbol{\theta}})=(\mathbf{C}\hat{\boldsymbol{\theta}})^T[\mathbf{C}\mathbf{V}(\hat{\boldsymbol{\theta}})\mathbf{C}^T]^{-1}\mathbf{C}\hat{\boldsymbol{\theta}}$ として，$F=[SSF(\mathbf{C}\hat{\boldsymbol{\theta}})/r]/s^2(\mathbf{X})$ が $H_0(\mathbf{C})$ のもとで自由度 $(r,n-q)$ の F 分布に従うことに基づいて行える．いま，$\boldsymbol{\theta}$ を q_1 および q_2 個の要素からなる 2 つのベクトルに分割し $\boldsymbol{\theta}=[\boldsymbol{\theta}_1^T\boldsymbol{\theta}_2^T]^T$ および $\hat{\boldsymbol{\theta}}=[\hat{\boldsymbol{\theta}}_1^T\hat{\boldsymbol{\theta}}_2^T]^T$ とする．仮説 $H_0(\boldsymbol{\theta}_2):\boldsymbol{\theta}_2=\mathbf{0}$ は $F=\{\hat{\boldsymbol{\theta}}_2[\mathbf{V}(\hat{\boldsymbol{\theta}}_2)]^{-1}\hat{\boldsymbol{\theta}}_2/q_2\}/s^2(\mathbf{X})$ により検定できる．他方 $H_0(\boldsymbol{\theta}_2)$ の尤度比検定は，モデル M に対する縮小モデル $M_1:\mathbf{Y}=\mathbf{X}_1\boldsymbol{\theta}_1+\mathbf{e}$ の残差 $SSE(\mathbf{X}_1)$ と $SSE(\mathbf{X})$ の差に基づく F 統計量を導く．これは $SSF(\boldsymbol{\theta}_2|\boldsymbol{\theta}_1)=SSE(\mathbf{X}_1)-SSE(\mathbf{X})$ として，$F=[SSF(\boldsymbol{\theta}_2|\boldsymbol{\theta}_1)/q_2]/s^2(\mathbf{X})$ となる．この 2 つの F 統計量は一致する．すなわち，

$\hat{\boldsymbol{\theta}}_2[\mathbf{V}(\hat{\boldsymbol{\theta}}_2)]^{-1}\hat{\boldsymbol{\theta}}_2 = SSF(\boldsymbol{\theta}_2|\boldsymbol{\theta}_1)$ が成り立つ．縮小モデル M_1 における $\boldsymbol{\theta}_1$ の最小 2 乗推定値は $\hat{\hat{\boldsymbol{\theta}}}_1 = (\mathbf{X}_1^T\mathbf{X}_1)^{-1}\mathbf{X}_1^T\mathbf{Y}$，要因総平方和は $SSF(\boldsymbol{\theta}_1) = \hat{\hat{\boldsymbol{\theta}}}_1^T[\mathbf{V}(\hat{\hat{\boldsymbol{\theta}}}_1)]^{-1}\hat{\hat{\boldsymbol{\theta}}}_1$ である．よって，$SSF(\boldsymbol{\theta}) = SSF(\boldsymbol{\theta}_1) + SSF(\boldsymbol{\theta}_2|\boldsymbol{\theta}_1)$ となる．いま，$\mathbf{P}(\mathbf{X}) = \mathbf{I} - \mathbf{X}(\mathbf{X}^T\mathbf{X})^{-1}\mathbf{X}^T$ とおく．残差ベクトル $\mathbf{Y}^* = \mathbf{Y} - \mathbf{X}_1\hat{\hat{\boldsymbol{\theta}}}_1 = \mathbf{P}(\mathbf{X}_1)\mathbf{Y}$ は $\mathbf{X}_1$ と直交する．すなわち $\mathbf{X}_1^T\mathbf{Y}^* = \mathbf{0}$ となる．$\mathbf{Y}^*$ には要因 $\mathbf{X}_1$ では説明できない要因 $\mathbf{X}_2$ の効果が含まれている可能性がある．他方 $\mathbf{X}_2$ は $\mathbf{X}_1$ の成分を含んでいる．$\mathbf{X}_2$ から $\mathbf{X}_1$ の成分をとり去った行列は $\mathbf{X}_2^* = \mathbf{P}(\mathbf{X}_1)\mathbf{X}_2$ であり，${\mathbf{X}_2^*}^T\mathbf{X}_1 = \mathbf{0}$ である．ここで $\mathbf{Y}^*$ に対する線形モデルを $\mathbf{Y}^* = \mathbf{X}_2^*\boldsymbol{\eta} + \mathbf{e}_2$ とすると，パラメータ $\boldsymbol{\eta}$ の最小 2 乗推定値は $\hat{\boldsymbol{\theta}}_2$ に等しい．すなわち，$\hat{\boldsymbol{\theta}}_2$ は要因 $\mathbf{X}_1$ で調整した，要因 $\mathbf{X}_2$ の効果の推定値である．同様に，$\hat{\boldsymbol{\theta}}_1$ は要因 $\mathbf{X}_2$ で調整した要因 $\mathbf{X}_1$ の効果の推定値である．これより，$SSF(\boldsymbol{\theta}_2|\boldsymbol{\theta}_1)$ は要因 $\mathbf{X}_1$ による**調整済み平方和**，$SSF(\boldsymbol{\theta}_1)$ は**要因 $\mathbf{X}_2$ を無視した平方和**といわれる．

以上の結果を 2 元分類分散分析に適用する．モデル $M(*)$ により要因効果パラメータ (の組) $*$ からなるモデルを表す．例えば，$M(\mu, \boldsymbol{\alpha}, \boldsymbol{\beta})$ はモデル $\mu_{ij} = \mu + \alpha_i + \beta_j$ を表す．各モデルの要因平方和を $SSF(*)$ と表す．モデル $M0$ の下での各要因平方和を求める．制約条件により無駄なパラメータを除いた因子 A，B の主効果および交互作用パラメータのベクトルをそれぞれ $\boldsymbol{\alpha}^*$，$\boldsymbol{\beta}^*$，$\boldsymbol{\gamma}^*$ とし，それらの推定値の分散共分散行列をそれぞれ，$\mathbf{V}(\hat{\boldsymbol{\alpha}}^*)\sigma^2$，$\mathbf{V}(\hat{\boldsymbol{\beta}}^*)\sigma^2$，$\mathbf{V}(\hat{\boldsymbol{\gamma}}^*)\sigma^2$ とする．各要因平方和はそれぞれ，$SSF(\boldsymbol{\alpha}|M0) = {\hat{\boldsymbol{\alpha}}^*}^T\mathbf{V}(\hat{\boldsymbol{\alpha}}^*)^{-1}\hat{\boldsymbol{\alpha}}^*$，$SSF(\boldsymbol{\beta}|M0) = {\hat{\boldsymbol{\beta}}^*}^T\mathbf{V}(\hat{\boldsymbol{\beta}}^*)^{-1}\hat{\boldsymbol{\beta}}^*$ および $SSF(\boldsymbol{\gamma}|M0) = {\hat{\boldsymbol{\gamma}}^*}^T\mathbf{V}(\hat{\boldsymbol{\gamma}}^*)^{-1}\hat{\boldsymbol{\gamma}}^*$ となる．また $SSF(\boldsymbol{\gamma}|M0) = SSF(\mu, \boldsymbol{\alpha}, \boldsymbol{\beta}, \boldsymbol{\gamma}) - SSF(\mu, \boldsymbol{\alpha}, \boldsymbol{\beta})$ である．各要因効果に関する仮説の検定統計量は要因平方和を自由度と誤差分散の不偏推定値 s^2 で割った F 統計量とする．主効果パラメータの推定値は，上記のモデル $M0$ の制約条件の下では各水準組み合わせ効果の，重みをつけない行平均および列平均の全平均との差の推定値であり，自然な解釈が可能である．実際，モデル $M0$ の要因効果パラメータ推定値の期待値は，$E(\hat{\alpha}_i) = \bar{\mu}_{i\cdot} - \bar{\mu}_{\cdot\cdot}$，$E(\hat{\beta}_j) = \bar{\mu}_{\cdot j} - \bar{\mu}_{\cdot\cdot}$，$E(\hat{\gamma}_{ij}) = \mu_{ij} - \bar{\mu}_{i\cdot} - \bar{\mu}_{\cdot j} + \bar{\mu}_{\cdot\cdot}$ である．したがって，因子 A の主効果に関する仮説 $H_{0;A}$ は因子 A の水準ごとに求めた，因子 B の全水準にわたる母平均値の和は互いに等しいことを意味する．同様に因子 B の主効果に関する仮説 $H_{0;B}$ は，因子 B の水準ごとに求めた因子 A の全水準にわたる母平均値の和が互いに等しいことを意味する．この平方和は統計解析システム SAS (SAS Institute Inc., 1982) では **Type III 平方和**と呼ばれている．

各因子の主効果のみを含むモデル $M1 = M(\mu, \boldsymbol{\alpha}, \boldsymbol{\beta})$ における各因子主効果平方和はそれぞれ，$SSF(\boldsymbol{\beta}|\mu, \boldsymbol{\alpha}) = SSF(\mu, \boldsymbol{\alpha}, \boldsymbol{\beta}) - SSF(\mu, \boldsymbol{\alpha})$，$SSF(\boldsymbol{\alpha}|\mu, \boldsymbol{\beta}) = SSF(\mu, \boldsymbol{\alpha}, \boldsymbol{\beta}) - SSF(\mu, \boldsymbol{\beta})$ となる．モデル $M1$ が正しいとき $E(\hat{\alpha}_i) = \bar{\mu}_{i\cdot} - \bar{\mu}_{\cdot\cdot}$，$E(\hat{\beta}_j) = \bar{\mu}_{\cdot j} - \bar{\mu}_{\cdot\cdot}$ となる．しかし，交互作用が存在するときは，これらの要因主効果の推定値の期待値は上記の値にはならない．また因子 A および B の主効果の検定は，それぞれ仮説 $H'_{A0} : \sum_{j=1}^{b} n_{ij}\mu_{ij} = \sum_{l=1}^{a}\sum_{j=1}^{b} n_{ij}n_{lj}\mu_{lj}/n_{\cdot j}\ (i = 1, \ldots, a)$ および $H'_{B0} : \sum_{i=1}^{a} n_{ij}\mu_{ij} = \sum_{l=1}^{b}\sum_{i=1}^{a} n_{ij}n_{il}\mu_{il}/n_{i\cdot}\ (j = 1, \ldots, b)$ の検定となっている (Speed *et al.*, 1978)．したがってモデル $M1$ の妥当性の検定を同時に行う必要がある．これは交互作用に関する仮説 $H_{AB0} : \mu_{ij} - \bar{\mu}_{i\cdot} - \bar{\mu}_{\cdot j} + \bar{\mu}_{\cdot\cdot} = 0\ (i = 1, \ldots, a;\ j = 1, \ldots, b)$ の検定であり要因平方和 $SSF(\boldsymbol{\gamma}|\mu, \boldsymbol{\alpha}, \boldsymbol{\beta})$ を用いる．すなわち，モデル $M1$ の妥当性の検定およびモデル $M1$ の下での因子 A と B の主効果の検定を $M0$ の下での誤差分散推定値 s^2 を用いて行う．この平方和は SAS では **Type II 平方和**と呼ばれている．「臨床試験のための統計的原則」ガイドラインでは多施設試験の解析では，初めに施設と治療の主効果のみを含むモデルで治療主効果を検定し，これが有意な場合に交互作用の検定に進むことを推奨している．この場合の誤差分散にはモデル $M1$ の下での誤差分散の不偏推定値を用いる．

もうひとつの要因効果の検定では，要因効果の検定の順序をあらかじめ定め，最初の要因効果は未調整平方和で，次の要因効果は第 1 の要因の効果で調整された平方和で，さらに第 3 の要因は第 1，第 2 の要因で調整された平方和で評価するというように，順次先行要因による調整済み平方和を用いて検定を行う．この平方和は **Type I 平方和**と呼ばれている．

詳細な解説は Searle (1971)，Milliken and Johnson (2009) などを参照されたい．

［上 坂 浩 之］

ロジスティック回帰モデル

logistic regression model

1. ロジスティック回帰モデル

離散的な値を反応としてとるデータに対して，説明変数の効果を確認するために用いられる代表的なモデルである．2 値反応や 2 項反応に対する分析の際に用いられることが多いが，多値，多項反応の場合へ拡張して適用される場合もある．

疾病の有無などの 2 値反応を示す確率変数を Y とし，1 または 0 を値としてとるものとする．また，反応の原因として考えられる要因を示す変数を X とする．この場合，**ロジスティック回帰モデル**は，反応の生起確率 $P = P(Y = 1)$ を説明変数 X の実現値 x の関数と捉えて，

$$P(x) = \frac{\exp(\beta_0 + \beta_1 x)}{1 + \exp(\beta_0 + \beta_1 x)}$$

と表現される．この式は，

$$\log \frac{P(x)}{1 - P(x)} = \beta_0 + \beta_1 x \qquad (1)$$

として表すことも可能である．(1) 式の右辺は，連続変数を反応とする回帰分析の場合と同様に，説明変数と対応する回帰パラメータによる 1 次式である．左辺は，反応確率 $P(x)$ に対する**ロジスティック変換** (logistic transformation) と呼ばれ，反応確率 $P(x)$ に対してそのオッズの対数をとったものとなっている．説明変数 X の値が x_0 と $x_0 + 1$ となるような 2 つの場合について考えれば，説明変数 X に対応する回帰パラメータ β_1 はその場合の**対数オッズ比**を示している．複数の説明変数を用いる場合には，重回帰分析の場合と同様に，

$$\begin{aligned}\log \frac{P(\boldsymbol{x})}{1 - P(\boldsymbol{x})} &= \beta_0 + \beta_1 x_1 + \cdots + \beta_p x_p \\ &= \boldsymbol{x}^T \boldsymbol{\beta} \qquad (2)\end{aligned}$$

のようにモデル化することができる．ただし，$\boldsymbol{x}$ は説明変数ベクトル $\boldsymbol{X}$ の実測値を含むベクトル，$\boldsymbol{x}^T = (1, x_1, \ldots, x_p)$ であり，$\boldsymbol{\beta}$ は回帰パラメータベクトル $\boldsymbol{\beta}' = (\beta_0, \beta_1, \ldots, \beta_p)$ を示す．

2. 回帰パラメータの推測

2 項分布に従う反応 Y と説明変数 $\boldsymbol{X}$ に関して，独立な N 個のデータの組 $\{(y_i, n_i, \boldsymbol{x}_i), i = 1, \ldots, N\}$ を得たとき，ロジスティック回帰モデルを想定した場合の**対数尤度関数**は

$$\begin{aligned}l(\boldsymbol{\beta}) = C &+ \boldsymbol{t}^T \boldsymbol{\beta} \qquad (3) \\ &- \sum_{i=1}^{N} n_i \log(1 + \exp(\boldsymbol{x}_i^T \boldsymbol{\beta}))\end{aligned}$$

となる．ただし，n_i は反応 y_i に対する試行回数であり，定数項 C は $\sum_{i=1}^{N} \log\binom{n_i}{y_i}$ となり，$\boldsymbol{t} = \sum_{i=1}^{N} \boldsymbol{x_i} y_i$ は回帰パラメータ $\boldsymbol{\beta}$ に対する**十分統計量** $\boldsymbol{T} = \sum_{i=1}^{N} \boldsymbol{x_i} Y_i$ の実現値を示している．通常回帰パラメータの推定には最尤法が用いられ，この対数尤度関数 $l(\boldsymbol{\beta})$ を最大化する $\boldsymbol{\beta}$ を求めることによって推定値が求められる．

このとき，尤度方程式は

$$\begin{aligned}\boldsymbol{0} = \frac{\partial l(\boldsymbol{\beta})}{\partial \boldsymbol{\beta}} &= \boldsymbol{t} - \sum_{i=1}^{N} \boldsymbol{x}_i n_i \frac{\exp(\boldsymbol{x}_i^T \boldsymbol{\beta})}{1 + \exp(\boldsymbol{x}_i^T \boldsymbol{\beta})} \\ &= \sum_{i=1}^{N} \boldsymbol{x}_i \{y_i - n_i P(\boldsymbol{x}_i)\}\end{aligned}$$

となり，この解を **Newton–Raphson 法**などの数値解法を用いて解けばよい．最尤推定量の漸近的な性質に関する結果から，データ数 N が十分大きい場合には，その推定量の漸近分布は正規分布となり，その分散共分散行列の推定値として，

$$\left(\sum_{i=1}^{N} n_i \hat{P}(\boldsymbol{x}_i)(1 - \hat{P}(\boldsymbol{x}_i)) \boldsymbol{x}_i \boldsymbol{x}_i^T \right)^{-1} \qquad (4)$$

を用いることができる．ただし，$\hat{P}(\boldsymbol{x}_i)$ は回帰パラメータの最尤推定値 $\hat{\boldsymbol{\beta}}$ を用いて計算した反応確率 $P(\boldsymbol{x}_i)$ の推定値である．

回帰パラメータに関する検定については，最尤推定量の**漸近正規性**に基づいて，最尤推定値と (4) 式の対応する対角成分の平方根から計算される標準誤差との比を基礎に，標準正規分布を参照分布として検定を行う **Wald 型の検定**を行うことができる．また，特定の回帰パラメータが 0 であるかどうかに関する検定については，Wald 型の検定のほか，(2) 式の右辺の 1 次式から，検定の対象となるパラメータに対応する項を除き，縮小して定義したロジスティック回帰モデルを適合して得られた最大対数尤度ともとのモデルでの (3) 式に関する最大対数尤度の差の 2 倍がカイ 2 乗分布に従うことを利用して検定する**尤度比検定**を用いることができる．このときのカイ 2 乗分布の自由度は検定の対象とするパラメータの数に等しい．

2 項分布に基づくロジスティック回帰モデルの場合は，説明変数と回帰パラメータによる 1 次式を基礎とする**一般化線形モデル** (generalized linear model; GLM) の一部として捉えること

ができる．このため，最尤法を基礎として，漸近分布に基づいて解析を行う場合には，分布型を 2 項分布，リンク関数としてロジット型を指定して，**一般化線形モデル**の枠組みのなかでパラメータ推定や推測を行うことが多い．

一方，データ数が十分でなく，尤度法における漸近的な性質に疑念がある場合には，$\boldsymbol{\beta}$ の十分統計量 $\boldsymbol{T}$ について，可能な反応パターンの数え上げに基づく**正確推測法**が用いられる場合もある．

[適用例]　Collet (1991) は, Holloway (1989) の Tobacco budworm の成虫に対する殺虫剤 pyrethroid trans-cypermethrin の効果についてのデータの解析について紹介している．データを表 1 に示す．

表 1　Tobacco budworm の薬に対する反応

用量 ($\log_2(\mu g)$)	雄 (性別=0) 効果 有り	雄 (性別=0) 効果 無し	雌 (性別=1) 効果 有り	雌 (性別=1) 効果 無し
0	1	19	0	20
1	4	16	2	18
2	9	11	6	14
3	13	7	10	10
4	18	2	12	8
5	20	0	16	4

このデータに対してロジスティック回帰モデルを適合すると次のようになる．

(回帰パラメータ)

説明変数	推定値	標準誤差	p 値
切片 (β_0)	−2.37	0.386	7.56e-10
性別 (β_1)	−1.10	0.356	0.00198
用量 (β_2)	1.06	0.131	4.70e-16

これは，ロジスティック回帰モデルとしては，

$$\log \frac{P}{1-P} = -2.37 - 1.1(\text{性別}) + 1.06(\text{用量})$$

となることを示している．また，回帰パラメータ推定量の分散共分散行列の推定値は

$$\begin{pmatrix} 0.149 & -0.0279 & -0.0395 \\ -0.0279 & 0.127 & -0.0130 \\ -0.0395 & -0.0130 & 0.0172 \end{pmatrix}$$

となり，上で得られた標準誤差 (0.386, 0.356, 0.131) はこの行列の対角成分の平方根 ($\sqrt{0.149}$, $\sqrt{0.127}$, $\sqrt{0.0172}$) の値である．

ここでの p 値は Wald 型の検定に基づく p 値を示している．例えば，性別の効果に差がないことを帰無仮説と考え，$H_0 : \beta_1 = 0$ に対する検定を考えると，まず，その回帰パラメータ推定値と標準誤差を用いて z 値

$$z = \frac{-1.10 - 0}{0.356} = -3.09$$

を得て，その p 値を計算するために参照分布として標準正規分布 N (0,1) を用いて

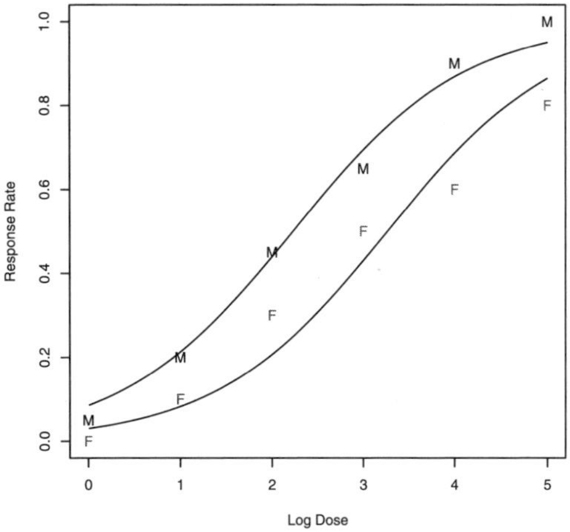

図 1　適合されたモデルによる反応確率の推定値 M は雄，F は雌の反応率を近傍の曲線はモデルによる推定値を示す．

$$P(|Z| > 3.09) = 0.00198$$

と計算したものである．この適合による最大対数尤度の値 l_0 は -18.434 である．

同様の検定は尤度比検定を用いることによっても可能である．性別を除いてモデルを適合した場合には，

(回帰パラメータ)

説明変数	推定値	標準誤差	p 値
切片 (β_0)	-2.77	0.370	7.82e-14
用量 (β_2)	1.01	0.124	3.74e-16

のようにパラメータは推定され，このモデルのもとでの最大対数尤度の値 l_1 は -23.547 となる．したがって，l_0 と l_1 の差の 2 倍の値 10.227 についてカイ 2 乗分布を用いて p 値を求めると 0.00138 を得る．このときの自由度は 1 である．いずれの検定でも，雌雄での反応の差は確認される．

先のモデルで適合したロジスティック回帰モデルによって推定される各用量での反応確率の推定値と表 1 において計算される各用量ごとの反応率をグラフにしたものが図 1 である．ここで "M"，"F"はそれぞれ雄，雌を示している．

3. 条件付きロジスティック回帰分析

2 項分布は確率分布のなかでも**指数分布族** (exponential family) と呼ばれる基本的な確率関数の構造をもち，その分布における**正準パラメータ** (canonical parameter) がちょうど反応確率のロジスティック変換に対応している．このために，**十分統計量**ベクトル $\boldsymbol{T}$ のいくつかの要素で条件づけを行って，条件付き確率を考えると，その条件付き確率は条件づけを行った十分統計量に対応する回帰パラメータを含まなくなる．例えば，回帰パラメータベクトル $\boldsymbol{\beta}$ の前半と後半部分の要素をそれぞれ $\boldsymbol{\beta}_1$, $\boldsymbol{\beta}_2$ とし，対応する十分統計量を $\boldsymbol{T}_1, \boldsymbol{T}_2$ とし，観測されたデータに基づいて計算された十分統計量 $\boldsymbol{T}$ の実現値 $\boldsymbol{t}$ を用いて，$\boldsymbol{T}_1 = \boldsymbol{t}_1$ を条件とする $\boldsymbol{T}_2$ の条件付き確率を考えると，

$$P(\boldsymbol{T}_2 = \boldsymbol{t}_2 | \boldsymbol{T}_1 = \boldsymbol{t}_1, \boldsymbol{x}_1, \ldots, \boldsymbol{x}_N) = \frac{c(\boldsymbol{t}_1, \boldsymbol{t}_2)\exp(\boldsymbol{t}_2^T \boldsymbol{\beta}_2)}{\sum_{\boldsymbol{t}_2^*} c(\boldsymbol{t}_1, \boldsymbol{t}_2^*)\exp(\boldsymbol{t}_2^{*T} \boldsymbol{\beta}_2)} \quad (5)$$

のように表現でき，$\boldsymbol{\beta}_1$ には依存しなくなる．ただし，ここで $\sum_{\boldsymbol{t}_2^*}$ は，$\boldsymbol{T}_1 = \boldsymbol{t}_1$ という条件のもとで，十分統計量 $\boldsymbol{T}_2$ について，起こりうるすべての実現値ベクトルに関する和を，$c(\boldsymbol{t}_1, \boldsymbol{t}_2)$ は $\boldsymbol{t}_1, \boldsymbol{t}_2$ となる可能な反応 $\boldsymbol{y}$ の個数を示す．このことにより，説明変数の種類により，研究上関心のある**目的パラメータ**とそれ以外の**局外パラメータ**のような区別がつけられる場合には，目的パラメータだけに着目した解析が可能になる．この条件付き確率 (5) について $\boldsymbol{\beta}_2$ の関数とみなすことによって**条件付き尤度**が構成できる．

例えば，ケース–コントロール研究のようにマッチングによって対象集団をグループ化したうえで，研究したい説明変数 $\boldsymbol{X}$ の影響を調査する場合には，マッチンググループ i について，

$$\log \frac{P_i(\boldsymbol{x})}{1 - P_i(\boldsymbol{x})} = \eta_i + \boldsymbol{x}^T \boldsymbol{\beta} \quad (6)$$

として，マッチンググループごとにパラメータ η_i を導入し，マッチング効果を処理することが行われる．この η_i は局外パラメータであり，$\boldsymbol{\eta}^T = (\eta_1, \ldots, \eta_N)$ が $\boldsymbol{\beta}_1$ に，(6) 式の $\boldsymbol{\beta}$ が $\boldsymbol{\beta}_2$ に相当する．ただし，ここでの説明変数ベクトル $\boldsymbol{x}$ はその要素の中に切片項に対応する 1 を含まない．

1 : *M* マッチングの場合，目的パラメータ $\boldsymbol{\beta}$ の条件付き尤度は (5) 式から

$$\prod_{i=1}^{N} \left(1 + \sum_{j=1}^{M} \exp((\boldsymbol{x}_{ij} - \boldsymbol{x}_{i0})^T \boldsymbol{\beta})\right)^{-1}$$

となることが導かれる．ここで，N はマッチンググループの数を，$\boldsymbol{x}_{i0}$ はケースの説明変数を，$\boldsymbol{x}_{ij}$ はコントロールの説明変数を示す．

条件付きロジスティック回帰分析の際の目的パラメータ $\boldsymbol{\beta}_2$ に関する検定については，条件付き尤度 (5) を基礎として**尤度原理**をもとに推測を行うことができる．ただし，小標本の場合や，十分統計量 $\boldsymbol{T}_1$ で条件づけを行うことによって，$\boldsymbol{T}_2$ の可能な実現値が少数に限定される場合には，漸近的な結果を用いるのではなく，**正確推測法**によって検定を行うことがある．

例えば，β_2 がスカラであり，片側検定で帰無仮説 $H_0 : \beta_2 = \beta_2^{(0)}$，対立仮説 $H_1 : \beta_2 > \beta_2^{(0)}$ の場合は，帰無仮説の設定 $\beta_2 = \beta_2^{(0)}$ のもとで

$$P_U = P(T_2 \geq t_2 | \boldsymbol{T}_1 = \boldsymbol{t}_1, \beta_2 = \beta_2^{(0)})$$

を，また，対立仮説が H_1: $\beta_2 < \beta_2^{(0)}$ の場合は，

$$P_L = P(T_2 \leq t_2 | \boldsymbol{T}_1 = \boldsymbol{t}_1, \beta_2 = \beta_2^{(0)})$$

を計算し，これを p 値とする．また，両側検定 H_1: $\beta_2 \neq \beta_2^{(0)}$ の場合は，$2 \times \min\{P_L, P_U\}$ あるいは

$$P\{P(T_2|\boldsymbol{T}_1=\boldsymbol{t}_1,\beta_2=\beta_2^{(0)}) \le P(t_2|\boldsymbol{T}_1=\boldsymbol{t}_1,\beta_2=\beta_2^{(0)}) |\boldsymbol{T}_1=\boldsymbol{t}_1,\beta_2=\beta_2^{(0)}\} \quad (7)$$

を計算し，これを p 値として検定が行われる．後者 (7) 式の計算法は，$\boldsymbol{\beta}_2$ が複数の要素をもつ (ベクトルの) 場合でも，十分統計量 $\boldsymbol{T}_2$ とその実現値 $\boldsymbol{t}_2$ をベクトルとして適用が可能である．

また，この正確検定を利用してパラメータに関する信頼領域を計算する方法も提案されている．例えば，β_2 がスカラの場合は，

$$P_U(\beta_2)=P(T_2\ge t_2|\boldsymbol{T}_1=\boldsymbol{t}_1,\beta_2)=\frac{\alpha}{2} \quad (8)$$

を β_2 に関する方程式として解を得てこれを β_2^L とし，同様に，β_2 に関する方程式

$$P_L(\beta_2)=P(T_2\le t_2|\boldsymbol{T}_1=\boldsymbol{t}_1,\beta_2)=\frac{\alpha}{2} \quad (9)$$

の解として β_2^U を得て，これにより $(1-\alpha)$ 信頼区間 $[\beta_2^L,\beta_2^U]$ を構成することができる．あるいは，$\boldsymbol{\beta}_2$ が複数の要素をもち，十分統計量 $\boldsymbol{T}_2$ とその実現値 $\boldsymbol{t}_2$ がベクトルとなる場合を含めて，(7) 式が α 以上となる $\boldsymbol{\beta}_2$ を求めることによって，$(1-\alpha)$ 信頼領域を構成することも可能である (Cox, 1970; Hirji *et al.*, 1987; 栗林ほか，1994)．

[適用例]　Matthews and Farewell (1985) は Storb *et al.* (1977) による再生不良性貧血患者に対する骨髄移植データに関する分析について紹介している．このデータを表 2 に示す．いま，骨髄濃度に関する説明変数 X を

$$X=\begin{cases}1, & (\text{骨髄濃度} \ge 3\times 10^8)\\ 0, & (\text{骨髄濃度} < 3\times 10^8)\end{cases}$$

として，$X=1$, $X=0$ の状態で拒絶反応を起こした患者数をそれぞれ反応 Y_1, Y_0 と書くことにする．さらに，説明変数 X の状態により拒絶反応が起きる確率を $P(x)$ として，ロジスティック回帰モデルを

$$\log\frac{P(x)}{1-P(x)}=\beta_1+\beta_2 x$$

とする．このときパラメータ $\boldsymbol{\beta}^T=(\beta_1,\beta_2)$ に

表 2　再生不良性貧血の治療 (骨髄移植) データ (Storb *et al.*, 1977)

骨髄濃度 (cells/kg)	拒絶反応 有り	拒絶反応 無し	患者数
3×10^8 以上	4	28	32
未満	17	19	36
計	21	47	68

対応する十分統計量 $\boldsymbol{T}(\boldsymbol{Y})$ は

$$\boldsymbol{T}^T=(T_1(\boldsymbol{Y}),T_2(\boldsymbol{Y}))=(Y_1+Y_0,Y_1)$$

となる．

ここで，骨髄濃度に関する変化の効果 β_2 を目的パラメータ，切片項 β_1 を局外パラメータとし，$T_1=21$ が与えられたという条件のもとでの $T_2(=Y_1)$ の条件付き確率を考えると，

$$P(T_2=y_1|T_1=21)=\frac{\binom{21}{y_1}\binom{36}{21-y_1}\phi^{y_1}}{\sum_{u=0}^{21}\binom{21}{u}\binom{36}{21-u}\phi^u} \quad (10)$$

となり，非心超幾何分布を得る．このときの非心パラメータ ϕ は e^{β_2} であり，オッズ比を示している．$T_2=4$ のとき，(10) 式を尤度と考えて，パラメータ β_2 の最尤推定値を求めると，$\hat{\beta}_2=-1.81$ となる．これはオッズ比 ϕ としては 0.164 に相当する．

ここで仮説検定について，帰無仮説 $H_0:\beta_2=0$ に対して，対立仮説 $H_1:\beta_2\neq 0$ を考える．帰無仮説のもとでは，$\phi=1$ となり，(10) 式は超幾何分布となり，この場合は **Fisher の正確検定** (Fisher's exact test) に一致する．このとき，$T_1=21$ が与えられたという条件のもとで観測 $T_2=4$ を得る確率は 0.00165 となり，この確率と等しいか，より小さな確率を与える可能な観測 (T_1) の集合 E は $E=\{0, 1, 2, 3, 4, 16, 17, 18, 19, 20, 21\}$ となり，$P(E|T_1=21,\beta_2=0)=0.00332$ を得る．よって，骨髄濃度の変化が拒絶反応の現れ方に影響を及ぼしていることが確認される．

さらに，$P_U(\beta_2)$, $P_L(\beta_2)$ と信頼係数 α による方程式 (8), (9) から 90%信頼区間を構成すると，$P_U(\beta_2)=0.05$ から $\beta_2^L=-3.12$, $P_L(\beta_2)=0.05$ から $\beta_2^U=-0.668$ を得て，β_2 に関する 90%信頼区間は $[-3.12, -0.668]$ となる．オッズ比では，これは [0.0443 0.513] に相当する．

[越 智 義 道]

Poisson 回帰モデル

Poisson regression model

反応変数が **Poisson** 分布に従うと想定する回帰モデル．計数データ (count data) に対する代表的な回帰モデルであるが，平均と分散構造が合致する計測データに対しても用いることがある．対数線形モデルなどを平均モデルに用いた場合は一般化線形モデル (generalized linear model) に含まれる．

1.　基本モデル

反応変数 $Y_1, \ldots, Y_n$ は平均が $\mu_1, \ldots, \mu_n$ で互いに独立に Poisson 分布に従うとする．つまり，Y_i の確率関数が以下で与えられる．

$$f(y_i|\mu_i) = \frac{\mu_i^{y_i}}{y_i!}\exp(-\mu_i), \quad y_i = 0, 1, \ldots$$

観測値 $y_1, \ldots, y_n$ が得られたとき，対数尤度関数と尤離度関数 (deviance function) は

$$l(\boldsymbol{\mu}; \boldsymbol{y}) = \sum \{y_i \log(\mu_i) - \mu_i - \log(y_i!)\}$$
$$D(\boldsymbol{y}; \boldsymbol{\mu}) = 2\sum \{y_i \log(y_i/\mu_i) - (y_i - \mu_i)\}$$

となる．

平均モデルがその仮定を満たす場合は，Poisson 回帰モデルは一般化線形モデルのひとつとなる．対数線形モデル：

$$\log(\mu) = \boldsymbol{x}^T\boldsymbol{\beta}$$

は Poisson 回帰モデルに最もよく用いられる代表的な平均モデルであり，対数関数は一般化線形モデルの枠組みで正準 (標準) 連結 (canonical link) 関数と呼ばれるものである．この場合には定数項がモデルに含まれていると推定値の平均が観測値の平均と等しくなり，尤離度関数は第 1 項のみの簡単な形になる．$\boldsymbol{x} = (1, x_1, \ldots, x_p)^T$，$\boldsymbol{\beta} = (\beta_0, \beta_1, \ldots, \beta_p)^T$ とすると

$$\mu = e^{\beta_0}\cdot(e^{\beta_1})^{x_1}\cdots(e^{\beta_p})^{x_p}$$

であり，要因が平均に乗法的に影響する場合のモデルであることがわかる．

事象の発生が Poisson 過程に従う，つまり，一定の時間や面積に発生する事象の数が Poisson 分布に従い，重複のない時間や空間での発生数が互いに独立であると考えられるとき，平均は

$$\mu = t\cdot\lambda(\boldsymbol{x}, \boldsymbol{\beta})$$

と表せる．ここで，t はリスクへの曝露や観測の時間の長さ，あるいは観察対象集団や空間の大きさ，$\lambda(\boldsymbol{x}, \boldsymbol{\beta})$ は単位時間，あるいは単位面積当たりの平均を表す．単位当たりの平均が $\lambda(\boldsymbol{x}, \boldsymbol{\beta}) = \exp\{\boldsymbol{x}^T\boldsymbol{\beta}\}$ と表されるとき，平均のモデルは

$$\log(\mu) = \log(t) + \boldsymbol{x}^T\boldsymbol{\beta}$$

と表せる．$\log(t)$ のように線形予測子 (linear predictor) のなかに含まれる説明変数で係数があらかじめ決まっているものはオフセット (offset) と呼ばれる．

推定には一般に最尤推定法が用いられる．推定アルゴリズムや統計的推測に関しては「一般化線形モデル」の項も参照のこと (Agresti, 2002; McCullah and Nelder, 1989; Simonoff, 2003)．

2.　過分散

Poisson 分布の分散は平均と等しいが，実際のデータでは分散が平均より大きい場合がしばしばある．その理由は多々考えられるが，例えば，観測時間の長さが一定ではなく確率変数である場合や，事象がまとまって発生する傾向があり，まとまりの個数が Poisson 分布に従う場合の発生総数は分散が平均より大きくなる．

生物個体が起こす反応数などは，説明変数の値が同じでも個体差があり平均に変動が生じると考えられ，このような場合にも過分散 (overdispersion) が起こる．事象の発生数 Y が平均 Z の Poisson 分布に従うとしよう．もし Z が平均 μ，分散 μ/ϕ のガンマ分布に従うならば Y の周辺分布は平均 μ，分散 $\mu(1+\phi)/\phi$ の**負の 2 項分布**となる．この分布から導かれる推定方程式は Poisson 回帰モデルのものとは異なるが，分散が平均の定数倍 $\sigma^2\mu$ の形であるため**擬似尤度** (quasi-likelihood) の考えから過分散パラメータを含めた Poisson 回帰モデルで解析することができる．過分散パラメータを含めても係数 $\boldsymbol{\beta}$ の推定値は変わらないが推定誤差は過分散を考慮したものとなり，より適切な統計的推測ができる．また過分散の原因が特定できなくとも分散が $\sigma^2\mu$ とみなせるような場合は同様の解析ができる (McCullagh and Nelder, 1989)．

Poisson 分布の平均 Z が平均 μ，分散 μ^2/ν，つまり，形状パラメータが ν のガンマ分布に従うとすると Y の周辺分布は平均 μ，分散が平均の 2 次関数 $\mu + \mu^2/\nu$ の負の 2 項分布となる．この場合は**負の 2 項回帰モデル** (Lawless, 1987) で解析する．

3.　分割表の解析

発生した事象に対しカテゴリカルな 2 つの反応変数の値が観測されるとし，これを分割表にし

たものを考える．各セルの事象の発生数が互いに独立に Poisson 分布に従うと考えると Poisson 回帰モデルで解析できる．また，発生総数が与えられたとき各セルの値は平均の割合を確率とする多項分布に従うことを用いて解析することもできる．解析の興味が反応変数の独立性やカテゴリーの効果で，平均に対数線形モデルを用いた場合どちらの方法を用いても推定値やそれに伴う推測は同じものとなる．行の合計あるいは列の合計があらかじめ固定されている場合でも 2 つの方法による解析結果は同じになるので Poisson 回帰モデルを用いても解析できる (McCullagh and Nelder, 1989).

4. 適用例

a. 発生率の解析：肺がん発生率

年齢層 × 喫煙レベルごとの対象人数と肺がんによる死亡数データから喫煙の肺がんへの影響を調べたい．年齢層 j，喫煙レベル k の対象人数を c_{jk}，発生率を λ_{jk} とすると死亡数は平均が $\mu_{jk} = c_{jk}\lambda_{jk}$ の Poisson 分布に従うと考えられる．要因が乗法的に影響するとき発生率は $\lambda_{jk} = e^{\gamma}e^{\alpha_j}e^{\delta_k}$ と表せ，平均のモデルは

$$\log(\mu_{jk}) = \log(c_{jk}) + \gamma + \alpha_j + \delta_k$$

となる．つまり，$\log(c_{jk})$ をオフセットとした対数線形モデルである．喫煙しないときの δ を 0 とすると喫煙効果の推定値は $\exp(\hat{\delta}_k)$ で与えられる (Frome, 1983).

b. 生存解析：比例ハザードモデル

Cox の比例ハザートモデルはハザード関数を $\lambda(t, \boldsymbol{x}) = \exp\left\{\alpha^*(t) + \boldsymbol{x}^T\boldsymbol{\beta}\right\}$ と表すモデルである．いま，追跡調査期間を小区間に分割し各小区間内でハザードが一定であると仮定しよう．つまり，関数 $\alpha^*(t)$ を $t \in (\tau_k, \tau_{k+1}]$ に対し $\alpha(t) = \alpha_k$ とするステップ関数で近似する．病気の進行度や所見のカテゴリー j の小区間 k 内の死亡数 Y_{jk} の平均は，対象者の追跡時間 (打ち切りがあった場合はそれまでの時間) の合計を T_{jk} としたとき $\mu_{jk} = T_{jk}\exp\{\alpha_k + \gamma_j\}$ と表せるので，$\log(T_{jk})$ をオフセットにし平均に対数線形モデル (対数リンク) を用いた Poisson 回帰モデルで解析できる (Holford, 1980).

c. 計測値への適用：ツベルクリン反応評価

ツベルクリンを牛に皮内注射し一定時間後に皮膚反応を測定した (Fisher, 1949)．ツベルクリンは 2 種，用量は標準量と倍量の 2 通りで，牛の首の 4 カ所に注射した．反応変数は同じ位置に同じ処置の注射を受けた牛の皮膚反応 (mm 単位) の合計である．Fisher は事前解析の結果，1) 処置と注射位置の効果は乗法的で，2) 各観測値の分散は平均とほぼ比例している，と述べており，平均に対数線形モデルを用いた Poisson 回帰モデルで解析できる (McCullagh and Nelder, 1990).

平均に対数線形モデル以外を用いた例に線形モデル (Jorgenson, 1961)，非線形モデル (Frome *et al.*, 1973) などがある．

5. 拡張モデル

a. ゼロ打ち切りモデル

入院日数などのように正の値のみ観測される場合には，正の値をとったときの条件付き分布であるゼロ打ち切り (zero-truncated)Poisson/負の 2 項分布を用いた回帰モデルを用いる．ゼロ打ち切り Poisson 回帰モデルは平均モデルが条件を満たせば一般化線形モデルに含まれる (Simonoff, 2003; Demétrio and Ridout, 1994; Grogger and Carson, 1991).

b. ゼロ過剰モデル，ハードルモデル

製品の不具合数のようにゼロが非常に多いデータに対するモデル．ゼロ過剰 (zero-inflated) Poisson/負の 2 項回帰モデル (Lambert, 1992; Greene, 1994) は，製品には不具合が起こらない状態 (完全状態) と起こりうる状態 (不完全状態) の 2 つの状態があり，どちらの状態であったかにロジスティック回帰モデル，不完全状態の不具合数に Poisson/負の 2 項回帰モデルを用いたモデル．ハードル (hurdle) モデル (Mullahy, 1986) は 0 か正の数かの判別モデルと正の数に対するゼロ打ち切り回帰モデルに分けて解析する．**ゼロ可変 (zero-altered) モデル**とも呼ばれる．

c. 変量効果モデル，階層構造モデル

観察対象の平均の確率変動を変量効果と呼ばれる確率変数で表したものを**変量効果** (あるいは混合効果) モデルという．対数線形モデルを用いた Poisson 回帰モデルで変量効果がガンマ分布に従うとしたときはモデルが陽に求まり負の 2 項回帰モデルとなる．一般にはモデルは陽に求まらず近似計算やモンテカルロ法を用いる．**一般化線形混合モデル** (generalized linear mixed model; GLMM) の文献 (McCulloch, 2003; Jiang, 2007 など) も参照のこと．観察対象に多層のグループ構造がありグループごとの変量効果を取り扱った**階層構造モデル**に関する文献は Agresti (2002) を参照のこと．

［南　美穂子］

比例オッズモデル

proportional odds models

1. 比例オッズモデル

「非常に良い」,「良い」,「不変」,「悪い」,「非常に悪い」のような順序カテゴリカル応答変数に対して，説明変数の影響をみるモデルのひとつに比例オッズモデル (proportional odds model) がある．

順序カテゴリカル変数 Y のとりうる値を $1, 2, \ldots, k$ $(k \geq 2)$ とし，$\mathbf{x}^T = (x_1, \ldots, x_p)$ を p 次元説明変数ベクトルとする．ここで，$\mathbf{x}^T$ は $\mathbf{x}$ の転置を表す．$\pi_i = \pi_i(\mathbf{x}) = P(Y = i|\mathbf{x})\ (i = 1, \ldots, k)$ とおき，j 番目のカテゴリまでの累積確率を次のようにおく．

$$\begin{aligned}\gamma_j = \gamma_j(\mathbf{x}) &= P(Y \leq j|\mathbf{x}) \\ &= \pi_1 + \pi_2 + \cdots + \pi_j, \\ j &= 1, 2, \ldots, k-1\end{aligned}$$

これらの累積確率に次のようなモデルを仮定する．

$$\begin{aligned}\log \frac{\gamma_j(\mathbf{x})}{1-\gamma_j(\mathbf{x})} &= \log \frac{P(Y \leq j|\mathbf{x})}{1-P(Y \leq j|\mathbf{x})} \\ &= \log \frac{P(Y \leq j|\mathbf{x})}{P(Y > j|\mathbf{x})} \\ &= \theta_j - \mathbf{x}^T \boldsymbol{\beta}_j \qquad (1)\end{aligned}$$

ここで，$\boldsymbol{\beta}_j = (\beta_{j1}, \ldots, \beta_{jp})^T$ は p 次元パラメータ．また，$\theta_1 \leq \cdots \leq \theta_{k-1}$．これは，$g$ を連結関数とすると，$g(\gamma_j) = \theta_j + \mathbf{x}^{\mathbf{T}}\boldsymbol{\beta}^*$ の形で表すことができ，一般化線形モデルの枠組みで考えることができる．

特に，$\boldsymbol{\beta}_1 = \cdots = \boldsymbol{\beta}_{k-1} = \boldsymbol{\beta}$ のとき，すなわち，

$$\begin{aligned}\log \frac{P(Y \leq j|\mathbf{x})}{1-P(Y \leq j|\mathbf{x})} &= \theta_j - \mathbf{x}^T \boldsymbol{\beta} \\ &= \log \frac{P(Y \leq j|\mathbf{x})}{P(Y > j|\mathbf{x})} \\ &= \theta_j - \sum_{i=1}^{p} \beta_i x_i \qquad (2)\end{aligned}$$

を比例オッズモデル (McCullagh, 1980)，**累積オッズモデル** (cumulative odds model) (Armstrong and Sloan, 1989)，または，**累積ロジットモデル** (cumulative logit model) (Agresti, 2007) と呼ぶ．

事象 $Y \leq j$ のオッズは，

$$\begin{aligned}\text{odds}(Y \leq j|\mathbf{x}) &= \frac{\gamma_j(\mathbf{x})}{1-\gamma_j(\mathbf{x})} \\ &= \frac{P(Y \leq j|\mathbf{x})}{1-P(Y \leq j|\mathbf{x})} \\ &= \frac{P(Y \leq j|\mathbf{x})}{P(Y > j|\mathbf{x})} \qquad (3)\end{aligned}$$

説明変数 $\mathbf{x}_0$ と $\mathbf{x}_1$ の事象 $Y \leq j$ のオッズ比は，

$$\frac{\text{odds}(Y \leq j|\mathbf{x}_1)}{\text{odds}(Y \leq j|\mathbf{x}_0)} = \exp((\mathbf{x}_0 - \mathbf{x}_1)^T \boldsymbol{\beta})$$

つまり，オッズ比はカテゴリ j に依存せず説明変数の差にのみ依存し，それに比例していることから比例オッズモデルと呼ばれる．

(2) より (3) は，次のように書くことができる．

$$\text{odds}(Y \leq j|\mathbf{x}) = \kappa_j \exp(-\mathbf{x}^T \boldsymbol{\beta})$$

ここで，$\kappa_j = \exp(\theta_j)$ は $\mathbf{x}_0 = \mathbf{0}$ のときの事象 $Y \leq j$ のベースラインオッズとみることができる．

また，このモデルは次のような視点からみることもできる．T を連続型確率変数とするが，T の値は実際には観測されないがその値がある範囲に入っているということのみが観測される．すなわち，

$$\theta_{j-1} < T \leq \theta_j \Leftrightarrow Y = j$$

例えば，$(-\infty, \theta_1]$ ならば，「非常に悪い」．$(\theta_1,\ \theta_2]$ ならば，「悪い」，$\cdots$，などのような順序カテゴリカル変数として観測される場合などである．

ここで，線形モデル $T = \mathbf{x}^T\beta + \varepsilon$ を仮定する．誤差項 ϵ の分布関数を F とすると，

$$\gamma_j = P(Y \leq j) = P(T \leq \theta_j) = F(\theta_j - \mathbf{x}^T\beta)$$

または，

$$F^{-1}(\gamma_j) = \theta_j - \mathbf{x}^T\beta$$

このことから，グループ化連続モデル (grouped-continuous models) と呼ばれることもある．

例えば，$F(t) = e^t/(1+e^t)$ の場合は，比例オッズモデルとなる．また，ϵ が正規分布の場合は，累積プロビットモデルとなり，e^ϵ が Weibull 分布，すなわち，誤差分布が極値分布の場合，補対数–対数モデル (complementary log–log model)，また，比例ハザードモデル (proportional hazard model) となる．

T を生存時間とし，その分布関数を $F_T(t)$ とすると，$F_T(t)/(1-F_T(t))$ は時間 t までに死亡するオッズとなる．

$$\log\left(\frac{F_T(t)}{1-F_T(t)}\right) = B(t) - \mathbf{x}^T\boldsymbol{\beta}$$

は比例オッズモデルの形である．ここで，$B(t)$ は t の増加関数．

このとき，T_0, T_1 を説明変数 $\mathbf{x}_0$, $\mathbf{x}_1$ に対応する生存時間とすると，

$$\log\left(\frac{F_{T_1}(t)}{1-F_{T_1}(t)}\right)-\log\left(\frac{F_{T_2}(t)}{1-F_{T_2}(t)}\right) = (\mathbf{x}_2-\mathbf{x}_1)^T\boldsymbol{\beta}$$

生存時間のときの推測については，Bennett (1983)，Pettitt (1984)，Shen (1998)，Murphy *et al.* (1997) を参照のこと．

比例オッズモデル (2) のパラメータの推測については，一般化線形モデルと同様に最尤法が用いられる (Agresti, 2007; Hosmer and Lemeshow, 2000; McCullagh and Nelder, 1989)．統計ソフト SAS, R, S-PLUS, Stata などでは，比例オッズモデルでの推測ができる．次の節で実際のデータの解析をみてみる．

2. 例

次のデータは，男性と女性 (sex) に実薬とプラセボ (treatment) を与え，関節炎の痛みが「非常に改善」，「やや改善」，「不変」かの反応 (improve) のデータである (Koch and Edwards, 1988)．

性別	薬	非常に改善	改善	不変
女性	実薬	16	5	6
女性	偽薬	6	7	19
男性	実薬	5	2	7
男性	偽薬	1	0	10

SAS によるこのデータ (arthritis) の解析が Stokes *et al.* (2000) に詳しく論じられている．

```
proc logistic order=data;
    weight count;
    class treatment sex
    / param=reference;
    model improve = sex treatment
    / scale=none aggregate;
run;
```

SAS では，比例オッズの仮定 $H_0: \boldsymbol{\beta}_1 = \cdots = \boldsymbol{\beta}_{k-1} = \boldsymbol{\beta}$ についてのスコア検定が行われる．このデータでは，検定統計量の値が 1.8833 で自由度 $p(k-2) = 2(3-2) = 2$ で p 値=0.39 で

比例オッズ条件のスコア検定		
カイ 2 乗	自由度	Pr>ChiSq
1.8833	2	0.3900

パラメータ	推定値	標準誤差
非常に改善 (θ_1)	−2.6671	0.5997
やや改善 (θ_2)	−1.8127	0.5566
性別 (女性) (x_1)	1.3187	0.5292
処理 (実薬) (x_2)	1.7973	0.4728

あるから，比例オッズの仮定は棄却されない．

すべて有意である (いずれも p 値 $< .05$)．また，女性は $e^{1.319} = 3.739$ 高いオッズで男性より改善がみられ (95%信頼区間 (1.325, 10.547))，実薬は $e^{1.7973} = 6.033$ 高いオッズでプラセボより改善がみられる (95%信頼区間 (2.388, 15.241))．

R では，次のようなやり方がある．

```
library(MASS)
a.data<-polr(improve~sex+treatment,
   data=arthritis,weights=count)
```

Venables and Ripley (2002) や Hardin and Hibe (2007) などを参照のこと．

3. そのほかの関連するモデル

● **隣接カテゴリロジットモデル** (adjacent-categories logit model)

$$\log\left(\frac{\pi_{j+1}}{\pi_j}\right) = \theta_j + \mathbf{x}^T\boldsymbol{\beta}_j$$

● **部分比例オッズモデル** (partial proportional odds model)

$$\log\left(\frac{\gamma_j}{1-\gamma_j}\right) = \theta_j + \mathbf{x}^T\boldsymbol{\beta} + \mathbf{v}^T\boldsymbol{\alpha}_j$$

このモデルは，比例オッズの仮定が成り立っている変数とそうでない変数 $\mathbf{v}$ を考慮している．

● **連続比モデル** (continuation-ratio model)

$$\log\left(\frac{\pi_j}{1-\gamma_j}\right) = \theta_j + \mathbf{x}^T\boldsymbol{\beta}_j$$

これらのモデルの推定については，Agresti (2007)，Stokes *et al.* (2000) を参照のこと．

［宮 岡 悦 良］

一般化線形モデル

generalized linear model

1. 一般化線形モデル

Y_i を個体 $i (= 1, \ldots, n)$ の応答変数とし，$\mathbf{x}_i^T = (x_{i1}, \ldots, x_{ip})$ を対応する p 次元説明変数ベクトルとする．ここで，$\mathbf{x}^T$ は $\mathbf{x}$ の転置を表す．また，μ_i を Y_i の説明変数ベクトル $\mathbf{x}_i$ のときの (条件付き) 期待値とする．すなわち，$\mu_i = E(Y_i|\mathbf{x}_i)$．(正規) 線形回帰モデルでは，次の仮定をおく．

1) $Y_1, \ldots, Y_n$ は独立，2) $\mu_i = \mathbf{x}_i^T\boldsymbol{\beta}$，ここで，$\boldsymbol{\beta} = (\beta_1, \ldots, \beta_p)^T$ は p 次元パラメータ，3) Y_i の分布は平均 μ_i，分散 σ^2 の正規分布に従う．

これを次のように拡張したものを**一般化線形モデル** (generalized linear model) と呼ぶ．

1)　$Y_1, \ldots, Y_n$ は独立，

2)　Y_i の (条件付き) 期待値と説明変数ベクトルとの関係を次のように拡張，

$g(\mu_i) = \mathbf{x}_i^T\boldsymbol{\beta}$，ここで，$g$ を連結 (リンク) 関数 (link function) という．

$$\eta_i = \mathbf{x}_i^T\boldsymbol{\beta} = x_{i1}\beta_1 + \cdots + x_{ip}\beta_p$$

とおくと，$g(\mu_i) = \eta_i$．η_i を線形予測子 (linear predictor) と呼ぶ．

3)　Y_i の分布は 2 項分布，Poisson 分布，ガンマ分布，逆正規分布など正規分布でない場合にも拡張．

2. 理論的背景

Y_i の確率 (密度) 関数は，次のような形をしていると仮定する．

$$f(y_i; \theta_i, \phi) = \exp\left[\frac{y_i\theta_i - b(\theta_i)}{a_i\phi} + c(y_i, \phi)\right]$$

ここで，b, c は既知の関数，a_i は既知の定数．θ_i を標準母数 (canonical parameter)，ϕ を尺度母数または変動母数 (scale or dispersion parameter) と呼ぶ．ϕ が既知のとき，これは**指数型分布族** (exponential family) の分布であり，ϕ が未知のとき，これは**指数–変動型分布族** (exponential dispersion family) の分布 (Jorgensen, 1992) である．このとき，次の関係が成り立つ．

$$\mu_i = \mu(\theta_i) = E(Y_i) = b'(\theta_i)$$
$$\mathrm{Var}(Y_i) = a_i\phi b''(\theta_i) = a_i\phi V(\mu_i)$$

ここで，b', b'' はそれぞれ b の 1 次，2 次の導関数を表す．また，$V(\mu_i) = b''(\theta_i)$ を分散関数 (variable function) と呼ぶ．

連結関数 g は，単調で微分可能であるとする．$g(\mu_i) = \eta_i$，また，$\mu_i = g^{-1}(\eta_i)$．これより，$\theta_i = \mu^{-1}(g^{-1}(\eta_i))$，$\eta_i = \mathbf{x}_i^T\boldsymbol{\beta}$．特に，$\theta_i = g(\mu_i) = \eta_i$ の場合，**標準連結** (canonical link) と呼ぶ．また，このとき分散関数は，$V(\mu_i) = 1/g'(\mu_i)$．

- いくつかの連結関数：
  恒等 (identity)　$g(\mu) = \mu$
  ロジット (logit)　$g(\mu) = \log(\mu/(1-\mu))$
  プロビット (probit)　$g(\mu) = \Phi^{-1}(\mu)$,
  　Φ は標準正規分布の分布関数
  べき (power)　$g(\mu) = \begin{cases} \mu^\lambda, & \lambda \neq 0 \\ \log(\mu), & \lambda = 0 \end{cases}$
  対数 (log)　$g(\mu) = \log(\mu)$
  補対数–対数 (complementary log-log)
  　$g(\mu) = \log(-\log(1-\mu))$
  逆 (inverse)　$g(\mu) = 1/\mu$
- 尤度関数 (likelihood function)：

$$L(\boldsymbol{\theta}; \mathbf{y}) = \sum_{i=1}^n l_i$$

ここで，$\mathbf{y} = (y_1, \ldots, y_n)^T$，

$$l_i = \log f(y_i; \theta_i, \phi) = \{[y_i\theta_i - b(\theta_i)]/(a_i\phi) + c(y_i, \phi)\}$$

- 推定方程式 (estimating equations)：

$$\sum_{i=1}^n \frac{\partial l_i}{\partial \beta_j} = \sum_{i=1}^n w_{ij}(y_i - \mu_i) = 0,$$
$$w_{ij} = \frac{x_{ij}}{a_iV(\mu_i)g'(\mu_i)}, \quad j = 1, \ldots, p$$

この方程式を解いて，最尤推定値 $\hat{\boldsymbol{\beta}}$ を求めるが，この方程式は通常 Newton–Raphson 法かスコア法を用いて，繰り返し重み付き最小 2 乗法 (iterative weighted least squares method) で解く．

$\hat{\boldsymbol{\beta}}$ は，漸近的に，平均 $\boldsymbol{\beta}$，分散共分散行列 $\mathbf{I}^{-1}$ の多変量正規分布に従う．ここで，$\mathbf{I}$ の (j, k) 成分は，

$$I_{jk} = \sum_{i=1}^n \frac{x_{ij}x_{ik}}{a_i\phi V(\mu_i)[g'(\mu_i)]^2}$$

ここで，$\mathbf{X}$ は i 番目の行が $\mathbf{x}_i^T$ である $n \times p$ 行列，$\mathbf{W} = \mathrm{diag}(1/a_iV(\mu_i)[g'(\mu_i)]^2)$ とおくと，$\mathbf{I} = 1/\phi\mathbf{X}^T\mathbf{W}\mathbf{X}$．実際には，推定した $\hat{\boldsymbol{\beta}}$ を代入して用いる．また，変動母数が未知の場合は，次のような推定値を代入する．

- ϕ の推定：

$$\hat{\phi} = \frac{1}{n-p}\sum_{i=1}^n \frac{(y_i - \hat{\mu}_i)^2}{a_iV(\hat{\mu}_i)}$$

ここで，$\hat{\mu}_i$ は推定した $\hat{\boldsymbol{\beta}}$ に基づいて求めた値．

観測値の個数とパラメータの個数が等しいとき，すなわち，完全にデータがモデルに当てはまっている場合を飽和モデル (saturated model) と呼ぶ．飽和モデルでの推定値を $\tilde{\theta}_i$，モデルでの推定値を $\hat{\theta}_i$ とする．

$$\begin{aligned} S &= -2[L(\hat{\theta}_i;\mathbf{y}) - L(\tilde{\theta}_{\rm sat};\mathbf{y})] \\ &= 2\sum_{i=1}^{n}\frac{[y_i(\tilde{\theta}_i-\hat{\theta}_i)-b(\tilde{\theta}_i)+b(\hat{\theta}_i)]}{a_i\phi} \\ &= D(\mathbf{y};\mu)/\phi \end{aligned}$$

S をスケールドデビアンス (scaled deviance) と呼び，モデルの当てはまりがよいときに，近似的に自由度 $n-p$ のカイ 2 乗分布に従う．

$$D(\mathbf{y};\mu) = \sum_{i=1}^{n}\frac{1}{a_i}[y_i(\tilde{\theta}_i-\hat{\theta}_i)-b(\tilde{\theta}_i)+b(\hat{\theta}_i)]$$

をデビアンスまたは逸脱度 (deviance) と呼ぶ．

モデル M1 は q_1 個のパラメータから成り，対応するデビアンスを D_1，モデル M2 は q_2 個のパラメータから成るモデルとし，対応するデビアンスを D_2 とする ($q_1 < q_2 \le p$)．すなわち，M1 は M2 にネストされたモデルである．すると，M1 が正しいモデルであるとき，$(D_1-D_2)/\phi$ は近似的に自由度 q_2-q_1 のカイ 2 乗に従う．ϕ を推定した場合は，

$$\frac{(D_1-D_2)/(q_2-q_1)}{D_2/(n-q_2)}$$

は，自由度 q_2-q_1，$n-q_2$ の F 分布で近似されることを用いる．

- Wald 検定：

$\boldsymbol{\beta}^T = (\boldsymbol{\beta}_1^T, \boldsymbol{\beta}_2^T)$ をそれぞれ r_1 次元，r_2 次元のパラメータの分割とし ($r_1+r_2=p$)，帰無仮説 $H_0:\boldsymbol{\beta}_2=\boldsymbol{\beta}_{20}$ の検定を次の Wald 統計量

$$Q = (\hat{\boldsymbol{\beta}}_2-\boldsymbol{\beta}_{20})^T{\rm Var}(\hat{\boldsymbol{\beta}}_2)^{-1}(\hat{\boldsymbol{\beta}}_2-\boldsymbol{\beta}_{20})$$

を用いて行う．帰無仮説のもとでは近似的に自由度 r_2 のカイ 2 乗分布に従う．特に，帰無仮説 $H_0:\beta_k=0$ の検定は，$z=\hat{\beta}_k/se(\hat{\beta}_k)$ が帰無仮説のもとで標準正規分布で近似できることを用いて行う．95%信頼区間は $\hat{\beta}_k \pm 1.96se(\hat{\beta}_k)$．

さらに，擬似尤度 (quasi-likelihood) を用いて拡張される．詳しくは，McCullagh and Nelder (1989)，Myers *et al.* (2002) を参照のこと．

3. 例

ガンマモデル：$y>0$

$$f(y;\theta,\phi) = \frac{1}{\Gamma(\nu)y}\left(\frac{\nu}{\mu}y\right)^{\nu}\exp\left(-\frac{\nu}{\mu}y\right)$$

ここでは，$E(Y)=\mu$, ${\rm Var}(Y)=\mu^2/\nu$,

$$\theta = -\frac{1}{\mu},\ b(\theta) = -\log(-\theta)$$

$$\phi = \frac{1}{\nu},\ V(\mu) = \mu^2$$

McCullagh and Nelder (1989) では，plasma (u) の clotting time (y) への影響をみるために，ガンマモデルを当てはめた．

まず，逆数を連結関数とした場合の R プログラムは，

```
clotting <- data.frame(
u = c(5,10,15,20,30,40,60,80,100),
y = c(118,58,42,35,27,25,21,19,18))
summary(glm(y ~ log(u), data=clotting,
   family=Gamma))
```

同様なことをする SAS プログラムは，

```
proc genmod data=clotting;
model y =logu /dist=gamma
            link=power(-1) type3;run;
```

デビアンスの値は，0.0167，自由度 $9-2=7$ なので当てはまりはよい．また，予測式は (かっこ内は標準誤差)，

$$\frac{1}{\hat{\mu}} = -0.0166 + 0.0153\log(u)$$
$$(0.0008)\quad(0.0004)$$

Venables and Ripley (2002) や Hardin and Hilbe (2007) も参照のこと．　[宮 岡 悦 良]

ノンパラメトリック回帰モデル総説

nonparametric regression model

1. ノンパラメトリック回帰モデル

説明変数 X，応答変数 Y の 2 変数の観測データの散布図に対して，有限個のパラメータで規定される関数を当てはめるのがパラメトリック回帰であり，ノンパラメトリック回帰はそういった関数の制約を取り払った回帰手法である．この柔軟さがノンパラメトリック回帰のよさであるが，その探索的な利用から，新たなパラメトリック回帰モデルの構築が可能となる場合もある．そのような意味では，パラメトリック回帰モデルと両立するものではなく，むしろ互いに補完するものであるといえる．

(X,Y) の実現値であるデータ $(x_i, y_i)\,(i = 1,\ldots,n)$ について

$$y_i = m(x_i) + \sqrt{v(x_i)}\varepsilon_i, \quad i = 1,\ldots,n \quad (1)$$

をいうモデルを考える．ここで，$\varepsilon_i\,(i = 1,\ldots,n)$ は独立同一分布に従う誤差であり，$E[\varepsilon_i] = 0$, $V[\varepsilon_i] = 1$ を満たす．m と v は未知の滑らかな関数で，それぞれ $X = x$ を与えたもとでの Y の条件付き期待値

$$m(x) = E[Y|X = x]$$

および条件付き分散

$$v(x) = V[Y|X = x]$$

として定義される．回帰では，この m に関する推測を主問題とする．パラメトリック回帰においては，回帰関数 m が有限次元パラメータ $\boldsymbol{\beta}$ で規定される関数 $m(x) = m(x;\boldsymbol{\beta})$ であると仮定する．そして，m の推定を $\boldsymbol{\beta}$ の推定に置き換え，有限次元の推定問題を扱っている．そのような構造を m に仮定せずに，滑らかさだけを頼りにデータそれ自身に m について語らせるのがノンパラメトリック回帰といえる．

モデル (1) は x を確率変数として捉えたランダムデザインとして定義しているが，x を確率変数としない固定デザインの場合も同様に定義される．m の推測に関して導かれるさまざまな結果は，$X = x$ のように条件付きとすることで，ランダムデザインでの結果が固定デザインでの結果に対応づけられる．また，X が多次元の確率変数であってもノンパラメトリック回帰モデルとしては同様な定義となる．

密度関数の推定と合わせて，ノンパラメトリックに関数を推定する問題は，ノンパラメトリック平滑化 (smoothing) と呼ばれる．

2. さまざまな手法

ノンパラメトリック回帰手法は数多く存在する．最も基本的といえるのが移動平均 (running mean) や移動中央値 (running median) と呼ばれるもので，時系列の分野において古くから用いられ知られている．

Nadaraya (1964) と Watson (1964) は，密度関数のノンパラメトリックな推定から自然に導かれる条件付き期待値の推定量をそれぞれ独立に提案した．この推定量は現在 Nadaraya–Watson 推定量と呼ばれている．これは核型推定量のひとつであり，bandwidth と呼ばれる平滑化パラメータの選択が必要となる．Cleveland (1979) は局所的に線形関数を当てはめるロバストな平滑化手法を提案し，この手法は現在，loess という名前で知られている (「loess」の項参照)．Nadaraya–Watson 推定量の欠点を克服する Fan (1992) の局所線形推定量の提案から，これらの推定量は核型平滑化 (kernel smoothing) という枠組みのなかで代表的な推定量としてまとめられている (「kernel smoother」の項参照)．

スプラインを用いたノンパラメトリック回帰も有効である．よく用いられる 3 次スプライン関数とは，節点と呼ばれる $a < \kappa_1 < \cdots < \kappa_T < b$ に対して，

1) すべての小区間 $[\kappa_{j-1}, \kappa_j]$ 上で 3 次多項式
2) 区間 $[a, b]$ で連続 2 回微分可能

を満たす関数のことをいう．例えば，$S_j(x) = (x-\kappa_j)^3_+ = \max\{0, (x-\kappa_j)\}^3 (j = 1,\ldots,T)$, $S_{T+t}(x) = x^{t-1} (t = 1, 2, 3, 4)$ として

$$m(x) = \sum_{j=1}^{T+4} \theta_j S_j(x) \quad (2)$$

とすると，これは m に 3 次スプラインの構造を仮定したこととなり，係数 $\theta_j\ (j = 1,\ldots,T+4)$ をデータから決定することになる．(2) のような展開は一般には**基底関数展開**と呼ばれる．基底関数としては，B–スプライン，動径基底関数，三角関数などが用いられる．係数は最小 2 乗法あるいは罰則付き最小 2 乗法により決定されることが多い．平滑化スプライン (smoothing spline) と呼ばれるものは，罰則付き最小 2 乗法の最適解として特徴づけられるものとなっている (「平滑化法」の項参照)．

関数の直交級数による表現を利用した手法も

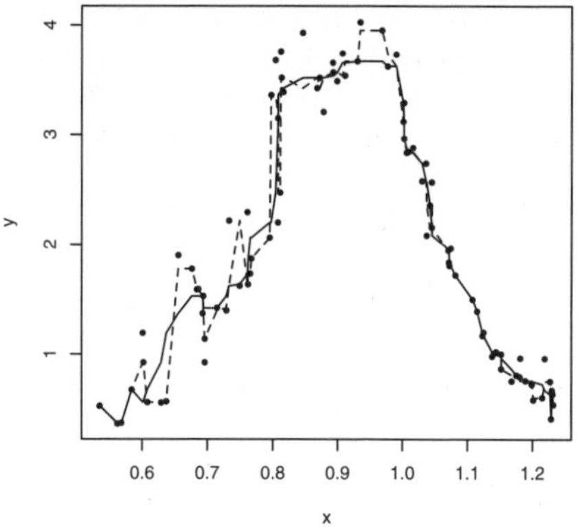

図 1　移動中央値による平滑化

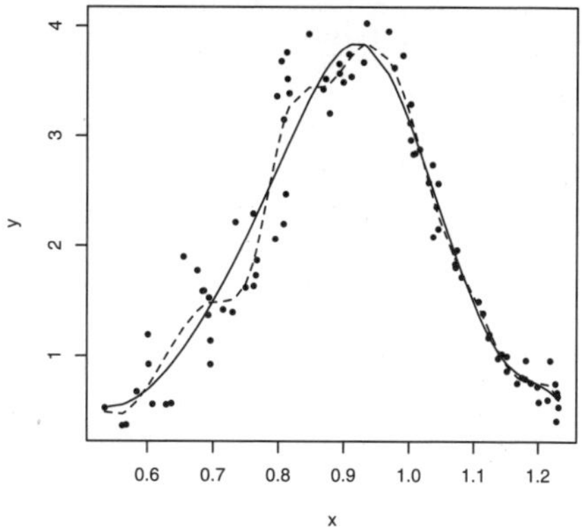

図 2　3 次スプラインによる平滑化

多く議論されている，昨今ではウェーブレットを用いた回帰手法の精度評価の研究も盛んである(例えば Vidakovic, 1999).

また, Friedman (1984) による, super smooth と呼ばれる手法も散布図平滑化に有効であることが知られている．

3.　平滑化パラメータの選択

ノンパラメトリック回帰では，$\hat{m}$ の滑らかさや形状を適切に調節する平滑化パラメータが必要となる．核型推定量における bandwidth や，基底展開において用いる基底の数などがそのような役割をもつ．

広範に用いられる平滑化パラメータの選択手法がクロスバリデーションと呼ばれるものである．$\hat{m}_{(-i)}(x)$ を，データ (y_i, x_i) を除いた残りのデータからつくられた m の推定量とする．この推定量に含まれる平滑化パラメータを λ で表すことにすると，クロスバリデーションは

$$\mathrm{CV}(\lambda) = \sum_{i=1}^{n} \left\{ y_i - \hat{m}_{(-i)}(x_i) \right\}^2$$

を λ の関数とみて，これを最小にする λ を実際の $\hat{m}$ の平滑化パラメータの値とする方法である．

4.　適用例

エタノールの燃焼実験データへの適用例をみてみよう．図 1 と図 2 に散布図が描かれている．x は等価比と呼ばれる変数であり，y は NO_x 濃度と呼ばれる変数となっている．データは例えば S-PLUS データセットから利用可能である．

図 1 は，移動中央値の適用例である．データ散布図の上に 2 本の曲線が描かれている．実線は隣接する 9 個のデータの median を走らせたものであり，破線は 3 個のデータの median を走らせたものである．この個数は Span と呼ばれるが，破線に比べ実線が滑らかなのがわかる．Span は平滑化パラメータの役割をもつ．

図 2 は，3 次スプライン (2) の適用例である．破線が $T = 4$，実線は $T = 10$ である．節点の個数が多いと滑らかになるのがわかる．

[内 藤 貫 太]

kernel smoother

1. kernel smoother の定義

核関数 (kernel function) を用いた平滑化手法として知られ，Rosenblatt (1956)，Parzen (1962) による**密度関数**の推定に端を発したものである．その後，回帰関数の推定への応用が展開され，**散布図平滑化**の標準的なノンパラメトリック手法のひとつとなっている．核関数 $K(z)$ としては，原点で対称な密度関数がよく用いられ，

$$R(K) = \int_{-\infty}^{\infty} K(z)^2 dz < \infty$$

および

$$\mu_\ell(K) = \int_{-\infty}^{\infty} z^\ell K(z) dz < \infty, \quad \ell = 0, 1, \cdots, L$$

が要請される．具体例としては，Gauss kernel

$$K(z) = \frac{1}{\sqrt{2\pi}} \exp\left(-\frac{z^2}{2}\right)$$

や，Epanechnikov kernel

$$K(z) = \frac{3}{4}(1 - x^2) 1_{\{|z| \le 1\}}$$

などが用いられる．bandwidth と呼ばれる平滑化パラメータ $h > 0$ を導入し，$K_h(z) = h^{-1}K(h^{-1}z)$ とする．回帰関数 m の点 x での値 $m(x)$ は，x の近傍において p 次多項式

$$G_p(z|x) = \theta_0 + \theta_1(z - x) + \cdots + \theta_p(z - x)^p$$

を当てはめることで推定する．多項式の係数 $\boldsymbol{\theta} = (\theta_0, \ldots, \theta_p)$ は

$$\sum_{i=1}^{n} K_h(x_i - x)\{y_i - G_p(x_i|x)\}^2$$

の最小化により決定され，そのようにして得られた $\hat{\boldsymbol{\theta}} = (\hat{\theta}_0, \ldots, \hat{\theta}_p)$ から，

$$\hat{m}(x) = \hat{m}_p(x) = \hat{\theta}_0$$

と推定される．これを m の局所 p 次多項式推定量と呼ぶ．推定したい点 x の近傍にあるデータを x_i としたとき，Taylor 展開による近似

$$m(x_i) \approx m(x) + m'(x)(x_i - x) + \cdots + \frac{m^{(p)}(x)}{p!}(x_i - x)^p$$

を $G_p(x_i|x)$ とみて係数を推定し，推定したい $m(x)$ に対応する θ_0 の推定量が $m(x)$ の推定量として得られるわけである．核関数の定義から，推定したい点 x を定め，その近傍にあるデータに重みをおいた重み付き最小 2 乗法の実装となっている．$\boldsymbol{Y} = [y_1 \cdots y_n]^T$，$n \times n$ 対角行列 $\boldsymbol{W}_x = \mathrm{diag}\{K_h(x_1 - x), \ldots, K_h(x_n - x)\}$，$n \times (p+1)$ 行列

$$\boldsymbol{X}_x = \begin{bmatrix} 1 (x_1 - x) \cdots (x_1 - x)^p \\ \vdots \quad \vdots \quad \ddots \quad \vdots \\ 1 (x_n - x) \cdots (x_n - x)^p \end{bmatrix}$$

を用いると，

$$\hat{m}_p(x) = \boldsymbol{e}_1^T \left(\boldsymbol{X}_x^T \boldsymbol{W}_x \boldsymbol{X}_x\right)^{-1} \boldsymbol{X}_x^T \boldsymbol{W}_x \boldsymbol{Y}$$

と表せる．ここで，$\boldsymbol{e}_1$ は第 1 成分のみ 1 で残りの成分はすべて 0 の $(p+1) \times 1$ ベクトルである．

$p = 0$ とすると，局所的に定数関数を当てはめることになるが，このようにして得られる

$$\hat{m}_0(x) = \frac{\sum_{i=1}^n K_h(x_i - x) y_i}{\sum_{i=1}^n K_h(x_i - x)}$$

が Nadaraya–Watson 推定量と呼ばれるものである．この Nadaraya–Watson 推定量を指して kernel smoother と呼んでいる文献もある．また，$p = 1$ とした $\hat{m}_1$ が局所線形推定量と呼ばれるものである．核関数を用いた回帰関数の推定量で，このような局所多項式推定量の枠組みに入らないものも提案されている (Gasser and Müller, 1979 参照)．

2. 性　質

回帰関数 m の推定量のよさ (悪さ) は，x のとりうる値全体での評価として，**平均積分 2 乗誤差** (MISE)

$$\mathrm{MISE}[\hat{m}] = E\left[\int_{-\infty}^{\infty} \{\hat{m}(x) - m(x)\}^2 dx\right]$$

が用いられる．MISE の厳密評価は，限定された設定でのみ可能で，一般には $n \to \infty$，$h \to 0$ といった漸近的設定のもとで評価される．$\hat{m}_p$ については，Ruppert and Wand (1994) より

$$\mathrm{MISE}[\hat{m}_p] \approx \begin{cases} C_e h^{2p+4} + \dfrac{D}{nh}, & p : 偶数 \\ C_o h^{2p+2} + \dfrac{D}{nh}, & p : 奇数 \end{cases}$$

という漸近評価が知られている．右辺第 2 項の D は漸近分散の積分に相当し，次数 p，核関数，

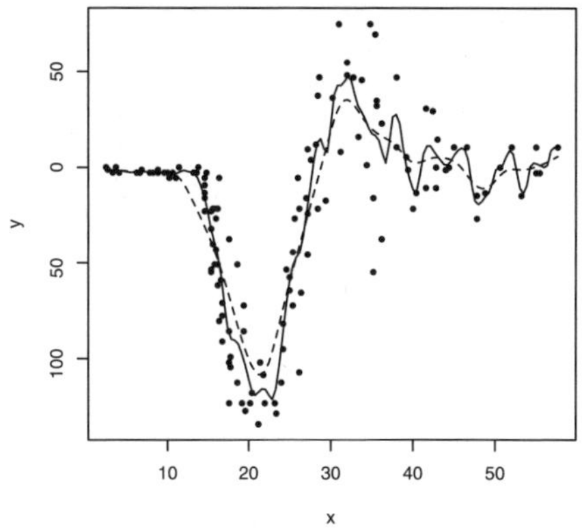

図 1 $\hat{m}_0$ による平滑化

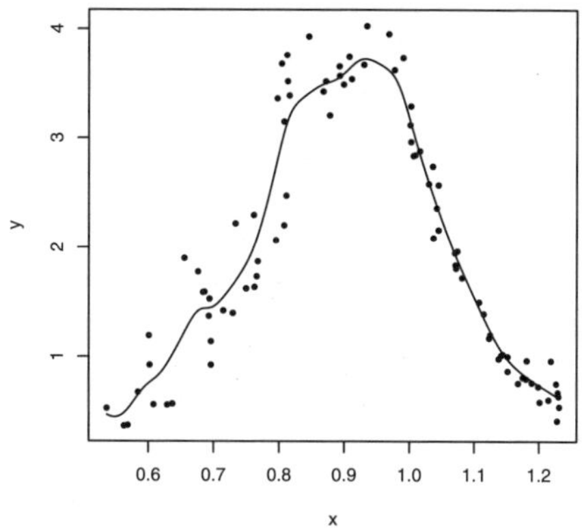

図 2 $\hat{m}_1$ による平滑化

条件付き分散 v に依存するものの，p が偶数・奇数にかかわらず共通な表現をもつ．バイアス 2 乗の積分に対応する右辺第 1 項は，次数 p に応じて形が異なる．p が奇数の場合，C_o は K の汎関数のモーメントと m の $(p+1)$ 階微分に依存する．p が偶数の場合，C_e はさらに X の密度関数の微分にも依存する．X の密度が閉区間上で一様であれば，C_e と C_o の表現は同じになる．このように，例えば $p=1$ であれば漸近バイアスが X の密度に依存せず，$p=0$ ならば依存する．このことを，$\hat{m}_1$ は design adaptive であるといい，$\hat{m}_0$ よりもよい性質として知られている (Fan, 1992).

3. bandwidth の選択

bandwidth h の値は，回帰関数の推定量の形状に大きな影響を及ぼす．h の洗練された選択手法として，データに基づいて選択することが考えられる．ひとつの基準として，MISE を最小にするように h を決めることが考えられ，MISE の漸近評価式より，そのような h は

$$h_{opt} = \begin{cases} A_e n^{-\frac{1}{2p+5}}, & p：偶数 \\ A_o n^{-\frac{1}{2p+3}}, & p：奇数 \end{cases} \qquad (1)$$

となり，右辺に含まれる定数 A_e，A_o を推定することで利用できる．$\hat{m}_1$ については (1) で $p=1$ として，Ruppert *et al.* (1995) による DPI (direct plug-in) 法が比較的よい h の値を与えてくれる．そのプログラムは，R におけるパッケージ `KernSmooth` に用意されている．

4. 適用例

オートバイの衝突実験のデータへの適用例が図 1 に描かれている．x は時間 (秒)，y は衝突で頭部にかかる加速度である．データは例えば，Härdle (1990) から利用できる．

図 1 には $\hat{m}_0$ が描かれており，実線は $h=1.445$，破線は $h=4.335$ である．形状の違いから，適切な h の選択がきわめて重要であるのがわかる．

図 2 は「ノンパラメトリック回帰モデル総説」の項にあるエタノールデータへ $\hat{m}_1$ を適用したものである．h は DPI 法で得られた $h=0.0252$ を用いた．変数間の構造を捉える形で平滑化されているのがわかる．

[内 藤 貫 太]

loess

1. loess とは

局所多項式回帰推定量を頑健 (ロバスト) にすることを目指した回帰推定量であり，Cleveland (1979) により提案されたものである．推定量をロバストにすることは，単なる推定量の構成手順だけにとどまらず，ロバストにするためのさらなる手順が必要となるが，このことは推定量の複雑さを意味する．しかしながら，提案された当時と比べた現在の計算機環境からはその複雑さも大きな負担でなく，また比較的容易にロバストネスを実装できることからよく使われている．S-PLUS や R においても，標準的な平滑化手法のひとつとして装備されている．文献では，locally weighted scatter plot smoothing (局所重み付き散布図平滑化) として LOWESS として参照されることも多い．

2. loess の定義

核関数 (重み関数) を

$$K(z) = \frac{70}{81}(1-|z|^3)^3 1_{\{|z|\le 1\}} \qquad (1)$$

とする．また，$0 < f \le 1$ なる実数 f に対して，整数 r を

$$r = (f \times n) \text{ に最も近い整数} \qquad (2)$$

と定める．データ x_k について，bandwidth h_k を,

$$h_k = \begin{array}{c} |x_k - x_i|, i = 1, \ldots, n \text{ における} \\ r \text{ 番目に小さい数} \end{array} \qquad (3)$$

として定める．これを x_k の r-th nearest neighbor と呼ぶ．データ点 x_k での平滑化を行うのに，データ $x_j (j = 1, \ldots, n)$ への重みを

$$w_j(x_k) = K\left(\frac{x_j - x_k}{h_k}\right) \qquad (4)$$

とする．「kernel smoother」の項における行列 $\boldsymbol{X}_x$ において $x = x_k$ とし, $\boldsymbol{W}_x$ における K として (1) を用い，かつ $x = x_k$ として $\hat{m}_p(x_k)$ を求める．これを $x_k (k = 1, \ldots, n)$ すべてについて実行する．残差 $r_i = y_i - \hat{m}_p(x_i) (i = 1, \ldots, n)$ に対して

$$M = \text{median}\{|r_1|, \ldots, |r_n|\}$$

とする．この M と，重み関数

$$B(z) = (1-z^2)^2 1_{\{|z|\le 1\}}$$

を用いて，ロバスト化のための重み

$$\delta_i = B\left(\frac{r_i}{6M}\right), \quad i = 1, \ldots, n \qquad (5)$$

をつくる．

上記の一連の手順をまとめると，loess を得るアルゴリズムは以下のようになる：

- Step0 $0 < f \le 1$ を定め，(2) により r を定める．そして，すべての x_k $(k = 1, \ldots, n)$ について，(3) により bandwidth h_k $(k = 1, \ldots, n)$ を求める．
- Step1 重み関数を (4) として，すべての $x_k (k = 1, \ldots, n)$ で，$\hat{m}_p(x_k)$ $(k = 1, \ldots, n)$ を計算する．
- Step2 残差 $r_i = y_i - \hat{m}_p(x_i)$ $(i = 1, \ldots, n)$ を計算し，$|r_i| (i = 1, \ldots, n)$ のメディアン M を求め, (5) より重み $\delta_i (i = 1, \ldots, n)$ を計算する．
- Step3 $k = 1, \ldots, n$ について，重み関数 (4) を $\delta_i w_i(x_k)$ $(i = 1, \ldots, n)$ と更新し，すべての x_k $(k = 1, \ldots, n)$ で，$\hat{m}_p(x_k)$ $(k = 1, \ldots, n)$ を計算する．
- Step4 Step2-Step3 を N 回反復し，最後に得られた $\hat{m}(x_k)$ $(k = 1, \ldots, n)$ を推定量とする．

各データ点 x_k において bandwidth h_k を決定し，局所 p 次多項式回帰を実行していることになっている．実際，Step1 で終われば，すなわち $N = 0$ であれば，$\hat{m}(x_k)$ は各データ点 x_k で異なる bandwidth h_k をもつ局所 p 次多項式回帰推定量そのものである．引き続くステップがロバスト化の仕掛けとなっており，Step2 において残差の大きいデータ点の重みを小さくし，Step3 ではその重みを反映させて更新した重みで局所 p 次多項式回帰を実行している．このようにして，外れ値または擬外れ値の影響を小さくしている．N を大きくした場合，loess はある種の局所ロバスト回帰手法と同等になることが理論的に示されている (例えば，Fan *et al.*, 1994 を参照)．

平滑化パラメータとみなされる f, p, N について Cleveland (1979) は，$0.2 \le f \le 0.8$, $p = 1$, $N = 2, 3$ という選択がよい推定量を与えると推奨している．

3. 適用例

「ノンパラメトリック回帰モデル総説」の項のエタノールデータへ，loess を適用したのが図 1

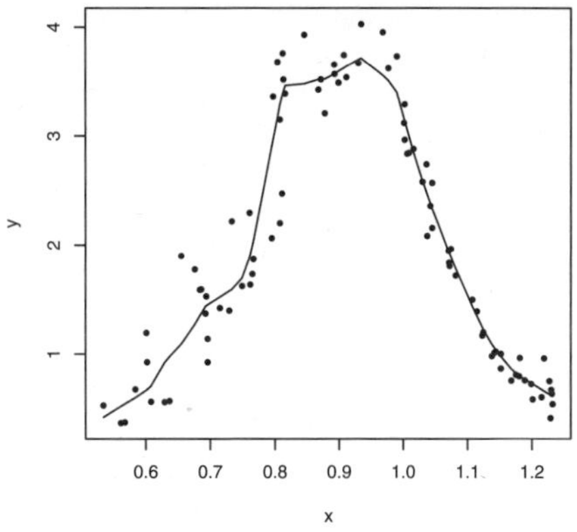

図 1　lowess による平滑化

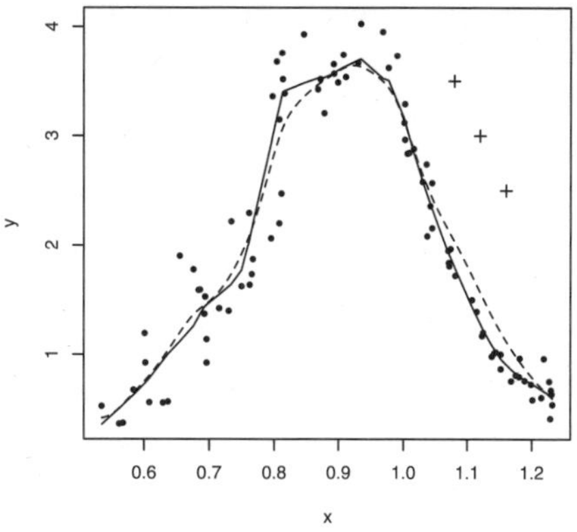

図 2　lowess と $\hat{m}_1$ の比較

である．ここでは，$f = 0.2$, $p = 1$, $N = 3$ とし，R における関数 lowess により実行したものが描かれている．

「ノンパラメトリック回帰モデル総説」や「kernel smoother」の各項でエタノールデータに適用された回帰手法と比較しても，図 1 は比較的うまく平滑化されているのがわかる．

4. kernel smoother との比較

「kernel smoother」の項の局所線形推定量 $\hat{m}_1$ と loess の比較を行う．loess は仮に $N = 0$ ならば，データ点ごとに異なる bandwidth をもつ局所多項式回帰推定量であり，大きな違いはロバスト化である Step2-Step3 である．loess と $\hat{m}_1$ の違い，および loess におけるロバスト化がどう機能しているかをデータへの適用でみる．

エタノールデータに 3 つの外れ値を挿入したものが図 2 の散布図である．+で示されているのが挿入された外れ値を表す．loess については $f = 0.2$, $p = 1$, $N = 3$ を用い，$\hat{m}_1$ については DPI 法にて bandwidth $h = 0.0325$ を求めこれを用いた．loess が実線，破線が $\hat{m}_1$ である．

図 1 と図 2 の実線を比較すると，loess は 3 つの外れ値の影響をほとんど受けていないことがわかり，Step2-Step3 が有効に機能しているといえよう．一方，図 2 の破線と「kernel smoother」の項の図 2 を比較すると，局所線形推定量 $\hat{m}_1$ は 3 つの外れ値の影響を受けている．特に，右裾 $1.0 \leq x \leq 1.2$ 付近で外れ値に引っ張られているのが明瞭であり，また DPI 法により得られた bandwidth の値も外れ値を含む場合では大きくなっている．

ここで，$\hat{m}_1$ はデータ領域全域で 1 つの bandwidth を用いており，loess は各データ点ごとに bandwidth が定められていることに注意する．全領域で 1 つの bandwidth を用いるよりも，データの変動に応じて，複数の小領域で異なる bandwidth を用いる方がデータへの適合能力が上がる (Fan and Gijbels, 1996)．この意味では，$\hat{m}_1$ よりむしろ loess の方が激しくデータを追ってしまう可能性があるが，Step2-Step3 でその力を鈍しているといえる．

反復によって "データへの適合" と，"外れ値の影響を少なくする" という一見相反する 2 つの特性をうまく妥協させて実装しているのが loess であるといえよう．　　　　　　　［内 藤 貫 太］

平滑化法

smoothing method

1. 非線形回帰モデル

経時的に測定・計測される現象過程や動作過程を記録したデータは，しばしば複雑な非線形構造を内在し，多項式モデルや指数関数などの特定の非線形関数によるモデリングでは，現象の構造を有効に捉えることは難しい．このような場合，非線形構造をモデル化できるより柔軟なスプライン，B–スプライン，動径基底関数などに基づくモデルが用いられる．

いま，説明変数 x と目的変数 y に関して n 組のデータ $\{(x_i, y_i); i = 1, 2, \ldots, n\}$ が観測されたとする．説明変数に関する n 個の x_i は，区間 $[a, b]$ 上に大きさの順に $a < x_1 < x_2 < \cdots < x_n < b$ と並んでいるとする．

一般に，**回帰モデル**とは，各点 x_i に対してデータ y_i は誤差を伴って

$$y_i = u(x_i; \boldsymbol{\beta}) + \varepsilon_i, \quad i = 1, 2, \ldots, n \quad (1)$$

と観測されたとする．ただし，$\varepsilon_1, \ldots, \varepsilon_n$ は互いに独立で平均 0, 分散 σ^2 とする．これは，現象の真の構造 $(E[Y|x] = u(x))$ をデータによって浮かび上がらせるために，いくつかのパラメータで特徴づけられたモデルと呼ばれる関数 $u(x; \boldsymbol{\beta})$ で近似して，パラメータをデータから推定する問題へと置き換えているといえる．例えば，線形回帰モデルは $u(x; \boldsymbol{\beta}) = \beta_0 + \beta_1 x$ と想定したものである．

データからノイズを分離して，現象の構造を滑らかなモデルを通して捉える，すなわち平滑化のための代表的なモデルとして，次のような関数が提案されている．

2. スプライン

スプラインの基本的な考え方は，n 組の観測データに 1 つの多項式モデルを当てはめるのではなく，説明変数に関するデータ $\{x_1, x_2, \ldots, x_n\}$ が含まれる区間をいくつかの小区間に分割して，区分的に多項式モデルを当てはめることにある．複雑な構造を 1 つの多項式モデルで捉えようとすると，高次の多項式の当てはめが必要となり，その結果予測に有効な安定したモデルを求めることは困難となる．そこで，区分的に低次の多項式モデルを当てはめて，隣り合う多項式モデルを滑らかに接続しようというものである．

いま，観測データ $\{x_1, x_2, \ldots, x_n\}$ を分割する $m(\leq n)$ 個の点を $t_1 < t_2 < \cdots < t_m$ とする．これらの点は節点 (knot) と呼ばれる．実際上，よく用いられるのは **3 次スプライン** (cubic spline) で，これは各小区間 $[a, t_1], [t_1, t_2], \ldots, [t_m, b]$ 上で区分的に 3 次多項式を当てはめ，各節点で隣接する 2 つの 3 次多項式の 1 次，2 次導関数が連続となるように制約をつけてモデルの当てはめを行うものである．さらに，3 次スプラインに対して両端区間 $[a, t_1], [t_m, b]$ では 1 次式であるという条件を付加したのが**自然 3 次スプライン** (natural cubic spline) で，次の式で与えられる．

$$u(x; \boldsymbol{\theta}) = \beta_0 + \beta_1 x + \sum_{i=1}^{m-2} \theta_i \{d_i(x) - d_{m-1}(x)\}$$

ただし，$\boldsymbol{\theta} = (\beta_0, \beta_1, \theta_1, \theta_2, \ldots, \theta_{m-2})^T$ とし，$(x - t_i)_+ = \max\{0, x - t_i\}$ に対して

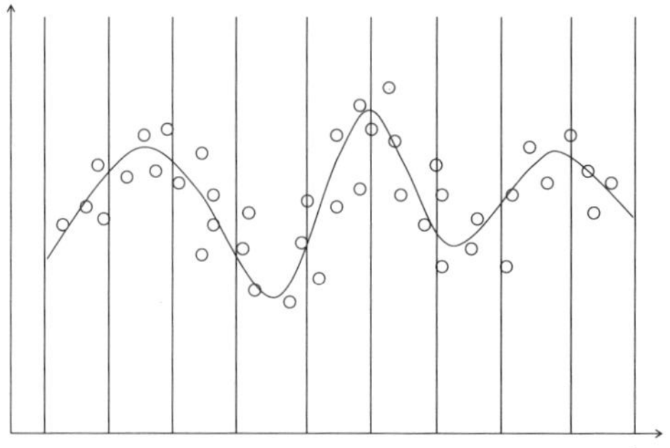

図 1 各小区間 $[a, t_1], [t_1, t_2], \ldots, [t_m, b]$ 上で区分的に 3 次多項式を当てはめ，節点で滑らかに接続した自然 3 次スプライン

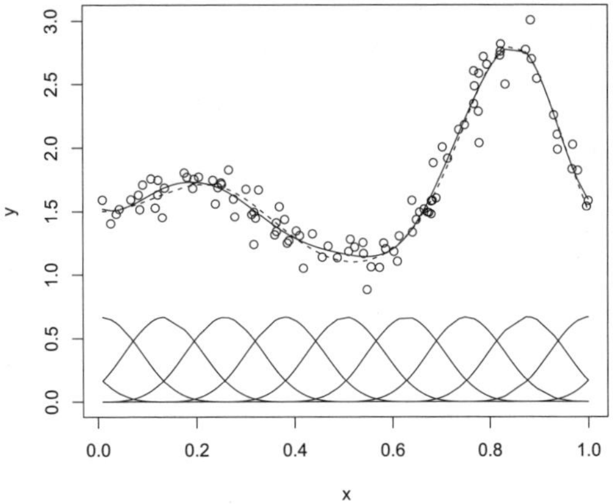

図 2　3 次 B–スプライン基底関数と当てはめた B–スプライン非線形回帰モデル

$$d_i(x) = \frac{(x-t_i)_+^3 - (x-t_m)_+^3}{t_m - t_i}$$

とする．現象の平均構造を表す $u(x)$ を柔軟なスプライン関数で近似して非線形構造を捉えようとするものである (図 1).

スプラインの特徴は，スプライン関数それ自身は非線形なモデルであるが，パラメータ $\beta_0, \beta_1, \ldots, \theta_1, \theta_2, \ldots$ に関しては，線形モデルである点にある．すなわち，自然 3 次スプライン関数は，**基底関数**と呼ばれる $1, x, d_1(x) - d_{m-1}(x), d_2(x) - d_{m-1}(x), \ldots, d_{m-2}(x) - d_{m-1}(x)$ の線形結合で表されるモデルであることがわかる．例えば，多項式モデルとは，$\{1, x, x^2, \ldots, x^p\}$ を基底関数とする非線形モデルである．

3.　*B*–スプライン

自然 3 次スプラインと同様に基底関数の線形結合でモデルを構成するものとして，***B*–スプライン**がある．このモデルは，次のようにして構成される．

いま, m 個の基底関数 $\{b_1(x;r), \ldots, b_m(x;r)\}$ を構成するために必要な節点を，$t_1 < t_2 < t_3 < t_4 = x_1 < \cdots < t_{m+1} = x_n < \cdots < t_{m+4}$ となるようにとる．このように節点をとることによって，n 個のデータは $m-3$ 個の区間 $[t_4, t_5], [t_5, t_6], \ldots, [t_m, t_{m+1}]$ によって分割される．この節点をもとに B–スプライン基底関数は，次の de Boor (2001) のアルゴリズムによって構成することができる．

一般に，r 次の B–スプライン関数を $b_j(x;r)$ とおく．まず 0 次の B–スプライン関数を

$$b_j(x;0) = \begin{cases} 1, & t_j \leq x < t_{j+1} \\ 0, & \text{その他} \end{cases}$$

と定義する．この 0 次の B–スプライン関数から出発して r 次のスプライン関数は，次の逐次計算法によって求めることができる．

$$b_j(x;r) = \frac{x - t_j}{t_{j+r} - t_j} b_j(x;r-1) + \frac{t_{j+r+1} - x}{t_{j+r+1} - t_{j+1}} b_{j+1}(x;r-1)$$

実際上用いられるのは，3 次 B–スプラインで，これは 1 つの基底関数が 4 つの 3 次多項式によって構成され，各区間 $[t_i, t_{i+1}]$ $(i = 4, \ldots, m)$ は，それぞれ 4 つ (次数プラス 1) の 3 次 B–スプライン基底関数 $b_{i-2}(x;3), b_{i-1}(x;3), b_i(x;3), b_{i+1}(x;3)$ で覆われている (図 2).

3 次 B–スプライン回帰モデルは，現象の構造を $u(x;\boldsymbol{w}) = \sum_{i=1}^{m} w_i b_i(x;3)$ と近似した，次の式で与えられる．

$$y_i = \sum_{i=1}^{m} w_i b_i(x_i;3) + \varepsilon_i, \quad i = 1, 2, \ldots, n$$

図 2 は，破線で表した平均構造を 3 次 B–スプラインに基づく非線形回帰モデルで当てはめを行ったものである．実線が当てはめた 3 次 B–スプライン回帰モデルである．各基底関数の係数をうまく推定すれば，複雑な非線形構造を有効に捉えることが可能となる．

実際上，スプラインを適用する場合，節点の個数と位置を決める問題が残る．特に，節点の

位置をいろいろ動かしてパラメータとして推定することは，計算上きわめて難しい．ひとつの方法は，節点をデータが観測される範囲に等間隔に配置して，当てはめる曲線の滑らかさを基底関数の個数によって調整する方法が考えられる．この問題はモデル選択の枠組みで捉えて，例えば，情報量規準 AIC によって基底関数の個数を選択する方法が考えられる．

4. 動径基底関数

次に，p 次元説明変数ベクトル $\boldsymbol{x} = (x_1, x_2, \ldots, x_p)^T$ と目的変数 Y に関して観測された n 組のデータ $\{(\boldsymbol{x}_i, y_i); i = 1, 2, \ldots, n\}$ に基づくモデルを考える．ここで，$\boldsymbol{x}_i = (x_{i1}, x_{i2}, \ldots, x_{ip})^T$ とする．

一般に，p 次元ベクトル $\boldsymbol{x}$ と $\boldsymbol{\mu}$ の間の Euclid 距離 $z = ||\boldsymbol{x} - \boldsymbol{\mu}||$ に依存するある非線形関数 $\phi(z)$ は，**動径基底関数**と呼ばれ，この動径基底関数に基づく回帰モデルは

$$y_i = w_0 + \sum_{j=1}^{m} w_j \phi\left(||\boldsymbol{x}_i - \boldsymbol{\mu}_j||\right) + \varepsilon_i$$

で与えられる (Bishop, 1995, Chap.5; Ripley, 1996, Sec.4.2)．ただし，$\boldsymbol{\mu}_j$ は基底関数の位置を定める p 次元中心ベクトルである．

実際上よく用いられるのは，次の Gauss 型基底関数である．

$$\phi_j(\boldsymbol{x}) \equiv \exp\left(-\frac{||\boldsymbol{x} - \boldsymbol{\mu}_j||^2}{2\sigma_j^2}\right) \qquad (2)$$

ここで，σ_j^2 は関数の広がりの程度を表す量で，基底関数の個数とともに当てはめたモデルの滑らかさの程度を調整するパラメータとしての役割を有している．

Gauss 型基底関数に基づく非線形回帰モデルの未知のパラメータは，係数 $\{w_0, w_1, \ldots, w_m\}$ に加えて基底関数に含まれる $\{\boldsymbol{\mu}_1, \ldots, \boldsymbol{\mu}_m, \sigma_1^2, \ldots, \sigma_m^2\}$ である．これらのパラメータを同時に推定する方法も考えられるが，推定の一意性や数値的最適化における局所解の問題などが生じる．このため，まず説明変数に関するデータから基底関数を事前に決定して，既知の基底関数をもつモデルをデータに当てはめる 2 段階推定法が提唱されている．この方法は，n 個の説明変数に関するデータ $\{\boldsymbol{x}_1, \ldots, \boldsymbol{x}_n\}$ を，例えば k-means 法によって基底関数の個数に相当する m 個のクラスタ $C_1, C_2, \ldots, C_m$ に分割し，各クラスタ C_j に含まれる n_j 個のデータに基づいて中心ベクトル $\boldsymbol{\mu}_j$ を標本平均ベクトル $\hat{\boldsymbol{\mu}}_j$ によって推定し，また，σ_j^2 を次のように決定する．

$$\hat{\sigma}_j^2 = \frac{1}{n_j} \sum_{\boldsymbol{x}_i \in C_j} ||\boldsymbol{x}_i - \hat{\boldsymbol{\mu}}_j||^2$$

これらの推定値を (2) 式の Gauss 型基底関数に代入して j 番目の基底関数として用いる．

医学，薬学，生物学等の分野では，個体あるいは対象に対して時間の経過に伴って繰り返し観測・測定されるデータが多い．例えば，血液中の各種検査値に関する臨床試験データは時間の経過に伴って変動し，複数の対象の経時測定データに基づく分析を必要とする．非線形回帰モデルは，このような経時測定データのなかに含まれている情報やパターンを抽出することに用いることができる．

5. 加法モデル

これまでに述べた非線形回帰モデルは，2 次元平面に散らばるデータへの滑らかな曲線や空間に散らばるデータへの曲面の当てはめを目的とした．これに対して加法モデルは，各変数 x_j に対してそれぞれ柔軟な非線形モデル $u_j(x_j; \boldsymbol{w}_j)$ を想定した

$$y_i = u_1(x_{i1}; \boldsymbol{w}_1) + \cdots + u_p(x_{ip}; \boldsymbol{w}_p) + \varepsilon_i$$

で与えられる．ただし，$y_i, x_{i1}, \ldots, x_{ip}$ は，目的変数と p 個の説明変数に対する i 番目のデータとする．

各 $u_j(x_{ij}; \boldsymbol{\beta}_j)$ に前項の基底関数展開に基づくモデル

$$u_j(x_{ij}; \boldsymbol{w}_j) = \sum_{k=1}^{m} w_k^{(j)} b_k^{(j)}(x_{ij})$$

を用いれば，最小 2 乗法あるいは最尤法によってモデルを推定できる．ただし，$\boldsymbol{w}_j = (w_1^{(j)}, \ldots, w_m^{(j)})^T$ とし，$b_k^{(j)}$ は j 番目の変数に関わる基底関数とする．

次に，目的変数と複数の説明変数の関係は，ある説明変数を除くと線形回帰モデルで捉えることができるとする．これは，観測・測定されたデータは，時間軸に対して非線形性を有する場合が多いことから，線形構造をもつ説明変数と非線形構造を有する説明変数を取り入れたモデルに対応する．このようなモデルは，セミパラメトリックモデルと呼ばれ，

$$\begin{aligned} y_i = \beta_0 + \beta_1 x_{i1} + \cdots + \beta_{p-1} x_{i,p-1} \\ + u_p(x_{ip}; \boldsymbol{w}_p) + \varepsilon_i \end{aligned}$$

で与えられる．加法モデルの詳細は，Hastie and Tibshirani (1990) を参照されたい．

6. 非線形回帰とモデル選択

一般に，データ数に比して多数のパラメータで特徴づけられた非線形回帰モデルを最小 2 乗法や最尤法によって推定すると，しばしばモデルのデータへの過適合を引き起こし，パラメータの推定値も信頼性に欠け，予測能力の高いモデルは得られない．そこで，モデルが複雑になるにつれてその値が増加する項，あるいはパラメータに制約を課すための項を誤差の 2 乗和や対数尤度関数に付与した評価関数に基づく，**正則化法**と呼ばれる推定法が用いられる．

データベクトル $\boldsymbol{y}$ に基づく対数尤度関数 $\log f(\boldsymbol{y}|\boldsymbol{\theta})$ に対して

$$\ell_\lambda(\boldsymbol{\theta}) = \log f(\boldsymbol{y}|\boldsymbol{\theta}) - \frac{1}{2}\lambda R(\boldsymbol{w}) \qquad (3)$$

を最大とするパラメータの値を推定値とする方法は，**正則化最尤法**あるいは**罰則付き最尤法**と呼ばれる．ここで，$\lambda\ (>0)$ は**平滑化パラメータ**といい，モデルのデータへの適合度と曲線の滑らかさを調整する役割を果たす．また $R(\boldsymbol{w})$ は **ペナルティ項 (正則化項)** と呼ばれ，多くの場合 $R(\boldsymbol{w})= \boldsymbol{w}^T K\boldsymbol{w}$ と 2 次形式の形で表すことができる．行列 K としては単位行列や差分行列などが用いられる．また，回帰モデルに対して評価関数

$$\sum_{\alpha=1}^{n} \{y_\alpha - u(\boldsymbol{x}_\alpha : \boldsymbol{w})\}^2 + \lambda R(\boldsymbol{w})$$

を最小とするパラメータベクトルの値を推定値とする方法は，**正則化最小 2 乗法**と呼ばれる．

正則化法によってモデルを推定した場合，平滑化パラメータの個々の値に対応して無限のモデルが構成され，適切な平滑化パラメータの選択がモデリングの過程において本質的となる．モデルのデータへの当てはめを平滑化パラメータで調整するとき，モデルの複雑さの程度は自由パラメータ数という概念では捉えきれない．したがって，AIC や BIC を直接適用することはできない．モデルの複雑さの程度は，ある種の行列を用いて次のように捉えることができる．

一般に，基底関数 $(b_1(\boldsymbol{x}_i),\ldots,b_m(\boldsymbol{x}_i))^T \equiv \boldsymbol{b}(\boldsymbol{x}_i)$ に基づく Gauss ノイズをもつ回帰モデルは，次の式で表される．

$$\begin{aligned} y_i &= \sum_{j=1}^{m} w_j b_j(\boldsymbol{x}_i) + \varepsilon_i \\ &= \boldsymbol{w}^T \boldsymbol{b}(\boldsymbol{x}_i) + \varepsilon_i, \quad i = 1,\ldots,n \end{aligned}$$

ここで ε_i は，互いに独立に正規分布 $N(0,\sigma^2)$ に従うとする．

パラメータ $\boldsymbol{w}$ の正則化最尤推定量は，正則化項を $R(\boldsymbol{w}) = \boldsymbol{w}^T K \boldsymbol{w}$ とすると $\hat{\boldsymbol{w}} = (B^T B + \lambda\hat{\sigma}^2 K)^{-1} B^T \boldsymbol{y}$ であり，予測値ベクトルは $\hat{\boldsymbol{y}} = B\hat{\boldsymbol{w}} = H(\lambda,m)\boldsymbol{y}$ で与えられる．ここで

$$H(\lambda,m) = B(B^T B + \lambda\hat{\sigma}^2 K)^{-1} B^T$$

とする．ただし，B は $n\times m$ 基底関数行列 $B = (\boldsymbol{b}(\boldsymbol{x}_1),\ldots,\boldsymbol{b}(\boldsymbol{x}_n))^T$ とし，$\hat{\sigma}^2 = (\boldsymbol{y} - \hat{\boldsymbol{y}})^T(\boldsymbol{y} - \hat{\boldsymbol{y}})/n$ とする．一般に，$n \times n$ 行列 $H(\lambda,m)$ は，観測値ベクトル $\boldsymbol{y}$ を予測値ベクトル $\hat{\boldsymbol{y}}$ へと変換する行列であることからハット行列あるいは曲線 (曲面) 推定に対しては，**平滑化行列**と呼ばれている．

ここで，平滑化行列 $H(\lambda,m)$ に対して $\lambda = 0$ とすると $\mathrm{tr}B(B^T B)^{-1}B^T = m$ となり，誤差分散を除くと基底関数の個数，すなわち自由パラメータ数となることがわかる．そこで，平滑化パラメータでコントロールされるモデルの複雑さの程度を

$$\mathrm{tr}H(\lambda,m) = \mathrm{tr}\left\{B(B^T B + \lambda\hat{\sigma}^2 K)^{-1} B^T\right\}$$

で定義する．これは**有効自由度**と呼ばれる．ここで，正則化最尤法によって推定したモデルの評価基準として，情報量規準 AIC の自由パラメータ数を形式的に有効自由度で置き換えると

$$\begin{aligned} \mathrm{AIC_M} &= n(\log 2\pi + 1) + n\log\hat{\sigma}^2 \\ &\quad + 2\mathrm{tr}H(\lambda,m) \end{aligned}$$

を得る．この情報量規準を最小とする λ と m に対応するモデルを最適なモデルとして選択する．

一方，交差検証法は，予測値ベクトル $\hat{\boldsymbol{y}}$ がデータベクトル $\boldsymbol{y}$ に依存しない平滑化行列 $H(\lambda,m)$ によって，$\hat{\boldsymbol{y}} = H(\lambda,m)\boldsymbol{y}$ で与えられる場合には，個々のデータを 1 つずつ取り除いて行う n 回の推定プロセスが不要となり，効率的な計算が可能となる．

いま，行列 $H(\lambda,m)$ の第 i 対角要素を $h_{ii}(\lambda,m)$ とする．このとき，交差検証法は

$$\mathrm{CV}(\lambda,m) = \frac{1}{n}\sum_{i=1}^{n}\left\{\frac{y_i - u(\boldsymbol{x}_i;\hat{\boldsymbol{w}})}{1 - h_{ii}(\lambda,m)}\right\}^2$$

と表すことができる．さらに，分母に含まれる $1 - h_{ii}(\lambda,m)$ をその平均値 $1 - n^{-1}\mathrm{tr}H(\lambda,m)$ で置き換えたのが**一般化交差検証法** (generalized cross-validation) である (Craven and Wahba, 1979).

ここで紹介した回帰モデリングとさまざまなモデル評価基準およびその導出法については，小西・北川 (2004)，Konishi and Kitagawa (2008), Hastie *et al.* (2001) を参照されたい．

[小 西 貞 則]

非線形混合効果モデル

nonlinear mixed effects model

1. 基本的な考え方

加法的な誤差をもつ回帰モデルのうち，下式のように反応の期待値がパラメータの非線形関数となるものを**非線形回帰モデル**という：

$$y_j = f(\boldsymbol{z}_j; \boldsymbol{\beta}) + \varepsilon_j \quad (1)$$
$$\varepsilon_j \sim N(0, \sigma^2)$$

ここで y_j は j 番目の測定結果，z_j は j 番目の結果に対する要因変数，f は y_j の期待値に対する z_j の影響を表す非線形関数，β はモデルパラメータである．また誤差 ε_j はここでは互いに独立と仮定している．

この種のモデルは反応値の経時的推移などの分析・記述のために用いられることが多い．その際当てはめるモデルのパラメータが応用領域固有の意味合いをもつことも多く，反応性の違い (個体差) を解釈する際にしばしば重要な役割を果たす．例えば生物の成長過程や薬物投与後の血中濃度推移などを調べる場合，個体ごとの繰り返し測定結果に曲線を当てはめて得られるパラメータ推定値を個体差の指標とみなし評価する，などである．

個体ごとに得られるデータが少ないと，個体別のモデル当てはめができないため上記のやり方で個体差を「直接」評価することはできない．だが混合効果モデル (「経時的測定データ解析の一般化線形モデル」の項) の考え方にならえば，要因反応関係と個体差の現れ方を統一的に評価することができると考えられる．例えば最初の式に適用すると以下のようなモデルを考えることになる：

$$y_{ij} = f(\boldsymbol{z}_{ij}; \boldsymbol{\beta}, \boldsymbol{b}_i) + \varepsilon_{ij}, \quad (2)$$
$$\boldsymbol{b}_i \sim N(\boldsymbol{0}, \boldsymbol{\Psi}); \varepsilon_{ij} \sim N(0, \sigma^2)$$

ここで y_{ij} は i 番目の個体から得た j 番目の結果，$\boldsymbol{z}_{ij}$ は i 番目の個体の j 番目の結果に対する要因変数，$\boldsymbol{\beta}$ は全個体に共通するパラメータである．$\boldsymbol{b}_i$ は個体差を表すパラメータで，ここでは各要素の期待値がゼロで分散共分散行列が $\boldsymbol{\Psi}$ となる多変量正規変数としてモデル化されている．このように，変量効果パラメータを含めることにより拡張された非線形回帰モデルを**非線形混合効果モデル**と呼ぶ．

2. 具体例

ここではフリーソフト R のなかに含まれるデータセットを用いた事例を紹介する．

a. テーダマツの成長曲線

最初の例として樹木の成長記録に非線形混合効果モデルを適用した事例 (Kung, 1986) を紹介する．データセットには 3, 5, 10, 15, 20, 25 年目における各樹木の高さが与えられており，それぞれに以下の漸近曲線モデルを当てはめることが可能である：

$$y_{it} = h_i + (\eta_0 - h_i)\, e^{-\rho \cdot t} + \varepsilon_{it} \quad (3)$$
$$\varepsilon_{it} \sim N\left(0, \sigma^2\right)$$

上記の y_{it} は t 年目における樹木 i の高さを表しており，h_i と η_0 は各樹木の成長終了時と開始時の高さ，ρ は成長速度を表すパラメータである．ここで「樹木間の差異は h_i (成長終了時の高さ) の違いのみに起因し，かつこのバラツキは互いに独立に正規分布に従う」と仮定すると，樹木ごとでなく全データを 1 つのモデルで表現できるようになる．追加された仮定を式で書くと以下のようになる：

$$h_i = \mu + b_i, \quad b_i \overset{i.i.d.}{\sim} N\left(0, \sigma_1^2\right) \quad (4)$$

(3) と (4) を合わせたモデルを最尤法でデータに当てはめると，以下の結果を得る：

$$\hat{\mu} = 101.45, \quad \hat{\sigma}_1 = 3.65, \quad \hat{\sigma} = 0.72,$$
$$\hat{\eta}_0 = -8.63, \quad \hat{\rho} = 0.04$$

なお $\hat{\mu}$ や $\hat{\eta}_0$ に関する推定結果は外挿値であることに注意する (成長終了時・開始時ともに記録期間外)．実際「成長開始時の高さは地下 8.6 m」というのは，解釈上無理があるだろう．

b. テオフィリン

医薬品の用法用量を決めるもののひとつに薬物動態 (投与された薬物が吸収・分布・代謝・排出される一連の過程) があげられるが，これに関する特性は薬物だけでなく個体差にも影響されることが知られている．そのため非線形混合効果モデルの応用事例も多く存在している．喘息などの呼吸器疾患に使われてきたテオフィリンを例にとると，経口投与後の時点 t における薬物血中濃度 y_{it} (mg/l) は以下の 1 次開放コンパートメントモデルによる式で表される：

$$y_{it} = \frac{D \cdot e^{\phi_{1i}} \cdot e^{\phi_{2i}}}{e^{\phi_{3i}}\left(e^{\phi_{2i}} - e^{\phi_{1i}}\right)} \times \left\{\exp\left(e^{\phi_{1i}} \cdot t\right) - \exp\left(e^{\phi_{2i}} \cdot t\right)\right\} + \varepsilon_{it},$$

$$\begin{pmatrix} \phi_{1i} \\ \phi_{2i} \\ \phi_{3i} \end{pmatrix} = \mu + b_i \quad where$$

$$b_i \sim N(0, \Psi); \quad \varepsilon_{it} \sim N(0, \sigma^2)$$

ここで D は薬物投与量 (mg/kg), $e^{\phi_{1i}}$, $e^{\phi_{2i}}$, $e^{\phi_{3i}}$ はそれぞれ個体 i の消失速度定数, 吸収速度定数, 薬物クリアランスを表すパラメータである. このモデルを Upton による臨床試験データ (経口投与後 25 時間の血漿中薬物動態試験データ；被験者 12 名, 11 時点で採血) に最尤法で当てはめると, 以下の結果が得られる：

$$\hat{\mu} = \begin{pmatrix} -2.433 \\ 0.451 \\ -3.214 \end{pmatrix}$$

$$\hat{\Psi} = \begin{pmatrix} 0.017 & 0.001 & 0.033 \\ 0.001 & 0.407 & -0.014 \\ 0.033 & -0.014 & 0.063 \end{pmatrix}$$

$$\hat{\sigma} = 0.682$$

3. モデル当てはめと推測の方法

データへのモデルの当てはめは最尤法または制約付き最尤法 (REML) により行われることが多い. 解が明示的に求められる場合を除き計算には反復収束法が必要で, 通常は Newton–Raphson 法 (もしくはその修正版) や EM アルゴリズム, あるいは両者の組み合わせによる方法が用いられる.

一般に非線形混合効果モデルは, 多くの仮定に依拠する. 実際モデル (2) を特定するためには, 少なくとも

1) 反応の期待値の構造 (要因変数との関係)
2) 変量効果パラメータ $\boldsymbol{b}_i$ の分布形

が指定されなくてはならない. また結果がうまく説明できない場合には, さらなるモデルの拡張 (新たな仮定の追加；例えば同一個体内の誤差間に相関構造を仮定するなど) も必要になる. 応用領域の背景情報だけからどのモデルを解析に使うかまで決めることは容易ではなく, 候補になるモデルをいくつか当てはめた後 AIC・BIC などの情報量基準 (「モデル選択」の項参照) に基づき相対評価をして選択することが多い.

最尤法や REML 法で推定する場合, 検証仮説の構造 (帰無仮説・対立仮説の関係) があらかじめ入れ子型になるように整理できれば尤度比検定など統計量の漸近分布に基づく方法で仮説を評価することも可能となる (「尤度比・Wald・スコア検定」の項参照). 統計量の漸近分布が導出困難な場合はブートストラップ法 (「ブートストラップ法」の項参照) などリサンプリングに基づく方法で検定を行うことも可能だが, モデルが複雑な場合やデータセットが大きい場合には計算に長時間を要することもある.

モデルを当てはめる際, 各被験者の特徴を表す個々の b_i についても, 経験ベイズ法 (「縮小推定と経験 Bayes」の項参照) を用いて得られる最良線形予測子により予測値を得ることが可能である. これらは被験者別の経時的推移の特徴を把握するうえで便利であることが多い.

4. 問題点

1 節で述べたように, 非線形モデルを非線形混合モデルへ拡張したもともとの動機はデータに含まれる個体差を表現することであった. だがこの拡張が実際のデータに対し十分かという点については適用する場面ごとに確かめる必要がある. 多くの場合 1 節で説明したようにパラメトリックな分布形による個体差の表現からモデル化を始めるが, このやり方でどのくらい特異な個体まで包含できるかにより適用範囲が決まってくる.

個体差 $\boldsymbol{b}_i$ の従う分布をより一般的な形に拡張すれば適用範囲も広がるがそのやり方はさまざまで, パラメトリックな拡張 (例：正規分布から t 分布に変更) もあれば時には非連続的な個体差を仮定すべき場合も起こりうる (例：遺伝多型の発現から生じる個体差など). 特異な部分集団の混入を仮定するような混合モデルは遺伝学に限らずさまざまな場面で応用され (例：zero inflated Poisson/negative binomial モデルの行動科学への応用, gamma Poisson shrinker によるシグナル検出), 非線形混合効果モデルでも多く試みられている (「個人の反応プロファイルの潜在クラスモデル」の項参照). ただし潜在クラスモデルの当てはめではパラメータの最尤推定に際し局所解を得る危険があるため, 最適化の反復計算を複数の初期値から行う必要があることに注意すべきである. ほかにも多峰型の個体差分布が試みられることがある (「母集団薬物動態解析」の項参照).

5. ソフトウェア

今日ではさまざまなソフトウェアにより当てはめが可能である. 有名な例として, SAS の nlmixed プロシージャ, R もしくは S-PLUS の nlme パッケージ, 古典的な母集団薬物動態解析ソフトウェアとして有名な NONMEM (薬物動態解析用のライブラリを含んでいる) などがあげられる.

[上 原 秀 昭]

Bayes 階層モデル

hierachical Bayesian model

1. 階層的事前分布

Bayes 的アプローチは，本来階層的な構造をもっている．データベクトルを x，母数ベクトルを θ，データ発生モデルを密度関数 $p\ (x|\theta)$，事前分布を $p\ (\theta)$ で表すとき，事後密度は，

$$p(\theta|x) = \frac{p(x|\theta)p(\theta)}{p(x)} \propto p(x|\theta)p(\theta)$$

となる．Bayes 統計学は，モデルを示す未知の量，すなわち，パラメータ θ に関する推論を上記の Bayes の定理によって行うアプローチである．事前密度が一意に確定せず，さらなる未知のパラメータによって表されるとき，事前密度は階層的になる．すなわち，データ発生モデルの母数を θ_1，パラメータの分布のパラメータを θ_2 とする (パラメータは，**超パラメータ** (hyper parameter) と呼ばれる)．超パラメータの事前分布が 1 つの分布に特定できない場合は，さらに別のパラメータによって分布を表す．この過程は，どこかの段階で分布を特定する，すなわち，その分布のパラメータを定めない限り，どこまでも続く．このように，事前分布は階層的な構造をもつことがむしろ普通であろう．階層的な事前分布をもつ場合の分析を **Bayes 階層モデル**と呼ぶ．階層モデルは，3 水準の階層によって記述できることが多いであろう．すなわち，

$$p(\theta_1, \theta_2, \theta_3|x) \propto p(x|\theta_1)p(\theta_2|\theta_3)p(\theta_3)$$

となる (ここで，p は密度関数であることを一般的に示す)．必要があれば，水準の数を多くしてこの階層をさらに深くすればよい．Bayes 階層モデルという呼び方は，事前分布の一部をもモデルを構成する部分であるという考え方に沿う名称である．実際，事前分布の階層性によって，サンプリングなどのデータ取得の階層性が表現できる．以下に Bayes 階層モデルの実際の応用例を具体的に示すことによって，Bayes 階層モデルの有用性を示す．

2. 真の得点モデル

観測対象 i に対し，同じ属性を r 回観測するとしよう．このとき，観測状況が変わらず，誤差が正規分布をすることを想定できるならば，観測値 x_{ij} $(j = 1, \ldots, r)$ は，次のような分布に従う．

$$x_{ij} \sim N(\tau_i, \sigma^2)$$

パラメータ τ_i は真の得点と呼ばれることがある．パラメータ σ^2 は測定誤差の分散である．パラメータ τ_i について，相互に区別する理由がない場合には次のような事前分布を設定するのが適当である．

$$\tau_i \sim N(\mu, \phi)$$

この分布は Bayes 理論的には，交換可能性分布と考えることができる．複数のパラメータを交換しても分布が変化しない場合，超パラメータを所与として独立な分布の積となる．また，サンプリング理論的に説明するならば，観測対象の母集団分布であり，μ は母集団の平均，ϕ は個人差を示す母集団の分散である．パラメータ μ の事前分布として，(局所的) 一様分布を仮定し，2 つの分散パラメータ σ^2, ϕ を所与とするならば，x_{ij} を観測した後の τ_i の事後分布は次のようになる．

$$\tau_i|x_{ij}^T s \sim N(\mu*, \sigma^{2*}),$$
$$\mu* = \frac{r\bar{x}_{i\cdot}/\sigma^2 + \bar{x}_{\cdot\cdot}/\phi}{r/\sigma^2 + 1/\phi},$$
$$\sigma^{2*} = \frac{1}{r/\sigma^2 + 1/\phi}$$

すなわち，真の得点 τ_i の推定値は，不偏推定量 $\bar{x}_{i\cdot}$ ではなく，それよりも全体の平均 $\bar{x}_{\cdot\cdot}$ に近い値になる．これは，サンプリング理論では，**縮小推定量**と呼ばれる．この階層モデルは，観測対象 i について，いくつかに分類することができ，その下位クラスにおいて，交換可能性分布が成立する場合にも容易に拡張することができる．サンプリング理論的には，データの発生の過程において，複数の母集団を仮定する場合がある．例えば，医学データの収集において，まず病院を選び，各病院でさらに何人かの患者を測定対象とするような場合である．この場合も，パラメータ τ_i をいくつかに分け，その超パラメータについてさらに事前分布を仮定すればよい．

ここまでの説明では，σ^2, ϕ が既知であると仮定しているが，未知の場合が通常である．これらについて，逆ガンマ分布を仮定しよう．このとき，事前分布は逆ガンマ分布と正規分布の積となり，また，事後分布も同じく正規分布と逆ガンマ分布の積となる．事前分布と事後分布が同じ分布族に属するとき，事前分布を**自然共役事前分布**という．

3. 階層線形モデル

階層モデルにおける 3 つの水準において，それぞれ，線形モデルが妥当であるとしよう．できるだけ一般的な形で，これを表現する．

$$y \sim N(A_1\beta_1, \Sigma_1)$$
$$\beta_1 \sim N(A_2\beta_2, \Sigma_2)$$
$$\beta_2 \sim N(A_3, \Sigma_3)$$

この線形モデルによって，サンプリングが階層的な構造をしている場合のそれぞれの水準におけるデータ発生の構造を推論することができる．線形という制約があるとはいえ，計画行列 A_1, A_2, A_3 を工夫することによって，このモデルの適用範囲は広い．例えば，測定対象についての背景情報をダミー変数からなる行列 X で表し，共変量を Z で表すとき，調査データの解析において次のモデルがしばしば有用である．

$$y \sim N(X\alpha + Z\gamma, \Sigma_1)$$

すなわち，このモデルに従って，Z の影響をとり除き，背景情報の影響力を推論できる．未知の共分散行列 $\Sigma_1, \Sigma_2, \Sigma_3$ の自然共役事前分布は，逆 Wishart 分布である．同時事後分布は，多変量正規分布と逆 Wishart 分布の積で表され，共分散行列の周辺事後分布は逆 Wishart 分布，回帰係数の周辺事後分布は多変量正規分布となる．

4. 階層モデルの一般化

ここまでの説明は正規分布や自然共役分布を用いて説明してきた．以上の議論はそのほかの分布を用いても，また，自然共役分布を用いなくてもよい．ただし，得られる事後分布は必ずしも標準的な分布とは限らない．その場合には，**Markov 連鎖モンテカルロ法** (**MCMC 法**) などの方法によって数値的に事後分布の情報を集約することが普通である．また，データを変換することによって，意図したモデル (例えば，線形モデル) に適合させるアプローチも有用であるが，このような場合に，階層モデルの利点を生かしたアプローチが潜在変数モデルである．

5. 潜在変数の導入

潜在変数モデルは一種の階層モデルである．すなわち，観測変数を潜在変数によって説明する．さらに，その潜在変数をモデルによって表現するが，このプロセスが階層的である．具体的な例を示す．測定対象としての消費者の購買パターンが 2 値のダミー変数 y として表現され，また，行動パターンを説明する自律神経系の生理学的指標 x が得られているとする．このとき，y を x によって予測する関数を直接探るよりも，購買パターンを規定する潜在変数と生理的指標を規定する潜在変数間の関係として捉えた方が意味があり，予測も安定することがある．ある商品を購入する確率は潜在変数 z の関数 (例えば，プロビット関数，ロジット関数など) で表現し，さらに，z は x を規定する潜在変数によって説明されるというモデルが可能である．すなわち，

$$\Pr(y_{ij} = 1) = G(z_i),$$
$$z_i \sim N(\beta^T f_i, \phi); x_i \sim N(\Lambda f_i, \Psi)$$

(ここで，G は一般的に分布関数を示す)．

潜在変数モデルを階層モデルとみなすとき，因子分析，構造方程式モデル，離散選択モデル，項目反応理論などは統一的に整理され，MCMC 法を適用し，解を得ることができる．

MCMC 法を適用する際に，適当な潜在変数をモデルに導入することによって乱数の発生が容易になるという便宜がある．

Bayes 的アプローチにおいては，未知のパラメータ，潜在変数，欠積値などはすべて分布をもつ確率変数である．これらの同時分布を階層的に設定する場合はすべて階層モデルであるといえる．

[繁 桝 算 男]

マルチレベル分析

multilevel analysis

個人が学校や地域といったグループに所属している (個人がより高い水準であるグループにネストされた) というような階層的なデータ構造を考え，階層的に異なった水準 (レベル) で測定された変数をモデルに取り入れたマルチレベルモデル (multilevel model) による分析をいう．マルチレベルモデルは，各階層にそれぞれの水準に対応するモデルを当てはめ，それらの別々に当てはめたモデルを統計的に統合するモデルである．ランダム係数モデル (random coefficients model) をはじめ，さまざまなモデルが提案されている．階層線形モデル (hierarchical linear model)，混合モデル (mixed-effects model)，変量効果モデル (random-effects model) などとも呼ばれ，最近では教育学，心理学，社会学，工学，医学などの分野で利用されている．

例えば，グループ要因 (地域要因) が個人にも影響するとき，その影響はそのグループのすべての個人にも及び，そのグループの個人の観測値の振る舞いは共通の性質をもち相関をもつことになる．このようなとき，グループ要因と個人要因の健康への影響を同時に分析する場合，最小 2 乗法の仮定である変動項の独立性は成立せず，グループ要因と個人要因の両者を含んだモデルを通常の最小 2 乗法により推定すると，標準誤差は実際よりも小さく推定され，推定された説明変数の係数が有意になりやすくなる．マルチレベル分析はこのような問題を克服するための統計的手法であり，変動項を個人レベルだけでなく，グループレベル (aggregated data, グループに属する個人の割合，平均値などを用いることも多い) においても仮定するのが特徴である．例えば，標本調査で地点を無作為に抽出し，各地点から一定数の個人を無作為抽出したデータ構造を考えた 2 レベルのモデル，あるいは地点から世帯を抽出し，世帯から個人を抽出する，あるいは世帯全員を調査するというような 3 レベルの構造で，固定効果，変量効果などを考慮した，より複雑な設定に対応したモデルも考えられよう．

以下に主なモデルについて述べる．

1. マルチレベルモデルのデータ

2 層レベルのデータとして，第 1 層が個人，個人が第 2 層の地域や学校などといったグループに所属するというようなデータを考え，グループ間とグループ内分散とを分ける単純な 1 元配置分散分析を考える．通常よく行われる分析では，グループごとの平均値と標準誤差を求め，F 検定ですべてのグループ間の平均値が等しいという帰無仮設を検定する．

これをモデルに表すと次式となる．

$$y_{ij} = \beta_{0j} + e_{ij} \tag{1}$$

i が個人，j がグループ，y_{ij} は結果変数，β_{oj} はグループ j の母数効果，e_{ij} は平均 0 で分散 σ_e^2 のグループ j に属する個人 i の変動項とすると，推定するのは β_{oj} と σ_e^2 である．これをモデルに表すと次式となる．

$$y_{ij} = \beta_{oj} + e_{ij} \tag{2}$$

2. variance components model

いま，グループが特定の地域のすべてのグループ (例えばある地域のすべての学校など) ではなく，地域からの標本であるとしよう．つまり，グループは母集団からの無作為抽出であり，分散をグループ内での個人の分散とグループ間の分散とに分解する．

$$y_{ij} = \beta_0 + u_{0j} + e_{ij} \tag{3}$$

ただし，β_0 はすべての個人に共通な固定成分，u_{0j} はグループ j に所属する個人での変量成分，e_{ij} はグループ j の個人 i の残りの変動項とする．つまり (1) 式の β_{0j} は $\beta_0 + u_{0j}$ という形に分解され，固定効果である切片 (intercept) β_0 をもつ母集団からの無作為に抽出されたグループ j での平均となる．2 つの変量成分 u_{0j} と e_{ij} は平均 0 で互いに無相関でそれぞれの分散は $\sigma_{u0}^2, \sigma_e^2$ とする．ここでは個別のグループでの推定値には興味がない．これが 2 層レベルのマルチレベル分析のシンプルな形であり，固定効果 β_0 と変量効果 u_{0j} と e_{ij} とをもつモデルである．このようにバラツキが分散成分で記述されるようなモデルを variance components model と呼ぶ．

3. ランダム係数モデル

(3) 式でさらに傾き (slop) 成分 β_1 をもつ別の変数 x_{1ij} を入れた形に拡張し，これをさらに母数効果と変量効果に分けたモデルがランダム係数モデル (random coefficient model) である．このモデルでは切片も傾きもグループによってランダムにばらついている．

$$y_{ij} = (\beta_0 + \beta_{1ij} x_{1ij}) + (u_{0j} + u_{ij} x_{1ij} + e_{ij}) \tag{4}$$

これは次式のようにいくつかの式を合わせた形式で表すこともある.

$$y_{ij}=\beta_{0ij}x_0+\beta_{1ij}x_{1ij}$$
$$\beta_{0ij}=\beta_0+u_{0j}+e_{ij}$$
$$\beta_{1ij}=\beta_1+u_{ij}$$

ただし, $x_0=1$ で, 変量効果のパラメータの分散 σ^2_{u0}, σ^2_{u1}, σ^2_e を推定するが, これら分散と切片は無相関であるとは仮定できないので, 共分散 σ^2_{u01} も推定する必要がある. なお u_{0j}, u_{1j} はレベル 2 での変量効果 (もしくはレベル 2 でのランダム変数), e_{ij} はレベル 1 での残差である.

さらに (4) 式の誤差成分が, 例えば性別で異なるとすると, 性別を表すダミー変数 z_{0ij} (男性=1, 女性=0), z_{1ij} (男性=0, 女性=1), レベル 1 での, 互いに無相関の分散 σ^2_{e0}, σ^2_{e1} をもつ誤差成分 e_{0ij}, e_{1ij} を導入して, 変量効果部分を

$$u_{0j}+u_{ij}x_{1ij}+x_{0ij}e_{0ij}+z_{1ij}e_{1ij} \quad (5)$$

と表したモデルが交互作用を含むモデルとなる.

4. その他のモデル

以上が基本的なモデルであり, これらを基本としてデータが繰り返し測定で与えられた場合の繰り返し測定モデル (repeated measures model), 多項モデル (polynomial model), 自己相関残差をもつ成長モデル (growth model with auto-correlated residuals), 多変量繰り返し測定モデル (multivariate repeated measures models), Poisson 回帰分析 (Poisson regression), 多変量マルチレベルモデル (multivariate multilevel models) など, さまざまなモデルが提案されている.

以上はモデルからみた形であるが, 社会学などでは, グループ間 (概念間) での結果変数の相異が, グループの特性を形成する個人の特性の違いによっているものを compositional effects, 一方, グループ間 (概念間) での結果変数の相異が, グループレベルでの変数の違いによっているものを contextual effects として, グループレベルの予測変数 (個人の特性をグループ単位でまとめたもの) が標準回帰モデルで個人レベルの変数とともにモデル化されたものを contextual effects models と呼ぶことがあり, contextual analysis と multilevel analysis が同義語として用いられる場合もある. グループレベル (macro level) と個人レベル (micro level) 変数が切片も含めて個人レベルの outcomes にどのように関連しているかを分析するが, マルチレベルモデルの方がより一般的である.

ただし, 層と層の間での交互作用の問題などには注意が必要である. 例えば生活満足度が低いといった悪い環境で暮らしている人 (グループレベル) のなかで, なかには生活満足度の高い人 (個人レベル) もいる, あるいは,「個人レベルでは収入が高いほど冠動脈性心疾患死亡が低いが, 国レベルでは世帯当たり収入が高いほど冠動脈性心疾患死亡が高い」というようにグループでの関連と個人での関連が異なることがあり, これを **atomistic fallacy** という. 検討されている conceptual model が高次レベルに対応したものであるが, データは低次レベルで集められたものである. **individualistic fallacy** とも呼ばれ, 逆に国レベルで集められたデータから得られた知見を個人に当てはめようとしたときの誤りを **ecological fallacy** というが, いずれも層間での交互作用という観点から捉えることができよう.

5. パラメータの推定とプログラム

例えば説明の簡便さのため 3 人が住むグループ A と 2 人が住むグループ B の 2 グループからなるデータを用いたと仮定して, (2) 式を推定する場合, 変動項の共分散行列は以下のようになる.

$$\begin{pmatrix} A & 0 \\ 0 & B \end{pmatrix}$$

where

$$A=\begin{pmatrix} \sigma^2_u+\sigma^2_e & \sigma^2_u & \sigma^2_u \\ \sigma^2_u & \sigma^2_u+\sigma^2_e & \sigma^2_u \\ \sigma^2_u & \sigma^2_u & \sigma^2_u+\sigma^2_e \end{pmatrix}$$

$$B=\begin{pmatrix} \sigma^2_u+\sigma^2_e & \sigma^2_u \\ \sigma^2_u & \sigma^2_u+\sigma^2_e \end{pmatrix}$$

変動項がグループと個人の 2 つの項からなるために A の非対角要素は 0 とならず, グループの変動項の分散となる (個人の変動項は互いに独立であるため). マルチレベルのモデルを推定する場合, 変動項の共分散行列は, グループ数だけ正方行列が対角線上に並んだような格好となるため, 普通の最小 2 乗法を用いると適切に推定値の標準誤差が計算されない. パラメータの推定は 2 次の Taylor 展開を用いた擬似尤度法 (predictive quasi-likelihood) により行う.

分析には場合によっては SAS の MIXED プロシージャなどを用いることもできるが, 階層構造モデルのために開発された MLwin や Win-BUGS などを利用するのが便利である.

[山岡和枝]

分割表での関連性の尺度

measure of association for contingency table

1. 順序カテゴリ連関尺度

$r \times c$ 分割表において行変数を X，列変数を Y とし，$\mathrm{P}(X=i, Y=j) = p_{ij}$ $(1 \le i \le r; 1 \le j \le c)$ とする．Goodman and Kruskal (1954) のガンマ尺度は

$$\gamma = \frac{P_c - P_d}{P_c + P_d}$$

ただし

$$P_c = 2\sum_{i<k}\sum_{j<l} p_{ij}p_{kl}, \quad P_d = 2\sum_{i<k}\sum_{j>l} p_{ij}p_{kl}$$

で定義される．P_c は 1 組の観測値 (X_a, Y_a), (X_b, Y_b) の順序が一致 (concordance)，すなわち，$(X_b - X_a)(Y_b - Y_a) > 0$ の確率で，P_d はそれが不一致 (discordance)，すなわち，$(X_b - X_a)(Y_b - Y_a) < 0$ の確率である．尺度は $-1 \le \gamma \le 1$ を満たし，X と Y が独立ならば $\gamma = 0$ となるが，しかし，逆は成り立たない．(i,j) セル観測度数を n_{ij} とし，$n = \sum\sum n_{ij}$ とすると γ の推定値は，p_{ij} を $\hat{p}_{ij} = n_{ij}/n$ で置き換えた γ で与えられる．

Kendall (1945) の $\boldsymbol{\tau_b}$ 尺度は

$$\tau_b = \frac{P_c - P_d}{\left[(1-\sum p_{i\cdot}^2)(1-\sum p_{\cdot j}^2)\right]^{1/2}}$$

ただし，$p_{i\cdot} = \sum p_{it}$, $p_{\cdot j} = \sum p_{sj}$ で与えられ，$-1 \le \tau_b \le 1$ を満たす．独立ならば $\tau_b = 0$ となるが，しかし，逆は成り立たない．任意の 1 組の観測値 (X_a, Y_a), (X_b, Y_b) に対して

$$U_{ab} = \begin{cases} -1, & X_a < X_b \\ 0, & X_a = X_b \\ 1, & X_a > X_b \end{cases}$$

$$V_{ab} = \begin{cases} -1, & Y_a < Y_b \\ 0, & Y_a = Y_b \\ 1, & Y_a > Y_b \end{cases}$$

とおくと τ_b の推定値は $\{U_{ab}\}$ と $\{V_{ab}\}$ の標本相関係数

$$\hat{\tau}_b = \frac{\sum\sum_{a \ne b} U_{ab}V_{ab}}{\left[\left(\sum\sum_{a\ne b} U_{ab}^2\right)\left(\sum\sum_{a\ne b} V_{ab}^2\right)\right]^{1/2}}$$

で与えられる．**Pearson** の相関係数は

$$\rho = \frac{\sum\sum(i-\mu_1)(j-\mu_2)p_{ij}}{\left[\left(\sum(i-\mu_1)^2 p_{i\cdot}\right)\left(\sum(j-\mu_2)^2 p_{\cdot j}\right)\right]^{1/2}}$$

ただし $\mu_1 = \sum i p_{i\cdot}$, $\mu_2 = \sum j p_{\cdot j}$ で与えられる．周辺分布に関するリジット (ridit) は

$$r_i^X = \sum_{k=1}^{i-1} p_{k\cdot} + \frac{p_{i\cdot}}{2}, \quad 1 \le i \le r$$

$$r_j^Y = \sum_{l=1}^{j-1} p_{\cdot l} + \frac{p_{\cdot j}}{2}, \quad 1 \le j \le c$$

で与えられる．Spearman の ρ_s は $\{r_i^X\}$ と $\{r_j^Y\}$ の相関係数として

$$\rho_s = \frac{\sum\sum(r_i^X - 0.5)(r_j^Y - 0.5)p_{ij}}{\left[\left(\sum(r_i^X - 0.5)^2 p_{i\cdot}\right)\left(\sum(r_j^Y - 0.5)^2 p_{\cdot j}\right)\right]^{1/2}}$$

で与えられ (Stuart, 1963)，$-1 \le \rho_s \le 1$ を満たす．独立ならば $\rho_s = 0$ であるが，しかし，逆は成り立たない．これに関して，Tahata *et al.* (2008b) は「X と Y が独立であるための必要十分条件は $\rho_s = 0$ と X と Y の一様連関性の両方が成り立つことである」という定理を与えている．ρ_s に代わって γ, τ_b, ρ でも同様な定理が成り立つ．

2. カイ 2 乗統計量に基づく連関尺度

X と Y の独立性からの隔たりを測る平均平方分割係数は

$$\phi^2 = \sum_{i=1}^{r}\sum_{j=1}^{c} \frac{(p_{ij} - p_{i\cdot}p_{\cdot j})^2}{p_{i\cdot}p_{\cdot j}}$$

で定義される．Pearson の独立性の適合度検定統計量を χ^2 とすると ϕ^2 の推定値は χ^2/n で与えられる．分割係数は

$$P = \left(\frac{\phi^2}{\phi^2 + 1}\right)^{1/2}$$

で定義される．$0 \le P < 1$ を満たし，1 に到達することはない．**Tshuprow** 係数は

$$T = \left(\frac{\phi^2}{[(r-1)(c-1)]^{1/2}}\right)^{1/2}$$

で定義される．$0 \le T \le 1$ を満たし，$r = c$ で完全連関の場合は 1 に到達するが，$r \ne c$ のとき 1 に到達することはない．**Cramer** 係数は

$$V^2 = \frac{\phi^2}{\min(r-1, c-1)}$$

で定義される．$0 \le V^2 \le 1$ を満たし，特に $r = c$ のとき $V = T$ となり，$r \ne c$ のとき

$V > T$ を満たす．Tomizawa *et al.* (2004) は V^2 を一般化した尺度を 3 とおり提案している．Y が説明変数で X が目的変数のとき Tomizawa *et al.* の一般化尺度は，$\lambda \geq 0$ に対して

$$V^2_{1(\lambda)} = \frac{I^{(\lambda)}}{K^{(\lambda)}}$$

ただし

$$I^{(\lambda)} = \frac{1}{\lambda(\lambda+1)} \sum_{i=1}^{r} \sum_{j=1}^{c} p_{ij} \left[\left(\frac{p_{ij}}{p_{i\cdot} p_{\cdot j}} \right)^{\lambda} - 1 \right]$$

$$K^{(\lambda)} = \frac{1}{\lambda(\lambda+1)} \left(\sum_{i=1}^{r} p_{i\cdot}^{1-\lambda} - 1 \right)$$

で与えられ，$V^2_{1(0)}$ は $\lim_{\lambda \to 0} V^2_{1(\lambda)}$ で定義する．$0 \leq V^2_{1(\lambda)} \leq 1$ を満たす．特に $r \leq c$ で $\lambda = 1$ のとき $V^2_{1(1)}$ は Cramer の V^2 に一致し，$\lambda = 0$ のとき $V^2_{1(0)}$ は Theil の不確実性係数に一致する．

3.　予測連関尺度

名義カテゴリの $r \times c$ 分割表で X を説明変数，Y を目的変数とする．X の値を知らないときよりも知ったときの方が，Y の値を予測するのにどれくらい有効であるのかを測る尺度は一般に

$$\frac{V(Y) - E[V(Y|X)]}{V(Y)}$$

で与えられる．$V(\cdot)$ は変動 (variation) である．Goodman and Kruskal (1954) は集中係数と呼ばれる尺度を導入した：

$$\tau = \frac{\sum_{i=1}^{r} \sum_{j=1}^{c} p_{ij}^2 / p_{i\cdot} - \sum_{j=1}^{c} p_{\cdot j}^2}{1 - \sum_{j=1}^{c} p_{\cdot j}^2}$$

変動指標は $V(Y) = 1 - \sum p_{\cdot j}^2$ で Gini 係数である．Theil (1970) は不確実性係数と呼ばれる尺度を導入した：

$$U = \frac{\sum_{i=1}^{r} \sum_{j=1}^{c} p_{ij} \log(p_{ij}/(p_{i\cdot} p_{\cdot j}))}{-\sum_{j=1}^{c} p_{\cdot j} \log p_{\cdot j}}$$

変動指標は $V(Y) = -\sum p_{\cdot j} \log p_{\cdot j}$ で Shannon エントロピーである．Tomizawa *et al.* (1997) は一般化した尺度を次のように導入した：$\lambda > -1$ に対して

$$T^{(\lambda)} = \frac{\sum_{i=1}^{r} \sum_{j=1}^{c} p_{ij}^{\lambda+1} / p_{i\cdot}^{\lambda} - \sum_{j=1}^{c} p_{\cdot j}^{\lambda+1}}{1 - \sum_{j=1}^{c} p_{\cdot j}^{\lambda+1}}$$

ただし $T^{(0)}$ は $\lim_{\lambda \to 0} T^{(\lambda)}$ で定義する．変動指標は $V(Y) = (1 - \sum p_{\cdot j}^{\lambda+1})/\lambda$ で Patil–Taillie diversity 指標である．特に $\lambda = 1$ と $\lambda = 0$ のときの $T^{(\lambda)}$ は τ と U に一致する．$0 \leq T^{(\lambda)} \leq 1$ を満たし，$T^{(\lambda)} = 0$ は X と Y が独立のとき (X 情報が Y の予測に全く無効のとき) であり，$T^{(\lambda)} = 1$ は各 i に対して，ある j が存在して $p_{ij}/p_{i\cdot} = 1$ のとき (X を知ると Y を完全に当てることができる) である．

4.　一致係数

表 1 は 2 人の医師 (評価者) が独立に 20 人の患者を診察し，(1), (2), (3) のいずれであるかを診断した例である．

表 1　2 人の医師による患者の診断結果

	医師 B		
医師 A	(1)	(2)	(3)
(1)	3	1	1
(2)	1	4	2
(3)	0	1	7

2 人の評価者による評価の一致度を測る尺度として Cohen のカッパ係数は

$$\kappa = \frac{\sum p_{ii} - \sum p_{i\cdot} p_{\cdot i}}{1 - \sum p_{i\cdot} p_{\cdot i}}$$

のように定義される．$\sum p_{ii}$ は 2 人の評価が一致する確率で，$\sum p_{i\cdot} p_{\cdot i}$ は偶然に一致する確率である．κ は 2 人の評価が独立のとき 0 となり，完全に一致するときは 1 となる．表 1 のデータに対して推定した κ の値は 0.53 である．

5.　対称性からの隔たりを測る尺度

行と列が同じ分類からなる $r \times r$ 正方分割表において対称 (S) モデルは，$p_{ij} = p_{ji}$ $(i \neq j)$ で定義される (Bowker, 1948)．$\{p_{ij} + p_{ji} \neq 0\}$ とし，Tomizawa *et al.* (1998) は S モデルからの隔たりを測る尺度を次のように導入した：$\lambda > -1$ に対して

$$\Phi^{(\lambda)} = \frac{1}{\delta} \sum_{i<j} \sum (p_{ij} + p_{ji}) \left[1 - \frac{\lambda 2^{\lambda}}{2^{\lambda} - 1} H_{ij}^{(\lambda)} \right]$$

ただし $\Phi^{(0)} = \lim_{\lambda \to 0} \Phi^{(\lambda)}$，$\delta = \sum_{s \neq t} \sum p_{st}$，$H_{ij}^{(\lambda)} = \left[1 - (p_{ij}^c)^{\lambda+1} - (p_{ji}^c)^{\lambda+1} \right] / \lambda$，$p_{ij}^c = p_{ij}/(p_{ij} + p_{ji})$．尺度は① $0 \leq \Phi^{(\lambda)} \leq 1$，② S モデルが成り立つための必要十分条件は $\Phi^{(\lambda)} = 0$，③ S モデルからの隔たりが最大 (任意の i, j に対して $p_{ij}^c = 1$ または $p_{ji}^c = 1$) であるための必要十分条件は $\Phi^{(\lambda)} = 1$ である．

[富 澤 貞 男]

対数線形モデル

log-linear model

セル確率 $\{p_{ij}\}$ からなる $r \times c$ 分割表を考える．行変数を X，列変数を Y とする．X と Y に関する独立モデルは

$$p_{ij} = p_{i\cdot}p_{\cdot j}, \quad 1 \le i \le r; 1 \le j \le c$$

ただし $p_{i\cdot} = \sum p_{it}$，$p_{\cdot j} = \sum p_{sj}$ で与えられる．行変数 X が i よりも $j\ (> i)$ である可能性は列変数 Y が s のときよりも $t\ (> s)$ のときの方が何倍高いかを示す**オッズ比** (odds ratio) は

$$\theta_{(i<j;s<t)} = \frac{(p_{jt}/p_{it})}{(p_{js}/p_{is})} = \frac{p_{is}p_{jt}}{p_{js}p_{it}}$$

で定義される．このとき独立モデルは

$$\theta_{(i<j;s<t)} = 1, \quad 1 \le i < j \le r; 1 \le s < t \le c$$

と表せる．すなわち，任意のオッズ比が 1，これは X の値が i よりも j である可能性は Y の値がどんな値であっても一定，すなわち X と Y は無連関を示している．このため，Goodman (1979b) は，**独立モデルを無連関モデル** (O モデル) と呼んでいる．独立モデルは

$$\log p_{ij} = \lambda + \lambda_i^X + \lambda_j^Y, \quad 1 \le i \le r; 1 \le j \le c$$

のように対数線形モデルとして表せる．一般に $\{p_{ij}\}$ に何も構造 (制約) を課さない場合は飽和モデルと呼ばれ

$$\log p_{ij} = \lambda + \lambda_i^X + \lambda_j^Y + \lambda_{ij}^{XY}, \quad 1 \le i \le r; 1 \le j \le c$$

と表せる．ただし $\{p_{ij}\}$ と $\{\lambda, \lambda_i^X, \lambda_j^Y, \lambda_{ij}^{XY}\}$ を 1 対 1 に対応させるために，一般性を失うことなく，例えば，$\sum \lambda_i^X = \sum \lambda_j^Y = \sum_{i=1}^r \lambda_{ij}^{XY} = \sum_{j=1}^c \lambda_{ij}^{XY} = 0$，または，$\lambda_r^X = \lambda_c^Y = \lambda_{rj}^{XY} = \lambda_{ic}^{XY} = 0$ とする．ここに λ_i^X, λ_j^Y, λ_{ij}^{XY} は行効果，列効果，交互作用効果と呼ばれる．例えば，後者の制約の場合，$\lambda = \log p_{rc}$，$\lambda_i^X = \log(p_{ic}/p_{rc})$，$\lambda_j^Y = \log(p_{rj}/p_{rc})$，$\lambda_{ij}^{XY} = \log\theta_{(i<r;j<c)}$ となる．つまり λ_i^X は行のみに依存する対数オッズ，λ_j^Y は列のみに依存する対数オッズ，λ_{ij}^{XY} は対数オッズ比を示している．独立モデルは $\{\lambda_{ij}^{XY} = 0\}$ を意味しており，交互作用効果がない，すなわち，対数オッズ比が 0 を示している．

独立モデル，すなわち無連関 (O) モデルが成り立たないとき，種々の連関モデルが提案されている．行と列が順序カテゴリからなるとき，一様連関 (U) モデルは

$$\theta_{(i<i+1;j<j+1)} = \theta, \quad 1 \le i \le r-1; 1 \le j \le c-1$$

で定義される (Goodman, 1979b)．すなわち，隣接する 2 行 2 列の局所オッズ比が一定であることを示している．さらに行と列にそれぞれ既知のスコアを $u_1 < \cdots < u_r$，$v_1 < \cdots < v_c$ と割り振ることができるとき，**線形–線形連関** (LL) モデルは

$$\log p_{ij} = \lambda + \lambda_i^X + \lambda_j^Y + \phi(u_i - \bar{u})(v_j - \bar{v})$$

ただし $\sum \lambda_i^X = \sum \lambda_j^Y = 0$，$\bar{u} = \sum u_i/r$，$\bar{v} = \sum v_j/c$ で定義される (Agresti, 1983)．これはオッズ比を用いて

$$\log\theta_{(i<j;s<t)} = \phi(u_j - u_i)(v_t - v_s)$$

のように表せる．対数オッズ比は行間の距離と列間の距離の積に比例することを示している．特に整数スコア $\{u_i = i\}$, $\{v_j = j\}$，あるいは等間隔スコアのときは U モデルとなる．また $\phi = 0$ のときは O モデルとなる．Tomizawa (1992) は行効果と列効果のパラメータを倹約した LL モデル (整数スコアのとき PU モデル) を提案している：

$$\log p_{ij} = \lambda + \lambda^X(u_i - \bar{u}) + \lambda^Y(v_j - \bar{v}) + \phi(u_i - \bar{u})(v_j - \bar{v})$$

次に，行効果モデルは

$$\log p_{ij} = \lambda + \lambda_i^X + \lambda_j^Y + \tau_i(v_j - \bar{v})$$

で定義され，特に整数スコアのとき Goodman (1979) は R モデルと呼んだ．$\{\tau_i\}$ はパラメータであることに注意する．同様に列効果 (C) モデルも定義される．**行と列効果モデル**は

$$\log p_{ij} = \lambda + \lambda_i^X + \lambda_j^Y + \phi(u_i - \bar{u})(v_j - \bar{v}) + \tau_{1i}(v_j - \bar{v}) + \tau_{2j}(u_i - \bar{u})$$

によって定義される．特に整数スコアのとき Goodman (1979b) はモデル I または R+C モデルと呼んだ．これまで述べたスコア $\{u_i\}$ と $\{v_j\}$ はすべて既知であった．一方 $\{u_i\}$ と $\{v_j\}$ を未知のパラメータ $\{\mu_i\}$ と $\{\nu_j\}$ として扱うとき，Goodman (1979b) は次のようなモデル II または **RC モデル**と呼んだ対数乗積形の行と列効果モデルを提案した：

$$\log p_{ij} = \lambda + \lambda_i^X + \lambda_j^Y + \phi\mu_i\nu_j$$

また，行 i に対して第 j 累積ロジット (logit) を

表 1　十二指腸潰瘍の手術とダンピング症候群との分類データ

手術法	ダンピング症候群 なし	軽い	中程度	計
(1)	61	28	7	96
(2)	68	23	13	104
(3)	58	40	12	110
(4)	53	38	16	107
計	240	129	48	417

$$L_{j(i)} = \log\left[\frac{(p_{i,j+1}+\cdots+p_{ic})}{(p_{i1}+\cdots+p_{ij})}\right]$$

で定義する．行に順序スコアが割り振られているとき，既知のスコア $\{u_i\}$ を用いて，ロジット線形–線形連関 (logit LL) モデルは

$$L_{j(i)} = \alpha_j + \beta(u_i - \bar{u}),\quad 1 \le i \le r; 1 \le j \le c-1$$

で与えられ，整数スコアのときは，ロジット一様連関 (logit U) モデルと呼ばれている．すなわち

$$L_{j(i+1)} - L_{j(i)} = \beta,\quad 1 \le i \le r-1; 1 \le j \le c-1$$

で与えられ，隣接する 2 行間のロジット差が一定であることを示している．特に $\beta = 0$ のとき O モデルとなる．

表 1 は，Grizzle *et al.* (1969) より最初に解析されたデータであり，十二指腸潰瘍の手術直後に現われる，無気力，ふさぎ込みなどの “ダンピング症候群” の程度と手術の程度との分類から成っており，手術法は，(1) (排膿法と迷走神経切断)，(2) (十二指腸 25%切除と迷走神経切断)，(3) (十二指腸 50%切除と迷走神経切断)，(4) (十二指腸 75%切除) の 4 とおりに分類されている．表 2 はこれらのデータに種々の連関モデルを適用したときの尤度比カイ 2 乗値を示している (Tomizawa, 1992)．PU モデルはよく適合しており，このモデルのもとで $\theta_{(i<i+1;j<j+1)}$ $(i = 1,2,3; j = 1,2)$ の最尤推定値は 1.159 である．よってダンピング症候群が “なし”に代わって “軽い” (“軽い” に代わって “中程度”) というオッズは，手術法が $i\ (=1,2,3)$ よりは $i+1$ の方が 1.159 倍高いと推定される．

行と列が同じ分類からなる正方 $r \times r$ 分割表を考える．このとき，$\{\lambda_i^X = \lambda_i^Y\}$ と $\{\lambda_{ij}^{XY} = \lambda_{ji}^{XY}\}$ のときの対数線形モデルは対称モデルであり，$\{\lambda_{ij}^{XY} = \lambda_{ji}^{XY}\}$ のとき準対称モデル (対称連関モデルともいう) である (Caussinus, 1965)．また，非対角成分のみに適用した U モデルは準一様連関モデルであり，準対称モデルの特別な場合である．非対角成分のみに適用した独立モデルは準独立モデルである．

表 2　表 1 に適用されたモデルに対する尤度比カイ 2 乗値 G^2

モデル	自由度	G^2
PU	8	7.87
O	6	10.88
U	5	4.59
logit U	5	4.27
R	3	4.40
C	4	4.21
R+C	2	4.01
RC	2	2.85

次にセル確率 $\{p_{ijk}\}$ からなる $r \times c \times l$ 分割表を考える．変数を X, Y, Z とする．飽和モデルは次のように表せる：

$$\log p_{ijk} = \lambda + \lambda_i^X + \lambda_j^Y + \lambda_k^Z + \lambda_{ij}^{XY} + \lambda_{ik}^{XZ} + \lambda_{jk}^{YZ} + \lambda_{ijk}^{XYZ},\quad 1 \le i \le r; 1 \le j \le c; 1 \le k \le l$$

次の 4 とおりのモデルを考える：

(1) $\lambda_{ij}^{XY} = \lambda_{ik}^{XZ} = \lambda_{jk}^{YZ} = \lambda_{ijk}^{XYZ} = 0$
(2) $\lambda_{ik}^{XZ} = \lambda_{jk}^{YZ} = \lambda_{ijk}^{XYZ} = 0$
(3) $\lambda_{ik}^{XZ} = \lambda_{ijk}^{XYZ} = 0$
(4) $\lambda_{ijk}^{XYZ} = 0.$

各モデルは $\{p_{ijk}\}$ を用いて次のように表される：

(1) $p_{ijk} = p_{i\cdot\cdot}p_{\cdot j\cdot}p_{\cdot\cdot k}$
(2) $p_{ijk} = p_{ij\cdot}p_{\cdot\cdot k}$
(3) $p_{ijk} = (p_{ij\cdot}p_{\cdot jk})/p_{\cdot j\cdot}$
(4) $\theta_{ij(1)} = \cdots = \theta_{ij(l)}$

ここに

$\theta_{ij(t)} = (p_{ijt}p_{i+1,j+1,t})/(p_{i,j+1,t}p_{i+1,jt})$,
$p_{i\cdot\cdot} = \sum\sum p_{ijk}, p_{ij\cdot} = \sum p_{ijk}$ 等である．

[富 澤 貞 男]

Simpson のパラドックス

Simpson's paradox

最初に，次のような例を考える．無作為に抽出した 11000 の人に投薬し，10100 人は投薬なし (偽薬) でその効果をみた．その結果が次の表にまとめてある．

	投薬あり	投薬なし
効果なし	5950	9005
効果あり	5050	1095
合計	11000	10100

投薬ありの人での効果ありの割合は，$5050/11000 = 0.459$，投薬なしでの効果の割合は，$1095/10100 = 0.108$.

すなわち，投薬する方が効果がありという結果になる．ただし，男性，女性の性別でみてみると次の結果になった．

男性		
	投薬あり	投薬なし
効果なし	950	9000
効果あり	50	1000
合計	1000	10000

女性		
	投薬あり	投薬なし
効果なし	5000	5
効果あり	5000	95
合計	10000	100

すると，男性では，投薬ありの人での効果ありの割合は，$50/1000 = 0.05$，投薬なしでの効果の割合は，$1000/10000 = 0.1$．女性では，投薬ありの人での効果ありの割合は，$5000/10000 = 0.5$，投薬なしでの効果の割合は，$95/100 = 0.95$.

いずれの場合も，投薬なしの方が効果の割合が高くなっている．すなわち，「患者の性別がわかった場合は投薬をしないで，性別がわからないときは，投薬をする」? という奇妙な結果になる．このような一見奇妙な現象なのでパラドックスと呼ばれるようになった．

しかし，実際には，X を効果を表す変数，Y を投薬を表す変数，Z を性別を表す変数とすると，X と Y の間の関連が第 3 の変数 Z で層別するとその関連が逆になる．つまり，2 つの間の関係が，3 つめの変数を考慮することによって逆転することがあるということである．この現象を **Simpson のパラドックス**という．古くは Pearson and Yule (1903) らにより指摘されたとあり，Simpson (1951) からその名前が由来している．実際には，Blyth (1972) によって，この名前が使われはじめた．上の例は Blyth (1972) で用いられた例に基づいている．

1. 説明

a. 条件付き確率的視点

上の例を条件付き確率を用いて説明する．ここで，A を効果あり，A^c を効果なし，B を投薬あり，B^c を投薬なし (偽薬)，C を男性，C^c を女性とする．

まず，全体として，

$$P(\text{効果あり}|\text{投薬あり}) = P(A|B) = \frac{5050}{11000} = 0.459$$

$$P(\text{効果あり}|\text{投薬なし}) = P(A|B^c) = \frac{1095}{10100} = 0.108$$

一方，性別で層別した場合，男性では，

$$P(A|B \cap C) = \frac{50}{1000} = 0.05$$

$$P(A|B^c \cap C) = \frac{1000}{10000} = 0.10$$

女性では，

$$P(A|B \cap C^c) = \frac{5000}{10000} = 0.5$$

$$P(A|B^c \cap C^c) = \frac{95}{100} = 0.95$$

つまり，

$$P(A|B) > P(A|B^c)$$

であるが，同時に

$$P(A|B \cap C) \leq P(A|B^c \cap C),$$
$$P(A|B \cap C^c) \leq P(A|B^c \cap C^c)$$

も成り立っている．

これは，次の関係より，理解することができる．

$$P(A|B) = P(C|B)P(A|B \cap C) + P(C^c|B)P(A|B \cap C^c)$$

$$P(A|B^c) = P(C|B^c)P(A|B^c \cap C) + P(C^c|B^c)P(A|B^c \cap C^c)$$

上の例では，

$$P(C|B) = \frac{1000}{11000}, \quad P(C^c|B) = \frac{10000}{11000}$$

$$P(C|B^c) = \frac{10000}{10100}, \quad P(C^c|B^c) = \frac{100}{10100}$$

表 1

	志願者	合格者の割合
男性	2691	44.5%
女性	1835	30.4%

$$0.459 = \frac{1}{11}(0.05) + \frac{10}{11}(0.5)$$
$$0.108 = \frac{100}{101}(0.1) + \frac{1}{101}(0.95)$$

投薬する人の割合が男性，女性でそれぞれ同じであれば，つまり，B と C が独立である場合，この Simpson のパラドックスは起こらない．

一般に，$F_1, \ldots, F_k$ が標本空間の分割で，すべての $i = 1, \ldots, k$ について，$P(A|B \cap C_i) \geq P(A|F \cap C_i)$ が成り立っていても，$P(A|B) > P(A|F)$ とは限らない．ここで，一般に次の関係が成り立つことに注意．

$$P(A|B) = \sum_{i=1}^{k} P(C_i|B) P(A|B \cap C_i)$$

$P(A|F)$ についても同様．

b.　数学的利点

Simpson のパラドックスを次のような視点で考えることもできる．A, B, C, D, a, b, c, d を自然数とする．$(a/A) < (b/B)$，かつ，$(c/C) < (d/D)$ が成り立っているからといって，$(a+c)/(A+C) < (b+d)/(B+D)$ が成り立つとは限らない．例えば，$(1/6) < (2/9)$，かつ，$(7/9) < (5/6)$ であるが，$(8/15) > (7/15)$．

これは，次のような例で考えることができる．投薬した男性 6 人のうち 1 人に効果あり，投薬しない男性 9 人中 2 人に効果があった．また投薬した女性 9 人のうち 7 人に効果あり，投薬しない女性 6 人中 5 人効果ありであった．しかし，合計だと，投薬した 15 人のうち 8 人に効果あり，投薬しない 15 人中 7 人に効果がなかった．

またこれは，次のように幾何学的にみることができる (Kocik, 2001).

$\overrightarrow{\mathrm{OS}}$ の傾きは (a/A)，$\overrightarrow{\mathrm{OT}}$ の傾きは (b/B)，$\overrightarrow{\mathrm{SV}}$ の傾きは (c/C)，$\overrightarrow{\mathrm{TU}}$ の傾きは (d/D) よって，$\overrightarrow{\mathrm{OU}}$ の傾きは $(b+d)/(B+D)$，$\overrightarrow{\mathrm{OV}}$ の傾きは $(a+c)/(A+C)$．ここで，比率が高いのに対応して傾きが大きいことに注意．

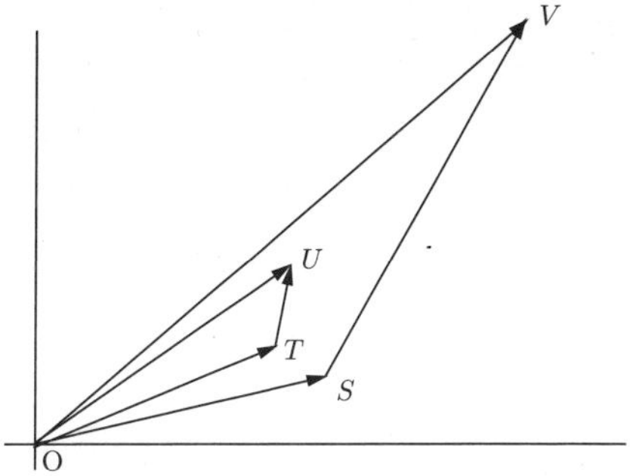

図 1

2.　例

実データの例も豊富である．表 1 は有名なカリフォルニア大学バークレイ校の大学院の入学に関しての性差別についてのデータである (Bickel *et al.*, 1975; Freedman *et al.*, 1991).

この表 1 からは，男性の合格者の割合 (44.5%) は女性より高い (p 値 $< .0001$) という結論になる．しかし，学科ごとに層別すると，表 2 のようになった．

学科ごとに層別すると，学科 A においては，女性の合格者の割合が有意に高いことがわかる (p 値 $< .0001$)．ほかの学科では，統計的有意な差はみられない．

実社会における Simpson のパラドックスについては，Appleton *et al.* (1996)，Wagner (1982)，Westbrooke (1998)，Morrell (1999) などを参照のこと．　　［宮 岡 悦 良］

表 2

	男性		女性	
学科	志願者	合格者の割合	志願者	合格者の割合
A	825	62.1%	108	82.4%
B	560	63.0%	25	68.0%
C	325	36.9%	593	34.1%
D	417	33.1%	375	34.9%
E	191	27.7%	393	23.9%
F	373	5.9%	341	7.0%

対称な分割表の解析

analysis of symmetry of contingency table

表1は，Stuart (1955) より引用した英国の女性左右裸眼視力データである．カテゴリは (1) から (4) の順に，よい，ややよい，やや悪い，悪いを示している．

表1　英国の女性の左右裸眼視力

右視力	左視力 (1)	(2)	(3)	(4)	計
(1)	1520	266	124	66	1976
(2)	234	1512	432	78	2256
(3)	117	362	1772	205	2456
(4)	36	82	179	492	789
計	1907	2222	2507	841	7477

この分割表は行と列が同じ分類からなる正方分割表である．特徴は，観測値が主対角セル付近に集中していることである．すなわち，左右視力のバランスのとれている人が多く，バランスのとれていない人は左右視力の差が大きくなるにつれて少なくなる傾向にある．このような分割表では，明らかに独立性は成り立たず，どのような対称性や非対称性が成り立つのかに関心がある．

1. 正方分割表

行と列が同じ分類からなる $r \times r$ 正方分割表において，行変数を X，列変数を Y とし，観測値の出現確率を $\mathrm{P}(X=i, Y=j) = p_{ij}$ $(1 \le i, j \le r)$ とする．**対称 (S) モデル**は

$$p_{ij} = p_{ji}, \quad i \neq j$$

によって定義される (Bowker, 1948). Caussinus (1965) は**準対称 (QS) モデル**を

$$p_{ij} = \alpha_i \beta_j \psi_{ij},\ 1 \le i, j \le r, \quad \psi_{ij} = \psi_{ji}$$

によって定義した．特に $\{\alpha_i = \beta_i\}$ のとき S モデルである．**周辺同等 (MH) モデル**は次のように与えられる (Stuart, 1955)：

$$p_{i\cdot} = p_{\cdot i}, \quad i = 1, \ldots, r$$

ただし $p_{i\cdot} = \sum p_{it}$, $p_{\cdot i} = \sum p_{si}$. Caussinus (1965) は次の定理を与えた．

定理 1　S モデルが成り立つための必要十分条件は QS と MH モデルの両方が成り立つことである．

非対称モデルとして，Goodman (1979a) の**対角パラメータ対称 (DPS) モデル**は

$$p_{ij} = \delta_{j-i} p_{ji}, \quad i < j$$

で与えられる．特に $\delta_1 = \cdots = \delta_{r-1}$ のとき McCullagh (1978) の条件付き対称 (CS) モデルであり，$\delta_{j-i} = \delta^{j-i}$ のとき Agresti (1983) の**線形対角パラメータ対称 (LDPS) モデル**である．LDPS モデルは QS モデルの特別な場合である．Tomizawa (1991) の拡張 LDPS (ELDPS) モデルは

$$p_{ij} = \delta^{j-i} \gamma^{(j-i)(j+i)/2} p_{ji}, \quad i < j$$

で与えられる．特に $\gamma = 1$ のとき LDPS モデルとなる．U と V を $E(U) = \mu_1$, $E(V) = \mu_2$, $\mathrm{Var}(U) = \sigma_1^2$, $\mathrm{Var}(V) = \sigma_2^2$, $\mathrm{Cov}(U, V) = \rho\sigma_1\sigma_2$ の 2 次元正規分布に従う変数とする．潜在的な 2 次元正規分布が想定される分割表には ELDPS モデルはよく適合する傾向にある (Tomizawa, 1991). 特に $\sigma_1^2 = \sigma_2^2$ の場合には LDPS モデルはよく適合する傾向にある．Tomizawa (1993) の累積 DPS (CDPS) モデルは

$$G_{ij} = \Delta_{j-i} G_{ji}, \quad i < j$$

ただし $i < j$ に対して

$$G_{ij} = \sum_{s=1}^{i} \sum_{t=j}^{r} p_{st}, \quad G_{ji} = \sum_{s=1}^{i} \sum_{t=j}^{r} p_{ts}$$

で定義される．周辺平均一致 (ME) モデルを $E(X) = E(Y)$，周辺分散一致 (VE) モデルを $\mathrm{Var}(X) = \mathrm{Var}(Y)$ とする．Yamamoto *et al.* (2007) と Tahata *et al.* (2008a) は次の定理を与えた．

定理 2　S モデルが成り立つための必要十分条件は，LDPS と ME モデルの両方が成り立つことである．

定理 3　S モデルが成り立つための必要十分条件は，ELDPS, ME および VE モデルの 3 つが成り立つことである．

表1のデータに対する各モデルのもとでの尤度比統計量 G^2 の値は表2のようになる．

2. 同じ分類の 3 元分割表

同じ分類からなる $r \times r \times r$ 分割表を考える．(i, j, k) セル確率を p_{ijk} $(1 \le i, j, k \le r)$ とする．**対称 (S-3) モデル**は，すべての i, j, k に対して

$$p_{ijk} = p_{jik} = p_{ikj} = p_{jki} = p_{kij} = p_{kji}$$

表 2　表 1 に対する尤度比カイ 2 乗値 G^2

モデル	自由度	G^2
S	6	19.25
QS	3	7.27
MH	3	11.99
CS	5	7.35
DPS	3	0.50
LDPS	5	7.28
ELDPS	4	7.27
CDPS	3	0.02
ME	1	11.98
VE	1	0.66

で与えられる (Bishop *et al.*, 1975, Ch.8). LDPS モデルの 3 次元への拡張モデル (LDPS-3 と記す) は次のように定義される：すべての i, j, k に対して

$$p_{ijk} = \alpha_1^i \alpha_2^j \alpha_3^k \psi_{ijk}$$

ただし ψ_{ijk} は対称とする (Tahata *et al.*, 2008a). ELDPS モデルの 3 次元への拡張モデル (ELDPS-3 と記す) は次のように定義される：すべての i, j, k に対して

$$p_{ijk} = \alpha_1^i \alpha_2^j \alpha_3^k \beta_1^{i^2} \beta_2^{j^2} \beta_3^{k^2} \psi_{ijk}$$

ただし ψ_{ijk} は対称とする (Tahata *et al.*, 2008a). LDPS-3 と ELDPS-3 モデルは 1 次準対称モデル (Bishop *et al.*, 1975, Ch.8) の特別な場合である．さらに，より一般的なモデル (GLDPS-3 と記す) が次のように定義される：すべての i, j, k に対して

$$p_{ijk} = \alpha_1^i \alpha_2^j \alpha_3^k \beta_1^{i^2} \beta_2^{j^2} \beta_3^{k^2} \gamma_{12}^{ij} \gamma_{13}^{ik} \gamma_{23}^{jk} \psi_{ijk}$$

ただし ψ_{ijk} は対称とする (Tahata *et al.*, 2008a). このモデルは **2** 次準対称モデル (Bishop *et al.*, 1975, Ch.8; Tomizawa and Tahata, 2007) の特別な場合である．周辺平均一致 (ME-3) モデル，周辺分散一致 (VE-3)，相関一致 (CE-3) モデルを考える．次の定理を得る (Tahata *et al.*, 2008a).

定理 4　S-3 モデルが成り立つための必要十分条件は，LDPS-3 と ME-3 モデルの両方が成り立つことである．

定理 5　S-3 モデルが成り立つための必要十分条件は，ELDPS-3, ME-3 および VE-3 モデルの 3 つが成り立つことである．

定理 6　S-3 モデルが成り立つための必要十分条件は，GLDPS-3, ME-3, VE-3 および CE-3 モデルのすべてが成り立つことである．

表 3　がんの化学療法が行われている貧血患者に対する Hb 濃度の経時推移

投与前	4 週	8 週 (1)	8 週 (2)	8 週 (3)
(1)	(1)	77	7	1
(2)	(1)	43	7	0
(3)	(1)	3	0	0
(1)	(2)	3	8	1
(2)	(2)	17	16	5
(3)	(2)	3	8	1
(1)	(3)	1	1	1
(2)	(3)	0	2	3
(3)	(3)	0	4	3

表 4　表 3 に対する尤度比カイ 2 乗値 G^2

モデル	自由度	G^2
S-3	17	76.2
LDPS-3	15	41.6
ELDPS-3	13	35.5
GLDPS-3	11	13.7
ME-3	2	23.8
VE-3	2	1.72
CE-3	2	22.7

表 3 は，がん化学治療法が施行されている貧血患者に対して，がん治療に伴う貧血を抑制するために開発された薬剤を投与し，ヘモグロビン (Hb) 濃度の推移 (投与前後) を示したデータである (Tahata *et al.*, 2008a；山本ほか，2008). 貧血を伴うがん患者に投与前，投与 4 週時点および投与 8 週時点の Hb 濃度を測定し，3 元分割表に示したものである．カテゴリは，(1) 10 g/dl 以上 (重症度 1 未満)，(2) 8 g/dl 以上 10 g/dl 未満 (重症度 2)，(3) 8 g/dl 未満 (重症度 3 以上) である．各モデルのもとでの G^2 値は表 4 のようになる．

3. 多元分割表における対称モデル

多元 r^T 分割表において $i = (i_1, \ldots, i_T)$ セル確率を p_i とする ($i_k = 1, \ldots, r; k = 1, \ldots, T$). 対称モデルは次のように定義される (Agresti, 2002, p.440)：任意の i に対して

$$p_i = p_j$$

ただし $j = (j_1, \ldots, j_T)$ は $i = (i_1, \ldots, i_T)$ の任意の並べ替えである．　［富 澤 貞 男］

繰り返し測定データの分散分析

analysis of variance of repeated measurement

繰り返し測定データとは同一の個体で同一の特性を経時的に繰り返し測定して得られるデータである．例えば，a 治療法 $A_1, \ldots, A_a$ を比較する並行群デザインでは，あらかじめ定めた治療開始前および開始後の p 時点 $t_1, \ldots, t_p$ で応答を観測する．そしてその応答の経時変化の様相を記述し，経時的変化の形状や大きさが治療間で一様か否かを評価する．試験治療はただ1つであったり，各測定時点で特定の条件を設定する場合もある．いずれの場合にも，時点平均値の差異の形式と大きさに関心があるならば，多変量線形モデルや単一変数の分散分析モデルを用いることができる．

1.　無対照試験

a.　多変量解析

n 人の被験者の観測値をベクトルで $\mathbf{X}_j = (X_{j1}, \ldots, X_{jp})^T$ $(j = 1, \ldots, n)$ と表す．これらは p 変量正規母集団からの無作為標本とする．観測ベクトルの期待値を $\boldsymbol{\mu} = (\mu_1, \ldots \mu_p)^T$，分散共分散行列を $\boldsymbol{\Sigma}$ とする．平均ベクトルの推定値は $\bar{\mathbf{X}}. = \sum_{j=1}^{n} \mathbf{X}_j/n$，分散共分散行列の不偏推定値は $\sum_{j=1}^{n}(\mathbf{X}_j - \bar{\mathbf{X}}.)(\mathbf{X}_j - \bar{\mathbf{X}}.)^T/(n-1)$ である．検出したい平均値間差に対応した対比を $\mathbf{c}_l = (c_{l1}, \ldots, c_{lp})\,(l = 1, \ldots, q;\ 1 \le q < p)$ とし，これらを行ベクトルにもつ $q \times p$ 行列を $\mathbf{C} = [c_{lk}]$ とする．仮説 $\mathbf{C}\boldsymbol{\mu} = \mathbf{0}$ の $\mathbf{C}\boldsymbol{\mu} \neq \mathbf{0}$ に対する検定ならびに対比の信頼領域の構成には **Hotelling の $\boldsymbol{T^2}$ 統計量**を用いることができる．仮説 $H_0 : \mu_1 = \cdots = \mu_p$ の検定は，$p-1$ 個の1次独立な対比からなる対比行列を用いればよい．

b.　分散分析

各被験者の観測値は個人の応答 $\mathbf{m}_j = (m_{j1}, \ldots, m_{jp})^T$ と観測誤差 $\mathbf{e}_j$ の和と考え，$\mathbf{X}_j = \mathbf{m}_j + \mathbf{e}_j$ と表す．ここで $E(\mathbf{m}_j) = \boldsymbol{\mu}$ および $E(\mathbf{e}_j) = \mathbf{0}$ とする．また，$\mu = \sum_{k=1}^{p} \mu_k/p$，$\alpha_k = \mu_k - \mu\,(k = 1, \ldots, p)$ とおく．α_k は時点効果である．また $m_j = \sum_{k=1}^{p} m_{jk}/p - \mu$，$\varepsilon_{jk} = m_{jk} - \mu - m_j - \alpha_k$ とおく．m_j は全時点にわたる平均的な個体の応答と集団平均との差であり個体差を表す．これは確率変数であり，定義より $E(m_j) = 0$ となる．ε_{jk} は被験者と時点の交互作用を表すが，観測誤差と分離できないのでその和を e_{jk}^* とおき，以後，残差誤差と呼ぶ．以上より $X_{jk} = \mu + m_j + \alpha_k + e_{jk}^*$ と表せる．注意すべき点は，このように個人効果と測定誤差を分けてモデル化したが，同一被験者の同一時点での繰り返し観測がなければ $\mathbf{m}_j$ と $\mathbf{e}_j$ は分離できないこと，残差誤差は時点間で相関を有し個体差と独立ではないことである．各効果の推定値を $\hat{\mu} = \bar{X}..$, $\hat{m}_j = \bar{X}_j. - \bar{X}..$, $\hat{\alpha}_k = \bar{X}._k - \bar{X}..$, $\hat{e}_{jk}^* = X_{jk} - \bar{X}_j. - \bar{X}._k + \bar{X}..$ とする．ここに添え字の．は和を表し，上のバーは平均を表す．$SS_{Total} = \sum_{j=1}^{n} \sum_{k=1}^{p} (X_{jk} - \bar{X}..)^2$, $SS_T = n \sum_{k=1}^{p} \hat{\alpha}_k^2$，$SS_S = p \sum_{j=1}^{n} \hat{m}_j^2$，$SS_E = \sum_{j=1}^{n} \sum_{k=1}^{p} \hat{e}_{jk}^{*2}$ とすると，$SS_{\mathrm{Total}} = SS_T + SS_S + SS_E$ となる．SS_T と SS_E は独立である．要因平方和の自由度は順に $\phi_T = p-1$，$\phi_S = n-1$，$\phi_E = (n-1)(p-1)$ である．平方和を自由度で除した値を平均平方といい，MS_T，MS_S，MS_E と書く．また $\kappa_T^2 = \sum_{k=1}^{p} \alpha_k^2/(p-1)$，$\sigma_S^2 = \mathbf{1}^T \boldsymbol{\Sigma} \mathbf{1}/p^2$，$\sigma_E^2 = (\sum_{k=1}^{p} \sigma_{kk} - p\sigma_S^2)/(p-1)$，$\mathbf{1} = (1, \ldots, 1)^T$ とする．平均平方の期待値は，$E(MS_T) = \sigma_E^2 + n\kappa_T^2$, $E(MS_S) = p\sigma_S^2$, $E(MS_E) = \sigma_E^2$ となる．これより時間主効果の検定統計量を $F = MS_T/MS_E$ とすればよいと考えられる．しかしこの F 統計量は，分散共分散行列が一般的な $\boldsymbol{\Sigma}$ であるとき自由度が (ϕ_T, ϕ_E) の F 分布には従わない．いま，観測ベクトルは p 変量正規分布に従うので，各平方和は正規確率ベクトルの半正定値2次形式であり，自由度1のカイ2乗変数の加重和として表される．したがって MS_T と MS_E の分布は自由度 $\varepsilon\phi_T$ および $\varepsilon\phi_E$ のカイ2乗変数の定数倍で近似できる (Box, 1954)，ここに $\varepsilon = (p-1)(\sigma_E^2)^2/\{\sum_{l=1}^{p} \sum_{k=1}^{p} (\sigma_{kl})^2 - 2\sum_{k=1}^{p} (\sum_{l=1}^{p} \sigma_{kl})^2/p + p^2(\sigma_S^2)^2\}$ である．これより上記 F 統計量は帰無仮説のもとで自由度 $(\varepsilon\phi_T, \varepsilon\phi_E)$ の F 分布に従うとして検定できる．

2.　並行群試験

a.　多変量解析

a 治療法 $A_1, \ldots, A_a$ があり，治療群 A_i に n_i 被験者が割り当てられる並行群試験を考える．$n = \sum_{i=1}^{a} n_i$ とする．観測ベクトルを $\mathbf{X}_{ij}$ $(j = 1, \ldots, n_i)$ とし，これらは平均ベクトル $\boldsymbol{\mu}_i = (\mu_{i1}, \ldots, \mu_{ip})^T$ $(i = 1, \ldots, a)$，分散共分散行列 $\boldsymbol{\Sigma}$ の p 次元正規分布に従うとする．いま平均値に分散分析のモデルを適用して $\mu_{ik} = \mu + \alpha_i + \beta_k + \gamma_{ik}$ と表し，$\sum_{k=1}^{p} \beta_k = 0$, $\sum_{i=1}^{a} n_i\alpha_i = 0$, $\sum_{k=1}^{p} \gamma_{ik} = 0$, $\sum_{i=1}^{a} n_i\gamma_{ik} = 0$ とする．治

表 1

平方和 SS_*	自由度 ϕ_*	SS_*/ϕ_*	分散成分	$E(MS_*)$
SS_A	$a-1$	MS_A	$\kappa_A^2=\sum_{i=1}^a \frac{n_i}{n}\alpha_i^2/\phi_A$	$p\sigma_S^2+np\kappa_A^2$
SS_S	$n-a$	MS_S	$\sigma_S^2=\mathbf{1}'\mathbf{\Sigma}\mathbf{1}/p^2$	$p\sigma_S^2$
SS_T	$p-1$	MS_T	$\kappa_T^2=\sum_{k=1}^p \beta_k^2/\phi_T$	$\sigma_E^2+n\kappa_T^2$
$SS_{A\times T}$	$(a-1)(p-1)$	$MS_{A\times T}$	$\kappa_{A\times T}^2=\sum_{i=1}^a \frac{n_i}{n}\sum_{k=1}^p \gamma_{ik}^2/\phi_{A\times T}$	$\sigma_E^2+n\kappa_{A\times T}^2$
SS_E	$(n-a)(p-1)$	MS_E	$\sigma_E=(\sum_{k=1}^p \sigma_{kk}-p\sigma_S^2)/(p-1)$	σ_E^2

療と時間の交互作用が存在しないという仮説 $H_{0;AT}:\gamma_{ij}=0\,(i=1,\ldots,a;\ j=1,\ldots,b)$ の下では，$\boldsymbol{\mu}_i=\boldsymbol{\mu}_0+\alpha_i\mathbf{1}$ と表せる．ここに $\mathbf{1}$ はすべての要素が 1 のベクトルである．したがって，$H_{0;AT}$ の検定は平均ベクトルの平行性の検定と呼ばれる．平均ベクトルの推定値は $\bar{\mathbf{X}}_{i\cdot}=\sum_{j=1}^{n_i}\mathbf{X}_{ij}/n_i$，分散共分散行列の不偏推定値は $\mathbf{S}=\sum_{i=1}^a\sum_{j=1}^{n_i}(\mathbf{X}_{ij}-\bar{\mathbf{X}}_{i\cdot})(\mathbf{X}_{ij}-\bar{\mathbf{X}}_{i\cdot})^T/(n-a)$ である．いま $p-1$ 個の 1 次独立な時点間対比からなる行列を $\mathbf{C}$ とすると，$H_{0;AT}$ は $H_{0\mathbf{C}}:\mathbf{C}\boldsymbol{\mu}_1=\cdots=\mathbf{C}\boldsymbol{\mu}_a$ と同値である．$H_{0\mathbf{C}}$ は変換された観測ベクトルの平均ベクトルの一様性仮説である．$H_{0;AT}$ の尤度比検定統計量は，

$$\lambda(p-1,a-1,n-a)=\left(\frac{|(n-a)\mathbf{CSC}^T|}{|(n-a)\mathbf{CSC}^T+\mathbf{CHC}^T|}\right)^{n/2}$$

となる．ここに，

$$\bar{\mathbf{X}}_{\cdot\cdot}=\frac{1}{n}\sum_{i=1}^{a}\sum_{j=1}^{n_i}\mathbf{X}_{ij}$$

$$\mathbf{H}=\sum_{i=1}^{a}n_i(\bar{\mathbf{X}}_{i\cdot}-\bar{\mathbf{X}}_{\cdot\cdot})(\bar{\mathbf{X}}_{i\cdot}-\bar{\mathbf{X}}_{\cdot\cdot})^T$$

である．これは **Wilks の $\boldsymbol{\lambda}$ 統計量**と呼ばれている．

そのほかの検定統計量として，Lawley–Hotelling のトレース統計量，Pillai の統計量，Roy の最大固有根統計量などがある．これらの統計量の分布に関しては，例えば Anderson (2003) などを参照されたい．交互作用が無視できるとき，治療主効果の解析には，個人ごとの平均値 $\bar{X}_{ij\cdot}$ の 1 元分類分散分析を適用する．時点間の比較には $\mathbf{CX}_{ij}\,(j=1,\ldots,n_i;\ i=1,\ldots,a)$ の平均ベクトルがゼロベクトルであることの検定を行う．

分散共分散行列の一様性の検定については，本書「等分散性の検定」の項を参照されたい．

b.　分散分析

無対照試験にならい，観測値を $X_{ijk}=\mu+\alpha_i+m_{ij}+\beta_k+\gamma_{ik}+e_{ijk}^*$ と表す．ここに $E(m_{ij})=0$ である．各要因効果の推定値は $\hat{\mu}=\bar{X}_{\ldots}$, $\hat{\alpha}_i=\bar{X}_{i\cdot\cdot}-\bar{X}_{\ldots}$, $\hat{m}_{ij}=\bar{X}_{ij\cdot}-\bar{X}_{i\cdot\cdot}$, $\hat{\beta}_k=\bar{X}_{\cdot\cdot k}-\bar{X}_{\ldots}$, $\hat{\gamma}_{ik}=\bar{X}_{i\cdot k}-\bar{X}_{i\cdot\cdot}-\bar{X}_{\cdot\cdot k}+\bar{X}_{\ldots}$，残差の推定値は $\hat{e}_{ijk}^*=\bar{X}_{ijk}-\bar{X}_{ij\cdot}-\bar{X}_{i\cdot k}+\bar{X}_{i\cdot\cdot}$ である．総平方和を $SS_{\text{Total}}=\sum_{i=1}^a\sum_{j=1}^{n_i}\sum_{k=1}^p(X_{ijk}-\bar{X}_{\ldots})^2$ とする．$SS_A=p\sum_{i=1}^a n_i\hat{\alpha}_i{}^2$, $SS_S=p\sum_{i=1}^a\sum_{j=1}^{n_i}\hat{m}_{ij}^2$, $SS_T=n\sum_{k=1}^p\hat{\beta}_k^2$, $SS_{A\times T}=\sum_{i=1}^a n_i\sum_{k=1}^p\hat{\gamma}_{ik}^2$, $SS_E=\sum_{i=1}^a\sum_{j=1}^{n_i}\sum_{k=1}^p\hat{e}_{ijk}^{*2}$ とする．$SS_{\text{Total}}=SS_A+SS_S+SS_T+SS_{A\times T}+SS_E$ となる．SS_A と SS_S は独立である．また SS_T および $SS_{A\times T}$ は SS_E と独立である．平方和 $SS_T, SS_{A\times T}, SS_E$ の分布はカイ 2 乗変数の加重和となる．要因効果の検定の分散比統計量は $F_A=MS_A/MS_S$, $F_T=MS_T/MS_E$, $F_{A\times T}=MS_{A\times T}/MS_E$ とできる．F_A の自由度は (ϕ_A,ϕ_S) であるが，F_T および $F_{A\times T}$ の自由度は調整が必要であり，それぞれ調整自由度は $(\varepsilon\phi_T,\varepsilon\phi_E)$ および $(\varepsilon\phi_{A\times T},\varepsilon\phi_E)$ となる．ここに自由度調整の定数 ε は無対照試験と同一である．

3.　調整自由度の推定および分散共分散行列の構造

調整自由度の推定値は，ε の分子と分母に分散共分散行列推定値を代入して得られるが，これの修正法が提案されている (Greenhouse and Geisser, 1959; Huynh and Feldt, 1976).

個体と時間因子の交互作用が存在せず，誤差が時点間で独立で等しい分散をもつとき，$\mathbf{\Sigma}=\tau_S^2\mathbf{1}_p\mathbf{1}_p'+\tau_e^2\mathbf{I}_p$ と表せる．このとき，$\varepsilon=1$ となり，自由度の調整は不要となる．この形の分散共分散行列を**複合対称行列**という．

$\mathbf{\Sigma}$ の複合対称性の評価には $\mathbf{C\Sigma C}'$ に**球形性の検定** (sphericity test) を適用すればよい．ここに $\mathbf{C}$ は $p-1$ 個の正規直交な対比ベクトルからなる $(p-1)\times p$ 行列である．

本項の多変量解析については Anderson (2003) を参照されたい．　[上 坂 浩 之]

経時的測定データ解析の一般化線形モデル

generalized linear model for longitudinal data

1. 背　景

臨床試験では，治療効果を観察し評価するために，治療開始前と治療開始後一定期間について，エンドポイントの時間的変動を観察するのが常である．また，脳血管疾患に関するコホート研究では，対象患者の血圧など，生化学的検査を定期的に観察し状態をモニタリングする．このように，エンドポイントの時間的変動を追跡し，観測されたデータを「経時的繰り返し測定データ (longitudinal data, repeated measures)」と呼ぶ．最近では，この種のデータ解析のテキスト (Diggle *et al.*, 1993; Fitzmaurice *et al.*, 2004)，総説 (Laird *et al.*, 1992; Neuhaus, 1992) は増加の一途をたどっている．ここでは，正規分布に従わないエンドポイントについて時点間の相関を考慮した一般化線形モデル (Hardin and Hilbe, 2001; 2002) を紹介し，周辺モデル，混合モデル，それに推移モデルの 3 種類を解説する．

2. 周辺モデル

最初に，患者 i の r_i 回の繰り返し測定データ $(Y_{i1},\ldots,Y_{ir_i})$ がそれぞれ独立と仮定した一般化線形モデル (GLIM)

$$g(\mu_{ij})=\boldsymbol{X}_{ij}^T\boldsymbol{\beta}$$

を考えてみよう．ここで，μ_{ij} はデータ Y_{ij} の期待値である．このモデルでは，治療効果の効果の違いがエンドポイントの (集団での) 周辺期待値の時間的変動の違いとして現れることに興味があるモデルを意味し，その意味で，周辺モデル (marginal model) と呼ばれる．GLIM は次の 3 つの成分で規定されるモデルである．

a.　ランダム成分 (random component)

データ Y_{ij} の従う分布は，正規分布，2 項分布，Poisson 分布などを含む指数型分布族

$$f(Y_{ij}|y\theta_{ij},\phi)=\exp\left\{\frac{\theta_{ij}y_{ij}-b(\theta_{ij})}{a_i(\phi)}+c(y_{ij},\phi)\right\}$$

である．ここに θ_{ij} は正準母数 (canonical parameter)，ϕ は散らばりの母数 (dispersion parameter)，または局外母数 (nuisance parameter) と呼ばれる．Y_{ij} の期待値と分散は

$$\mu_{ij}=b'(\theta_{ij})$$
$$\mathrm{Var}(Y_{ij})=a_{ij}(\phi)b''(\theta_{ij})$$

で与えられる．ここで，$b''(\theta)$ は期待値 μ だけの関数であり，分散関数 (variance function) と呼ばれる．この意味で，

$$V(\mu_{ij})=b''(\theta_{ij})$$

としておく．また，$a_{ij}(\cdot)$ は

$$a_{ij}(\phi)=\phi/u_{ij},\quad (u_{ij}\text{ は既知})$$

の形に特定する．さて，指数型分布族の例を典型的な分布で調べてみると次のとおりである．

1) 正規分布　$Y\sim N(\mu,\sigma^2)$
$$a(\phi)=\phi,\ b(\theta)=\theta^2/2,\ \mu=\theta,\ V(\mu)=1$$
2) 2 項分布
$$Y=d/m,\ d\sim \mathrm{Binomial}(\mu,m)$$
$$a(\phi)=1/m\ b(\theta)=\log\{1+\exp(\theta)\}$$
$$\mu=1/\{1+\exp(-\theta)\},$$
$$V(\mu)=\mu(1-\mu)$$
3) Poisson 分布　$Y\sim \mathrm{Poisson}(\mu)$
$$a(\phi)=1,\quad b(\theta)=\exp(\theta)$$
$$\mu=\exp(\theta),\quad V(\mu)=\mu$$

b.　系統的成分 (systematic component)

通常の線形モデルで考える説明変数，共変量の線形結合を GLIM では改めて線形予測子 (linear predictor) と呼び，η で表す：

$$\eta_{ij}=\sum_{k=0}^{p}\beta_k x_{ijk}=\boldsymbol{X}_{ij}^T\boldsymbol{\beta}$$

c.　連結関数 (link function)

期待値 μ_{ij} と線形予測子 η_{ij} とを連結する関数 $g(\cdot)$：

$$g(\mu_{ij})=\eta_{ij}=\boldsymbol{X}_{ij}^T\boldsymbol{\beta}$$

を連結関数と呼ぶ．連結関数のなかで，特別な，しかし，標準的に利用されるのが正準連結関数 (canonical link function)

$$g(\mu_{ij})=\theta_{ij}=\eta_{ij}=\boldsymbol{X}_{ij}^T\boldsymbol{\beta}$$

である．この連結関数による推測は θ の十分統計量が利用できるので，他の連結関数より特に小標本で望ましい性質がある．例えば，それぞれの分布での正準連結関数は次のとおりである．

1) 正規分布：$\mu=\eta$ (正規線形モデル)
2) 2 項分布：$\log\{\mu/(1-\mu)\}=\eta$ (ロジスティック回帰モデル)
3) Poisson 分布：$\log\mu=\eta$ (Poisson 回帰モデル)

さて，母数の推定は最尤推定が用いられる．最尤推定量 $\hat{\boldsymbol{\beta}}$ は対数尤度

$$l(\boldsymbol{\beta}) = \sum_{i=1}^{n}\sum_{j=1}^{r_i}\left\{\frac{\theta_{ij}y_{ij} - b(\theta_{ij})}{a_{ij}(\phi)} + c(y_{ij}, \phi)\right\}$$

を最大にする．一般には $a_{ij}(\phi) = a(\phi)$ であることに注意して $\beta_s\ (s = 0, 1, \ldots, p)$ で偏微分することにより解が得られる．

$$\frac{\partial l}{\partial \beta_s} = \sum_{i=1}^{n}\sum_{j=1}^{r_i}\frac{1}{a(\phi)}(y_{ij} - \mu_{ij})\frac{1}{V(\mu_{ij})}\frac{\partial \mu_{ij}}{\partial \beta_s} = 0$$

この方程式を行列で表現するために，$\boldsymbol{y}_i = (y_{i1}, \ldots, y_{ir_i})^T$, $\boldsymbol{\mu}_i = (\mu_{i1}, \ldots, \mu_{ir_i})^T$, $\boldsymbol{D}_i = \partial\boldsymbol{\mu}_i/\partial\boldsymbol{\beta}_i$, $\boldsymbol{V}_i = \mathrm{Var}(\boldsymbol{y}_i) = a(\phi)\mathrm{diag}(V(\mu_{i1}), \ldots, V(\mu_{ir_i}))$, $\boldsymbol{I}_{r_i \times r_i} = \mathrm{diag}(1, \ldots, 1)_{r_i \times r_i}$ とおくと，

$$\sum_{i=1}^{n}\boldsymbol{D}_i^T\boldsymbol{V}_i^{-1}(\boldsymbol{y}_i - \boldsymbol{\mu}_i) = \boldsymbol{0}$$

つまり，

$$\sum_{i=1}^{n}\boldsymbol{D}_i^T\left(\boldsymbol{V}_i^{1/2}\boldsymbol{I}_{r_i \times r_i}\boldsymbol{V}_i^{1/2}\right)^{-1}(\boldsymbol{y}_i - \boldsymbol{\mu}_i) = \boldsymbol{0}$$

となることがわかる．この推定方程式の形から，患者ごとの反応の期待値の時間的変動に興味がある場合には，明らかに $\boldsymbol{V}_i^{1/2}\boldsymbol{I}_{r_i \times r_i}\boldsymbol{V}_i^{1/2}$ の $\boldsymbol{I}_{r_i \times r_i}$ の部分に時点間相関を導入することができ，この場合には独立を仮定していることがわかる．Liang and Zeger (1986a; 1986b) はこの identity 行列の部分にパラメータ $\boldsymbol{\alpha}$ をもつ相関行列 $\boldsymbol{R}(\boldsymbol{\alpha})_{r_i \times r_i}$ で置き換えて，Wedderburn (1974) の擬似尤度 (quasi-likelihood) の概念を拡張したのである：

$$\sum_{i=1}^{n}\boldsymbol{D}_i^T\left(\boldsymbol{V}_i^{1/2}\boldsymbol{R}(\boldsymbol{\alpha})_{r_i \times r_i}\boldsymbol{V}_i^{1/2}\right)^{-1}(\boldsymbol{y}_i - \boldsymbol{\mu}_i) = \boldsymbol{0}$$

これが一般化推定方程式 (generalized estimating equations; GEE) である．ここでは，変形して

$$\sum_{i=1}^{n}\boldsymbol{D}_i^T\boldsymbol{V}_i^{-1}(\boldsymbol{\alpha})(\boldsymbol{y}_i - \boldsymbol{\mu}_i) = \boldsymbol{0}$$

と表現しておく．ここに，相関行列は種々考えられるが，次の 4 つは代表的なものである：

1. **等相関モデル** (exchangeble model, compound symmetry model)

$$\boldsymbol{R}(\boldsymbol{\alpha})_{4 \times 4} = \begin{pmatrix} 1 & \alpha & \alpha & \alpha \\ \alpha & 1 & \alpha & \alpha \\ \alpha & \alpha & 1 & \alpha \\ \alpha & \alpha & \alpha & 1 \end{pmatrix}$$

2. **1 次自己回帰モデル** (first-order autoregressive model)

$$\boldsymbol{R}(\boldsymbol{\alpha})_{4 \times 4} = \begin{pmatrix} 1 & \alpha & \alpha^2 & \alpha^3 \\ \alpha & 1 & \alpha & \alpha^2 \\ \alpha^2 & \alpha & 1 & \alpha \\ \alpha^3 & \alpha^2 & \alpha & 1 \end{pmatrix}$$

3. **一般自己回帰モデル** (general autoregressive model)

$$\boldsymbol{R}(\boldsymbol{\alpha})_{4 \times 4} = \begin{pmatrix} 1 & \alpha_1 & \alpha_2 & \alpha_3 \\ \alpha_1 & 1 & \alpha_1 & \alpha_2 \\ \alpha_2 & \alpha_1 & 1 & \alpha_1 \\ \alpha_3 & \alpha_2 & \alpha_1 & 1 \end{pmatrix}$$

4. **無構造モデル** (unstructured model)

$$\boldsymbol{R}(\boldsymbol{\alpha})_{4 \times 4} = \begin{pmatrix} 1 & \alpha_1 & \alpha_2 & \alpha_3 \\ \alpha_1 & 1 & \alpha_4 & \alpha_5 \\ \alpha_2 & \alpha_4 & 1 & \alpha_6 \\ \alpha_3 & \alpha_5 & \alpha_6 & 1 \end{pmatrix}$$

ここでは，$\boldsymbol{\alpha}$ の推定を明示的に示す目的で行列で表現した．その推定法については，回帰係数の推定の一般化推定方程式と同様の次の方程式を同時に解くことで推定値が得られる．

$$\sum_{i=1}^{n}\boldsymbol{C}_i^T\boldsymbol{U}_i^{-1}(\boldsymbol{\alpha})(\boldsymbol{W}_i - \boldsymbol{\omega}_i) = \boldsymbol{0}$$

ここで，Pearson 残差を $w_{ij} = (Y_{ij} - \hat{\mu}_{ij})/\sqrt{V(\hat{\mu}_{it})}$ とおくと，$\boldsymbol{W}_i = (w_{i1}w_{i2}, w_{i1}w_{i3}, \ldots, w_{ir_i-1}w_{ir_i})^T$, $\boldsymbol{\omega}_i = E(\boldsymbol{W}_i)$, $\boldsymbol{C}_i = \partial\boldsymbol{\omega}_i/\partial\boldsymbol{\alpha}_i$, $\boldsymbol{U}_i = \mathrm{Var}(\boldsymbol{W}_i)$, である．Liang and Zeger は不適切な相関構造を指定しても，回帰係数 $\boldsymbol{\beta}$ の推定量は一致性があることを示している．ただ，GEE のモデルに基づく分散推定量

$$\boldsymbol{A}(\hat{\boldsymbol{\beta}}) = \left(\boldsymbol{D}_i^T\boldsymbol{V}_i^{-1}(\hat{\boldsymbol{\alpha}})\boldsymbol{D}_i\right)^{-1}$$

は不適切な相関構造に対しては一致性はないため，一致性が保たれる次のロバストなサンドイッチ推定量を提案している．

$$\boldsymbol{A}(\hat{\boldsymbol{\beta}})\left(\sum_{i=1}^{n}\boldsymbol{D}_i^T\boldsymbol{V}_i^{-1}(\hat{\boldsymbol{\alpha}})(\boldsymbol{y}_i - \boldsymbol{\mu}_i)^T(\boldsymbol{y}_i - \boldsymbol{\mu}_i)\boldsymbol{V}_i^{-1}(\hat{\boldsymbol{\alpha}})\boldsymbol{D}_i\right)\boldsymbol{A}(\hat{\boldsymbol{\beta}})$$

なお，これまでのモデルは母集団平均モデルでの GEE ということで PA-GEE (population-averaged GEE) と呼ばれることがある．また，ここでは，パラメータ $\boldsymbol{\beta}, \boldsymbol{\alpha}$ を独立に (無相関を仮定) 推定しているが，互いの相関構造を導入した

GEE の拡張が提案されている (Zhao and Prentice, 1990; Liang *et al.*, 1992). また, GEE のモデル診断 (Heagerty and Zeger, 1998; Barnhart and Williamson, 1998), サンプルサイズの計算法 (Liu and Liang, 1997) などの研究も増加している.

例として,「てんかん患者」に対する治療薬 Progabide のプラセボ対照 RCT のデータの解析例を紹介しよう (Diggle *et al.*, 1993; Fitzmaurice *et al.*, 2004). 8 週間のベースライン期間, 割り付け後 8 週間の治療期間を想定し, 2 週間ごとに発作回数を測定するデザインで, 統計モデルとして相関行列に等相関モデル (exchangable model) $\boldsymbol{R}(\alpha)$ を仮定した次の線形モデルを適用している:

$$\begin{aligned}\log\mu_{ij} &= \log t_{ij}+\beta_0+\beta_1x_{1ij}\\&\quad+\beta_2x_{2ij}+\beta_3x_{1ij}x_{2ij}\\V(Y_{ij}) &= \phi E(Y_{ij}),\\&\quad j=0,1,\ldots,4; i=1,\ldots,n\end{aligned}$$

ここに, t_{ij} は観察期間で, $j=0$ のとき $t_{ij}=8\,(j=1,\ldots,4)$ のとき $t_{ij}=21$, x_{1ij} は来院時点を表す指示関数で, ベースラインであれば 0, 治療期間であれば 1 をとる. また, x_{2ij} は治療群を表し, Progabide であれば 1, プラセボであれば 0 をとる. 興味あるパラメータは β_3 であり, 治療前後の発作回数の比の対数の治療群間の差を表している. また, ϕ は Poisson 分布で説明できないバラツキの大きさを表すパラメータ (over-dispersion paremeter) である. 推定結果は, $\hat{\alpha}=0.78$, $\hat{\phi}=19.4$ となり, $\hat{\beta}_3=-0.1$, 標準誤差は $\sqrt{19.4\mathrm{Var}(\hat{\beta}_3)}=0.21$ となり治療効果は有意ではない. 過分散を考慮しないと, 治療効果は高度に有意となる.

3. 混合モデル

周辺モデルでは, 経時的変動の相関を表現するために, 操作的に相関行列を導入したものであった. 変量モデルでは, データに正規分布が仮定できる場合の線形混合モデルと同様に個体差をランダム効果 (random-effects) で直接に表現することによって, 時点間相関を表現したモデルで, 線形混合モデルの一般化線形モデルへの拡張といえる. その意味で, 個体特異的 GEE (subject-specific GEE; SS-GEE) とも呼ばれている:

$$\begin{aligned}g(\mu_{ij}) &= \boldsymbol{X}_{ij}^T\boldsymbol{\beta}+\boldsymbol{Z}_{ij}^T\boldsymbol{b}_i,\\\boldsymbol{b}_i &\sim N(\boldsymbol{0},\boldsymbol{\Phi})\end{aligned}$$

本モデルの回帰係数 $\boldsymbol{\beta}$ の意味は母集団平均モデルのそれとは異なり (連結関数が恒等変換, $g(\mu)=\mu$ の場合は例外), その意味の違いを理解することは重要である. 例えば, エンドポイントは児童の呼吸器疾患の有無 $Y_{ij}=0$ (無), 1 (有) を表し, 共変量は母親の喫煙習慣の有無 $X_{ij}=0$ (無), 1 (無) を表すものとしよう. この状況で PA と SS のモデルはそれぞれ次のようになる:

$$\begin{aligned}&\mathrm{logit}\Pr\{Y_{ij}=1|X_{ij}\}=\beta_0^{PA}+\beta_1^{PA}X_{ij}\\&\mathrm{logit}\Pr\{Y_{ij}=1|X_{ij},b_i\}\\&\qquad=\beta_0^{SS}+\beta_1^{SS}X_{ij}+b_i\end{aligned}$$

PA モデルから推定できるオッズ比 OR^{PA} は

$$\begin{aligned}&\frac{Pr\{Y_{ij}=1|X_{ij}=1\}}{Pr\{Y_{ij}=0|X_{ij}=1\}}\div\frac{Pr\{Y_{ij}=1|X_{ij}=0\}}{Pr\{Y_{ij}=0|X_{ij}=0\}}\\&\quad=\exp(\beta_1^{PA})\end{aligned}$$

一方, 個体特異的モデルのオッズ比 OR^{SS} は

$$\begin{aligned}&\frac{Pr\{Y_{ij}=1|X_{ij}=1,b_i\}}{Pr\{Y_{ij}=0|X_{ij}=1,b_i\}}\\&\quad\div\frac{Pr\{Y_{ij}=1|X_{ij}=0,b_i\}}{Pr\{Y_{ij}=0|X_{ij}=0,b_i\}}\\&\quad=\exp(\beta_1^{SS})\end{aligned}$$

となる. つまり, 母集団平均モデルでは,「喫煙習慣のある母親をもつ平均的な児童」の「喫煙習慣のない母親をもつ平均的な児童」に対する呼吸器疾患有病オッズ比を推定している. 一方, 個体特異的モデルでは,「喫煙習慣のある母親の児童」の「同一の児童で母親が喫煙習慣がないとした場合」に対する呼吸器疾患有病オッズ比を推定していることになる. この意味で, 理論的には個体差をモデル化した個体特異的モデルの方がより妥当な結果, あるいは, 検出力がより大きいことが期待されるが (Neuhaus, 1993), 多くの実例では, 推定値, 検定とも類似の結果を示す. さて, その推定には, 平均値

$$\begin{aligned}\mu_{ij} &= E(E(Y_{ij}|\boldsymbol{b}_i))\\&= \int g^{-1}(\boldsymbol{X}_{ij}^T\boldsymbol{\beta}+\boldsymbol{Z}_{ij}^T\boldsymbol{b}_i)f(\boldsymbol{b}_i)d\boldsymbol{b}_i\end{aligned}$$

と共分散 $\mathrm{Cov}_{i;j_1,j_2}$

$$\begin{aligned}&\mathrm{Cov}(E(Y_{ij_1}|\boldsymbol{b}_i,E(Y_{ij_2}|\boldsymbol{b}_i))\\&\quad+E(\mathrm{Cov}(Y_{ij_1},Y_{ij_2}|\boldsymbol{b}_i))\end{aligned}$$

を数値積分, MCMC 法などを利用して計算する必要がある.

ここでも再度, 前節で紹介した「てんかん患者」のデータに個体差として, ランダムな y 切片 b_{0i} を入れた Model 1

$$\log \mu_{ij} = \log t_{ij} + \beta_0 + b_{0i} + \beta_1 x_{1ij} + \beta_2 x_{2ij} + \beta_3 x_{1ij} x_{2ij}$$

と治療前後の発作回数の期待頻度の比にも個体差 b_{1i} があるとした Model 2

$$\log \mu_{ij} = \log t_{ij} + \beta_0 + b_{0i} + \beta_1 x_{1ij} + (b_{1i} + \beta_2) x_{2ij} + \beta_3 x_{1ij} x_{2ij}$$

を適用した結果 (Diggle *et al.*, 1993; Fitzmaurice *et al.*, 2004) を示す．ここで，(b_{0i}, b_{1i}) は平均 $(0,0)$，分散 $\mathbf{\Phi}$:

$$\mathbf{\Phi} = \begin{pmatrix} \sigma_{11} & \sigma_{12} \\ \sigma_{12} & \sigma_{22} \end{pmatrix}$$

の 2 変量正規分布に従う．このモデルは個体差を変量効果で表現しているため，周辺モデルでの Poisson 分布で説明できない過分散パラメータがないことに注意したい．Model 1 での推定結果は，$\hat{\sigma}_{11} = 0.62 \pm 0.12$, $\hat{\beta}_3 = -0.10 \pm 0.065$ となり，予想どおり周辺モデルの結果よりは有意に近い結果が得られている．さらに，Model 2 では，$\hat{\sigma}_{11} = 0.51 \pm 0.10$, $\hat{\sigma}_{12} = 0.054 \pm 0.056$, $\hat{\sigma}_{22} = 0.24 \pm 0.062$, $\hat{\beta}_3 = -0.31 \pm 0.15$ となり，Model 1 に比べて，適合度もよく，治療効果も有意 ($p < 0.05$) となっている．

4. 推移モデル

推移モデル (transition model) は文字どおり，治療の効果として，患者の状態がある状態へ推移する (あるイベントが起きる) 傾向が高く (低く) なるか否かをモデル化している．例えば，2 値データの場合では，$\boldsymbol{Y}_i = (Y_{ij-1}, \ldots, Y_{ij-q})$ とした

$$\operatorname{logit} \Pr\{Y_{ij} = 1 | \boldsymbol{Y}_i\} = \boldsymbol{X}_{ij}^T \boldsymbol{\beta} + \sum_{k=1}^{q} \xi_k Y_{ij-k}$$

なる Markov 型の回帰モデルが多く提案されている．例えば，麻薬常用者に対して投与された 2 種類の治療薬 (Buprenorphine と Methadone) を比較した RCT (Johnson *et al.*, 1992) においては，「麻薬使用を減らすことができる効果」を比較する目的で，17 週間の治療中に，週 3 回 (月，水，金)，麻薬を使用したか否かを判定できる尿検査を実施している．このデータの解析では，データ $Y_{ij} = 0$ (尿検査で陽性反応，麻薬使用を示す); $= 1$ (陰性反応，麻薬を使用していないことを示す) とおいて，

$$\operatorname{logit} \Pr\{Y_{ij} = 1 | Y_{ij-1}\} = \beta_0 + \beta_1 G_i + \beta_2 (\text{月曜日})_{ij} + \beta_3 (\text{水曜日})_{ij} + \beta_4 Y_{ij-1}$$

と推移モデルを適用している．ここで，$G_i = 0, 1$ は投与群を表す 2 値変数である．また，$(\text{月曜日})_{ij} = 0, 1; (\text{水曜日})_{ij} = 0, 1$ は，それぞれ，「週の特定の日の効果」を表す 2 値変数である．麻薬使用状態から抜け出られる推移への治療効果は係数 β_1 で評価できる．Albert (2000) は，ランダムでない欠測値 (dropout と計画時点に来院できないために起こる欠測の 2 種類) に対して，治療効果のモデルとして上記の推移モデル，欠測メカニズムのモデルとして多項ロジットを導入して解析している．その結果，治療効果は高度に有意であり，Buprenorphine は Methadone に比べて麻薬依存の状態から依存しなくても生活できる状態へ推移する傾向が強いことを示した．同時に，欠測メカニズムを考慮することなく，観測できたデータだけからの解析では，治療効果の検定のサイズが名目有意水準よりかなり上昇することを示している．最近，2 値データの推移モデルにおいて個体差を導入したモデル (Albert and Waclawiw, 1998) が提案されている．

5. 標本サイズ

経時的繰り返しデータの解析において，必要な標本サイズを考えるとき，

各群の個体数 : m,　繰り返し数 : r

の両方 (m, r) を考える必要がある．ここでは，2 群比較 ($n = 2m$) で，しかも，$Cor(Y_{ij}, Y_{ik}) = \rho$ という等相関を仮定でき，共変量の影響は無視した場合に必要なサイズを考える．基本的には，クラスター無作為化比較試験と同様で，群内相関のため，各群に必要な標本サイズが

$$\text{Deff} = 1 + (r-1) * \rho$$

倍に増加するのである．つまり，有意水準 α，検出力 $1 - \beta$，両側検定で各群に必要な標本サイズ m は，平均値の 2 群比較では，

$$m = \frac{2}{r} \left(\frac{(Z_{\alpha/2} + Z_\beta)}{((\mu_A - \mu_B)/\sigma)} \right)^2 \times \text{Deff}$$

となる．割合の比較の場合は，

$$m = \frac{1}{r} \left(\frac{Z_{\alpha/2} R + Z_\beta S}{p_A - p_B} \right)^2 \times \text{Deff}$$

ここに，

$$R = \sqrt{(p_A + p_B)(2 - p_A - p_B)/2}$$
$$S = \sqrt{p_A(1 - p_A) + p_B(1 - p_B)}$$

である．　　　　　　　　　　　　　　[丹 後 俊 郎]

個人の反応プロファイルの潜在クラスモデル

latent class modeling of individual response profile

1. 基本的な考え方

経時的繰り返し測定で得られた臨床データを分析する際に最初にすべきなのは，恐らく被験者別の測定値を時間の順に線で結んだ図を描いてみることだろう．このような図を眺めることでデータの分布範囲や経時推移の全体的傾向，折れ線ごとにみられる各個体の推移の特徴などを，ある程度まで把握することができる．こうして見いだされる特徴を端的に表現できる統計モデルを用いることは，観察結果の解釈を行ううえで大変重要である．

この場合，個体ごとの特徴とは同じ個体から続けて得られた測定値に共通して認められる傾向を指すものと考えてよい．こうした差異を統計的に記述するには，時点別の反応の期待値を表す関数 (例えば時刻の 2 次多項式) を定める母数が個体ごとに異なるモデルを考えればよい．母数の個体間差を確率変動として表すモデルとしては混合効果モデル (「経時的測定データ解析の一般化線形モデル」の項参照) が多く使われる．

さて混合効果モデルを用いて実際の臨床データを解析する場合，データに含まれる個体差を基本的なパラメトリック分布だけで表すことには限界がある．これは，例えば健康診断で行う疾患スクリーニングのように特異な値がサンプルに混入している場合などを考えれば明らかである．生物学的種差が往々にして非連続的であることを考えると，個体差に非連続的な分布を仮定する混合効果モデル (有限混合モデルもしくは潜在クラスモデル.「潜在クラスモデル」の項参照) はむしろ臨床データ解析上の現実的な選択肢のひとつと考えられるべきであろう．この方法の適用は未だマーケティング分析などの分野に集中しているが，今後は生物学的分野への応用・発展が期待される．

2. 具体例

a. GPT (ALT)

ここでは丹後 (1989) による潜在クラスモデルの経時測定データへの適用事例を紹介する．

GPT (ALT) は GOT (AST) と並び肝機能の主要マーカーで，肝細胞の破壊に伴い血漿中濃度が増加することが知られている．慢性肝炎治療薬の群間比較試験から得られたデータ (実薬 82 例，プラセボ対照 82 例) に対し，丹後は対数変換値における開始時からの変化を反応変数として以下の潜在クラスモデル (クラス数 5) を当てはめている：

$$
\begin{aligned}
y_{it} &= \log(GPT_{it}+1) - \log(GPT_{i0}+1) \\
&= \mu_{l_{(i)}}(t) + \varepsilon_{it} \\
&= \beta_1^{(l_{(i)})} \cdot t + \beta_2^{(l_{(i)})} \cdot t^2 + \varepsilon_{it}, \\
&\varepsilon_{it} \sim N(0, \sigma^2), \\
&l_{(i)} \in \{0, 1, \ldots, 4\}; t = 1, \ldots, 4
\end{aligned}
$$

ただし添え字 i は被験者 ($i = 1, \ldots, 164$)，t は投薬開始後の測定時点 (4 週後・8 週後・12 週後・16 週後；$t = 1, \ldots, 4$) の通し番号である．加えて GPT_{i0} は被験者 i から得られた投薬開始時 GTP 測定値，同様に GPT_{it} は投薬中 t 番目の測定値，$l_{(i)}$ は症例 i の属する潜在クラス，$\mu_l(t)$ は潜在クラス l に属する症例の時点 t での期待値を表す 2 次関数 (切片はゼロ)，ε_{it} は分散 σ^2 の正規分布に従う測定誤差である．なおクラス 0 は特別に $\beta_1^{(l)} = \beta_2^{(l)} = 0$ が所与，すなわち投薬後も値が変わらない集団とされている．またクラスの順番は $1 \le t \le 4$ において

$$\mu_1(t) < \mu_2(t) < \mu_0(t) = 0 < \mu_3(t) < \mu_4(t)$$

という制約をおくことで確定する．

被験者集団中の潜在クラス l の構成割合を p_l とし，EM アルゴリズムでモデルを当てはめた結果は表 1 のようであった：

表 1　潜在クラス別の推定結果

l		p_l		$\beta_1^{(l)}$	$\beta_2^{(l)}$
		実薬群	対照群		
1	著明改善	0.061	0.013	−1.373	0.174
2	改善	0.187	0.173	−0.602	0.174
0	不変	0.658	0.614	0	0
3	悪化	0.094	0.132	0.424	−0.091
4	著明悪化	0	0.068	0.998	−0.213

誤差分散推定値：$\hat{\sigma}^2 = 0.127$

上の表に示された潜在クラスの群別構成をみると，対照群より実薬群で改善側に帰属する確率がやや高い．こうしてみられる潜在クラス上での分布のズレを治療効果とみなすことも可能で，構成割合を群間で共通と仮定した推定結果と上の結果を比べると尤度比検定量は 10.2 (自由度 4) となり，危険率 5%で群間差が認められると結論づけられる．

ちなみに経験 Bayes 法で症例の事後分類を行うと表 2 のようになる：

表 2

	L	実薬群	対照群
1	著明改善	5	1
2	改善	15	14
0	不変	54	50
3	悪化	8	12
4	著明悪化	0	5

b.　前立腺特異抗原

ここでは Verbeke and Lesaffre (1996) による前立腺特異抗原 (PSA) 血中濃度データへの適用事例を紹介する．

PSA は前立腺疾患のマーカーの一種で，前立腺がんの早期発見のための血液検査項目として知られている．この抗原は正常細胞・がん細胞の両方で産生され，その血中濃度は前立腺の大きさに関連するとされる．Pearson *et al.*(1994) は，ボルチモア加齢縦断研究から抽出された前立腺がん患者 18 名と対照健常者 20 名から得られた経時測定データに線形混合効果モデルを当てはめ，その結果から「前立腺がん患者は急峻な経時変化が特徴」と報告した．これに対し Verbeke と Lesaffre は同データに潜在クラスモデルを適用し，症例と対照が異なる潜在クラスとして実際に識別できるかどうか試みている．彼らが行ったのは対象集団全体に 3 つの潜在部分集団を仮定し，それぞれが異なる線形混合モデルに従い反応するという以下のようなモデルの当てはめである：

$$
\begin{aligned}
y_{it} &= \log(1 + PSA_{it}) \\
&= \{\alpha^{(l)} + a_i\} + \beta \cdot age_i \\
&\quad + \{\beta_1^{(l)} + b_{1i}\} \cdot year_{it} \\
&\quad + \{\beta_2^{(l)} + b_{2i}\} \cdot year_{it}^2 \\
&\quad + \varepsilon_{it}, \quad l = 1, 2, 3
\end{aligned}
$$

ただし添え字 i, l は 2.a 項と同じ意味をもち，t は血液検査の通算回数を表す．PSA_{it} は被験者 i の t 回目の血中 PSA 測定値，$year_{it}$ は被験者 i についての初回来院から t 回目測定までの経過年数，age_i は初回来院時の年齢 (β は age_i の影響を表す固定効果パラメータ)，ε_{it} は分散 σ^2 の正規分布に従う測定誤差である．経時推移プロフィールは被験者ごとに形の異なる 2 次曲線 (切片 $\{\alpha^{(l)} + a_i\}$，1 次係数 $\{\beta_1^{(l)} + b_{1i}\}$，2 次係数 $\{\beta_2^{(l)} + b_{2i}\}$) で表され，各係数の要素のうち $\{\alpha^{(l)}, \beta_1^{(l)}, \beta_2^{(l)}\}$ は l 番目の潜在クラスの特徴を表す変量効果 (この例では 3 つの値のいずれかをとる)，$\{a_i, b_{1i}, b_{2i}\}$ は被験者 i の特徴を表す変量効果パラメータ (潜在クラスに関係なく共通の 3 次元正規分布に従うと仮定) である．モデルを当てはめた結果は表 3 のようになった：

・年齢効果：$\hat{\beta} = 0.009$

・変量効果 $\{a_i, b_{1i}, b_{2i}\}$ の分散共分散：

$$
D = \begin{pmatrix} 0.0306 & 0.0082 & -0.0003 \\ 0.0082 & 0.0023 & -0.0001 \\ -0.0003 & -0.0001 & 0.00001 \end{pmatrix}
$$

・誤差分散の大きさ：$\hat{\sigma}^2 = 0.027$

表 3　潜在クラス別の推定結果

l	p_l	$\alpha^{(l)}$	$\beta_1^{(l)}$	$\beta_2^{(l)}$
1	0.72	−0.0202	0.0124	0.0012
2	0.19	0.5110	−0.0088	0.0045
3	0.09	0.2167	−0.0288	0.0207

変量効果 $\{a_i, b_{1i}, b_{2i}\}$ の分散共分散をみると切片項の個体差が一番大きい．またクラスごとの特徴は，以下のようにまとめられる：

・クラス 1 では初回来院時の PSA は低値で，時間とともにほぼ直線的に上昇するが変化は緩やか．

・クラス 2 は初回来院時に高値，経時変化は加速度的だがそれほど急ではない．

・クラス 3 は初回来院時にやや高値，加速度的に PSA が増加する．

経験 Bayes 法による事後分類を行った結果は表 4 のようになった：

表 4　経験 Bayes 法による事後分類

l	症例 ($n = 18$)	対照 ($n = 20$)
1	9	19
2	6	1
3	3	0

これらの結果は Pearson らによる報告とよく整合している．プロファイル混合モデルはデータの特徴をよく捉えているといえそうである．

3.　その他

モデル当てはめの計算方法 (利用可能なソフトウェア紹介を含む) や結果の解釈，問題点等の詳細などについては，「潜在クラスモデル」の項を参照されたい．　[上 原 秀 昭]

主成分分析

principal component analysis

主成分分析は，p 次元空間内の n 個の点のバラツキの情報をできるだけ失うことなく，少数個 (m 個) の総合的指標 (主成分) に要約する方法である．そのアイデアは Pearson (1901), Hotelling (1933) にさかのぼる．

いま，n 個の個体について p 次元の観測ベクトル $\{\boldsymbol{x}_i, i = 1, \ldots, n\}$ が得られているとしよう．例えば，n 人の患者について発熱，胸痛，… など p 種類の症状の強さ，あるいは p 種類の医学検査値が得られている場合を考えてもらえばよい．この情報は p 次元空間内の n 個の点として配置することができるが，p が大きいときには，そのままで個体間の違いを理解することは困難である．そこで個体のバラツキの情報をできるだけ保存しながら次元を下げ，$m(< p)$ 次元空間内に配置して個体間の違いを表現する．

そのような目的のため，変量 $x_1, \ldots, x_p$ に対して任意の係数 $a_1, \ldots, a_p$ を用いて，

$$z = a_1 x_1 + \cdots + a_p x_p = \boldsymbol{a}^T \boldsymbol{x} \qquad (1)$$

のような線形結合を考える．ここに $\boldsymbol{a} = (a_1, \ldots, a_p)^T, \boldsymbol{x} = (x_1, \ldots, x_p)^T$ である．

(1) 式により p 個の変量から z を合成するとき，z の分散は $V(z) = \sum_{j=1}^{p} \sum_{k=1}^{p} s_{jk} a_j a_k = \boldsymbol{a}' S \boldsymbol{a}$ となる．ここに s_{jj}は x_j の分散，s_{jk} は x_jと x_k との共分散，S は s_{jk}を (j, k) 要素にもつ分散共分散行列である．z は，p 次元空間のなかで原点 O からある OZ 方向に z 軸をとることを意味するが，そのとき z 座標のスケールを $x_1, \ldots, x_p$ 軸と同じにとることにすれば，係数 $a_1, \ldots, a_p$ はそれぞれ直線 OZ の方向余弦 (OZ と $x_1, \ldots, x_p$ 軸となす角を $\theta_1, \ldots, \theta_p$ とすると，$\cos\theta_1, \ldots, \cos\theta_p$) と等しくなり，$\boldsymbol{a}^T \boldsymbol{a} = a_1^2 + \cdots + a_p^2 = 1$ を満たす．個体間の違いをできるだけよく表現するためには，$\boldsymbol{a}^T \boldsymbol{a} = 1$ の制約条件のもとで $\boldsymbol{a}^T S \boldsymbol{a}$ を最大化するベクトル $\boldsymbol{a}$ を求めればよい．

このような制約条件付き最大化問題を，Lagrange 乗数 λ を用いて制約なしの最大化問題に変形し，得られた Lagrange 関数を $\boldsymbol{a}$ の各要素で偏微分してゼロとおけば

$$(S - \lambda I)\boldsymbol{a} = 0 \qquad (2)$$

の形の**分数共分数行列 $\boldsymbol{S}$ の固有値問題**が得られる．S は対称行列であるから固有値は実数，また任意の $\boldsymbol{a}$ に対して $\boldsymbol{a}^T S \boldsymbol{a} = V(\boldsymbol{a}^T \boldsymbol{x}) \geq 0$ より非負値であるから，p 個の非負の**固有値** $\lambda_1 \geq \lambda_2 \geq \cdots \geq \lambda_p \geq 0$ をもつ．各固有値に対応する**固有ベクトル**を $\boldsymbol{a}_1, \boldsymbol{a}_2, \ldots, \boldsymbol{a}_p$ とするとき，求める $\boldsymbol{a}$ は $\boldsymbol{a}_j \, (j = 1, \ldots, p)$ のなかから探せばよい．ところが，係数ベクトルとして $\boldsymbol{a}_j$ を用いると $V(\boldsymbol{a}_j^T \boldsymbol{x}) = \lambda_j$ となるので，分散を最大にする線形結合は，最大固有値 λ_1 に対応する固有ベクトル $\boldsymbol{a}_1 = (a_{11}, \ldots, a_{p1})^T$ の要素を係数として (1) 式により z_1 を求めればよい．これを**第 1 主成分**と呼び，その分散は λ_1 である．

第 1 主成分だけで，もとの p 次元データのバラツキが十分代表されていないときには，再び同じ形の線形結合 z を考える．ただし，z は第 1 主成分 z_1 で説明しきれない部分を説明するために考えるものであるから，z と z_1 とは互いに無相関，すなわち $\mathrm{Cov}(z, z_1) = \boldsymbol{a}^T S \boldsymbol{a}_1 = \lambda_1 \boldsymbol{a}^T \boldsymbol{a}_1 = 0$ となるようにとる．このようにして制約条件 $\boldsymbol{a}^T \boldsymbol{a} = 1, \boldsymbol{a}^T \boldsymbol{a}_1 = 0$ のもとで，分散 $\boldsymbol{a}^T S \boldsymbol{a}$ を最大化する問題が得られる．2 つの Lagrange 乗数 λ, ν を導入して Lagrange 関数を求め偏微分してゼロとおいて整理すると，第 1 主成分を求めたときと同じ固有値問題 (2) が得られる．今度は 2 番目に大きい固有値 λ_2 に対応する固有ベクトル $\boldsymbol{a}_2 = (a_{12}, \ldots, a_{p2})^T$ の要素を係数として線形結合 z_2 を求めればよい．これを**第 2 主成分**と呼ぶ．この第 2 主成分の分散は λ_2 である．以下同様にして，分散が $\lambda_3, \ldots, \lambda_p$ となる第 3 主成分，…，第 p 主成分を求めることができる．このようにして求めた主成分の値を**主成分得点**と呼ぶ．主成分得点の原点をどこにとるかは本質的でないので，通常は平均がゼロとなるようにとる．その場合，第 j 主成分得点は $z_j = \boldsymbol{a}_j^T (\boldsymbol{x} - \bar{\boldsymbol{x}})$ により求められる．ここに $\bar{\boldsymbol{x}}$ は平均ベクトルである．

もとの変量の分散と主成分の分散の間には，

$$s_{11} + s_{22} + \cdots + s_{pp} = \lambda_1 + \lambda_2 + \cdots + \lambda_p$$

のような関係が成り立つ．左辺はもとの p 個の変量の分散の和．右辺は第 1〜p 主成分の分散の和である．$\lambda_k / \sum_{j=1}^{p} \lambda_j, \sum_{j=1}^{k} \lambda_j / \sum_{j=1}^{p} \lambda_j$ をそれぞれ第 k 主成分の**寄与率**，第 1〜k 主成分の**累積寄与率**と呼ぶ．もし $(m+1)$ 番目以下の固有値が 0 に近ければ，第 m 主成分までで，もとの変量のバラツキの大部分が説明できることになる．第 m 主成分まで採用するとき，他のどんな m 個の線形結合を用いるよりも，もとの変量を従属変数とする回帰分析において，残差平方和の総和が最小となる (線形結合からもとの

変量を予測するとき残差平方和で測った再現の度合いが最大となる) という性質をもつ.

主成分分析は測定の単位 (スケール) のとり方に対して不変でない. 例えば, 変量のなかに身長 (cm), 体重 (kg) というような異質な単位が混ざっているとき, これらをフィートとポンドで表すと, 結果が変わってくる. このため, 異質な変量が含まれてるときには, あらかじめ各変量の標準化 (平均 0, 分散 1 に標準化) を行った後, 主成分分析を適用することが多い. その場合, 分散共分散行列 S は相関行列 C と等しくなり**相関行列の固有値問題**が導かれる. 相関行列に基づく主成分は, もとの変量を従属変数とする回帰分析において, 決定係数 R^2 の和が最大となるという性質をもつ.

1. 主成分数の決め方

もとの変量のもっている情報の大部分が, 主成分で説明される必要があるが, 現象を単純化して理解するという観点からは, 主成分はできるだけ少数個であることが望ましい. 主成分数の決め方には決定的な方法はない. 次のような考え方で決められることが多いが, ほかにもいろいろな方法が提案されている. 詳しくは Jolliffe (2002) を参照されたい. 1) 累積寄与率がある程度 (70～90%) 以上大きいこと ; 2) 各主成分の寄与率が, もとの変量 1 個分以上あること. 特に相関行列から求める場合, 固有値 $\lambda \geq 1.0$ であること (Joliffe (1992) はシミュレーションに基づき, $\lambda \geq 0.7$ がよいとしている) ; 3) 固有値のグラフ, (i, λ_i) または $(i, \log \lambda_i)$ のプロット (スクリーグラフ (scree graph) と呼ばれる) において, $i = 1, 2, \cdots$ に対する値をみて急な傾きから緩やかな傾きに折れ曲る直前までの固有値を採用する.

2. 主成分の解釈

得られた主成分がどういう意味をもつ主成分なのか実質科学的な観点から適切に解釈することが重要である. 主成分の解釈には, 主成分ともとの変量との相関係数として定義される**主成分負荷量** (component loading), すなわち, 第 j 主成分に対しては, $(\sqrt{\lambda_j}a_{1j}/\sqrt{s_{11}}, \ldots, \sqrt{\lambda_j}a_{pj}/\sqrt{s_{pp}})$ を用いるか, あるいは主成分負荷量のうち $\sqrt{\lambda_j}$ を除いた標準主成分係数を用い, その符号と絶対値の大きさに基づいて解釈する.

3. 固有値・固有ベクトルに関する推測

観測ベクトル $\boldsymbol{x}$ が多変量正規分布に従うとき, 標本分散共分散行列 S の固有値と固有ベクトルは漸近的に正規分布に従うことが知られており, これに基づいて母固有値・固有ベクトルの信頼区間・信頼領域が構成できる (Anderson, 1984). 観測ベクトル $\boldsymbol{x}$ が多変量正規分布に従わないときにはブートストラップ法 (Efron and Tibshirani, 1993) を利用して信頼区間を求めることができる.

4. 例　題

中学 1 年生 30 人の身長, 体重, 胸囲, 座高を測定した (田中・脇本, 1983). 長さと重さという異質の変量が混ざっているので標準化して相関行列の固有値と固有ベクトルを求める. 固有値は $\lambda_1 = 3.541, \lambda_2 = 0.313, \lambda_3 = 0.079, \lambda_4 = 0.066$ となり, 主成分数の決め方の基準によれば, 主成分の数は 1 つでもよいところであるが, より詳しくみるため, 第 2 主成分までを取り上げることにする. 第 2 主成分までの累積寄与率は 0.963, 固有値 λ_1, λ_2 に対応する固有ベクトルは $\boldsymbol{a}_1 = (0.497, 0.515, 0.481, 0.507)^T, \boldsymbol{a}_2 = (-0.543, 0.210, 0.725, -0.368)^T$ である. この固有ベクトルは標準化された $\boldsymbol{x}_1 \sim \boldsymbol{x}_4$ にかかる係数 (標準主成分係数) であるから, 固有ベクトルに基づいて解釈する.

第 1 主成分の係数はいずれも正で 0.5 前後の値であり, 合計値の定数倍に近い. どの変量の値が大きくなっても, この主成分の値は大きくなるから, 全体的な大きさを表す主成分と解釈される. 一般に, このような性質をもつ主成分を**大きさの因子** (size factor) と呼ぶ. 第 2 主成分の係数は体重と胸囲で正, 身長と座高で負だから, 背が低くて太った人は大きい値に, 背が高くてやせた人は小さい値になり, 太っているかやせているかの体型を表す主成分と解釈される. このような主成分を, 上の大きさの因子に対して**形の因子** (shape factor) と呼ぶ.

これらの固有ベクトルの要素を係数として第 1 および第 2 主成分得点を計算し, 散布図を描くと, この集団の中での各生徒の全体的な大きさ z_1, 太り具合 (やせ具合) z_2 という観点からの位置づけができる.

なお, 奥野ほか (1971) は 256 人の自衛隊員の上の 4 項目および胸幅, 背幅, 腰回りなどを含む合計 17 項目の身体測定値に基づいて, “全体の大きさ” を表す第 1 主成分, “太り具合” を表す第 2 主成分, “猫背か反り身” を表す第 3 主成分を得ている.　[田 中　豊]

因子分析

factor analysis

人間の多様な行動を注意深く観察すると通常何らかの規則性が存在する．このような規則性を規定する要因は観測できるものではなく，あくまでも仮説的なもので，**潜在変数** (latent variable)，または**因子** (factor) と呼ばれる．これらの因子のなかには人間の知能，性格，社会的地位，集団凝集性，政治的態度などが含まれる．

複数個の観測される変数間の相関関係を分析し，それらを因子と呼ばれる潜在変数によって説明する一連の統計的手法が因子分析法と呼ばれるもので，20 世紀のはじめに英国の心理学者 Spearman が人間の知能構造を開発する手法として定式化したのがその嚆矢である．20 世紀当初から 21 世紀の今日に至るまで，因子分析法は政治学，社会学，教育学，心理学，言語学といった文科系の分野に限らず，医学，生物学，化学，人類学，工学といった理系の分野にも，多数適用されるようになってきた．因子分析理論全般についての解説書としては，芝 (1979)，Harman (1976)，丘本 (1986)，柳井ほか (1990) がある．

1.　因子分析の歴史と理論

a.　1 因子モデル

英国の Spearman (1904) は古典，仏語，英語，数学の能力，音程の弁別度，音楽的才能のそれぞれを測定する 6 つのテストを 9 歳から 13 歳にわたる子どもに実施し，得られた得点間の相関係数を求めたところ表 1 の結果を得た．

Spearman は表 1 の結果から，6 つの変数の得点 $(x_1, x_2, \ldots, x_6)$ をこれらに共通する**一般因子** (general factor) f と個々の変数に独自な，**独自因子** (unique factor) $(e_1, e_2, \ldots, e_6)$ の加重和，すなわち，$x_j = a_j f + e_j \ (j = 1, \ldots, p)$ に分解する 1 因子モデルを導入した．ここで，

表 1

	仏語	英語	数学	音程弁別	音楽的才能
古典	0.83	0.78	0.70	0.66	0.63
仏語		0.67	0.67	0.65	0.57
英語			0.64	0.54	0.51
数学				0.45	0.51
音程弁別					0.40

確率変数 $x_j, e_j \ (j = 1, \ldots, 6)$ および f の平均を 0，x_j および f の分散を 1，さらに

仮定 1：共通因子 f と独自因子 e_j は無相関

仮定 2：異なる変数に対応する 2 つの任意の独自因子は無相関

仮定 3：独自因子の分散 (独自性) ϕ_j は $1 > \phi_j > 0$

のもとで，① $\mathrm{Cov}(e_i, e_j) = 0 (i \neq j)$，② $\mathrm{Cov}(f, e_j) = 0$，および③ $\rho_{ij} = \mathrm{Cov}(x_i, x_j) = a_i a_j$ $(i \neq j)$ が導かれる．ρ_{ij} は変数 x_i と変数 $x_j (i \neq j)$ の母相関係数，a_i は変数 x_i の一般因子 f に対する回帰係数 (相関係数に一致) に相当するもので因子負荷量 (factor loading) と呼ばれ，$\rho_{ij} = a_i a_j (i \neq j)$ より，$\rho_{ij} \neq 0$ と仮定すれば，$a_i \neq 0, a_j \neq 0$ より，$\rho_{kj}/\rho_{ki} = a_j/a_i$ となり，因子分析 1 因子モデルのもとでは 4 価差 (tetrad difference) と呼ばれる

$$\rho_{ki}\rho_{lj} = \rho_{lj}\rho_{kj}, \quad i \neq j, l \neq k, i \neq k, j \neq l, l \neq i, k \neq j \qquad (1)$$

が成立しなければならない．ここで $k = 3, i = 4, l = 5, j = 6$ とおくと，表 1 より $\rho_{34}\rho_{56} - \rho_{45}\rho_{36} = 0.64 * 0.40 - 0.45 * 0.51 = 0.256 - 0.223 = 0.033$ となり，異なるすべての変数の組み合わせについて 4 価差が厳密に 0 となるわけではない．しかし，上記の 1 因子モデルは次節で述べる因子分析の多因子モデルへの橋渡しをしたうえで歴史的意義を有していたといえる．

b.　多因子モデル

1930 年代になると，因子分析の研究の中心は英国から米国に移動した．ノースカロライナ大学の Thurstone (1935) は，Spearman の 1 因子モデルを拡張し，それぞれの変数は，変数全体の個数より少ない複数個の**共通因子** (common factor) と呼ばれる潜在変数によって説明されるという因子分析の多因子モデルを導入した．Thurstone の提唱した多因子モデルは，p 個の変数 $(x_1, x_2, \ldots, x_p)$ を，p に比べて十分少ない m 個の共通因子 $(f_1, f_2, \ldots, f_m)$ と p 個の独自因子 $(e_1, e_2, \ldots, e_p)$ の線形 1 次結合，

$$x_j = \lambda_{j1} f_1 + \lambda_{j2} f_2 + \cdots + \lambda_{jm} f_m + e_j, \quad j = 1, \ldots, p \qquad (2)$$

によって表現するもので，通常，$f_j \ (j = 1, \ldots, m)$ および $e_j \ (j = 1, \ldots, p)$ は確率変数とみなされる．ここで，λ_{jk} は，変数 x_j の因子 $(f_k \ (k = 1, \ldots, m))$ に対する回帰係数で，因子分析の述語でいえば，**因子負荷量** (factor loading) と呼ばれる．p 個の変数を p 次元ベクトル x, m 個の共通因子を m 次元ベクトル f, p 個の

独自因子を p 次元ベクトル e, λ_{jk} を (j,k) 成分とする (p,m) 型パラメータ行列 Λ (因子負荷量行列と呼ばれる) と定義することにより，(2) 式は，

$$x = \Lambda f + e \tag{3}$$

となる．1 因子モデルで述べた仮定 1, 2, 3 より，f, e, x 歯確率変数ベクトルとなる．これらの関連を行列表現すると，

$$\mathrm{Cov}(f,e) = O,\ \mathrm{Var}(e) = \mathrm{Cov}(e,e) = \Psi$$

(Ψ は p 個の変数の独自性 ψ_j を対角成分とする対角行列) となり p 変数間の母相関行列 $\sum$ は，共通因子 f 間の相関係数は無相関，$\Phi = \mathrm{Var}(f) = \mathrm{Cov}(f,f) = I_n$ とすると，

$$\sum = \Lambda \mathrm{Var}(f) \Lambda^T + \Psi = \Lambda\Lambda^T + \Psi \tag{4}$$

となる．なお，p 次元変数ベクトル x と m 次元因子得点行列 f の相関係数行列は $\Gamma = \mathrm{Cov}(x,f) = \Lambda \mathrm{Var}(f) = \Lambda\Phi$ となる．Γ は因子構造行列と呼ばれるもので，因子間相関が無相関，すなわち，$\Phi = \mathrm{Var}(f) = I_m$ を満たす直交解の場合は Γ は (3) 式で定義される因子負荷量行列 Λ に一致する．因子間相関が無相関でない斜交解の場合には，$\Phi = \mathrm{Var}(f) \neq I_m$ より，因子構造行列 Γ は $\Gamma = \Lambda\Phi \neq \Lambda$ となり，因子負荷量行列 (因子パターン行列と呼ばれる) Λ と異なった値をとる．

c.　因子軸の回転について

因子分析の直交解の場合，m 次の直交行列を T，$\Lambda_T = \Lambda T$ とすると (3) 式は，

$$\sum = \Lambda_T(\Lambda_T)^T + \Psi \tag{5}$$

となる．$\Lambda_T = \Lambda T$ は，回転後の因子負荷量行列で (4) 式および (5) 式より $\Sigma = \Lambda\Lambda^T + \Psi = \Lambda_T(\Lambda_T)^T + \Psi$ となり，回転後の独自性行列 Ψ は不変となる．なお，斜交回転の場合は，回転行列 T は直交行列ではなく $T^T T$ の対角要素が 1,

$$Diag(T^T T) = I_m$$

を満たすように定められる．

d.　構造の識別可能性

(4) 式における (Λ, Ψ) は構造と呼ばれ，回転の不定性を除いて，(Λ, Ψ) が一意に定まるとき，これらは識別可能であるという．因子の識別可能性については次の性質が著名である．

性質 1 (Anderson and Rubin, 1956)　因子負荷量行列 Λ の任意の 1 行を除いた場合，共通部分をもたずかつ rank が m の 2 つの正則行列 (Λ_1, Λ_2 とする) が存在すれば，その構造 (Λ, Ψ) は識別可能である．性質 1 の拡張のひとつとして Ihara and Kano (1986) をあげておく．

e.　共通性の下限をめぐる性質

因子分析の直交解の場合，(2) 式で定義される p 個の変数の因子負荷量の平方和

$$h_j^2 = \lambda_{j1}^2 + \lambda_{j2}^2 + \cdots + \lambda_{jm}^2,\quad j = 1, \ldots, p$$

は共通性 (communality) と呼ばれ，先に定義した p 変数の独自性 ψ_j により，$h_j^2 + \psi_j = 1$ となる．共通性については次の性質が知られている．

性質 2 (Roff, 1936)　x_j を基準変数，他の $(p-1)$ 個の変数を独立変数として得られる重相関係数の平方を $SMC(x_j)$ とすると，$SMC(x_j)$ は h_j^2 の下限である．

なお，Yanai and Ichikawa (1990) は上記の結果の一部を拡張し，相関係数行列の最小固有値を λ_p としたとき，$(1 - \lambda_p)$ は，少なくとも 1 つの変数に対し，SMC の値を上回る共通性の下限の存在を示した．

ところで，因子分析は探索的因子分析と仮説検証的因子分析に分かれるが，本項では主に前者を解説し，後者については，「構造方程式モデリング」の項のなかで取り扱われる．なお，因子分析モデルの詳細についての関連文献として，Fabriger *et al.* (1999) および Yanai and Ichikawa (2007)，市川 (2010) をあげておく．

2.　因子分析の利用にあたって

a.　因子分析に適用する変数の種類，変数の個数，分析すべきデータ数

基本的には，量的変数 (比尺度，間隔尺度) であればよい．分布の正規性にあまりこだわることはないが，後述する最尤法を適用する場合は，正規分布に近い分布形を示すデータを用いた方がよい．質問紙調査票においてしばしば用いられるリッカート尺度については，2, 3 件法であると低い相関が生じやすく，できれば，5 件法以上の評定尺度を用いるとよい (萩生田・繁桝，1996)．標本データ数に関しては，明確な基準はないが，因子分析に掛ける変数の個数の 5〜10 倍程度のデータ数が望まれる．

b.　適用すべき因子分析の方法

SPSS のソフトによると，因子分析の方法として，1) 主成分分析，2) 主因子法 (最小 2 乗法)，3) 最尤法，4) イメージ法などがある．20 世紀後半においては，2) が最も利用されていたが，1990 年代後半から 21 世紀にかけて 3) の最尤法が増加している．

最尤法によると，共通因子数の検定，因子負荷量の標準誤差の推定が可能となる．なお，4) のイメージ法は，p 個の変数 $(x_1, x_2, \ldots, x_p)$ のそれぞれをそれ自身を除く $(p-1)$ 個の変数を重回帰予測して得られるイメージ変数 $x_I = (x_{1I}, x_{2I}, \ldots, x_{pI})$ に基づく因子分析に相当するもので，Guttman (1953) によって提唱され，その後，Yanai and Mukherjee (1987) によって母相関係数行列 $\sum$ が特異行列の場合に拡張された．

c. 抽出すべき共通因子数の推定法

最も頻繁に利用される共通因子数の推定法は，相関係数行列 $\sum$ の 1 以上の固有値の個数である．実際に，表 1 の相関係数行列の固有値を求めると，大きい順に，4.103, 0.619, 0.511, 0.357, 0.270, 0.139 となり，表 1 の 6 変数からは共通因子数 1 が示唆される．ただし，この規準は，共通因子数を過大評価する傾向が強く，これを避けるために，固有値の大きさをプロットして，固有値の値の減少状態によって因子数を決定するスクリープロット規準が推奨されている．また，最尤解の場合は尤度比，AIC などによって因子数の推定が可能である．しかし，変数の個数の半分より多い共通因子数を求めるといくつかの変数の独自性が負になるなど，識別不能解が得られやすくなる．こういった観点から，最も有効な因子数決定の基準は因子の解釈可能性といえる．次に解釈しやすい因子抽出のための因子回転法について紹介する．

d. 解釈しやすい因子を得るための回転法の選択

共通因子軸の回転方法には，因子間の無相関性，すなわち，因子軸の直交性を許容する直交回転，および直交性を許容しない斜交回転があり，回転規準としては，次に示す**単純構造**が重視される．

1) 因子負荷行列 Λ の各行は少なくとも 1 つの 0 をもつ．
2) 共通因子数が m のとき，各列は少なくとも m 個の 0 を要素としてもつ．
3) Λ の任意の 2 列に，一方の列のみに含まれ他方の列に含まれない若干の変数がある．
4) 4 個以上の共通因子を有する場合，Λ の任意の 2 列は，大半の変数を共有せずごく僅少の変数のみを共有する．

こういった単純構造基準を満たす回転法としては，因子負荷量の平方の分散を最大にする**バリマックス回転法** (varimax rotation)，ある仮説行列 C になるべく近づける，すなわち，

$$\|\Lambda T - C\|^2 = trace(\Lambda T - C)^T(\Lambda T - C)$$

を $T^T T = I_m$，または，$Diag(T^T T) = I_m$ の条件で最小にする T をみつける**プロクラステス回転法** (procrustes rotation) を利用した**プロマックス回転法** (promax rotation) などが著名である．

3. 分析例

a. 例 1：血液データのプロマックス回転による因子分析

60 人の高齢者 (60 歳以上 89 歳まで) の 12 の血液データについて，因子分析を適用し，プロマックス回転を行って得られた因子負荷量の値を表 2 に示した．なお，斜交回転の場合，因子負荷量は，因子パターンと因子構造の 2 種類得られるが，1 つの変数が可能な限り単純構造を満たすという意味で，因子パターン係数が頻用される．ここで，表 2 の因子負荷量をもとに，得られた 3 つの因子を解釈してみよう．

第 1 因子　「総たんぱく (TP)」,「硫酸亜鉛混濁化試験 (ZTT)」が最も高い負荷量をもつので血液中の「たんぱく質」の高低に関する因子と推定されるが,「中性脂肪 (TG)」,「アルカリホスファターゼ (ALP)」,「白血球数 (WBC)」にも負荷の高い因子で，正の負荷量の高いほど高栄養状態であるが炎症傾向もみられる．

第 2 因子　「ヘモグロビン (Hb)」,「総ビリルビン (T.BIL)」, が正の方向に高く負荷し，マイナスの方向に「血沈速度 (ESR)」が高く負荷する．つまり，負荷量が高いほど多血傾向，負荷量が低いほどを貧血傾向を示す．

第 3 因子　「AST (GOT)」,「血中尿素窒素 (Bun)」,「空腹時血糖 (FBS)」に高く負荷する因子．この因子は，年齢が高くなるほど，腎・肝機能の弱体化を示す因子といえよう．

なお，斜交回転の場合には，因子間相関係数を記載する必要がある．表 2 に得られた 3 つの因子間相関係数は，第 1 因子と第 2 因子が− 0.104，第 2 因子と第 3 因子が 0.140，第 3 因子と第 1 因子が 0.098 とあまり高い相関はみられなかった．

b. 例 2：プロマックス回転による尺度構成

LPC 式生活習慣ドック (ライフプラニングセンター作成，柳井ほか，2004) の 22 尺度のうち 3 つの尺度，すなわち，1) 料理の研究に対する意欲性，2) 食事・起床・就寝に関する生活規則性，3) 糖分摂取傾向，にそれぞれ 6 項目，計 18 項目 (回答法は,「よく」,「ときどき」,「いいえ」の 3 件法) についての全国調査から 2180 名を無作為抽出し，上記 18 項目について，因子数

表 2 12 の臨床検査血液変数のプロマックス法による因子分析 (柳井ほか, 1995)

	第 1 因子	第 2 因子	第 3 因子
総たんぱく (TP)	0.866	0.039	−0.041
硫酸亜鉛混濁化試験 (ZTT)	0.714	0.021	0.146
中性脂肪 (TG)	0.539	0.049	0.153
アルカリホスファターゼ (ALP)	0.512	0.071	−0.198
白血球数 (WBC)	0.418	0.095	0.111
総コレステロール	0.303	−0.187	−0.235
ヘモグロビン (Hb)	0.296	0.825	0.073
総ビリルビン (T.BIL)	0.104	0.688	−0.253
血沈速度 (ESR)	0.453	−0.638	−0.059
AST(GOT)	0.032	−0.063	0.713
血中尿素窒素 (Bun)	0.057	−0.315	0.652
空腹時血糖 (FBS)	0.022	0.328	0.557

表 3 LPC 式生活習慣ドックに含まれる 18 項目の因子分析 (最尤法, プロマックス斜交回転による) によって得られた 3 因子の因子負荷量

	因子		
	F1	F2	F3
テレビや雑誌などで知った新しい料理をためしてみる	0.751	−0.019	0.011
新聞や雑誌などの栄養, 料理に関する記事を読む	0.747	−0.017	−0.023
人から聞いた新しい献立をためしてみる	0.741	0.018	0.041
栄養, 料理に関する記事の切り抜きをする	0.677	−0.001	−0.022
テレビの料理番組を見る	0.639	−0.045	−0.042
新しい食品や目新しいメニューは取り入れる	0.619	0.014	0.095
昼食は必ず決まった時間に食べる	−0.041	0.703	0.000
夕食は必ず決まった時間に食べる	0.039	0.684	0.061
朝食は必ず決まった時間に食べる	−0.018	0.649	0.018
起床時間は決まっている	0.018	0.622	0.035
就寝時間は決まっている	−0.033	0.611	0.027
忙しくて食事を抜くことがある	0.019	−0.585	0.122
チョコレートを食べる	0.005	0.020	0.592
ケーキなど甘いものを食べる	0.077	0.034	0.587
アイスクリームを食べる	−0.042	−0.010	0.572
あめやキャンディを食べる	−0.009	−0.001	0.477
パンにジャムをぬって食べる	0.081	0.025	0.334
清涼飲料水を飲む	−0.220	−0.152	0.311
因子寄与	3.092	2.632	1.558

を 3 と規定し, 最尤法, プロマックス回転による因子分析を行い, 得られた因子パターン係数を表 3 に示した. 表から明らかに, 18 項目は 3 つの尺度にきれいに分離されている. 第 1 因子 (F1) は健康増進のための, 料理研究に対する意欲, 進取性を測定する尺度である. 第 2 因子 (F2) は, 食事・起床・就寝に関する「生活規則性」に関する尺度, 第 3 因子 (F3) は「チョコレートを食べる」「ケーキなど甘いものを食べる」といった糖分を多量に含んだ食物の摂取頻度を測定する尺度である.

なお, プロマックス回転は斜交回転であり, F1 と F2, F2 と F3, および F1 と F3 の間には 0.197, 0.105, −0.106 の相関がみられた.

なお, その他の因子分析の応用としては質問紙調査に基づく尺度構成が, 心理学, 看護学の分野で頻用されている. [柳 井 晴 夫]

構造方程式モデリング

structural equation modeling

構造方程式モデリング (SEM) は，従来，**共分散構造分析** (covariance structure analysis) とも呼ばれていた．それは，因果に関する仮説に基づき観測変数ベクトルの共分散行列に構造を導くことによって統計的推測を行うことが多いという事実による．しかし，昨今，平均構造を扱うことも多くなり，また，カテゴリカルデータや混合分布なども分析対象とすることができるようになったことから，次第に，構造方程式モデリングまたはその省略形である SEM という用語が定着してきた．

狩野・三浦 (2002) は構造方程式モデリングを「直接観測できない潜在変数を導入し，その潜在変数と観測変数との間の因果関係を同定することにより社会現象や自然現象を理解するための統計的アプローチ」と解説している．伝統的な統計モデルとの関連でいえば，SEM は多重回帰分析 (パス解析) と因子分析の統合モデルがベースとなっている．潜在変数の導入で測定誤差を分離した統計解析が可能になり，この意味では，変量内誤差モデルの拡張でもある．歴史的には，経済学で登場した同時方程式モデルも SEM の発展に影響を与えている．このような状況のもとで 1970 年代に SEM の代名詞であった Jöreskog と Sörbom による **LISREL** の中核ができあがった．なお，LISREL は統計モデルであると同時に SEM の分析プログラムの名称でもある (Jöreskog and Sörbom, 1997).

1990 年代以降日本語による SEM の解説書も多く出版されている (例えば豊田，1992; 1998; 2000).

1.　パス解析と統計的因果推論

観測変数の間に想定された線形回帰モデル群を**多重回帰分析モデル** (multivariate regression model) または**パス解析モデル** (path analysis model) といい SEM の重要なコンポーネントになっている．図 1 に 3 変数のパス解析モデルを 2 つ示す．モデル 1 は

$$\begin{aligned} X_2 &= b_{21}X_1 + e_2 \\ X_3 &= b_{32}X_2 + e_3 \end{aligned} \tag{1}$$

のように 2 つの線形回帰モデルによって表すことができる．モデル 2 も同様である．因果の構造を表す (1) のような式を構造方程式 (structural equation) という．このモデルの未知母数は回帰係数 (パス係数) b_{21}，b_{32} と独立変数の分散 $V(X_1)$，$V(e_2)$，$V(e_3)$ である．このモデルの重要な仮定は，生徒の主観評価である「X_2: 頭のよさ」が「X_3: ルックスのよさ」に影響すること，そして，教師による成績評価 (X_1) が「ルックスのよさ」に直接には影響しない (矢印が引かれていない) ことである．後者の仮定については，通知表は通常互いに見せあわないことから妥当であると理解されよう．これらの仮定の検証がこの分析の目的である．表 1 にデータの相関行列と標準偏差が与えられ，表 2 に推定結果が報告されている (モデル 1)．モデルの**適合度検定**の結果がカイ 2 乗値 χ^2 として報告されており，$\chi^2 = 2.063 < 3.841 = \chi^2_1(0.05)$ であるからモデルは受容される．RMSEA は不適合度を非心母数の推定値で表したものであり，0.05 以下であればよい適合，0.10 以上は悪い適合を示すとされる．モデル 1 の RMSEA = 0.071 は微妙な値であるが，総合すればモデル 1 の適合は悪くないと判断されよう．表 1 に報告された推定値は，すべての変数の分散を 1 に変換した標準解であり，回帰分析でいう標準偏回帰係数に相当する．

因果の方向に興味があり $X_2 \to X_3$ なる関係を実証するにはモデル 1 の受容を確認するだけでは不十分である．$X_2 \leftarrow X_3$ なるモデル (モデル 2) が棄却されて初めて因果の方向性に言及することができる．というのは，モデル 1 とモデル 2 の両方の適合度が高いことが起こりうる

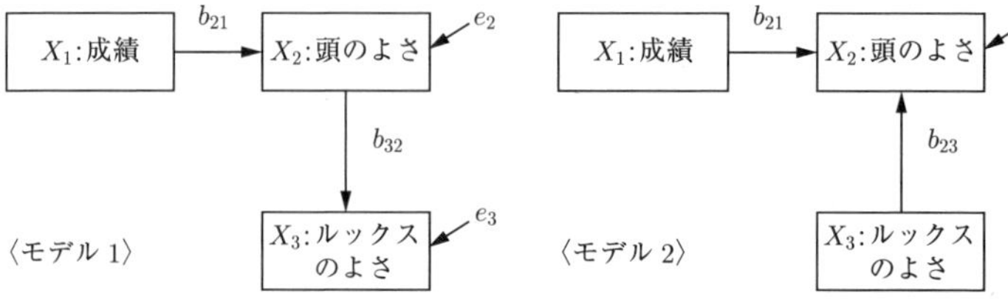

図 1　パス解析モデル

表 1　データの相関係数・標準偏差 (女子の標本 $n = 209$) (Felson and Bohrnstedt, 1979)

	X_1	X_2	X_3
X_1: 成績	1	0.49	0.32
X_2: 頭のよさ	0.49	1	0.50
X_3: ルックスのよさ	0.32	0.50	1
標準偏差	3.49	0.16	0.49

表 2　分析結果 (標準解)

	モデル 1 $X_2 \to X_3$	モデル 2 $X_2 \leftarrow X_3$
b_{21}	0.49	0.39
b_{32}	0.50	—
b_{23}	—	0.40
χ^2	2.063	22.470
df	1	1
RMSEA	0.071	0.321

からである．表 2 に示すようにモデル 2 の適合度はきわめて低いので，両分析に基づき，「X_2: 頭のよさ」が「X_3: ルックス」の原因変数になっていることが示唆されたことになる．

本分析で「X_1：成績」の役割は重要である．もしこの変数を落として 2 変数の回帰分析を行ったならば，$X_2 \to X_3$ のモデルと $X_2 \leftarrow X_3$ のモデルを適合度で区別することができない．この事実は相関係数から因果の方向に関する情報が得られないことからも理解されよう．X_2 と関係するが X_3 とは直接的な関係がない変数 X_1 を導入することによって適合度による区別が可能となったのである．X_1 のようにある種の条件を満たす変数を**操作変数**といい，分析者が積極的に探すことが多い．

因果という用語の使用には注意が必要である．ここで吟味した統計的因果というのはモデル 1 とモデル 2 の比較にすぎない．非実験データに基づく因果推論は，未観測の交絡変数やサンプルセレクションなどの問題があり必ずしも強い結論が得られるとは限らない．頭をよくするとルックスの評価が高まるという因果関係を，頭がよい人はルックスの評価が高いという関係で置き換えているという問題もある．これらの問題を低減するため，実際のモデリングでは X_2 と X_3 の両方に操作変数をおき，e_2 と e_3 の間に誤差共分散を設定することが多い．

2. 統計的推測の基礎

(1) の方程式は次のように書き換えられる．

$$\begin{bmatrix} X_1 \\ X_2 \\ X_3 \end{bmatrix} = \begin{bmatrix} 0 & 0 & 0 \\ b_{21} & 0 & 0 \\ 0 & b_{32} & 0 \end{bmatrix} \begin{bmatrix} X_1 \\ X_2 \\ X_3 \end{bmatrix} + \begin{bmatrix} X_1 \\ e_2 \\ e_3 \end{bmatrix}$$

この表現より観測変数ベクトルの共分散行列は

$$V \begin{bmatrix} X_1 \\ X_2 \\ X_3 \end{bmatrix} = \begin{bmatrix} 1 & 0 & 0 \\ -b_{21} & 1 & 0 \\ 0 & -b_{32} & 1 \end{bmatrix} \times \begin{bmatrix} V(X_1) & 0 & 0 \\ 0 & V(e_2) & 0 \\ 0 & 0 & V(e_3) \end{bmatrix} \begin{bmatrix} 1 & 0 & 0 \\ -b_{21} & 1 & 0 \\ 0 & -b_{32} & 1 \end{bmatrix}^T$$

と書くことができ，これを $\Sigma(\boldsymbol{\theta})$ と表すことにする．ここで $\boldsymbol{\theta}$ は未知母数 b_{21}, b_{32}, $V(X_1)$, $V(e_2)$, $V(e_3)$ からなるベクトルである．このようにして (1) のような構造方程式から観測変数ベクトルの共分散行列の構造 $\Sigma(\boldsymbol{\theta})$ を導出することができる．

$\boldsymbol{X}_1, \ldots, \boldsymbol{X}_n$ を p 変量正規母集団 $N_p(\boldsymbol{\mu}, \Sigma(\boldsymbol{\theta}))$ からの無作為標本とし，$\bar{\boldsymbol{X}} = \frac{1}{n}\sum_{i=1}^{n} \boldsymbol{X}_i$, $S = \frac{1}{n-1}\sum_{i=1}^{n}(\boldsymbol{X}_i - \bar{\boldsymbol{X}})(\boldsymbol{X}_i - \bar{\boldsymbol{X}})^T$ とおく．母平均ベクトルの推定量は $\hat{\boldsymbol{\mu}} = \bar{\boldsymbol{X}}$ であり，未知母数 $\boldsymbol{\theta}$ に関する最尤法は

$$F_{ML}(S, \Sigma(\boldsymbol{\theta})) = \log|\Sigma(\boldsymbol{\theta})| - \log|S| + \mathrm{tr}(\Sigma(\boldsymbol{\theta})^{-1}S) - p$$

の $\boldsymbol{\theta}$ に関する最小化と同等になり，$\boldsymbol{\theta}$ の MLE は

$$\hat{\boldsymbol{\theta}} = \underset{\theta}{\mathrm{argmin}}\ F_{ML}(S, \Sigma(\boldsymbol{\theta}))$$

によって定義される．適合度仮説

$$H_0 : V(\boldsymbol{X}) = \Sigma(\boldsymbol{\theta}) \text{ vs. } H_1 : V(\boldsymbol{X}) = \Sigma\ (> 0)$$

の検定統計量は，前節でカイ 2 乗値 (χ^2) として登場したもので，

$$T = (n-1)F_{ML}(S, \Sigma(\hat{\boldsymbol{\theta}}))$$

によって定義される．T の分布は漸近的に自由度 $d = p(p+1)/2 - \dim(\boldsymbol{\theta})$ のカイ 2 乗分布である．**RMSEA** (root mean squared error to approximation, Browne and Cudek, 1993) は

$$RMSEA = \sqrt{\max\left\{\frac{F_{ML}(S, \Sigma(\hat{\boldsymbol{\theta}}))}{d} - \frac{1}{n-1}, 0\right\}}$$

によって定義される．構造方程式モデルの適合度指標の詳細は狩野 (未刊) を参照されたい．

［狩 野　裕］

判別分析

discriminant analysis

ある疾患の発症の有無を計量データに基づいて診断を下すとき，臨床的所見に加えて，血液化学検査などいくつかの項目について検査が行われる．この検査結果に基づいて正常か否かの診断が下される．言い換えると，被検者が正常な人の群に属するかあるいは何らかの疾患の異常がある人の群に属するか判定される．このような判定ができるのは，事前に正常な人の群の検査データの示すパターンと，異常がある人の群の検査データの示すパターンがわかっているから，個々の被検者がどちらの群に属するか判断を下すことができるわけである．このような問題を統計的に定式化し1つの診断方式を与える統計手法が，判別分析と呼ばれる分析手法である．

判別分析の目的は，どの群 (母集団) に属するか不明な個体が得られたとき，そのいくつかの測定値に基づいて，あらかじめ設定された2つまたはそれ以上の群のどれに属するものであるかを判定する方式をみつけることにある．

1. 判別関数

ある遺伝的な要因によって発症に至る疾患を予防するため，血液検査でその遺伝子を保有するか否かを1次的に診断する方式を構築する問題を考えてみる．このため，遺伝子を保有していないとわかっている人と保有していることがすでにわかっている人，おのおの20名から2種類の検査項目 x_1, x_2 に関する2次元のデータがとられたとする．仮に，前者のグループを正常群 (G_1)，後者のグループを異常群 (G_2) とする．図1は，正常群 (○) と異常群 (△) の2次元検査データをプロットしたものである．いま，新たに検査を受けた人の検査項目 x_1, x_2 に関する検査値は，($x_1 = 8.9, x_2 = 11.0$) であった．この人が遺伝子の保有者か否かを判定する方式，すなわち判別方式を，図1のデータ (学習データ) から得られる情報に基づいて構築するのが目的である．

a. 線形判別

2種類の検査項目 x_1, x_2 を同時に取り入れて判別方式を構築する方法は種々考えられる．そのなかで新たに検査を受けた人の検査値 (x_1, x_2) に対して，$h(x_1, x_2) = w_1x_1 + w_2x_2 + c$ の値を計算し，この値が正または負に従って正常，異常の判定をするのが，**線形判別**である．一般に，個体あるいは対象を特徴づける p 個の変数 $\boldsymbol{x} = (x_1, x_2, \ldots, x_p)^T$ に関して，

$$h(\boldsymbol{x}) = w_1x_1 + \cdots + w_px_p + c$$

は**線形判別関数**と呼ばれ，その係数は次のようにして決められる．

いま，群 G_1 と G_2 からのものとわかっている p 次元データが，それぞれ n_1，n_2 個観測されたとする．各群のデータに基づいて標本平均ベクトルと標本分散共分散行列を計算し，それぞれ次のようにおく．

$$G_1：\bar{\boldsymbol{x}}_1,\quad S_1,\quad G_2：\bar{\boldsymbol{x}}_2,\quad S_2$$

また，共通の標本分散共分散行列を，次で定義する．

$$S = \frac{1}{n_1 + n_2 - 2}\{(n_1 - 1)S_1 + (n_2 - 1)S_2\}$$

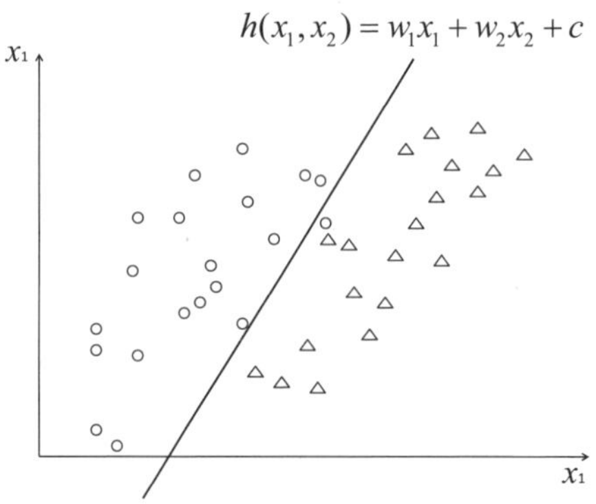

図1　正常群 (○) と異常群 (△) の2次元データ

標本平均ベクトルとは，その群を代表する点(重心)と考えると，判別したいデータ $\boldsymbol{x}$ が観測されたとき，両群の重心までの距離を測って，その距離の小さい方の群へ属すると判別する方法が考えられる．この距離として用いられるのが，次の式で定義される **Mahalanobis**(平方)距離である．

$$D_i^2 = (\boldsymbol{x} - \bar{\boldsymbol{x}}_i)^T S^{-1} (\boldsymbol{x} - \bar{\boldsymbol{x}}_i), \quad i = 1, 2$$

これは，変数間の関連性の程度とデータの散らばり具合を考慮に入れた距離と考えられる．

判別したいデータ $\boldsymbol{x}$ が群 G_1 へ属すると判定されるのは，共通の標本分散共分散行列を用いて両群の重心への Mahalanobis 距離を測ったとき，$D_1^2 \leq D_2^2$ $(D_2^2 - D_1^2 \geq 0)$ のときである．ここで，$D_2^2 - D_1^2$ を書き直すと

$$h(\boldsymbol{x}) = \frac{1}{2}(D_2^2 - D_1^2) = \boldsymbol{w}^T \boldsymbol{x} + c$$

となる．ただし，係数ベクトルと定数項は，次で与えられる．

$$\boldsymbol{w} = S^{-1}(\bar{\boldsymbol{x}}_1 - \bar{\boldsymbol{x}}_2)$$
$$c = -\frac{1}{2}\left(\bar{\boldsymbol{x}}_1^T S^{-1} \bar{\boldsymbol{x}}_1 - \bar{\boldsymbol{x}}_2^T S^{-1} \bar{\boldsymbol{x}}_2\right)$$

このように，共通の標本分散共分散行列 S を用いて両群の重心への Mahalanobis 距離を求めた結果，得られた判別関数は $\boldsymbol{x}$ の線形式で表されていることがわかる．判別対象とするデータを判別関数に代入したとき，その値が 0 に近い場合は判定を保留することも考えられる．また，判別点を 0 より大きな値に設定して，一方の群 G_2 へ判別されやすくすることもできる．また，判別関数の係数の符号，絶対値の大きさを通して，各変数が相対的にどのように判別に影響しているかを把握できるのも線形判別関数の特徴のひとつである．

b. 2 次判別

データから両群の重心への Mahalanobis 距離を計算するとき，共通の標本分散共分散行列 S を用いた．これによって，標本分散共分散行列の安定した推定値が得られ，また解釈の容易な線形判別関数が導かれた．両群の標本分散共分散行列が大きく異なる場合は，より誤判別率の小さい判別方式を得るという意味で，次のような 2 次判別関数を用いる．

一般に，p 次元データ $\boldsymbol{x}$ から両群の標本平均ベクトル $\bar{\boldsymbol{x}}_1$,$\bar{\boldsymbol{x}}_2$ への Mahalanobis 距離は，おのおのの群の標本分散共分散行列 S_1, S_2 を用いて

$$D_i^2 = (\boldsymbol{x} - \bar{\boldsymbol{x}}_i)^T S_i^{-1} (\boldsymbol{x} - \bar{\boldsymbol{x}}_i), \quad i = 1, 2$$

と定義する．このデータが群 G_1 に属すると判定されるのは $D_1^2 \leq D_2^2$ のとき，すなわち $D_2^2 - D_1^2 \geq 0$ のときである．したがって，判別関数は，次の式で与えられる．

$$\begin{aligned} Q(\boldsymbol{x}) &= D_2^2 - D_1^2 \\ &= (\boldsymbol{x} - \bar{\boldsymbol{x}}_2)^T S_2^{-1} (\boldsymbol{x} - \bar{\boldsymbol{x}}_2) \\ &\quad -(\boldsymbol{x} - \bar{\boldsymbol{x}}_1)^T S_1^{-1} (\boldsymbol{x} - \bar{\boldsymbol{x}}_1) \end{aligned}$$

線形判別関数と異なる点は，$D_2^2 - D_1^2$ の式のなかに $x_1^2, x_2^2, x_1 x_2$ などの 2 次の項が含まれていることから，$Q(\boldsymbol{x}) = D_2^2 - D_1^2$ を **2 次判別関数**という．

線形判別関数を用いる場合と違って，変数の相対的な重要度を判別関数の係数を通して推し測るのは難しい．例えば，変数 x_1 について検討する場合，2 次式に含まれる $x_1^2, x_1 x_2, x_1$ の係数を同時にみることになり，両群を分離するのに有効であるか否かを推測するのは難しくなる．両群の分散共分散行列に大きな差がありかつデータ数が十分大きければ，両群をうまく分離するという意味で 2 次判別は線形判別より有効である．ただし，データ数は，次元数 (変数の数) と密接に関係し，次元数に比したデータ数を考える必要がある．

c. 多群判別

これまでは，判別の対象とした群は，例えば，遺伝子を保有しているか否かの 2 群であった．疾病の種類によっては，臨床診断の結果その疾病の進行の程度あるいは症状によって，異常と認められる群をさらに複数の群に分けるときがある．このような場合，新たに検査を受けた人を，事前に設定した 3 つ以上の群のいずれか 1 つの群に振り分ける方法が必要となる．これが多群の判別である．

基本的な考え方は 2 群の場合と同様で，いくつかの検査項目に関する多次元データがとられたとき，各群の重心への Mahalanobis 距離を計算し，その距離の最も小さい群へ属すると判定すればよい．共通の標本分散共分散行列を用いるか各群の標本分散共分散行列を別々に用いるかによって，多群の線形判別か 2 次判別かの違いが生じる．

2. 誤判別率の推定

判別分析の目的は，学習データに基づいて判別方式を構築し，将来観測されるデータがどの群に属するものであるかを予測することにある．したがって，本来は，判別方式を構成するため

に用いた学習データ以外のデータを用いて，どれくらい正確に判別するかを調べる必要がある．しかし，現実には学習データ以外のデータは，手元にない場合がほとんどである．そこで，仮にどちらの群に属するかすでにわかっているデータを判別することが考えられる．判別方式を構築するために用いたデータを再び用いて，誤判別の割合を推定していることから，この割合は**見かけ上の誤判別率**と呼ばれている．

予測の意味での誤判別率を推定するために，実際上しばしば用いられる方法として，**交差検証法**（クロスバリデーション）と呼ばれる方法がある．交差検証法とは，n_1+n_2 個の学習データから1つのデータを除いた残りの n_1+n_2-1 個のデータ集合で判別関数をつくる．取り除いたデータを検証し，正しく判別されたか否かを判定する．このプロセスを順に n_1+n_2 個の学習データについて行い，間違って判別した割合を誤判別率の推定値とする．

3. 変数選択

学習データに基づいて構成した線形判別法をより慎重に検討すると，すべての変数を用いなくとも，一部の変数の組で両群を有効に分離する判別関数を構成できるかもしれない．より少ない判別に有効な変数の組を見いだすことができれば，より安定した判別関数が求まることも期待される．これが，判別分析における**変数選択**の問題である．特に，医学における鑑別診断では，多くの変数（検査項目）のなかから判別に有効な変数の組を見いだすことによって，患者の検査に対する負担やコストの軽減となり，さらに疾病要因の分析という点からも重要となる．

a. 総当たり法

変数選択は，すべての変数の組に対して，何らかの基準を適用して最適な変数の組を見いだすことが考えられる．例えば，交差検証法を適用して予測誤差を推定し，この値を最小にする変数の組を判別に有効な変数として取り出すことができる．

見かけ上の誤判別率は，変数の個数の増加とともに減少する傾向にあるので注意する．予測の誤差を捉えるように見かけ上の誤判別率を修正した推定法など，いくつかの誤判別率推定法については，小西・越智・大森 (2008) を参照されたい．

総当たり法の問題点は，変数の個数が大きくなると計算実行上の問題が生じる点にある．例えば，変数の個数が $p=20$ となると，すべての変数の組み合わせの数は，$2^p-1=2^{20}-1=1048575$ とおりにもなる．計算機の処理能力にもよるが，計算上の問題点が生じる場合には，次の逐次選択法と呼ばれる手法が利用できる．

b. 逐次選択法

統計パッケージには，線形判別に対して変数増加法，変数減少法，変数増減法と呼ばれる段階的な選択法が組み込まれている場合が多い．この方法は，基本的には両群の平均（重心）間の Mahalanobis 距離が大きくなればなるほど2群の分離はよくなり，したがって有効な判別法が構成できるという考え方に基づいている．いま，r 個の変数に1つの変数 x_{r+1} を付け加えることが，判別に有効であるかどうかを検証する方法について述べる．一般に，r 個の変数を $\{x_1, x_2, \ldots, x_r\}$ とする．この r 個の変数に対して，正常群 G_1, 異常群 G_2 の r 次元データがそれぞれ n_1 個，n_2 個とられたとき，おのおのの群を特徴づける標本平均ベクトル，標本分散共分散行列および共通の標本分散共分散行列を求める．このとき，r 次元データに基づく両群の重心間の Mahalanobis 距離は，

$$D_r^2 = (\bar{\boldsymbol{x}}_1 - \bar{\boldsymbol{x}}_2)^T S^{-1} (\bar{\boldsymbol{x}}_1 - \bar{\boldsymbol{x}}_2)$$

で与えられる．

次に，$r+1$ 個の変数に対して観測された $r+1$ 次元データに基づく両群の重心間の Mahalanobis 距離を D_{r+1}^2 とおく．このとき，一般に D_{r+1}^2 は D_r^2 より大きくなることが知られている．変数を追加することによって重心間の Mahalanobis 距離が大きくなるのであれば，変数を追加した方がよいようにも思われる．問題は，この増加した分が単なる標本変動の誤差によるものか，あるいは追加した変数 x_{r+1} が判別に本質的に有効に働くものであるかを調べる必要がある．この問題を検定として捉えて，検定統計量

$$F = \frac{(n-r)(D_{r+1}^2 - D_r^2)}{n(n+2)/(n_1 n_2) + D_r^2}, \quad n = n_1 + n_2 - 2$$

が自由度 $(1, n-r)$ の F 分布に従うことを用いて行う．例えば，F の値が2.0より大きければ変数 x_{r+1} は判別に有効であると判断される．

4. 実際例

超音波診断によって，尿中にシュウ酸カルシウム結晶が存在しないとわかっている人44名，結晶が存在すると確認された人33名から採取した尿がある．この採取した尿から次の6種類の物理特性に関するデータがとられた (Andrews and Herzberg, 1985, p.249).

x_1: 比重,　x_2: pH,
x_3: 尿浸透圧,　x_4: 伝導度,
x_5: 尿素濃度,　x_6: カルシウム濃度.

結晶が存在しない正常群 (G_1) と存在が確認された異常群 (G_2) を，この 6 種類の物理特性に基づいて分離するために，線形判別関数を求める．

線形判別関数の係数は，両群の標本平均ベクトルの差に共通の標本分散共分散行列 S の逆行列 S^{-1} を掛けることによって得られる．すなわち，$\boldsymbol{w}^T = (\bar{\boldsymbol{x}}_1 - \bar{\boldsymbol{x}}_2)S^{-1} = (-239.6, 0.214, -0.006, 0.199, 0.014, -0.513)$ と計算され，また，定数項 c は

$$c = -\frac{1}{2}\left(\bar{\boldsymbol{x}}_1^T S^{-1}\bar{\boldsymbol{x}}_1 - \bar{\boldsymbol{x}}_2^T S^{-1}\bar{\boldsymbol{x}}_2\right) = 240.64$$

となる．したがって，次の線形判別関数を得る．

$$\begin{aligned} z &= h(x_1, x_2, x_3, x_4, x_5, x_6) \\ &= -239.6x_1 + 0.214x_2 - 0.006x_3 \\ &\quad +0.199x_4 + 0.014x_5 - 0.513x_6 + 240.64 \end{aligned}$$

新たに検診を受けた人の尿を採取し，6 つの特性に関する検査値を求める．そして，この値を線形判別関数に代入し，基本的には，もしその値が正であれば正常と診断し，負または 0 であれば異常と診断する．例えば，6 つの特性に関する検査値が (1.02, 6.3, 759, 18.5, 298, 7.86) であったとすると，この検査値に対する判別関数の値は，-3.136 となり，異常群へ属すると判別される．

線形判別関数の構築に用いた正常群 44 例，異常群 33 例を判別して，見かけ上の誤判別率を求めると表 1 のようになった．

表 1　見かけ上の誤判別率

元の群	判別された群 G_1	判別された群 G_2
G_1	42 (正)	2 (誤)
G_2	13 (誤)	20 (正)

この表から，6 変数の線形判別関数に基づいて判別を行った場合の見かけ上の誤判別率は，$(2/44 + 13/33)/2 = 0.22$ となることがわかる．一方，予測誤差のひとつの推定法である交差検証法を用いて誤判別率を推定すると，0.246 であった．このことからも，見かけ上の誤判別率は予測の誤差を推定するという意味においては，多少過小推定の傾向があることが伺える．

線形判別関数を用いるひとつのメリットは，判別関数の係数からどの変数が両群を分離するのに相対的に有効であるかを近似的に把握できる点にある．ただし，変数間に高い相関がみられる場合，係数の大きさとその符号に影響するので注意する必要がある．このような場合には，変数選択を実行してどの変数を取り入れたらよいかを十分に検討し，最終的に構成された判別関数を通して考察する必要がある．

また，本例のように各変数の測定単位が異なる場合，線形判別関数の係数をそのまま評価することはできない．各変数を標準偏差で割ることによって基準化し，それに伴って係数を修正する必要がある．例えば，変数 x_1 の比重に対しては，その標準偏差 0.667×10^{-2} を用いて，次のように基準化する．

$$w_1 \times (x_1\text{の標準偏差}) \times \frac{x_1}{x_1\text{の標準偏差}}$$

このとき，基準化された変数 x_1 の係数は，$w_1 \times (x_1 \text{ の標準偏差}) = -239.6 \times 0.00667 = -1.598$ となる．

同様に，その他の変数に対しても基準化を施すと，6 つの変数の基準化された係数は順に，$(-1.598, 0.154, -1.353, 1.607, 1.810, -1.433)$ となった．これから，比重 (-1.598)，尿浸透圧 (-1.353)，カルシウム濃度 (-1.433) の検査値が高い場合，相対的に異常群に属すると診断されやすくなることがわかる．

次に，変数増加法による変数選択を試みた結果，(比重，尿浸透圧，カルシウム濃度) の 3 つの変数が選択された．選択された変数の組に基づく線形判別法を実行したとき，誤判別率はどれくらいか，あるいはより小さな誤判別率をもつ他の変数の組はあるのか，といった疑問が生じるかもしれない．そこで，6 変数のなかからすべての変数の組み合わせに対して線形判別関数を求め，交差検証法によって誤判別率を推定した．その結果，予測誤判別率を最小とした変数の組は，逐次選択法と同様に (比重，尿浸透圧，カルシウム濃度) であり，その予測誤判別率は 0.208 であった．ただし，逐次選択法で選ばれた変数の組が，総当たり法で選ばれた変数の組と必ずしも一致するとは限らないことに注意する．　[小 西 貞 則]

数量化 I 類

quantification method I

1. 数量化理論

実際に得られたデータからいかにして有効な情報を引き出すかという過程から導き出されてきた，現象解析のための一連の手法の総称であり，**林の数量化法** (Hayashi's quantification method) とも呼ばれる．1950 年頃に林知己夫によって提唱され，I 類から III 類までが広く利用されている．数量化で取り扱うデータは，母集団からのランダムサンプルで，サンプルサイズが一般に大きく統計的検定論の有用性の枠を超えてしまうようなものを想定しており，サンプルが母集団であるとみなし解析するという立場をとる．多元的なデータに対して「多変量正規分布の母集団からのサンプルである」という，一見合理的ではあるが実際の分析の場ではほとんどその検証がなされることのない仮定をおかずに取り扱い，そこから何らかの情報を引き出そうとしたことが数量化法の根元である．数量化の手法開発については林 (1993) にその歴史的背景が詳しく書かれている．

2. 数量化 I 類

数量化 I 類 (quantification method I) は，米国の占領政策の一環として行われた「日本人の読み書き能力」調査 (1948 年) の結果を分析する過程で考え出された．**基準変数**が数量，**説明変数**が**質的変数**で与えられるデータに対して，説明変数に基づいて要因分析や基準変数の推定・予測などをするためのデータ解析の方法で，最小 2 乗法に基づく推定原理は重回帰分析と形式的には同じであり，**ダミー変数を用いた重回帰分析**としても導ける．データが母集団からのランダムサンプルであり，重相関係数が高ければ予測に利用することができる．読み書き能力を評価するためには，それを測るために作成したテストを行い，その得点を求めて評価するという方法がある．もし，このようなテストをせずに，もっと簡単に，例えば性，年齢，職業，学歴などの情報から読み書き能力を予測できないものだろうか，と考えたことがこの手法の開発の発端である．実際に 90 問からなる読み書き能力テストを多人数の被験者にしてもらい，これから得られる得点を基準変数とした．被験者の属性など簡単に得られる情報としていくつかのアイテムを取り上げ，それらのアイテムに該当しているカテゴリーの数量をすべてのアイテムについて合計したものが，先で求めた読み書き能力テストの得点にできるだけ近い数値をとるように，各アイテムのカテゴリーに数量を与えることを考えたのである．もし，被験者の集団が調査対象の母集団からのランダムサンプルであり，カテゴリーに与えた数量から求めた予測得点が実際の得点によく近似していれば，予測に利用することができる．

3. 数量化 I 類と一般線形モデル

外的基準，説明変数が数量で与えられているときには一般線形モデル (general linear model) が用いられる．すなわち，いま，1 つの個体について p 個の説明変数のデータ $(X_1, X_2, \ldots, X_p)$ が得られたとき，誤差成分 ε を考慮してそれらの変動によって基準変数 y の変動がほぼ説明されるとすれば，

$$Y = \alpha_1 X_1 + \cdots + \alpha_p X_p + \varepsilon \qquad (1)$$

と表現できる．実際に得られたデータから，データがある母集団からのサンプルであるとみなして誤差成分 ε に適当な確率分布を仮定してパラメータの推定値 $(\alpha_1, \alpha_2, \ldots, \alpha_p)$ がどのような分布をするかを確率論的に導き出し，パラメータの評価をすることが可能になる．重回帰分析，線形判別分析などにおける推定がこれに当たる．

ところが数量化 I 類では，このような母集団からのサンプルでの誤差ということを想定しない．母集団に特定の分布を仮定しないということで，データ自身のもつバラツキから関連性を把握する (カテゴリーに数量を与える) という方式をとっている．そのため α_j を，パラメータの推定値といわずに「変数 (カテゴリー) に付与された数量」と表現する．カテゴリーに付与される数量 (カテゴリー値) x_{jk} は，$s(i)$ がすでにデータとして得られている $y(i)$ にできる限り近い値をとるようにすることを考え，そこで回帰分析と同様に差の 2 乗和 Q,

$$Q = \sum_{i=1}^{n} (y(i) - s(i))^2$$

について Q が最小になるように x_{jk} を**最小 2 乗法近似**により求める．これは $y(i)$ と $s(i)$ との相関を最大にすることによっても同様に求められる．操作的にはカテゴリー変数を，ダミー変数を利用して当てはめる重回帰分析として解を求めることが可能である．0 とおくカテゴリーは任意ということからもわかるように，カテゴリー値の数値そのものの一意性は成り立たない．

また，アイテムの効果を評価するときにレインジ (同一アイテム内の最大カテゴリー値と最小カテゴリー値との差) が用いられることが多い．ただし，レインジによる評価ではアイテムごとのカテゴリー数の違いが考慮されていない．カテゴリー数が異なったり，反応数が極端に少ない場合には解が不安定になりやすく，その評価について注意する必要がある．カテゴリーへの反応数が少ない場合には，カテゴリーを併合するなどの対処も有効である．また，重回帰分析などと同じように，要因相互の関連が強い場合には，一方はプラスまたはマイナスの強い関連を示し，他方は逆の関連を示すような場合が生じる．これは相互関係が強いと一方が効果を表し他方が残差修正に働くためであり，このような現象を**多重共線性** (multicolinearity) ともいう．要因分析を目的として行う場合には十分注意する必要がある．このような場合には関連の強い説明変数を取り除いて分析し，カテゴリー値の動きを観察するのも一法である．全体の寄与の度合いは重相関係数あるいは**相関比** (corralation ratio，重相関係数の 2 乗，決定係数) で評価する．各アイテムが推定値に対してどの程度の影響力をもっているかを測る量として偏相関係数がある．数量化 I 類で求める偏相関係数は個人ごとの反応に対応したカテゴリー値の系列を出し，それに基づいて相関係数行列を算出し，その逆行列から偏相関行列を計算するという方法をとっている．数量化 I 類の計算には駒沢のプログラム (駒沢，1982) がよく用いられるが，形式的にはダミー変数を用いた重回帰分析として導く，あるいは統計パッケージ SAS での一般線形モデル (GLM プロシージャ) でダミー変数を利用して最小 2 乗平均による推定値を用いるという方法もある．

4. 実際の適用例

数量化 I 類を利用した解析例として高齢者の手段的自立 (instrumental activities of daily living) とこれに関連する要因の研究 (小林ほか，1989) がある．この研究は農村地域における高齢者の手段的自立に関連する要因を検討するために，長野県佐久市の 60 歳以上全市民 (13529 人) を対象に自記式アンケート調査を行い，その結果から年齢階級，性別，学歴，配偶者との同居の有無など 7 つのアイテムを手段的自立に影響を及ぼす要因とみなし，数量化 I 類により分析している．分析した結果を表 1 に示す．カテゴリー値はアイテム内の数量平均が 0 として基準化されている．

[山 岡 和 枝]

表 1　数量化 I 類による分析結果*

要因	カテゴリー	人数	カテゴリー値	レインジ	偏相関係数
ADL	6 アイテムできる	9119	0.21	3.52	0.53
	1〜5 アイテム	990	−1.57		
	全くできない	119	−3.31		
仕事／農作業	あり	7300	0.24	0.82	0.33
	なし	3008	−0.58		
年齢	60〜69 歳	5315	0.17	2.04	0.32
	70〜79 歳	3446	0.09		
	80〜89 歳	1385	−0.63		
	90 歳以上	162	−1.87		
子どもとの同居	あり	6581	−0.06	0.17	0.08
	なし	3727	0.11		
学歴	高等小学校まで	6593	−0.04	0.12	0.06
	旧制中学まで	2609	0.08		
	旧制高校以上	1106	0.04		
性別	男	4521	−0.05	0.09	0.04
	女	5787	0.04		
配偶者との同居	あり	7624	0.02	0.08	0.03
	なし	2684	−0.06		
重相関係数					0.76

* 小林ほか (1989) 表 3 より

数量化 II 類

quantification method II

数量化 II 類 (quantification method II) は，受刑者の仮釈放の問題をきっかけとして，一連の林の数量化法といわれる手法のなかで最初に考え出された．**質的データのための判別分析**の一手法であり，形式的には基準変数，説明変数がともに質的データの場合の判別分析を利用できる．

1. 数量化 II 類の開発の発端

問題はこういうものであった．受刑者は刑期が 3 分の 1 を過ぎた時点で受刑の効果が十分とみなされ，社会復帰しても問題はないと判断された場合に仮釈放される．この仮釈放の基準をどのようにとったらよいかが問題である．そこで，仮釈放された受刑者集団の追跡調査を行って，みごと社会復帰できたグループと再び罪を犯してしまったグループとに分け，各受刑者の犯罪の種類，犯罪心理，社会に対する態度，両親の状態などの記録を要因とみなし，これらに対して，カテゴリーに数量を与え，2 つのグループを効率よく分けることを考えたのである．分けるに当たっては同じグループに属するものの得点どうしができるだけ近い値をとり，異なったグループ間の得点は互いに離れるようにカテゴリーに与える数量を決めるということを考えた．もし，仮釈放の集団が全受刑者のランダムサンプルであり，2 つのグループ間の得点が互いに大きく離れていれば，どのような受刑者が仮釈放したときに立派に社会復帰できるかの予測ができ，仮釈放決定の際の参考にすることができるであろう．このような問題への取り組みを通して数量化 II 類という手法が考え出されてきた．

2. 基本的な考え方と分析方法

例えば何らかの要因によって分けられたグループ $G_1, G_2, \ldots, G_g$ があるときに，これらグループのどのグループに属しているかを判別・予測するために，グループの判別・予測に関与する m 個の特性項目のそれぞれのカテゴリーを数量化し，それらを総合した量で判別・予測分析を行うものである．また，それらのグループを判別するためにどのような要因が判別に寄与しているのかを検討したい，という場合にも利用できる．判別基準の尺度として判別的中率や相関比 (＝外分散/全分散) が利用できる．

数量化 II 類ではアイテム j のカテゴリー k のカテゴリー値 x_{jk} を次のように求める．i 番目のケース $(i = 1, \ldots, n)$ の得点 $s(i)$ が線形式

$$s(i) = \sum_{j=1}^{m} \sum_{k=1}^{h_j} x_{jk} d_{jk}(i) = \boldsymbol{x}^T \boldsymbol{d}(i)$$

で与えられるとする．ここで，$d_{jk}(i)$ は数量化 I 類の場合と同様にアイテム j のカテゴリー k に対する i 番目のケースの回答で，「はい」の場合が 1，「いいえ」が 0 で与えられるダミー変数と呼ばれるものである．このとき，カテゴリー値 x_{jk} を**相関比** η^2 (群間分散/全分散) が最大になるように求める．いま，$s(i)$ の全分散 $\boldsymbol{x}^T \boldsymbol{A} \boldsymbol{x}$ を，群間分散を $\boldsymbol{x}^T \boldsymbol{B} \boldsymbol{x}$ とおくと (ただし，A は総平方和，B は群間平方和を表す)，相関比 η^2 を最大にすることは，$\partial \eta^2 / \partial \boldsymbol{x} = 0$ を満足する $\boldsymbol{x}$ を求めることになる．これから

$$B\boldsymbol{x} = \eta^2 \boldsymbol{A} \boldsymbol{x}$$

という数量化 II 類の基本方程式が導かれる．これは x を固有ベクトル (latent vector) とする一般的な固有値問題に帰着される．なお，グループ数 g が 3 以上の場合には**固有値** (latent root) は 2 つ以上求められる．このとき軸は $(r-1)$ 個得られる．この場合には第 1 軸のカテゴリー値 ${}^1\boldsymbol{x}$ を求めた後，A に関して ${}^1\boldsymbol{x}$ と直交するベクトルのうち，次に大きな固有値に対応する固有ベクトル $2\boldsymbol{x}$ を求め，このような手順で順次 ${}^3\boldsymbol{x}, \ldots, {}^{g-1}\boldsymbol{x}$ を求める．第 s 軸の寄与率は第 s 軸の相関比を η_s^2 と表すと，

$$\frac{\eta_s^2}{\sum_{i=1}^{g-1} \eta_i^2}, \quad s = 1, \ldots, g-1$$

となる．

一般に**基準変数**が 2 群の場合には，ダミー変数を用いた判別分析，ロジスティックモデルなどが分析手法として用いられることが多い．これらの方法は例えば後者ではモデルとしてロジット変換をとっているなどの相違はあるものの，パラメータの推定形式自体は基本的には同じであり，推定法が異なるのである．また，話はそれるがロジスティックモデルで最尤法により多重クロスの各度数をもとにして推定を行うときには，ケース数の割に総カテゴリー数が多い場合，つまり多重クロスをとったときにあるセルに該当する頻度がきわめて少なくなるようなスパース (sparse) な場合には，解が不安定になる

ことがあるなどの問題がある．このような場合には，ロジスティックモデルに基づいて直接確率を計算する EXACT–METHOD や，多重クロスという形をとらずに周辺度数に基づいて最小 2 乗推定を行う数量化 II 類の方が安定した解が得られる場合もある．得られたカテゴリー値の解釈については数量化 I 類と同様に考えればよい．基準変数が 2 群の場合にはそれを (1,0) の形式に置き換えて数量化 I 類のプログラム，あるいはダミー変数を用いた重回帰分析を利用できる．このとき η^2 は数量化 I 類での重相関係数の 2 乗に相応する．

3. リサンプリング方式による数量化 II 類のカテゴリー値のバラツキの推定

医学のデータでは対象数が少ないデータを分析する場合に数量化 II 類を用いることがある．母集団そのものともいえるようなデータの場合には問題は少ないが，少数のデータの分析では，分析結果がきわめて不安定になる場合もある．ところが従来の方法では，カテゴリー値のバラツキを評価する手続きが与えられておらず，特に反応数が少ない場合など，きわめて不安定な解が得られることがある．このような場合にはカテゴリー値のバラツキの大きさをリサンプリング方式 (ジャックナイフ法またはブートストラップ法) を利用して評価することが可能である (山岡・丹後，1990).

4. 実際の適用例

高層集合住宅居住老人の手段的自立 (instrumental activities of daily life) を調査し，これに関連する要因を居住階も含めて検討した小林ほか (1989) の研究がある．対象は東京都区内の高層住宅に居住する 60 歳以上の者 137 名を対象に，要因として表 1 の 6 項目がアンケート調査により調べられている．ここでは基準変数は手段的自立に低下を認める群と認めない群の 2 群とし，その判別に対して，すべてカテゴリーに区分された 6 つの要因について検討したものである．基準変数のグループ数は 2 なので，得られるのは第 1 軸のカテゴリー値のみである．分析では欠損値のない 66 名のケースが用いられ，偏相関係数からみた寄与の度合いで高齢 (80 歳代) (0.52) と，なかでも年齢との関連が強いという結果が得られていた．レインジでみた場合には居住階で 0.81 と大きいが，偏相関係数はむしろ小さい．これは数量化 I 類の例と同様に，アイテムのカテゴリー数の違いがこのようなレインジと偏相関係数の差異をもたらしたものと考えられる．

［山 岡 和 枝］

表 1　数量化 II 類による分析結果：高層高密度住宅居住老人の生活活動能力$

アイテム	カテゴリー	n	カテゴリー値	レインジ	偏相関係数	カテゴリー間の t 値 (df = 65)[a] 1	2	アイテムの F 値 (df)[a]
年齢	60-69	33	0.55	2.21	0.52			11.39***
	70-79	22	0.01			1.50		(2.64)
	80-89	11	−1.66			4.77	3.13	
性別	男	26	−0.09	0.15	0.05			0.24
	女	40	0.06			0.49		(1.65)
仕事 [b]	あり	42	0.25	0.69	0.26			3.62+
	なし	24	−0.44			1.90		(1.65)
居住階	1	8	0.58	0.81	0.21			1.77
	2-4	24	0.13			1.14		(2.64)
	5-23	34	−0.23			1.90	0.99	
配偶者の有無	あり	34	0.02	0.04	0.01			0.02
	なし	32	−0.02			0.13		(1.65)
子どもとの同居	同居	56	0.01	0.06	0.02			0.02
	別居	10	−0.05			0.16		(1.65)

$　小林ほか (1989，表 1) をもとに，丹後・宮原 (1995) 表 13.16 より抜粋

a：ジャックナイフ法，b：仕事とは，趣味やボランティア活動への従事の有無.

マイナス方向は自立的手段の低さと関連する．自立的手段低下群 14 名，自立的手段非低下群 52 名.

数量化 III 類

quantification method III

数量化 III 類 (quantification method III) は，外的基準がない場合の多次元データ解析の一方法で，対象と項目への反応との同時分類を行うという考え方に基づいている．質的変数間相互の関連 (内的構造) を分析する方法で，形式的には**質的データの主成分分析**としても位置づけられる．カテゴリー値とケースに与えられた数量 (サンプルスコア) とは各軸ごとに対応しており，これら両者における数量の散布図などを利用して対象と項目の類似性の強いものどうしを容易に分類する．後に開発された Benzecri らの**対応分析** (correspondence analysis) と同等である．また，Guttman の **Guttman スケーリング**の理論と関係が深い．

1. 数量化 III 類の開発の発端

数量化 III 類は 1950 年半ばごろに，缶詰につけるレッテルの好みに関する官能検査の分析過程で考え出された (林, 1956)．缶詰のレッテルのうち，好きなものに ◯ 印をつけた調査結果から，似たものどうしが近くに，似てないものは離れるように各被験者とレッテルの両方に得点を与えるのである．ちょうど被験者とレッテルについて縦横の表の形に並べたデータを，縦，横とも並び変えて対角線上に反応が集まるようにするわけである．これは両者の相関係数が最大になるように得点を与えることになる．数量化 III 類はこのように類似したパターンを分けるという意味で，パターン分類と呼ぶこともある．

2. 基本的な考え方と分析方法

いま，Q1〜Q4 のアイテムについて表 1 左のように Yes, No で 5 人から調査票の回答を得たとしよう．

数量化 III 類ではこのようなデータを対象とし，v 印の反応パターンに基づき，各ケース，各アイテムに，似たものどうしが近い値を，反応パターンの異なるものどうしが離れるように，つまり個体と特性とを両者の相関係数が最大になるようにアイテムのカテゴリーとケースに数量を与えるものである．反応のパターンでみると表 1 右のように並び替えることになる．

解析手順は次のようになる．

1) 相関係数の求め方： まず，1 次元の場合を考える．Yes の反応について反応ありで $d_{jk}(i)=1$, 反応なしで $d_{jk}(i)=0$ とする．$f(i)$ は i 番目 $(i=1,\ldots,n)$ のケースの全反応数，g_{jk} はアイテム j の k カテゴリー $(j=1,\ldots,m;\ k=1,\ldots,h_j)$ の全反応数とする．ケース i に対して数値 $s(i)\,(i=1,\ldots,n)$，アイテム j の k カテゴリーに対してカテゴリー値 x_{jk} $(j=1,\ldots,m;\ k=1,\ldots,h_j)$ を付与するものとして，$s(i)$ と x_{jk} との相関係数を考える．

表 1 数量化 III 類のデータ構造 (yes への反応)

個人	アイテム Q1 x1	Q2 x2	Q3 x3	Q4 x4
1		v		
2	v	v	v	v
3				
4		v		v
5	v	v		v

個人	アイテム Q2 x2	Q4 x4	Q1 x1	Q3 x3
4	v	v	v	v
1		v	v	v
5			v	v
3				v
2				

$$r=\frac{\mathrm{Cov}(s,x)}{\sqrt{\mathrm{Var}(s)\mathrm{Var}(x)}}$$

2) 固有値・固有ベクトル： この相関係数が 1 に近いほど個人とアイテムの並びが直線に近くなる．そこで以上の定義のもとで相関係数の 2 乗の最大化を測る．

$$\frac{\partial r^2}{\partial x_{jk}}=0,\quad \frac{\partial r^2}{\partial s(i)}=0$$

これより基本方程式は**固有方程式** (latent equation) に帰着され，これを行列表現すると次式になる．

$$\boldsymbol{Hx}=\lambda\boldsymbol{Fx},\quad \lambda=r^2$$

s 次元 $(s>1)$ の場合には s 次元までの相関比の積 $\prod^s\lambda$ を最大にするベクトルを求めればよく，上式の大きい根から順に ${}^1\lambda,{}^2\lambda,\ldots,{}^s\lambda$ を求め，これに相当するベクトルを求めればよい．すなわち，固有値 1 を除いて最も大きい固有値 (最大固有値) とそれに対応する固有ベクトルを順次求めていく．こうして得られたいくつかの根の**固有値**が**相関比** (correlation ratio) であり，それに対応する固有ベクトルを何らかの制約 (例えば分散が 1) のもとで求め，何らかの形で基準化したものがカテゴリー値である．固有方程式の固有値 1 を除いた最大固有値を大きいものから順に第 1 軸，第 2 軸，第 3 軸，... というように表現する．固有ベクトルの要素の値を座標軸上に表現することが多いので，根というよりも軸という表現が用いられることが多い

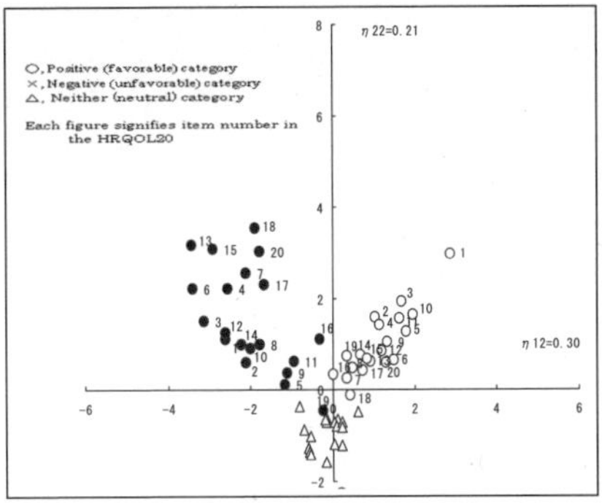

図 1

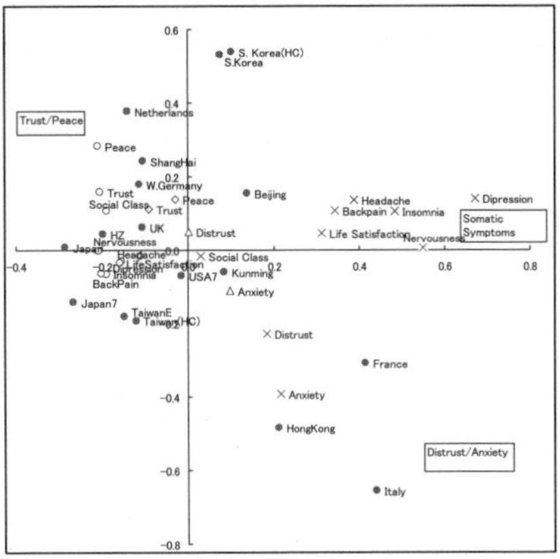

図 2

(根という場合には固有値をもつ根を表し，第 s 軸のカテゴリー値というような表現にはなじまないことによる).

数量化 III 類により複数の要因を同時に考察し，要因間の関連状況や背後にある構造を明らかにする．言い換えれば，例えば人間の嗜好やライフスタイル，心理の分析，社会調査データのデータ解析において個体と特性項目，また時には特性項目と特性項目が相互に該当しあう関係を行列表現したデータとして得られたとき，そのデータ行列をもとに行側と列側の類似の該当パターンを集め，両者を同時に分類する成分分析的な**質的データ解析法**である．この分析結果により各個体を分類してその分類をもたらす要因は何であるかを知る，あるいは調査票の構造を把握し，その構造を生かした簡易調査票を作成するときなどに利用できる．また，数量化 III 類の特徴は，得られた各カテゴリー値を Euclid 空間の座標値として図表現し，構造を探る手がかりとして利用できる．カテゴリー値とケースに与えられた数量 (サンプルスコア) とは各軸ごとに対応しており，これら両者における数量の散布図は，座標軸のプラス方向の端とマイナス方向の端のパターンは該当する内容が背反する．その傾向が強いほど，散布図の相関が強く描かれ，主観的にしろ先験的な情報により個体と特性の類似性の強いものどうしを容易に分類することができる．アイテムカテゴリー型の数量化 III 類では，アイテムのカテゴリーごとの総反応数が等しければ，形式的には (1,0) データとして取り扱ったときの**主成分分析**とほぼ同等になる．数量化 III 類のプログラムは駒沢 (1982) が広く用いられているが，SAS CORRESPOND や SPSS などを利用できる．

主要な 2 つの軸の情報を観察する例を取り上げ，図表現とその解釈の例をいくつか示してみよう．図 1 は QOL に関する質問票の調査結果の分析例で，数量化 III 類で分析した結果得られたカテゴリー値の第 1 軸 (横軸) および第 2 軸 (縦軸) の値を図示したものである．第 1 軸でよい–悪いという内容が，第 2 軸で強弱が示され，全体として U 字型の 1 次元構造を呈していることがわかる．

図 2 では自覚症状の項目で反応パターンの関連の強いものが近くに，弱いものが離れて付置されている．経験的にではあるが，目的変数の近くに付置された項目は目的変数と関連が強く交絡変数となっている可能性もあり，疫学での交絡要因などを分析する際に役立つこともある．

これらは多次元な情報を 2 次元平面上に縮約した例であるが，3 次元以上の情報が項目間の関連性を把握するうえで役立つこともある．3 次元以上では図示しにくいが，その場合には主成分分析や因子分析の結果表示と同様に，関連の大きい (カテゴリーに付与された数値が大きい) 項目を分類することにより特徴を把握することもできる．　[山 岡 和 枝]

多次元尺度構成法

multidimensional scaling

多次元尺度構成法 (multidimensional scaling；MDS と略記) は，データに潜んでいる情報を多次元空間内の距離などにより幾何学的に表現する一連の方法の総称である．Torgerson (1952) による方法が最初の実用的な多次元尺度構成法であり，それ以降さまざまな方法が導入されている (Borg and Groenen, 2005; Cox and Cox, 2001).

例えば，症状の間の**類似度** (similarity) あるいは**非類似度** (dissimilarity) を多次元尺度構成法で分析する場合，症状 (一般的には対象 (object) という) を多次元空間内の点で表現し，症状を表現する点の間の距離により，(非) 類似度を表現する (図 1)．これにより，症状間の (非) 類似度関係を多次元空間内の点間距離により視覚的に理解し，次元の意味を考えることができる．多次元空間に点やベクトルを表現して，データに潜んでいる情報を表現したものを**布置** (configuration) という．図 1 の布置をみることで，1) 症状 A と C は，症状 A と B よりも関係が近い (例えば併発する比率が高い) こと，2) 次元 1 は症状 B, C, E の性質を一方に，症状 A と D の性質を他方にもつ特性であり，3) 次元 2 は症状 A，B，C の性質を一方に，症状 D と E の性質を他方にもつ特性であり，4) 症状 A, B, C, D, E はこの 2 つの特性で表されること，がわかる．

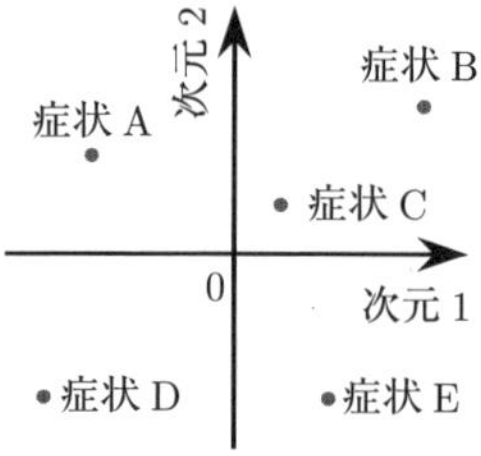

図 1　症状の布置

多次元尺度構成法のデータは，**相** (mode) と**元** (way) に基づいて分類する (Carroll and Arabie, 1980; 岡太・今泉，1994，付章)．相は，1 組の対象 (個人，変数など) を意味する．元は相が組み合わされている回数あるいは繰り返されている回数を意味する．この分類法は，相の数と元の数により行い，L 個の相と M 個の元からなるデータを L 相 M 元データという．データの表す内容とは無関係である点が，この分類法の特徴である．次に，多次元尺度構成法で分析する機会の多いデータ形式を説明する．

第 1 は，単相 2 元データである．相が 1 つでその相が 2 回組み合わされているデータである．前述した症状の間の類似度は，症状という 1 つの相が 2 回組み合わされており (2 つの元)，単相 2 元 (類似度) データである．図 2 は単相 2 元データであり，n 個の対象の間の関係からなる対象 × 対象のデータである．

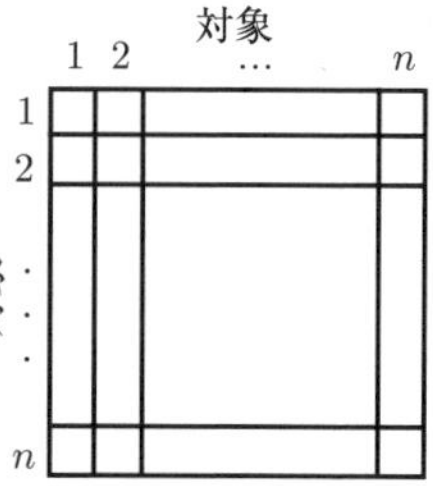

図 2　単相 2 元データ

第 2 は 2 相 2 元データである．2 種類の相の組み合わせからなるデータである．図 3 のように，対象 × 変数，あるいは，個人 × 対象 (個人と対象という 2 つの相の組み合わせ (2 つの元)) のデータである．対象と変数あるいは個人と対象の間の関係のデータである．

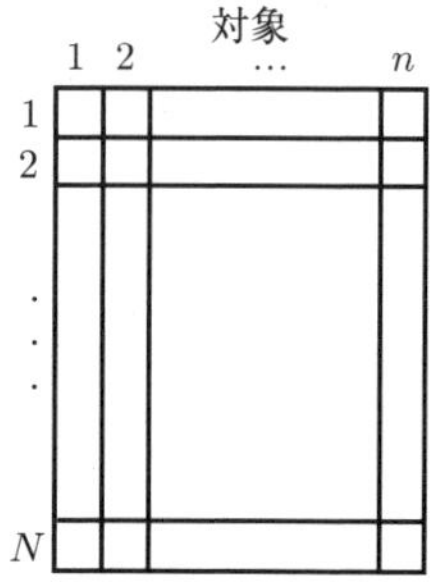

図 3　2 相 2 元データ

第 3 は 2 相 3 元データである．単相 2 元データが複数組ある場合である．N 種類の個人や条件のもとで得られた N 組の単相 2 元データ，すなわち，N 人の個人のもとでの，対象 × 対象の N 組の関係 (対象と個人という 2 つの相，および，対象の組み合わせと個人という 3 つの元）からなるデータである．

単相 2 元データあるいは単相 2 元（非）類似度を分析するための多次元尺度構成法が最も一般的であり，**Kruskal の方法**（Kruskal, 1964; 岡太・今泉，1994，2 章）が代表的である．対象を多次元空間内の点として表現し，点間距離を（非）類似度の観測値に対応させる．すなわち，s_{jk} を対象 j と k の間の類似度の観測値とし，d_{jk} を対象 j と k を表現する 2 つの点の間の距離

$$d_{jk} = \sqrt{\sum_{t=1}^{p}(x_{jt} - x_{kt})^2}$$

とするとき（x_{jt} は対象 j を表現する点の布置での次元 t の座標であり，p は多次元空間の次元数である）

$$s_{jk} > s_{\ell m} \quad ならば \quad d_{jk} \leq d_{\ell m}$$

となるように布置を求める．類似度の観測値に対して点間距離が可能な限り単調減少関係を満たすように布置を求める．点間距離の大小により，類似度の大小を視覚的に把握できる（図 4）．このように，データのもつ情報を点間距離で表すモデルを距離モデル（distance model）という．多次元空間の次元数 p は，点間距離の算出前に決めておかなければならないが，通常次元数 p は未知であり，何種類かの次元数のもとで布置を求め，布置のデータへの適合度や布置の解釈などから次元数を決定する（これは，多くの多次元尺度構成法に共通している（岡太・今泉，1994，pp.15-17）．

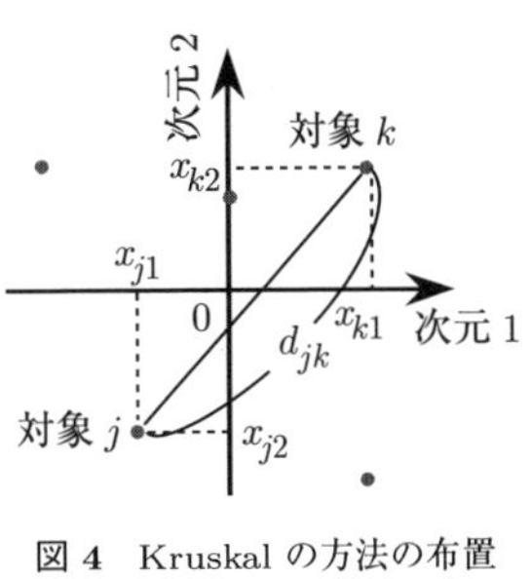

図 4　Kruskal の方法の布置

Torgerson の方法（Torgerson, 1952）は（非）類似度の観測値を間隔尺度として扱うが，Kruskal の方法は（非）類似度の観測値を順序尺度として扱う．このようにデータの大小の順序だけに基づいた多次元尺度構成法を非計量的多次元尺度構成法（nonmetric multidimensional scaling）という．

2 相 2 元データを分析するための代表的な多次元尺度構成法は，**選好度**（preference）の多次元尺度構成法（Carroll, 1972; 岡太・今泉，1994，3 章）である．個人 × 対象のデータであれば，個人の対象についての選好度を分析し，多次元空間に個人をベクトルで表現し，対象を点で表現し，個人を表現するベクトルへの点の直交射影が対応する個人のその対象に対する選好度を可能な限り近似するように，ベクトルと点を求める（図 5）．このように，ベクトルを用いたモデルをベクトルモデル（vector model）という．

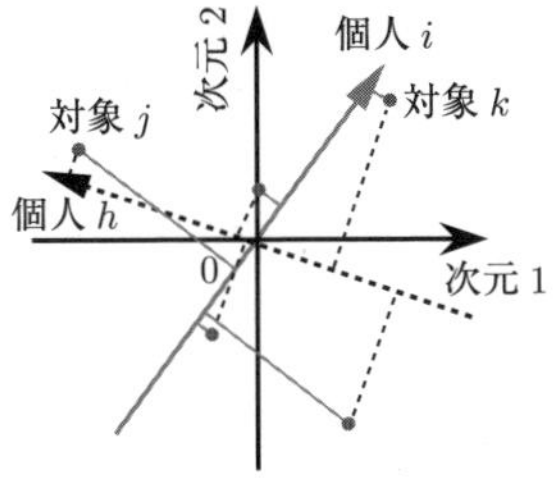

図 5　選好度の多次元尺度構成法の布置

2 相 3 元データを分析するための代表的な多次元尺度構成法は **INDSCAL**（読み方は［インスカル］．Arabie *et al.*, 1987; Carroll and Chang, 1970; 岡太・今泉，1994，4 章）である．対象 × 対象 × 個人の 2 相 3 元（非）類似度を分析する場合に対応して個人差多次元尺度構成法（individual differences multidimensional scaling）ともいう．全個人に共通した対象の布置を，個人に応じて次元を伸縮することで，各個人の（非）類似度を表現する．

対象の布置が既知である場合，既知の対象の布置に個人などを表現するベクトル（**理想ベクトル**：ideal vector）あるいは点（**理想点**：ideal point）を布置に埋め込む方法を**外部分析**（external analysis）という．前述した，データとして与えられた（非）類似度や選好度だけから布置を求める方法を**内部分析**（internal analysis）という．

また，より多様なデータ形式，例えば非対称（非）類似度などに対応できるような多次元尺度構成法が開発されている（千野，1997; 千野・岡太，1996; Denœux and Masson, 2000; Groenen *et al.*, 2006; Masson and Denœux, 2002; 岡太，1989; Okada and Imaizumi, 1997）．［岡 太 彬 訓］

クラスター分析

cluster analysis

1. クラスター分析とは

クラスター分析とは，観測データを何らかの基準で似たものどうしの集まりに分類することによって，データに内在する構造や特徴を抽出しようとする分析法である．分析の対象となるデータのタイプは，p 個の属性 (変量) について観測された n 組のデータ，すなわち，$n \times p$ の行列型で表現されたものか，あるいは，分類対象間の似ている度合い (**類似度**または**非類似度**) が直接観測されたデータである．前者の p 変量が n 個の個体について観測されたデータが $(n \times p)$ の行列として表現されているとき，p 個の変量を分類する場合と，n 個の個体を分類する場合が考えられる．いずれの場合にも変量間あるいは個体間の類似度や非類似度 (距離) をデータから導出しなければならない．しかし，類似度や非類似度が得られるならば，変量の分類も個体の分類も同様に議論できるので，ここでは個体の分類について述べる．

2. 階層的クラスター分析

階層的クラスタリング手法とは，n 個の個体間の類似度 $S = (s_{ij})$ または距離 (非類似度) $D = (d_{ij})$ が与えられているとき，クラスターが形成されていく過程が階層的な (hierarchical) 構造をもつ一連の手法群を指すものであり，クラスターの形成される過程が**樹状図** (dendrogram) で表現できるという特徴をもつ．

一方，階層的クラスタリング手法は**組み合わせ的手法** (combinatorial method) と同義語に用いられることが多い．その特徴は，クラスターの形成過程におけるクラスター間の距離が 1 つ前の段階での距離によって計算されることである．

クラスターを構成するための基本的なアルゴリズムは，次のような手順からなる．

[手順 1]　初期状態として，n 個の個体それぞれが，1 つのクラスターを形成しているものと考える．したがってクラスターの個数 K は $K = n$ とする．

[手順 2]　K 個のクラスターのなかで最も距離の小さい (類似度の大きい) 対を求め，それを 1 つのクラスターに融合する．K を $K-1$ として，$K > 1$ ならば次の手順 3 へ進み，そうでなければ手順 4 へ進む．

[手順 3]　新しくつくられたクラスターと他のクラスターとの距離 (あるいは類似度) を計算する．その情報をもって手順 2 へ戻る．

[手順 4]　必要な情報を出力して終了する．

手順 3 において新しくつくられたクラスターと他のクラスターとの距離の計算の仕方によって，さまざまな手法が提案されている (Lance and Williams, 1967)．クラスター間の距離の計算は次のように統一的な再帰式によって与えられる．いま，クラスター C_i とクラスター C_j が融合されたとき，他のクラスター C_k との距離は次のように計算される．

$$d(C_i \cup C_j, C_k) = \alpha_i d(C_i, C_k) + \alpha_j d(C_j, C_k) + \beta d(C_i, C_j) + \gamma |d(C_i, C_k) - d(C_j, C_k)|$$

表 1　非類似度の更新式のパラメータ

手法	α_i	β	γ
(1)	$\frac{1}{2}$	0	$-\frac{1}{2}$
(2)	$\frac{1}{2}$	0	$\frac{1}{2}$
(3)	$\frac{n_i}{n_i + n_j}$	0	0
(4)	$\frac{1}{2}$	0	0
(5)	$\frac{n_i + n_k}{n_+}$	$-\frac{n_k}{n_+}$	0
(6)	$\frac{n_i}{n_i + n_j}$	$-\frac{n_i n_j}{(n_i + n_j)^2}$	0
(7)	$\frac{1}{2}$	$-\frac{1}{4}$	0

$n_+ \equiv n_i + n_j + n_k$,　n_i はクラスター C_i に含まれる個体数

(1) 最短距離法 (single-link)，(2) 最長距離法 (complete-link)，(3) 群平均法 (group average-link)，(4) 重み付き平均法 (weighted average-link)，(5) ウォード法 (ward)，(6) 重心法 (centroid)，(7) メディアン法 (median).

個体間の距離としては，通常，Euclid 距離が用いられるが，手法 (1), (2), (4), (7) においては，他の距離関数を用いても問題はない．しかし，手法 (3), (5), (6) においては d_{ij} として Euclid 距離の 2 乗でなければその意味の理解が困難となることに注意すべきである．

3. k–平均法

クラスターを構成する場合に，クラスターは必ずしも階層的な構造をもつべきものとは限らない．クラスター数を仮定したとき，何らかの

基準で最良なクラスターを得るためには，階層的という制約は不要であろう．

ここでは**非階層的な手法**として代表的な ***k*–平均法** (k-means method)(について述べる．この方法は，「塊り」を検出する基準であるとともに，そのアルゴリズムは領域分割を与えるものとなっている．

k–平均法という名前の由来は，k 個のクラスターの中心となる点 (重心 = 平均) が与えられれば，個体を最も近い中心点に割り当てることによって，個体の集合を k 個のクラスターに分割できる，というものである．

また，収束条件としては，通常 Ward 法で用いられた，級内偏差平方和 (重心の周りの偏差平方和) で表される．そこでの記号を用いるとクラスター内の偏差平方和の総和

$$\sum_{\ell=1}^{k} E_\ell = \sum_{\ell=1}^{k} \left\{ \sum_{r=1}^{n_\ell} \sum_{j=1}^{p} \left(x_{rj}^{(\ell)} - \bar{x}_j^{(\ell)} \right)^2 \right\}$$

を最小にする k 個のクラスターを求める．上式より，E を最小とするシード点は各クラスターの重心であることがわかる．

k–平均法の基本的なアルゴリズムは Forgy (1965) によって次のように与えられているが，これと同値あるいはその改良が MacQueen (1967) や Hartigan and Wong (1979) によって与えられている．

Fogy のアルゴリズム

分類のために n 個の個体が与えられているものとする．

[手順 1]　k 個の平均 (クラスター重心) の初期値が与えられているときには，手順 2 へいく．データの k 個の分割が与えられているならば，手順 3 へいく．

[手順 2]　すべての個体を最も近い重心のクラスターへ割り当てる．重心点はすべての割り当てが終了するときまで変更しない．

[手順 3]　重心点を得られたクラスターの重心に更新する．

[手順 4]　手順 2 と手順 3 を収束するまで繰り返す．すなわち，手順 2 でのクラスターへの割り当てが変化しなくなるまで繰り返す．

4. 多変量正規混合モデル

観測された n 個の p 変量データ $\boldsymbol{x}_1, \ldots, \boldsymbol{x}_n$ を K 個の多変量正規混合分布

$$f(\boldsymbol{x}) = \sum_{k=1}^{K} \pi_k \phi(\boldsymbol{x}|\boldsymbol{\mu}_k, \boldsymbol{\Sigma}_k)$$

からの標本とみなそう．このとき，各標本 $\boldsymbol{x}_i$ がどのクラスター (多変量正規母集団) からの標本であるかは未知であるという意味で，**不完全データ**と考えることができる．このとき，**完全データ**とは $(\boldsymbol{x}_1, y_1), (\boldsymbol{x}_2, y_2), \ldots, (\boldsymbol{x}_n, y_n)$ であり，y_i が標本 $\boldsymbol{x}_i$ のクラスターを指定する変数である．すなわち，ここでは $\boldsymbol{x}_i$ のみが観測されるが y_i が未定と考える．したがって，観測値 $\boldsymbol{x}_i$ に関する対数尤度関数

$$\ell(\boldsymbol{\theta}|\boldsymbol{x}) = \sum_{i=1}^{n} \log \left\{ \sum_{k=1}^{K} \pi_k \phi(\boldsymbol{x}_i|\boldsymbol{\mu}_k, \boldsymbol{\Sigma}_k) \right\}$$

を最大にするパラメータ $\pi_1, \ldots, \pi_K$, $\boldsymbol{\mu}_1, \ldots, \boldsymbol{\mu}_K, \boldsymbol{\Sigma}_1, \ldots, \boldsymbol{\Sigma}_K$ を次のような EM アルゴリズム (Dempster *et al.*, 1977) によって推定する．

多変量正規混合モデルの EM アルゴリズム

1.　初期設定　各クラスター k について $\pi_k^{(0)}$, $\boldsymbol{\mu}_k^{(0)}$, $\boldsymbol{\Sigma}_k^{(0)}$, $\ell = 0$ を設定する．

2.　E ステップ　すべての i と k について事後確率 $p_{i,k}$ を計算する．

$$p_{i,k} = \frac{\pi_k^{(\ell)} \phi(\boldsymbol{x}_i|\boldsymbol{\mu}_k^{(\ell)}, \boldsymbol{\Sigma}_k^{(\ell)})}{\sum_{k=1}^{K} \pi_k^{(\ell)} \phi(\boldsymbol{x}_i|\boldsymbol{\mu}_k^{(\ell)}, \boldsymbol{\Sigma}_{\boldsymbol{k}}^{(\boldsymbol{\ell})})}$$

3.　M ステップ

$$\pi_k^{(\ell+1)} = \frac{\sum_{i=1}^{n} p_{i,k}}{n},$$

$$\boldsymbol{\mu}_k^{(\ell+1)} = \frac{\sum_{i=1}^{n} p_{i,k} \boldsymbol{x}_i}{\sum_{i=1}^{n} p_{i,k}}$$

$$\boldsymbol{\Sigma}_k^{(\ell+1)} = \frac{\sum_{i=1}^{n} p_{i,k} (\boldsymbol{x}_i - \boldsymbol{\mu}_k^{(\ell+1)})(\boldsymbol{x}_i - \boldsymbol{\mu}_k^{(\ell+1)})'}{\sum_{i=1}^{n} p_{i,k}}$$

4.　収束判定　パラメータの値が収束するまで E ステップと M ステップを繰り返す．

このアルゴリズムの初期値は通常 k–平均法の結果が用いられる．また，各クラスターの分散共分散行列のパラメータ $\boldsymbol{\Sigma}_k$ がすべて異なる場合には尤度関数は必ずしも有界とはならないので，大域的な最適解の保障はない．　[佐藤義治]

有向グラフに基づく統計的因果推論

statistical causal inference based on directed graphs

1. 統計的因果推論とは

有向グラフに基づく統計的因果推論は，実質科学における定性的因果知識と有向グラフの類似性を利用して因果関係の解明を行うための統計的理論であり，Pearl (2009) によって体系的なフレームワークが与えられた．有向グラフに基づく統計的因果推論を記述した和書として甘利ほか (2002)，黒木 (2009)，宮川 (2004)，洋書として Morgan and Winship (2007)，Pearl (2009)，Spirtes *et al.* (2000) などがある．現在では，フィードバックシステムを考慮した因果推論技術なども開発されているが，本項では非巡回的有向グラフを利用した統計的因果推論を紹介する．

有向グラフを用いた統計的因果推論の適用例として，甘利ほか (2002) を参考に，観察研究に基づいてコレステロール値 (曝露；X) から心筋梗塞発症 (結果；Y) への因果効果を評価する問題を考えよう．この観察研究に関する因果関係を表現した簡単な有向グラフを図 1 に与える．ここに，Z は X や Y と関連をもつが X と Y の間の中間変数ではない，いわゆる高脂肪摂取のような変数であり，交絡因子と呼ばれる．また，グラフの矢線は，その頂点に対応する変数の間に因果関係が存在することを示している．このように変数間の因果関係を記述した有向グラフを因果ダイアグラムという．

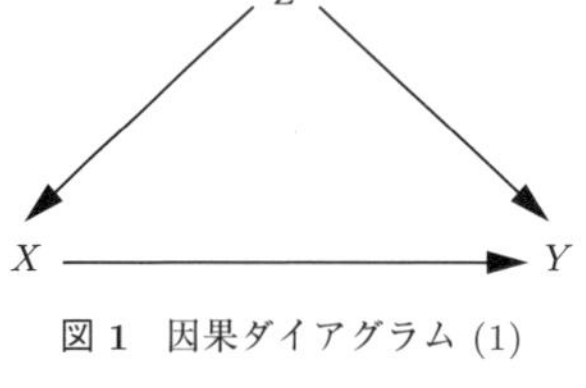

図 1　因果ダイアグラム (1)

このような因果ダイアグラムが与えられたとき，これに対応して X, Y, Z の同時分布を

$$P(x, y, z) = P(y|x, z)P(x|z)P(z)$$

のように逐次的に因数分解することができる．このとき，交絡変数 Z の値に依存することなく X を一定の値 x に固定する操作を行った際の Y の分布は

$$P(y|\mathrm{set}(X = x)) = \sum_z P(y|x, z)P(z)$$

で与えられる．これを X から Y への**因果効果**と呼ぶ．ここに，$\mathrm{set}\,(X = x)$ は X に対して外的操作を行うことによって $X = x$ と固定したことを意味する．この式からわかるように，観察研究においては，交絡変数を観測することなしに因果効果を定量的に評価することは困難である．次節以降では，有向グラフに基づく統計的因果推論の基本的フレームワークを与える．

2. 因果ダイアグラム

有向グラフに基づく統計的因果推論では，変数間の因果関係を非巡回的有向グラフと対応する構造方程式モデルによって表現する．このグラフを因果ダイアグラムという．その定義は以下のように与えられる．なお，グラフ G は頂点の集合 $\boldsymbol{V}$ とその直積 $\boldsymbol{V}\times\boldsymbol{V}$ の部分集合である矢線の集合 $\boldsymbol{E}$ の組 $G = (\boldsymbol{V}, \boldsymbol{E})$ として表現される．本節で用いられるグラフ用語については「グラフィカルモデル」の項を参照されたい．

非巡回的有向グラフ G とその頂点に対応する確率変数の集合 $\boldsymbol{V} = \{X_1, X_2, \ldots, X_p\}$ が与えられている．グラフ G が変数間の関数関係を

$$X_i = g_i(\mathrm{pa}(X_i), \varepsilon_i), \quad i = 1, 2, \ldots, p \quad (1)$$

なる形に規定し，確率変数がこの関数関係にしたがって生成されるとき，G を**因果ダイアグラム**という．ここに，誤差変数 $\varepsilon_1, \varepsilon_2, \ldots, \varepsilon_p$ は互いに独立であるとする．また，$\mathrm{pa}(X_i)$ は X_i の親からなる変数集合であり，X_i の直接原因と解釈される．

確率変数間の関係が (1) 式によって規定されたとき，その同時分布 $P(x_1, \ldots, x_p)$ は

$$P(x_1, \ldots, x_p) = \prod_{i=1}^{p} P(x_i|\mathrm{pa}(x_i)) \quad (2)$$

と逐次的に因数分解された形で表現することができる．ここに，$P(x_i|\mathrm{pa}(x_i))$ は $\mathrm{pa}(X_i)$ を与えたときの X_i の条件付き分布であり，$\mathrm{pa}(X_i)$ が空集合であるときには X_i の周辺分布となる．

同時分布が因果ダイアグラムに従って逐次的に因数分解されているとき，いくつかの条件付き独立関係が成り立っている．すなわち，因果ダイアグラム G において $\boldsymbol{Z}$ が X と Y を**有向分離**するならば，頂点に対応する確率変数において，$\boldsymbol{Z}$ を与えたとき，X と Y は条件付き独立である．

3. 因果効果と条件付き分布

Pearl (2009) は，因果ダイアグラムと対応する構造方程式モデルが与えられたとき，ある変数に対応する構造方程式を別の構造方程式に置き換える行為を外的操作と定義した．そのうえで，変数 X に対する外的操作により $X=x$ とした際の変数 Y の分布を因果効果と呼び，その定義を次のように与えた．

因果効果

因果ダイアグラム G における頂点集合を $\boldsymbol{V}=\{X,Y\}\cup\boldsymbol{Z}$ とする．このとき

$$\mathrm{P}(y|\mathrm{set}(X=x))=\sum_{\boldsymbol{z}}\frac{\mathrm{P}(x,y,\boldsymbol{z})}{\mathrm{P}(x|\mathrm{pa}(x))} \quad (3)$$

を X から Y への因果効果という．ここに，$\mathrm{set}(X=x)$ は X に対応する構造方程式を定数関数 $X=x$ に置き換えることを意味する．

ここで，条件付き分布と因果効果の違いを明らかにするために，図 2 の因果ダイアグラムにおいて X から Y への因果効果の分布表現を考えよう．

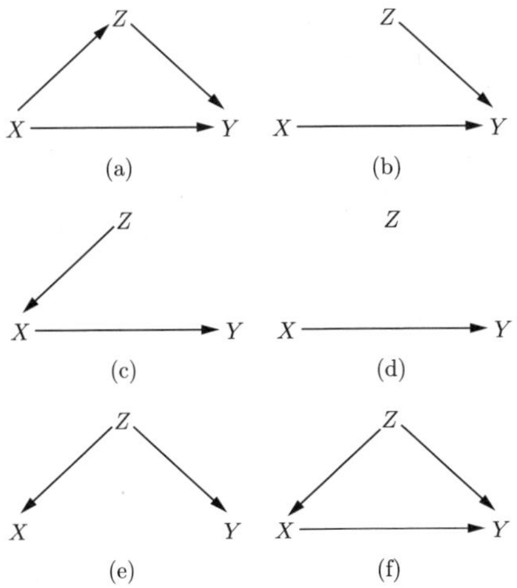

図 2　因果ダイアグラム (2)

図 2(a), (b), (c), (d) は Z が $\{X,Y\}$ のうち少なくとも 1 つの要素に対しては因果的な影響を与えていない場合である．このときの因果効果は

$$\mathrm{P}(y|\mathrm{set}(X=x))=\mathrm{P}(y|x) \quad (4)$$

となり，$X=x$ を与えたときの Y の条件付き分布と一致している．図 2(e) は Z が X と Y の親であるが，X と Y の間には有向道が存在しない場合である．このときの因果効果は

$$\mathrm{P}(y|\mathrm{set}(X=x))=\mathrm{P}(y)$$

となり，$X=x$ を与えたときに Y の条件付き分布とは異なることがわかる．図 2(f) は Z が X と Y の親であり，かつ X から Y への有向道が存在する場合である．このときの因果効果は

$$\mathrm{P}(y|\mathrm{set}(X=x))=\sum_{z}\mathrm{P}(y|x,z)\mathrm{P}(z)$$

となり，これは $X=x$ を与えたときの Y の条件付き分布とも，Y の周辺分布とも異なっている．

4. 共変量選択基準

前節からわかるように，一般に，因果効果を定量的に評価するためには，X と Y 以外の変数の観測が必要になる．因果効果を定量的に評価するための変数選択基準として，Pearl (2009) はバックドア基準を与えた．その定義を以下に与える．

バックドア基準

因果ダイアグラム G において X は Y の非子孫であるとする．このとき，次の 2 条件を満たす変数集合 $\boldsymbol{Z}$ は順序対 (X,Y) についてバックドア基準を満たすという．

1) X から $\boldsymbol{Z}$ の任意の要素へ有向道がない．
2) 因果ダイアグラム G より X から出る矢線をすべて除いたグラフにおいて，$\boldsymbol{Z}$ が X と Y を有向分離する．

因果ダイアグラム G において X が Y の非子孫であるとき，順序対 (X,Y) についてバックドア基準を満たす変数集合 $\boldsymbol{Z}$ が X,Y とともに観測されていれば，X の Y への因果効果は

$$\mathrm{P}(y|\mathrm{set}(X=x))=\sum_{\boldsymbol{z}}\mathrm{P}(y|x,\boldsymbol{z})\mathrm{P}(\boldsymbol{z}) \quad (5)$$

により評価することができる．　[黒木　学]

グラフィカルモデル

graphical model

1. グラフィカルモデルとは

グラフィカルモデルは，確率変数の統計的独立関係とグラフの隣接関係を対応させることによって，確率変数間の統計的関連構造を視覚化した確率モデルである．現在，グラフィカルモデルを解説した著書が数多く出版されているが，代表的な和書として，宮川 (1997)，日本品質管理学会テクノメトリックス研究会 (1999)，洋書として Edwards (2000)，Lauritzen (1996)，Whittaker (1990) がある．グラフィカルモデルといった場合，連鎖グラフや巡回グラフといったグラフ構造に基づいた確率モデルも含まれるが，本項では無向独立グラフおよび有向独立グラフを紹介する．グラフィカルモデルに関する適用例については「有向グラフに基づく統計的因果推論」の項で簡単に述べている．

2. グラフ用語

グラフ G は頂点の集合 $\boldsymbol{V}$ と，その直積 $\boldsymbol{V}\times\boldsymbol{V}$ の部分集合 $\boldsymbol{E}$ によって，$G=(\boldsymbol{V},\boldsymbol{E})$ として表現される．このとき，$\boldsymbol{E}$ がもつ特徴によって，無向グラフと有向グラフに大別することができる．

a. 無向グラフ

$\alpha,\beta\in\boldsymbol{V}$ に対して $(\alpha,\beta)\in\boldsymbol{E}$ かつ $(\beta,\alpha)\in\boldsymbol{E}$ のとき，α と β を辺で結ぶ．すべての辺が無向であるグラフを無向グラフという．頂点 α,β を結ぶ辺があるとき α と β は隣接しているという．すべての頂点の対が辺で結ばれているときグラフは完全であるという．頂点集合 V の部分集合 u に対して u に属する頂点と，両端がいずれも u に属する点からなるグラフを u が生成する G の部分グラフといい，G_u で表す．異なる頂点の列 $\alpha_0,\ldots,\alpha_n$ はすべての $j=1,\ldots,n$ で α_{i-1} と α_i の間に辺があるとき，長さ n の道という．頂点 α と β を含む道があるとき，α と β は連結しているという．頂点 α と β を結ぶすべての道が頂点の集合 s のある要素を含むとき，s は α と β を分離しているという．

b. 有向グラフ

$\alpha,\ \beta\in\boldsymbol{V}$ に対して $(\alpha,\ \beta)\in\boldsymbol{E}$ かつ $(\beta,\ \alpha)\notin\boldsymbol{E}$ のとき，α から β に向きのある有向の辺 (矢線) を引く．矢線のみから構成されるグラフを有向グラフという．α から β への矢線が存在するとき，α は β の親であるといい，β は α の子であるという．β の親全体からなる集合を $\mathrm{pa}(\beta)$ と記す．異なる頂点の列 $\alpha_0,\alpha_1,\ldots,\alpha_n$ は，すべての $i=1,\ldots,n$ で $(\alpha_{i-1},\alpha_i)\in\boldsymbol{E}$ または $(\alpha_i,\alpha_{i-1})\in\boldsymbol{E}$ であるとき，長さ n の道という．特に，長さ n の道で，すべての $i=1,\ldots,n$ に対して $(\alpha_{i-1},\alpha_i)\in\boldsymbol{E}$ かつ $(\alpha_i,\alpha_{i-1})\notin\boldsymbol{E}$ であるとき，長さ n の有向道という．α から β への有向道が存在するとき，α は β の先祖であるといい，β は α の子孫であるという．α の子孫全体からなる集合を $\mathrm{de}(\alpha)$ と記すとき，$\boldsymbol{V}\backslash\mathrm{de}(\alpha)\cup\{\alpha\}$ の要素を α の非子孫という．α の非子孫全体からなる集合を $\mathrm{nd}(\alpha)$ と記す．ある頂点集合 $A\subset V$ において，任意の $\alpha\in A$ の先祖がすべて A に含まれるとき，A は先祖集合であるという．任意の頂点集合 A に対して，A を含む最小 (要素数が最小という意味で) の先祖集合を A の最小先祖集合といい，$\mathrm{an}(A)$ と記す．長さ n の道 $\alpha_0,\alpha_1,\ldots,\alpha_n$ で，$(\alpha_{i-1},\alpha_i)\in\boldsymbol{E}$ かつ $(\alpha_{i+1},\alpha_i)\in\boldsymbol{E}$ であるとき α_i を合流点といい，そうでないとき，α_i を非合流点という．有向道 $\alpha_0,\alpha_1,\ldots,\alpha_n$ で，$\alpha_0=\alpha_n$ を許したものを長さ n の巡回閉路といい，巡回閉路の存在しない有向グラフを非巡回的有向グラフという．

3. 無向独立グラフ

変数間の統計的独立関係を無向グラフで表現したものを無向独立グラフと呼ぶ．その定義は以下のようなものである．

a. 無向独立グラフ

無向グラフ $G=(\boldsymbol{V},\boldsymbol{E})$ が与えられている．任意の頂点 $\alpha,\beta\in\boldsymbol{V}$ に対して $(\alpha,\beta),(\beta,\alpha)\notin\boldsymbol{E}$ であるとき，対応する頂点において $\boldsymbol{V}\backslash\{\alpha,\beta\}$ を与えたもとで α と β が条件付き独立となるならば，G は無向独立グラフであるという．

次の定理は，無向独立グラフにより規定される確率変数間の条件付き独立性を調べるうえで重要な役割を果たす．

b. 無向独立グラフでの分離定理

互いに排反な $\boldsymbol{V}$ の部分集合 $\boldsymbol{a},\boldsymbol{b},\boldsymbol{s}$ に対して $\boldsymbol{s}$ が $\boldsymbol{a}$ と $\boldsymbol{b}$ を分離するならば，対応する頂点集合において，$\boldsymbol{s}$ を与えたもとで $\boldsymbol{a}$ と $\boldsymbol{b}$ は条件付き独立である．

例として，図 1 の無向独立グラフを考えよう．このグラフでは，Y は $\{X,Z\}$ と W を分離している．したがって，上述の分解定理より，Y を与えたもとで $\{X,Z\}$ と W は条件付き独立であることがわかる．しかし，いかなる変数集合を与えても X と Z は分離されない．

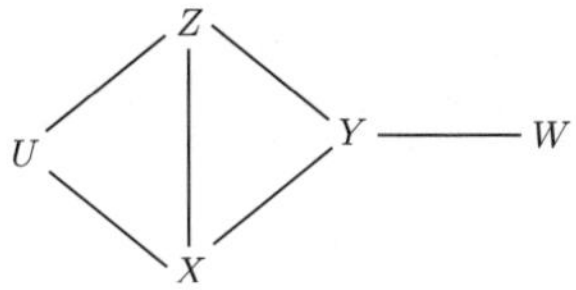

図 1　無向独立グラフ

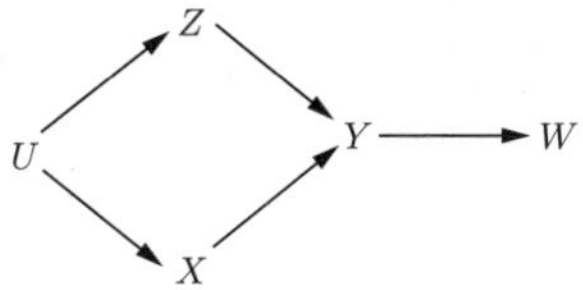

図 2　有向独立グラフ

4.　有向独立グラフの理論

変数間の統計的独立関係を非巡回的有向グラフで表現したものを有向独立グラフと呼ぶ．その定義は以下のようなものである．

a.　有向独立グラフ

非巡回的有向グラフ $G=(\boldsymbol{V},\boldsymbol{E})$ が与えられている．$\boldsymbol{V}=\{X_1,\ldots,X_p\}$ の同時密度関数が G にしたがって

$$f(x_1,\ldots,x_p)=\prod_{i=1}^{p} f(x_i|\mathrm{pa}(x_i))$$

と逐次的に因数分解されているとき，G を非巡回的有向独立グラフという．ここに，$f(x_i|\mathrm{pa}(x_i))$ は $\mathrm{pa}(X_i)$ を与えたときの X_i の条件付き密度関数であり，$\mathrm{pa}(X_i)$ が空集合であるときには X_i の周辺密度関数となる．

同時分布が有向グラフに従って逐次的に因数分解されているとき，いくつかの条件付き独立関係が成り立っている．これを記述するために，有向分離の概念が用いられる．

b.　有向分離

非巡回的有向グラフ G において，X と Y を結ぶすべての道のそれぞれについて，$\{X,Y\}$ と排反な頂点の集合 $\boldsymbol{Z}$ が，次の条件のいずれかを満たすとき，$\boldsymbol{Z}$ は X と Y を有向分離するという．

1)　X と Y を結ぶ道に合流点で，その合流点とその子孫が $\boldsymbol{Z}$ に含まれないような点がある．
2)　X と Y を結ぶ道に非合流点で，$\boldsymbol{Z}$ に含まれるものがある．

特に，X と Y を結ぶ道が存在しないとき，空集合は X と Y を有向分離するという．

非巡回的有向グラフ G において $\boldsymbol{Z}$ が X と Y を有向分離するならば，頂点に対応する確率変数において，$\boldsymbol{Z}$ を与えたもとで X と Y は条件付き独立となる．

例として，図 2 の有向独立グラフを考えよう．このグラフでは，U は X と Z を有向分離している．したがって，U を与えたもとでは X と Z は条件付き独立となることがわかる．しかし，Y あるい W を含む変数集合を与えたもとでは X と Z は有向分離されない．

有向独立グラフから導かれる条件付き独立関係を調べるうえで重要な役割を果たすもうひとつの判定基準として，モラルグラフを利用した方法がある．以下にその定義を与える．

c.　モラルグラフ

非巡回的有向グラフ G に対して，次の条件を満たす無向グラフを G のモラルグラフといい，G^m で表す．

1)　G^m は G と同じ頂点集合をもつ．
2)　G で矢線のある頂点間には，G^m で辺がある．
3)　G で，ある γ に対して (α,γ)，$(\gamma,\beta)\in\boldsymbol{E}$ である α と β との間には，G^m で辺がある．

d.　有向独立グラフでの分離定理

互いに排反な $\boldsymbol{V}$ の部分集合 $\boldsymbol{a}$, $\boldsymbol{b}$, $\boldsymbol{s}$ の和集合 $\boldsymbol{a}\cup\boldsymbol{b}\cup\boldsymbol{s}$ の最小先祖集合 $\mathrm{an}(\boldsymbol{a}\cup\boldsymbol{b}\cup\boldsymbol{s})$ が生成する部分グラフのモラルグラフ $(G_{\mathrm{an}(\boldsymbol{a}\cup\boldsymbol{b}\cup\boldsymbol{s})})^m$ において，$\boldsymbol{s}$ が $\boldsymbol{a}$ と $\boldsymbol{b}$ を分離するならば，対応する頂点集合において $\boldsymbol{s}$ を与えたもとで $\boldsymbol{a}$ と $\boldsymbol{b}$ は条件付き独立である．

ここで，図 2 の有向独立グラフが与えられたとき，$\{X,Z,Y,W\}$ の最小先祖集合が生成する部分グラフのモラルグラフは，図 1 で与えられる．したがって，上述の分離定理を用いることによって，Y を与えたもとでは $\{X,Z\}$ と W は条件付き独立であることがわかる．また，$\{X,Z,U\}$ の最小先祖集合が生成する部分グラフのモラルグラフは，図 3 で与えられる．

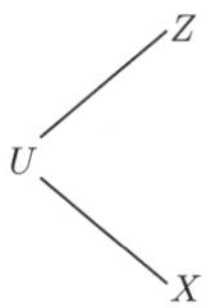

図 3　モラルグラフ $(G_{\mathrm{an}(\{X,Z,U\})})^m$

このグラフより，U を与えたもとでは X と Z は条件付き独立であることがわかる．

［黒 木　学］

潜在クラスモデル

latent class model

1. 基本的な考え方

実際のデータを解析する場面では，標本の一部が自然なまとまりをもつためデータ全体に均一性を仮定することが困難なことがしばしばある．よく知られている例として，工業製品のバッチ間差，患者の予後にみられる施設間の差，学力試験における地域・学校間差，その他生物学的個体差などがあげられる．

このようなデータの不均一性 (もしくは均一性の局在化) を既知の要因変数で説明しようとする方法として回帰分析があげられる．一方，未知の要因変数の存在を仮定することが応用領域の背景知識と整合することもあるため，そのような場合は未知変数の影響を反映した統計モデルが有用となる．例えば混合効果モデル (「経時的測定データ解析の一般化線形モデル」の項を参照) における変量効果パラメータはそのような要因による連続的な作用を表すものと解釈できる．同様に，未知変数が離散的に作用するモデルも考えられるが，その場合は異なる潜在部分集団が標本中に混在している状況を想定するのが自然である．後者の考え方に基づく統計モデルを一般に潜在クラスモデルといい，生物学的な個体差を表現するための手法として，あるいは外的基準によらずデータそのものから基準を構成し結果を分類する方法のひとつとして，広い範囲に応用が可能な方法である．

結果の解釈をしやすくするため，潜在クラスごとのデータ分布はパラメトリックな確率モデル f で表すことが多い．その場合，データの周辺分布は以下のように表される：

$$y_i \overset{i.i.d.}{\sim} \sum_{l=1}^{L} P\,(l)\, f\left(\theta_{(l)}\right) \tag{1}$$

ここで y_i は i 番目の測定結果であり，$\boldsymbol{\theta}_{(l)}$ は l 番目の潜在クラスにおけるデータ分布を決めるパラメータ，$P(l)$ は l 番目の潜在クラスか母集団に占める割合である．

潜在クラスごとの分布を定める関数 f はもっぱら反応変数の属性に依存して決められ，例えば連続値なら正規分布，離散値なら Poisson 分布や多項分布を基本とすることが多い．多変量データや打ち切り・過分散のあるデータもこれら基本的な分布の拡張としてモデル化される．

式 (1) によるモデルの拡張として，以下のように $P(l)$，$f(\boldsymbol{\theta}_{(l)})$ がそれぞれ共変量 $\boldsymbol{x}_i$ (以下「補助変数」とする)，$\boldsymbol{z}_i$ (以下「予測変数」とする) に影響される形も考えられる：

$$y_i \overset{i.i.d.}{\sim} \sum_{l=1}^{L} P(l\,|x_i\,)\, f\left(\theta_{(l)}|z_i\right) \tag{2}$$

上式 (2) によるモデルの場合，潜在クラスの構成割合を決める関数 $P(l|\boldsymbol{x}_i)$ は一般化ロジットモデルや比例オッズモデルなどで表現される．一方，各潜在クラスに帰属するデータの分布 $f(|\boldsymbol{z}_i)$ は一般化線形回帰モデルなどで与えられることが多い．このように，潜在クラスモデルに共変量の影響を反映させるやり方には常に 2 とおりの形が存在している点に注意すべきである．最終的なモデルは，データ解析をする目的や応用領域の背景知識を鑑みつつ情報量規準 BIC などを参照して決められることが多い．

2. 具体例

a. 抗不整脈薬

最初の例として，抗不整脈薬の臨床試験データに潜在クラスモデルを適用した事例 (Farewell and Sprott, 1988) を紹介する．被験薬投与前後における心室性期外収縮の回数/分を患者ごとに記録したところ，下表の結果が得られた：

患者番号 i	投与前回数 y_{0i}	投与後回数 y_{1i}
1	6	5
2	9	2
3	17	0
4	22	0
5	7	2
6	5	1
7	5	0
8	14	0
9	9	0
10	7	0
11	9	13
12	51	0

治療により心室性期外収縮が消失した症例の割合に興味がもたれたため，Farewell らは以下のモデルを検討した：

$$\begin{aligned} &y_{1i} \overset{i.i.d.}{\sim} \sum_{l=1}^{2} P_l \cdot Bin\left\{n_i, p^{(l)}\right\}, \\ &n_i = y_{0i} + y_{1i};\quad p^{(1)} = 0 < p^{(2)} < 1. \end{aligned} \tag{3}$$

このモデルをデータに当てはめた結果，パラ

メータの推定値は $(P_1, p^{(2)}) = (0.575, 0.386)$ となった．これより投与後の症状消失率は 6 割弱，非消失患者でのイベント回数は 4 割弱減少したと推定されたことになる．

b.　β ブロッカー

2 番目の例として，22 施設による多施設群間比較臨床試験 (反応指標は心筋梗塞後の死亡有無) の結果に潜在クラスモデルを適用した事例 (Aitkin, 1999) を紹介する．全般的な死亡率が施設ごとに異なるという状況を (2) 式の形で表すと，以下のようになる：

$$y_{ij} \overset{i.i.d.}{\sim} \sum_{l=1}^{L} P_l \cdot Bin\left\{n_j, p^{(l)}(z_{ij})\right\} \quad (4)$$

ここで上の y_{ij} は施設 j の患者 i における死亡有無を示す 2 値変数，z_{ij} は施設 j の患者 i に対する薬剤治療の有無とする．P_l は潜在クラス l の構成割合，$p^{(l)}(z_{ij})$ は施設 j の患者 i が l 番目の潜在クラスに属する場合の死亡確率で，以下のようにロジスティックモデルで表されるとする：

$$p^{(l)}(z_{ij}) = \frac{\exp\left(\alpha^{(l)} + \beta z_{ij}\right)}{1 + \exp\left(\alpha^{(l)} + \beta z_{ij}\right)} \quad (5)$$

このモデルで $L = 3$ とし，最尤法でデータに当てはめると，以下の結果が得られる：

潜在クラス	構成割合%	対象群死亡確率%	治療群死亡確率%
1	23.9	5.6	4.3
2	51.2	9.5	7.5
3	24.9	16.7	13.4

なお (5) 式のモデルでは治療効果 (オッズ比) の大きさについて潜在クラス間で共通と仮定されているが，この制約をもたないモデルの当てはめも可能である．

3.　モデル当てはめと推測の方法

データへのモデルの当てはめは反復収束法 (第 III 編「計算機を利用した統計的推測」参照) の項を用いて最尤法により行われる．しかしながら，潜在クラスモデルが想定する混合分布の尤度関数には一般に単峰性が仮定できないため，局所解を回避するための工夫が必要になる．その意味で擬似焼きなまし法 (simulated annealing) によるモデル当てはめはひとつの有力な選択肢といえるが，通常は計算時間の長さが問題になるため用いられることは少ない．実際には目的関数を単調増加させることが保証されている EM アルゴリズムによる計算を複数の初期値から開始し，それぞれより得られたものから最適な結果を選ぶというやり方が多用されている．

4.　問題点

潜在クラスモデルの適用には対象領域固有の背景知識に根差したモデルとの間に乖離が生じる危険が伴う．また当てはめ計算に時間がかかるため，モデルの特性をモンテカルロシミュレーションで評価することも他の方法に比べ困難なことも多い．

加えてモデル (2) のような場合，モデル式中に 2 種類の共変量 (補助変数と予測変数) が共存できるため表現の自由度が高くなる一方，モデル選択を複雑化させる．すなわち，前者はデータの属する潜在クラスに影響する因子，後者は潜在クラスごとの結果に影響する因子と位置づけられ，それぞれ互いに異なる解釈を与える．

さらにこの違いが推測上の頑健性にも影響する可能性も否定できない．補助変数のない潜在クラスモデルは実のところ変量効果パラメータに離散分布を仮定した混合効果モデルにほかならないが，変量効果の分布形に誤った仮定をおいた場合，固定効果パラメータの推測に支障をきたすことが報告されている．

潜在クラス数の決め方も自明ではない．実際の応用では情報量規準を参考に決められることが多いが，これはモデルに含まれるパラメータ数の関数でもあるため，小規模なデータに適用するとクラスごとの分布を単純化したモデルが選ばれる傾向が生じるため，かえって解釈しづらくなる可能性もある．

以上の諸問題は残念ながら未だ十分に解決されているといえないのが現状で，今後の検討が待たれるところである．

5.　ソフトウェア

商用ソフトウェアとして有名なものに Latent GOLD，M-plus があり，特に前者は柔軟性の高さが特徴として謳われている．また SAS でも LCA プロシージャ・LTA プロシージャが追加される予定である．フリーソフトウェアでは，R や S-PLUS 用に複数のパッケージが提供されている．S 言語系以外で有名なものとして，他に LEM があげられる．　　　　[上 原 秀 昭]

年齢・時代・コホートモデル

age-period-cohort model

疫学，社会医学等で，死亡率，世論調査の回答率などの変動を分析する際，それが，生物学的年齢によるものか，時代の環境的変化の影響を受けたものか，または，ある出生世代 (コホート) に特異的現象なものかがよく問題にされ，それぞれの効果を分離して，定量的に推定しようとする試みがなされている (Fienberg and Mason, 1979; Holford, 1983; 丹後, 1985; Clayton and Schifflers, 1987; Tango, 1987) これらを称して**年齢・時代・コホートモデル**，略して APC モデルといわれている．通常，調査の対象となる集団は，**横断調査** (cross-sectional survey) の繰り返しによって，年齢×時代の 2 元表に分類されることが多い．この際，年齢階級幅と時代間隔が等しければ，表の対角線上に同一世代が並ぶことになる (表 1 参照)．これを標準コホート表と呼ぶ．

1. APC モデル

さて，表 1 に示すような標準コホート表の第 i 年齢階級，第 j 時代の cell (i,j) でのある測定値，または，ある事象が生起する率 (rate) を y_{ij} としたとき，年齢，時代，コホートの 3 つの効果を同時に推定するための APC モデルは

$$f(E(y_{ij})) = \mu + \alpha_i + \beta_j + \gamma_k = X\boldsymbol{\xi}$$

の一般化線形モデル (McCullagh and Nelder, 1989) である．ここに $\boldsymbol{\xi} = (\mu, \alpha_i, \beta_j, \gamma_k)^T$ で，α_i は年齢効果，β_j は時代効果，γ_k はコホート効果を表し，$K = I + J - 1$ である．また，f は観測事象の発生率の確率法則により，logit，log などの変換関数が適用される．

さて，APC モデルでは添え字間に $k = I - i + j$ という従属関係が内在するため，$IJ \times (2I + 2J - 3)$ のデザイン行列 X の階数 (rank) が $2I + 2J - 3$ より $2I + 2J - 4$ へと 1 つ階数落ちし，各効果が一意に推定できないことがわかる．つまり，$\boldsymbol{\xi}$ 自身は推定可能ではなく，その任意の 1 つの最尤推定値は次の重み付き最小 2 乗法を収束するまで繰り返して適用して

$$(X^T W X)\hat{\boldsymbol{\xi}} = X^T W f(\hat{\boldsymbol{y}})$$

を解くことになり，

$$\hat{\boldsymbol{\xi}} = (X^T W X)^- X^T W f(\hat{\boldsymbol{y}})$$

表 1　年齢 × 時代の 2 元表 $(I = 3, J = 4)$ におけるコホート k (コホート効果 γ_k) の動き

年齢	時代			
	1	2	3	4
	β_1	β_2	β_3	β_4
1 α_1	γ_3	γ_4	γ_5	γ_6
2 α_2	γ_2	γ_3	γ_4	γ_5
3 α_3	γ_1	γ_2	γ_3	γ_4

$$\mathrm{Cov}(\hat{\boldsymbol{\xi}}) = (X^T W X)^-$$

となる．ここで W は各繰り返し時点での推定値 $\hat{\boldsymbol{y}}$ を用いて再推定される重みを表現する対角行列であり，$(X^T W X)^-$ は，$X^T W X$ の**一般化逆行列** (generalized inverse matrix) のひとつである．正規線形モデルの場合には重みは 1 であり W は単位行列となって，繰り返しの必要ない通常の最小 2 乗法となる．

APC モデルの適用に当たっては母数パラメータ間に何らかの付加条件を与えて一意解を与える方法が行われることがある．隣接する 2 つの効果を等しいとおいたり，ある効果に定数を代入する方法である．この方法では，付加条件のおく場所によって，推定結果が大きく変わるわけで，先験的付加条件の恣意性が問題となる．一般には，推定可能な母数関数より推測しようとする立場が自然である．ここでは，Holford (1983) の方法「APC モデルの線形成分は推定できないものの，非線形成分は推定可能」を利用し，非線形成分に基づく推測の実例を示す．

2. 線形成分と非線形成分の分解

例えば，年齢効果 α_i について考えてみよう．$L(x,y) = x - (y+1)/2$ とおくと，その線形成分は $\bar{\alpha}_i = S_\alpha L(i,I)$ となり，非線形成分は $\tilde{\alpha}_i = \alpha_i - S_\alpha L(i,I)$ となる．ここで線形成分の傾き S_α は $\bar{\alpha}_i$ と $\tilde{\alpha}_i$ の直交性より

$$S_\alpha = \frac{\sum_{i=1}^{I} L(i,I)\alpha_i}{\sum_{i=1}^{I} L(i,I)^2}$$

で与えられる．他の 2 つの効果 β_j, γ_k についても同様の議論より $\bar{\beta}_j, \tilde{\beta}_j, S_\beta, \bar{\gamma}_k, \tilde{\gamma}_k, S_\gamma$ が得られる．次に，APC モデルにおける検定可能な帰無仮説を考えてみよう．例えば，コホート効果が含まれない，年齢×時代モデル (AP モデル)

$$f(E(y_{ij})) = \mu + \alpha_i + \beta_j$$

の解 (一意に決まる) を $(\mu^0, \alpha_i^0, \beta_j^0)$ としよう．これは，$\gamma_k = 0$ とおいた，3 効果が含まれる

表 2　日本男性自殺者数

年齢	時代 1955–59	1960–64	…	1975–79
20–24	16033	8732	…	5539
25–29	10029	7136	…	7028
30–34	4443	4026	…	5726
⋮	⋮	⋮	⋮	⋮
70–74	2591	2388	…	3083
75–79	1916	1670	…	2642

APC モデルの解 $(\mu^0, \alpha_i^0, \beta_j^0, 0)$ と同等であり，また，任意の定数 t に対して

$$\alpha_i = \alpha_i^0 + tL(i, I)$$
$$\beta_j = \beta_j^0 - tL(j, J)$$
$$\gamma_k = tL(k, K)$$

で得られる解 $(\mu^0, \alpha_i, \beta_j, \gamma_k)$ とも同等になる．つまり，APC モデルのコホート効果 γ_k の非線形成分 $\tilde{\gamma}_k$ が 0 となるモデルと同等となることがわかる．言い換えれば，コホート効果 γ_k に関して，検定可能な帰無仮説は $\gamma_1 = \cdots = \gamma_K = 0$ ではなく $\tilde{\gamma}_1 = \cdots = \tilde{\gamma}_K = 0$ となる．

3. 昭和 1 桁世代の特異性検出への応用

「昭和ヒトケタ世代に自殺傾向が強い」という厚生省の分析結果を朝日新聞 (1984; 1986) が大きく報道したことがある．その真意を探るため，丹後・倉科 (1987) は 1955～79 年の 25 年間の 5 歳・5 年の年齢 × 時代の分割表に編集された死亡数 (20～79 歳) のデータ (表 2) に APC モデルを適用している．人口の推移は，5 年ごとに行われている国勢調査の集計人口より線形補間で各 5 カ年間の人年 (person-years) を求めた．このデータ構造では，各コホートの時間間隔は 10 年 (その中間年でコホートを代表) となるが，$k = 1$(1875–84 年生まれ) から始まって，$k = 16$ (1950–59 年生まれ) となるが，昭和 1 桁世代に相当するコホートは，$k = 10$ (1920–29 年生まれ)，$k = 11$ (1925–34 年生まれ)，$k = 12$ (1930–39 年生まれ) の 3 つである．

この分析では，死亡数 d_{ij}，人年 N_{ij}，死亡率を $y_{ij} = d_{ij}/N_{ij}$ とすれば，APC モデルは次の **Poisson 回帰モデル** (Poisson regression model) となる．

$$\log E(d_{ij}) = \log N_{ij} + \mu + \alpha_i + \beta_j + \gamma_k$$

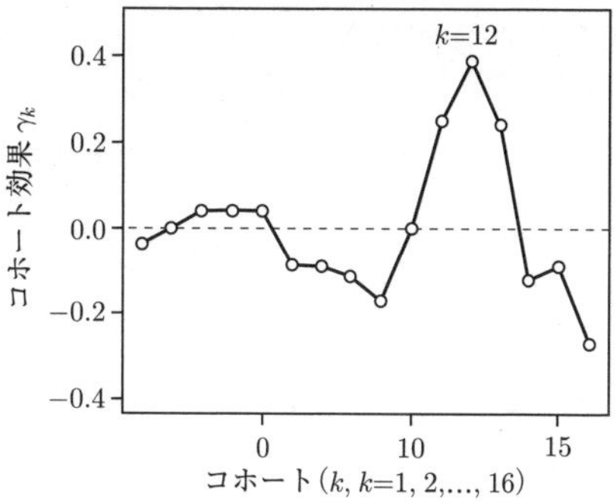

図 1　APC モデルのコホート効果の非線形成分

また，このモデルの適合度は，死亡数 d_{ij} の Poisson 分布仮定のもと，次の尤度比検定統計量 G_M^2 で評価できる．

$$G_M^2 = -2\sum_{ij} d_{ij} \log \frac{\hat{d}_{ij}}{d_{ij}} \approx \chi^2_{\mathrm{df}}$$

である．図 1 に APC モデルのコホート効果の非線形成分の最尤推定値のパターンを示した．$k = 12$ (1930–39 年生まれ) を中心としたコホートに自殺が特異的に急増していることが観察されるが，モデルの適合度は $G^2 = 2539$ ($df = 30$) となりあまりよくない．これは年齢にかかわらず時代の影響の受け方が一定という少々非現実的なモデルとなっていることに原因がありそうである．自殺について考えれば，少なくとも年齢によって時代の影響が変化するという時代効果を年齢で層別した，次の AP$_s$C モデルが自然かもしれない：

$$\log E(d_{ij}) = \log N_{ij} + \mu + \alpha_i + \beta_j^{(m)} + \gamma_k$$

ここでは $m = 1, \ldots, M = 3$ として，次の慣例的な区切り方を採用しよう．

$$\beta_j^{(1)} : 20 \le t \le 34 \quad (\text{青年期})$$
$$\beta_j^{(2)} : 35 \le t \le 54 \quad (\text{中年期})$$
$$\beta_j^{(3)} : 55 \le t \le 79 \quad (\text{老年期})$$

このモデルを適用した結果のコホート効果の非線形成分の最尤推定値のパターンは省略するが，昭和初期世代の特異性がより明確に示され，適合度も $G^2 = 154$ ($df = 22$) と改善された．

［丹 後 俊 郎］

費用効果分析

cost-effectiveness analysis

多くの先進諸国では医療技術の発展などに伴う医療費増加が社会的課題となっている．そのような状況のなかで，限られた医療資源をより効率的に配分するため，**費用効果分析** (cost-effectiveness analysis; CEA) が医薬品を中心に行われるようになってきた．

1. 費用効果分析の基本的な考え方

費用効果分析は，**医療の経済評価** (economic evaluation) において比較対照があり，かつ費用と効果の双方を検討する分析手法である (Drummond *et al.*, 2005)．既存技術と比べて新規技術の価格は高いことが多いため，費用だけを比較することにはあまり意味がない．問題は，新規技術を導入することにより必要とされる追加的費用 (増分費用) が，追加的に得られる効果 (増分効果) と比べたときに「割に合うかどうか」ということである．

そこで，一般に費用効果分析においては，以下のような**増分費用効果比** (incremental cost-effectiveness ratio; ICER) という指標を用いて結果を提示する．

$$ICER = \frac{\text{増分費用}}{\text{増分効果}} = \frac{Cost_{\mathrm{A}} - Cost_{\mathrm{B}}}{Eff_{\mathrm{A}} - Eff_{\mathrm{B}}}$$

ただし A 群 (新技術群) の費用を $Cost_{\mathrm{A}}$，効果を Eff_{A}，同様に B 群 (既存技術群) 費用を $Cost_{\mathrm{B}}$，効果を Eff_{B} とする．

ここで，ICER は効果 1 単位を追加的に産出するのにいくらかかるかを表す指標である．例えば効果の単位が生存年で ICER が 200 万円であれば，「1 年追加的に生存するのに，あと 200 万円かかる」と解釈されうる．

ICER はその定義から値が小さいほど費用対効果に優れるので，得られた ICER の値があらかじめ定められている閾値 (threshold) より小さければ費用対効果に優れると判断される．

効果の単位として何を用いるかは分析の目的によるが，異なる疾患領域間での比較可能性を担保するために共通の効果尺度を用いたいことが多い．そこで汎用されるのが**質調整生存年** (quality adjusted life years; QALY) である．これは，QoL (効用値) で重み付けされた生存年であり，完全な健康状態を 1，死亡を 0 とし，例えば QoL が 0.6 の状態で 2 年間生存すれば 1.2 QALY と計算される．分母に QALY を用いた費用効果分析を費用効用分析 (cost-utility analysis; CUA) と呼ぶこともある．

費用効果分析の閾値について，一般に英国の **NICE** (National Institute for Health and Clinical Excellence) では 1 QALY 当たり £20000～£30000，米国では慣習的に$50000～$100000 と設定されることが多い．わが国においては明確なコンセンサスは存在しないが 1 QALY 当たり 500 万円から 600 万円程度までなら許容されることが多いようである (Shiroiwa *et al.*, 2009)．

[適用例]　英国の NICE において，アルツハイマー病 (AD) 治療薬のドネペジルは，費用対効果が悪いことを理由に中程度の重症度の AD 患者のみに使用が推奨され，軽度の患者には使用が推奨されていない．軽度患者の ICER は 1 QALY 当たり £61000 から £80000，中度では ICER が £39000 から £46000 と推定されている．

2. 打ち切りのある費用データの解析

近年，臨床試験のなかで費用データなどを収集する trial-based な費用効果分析が増加してきている．このような費用効果分析は，通常の有効性などの解析と同様に patient-level のデータを用いるので，医療経済的モデルを用いる model-based な費用効果分析よりも数学的な仮定が少なくロバストであると考えられる (ただし，一般化可能性などの点からは trial-based な費用効果分析に否定的な見解もある．例えば Sculpher *et al.*, 2006 を参照)．

臨床試験と並行して医療費用データを収集する場合に問題となるのは，生存時間解析と同様打ち切りの存在である．費用データにおいても平均費用の推定値として打ち切りを無視した単純平均を用いることは当然問題となる．また費用データは情報をもった打ち切り (informative censoring) であることが多いため，(生存時間の代わりに) イベント発生までの費用を用いた単純な Kaplan–Meier 推定量はバイアスをもった値となる．そこで，以下で紹介するようないくつかの平均費用の推定方法が提案されている．

以下に共通して，被験者 $i\ (= 1, 2, \ldots, n)$ についてイベント発生時間を T_i，打ち切り時間を C_i としたとき $\Delta_i = I(T_i \leq C_i)$ とする．ただし $I(\cdot)$ は indicator function である．

a. 期間区分法 (Lin の方法) (Lin *et al.*, 1997)

観察期間 $[0, L)$ を K 個の区間 $[a_k, a_{k+1})$

$(k=1,2,\dots,K)$ に分割し，小区間内での平均費用を求めた後に，それらを合計し全期間での平均費用を得る方法である．ただし $a_1=0, a_{K+1}=L$ である．$X_i=\min(T_i,C_i)$ とし，また区間 $[a_k,a_{k+1})$ での被験者 i の累積費用を $\tilde{M}_{ki}$ とする．ただし区間 $[a_k,a_{k+1})$ で打ち切りが起きている場合 $\tilde{M}_{ki}$ は $[a_k,C_i)$ の累積費用とする．ここで，区間 k の平均費用は

$$\hat{E}_k=\frac{\sum_{i=1}^n Y_{ki}\tilde{M}_{ki}}{\sum_{i=1}^n Y_{ki}}$$

と表せる．ただし，$Y_{ki}=I(X_i\geq a_k)$ である．よって時点 a_k での Kaplan–Meier 推定量を $\hat{S}_k$ とすると求める平均費用は

$$\hat{E}=\sum_{k=1}^K \hat{S}_k\hat{E}_k$$

本法で問題となるのは区間 K の個数であるが，K の個数の一義的な設定方法は存在しないので，データに対して適切な個数を選択すべきである．筆者の経験からは，ある程度の K を確保すれば，推定値は K に大きく依存しないことが多いようである．また，臨床的に意味のある期間 (例えばがんの化学療法における 1 サイクルの期間) が存在する場合は，それらを用いることが勧められるかもしれない．

b.　逆確率法 (inverse probability weighting method) (Bang and Tsiatis, 2000)

個人 i の累積費用を「打ち切りが起きない確率」で重み付けして，合計することにより平均費用を求める．打ち切りをイベントとしたときの Kaplan–Meier 推定量を $\hat{K}$ とする．このとき平均費用は

$$\hat{E}=\frac{1}{n}\sum_{i=1}^n\frac{\Delta_i M_i}{\hat{K}(T_i)}$$

ここで M_i は個人 i の全期間における累積費用である．本法は期間区分法と異なり，期間を区分する必要はない．また，全累積費用を用いればよいので，費用の履歴 (history) が不必要であることもメリットである．ただし，打ち切られた被験者の費用データは平均費用を用いる際に用いられていないので，場合によっては深刻なバイアスを生じうる．

期間区分法，逆確率法ともに解析的に平均費用の標準誤差を求める方法が提案されているが，式が煩雑であるので省略する．実用的にはブートストラップ法などにより信頼区間を構成する方が簡便であるかもしれない．

打ち切りのある費用データにおいて回帰モデルを用いたい場合は以下の方法がある．

c.　Lin の線形回帰モデル (Lin, 2000a)

$\mathbf{Y}$ を費用データ ($n\times 1$ ベクトル)，$\mathbf{Z}$ は計画行列 ($n\times p$ 行列) とすると推定したい未知パラメータを $\boldsymbol{\beta}$ ($p\times 1$ ベクトル) として線形回帰モデルは $\mathbf{Y}=\mathbf{Z}\boldsymbol{\beta}+\boldsymbol{\varepsilon}$ のように書ける．

時点 t において打ち切りをイベントとしたときの Kaplan–Meier 推定量を $\hat{K}$ とすると，$\boldsymbol{\beta}$ の最小 2 乗推定量は

$$\hat{\boldsymbol{\beta}}=\left\{\sum_{i=1}^n\frac{\Delta_i}{\hat{K}(T_i)}\mathbf{Z}_i^T\mathbf{Z}_i\right\}^{-1}\sum_{i=1}^n\frac{\Delta_i}{\hat{K}(T_i)}Y_i\mathbf{Z}_i^T$$

ただし，Y_i は個人 i の費用データ (スカラー)，$\mathbf{Z}_i$ は個人 i の共変量ベクトル ($1\times p$ ベクトル) である．

3.　打ち切りのある QALY データの解析

費用同様打ち切りのある場合，単純平均や Kaplan–Meier 推定量を用いて平均 QALY を推定するとバイアスが生じることが知られている．また論文などに記載されている生存期間の中央値に効用値を乗じることにより QALY を算出しているものもしばしば見受けるが，当然ながら QALY の期待値を過小推定することになる．

解析方法として期間区分法 (Willan *et al.*, 2003)，逆確率法 (Zhao and Tsiatis, 1997) と同様の原理を用いた解析が提案されており，ここでは，前者の方法を紹介する．

前節と同じく，被験者を $i\ (=1,2,\dots,n)$ とし，観察期間 L を K 個の区間 $[a_k,a_{k+1})(k=1,2,\dots,K)$ に分割することを考える．時間 t とともに変化する被験者 i の効用値を $q_i(t)$ (多くの場合 $0\leq q_i(t)\leq 1$ である) とおくと，被験者 i が区間 k で獲得できる QALY ($\tilde{Q}_{ki}$) は $q_i(t)$ の曲線下面積であり

$$\tilde{Q}_{ki}=\int_{a_k}^{a_{k+1}}q_i(t)dt$$

となる．ここで区間 k における平均 QALY は，$Y_{ki}=I(X_i\geq a_k)$ として，

$$\hat{Q}_k=\frac{\sum_{i=1}^n Y_{ki}\tilde{Q}_{ki}}{\sum_{i=1}^n Y_{ki}}$$

であるため，平均 QALY は以下の式で求められる．

$$\hat{Q}=\sum_{k=1}^K\hat{S}_k\hat{Q}_k$$

詳細は Willan and Briggs (2007) を参照されたい．

［白岩　健］

ロバスト推測

robust inference

1. ロバスト推測とは

ある実験をしていて，以下のような 10 個のデータ値が得られたとする：

$$5.6, 5.7, 5.4, 5.5, 5.8,$$
$$5.5, 5.3, 5.6, 5.4, 5.2.$$

このデータの標本平均は 5.5 である．ところで，データ測定中に，何らかの原因で，**外れ値** (または**異常値**，outlier) を観測することがある．例えば，最後のデータ値がタイプされるときに，誤って 5 が 2 回タイプされてしまったとする．このときの標本平均は 10.5 になる．

外れ値の混入：$5.2 \to 55.2$
標本平均　　：$5.5 \to 10.5$

標本平均 10.5 は，本来の意図するところをみているとは，とてもいえない．このように，データに外れ値が入っている場合には，何らかの対策が必要となりやすい．このように，外れ値に影響されにくい推定を**ロバスト推定** (robust estimation) といい，外れ値に影響されにくい統計的推測全体を**ロバスト推測** (robust inference) という．

なお，ロバスト推測という言葉は，広義の意味では，外れ値に限らず，何らかの悪影響に引きずられにくい統計的推測全体のことをいう．しかしながら，本項では，簡単のために，最も代表的な外れ値への影響に関する部分に焦点を絞ることにする．

外れ値に影響されにくいロバスト推測の単純なアイデアの 1 つは，データ値を眺めて外れ値と思われるものをあらかじめデータから外すことである．データ数が少なかったり，外れ値の度合いがひどいことが明らかであれば，そのようなことは簡単である．しかしながら，データ数が多かったり，実験自体を何度も繰り返す必要があったり，外れ値の度合いが明らかでなかったり，データが多次元であったりすると，データを眺める方法は大変である．このようなときには，外れ値の影響を，自動的かつ適度に抑える方法がほしい．本項では，そのような推測方法を説明する．

以下ではデータを $x_1, \ldots, x_n$ で表すことにする．

2. 単純なロバスト推定

まずは平均 μ をロバスト推定することを考えよう．最も単純で汎用的に用いられている推定値は，**中央値** (median) である：

$$\hat{\mu} = \mathrm{Med}(\{x_i\}) \quad (= m_x)$$

最初の例で，タイプミスがあった場合，中央値は次になる：

$$\mathrm{Med}(\{x_i\}) = (5.5 + 5.6)/2 = 5.55$$

これは平均の妥当な推定値であろう．

次に標準偏差 σ をロバスト推定することを考えよう．まず，**中央絶対偏差値** (median absolute deviation) と呼ばれる量を定義する：

$$\mathrm{MAD}(\{x_i\}) = \mathrm{Med}\left(\{|x_i - m_x|\}\right)$$

この量は，中央値に基づいているので，外れ値に強いと考えられる．標準偏差 σ の代表的なロバスト推定値として，この中央絶対偏差値を適当に正規化した量が提案されている：

$$\hat{\sigma} = \frac{\mathrm{MAD}}{0.6745}$$

その他にも分位点を利用したロバスト推定法も提案されている．

上述の推定値は，単純であり，非常に使いやすいけれども，その扱いには注意が必要である．平均の推定値としての中央値の妥当性は，データを発生するもとの分布が，正規分布のように，平均に関して対称であるときに保証される．また，標準偏差の推定値としての正規化された中央絶対偏差値の妥当性は，もとの分布が正規分布のときに保証される．例えば，外れ値の割合が大きくなると，それらのよさは必ずしも保証されない．

3. 発展的なロバスト推定

発展的なロバスト推定としては，**M 推定** (M-estimation) と呼ばれる枠組みが汎用的に使われている．パラメータ θ の推定値 $\hat{\theta}$ を，次の方程式の解として与えるのである：

$$\sum_{i=1}^{n} \psi(x_i; \theta) = 0$$

ただし，外れ値 x^* に対しては，関数 $\psi(x^*; \theta)$ の寄与が小さくなるように工夫する．

まずは平均 μ の単純な推定を考えてみよう．外れ値に対処することを考えなければ，標本平均 $\bar{x} = (x_1 + \cdots + x_n)/n$ で推定することは妥当だろう．これは，上述の M 推定の表現に合わせれば，次のようになる：

$$\sum_{i=1}^{n}(x_i-\mu)=0$$

次に平均 μ をロバスト推定することを考えよう．いま，モデル分布が，平均が μ で標準偏差が σ の正規分布 $\phi(x;\mu,\sigma^2)$ であったとしよう．外れ値の典型的な性質のひとつは，その生起確率が小さいことなので，外れ値 x^* に対して $\phi(x^*;\mu,\sigma^2)$ は小さくなるだろう．そこで，推定方程式において，外れ値の寄与を小さくするために，平均 μ の推定値 $\hat{\mu}$ を，次の方程式の解として与えることにしよう：

$$\sum_{i=1}^{n}\phi(x_i;\mu,\sigma^2)(x_i-\mu)=0$$

これは M 推定のひとつである．この方法は，外れ値の割合がある程度は大きくなっても，そのよさが保証される．

最初の例で，タイプミスがあった場合に，上記の推定方法を適用してみる．ただし，標準偏差は，外れ値を除外したデータの標本標準偏差の近似値 0.158 であったと仮定してみる．そのとき，推定値は，$\hat{\mu}=5.517$ となった．

もちろん，上述の考え方は，標準偏差の推定にも適用できる．ただし，若干の工夫が必要である．また，上述の考え方は，より一般の分布に対する，より一般のパラメータの推定に対しても，発展することができる．推定値を得るための簡単なアルゴリズムも存在する．詳しくは，藤澤 (2008) や Fujisawa and Eguchi (2008) を参照されたい．

そのほかにもさまざまなロバスト推定法が提案されている．中央値をより一般的な形式に拡張したものとして**刈り込み平均** (trimmed mean) がある．刈り込み平均は，中央のデータだけでなく，その周辺のデータもある程度は使う標本平均のことである．M 推定の中心的な役割を果たす関数 ψ としては，Huber や Hampel の提案した関数や，biweight と呼ばれる関数もある．また，L 推定や R 推定と呼ばれる方法もある．さらに，回帰モデルへ適用するためのロバスト推定法もある．最近の発展に関しては，Maronna *et al.* (2006) を参照されたい．

4.　ロバスト推定量の分布

ここでは M 推定の場合を考えよう．適当な条件のもとでは，標本数 n が十分に大きい場合に，推定量 $\hat{\theta}$ は次の漸近的性質をもつ：

$$\sqrt{n}\left(\hat{\theta}-\theta^*\right)\xrightarrow{d}N\left(0,\sigma^2(\theta^*)\right)$$

ここで，θ^* は，M 推定の方程式の標本レベルでの解であり，通常は，パラメータ θ の真値の近似値であり，もしも外れ値が存在しないならば，パラメータ θ の真値に一致する．また，

$$\sigma^2(\theta)=\frac{I(\theta)}{J(\theta)^2}$$
$$J(\theta)=E\left[\frac{d}{d\theta}\psi(x;\theta)\right]$$
$$I(\theta)=E\left[\psi(x;\theta)^2\right]$$

である．一般的な話は，Huber (1981)，Hampel *et al.* (1986)，Maronna *et al.* (2006) などを参照されたい．

5.　ロバスト検定

パラメータ θ に関して，帰無仮説 $H:\theta=0$ に関する検定を考えることにしよう．先ほどの M 推定量の漸近的性質から，次の検定統計量が自然に考えられる：

$$T=\frac{\hat{\theta}}{\sigma(\hat{\theta})}$$

標準正規分布の両側 $100\alpha\%$点を $z_{\alpha/2}$ で表したとき，有意水準が近似的に α である棄却域として，$|T|>z_{\alpha/2}$ を提案することができる．

6.　ロバスト性の尺度

われわれはさまざまなロバスト推定法を提案することができる．そのとき，ロバスト推定法のよさは，どのようにして測るとよいであろうか．

そのよさを測る代表的な尺度は**影響関数** (influence function) である．外れ値が混在した場合に，ロバスト推定が，点推定として，どのくらい影響されるかを測る尺度である．

別の尺度としては**破局点** (breakdown point) がある．これは，ロバスト推定が，どのくらいの外れ値の割合まで，推定値として破局を迎えずに済むか，という尺度である．［藤 澤 洋 徳］

測定誤差の評価

correction of model for measurement error

回帰モデルは目的変数 Y といくつかの共変量 $Z = (z_1, \ldots, z_m)$ とからなり，通常 Z は定数，Y は確率変数とされ，Z が与えられたときの Y の条件付き確率分布がいくつかのパラメータを用いて指定される．観察されたデータをもとにパラメータの値が推定され，仮説検証に利用される．実験では Z の値は実験者が定めることができるが，臨床試験や環境リスク評価などでは Z の値は誤差を伴い観察される値 (X) であることが多い．通常の回帰モデルの統計解析法は，Z の値は精確に測定された定数であることを仮定している．例えば，年齢，性別，身長などのように，対象に固有の値は精確な値と考えられるが，血圧などの臨床検査値，推定被爆線量，毎日の栄養摂取量などはそれ自身確率変数と考えられるので，回帰モデルの共変量に用いて通常の解析法によりパラメータ推定を行うと推定値は偏る傾向にある (Carroll *et al.*, 1995).

しかし，例えば血圧などの臨床検査値の個人内変動が個人間変動より十分小さいならば，血圧と目的変数 (例えば高血圧性疾患) との関連を求めることは原理的に可能なはずである．その場合，血圧の値はいつの値とすべきか．それは解析の目的によるが，長期にわたっての平均値 (今後**真の血圧値**と呼ぶ) の影響に興味があるときは，ある日の血圧の測定値は**測定誤差** (= 観測値 − 真値) を伴う共変量となる．

ここでは，測定誤差を無視して通常の統計解析法を適用 (単純に Z に X を代入して解析) したときの問題点と対策について解説する．

1.　測定誤差の例

実際に Y に影響を与えている変数 Z を真値，Z の不偏な推定値 X を**代理変数** (surrogate) と呼ぶ．簡単のために 1 変量の場合を扱うが，多変量への拡張は容易である．Z と X の相関係数を $\mathrm{Corr}(Z, X)$ と書く．まず測定誤差の例をあげる．

心臓病のコホート調査で有名なフラミンガム研究では，血圧の測定誤差を考慮して，1 回の検診で 3 回血圧の測定を行った．最高血圧 140 以上を高血圧とみなすと，最初の検査は高血圧だが 2 回目は正常，その逆に最初は正常だが 2 回目が高血圧とされる割合がそれぞれ 17%程度存在する．このように大きな測定誤差を含む検査値を用いて，治療直前の値 (baseline) と治療後の値 (評価値) との差を目的変数として治療効果判定することには，さまざまな問題のあることが繰り返し議論されている (Chan *et al.*, 2004).

腫瘍が完全消失 (complete repression)，部分消失 (partial repression)，安定 (stable)，進行 (progresive disease) のどれであるかを評価変数に用いる臨床試験では，体外からの画像診断のため，**誤判定**は避けがたい．このため消失か非消失かの 2 分類にするのが一般的であるが，それでも 5%程度の誤りは避けがたいとする報告もある．

2.　検出力低下

代理変数を用いると，検出力が低下する．**Pitman 漸近相対効率** (asymptotic relative efficiency) を計算することにより，X を用いたときの検出力を，Z を用いたときの検出力と同じに保つには，$\mathrm{Corr}(Z, X)^{-2}$ 倍の標本サイズを必要とする．わかりづらいので式で表現すると：

$$X\text{ のときの症例数} = Z\text{ のときの症例数} \times \mathrm{Corr}(Z, X)^{-2}$$

例えば真値 Z を用いたときの必要症例数が 100 と算出され，Z の代理変数 X と Z の相関係数が 0.8 であったとすると，X を用いるときに必要な症例数は $100/0.64 = 156$ と計算される．X と Z の相関係数が 0.7 であったとすると，$100/0.49 = 204$ 例となる．この公式は Cox 回帰モデル (Lagakos, 1988)，線形重回帰モデル，ロジスティック回帰モデルなどよく用いられるほとんどの回帰モデルで成立する．

3.　目的変数の測定誤差

目的変数における測定誤差は，線形回帰モデルでは問題ないが，非線形モデルでは問題になる．遺伝子と治療効果の関連 (genetic-disease association) の研究の再現性の悪さの主な原因のひとつに，遺伝子型や表現型における誤分類があげられており，特にケース–コントロール研究において深刻とされている (Todd, 2006; Manly, 2005)．一方，遺伝子型と腫瘍縮小効果との関連のためのコホート研究に用いられるロジスティック回帰モデルでは，独立変数は遺伝子型，目的変数は腫瘍のサイズ (縮小したとき $Y = 1$，しないとき $Y = 0$) とされるが，$Y = 0(1)$ を誤って $Y = 1(0)$ と判定することによる誤分類の Pitman 漸近相対効率は，上の共変量のための公式と正確に一致することが示された (Yamada *et al.*, 2009)．Gordon *et al.* (2002) も誤分類を考慮した検出力を求めるシミュレーションプログラムを公開しているが，Yamada *et al.* (2009) のシミュレーションは少ないパラメータで検出力を求めることができる．

4. 推定値の偏り

共変量における測定誤差はパラメータ推定にも影響を与える (中村，2001)．測定誤差による偏りを修正し漸近的に不偏な推定値を得るための方法がさまざまなモデルで研究されている (Carroll *et al.*, 1995; Nakamura, 1990)．通常**古典的誤差モデル** $X = Z + \varepsilon, \varepsilon \sim N(0, \sigma^2)$ を仮定し，σ は既知あるいは一致推定量の存在を仮定する (σ も推定すべきパラメータとすると unidentifiable になるため)．Z に適当な分布を仮定できる場合 (structural model) は漸近的に不偏なパラメータ推定法は比較的容易に構成できるが，そうでない場合は Z を定数として扱うことになり (functional model)，Schneeweiss (2006) が簡潔に要約している．誤分類を伴う離散変量をロジスティックモデルの共変量に用いるときの偏り修正法は Akazawa *et al.* (1998) で開発された．

5. Berkson タイプの誤差

石田ほか (2009a) は放射線影響研究所にて 2004〜2006 年に測定された腹囲を目的変数，いくつかの臨床検査値を説明変数とする線形回帰モデルをつくり，そのモデルを用いて 10 年前の腹囲の推定値を求め，その推定値をコホート研究に利用することで，メタボリック症候群の死亡リスクを推定した．しかし，用いた腹囲は推定値なので，実測値を用いて得た結果に比べて偏りを生じる．Ishida *et al.* (2009b) はこの偏りを修正する比例ハザードモデルを開発した．

腹囲を y，その他の検査値を $\mathbf{x}$ とし，y は $\mathbf{x}$ を共変量とする線形回帰モデル

$$y = \alpha + \mathbf{x}^T \beta + \varepsilon,\ \varepsilon \sim N(0, \sigma^2) \qquad (1)$$

に従うとする．(1) に従うサイズ n の標本を $D = \{(\mathbf{x}_1, y_1), \ldots, (\mathbf{x}_n, y_n)\}$ とする．最小 2 乗法による回帰係数の推定値を $\mathbf{b}$ とし $f(\mathbf{x}) = \bar{y} + \mathbf{x}^T \mathbf{b} = \bar{y} + (\mathbf{x} - \bar{\mathbf{x}})^T \mathbf{b}$ とする．

10 年前の腹囲 (y^*) と臨床検査値 ($\mathbf{x}^*$) について考える．$\mathbf{x}^*$ は既知であるが，y^* は未知とし，$(\mathbf{x}^*, y^*)$ も回帰モデル (1) に従うと仮定する．$w^* = f(\mathbf{x}^*)$ と書くと，$y^* - w^*$ は平均 0，分散 $V(y^* - w^*) = V(y^*) + V(w^*) = \sigma^2\{1 + (1/n) + \mathbf{x}^{*T}(X^T X)^{-1}\mathbf{x}^*\}$ の正規分布に従う．ただし，$\mathbf{x}^* = \mathbf{x}^* - \bar{\mathbf{x}}$．ここで n が大きいとき，{ } 内は近似的に 1 に等しいので，近似的に $y^* = w^* + \varepsilon^*, \varepsilon^* \sim N(0, \sigma^2)$ と書き直せる．この式は，未知の真値 y^* は w^* を平均値にもつ確率変数であること，すなわち推定値 w^* は近似的に Berkson type の誤差であることを示す．

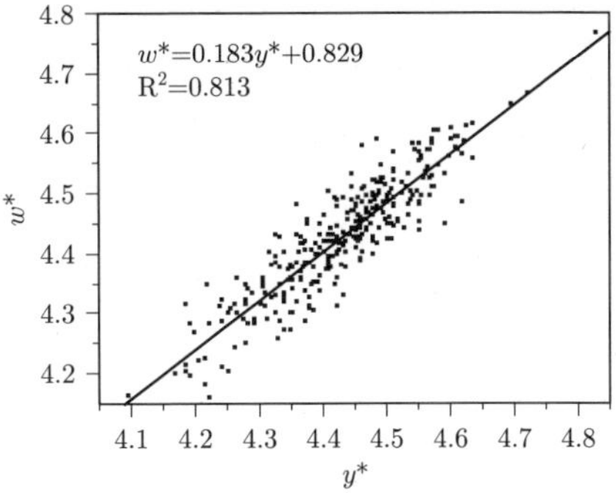

図 1

Berkson type の誤差に従う共変量をもつ非線形回帰モデルの汎用的解析法は未開発である (Carroll *et al.*, 1995)．そこで Ishida *et al.* (2009c) は以下の方法を考案した．$D^* = \{(\mathbf{x}_1^*, y_1^*), \ldots, (\mathbf{x}_m^*, y_m^*)\}$ を D と同一の多変量正規母集団からの無作為標本とする．$f(\mathbf{x}^*)$ は $\mathbf{x}^*$ の 1 次結合なので，(w^*, y^*) は 2 変量正規分布に従う．このことから，w^* は y^* を共変量とする線形回帰モデルに従う．その回帰式を

$$w^* = \alpha_0 + \alpha_1 y^* + \varepsilon,\ \varepsilon \sim N(0, \sigma^{*2})$$

とする．ここで，$u = (w^* - \alpha_0)/\alpha_1$ とおけば，

$$u = y^* + \varepsilon^*,\ \varepsilon^* \sim N(0, (\sigma^*/\alpha_1)^2)$$

となる．すなわち，u は古典的誤差モデルに従う共変量となる．したがって，研究がよくなされている修正尤度法 (中村，2001; Augustin, 2004; Zucker *et al.*, 2008) を適用することが可能となる．実際 Ishida *et al.* (2009c) で得た散布図に回帰モデルをあてはめることにより，$\alpha_0 = 0.829$, $\alpha_1 = 0.813$, $\sigma^* = 0.042$ を得た．これより修正尤度法で用いる測定誤差の SD は $SD(\varepsilon^*) = \sigma^*/\alpha_1 = 0.052$ と計算される．この方法による修正推定値は粗推定値よりも約 30% 絶対値が大きくなった (Ishida *et al.*, 2009d)．

［石田紀子・中村　剛］

III

統計数理

中心極限定理と大数の法則

central limit theorem and law of large number

1. 中心極限定理

$X_1, X_2, \ldots$ を互いに独立で同じ分布に従う確率変数とする．このとき $E(X_i) = \mu$, $\mathrm{Var}(X_i) = \sigma^2 > 0$ が存在するならば，$\bar{X} = \sum_{i=1}^n X_i/n$ に対して

$$\lim_{n\to\infty} P\Big(\frac{\sqrt{n}(\bar{X}-\mu)}{\sigma} \le x\Big) = \Phi(x)$$

が成り立つ．ただし $\Phi(x)$ は標準正規分布 $N(0,1)$ の分布関数である．したがって $\bar{X}$ を標準化した $\sqrt{n}(\bar{X}-\mu)/\sigma$ は近似的に標準正規分布に従う．このとき $\sqrt{n}(\bar{X}-\mu)/\sigma$ は標準正規分布 $N(0,1)$ に**法則収束**するといい，$\sqrt{n}(\bar{X}-\mu)/\sigma \to N(0,1)$ in D と表記する．この結果は**中心極限定理**と呼ばれ，統計的推測における大標本理論の基礎になるものである．

$X_1, X_2, \ldots$ を互いに独立で同じ Bernoulli 分布 $P(X_i = 1) = p, P(X_i = 0) = 1-p$ に従う確率変数とすると $X = \sum_{i=1}^n X_i$ は 2 項分布 $B(n,p)$ に従う．このとき中心極限定理を適用すると X を標準化した $(X-np)/\sqrt{np(1-p)}$ は近似的に標準正規分布に従う．図 1 では標準化した 2 項分布 $B(5, 0.2)$, $B(20, 0.2)$ の確率を線で結んだものと，標準正規分布の密度関数の比較を行っている．$n = 20$ のときはもちろん，$n = 5$ のときでも近似はかなりよいことがわかる．

中心極限定理は，確率論の重要な道具である**特性関数**についての**連続定理**を使って証明することができる．この中心極限定理が成り立つことから，正規分布は非常に重要な分布となり，連続的なデータに対する統計的推測においては，正規分布を仮定していろいろ議論していくことが多い．例えば**母平均** $\mu = E(X_1)$ の信頼区間の構成を考えると，分散 $\sigma^2 = \mathrm{Var}(X_1)$ が既知で，母集団分布が正規分布のときは z_α を標準正規分布 $N(0,1)$ の**上側 $\boldsymbol{\alpha}$ 点**とするとき，信頼係数 $1-\alpha$ の信頼区間に対して

$$P\Big(\bar{X} - \frac{\sigma}{\sqrt{n}} z_{\alpha/2} \le \mu \le \bar{X} + \frac{\sigma}{\sqrt{n}} z_{\alpha/2}\Big) = 1-\alpha \quad (1)$$

が正確に成り立つ．母集団分布が正規分布でなくても，標本数が大きくて分散が存在すれば中心極限定理より近似的に (1) 式 が成立し，近似信頼区間が構成できる．

2. 大数の法則

中心極限定理は $\sqrt{n}$ 倍すると $\bar{X}-\mu$ は漸近的に確率分布をもつことを示している．したがって $\bar{X}-\mu$ はゼロに確率の意味で収束することが予想できる．実際確率論の結果を利用すると，$\bar{X}$ は μ に**概収束** (**大数の強法則**) することが示される．統計的には**確率収束** (**大数の弱法則**) で議論することが多い．この性質を**大数の法則**と呼ぶ．当然概収束の方が収束としては強く，概収束すると確率収束することが示せる．また確率収束すると法則収束するという一般的な性質が成り立つ．確率変数の収束としては概収束が一番強い結果であるが，統計的推測では法則収束と確率収束が議論されることが多い．標本平均 $\bar{X}$ に対しては次のことが成り立つ．

$X_1, X_2, \ldots$ を互いに独立で同じ分布に従う確率変数とする．このとき $E|X_i| < \infty$ ならば，任意の $\varepsilon > 0$ に対して

$$\lim_{n\to\infty} P\big(|\bar{X}-\mu| < \varepsilon\big) = 1 \quad (2)$$

が成り立つ．これを $\bar{X} \to \mu$ in P と表記し，$\bar{X}$

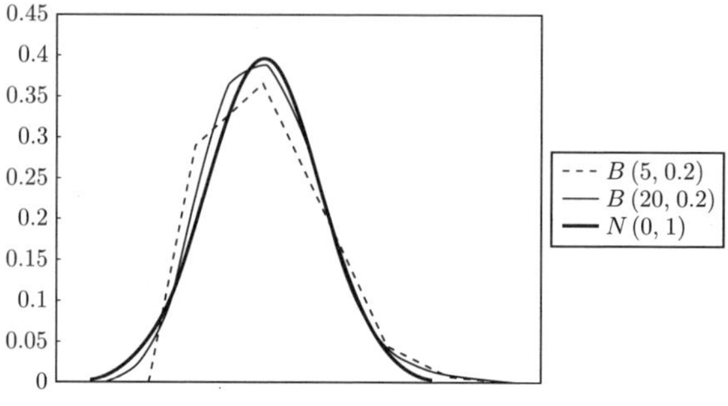

図 1 標準化 2 項分布と $N(0,1)$

は μ に確率収束するという．$\bar{X}$ は μ の**一致推定量**であると統計的には呼ばれる．統計的な解釈としては，標本数を増やすと確率の意味で推定したい母数に収束することを表しており，最も基本的な性質である．入門的なテキストでは **Chebyshev の不等式**を用いて，分散が存在するときに (2) 式が成り立つことが示されている．この一致性はほとんどの推定量がもっており，複雑な推定量に対しても確率論の結果を利用して示すことができる．例えば標本分散についても $\sigma^2 = V(X_i)$ が存在すれば

$$\hat{\sigma}^2 = \frac{1}{n-1}\sum_{i=1}^{n}(X_i - \bar{X})^2 \to \sigma^2 \text{ in } P$$

が成り立つ．最尤推定量についても適当な条件の下で真の母数に確率収束することが示せる．

3. 統計的推測への応用

Student 化や変換などの統計的処理後の漸近正規性を示すための有用な道具として，確率変数の確率収束，法則収束の性質を組み合わせた **Slutsky の定理**がある．例えば

$$X_n \to X \text{ in } D,$$
$$Y_n \to c \text{ in } P,$$
$$Z_n \to 0 \text{ in } P$$

が成り立つとき

$$X_nY_n + Z_n \to cX \text{ in } D$$

となる．これを利用すると，Student 化標本平均 $\sqrt{n}(\bar{X}-\mu)/\hat{\sigma}$ も近似的に標準正規分布に従うことが示せる．この結果を利用して分散が未知のときでも，近似信頼区間の構成が可能となる．すなわち

$$P\Big(\bar{X} - \frac{\hat{\sigma}}{\sqrt{n}}z_{\alpha/2} \le \mu \le \bar{X} + \frac{\hat{\sigma}}{\sqrt{n}}z_{\alpha/2}\Big)$$
$$\approx 1-\alpha$$

が成り立つ．この近似に基づく近似信頼区間の方が実用的である．

4. 比率の区間推定

世論調査での支持率，不良率，罹病率などの推測では 2 項分布を使って正確な確率を計算することができる．しかし標本数 n が大きいときの計算は煩雑になるために正規分布での近似が利用される．X を n 個の標本のうち条件を満たす個数とすると X は 2 項分布 $B(n,p)$ に従う．また比率 p の推定量 $\hat{p} = X/n$ は一致性をもつことが示せる．よって中心極限定理と Slutsky の定理より

$$1-\alpha \approx P\Big(\hat{p} - \sqrt{\frac{\hat{p}(1-\hat{p})}{n}}z_{\alpha/2}$$
$$\le p \le \hat{p} + \sqrt{\frac{\hat{p}(1-\hat{p})}{n}}z_{\alpha/2}\Big)$$

の両側信頼区間が構成できる．

5. Lindeberg–Feller の定理

2 標本統計量などの中心極限定理を扱うときには，同一分布の仮定を緩めた **Lindeberg–Feller の定理**が必要になる．$X_1, X_2, \ldots$ を同一分布とは限らないが，互いに独立な確率変数で，$E(X_k) = 0$ $(k = 1, 2, \ldots)$ とする．さらに $\sum_{k=1}^{n} \mathrm{Var}(X_k) = B_n^2$ とおくとき

$$\frac{\sum_{k=1}^{n} X_k}{B_n} \to N(0,1) \text{ in } D$$

かつ任意の $\varepsilon > 0$ に対して

$$\max_{1\le k\le n} P(|X_k| > \varepsilon B_n) \to 0$$

が成り立つための必要十分条件は

$$B_n^{-2}\sum_{k=1}^{n}\int_{|x|\ge\varepsilon B_n} x^2 dF_k(x) \to 0 \qquad (3)$$

である．(3) 式は **Lindeberg 条件**と呼ばれている．

6. 一般の統計量の中心極限定理

標本平均に限らず統計的推測で使われる**順位統計量**，標本平均の拡張である $\boldsymbol{U}$ **統計量**などを標準化したものは，適当な条件のもとで漸近的に正規分布に従う．すなわち，統計量 $T_n = T_n(X_1, \ldots, X_n)$ に対して

$$P\left(\frac{T_n - E(T_n)}{\sqrt{\mathrm{Var}(T_n)}} \le x\right) \approx \Phi(x) \qquad (4)$$

が成り立つ．例えば，分布を特徴づける母数 θ の**最尤推定量** $\hat{\theta}$ $(= T_n)$ は，確率関数や密度関数が適当な条件を満たせば (4) 式が成り立つことが示せる．すなわち尤度関数を真の母数の周りで Taylor 展開して，互いに独立で同じ分布に従う確率変数の和で近似してやることにより，漸近正規性が示せる．

また確率収束する分散の推定量 $\widehat{\mathrm{Var}(T_n)}$ を代入した Student 化統計量

$$[T_n - E(T_n)]/\sqrt{\widehat{\mathrm{Var}(T_n)}}$$

は漸近的に正規分布に従う．仮説検定や信頼区間を構成するときは，Student 化統計量についての漸近分布を求める必要がある．特に高次の漸近理論に基づく推測のときは，近似精度を改良するためには Student 化統計量の漸近分布から議論する必要がある．　［前 園 宜 彦］

漸近的近似と漸近展開

approximation and asymptotic expansion

1. 漸近近似

標本平均のような単純な統計量については中心極限定理と Slutsky の定理を利用して，統計量の漸近正規性を示すことができる．これとは別に**条件付き期待値**を利用して統計量の漸近的性質を調べる**射影法**もよく利用される．統計量 $T_n = T_n(X_1, \ldots, X_n)$ に対して $E|T| < \infty$ のとき

$$g(X_i) = E(T|X_i), \quad i = 1, \ldots, n$$

とおくと適当な条件のもとで

$$T_n - E(T_n) = \frac{1}{n}\sum_{i=1}^{n} g(X_i) + (\text{誤差項})$$

が成り立ち，右辺に中心極限定理を適用すると漸近正規性が示せる．通常 $\mathrm{Var}(T_n)$ は n^{-1} のオーダーであるから

$$\frac{T_n - E(T_n)}{\sqrt{\mathrm{Var}(T_n)}} \to N(0,1) \text{ in } D$$

が成り立つ．この方法で**順位統計量**や**最尤推定量**の漸近正規性が示されている．高次の漸近理論の場合は，条件付きを利用して共分散の意味で直交する Hoeffding 分解を使って統計量の近似を求めることができる．また微分を拡張した概念を使った von Mises 展開を利用すると同じように高次の近似を求めることができる．これらの近似を利用すると，漸近バイアス，漸近平均 2 乗誤差などの表現を求めることができて，高次の漸近的性質を調べることができる．

2. Edgeworth 展開

データ数に制約があるときの統計的推測においては，中心極限定理では不十分な場合がある．このようなときに中心極限定理の精密化である **Edgeworth 展開**が有用になる．$X_1, \ldots, X_n$ を互いに独立で同じ分布 $F(x)$ に従う確率変数で $E(X_1) = \mu$, $\mathrm{Var}(X_1) = \sigma^2$ とする．このとき標本平均 $\bar{X}$ を標準化した

$$\frac{\bar{X} - E(\bar{X})}{\sqrt{\mathrm{Var}(\bar{X})}} = \sum_{i=1}^{n} \frac{X_i - \mu}{\sqrt{n}\sigma}$$

の特性関数 $\varphi_n(t)$ の近似を反転させて，正規近似の改良である Edgeworth 展開を求めることができる．その展開は

$$\begin{aligned} G_{k-1}(x) = \Phi(x) &+ n^{-1/2}\phi(x)Q_1(x) \\ &+ n^{-1}\phi(x)Q_2(x) + \cdots \\ &+ n^{(1-k)/2}\phi(x)Q_{k-1}(x) \end{aligned}$$

で与えられる．ただし $\Phi(x)$, $\phi(x)$ は標準正規分布 $N(0,1)$ の分布および密度関数で

$$Q_1(x) = -\frac{\kappa_3}{6}H_2(x)$$

$$Q_2(x) = -\frac{\kappa_4}{24}H_3(x) - \frac{\kappa_3^2}{72}H_5(x)$$

などである．ここで $H_\ell(x)$ は

$$\phi^{(\ell)}(x) = (-1)^\ell H_\ell(x)\phi(x)$$

を満たす **Hermite 多項式**である．具体的には

$$\begin{aligned} &H_2(x) = x^2 - 1,\ H_3(x) = x^3 - 3x \\ &H_4(x) = x^4 - 6x^2 + 3 \\ &H_5(x) = x^5 - 10x^3 + 15x \end{aligned}$$

である．この展開が数学的に厳密な意味で成り立つためには $E(|X_j|^{k+1}) < \infty$ $(k \geq 2)$ と **Cramér の条件**

$$\lim_{|t|\to\infty} |E(\exp\{itX_j\})| < 1$$

が必要で，これらの条件が満足されていれば

$$\begin{aligned} \sup_x \left| P\left\{ \frac{\bar{X} - E(\bar{X})}{\sqrt{\mathrm{Var}(\bar{X})}} \leq x \right\} - G_{k-1}(x) \right| \\ = o(n^{(1-k)/2}) \end{aligned} \tag{1}$$

となる．統計的推測でよく利用されるのは $n^{-1}(k = 3)$ の項までの展開である．

具体例として X_i が自由度 1 のカイ 2 乗分布に従う場合を考えてみよう．カイ 2 乗分布の再生性より $\sum_{i=1}^{n} X_i$ は自由度 n のカイ 2 乗分布に従うから正確な確率を求めることができる．次の表 1 は $n = 5, 10$ のときの正確な確率と n^{-1} までの Edgeworth 展開の表である．最初の 2 行が $n = 5$ のときで，後半の 2 行が $n = 10$ である．

表 1　カイ 2 乗分布の Edgeworth 展開

x	-1	0	1	2
正確	0.1289	0.5841	0.8525	0.9547
$G_2(x)$	0.1304	0.5841	0.8696	0.9512
正確	0.1467	0.5595	0.8475	0.9590
$G_2(x)$	0.1445	0.5595	0.8555	0.9672

3. 一般の統計量の Edgeworth 展開

一般の統計量についても Edgeworth 展開がいろいろな設定のもとで求められている．特に多変量解析において利用される統計量の分布は，母集団に正規分布を仮定するパラメトリックな状況においても，正確な分布の導出は難しい場合が多い．このような問題に対して，利用する統計量の特性関数の近似の導出とその反転である漸近展開がいろいろな統計量に対して求められている (Siotani *et al.*, 1985; Fujikoshi and Yanai, 1993 参照).

パラメトリックな設定のもとでの統計的仮説検定問題では，分散やキュムラントの値が求まることもある．また理論的な性質を議論するときには，具体的に分散やキュムラントに特定の値を代入して比較することも有用である．しかし実用的な観点からは，分散やキュムラントを推定量で置き換える必要がある．これらを代入すると確率構造が変わるために (1) 式は成立しなくなり，推定による影響を含めて議論する必要がでてくる．このための方法が**正規化変換**と呼ばれるものである．ここでは統計量を標準化するときの標準偏差の項に推定量を代入した Student 化統計量の Edgeworth 展開を考えてみよう．

母数 θ に関連した統計量 $T_n = T_n(X_1, \ldots, X_n)$ を分散の推定量 $\widehat{\mathrm{Var}(T_n)}$ を使って Student 化した統計量に対して，適当な条件のもとで

$$P\left\{\frac{T_n-\theta}{\sqrt{\widehat{\mathrm{Var}(T_n)}}} \le z\right\} = \Phi(z) - \phi(z)\left\{n^{-1/2}P_1(z) + n^{-1}P_2(z)\right\} + o(n^{-1})$$

が成り立つ．ここで

$$P_1(z) = \delta + \frac{\kappa_3 H_2(z)}{6}$$

$$P_2(z) = \left\{\frac{\delta^2}{2} + \lambda_1 + \frac{\lambda_2}{4}\right\} z + \left\{\frac{\delta\kappa_3}{6} + \frac{\kappa_4}{24}\right\} H_3(z) + \frac{\kappa_3^2}{72} H_5(z)$$

$$E\left[\frac{T-\theta}{\sqrt{\widehat{\mathrm{Var}(T)}}}\right] = n^{-1/2}\delta + o(n^{-1/2})$$

である．ここで δ はバイアス，λ_1，λ_2 は 2 次のモーメントに関連した母数で，κ_3，κ_4 は 3 次および 4 次のキュムラントである．この展開は標準化統計量のものとは $n^{-1/2}$ の項においても異なっている．信頼区間の構成で，標準化統計量の Edgeworth 展開を求め，展開の各項に推定量を代入しただけでは，近似の改良にはならないことに注意しておく必要がある．

4. Cornish–Fisher 展開

Edgeworth 展開を反転したものが **Cornish–Fisher 展開**と呼ばれるものである．z_α を標準正規分布 $N(0,1)$ の $\boldsymbol{\alpha}$ 点とすると

$$Q(\alpha) = z_\alpha + n^{-1/2}P_1(z_\alpha) + n^{-1}P_3(z_\alpha)$$

で与えられる．ただし

$$P_3(z_\alpha) = \frac{\kappa_4}{24}H_3(z_\alpha) - \frac{\kappa_3^2}{36}(2z_\alpha^3 - 5z_\alpha) + \left(\lambda_1 + \frac{\lambda_2}{4}\right) z_\alpha$$

である．この展開をもとにすると θ の信頼係数 $1-\alpha$ の近似両側信頼区間は

$$T - Q\left(1-\frac{\alpha}{2}\right)\sqrt{\widehat{\mathrm{Var}(T)}} \le \theta \le T - Q\left(\frac{\alpha}{2}\right)\sqrt{\widehat{\mathrm{Var}(T)}}$$

で与えられる．

Lai and Wang (1991) は統計量が漸近的に $\boldsymbol{U}$ **統計量**である場合の Edgeworth 展開を求めている．**Hoeffding** (1961) **分解** (***H* 分解**) を利用すると，多くの Student 化統計量が漸近的に U 統計量であることが示される．そのとき分散の推定量の構成方法としては**ジャックナイフ分散推定量**が汎用性のあるものとして考えられる．Maesono (1997) はジャックナイフ分散推定量を利用した Student 化 U 統計量について，n^{-1} の項までの Edgeworth 展開を求めている．

［前 園 宜 彦］

仮説検定

hypotheses testing

1. 識別性をもつ統計モデル

統計的仮説検定 (statistical hypotheses testing) は，統計的推測 (statistical inference) の基本的な考え方のひとつである．一般に統計的推測においては，観測値 X をある密度関数 $f_\theta(x)$ に従う確率変数と考える．ここで密度関数の関数形は既知であるが，関数に含まれるパラメータ (母数) θ の値は未知とする．X の取りうる値の全体 (標本空間) を $\mathcal{X}$，また θ の取りうる値の全体 (パラメータ空間) を Θ とおく．Θ は適当な次元の Euclid 空間の部分集合と考える．

密度関数の全体

$$\mathcal{P} = \{f_\theta | \theta \in \Theta\}$$

を統計モデルと呼ぶ．θ は密度関数 f_θ を識別する "ラベル" である．$f_{\theta_1}(x) = f_{\theta_2}(x)$ a.s. $\Rightarrow \theta_1 = \theta_2$ が成り立つならば，$\mathcal{P}$ は識別性をもつ統計モデルという．これから述べる仮説検定は，パラメータ θ に関する命題の真偽を判定する手順であるが，統計モデル $\mathcal{P}$ が識別性を有すれば，それは密度関数に関する命題と考えることができる．

2. 棄却域・受容域

Θ_0 を Θ の真部分集合とする．**仮説検定**とは，観測値 X (標本，サンプルなどともいう) に基づいて，**帰無仮説** (null hypothesis) と呼ばれる θ に関する命題

$$H_0 : \theta \in \Theta_0$$

の真偽を判定することである．その目的のために，**対立仮説** (alternative hypothesis)

$$H_1 : \theta \in \Theta_1$$
$$(\Theta_1 = \Theta \setminus \Theta_0 \text{ は } \Theta_0 \text{ の補集合})$$

と呼ばれる仮説を想定し，2 つの仮説 H_0, H_1 を比較する形で H_0 の真偽を判定する．仮説 H_i $(i = 0, 1)$ のパラメータ空間 Θ_i が 1 点からなる場合，その仮説を単純仮説と呼ぶ．また複数の点からなる仮説を複合仮説という．

仮説検定では，標本空間 $\mathcal{X}$ を棄却域 C と受容域 $A = \mathcal{X} \setminus C$ に排反分割し，観測値 X の値によって以下の手続きを行う：

$X \in C \Rightarrow H_0$ を棄却する
$X \in A \Rightarrow H_0$ を棄却しない (受容する)

検定関数を

$$\varphi(x) = 1_C(x) = \begin{cases} 1, & x \in C \\ 0, & x \in A \end{cases}$$

によって定義すると，X が観測されたときに確率 $\varphi(X)$ で H_0 を棄却する手続きとして定式化できる．検定関数を用いると，**確率化検定** (randomized test)，すなわち 0 と 1 以外の確率で H_0 を棄却する検定を記述することができる．このような検定を考えることは理論の整合性からは都合がよいが，実際的な意味はあまりない．

また棄却域が，ある実数値関数 $T(x)$ $(x \in \mathcal{X})$ と定数 k によって

$$C = \{x \in \mathcal{X} | T(x) \geq k\}$$

と書けるとき，$T(X)$ を**検定統計量** (test statistic) という．検定統計量は，棄却点 k を動かすことで検定の族を与えることに注意する．

H_0 の真であるか否か，また検定が H_0 を棄却するか否かで 4 とおりの分類が得られる．H_0 が真であるにもかかわらず H_0 を棄却してしまう誤りを**偽陽** (false positive) または**第 1 種の過誤** (type I error)，H_0 が偽であるにもかかわらず H_0 を採択してしまう誤りを**偽陰** (false negative) または**第 2 種の過誤** (type II error) という (表 1)．

表 1　2 種類の過誤

検定結果 \ 事実	$\theta \in \Theta_0$	$\theta \notin \Theta_0$
H_0 受容	正しい判断	偽陰 (第 2 種の過誤)
H_0 棄却	偽陽 (第 1 種の過誤)	正しい判断

3. 検定の水準とサイズ

2 種類の誤りの確率が小さければ小さいほど，性能のよい検定と考えることができる．定数 $\alpha \in (0, 1)$ に対して，第 1 種の過誤確率が

$$\forall \theta \in \Theta_0, \quad P_\theta(X \in C) \leq \alpha$$

と α 以下に抑制されるように設計された検定を**水準 $\boldsymbol{\alpha}$ の検定** (level-α test) という．また水準 α 検定が，

$$\sup_{\theta \in \Theta_0} P_\theta(X \in C) = \alpha$$

であるとき，**サイズ $\boldsymbol{\alpha}$ の検定** (size-α test) という．

$$\beta(\theta) = P_\theta(X \in C)$$

を検出力関数という．$\theta \in \Theta_1$ のときの $1-\beta(\theta)$ が第 2 種の過誤確率に相当する．

水準 α の検定で帰無仮説が棄却された場合に，その仮説は $100\alpha\%$有意であるという．

4. *p* 値

実際のデータ解析における検定では，固定された α について検定の有意性が報告されるだけでなく，どの範囲の α について検定が有意になるかが報告される．

最初に，帰無仮説が単純仮説 $\Theta_0 = \{\theta_0\}$ の場合を考える．確率化されない検定の棄却域の族

$$\{C_\alpha \subset \mathcal{X} | 0 \le \alpha \le 1\}$$

ただし

$$P_{\theta_0}(X \in C_\alpha) \le \alpha$$

が与えられているとする．ここで棄却域の単調性

$$C_\alpha \subset C_{\alpha'}, \quad \alpha \le \alpha' \qquad (1)$$

が満たされているとする．このとき，受容と棄却の境界である

$$\hat{\alpha}(X) = \inf\{\alpha | X \in C_\alpha\}$$

を，検定の ***p* 値** (*p*-value) あるいは**有意確率** (significance probability) という (Lehmann and Romano, 2005)．定義より $\hat{\alpha}(X) \le \alpha$ ならば水準 α で仮説が棄却される．つまり

$$P_\theta(\hat{\alpha}(X) \le \alpha) \le \alpha, \quad \theta \in \Theta_0 \qquad (2)$$

が満たされる．$\hat{\alpha}(X)$ それ自身も検定統計量とみなすことができる．

検定統計量 $T(X)$ によって，サイズ α の棄却域が

$$C_\alpha = \{x \in \mathcal{X} | T(x) \ge t_\alpha\}$$

$(P_{\theta_0}(X \in C_\alpha) = \alpha)$ と定義される場合を考える．この C_α は単調性 (1) を満たしている．$\bar{F}_{\theta_0}$ を $T(X)$ の上側確率とするとき，$\alpha = \bar{F}_{\theta_0}(t_\alpha)$ であることに注意すると，

$$\begin{aligned}\hat{\alpha}(X) &= \inf\{\alpha | T(X) \ge t_\alpha\} \\ &= \bar{F}_{\theta_0}(T(X))\end{aligned}$$

であることが確認できる．この式より $\hat{\alpha}(X)$ は簡単に計算できる．

複合帰無仮説の検定の p 値の定義は，別項で示す相似検定の場合の除いて自明ではない．ひとつの定義は，Θ_0 の点 θ' を固定し，単純帰無仮説 $\theta = \theta'$ に対する p 値を $\hat{\alpha}(X;\theta')$ と書くとき

$$\hat{\alpha}(X) = \sup_{\theta \in \Theta_0} \hat{\alpha}(X;\theta)$$

とするものである．例えば棄却域が検定統計量 $T(X)$ で与えられている場合は $\hat{\alpha}(X;\theta) = \bar{F}_\theta(T(X))$ である．このときも，$\hat{\alpha}(X) \le \alpha$ ならば水準 α で仮説が棄却され (2) が成り立つが，多くの場合に非常に保守的な検定となる．

Berger and Boos (1994) の与えた定義は以下のようなものである．β $(0 < \beta < 1)$ を定数とし，D_β を

$$P_\theta(\theta \in D_\beta) \ge 1 - \beta, \quad \forall\theta \in \Theta_0$$

を満たす集合とする．すなわち D_β は，帰無仮説のもとでのパラメータ θ の信頼係数 $1-\beta$ の信頼区間である．このとき

$$\hat{\alpha}(X) = \sup_{\theta \in D_\beta} \hat{\alpha}(X;\theta) + \beta$$

は (2) を満たすことが証明される．

5. 片側検定と両側検定

帰無仮説がパラメータ空間 Θ の端点にある場合を**片側検定**，そうでない場合を**両側検定**という．例えば非負の値をとることがわかっている 1 次元のパラメータ μ の検定において，帰無仮説を $\mu = 0$，対立仮説を $\mu > 0$ とする検定は片側検定である．パラメータ μ が多次元のベクトルである場合も同じような状況を考えることができる (Silvapu and Sen, 2004).

［栗木　哲］

一様最強力検定

uniformly most powerful test

1. 一様最強力検定

観測値 X は，パラメータ空間を Θ とする統計モデル $f_\theta(x)(\theta \in \Theta)$ からのサンプルとする．帰無仮説を $H_0 : \theta \in \Theta_0$, 対立仮説を $H_1 : \theta \in \Theta_1$ とする検定を考える．棄却域を $C \subset \mathcal{X}$ とする検定の検出力関数は

$$\beta(\theta) = P_\theta(X \in C)$$

である．第 1 種，第 2 種両者の過誤確率が小さな検定が望ましい検定であるが，しかしこの両者は互いに相反する．そのため通常は水準 α 検定，すなわち第 1 種の過誤確率を α 以下に抑えた検定

$$\forall\theta \in \Theta_0, \quad \beta(\theta) \le \alpha$$

のクラスのなかで，第 2 種の過誤確率 $1 - \beta(\theta)$ $(\theta \in \Theta_1)$ の大小を論ずる．検出力が大きな検定が性能がよい検定である．水準 α の 2 つの検定 $(i = 1, 2)$ の検出力関数を $\beta_i(\theta)$ とするとき，

$$\beta_1(\theta) \ge \beta_2(\theta), \quad \forall\theta \in \Theta_1$$

ならば，検定 1 は検定 2 を優越するという．ある検定が他のすべての検定を優越するならば，その検定は**一様最強力検定**と呼ばれる．

検定をより狭いクラスに限定した場合，そのクラスのなかにおける一様最強力検定が定義される．例えば，不変検定にクラスを限定した一様最強力不変検定が同様に定義される．

2. Neyman–Pearson の補題

多くの場合は一様最強力検定は存在しないが，1) 帰無仮説，対立仮説がともに単純仮説である場合，2) 単調尤度比をもつ場合，は一様最強力検定が存在する例外的な場合である．

最初に帰無仮説，対立仮説がともに単純仮説である場合を考える．パラメータ空間を $\Theta = \{\theta_0, \theta_1\}$，帰無仮説，対立仮説をそれぞれ $H_0 : \theta = \theta_0$, $H_1 : \theta = \theta_1$ とする．簡単のために，X の分布は連続とする．

定理

水準 α の検定の最強力検定の棄却域は，

$$C = \left\{ x \in \mathcal{X} \,\middle|\, \frac{f_{\theta_1}(x)}{f_{\theta_0}(x)} \ge k \right\}$$

で与えられる．ただし k は $P_{\theta_0}(X \in C) = \alpha$ を満たす正数とする．

［証明］　検定の受容域を

$$A = \mathcal{X} \setminus C = \left\{ x \,\middle|\, \frac{f_{\theta_1}(x)}{f_{\theta_0}(x)} < k \right\},$$

また $\tilde{C}$, $\tilde{A}$ を水準 α の任意の検定の棄却域，受容域とする．このとき

$$\begin{aligned}
&P_{\theta_1}(X \in C) - P_{\theta_1}(X \in \tilde{C}) \\
&\quad = P_{\theta_1}(X \in \tilde{A}) - P_{\theta_1}(X \in A) \\
&\quad = \left\{ \int_{\tilde{A}} - \int_A \right\} f_{\theta_1}(x)dx \\
&\quad = \left\{ \int_{\tilde{A}\setminus A} - \int_{A\setminus\tilde{A}} \right\} f_{\theta_1}(x)dx \\
&\quad \ge \left\{ \int_{\tilde{A}\setminus A} - \int_{A\setminus\tilde{A}} \right\} k f_{\theta_0}(x)dx \\
&\quad = k\left\{ \int_{\tilde{A}} - \int_A \right\} f_{\theta_0}(x)dx \\
&\quad \ge k\{(1-\alpha) - (1-\alpha)\} = 0
\end{aligned}$$

より定理が示される．

Neyman–Pearson の補題 (Neyman–Pearson lemma) の考え方を，帰無仮説，対立仮説が単純仮説でない場合を含めて拡張したものが**尤度比検定** (likelihood ratio test) である．尤度比検定の棄却域は

$$C = \left\{ x \in \mathcal{X} \,\middle|\, \frac{\sup_{\theta\in\Theta_1} f_\theta(x)}{\sup_{\theta\in\Theta_0} f_\theta(x)} \ge k \right\}$$

である．この検定は，帰無仮説，対立仮説が単純の場合には Neyman–Pearson の補題によって最強力検定となる．そうでない場合は，一般にはそのような強い結果をいうことができないが，しかし独立同一分布サンプルに基づく検定の場合，サンプル数 n についての漸近的な意味での最適性が示される．

3. 受容域の体積を最小にする検定

Neyman–Pearson の補題の証明の方法は，さまざまな応用がある．次の命題も，同じ論理で証明することができる．

定理

連続量の m 次元ベクトルの観測値 $X \sim f_\theta(x)$ に基づいて，単純帰無仮説 $H_0 : \theta = \theta_0$ の検定の構成を考える．棄却域が

$$C = \{x \in \mathbb{R}^m | f_{\theta_0}(x) \le k\}$$

(k は $P_{\theta_0}(X \in C) = \alpha$ で定められる定数) で与えられる検定は，(それがもし存在すれば) 水

準 α の検定の中で受容域 $A \subset \mathbb{R}^m$ の体積

$$\mathrm{Vol}(A) = \int_A dx_1 \cdots dx_m$$

を最小にする検定となる.

4. 単調尤度比

1 パラメータモデル $f_\theta, \theta \in \mathbb{R}^1$ において, 任意の $\theta_1 < \theta_2$ について

$$\frac{f_{\theta_2}(x)}{f_{\theta_1}(x)} \uparrow \quad \text{as } t(x) \uparrow$$

(単調非減少関数) となるとき, f_θ は関数 $t(x)$ に対して**単調尤度比** (monotone likelihood property) をもつという.

1 パラメータ**指数型分布族**

$$f_\theta(x) = h(x) e^{w(\theta)t(x) - \psi(w(\theta))}, \quad \theta \in \mathbb{R}^1$$

は, 単調尤度比をもつ分布の典型的な例である. ここで全積分が 1 という制約より

$$\psi(w(\theta)) = \log \int_{\mathcal{X}} h(x) e^{w(\theta)t(x)}\, dx$$

である. $t(X)$ は θ の十分統計量となる.

$$\log \frac{f_{\theta_2}(x)}{f_{\theta_1}(x)} = \{w(\theta_2) - w(\theta_1)\}t(x) - \log \frac{\psi(w(\theta_2))}{\psi(w(\theta_1))}$$

であるので, 1 パラメータ指数型分布族は $w(\theta)$ が θ の単調関数ならば, $t(x)$ に対して単調尤度比をもつ.

また密度関数 f_θ がある対数凹関数 g ($\log g$ が凹関数) によって $f_\theta(x) = g(x - \theta)$ と表される場合も f_θ は x に対して単調尤度比をもつことが示される.

a. 定理

$f_\theta(x)$ は $t(x)$ について単調尤度比をもつ連続分布とする. 帰無仮説, 対立仮説のパラメータ空間をそれぞれ

$$\Theta_0 = \{\theta | \theta \le \theta_0\}, \quad \Theta_1 = \{\theta | \theta > \theta_0\}$$

とする. サンプル $X \sim f_\theta(x)$ に基づく水準 α の検定の一様最強力検定の棄却域は

$$C = \{x \in \mathcal{X} | t(x) \ge k\}$$

(k は $P_{\theta_0}(X \in C) = \alpha$ となるような定数) で与えられる.

[証明] 任意の $\theta_1 \in \Theta_1$ を固定して考える. 帰無仮説を $H_0 : \theta = \theta_0$, 対立仮説を $H_1 : \theta = \theta_1$ とする検定で最も検出力の高いものの棄却域は, Neyman–Pearson の補題より $t(X) \ge k$ の形である. ここで k はサイズ条件

$$\beta(\theta_0) = \alpha, \quad \beta(\theta) = P_\theta(t(X) \ge k)$$

により定まる定数 k である. またこの検定は, 帰無仮説を $\theta = \theta'(< \theta_0)$, 対立仮説を $\theta = \theta_0$, 水準を $\beta(\theta')$ とする検定のクラスにおいても最強力であるので, $\beta(\theta') \le \beta(\theta_0) = \alpha$. これより

$$\sup_{\theta \in \Theta_0} \beta(\theta) \le \alpha \tag{1}$$

ここで与えた検定は, 条件 (1) をみたす検定のクラス (これは $\beta(\theta_0) \le \alpha$ をみたす検定よりも狭いクラスである) のなかにおいても $\beta(\theta_1)$ を最大にする検定である. θ_1 の値は任意であるので, この棄却域 C は, すべての $\theta_1 \in \Theta_1$ に対して最強力検定を与える.

b. 例

$X_1, \ldots, X_n \sim N(\mu, 1)$ を平均 μ, 分散 1 の独立な正規変量列とする. ベクトル $X = (X_1, \ldots, X_n)$ の密度関数は

$$\begin{aligned} f_\mu(x) &= \prod_{i=1}^n \frac{1}{\sqrt{2\pi}} e^{-(x_i-\mu)^2/2} \\ &\propto e^{-\sum x_i^2/2} e^{\mu t(x) - n\mu^2/2}, \\ t(x) &= \sum_{i=1}^n x_i \end{aligned}$$

なので, 統計量 $t(X)$ に関して単調尤度比となる. 平均 μ の, 帰無仮説を $H_0 : \mu \le \mu_0$, 対立仮説を $H_1 : \mu > \mu_0$ とする片側検定の一様最強力検定の棄却域は

$$T(X) = \sum_{t=1}^n X_t \ge k$$

で与えられる. ここで u_α を標準正規分布の上側 $\boldsymbol{\alpha}$ 点とすると, サイズ α 検定の棄却点は $k = n\mu_0 + \sqrt{n} u_\alpha$ である.　[栗木　哲]

不偏検定・相似検定・不変検定

unbiased test, similar test, invariant test

1. 不偏検定と相似検定

パラメータ空間の排反分割 $\Theta = \Theta_0 \cup \Theta_1$ に対応して，帰無仮説を $H_0 : \theta \in \Theta_0$，対立仮説を $H_1 : \theta \in \Theta_1$ とする検定問題を考える．検出力関数 $\beta(\theta)$ が

$$\beta(\theta) \le \alpha, \quad \forall\theta \in \Theta_0,$$
$$\beta(\theta) > \alpha, \quad \forall\theta \notin \Theta_0$$

であるとき，サイズ α の**不偏検定** (unbiased test) という．検定の不偏性は，帰無仮説が成り立つ場合よりも成り立たない場合の方が高い確率で帰無仮説を棄却するという性質であり，検定に対する自然な要請である．また

$$\beta(\theta) = \alpha, \quad \forall\theta \in \Theta_0$$

のとき，サイズ α の**相似検定** (similar test) という．帰無仮説のパラメータ空間 Θ_0 がパラメータ空間 Θ 内で部分曲面を成すような場合は，検出力関数 $\beta(\theta)$ の連続性よりサイズ α の不偏検定ならばサイズ α の相似検定となる．したがって，不偏検定の構成のためにはまず相似検定を構成する必要がある．

2. 指数型分布族における相似検定

密度関数

$$f_\theta(x) = h(x)\exp\left(\sum_{i=1}^{m}\theta_i t_i(x) - \psi(\theta)\right) \quad (1)$$

をもつ m パラメータ**指数型分布族**を考える．m 次元パラメータを

$$(\underbrace{\theta_1,\ldots,\theta_p}_{\theta_{(1)}},\underbrace{\theta_{p+1},\ldots,\theta_m}_{\theta_{(2)}})$$

と分割表示する．$\theta_{0(2)}$ を定数として，複合帰無仮説 $H_0 : \theta \in \Theta_0$,

$$\Theta_0 = \{\theta \in \Theta | \theta_{(2)} = \theta_{0(2)}\}$$

の相似検定を構成することを考える．

以下では簡単のため，$p = 1$, $m = 2$ で説明する．モデルは

$$f_\theta(x) = h(x)\, e^{\theta_1 t_1(x) + \theta_2 t_2(x) - \psi(\theta)},$$

帰無仮説は $H_0 : \theta_2 = \theta_{02}$ となる．

$h(x)e^{\theta_{02} t_2(x)}$ を改めて $h_0(x)$ とおき，また $\psi_0(\theta_1) = \psi(\theta_1, \theta_{02})$ とおく．帰無仮説が定義する部分モデルは，1 パラメータ指数型分布族

$$f_\theta(x) = h_0(x)\, e^{\theta_1 t_1(x) - \psi_0(\theta_1)} \quad (2)$$

となる．サイズ α の相似検定の検定関数を $\varphi(X)$ とおく．任意の θ_1 に対して，

$$\alpha = E_{(\theta_1,\theta_{02})}[\varphi(X)]$$
$$= E_{(\theta_1,\theta_{02})}[\varphi^*(t_1(X);\theta_{02})],$$
$$\varphi^*(t_1(X);\theta_{02}) = E_{\theta_{02}}[\varphi(X)|t_1(X)]$$

である ($t_1(X)$ を与えた条件付き分布は，θ_1 に依存しないので，期待値 $E[\cdot]$ は θ_1 に無関係となる)．さらに

$$E_{(\theta_1,\theta_{02})}[\varphi^*(t_1(X);\theta_{02}) - \alpha] = 0, \quad \forall\theta_1$$

なので，部分モデル (2) の指数型分布族の完備性より，H_0 のもとで確率 1 で

$$\alpha = \varphi^*(t_1(X);\theta_{02}) = E_{\theta_{02}}[\varphi(X)|t_1(X)]$$

が成り立つ．この式の意味するところは次の定理のとおりである．

定理 (Neyman 構造：Neyman structure)

任意のサイズ α の相似検定 $\varphi(X)$ は，$t_1(X)$ 所与の条件付きモデルにおいて，サイズ α の検定である．

定理の逆は自明であることに注意する．また検定統計量を $T(X)$ とするとき，$t_1(X)$ を与えた条件付き検定の棄却域は

$$T(X) \ge c(t_1(X))$$

の形となる．ここで条件付き分布は撹乱パラメータ θ_1 には依存しないので，棄却点 $c(t_1(X))$ は

$$P\bigl(T(X) \ge c(t_1(X))|t_1(X)\bigr) = \alpha$$

を満たすように，各 $t_1(X)$ ごとに定義される．帰無仮説のもとでの分布が一意であることから，p 値も自然に定義することができる．

3. Fisher の正確検定

表 1 は n 個の個体を 2 つの項目 A, B の属性で分類した 2×2 分割表 (クロス分類) である．このようなデータの解析のためには，データを (i,j) セルの確率を p_{ij} とする 4 項分布からの

表 1 2×2 分割表

A\B	1	2	
1	x_{11}	x_{12}	$x_{1\cdot}$
2	x_{21}	x_{22}	$x_{2\cdot}$
	$x_{\cdot 1}$	$x_{\cdot 2}$	n

$(x_{i\cdot} = x_{i1} + x_{i2},\ x_{\cdot j} = x_{1j} + x_{2j})$

サンプルと考える．密度関数は

$$
\begin{aligned}
f_\theta(x) &= h(x)\, p_{11}^{x_{11}} p_{12}^{x_{12}} p_{21}^{x_{21}} p_{22}^{x_{22}} \\
&= h(x) \left(\frac{p_{12}}{p_{22}}\right)^{x_{1\cdot}} \left(\frac{p_{21}}{p_{22}}\right)^{x_{\cdot 1}} \\
&\quad \times \left(\frac{p_{11}p_{22}}{p_{12}p_{21}}\right)^{x_{11}} p_{22}^n \\
&= h(x) \exp\bigl\{\theta_1 t_1(x) + \theta_2 t_2(x) \\
&\quad + \theta_3 t_3(x) - \psi(\theta)\bigr\}, \\
h(x) &= \frac{n!}{x_{11}!\, x_{12}!\, x_{21}!\, x_{22}!}
\end{aligned}
$$

である．ここで

$$
\begin{aligned}
\theta_1 &= \log \frac{p_{12}}{p_{22}}, & t_1(x) &= x_{1\cdot}, \\
\theta_2 &= \log \frac{p_{21}}{p_{22}}, & t_2(x) &= x_{\cdot 1}, \\
\theta_3 &= \log \frac{p_{11}p_{22}}{p_{12}p_{12}}, & t_3(x) &= x_{11}, \\
\psi(\theta) &= -n \log p_{22} \\
&= n \log(1 + e^{\theta_1} + e^{\theta_2} + e^{\theta_1+\theta_2+\theta_3})
\end{aligned}
$$

とおいた．$f_\theta(x)$ は指数型分布族 (1) となる．

ここでは独立性の仮説 $H_0 : p_{ij} = p_{i\cdot} \times p_{\cdot j}$ $(i,j = 1,2)$ の仮説検定を考える．これは $p_{11}p_{22} = p_{12}p_{12}$ と同等であり，さらに $\theta_3 = 0$ と等価である．相似検定を構成するためには，$H_0 : \theta_3 = 0$ のもとでの十分統計量 $(t_1(x), t_2(x)) = (x_{1\cdot}, x_{\cdot 1})$ を所与とする条件付検定でサイズが α であるものを探せばよい．

ところで $(x_{1\cdot}, x_{\cdot 1})$ を与えることは，周辺和 $x_{i\cdot}, x_{\cdot j}$ をすべて与えることと同等である．さらに H_0 のもとで，周辺和を与えた分布は超幾何分布

$$
\begin{aligned}
&P(x_{11} = k \mid x_{1\cdot}, x_{\cdot 1}) \\
&\quad = \frac{(x_{1\cdot} - k)!\,(x_{\cdot 1} - k)!}{k!\,(n - x_{1\cdot} - x_{\cdot 1} + k)!},
\end{aligned}
$$

$$\max(0, -n + x_{1\cdot} + x_{\cdot 1}) \le k \le \min(x_{1\cdot}, x_{\cdot 1})$$

となる．超幾何分布のもとで $E[\varphi(X)] = \alpha$ となる検定関数 $\varphi(X)$ として相似検定が構成される．

Fisher の正確検定は，そのようなものの一例である．独立性の仮説を帰無仮説，また対立仮説を片側仮説 $H_1 : p_{11}p_{22} > p_{12}p_{12}$ とするときの Fisher 正確検定は，検定統計量を $T(x) = x_{11}$ とし，$T(x) \ge c(x_{1\cdot}, x_{\cdot 1})$ の形の棄却域をもつ検定である．検定統計量 $T(x) = x_{11}$ の条件付き上側確率関数を

$$\bar{F}(c) = \textstyle\sum_{k \ge c} P(x_{11} = k | x_{1\cdot}, x_{\cdot 1})$$

とおくとき，Fisher 正確検定の p 値は $\bar{F}(x_{11})$ で与えられる．

4. 不変検定

標本空間 $\mathcal{X}$ からそれ自身 $\mathcal{X}$ への 1 対 1 写像を $\mathcal{X}$ 上の変換という．そのような変換 $g : x \mapsto gx$ の全体 G_0 は，写像の合成 $g_1 \circ g_2$ を積とする群 (**変換群**) を成す．G_0 の部分群 G で，任意の $g \in G$, $\theta \in \Theta$ に対し $\theta' \in \Theta$ が存在し，$X \sim f_\theta(x)$ のとき $y = gX \sim f_{\theta'}(y)$ であるとき，$\theta' = \bar{g}\theta$ と書く．このような $\bar{g}$ の全体 $\bar{G}$ は Θ 上の変換群となる．いま $\bar{G}$ は，帰無仮説のパラメータ空間 Θ_0 上の変換群，すなわち $\bar{g}\Theta_0 = \Theta_0$ であったとする．このとき，検定の手続きも変換 $g : x \mapsto gx$ について不変，つまり検定関数が $\varphi(x) = \varphi(gx)$ であることが望まれる．これを**不変検定** (invariant test) という．

例 (2 母集団の平均の差の検定)

$X = (Y_1, \ldots, Y_m, Z_1, \ldots, Z_n) \in \mathbb{R}^{m+n}$, $Y_i \sim N(\mu_y, \sigma^2)$, $Z_j \sim N(\mu_y, \sigma^2)$ においてアフィン変換 $gY_i \mapsto aY_i + b$, $gZ_j \mapsto aZ_j + b$ は帰無仮説 $H_0 : \mu_y = \mu_z$ を不変にする．統計量

$$T = \frac{\bar{Y} - \bar{Z}}{\sqrt{\left(\frac{1}{m} + \frac{1}{n}\right)\frac{(m-1)s_y + (n-1)s_z}{m+n-2}}}$$

に基づく t 検定は不変検定の例である．ここで $\bar{Y}, \bar{Z}$ は標本平均，s_y, s_z は標本不偏分散である．

［栗木　哲］

最尤推定

maximum likelihood estimation

1. 統計モデルと尤度

標本空間 $\mathcal{X}$ に値をとる確率変数 X の分布が，密度関数 $f_\theta(x)$ で記述されているとする．分布が離散型であるときは，その確率関数が $f_\theta(x)$ となる．密度関数の形は既知とするが，そこに含まれるパラメータ (母数) θ の値は未知とする．θ の取りうる値の全体 Θ をパラメータ空間という．密度関数の全体 $\mathcal{P} = \{f_\theta | \theta \in \Theta\}$ を統計モデルという．

密度関数 $f_\theta(x)$ に従う観測値 X が得られたとき，$f_\theta(X)$ を θ の関数とみなしたもの

$$L(\theta) = L(\theta; X) = f_\theta(X)$$

を尤度 (likelihood) という．$L(\theta)$ をパラメータ空間内で最大にする点，すなわち

$$\max_{\theta \in \Theta} L(\theta) = L\big(\hat{\theta}_{\mathrm{ML}}\big)$$

を満たす点 $\hat{\theta}_{\mathrm{ML}} = \hat{\theta}_{\mathrm{ML}}(X) \in \Theta$ を θ の**最尤推定量** (maximum likelihood estimator; MLE) という．一般には最尤推定量は存在するとは限らないし，存在してもそれが一意であるとも限らない．

2. 有効スコア，Fisher 情報量

Θ を $\mathbb{R}^p$ の開集合とする．X を $f_\theta(x)$ $(\theta \in \Theta)$ に従う確率変数とする．p 次元ベクトル

$$\frac{\partial}{\partial \theta} \log f_\theta(X) = \left(\frac{\partial}{\partial \theta_i} \log f_\theta(X)\right)_{1 \le i \le p}$$

を**有効スコア** (efficient score) という．有効スコアは確率変数 X と未知パラメータ θ の関数なので，統計量ではない．

有効スコアの平均は

$$E_\theta\left[\frac{\partial}{\partial \theta} \log f_\theta(X)\right] = 0$$

である．

分散共分散行列

$$I(\theta) = (I_{ij}(\theta))_{1 \le i,j \le p},$$
$$I_{ij}(\theta) = \mathrm{Cov}_\theta\left(\frac{\partial}{\partial \theta_i} \log f_\theta(X), \frac{\partial}{\partial \theta_j} \log f_\theta(X)\right)$$

を **Fisher 情報量** (Fisher information) あるいは Fisher 情報行列と呼ぶ．

$$I_{ij}(\theta) = E_\theta\left[-\frac{\partial^2}{\partial \theta_i \partial \theta_j} \log f_\theta(x)\right]$$

と表すこともできる．

Fisher 情報量は以下のような「情報量」としての性質をもつ．

1) (非負性) $I(\theta) \ge 0$ (不等号 "$\ge$" は差が非負定値であることを表す)．
2) (加法性) $X \sim f_\theta$, $Y \sim g_\theta$ (独立) のとき $I_{(X,Y)}(\theta) = I_X(\theta) + I_Y(\theta)$．
3) (単調性) $X \sim f_\theta$, $Y = h(X)$ (h はある関数) のとき，$I_X(\theta) \ge I_Y(\theta)$．さらに h が 1 対 1 ならば $I_X(\theta) = I_Y(\theta)$．

3') $Y = h(X)$ が**十分統計量**ならば $I_X(\theta) = I_Y(\theta)$．

$I_X(\theta) - I_Y(\theta)$ を統計量 $Y = h(X)$ の**情報量損失**という．一般にデータを X から $Y = h(X)$ に縮約すれば情報量は減るが，その縮約の仕方が十分統計量ならば，情報量が減ることがない．

また Fisher 情報量は不偏推定量の分散の下界を与える．

定理 (**Cramér–Rao 不等式**：Cramér–Rao inequality)

X を密度関数 f_θ $(\theta \in \Theta)$ に従う確率変数とする．$\hat{\theta} = T(X)$ を X に基づく θ の不偏推定量とする．このとき

$$\mathrm{Var}_\theta(T(X)) \ge I(\theta)^{-1}$$

不等号は差が非負定値であることを表す．

3. 漸近理論

最尤推定は，漸近理論の設定で特に重要である．$X_1, \ldots, X_n$ を独立に密度関数 $f_\theta(x)$ $(\theta \in \Theta)$ に従う確率変数列とする．全サンプルの対数尤度関数は

$$\ell_n(\theta) = \log \prod_{t=1}^{n} f_\theta(X_t) = \sum_{t=1}^{n} \log f_\theta(X_t)$$

である．最尤推定量 (が存在するとき，その 1 つを) $\hat{\theta}_{n,\mathrm{ML}} = \hat{\theta}_{n,\mathrm{ML}}(X_1, \ldots, X_n)$ と書く．

$$\sup_{\theta \in \Theta} \ell_n(\theta) = \ell_n(\hat{\theta}_{n,\mathrm{ML}})$$

である．

次節で述べる正則条件のもとで，最尤推定量は以下の性質をもつ．

a. 定理 1 (一致性)

仮定 1,2 のもとで，任意の $\epsilon > 0$ に対し

$$P_\theta\big(\text{最尤推定量 } \hat{\theta}_{n,\mathrm{ML}} \text{ が存在し，} \big|\hat{\theta}_{n,\mathrm{ML}} - \theta\big| < \epsilon\big) \to 1 \quad (n \to \infty)$$

b.　定理 2 (漸近正規性，漸近有効性)

最尤推定量が一致性をもつならば，仮定 1 のもとで

$$\sqrt{n}\big(\hat{\theta}_{n,\mathrm{ML}} - \theta\big) \Rightarrow N\big(0, I(\theta)^{-1}\big), \quad n \to \infty$$

ここで "⇒" は分布収束を意味する．

全サンプル $X_1, \ldots, X_n$ の Fisher 情報量 $I_n(\theta)$ は，サンプルの独立性より，1 サンプルの情報量を $I(\theta)$ と書くとき $I_n(\theta) = nI(\theta)$ である．Cramér–Rao 不等式との対比を直感的に述べると，定理 1 は最尤推定量が漸近的に不偏であること，定理 2 は最尤推定量の分散が

$$\mathrm{Var}_\theta\big(\hat{\theta}_{n,\mathrm{ML}}\big) \approx I_n(\theta)^{-1}$$

であり，Cramér–Rao 不等式の下界が近似的に達成されること (漸近有効性) を意味している．

$p \times p$ 行列

$$J_n = (J_{n,ij})_{1 \le i,j \le p}$$

ただし

$$J_{n,ij}(\theta) = -\sum_{t=1}^{n} \frac{\partial^2}{\partial\theta_i \partial\theta_j} \log f_\theta(X_t) \bigg|_{\theta = \hat{\theta}_{n,\mathrm{ML}}}$$

は経験 Fisher 情報行列と呼ばれる．最尤推定量が θ の一致推定量ならば，大数の法則より $n^{-1}J_n$ は 1 サンプルの Fisher 情報行列 $I(\theta)$ の一致推定量になる．したがって経験 Fisher 情報行列は最尤推定量の漸近分散共分散行列の推定量であり，これを用いてパラメータに関する Wald 検定，スコア検定，信頼区間の構成などを行うことができる．

なお最尤推定を準 Newton 法などの数値最適化で行う場合は，経験 Fisher 情報行列は数値計算の過程で目的関数のヘシアン行列として計算されている場合が多い．

4.　正則条件

最後に，最尤推定量の漸近正規性と一致性のための正則条件の例を示す．最尤推定量の一致性の証明には，モデルに応じたいろいろな流儀が知られている．ここで与えた条件は Wald (1949) によるものである．van der Vaart (2000)，竹村 (1991)，吉田 (2006) も参照のこと．

a.　仮定 1

統計モデル $\mathcal{P} = \{f_\theta | \theta \in \Theta\}$ は $\mathbb{R}^p$ の開集合 Θ をパラメータ空間とするもので，以下を満たすものとする．

1) (識別性) $f_{\theta_1}(x) = f_{\theta_2}(x)$ (a.e.) ならば，$\theta_1 = \theta_2$.
2) (絶対連続性) 任意の θ に対し $f_\theta(x)$ は x の関数として共通の台をもつ．
3) 任意の θ において $\log f_\theta(x)$ の θ に関する 3 階微分がほとんどすべての x について存在する．
4) 任意の $\theta' \in \Theta$ に対し，θ' を含む Θ の開集合 N と関数 $H(x)$ が存在し，任意の $\theta \in N$ について
$$\left| \frac{\partial^3}{\partial\theta^i \partial\theta^j \partial\theta^k} \log f_\theta(x) \right| < H(x)$$
かつ $E_\theta[H(x)] < M < \infty$ (M は θ によらない定数).
5) 任意の θ に対して Fisher 情報行列 $I(\theta)$ は有界で正定値.

b.　仮定 2

$$\ell_U(x) = \sup_{\theta \in U \cap \theta} \log f_\theta(x)$$

とおく．任意の θ について，次を仮定する．

6) 十分半径の小さい任意の閉球 U について，($\ell_U(x)$ は P_θ 可測で) $E_\theta \ell_U(x) < \infty$.
7) $\mathbb{R}^p$ の有界閉集合 $K \subset \Theta$ で，($\ell_{K^c}(x)$ は P_θ 可測で) $E\ell_{K^c} < E\ell_\theta$ であるものが存在する．

[栗木　哲]

尤度比検定・Wald 検定・スコア検定

likelihood ratio test, Wald test, score test

1. 尤度比検定

標本空間 $\mathcal{X}$ に値をとる確率変数 X が，密度関数 $f_\theta(x)$ をもつとする．X の分布が離散型であるときは，確率関数が密度関数である．密度関数 $f_\theta(x)$ の関数形は既知であるが，そこに含まれる θ は値が未知のパラメータ (母数) とする．θ の取りうる値の全体 Θ をパラメータ空間 (母数空間) という．

パラメータ空間を $\Theta = \Theta_0 \cup \Theta_1$ と排反分割する．その分割に対応して，2 つの仮説 $H_0 : \theta \in \Theta_0$ (帰無仮説)，$H_1 : \theta \in \Theta_1$ (対立仮説) を考える．統計的仮説検定とは，事前に適切に設定された棄却域 $C \subset \mathcal{X}$ を用いて，

$X \in C \Rightarrow H_0$ を棄却する，
$X \notin C \Rightarrow H_0$ を棄却しない (受容する)

という判断を行う手順であった．

$$\lambda(X) = \frac{\sup_{\theta\in\Theta_0} f_\theta(X)}{\sup_{\theta\in\Theta} f_\theta(X)} = \frac{f_{\tilde\theta}(X)}{f_{\hat\theta}(X)}$$

を尤度比という．ここで $\hat\theta \in \bar\Theta$, $\tilde\theta \in \bar\Theta_0$ はそれぞれ $f_\theta(x)$ を Θ あるいは Θ_0 の閉包において最大にする θ の値，すなわち最尤推定量である．**尤度比検定**とは，棄却域を

$$C = \{x \in \mathcal{X} | \lambda(x) \le c\}$$

とする検定である．ここで棄却点 c は，検定のサイズを $\alpha\ (0 < \alpha < 1)$ とし，$\beta(\theta) = \int_C f_\theta(x)\,dx$ とおくとき

$$\sup_{\theta\in\Theta_0} \beta(\theta) = \alpha$$

となるように選ばれる．$\theta \in \Theta_1$ のとき $\beta(\theta)$ は検定の検出力である．

帰無仮説，対立仮説が単純仮説，すなわち $\Theta_0 = \{\theta_0\}$, $\Theta_1 = \{\theta_1\}$ の場合，尤度比検定は同じサイズの検定のなかで最も高い検出力 $\beta(\theta_1)$ を与える検定である (Neyman–Pearson の補題)．このような場合を除くと，検出力の意味での尤度比検定の最適性は必ずしも成り立たない．しかしながら，尤度比検定は以下に示すような利点をもつため，広く用いられている：

1) 密度関数だけから構成することができる汎用的な手法である．
2) いろいろな具体的な問題について，検出力のよさが数学的あるいは数値的に確かめられている．
3) 大標本の設定で，さまざまなよい性質をもつ (次節を参照)．
4) 統計量 X やパラメータ θ の 1 対 1 変換に対して不変な手順である (Lehmann and Romano, 2005)．

2. 漸近理論

確率変数 $X_1, \ldots, X_n$ は密度関数 $f_\theta(x)$ をもつ分布に独立に従うとする．このとき $(X_1, \ldots, X_n)$ の同時密度関数は $\prod_{t=1}^n f_\theta(x_t)$ である．この密度関数の尤度比

$$\lambda_n = \frac{\sup_{\theta\in\Theta_0} \prod_{t=1}^n f_\theta(X_t)}{\sup_{\theta\in\Theta} \prod_{t=1}^n f_\theta(X_t)}$$

に基づいて，尤度比検定が構成できる．以下ではサンプルサイズ n が無限大に近づくときの漸近理論 (大標本理論) を考える．尤度比検定は標準的な正則条件のもとで，一致性，漸近不偏性，漸近相対効率の意味での有効性をもつ．また対数尤度比は漸近的にカイ 2 乗分布に従う．以下ではこの**漸近カイ 2 乗性**について説明する．

パラメータ空間 Θ を $\mathbb{R}^p$ の開集合とする．Θ の要素は p 次元縦ベクトル $\theta = (\theta_1, \ldots, \theta_p)^T$ と表される．ここで 'T' は転置を表す．θ の要素のうち，最初の q 個を縦に並べたベクトルを $\theta_{(1)}$，残りの $p-q$ 個を並べたものを $\theta_{(2)}$ とおく．このとき $\theta = (\theta_{(1)}^T, \theta_{(2)}^T)^T$ である．

$$\Theta_0 = \{\theta \in \Theta | \theta_{(1)} = \theta_{0(1)}\}$$

($\theta_{0(1)}$ は q 次元定数ベクトル) とおき，帰無仮説 $H_0 : \theta \in \Theta_0$ を考える．$\theta_0 = (\theta_{0(1)}^T, \theta_{0(2)}^T)^T$ とおく．いま θ の真値が，Θ_0 から $1/\sqrt{n}$ のオーダーで離れた Θ_1 の点 $\theta_0 + (\Delta^T/\sqrt{n}, 0)^T$ (Δ は q 次元縦ベクトル) であるとする．$n \to \infty$ のとき，対数尤度比 (の -2 倍) $-2\log\lambda_n$ の漸近分布は自由度 q, 非心パラメータ $\Delta^T I_{11\cdot2}(\theta_0)\Delta$ の非心カイ 2 乗分布となる．ここで $p\times p$ Fisher 情報行列 $I(\theta) = (I_{ij}(\theta))$，ただし

$$I_{ij}(\theta) = \int_{\mathcal{X}} \frac{\partial \log f_\theta(x)}{\partial\theta_i} \frac{\partial \log f_\theta(x)}{\partial\theta_j} f_\theta(x) dx$$

をパラメータの分割に対応して

$$I(\theta) = \begin{pmatrix} I_{11}(\theta) & I_{12}(\theta) \\ I_{21}(\theta) & I_{22}(\theta) \end{pmatrix}$$

($I_{11}(\theta)$ は $q \times q$ 行列) と分割行列表示すると

き，$I_{11\cdot 2}(\theta) = I_{11}(\theta) - I_{12}(\theta)I_{22}(\theta)^{-1}I_{21}(\theta)$ である．特に $\Delta = 0$，すなわち帰無仮説のもとでは，対数尤度比 $-2\log\lambda_n$ は漸近的に自由度 q のカイ 2 乗分布に従う．このことから，自由度 q のカイ 2 乗分布の上側 $100\alpha\%$ 点を尤度比検定の棄却点の近似値とすることができる．

3. Wald 検定，スコア検定

尤度比検定と類似の性質をもつものとして，**Wald 検定** (Wald test) と**スコア検定** (score test) がある．スコア検定は，**Rao 検定** (Rao test) とも呼ばれる．最尤推定量および帰無仮説のもとでの最尤推定量を $\hat{\theta} = (\hat{\theta}_{(1)}^T, \hat{\theta}_{(2)}^T)^T$, $\tilde{\theta} = (\theta_{0(1)}^T, \tilde{\theta}_{(2)}^T)^T$ とおく．$S(\theta)$ を

$$\sum_{t=1}^n \frac{\partial}{\partial\theta_i}\log f_\theta(X_t)$$

を第 i 成分とする p 次元縦ベクトル (スコアベクトル) とする．Wald 検定，スコア検定はそれぞれ

$$W_n = n(\hat{\theta}_{(1)} - \theta_{0(1)})^T I_{11\cdot 2}(\hat{\theta})(\hat{\theta}_{(1)} - \theta_{0(1)}),$$
$$R_n = \frac{1}{n}S(\tilde{\theta})^T I(\tilde{\theta})^{-1}S(\tilde{\theta})$$

が大きな値をとるときに帰無仮説を棄却する検定である．パラメータの真値を $\theta_0 + (\Delta^T/\sqrt{n}, 0)^T$ とし，$n \to \infty$ の極限を考えると，W_n と R_n はともに対数尤度比 $-2\log\lambda_n$ と同じ漸近分布をもつことが示される．このことから，尤度比検定，Wald 検定，スコア検定は，パラメータの真値が帰無仮説のパラメータ空間 Θ_0 からあまり離れてない範囲では，それらの検出力は等価となる．

Wald 検定，スコア検定の構成のためには，Fisher 情報行列，あるいはその推定値である経験 Fisher 情報行列を求める必要がある．スコア検定は，最尤推定量 $\hat{\theta}$ を求める必要がないが，スコアベクトルの計算が必要となる．尤度比検定，スコア検定はパラメータの 1 対 1 変換に関して不変であるが，Wald 検定は不変にならない．

4. 例題

平均 μ，分散 σ^2 の正規分布 $N(\mu, \sigma^2)$ からの n 個の独立サンプルが得られているとする．μ_0 を定数として，帰無仮説 $H_0 : \mu = \mu_0$ の尤度比検定を考える．密度関数は

$$f_{(\mu,\sigma^2)}(x) = \frac{1}{\sqrt{2\pi\sigma^2}}\exp\left\{-\frac{1}{2\sigma^2}(x-\mu)^2\right\}$$

である．

標本平均と標本分散を $\bar{X} = \sum_{t=1}^n X_t/n$, $s^2 = \sum_{t=1}^n (X_t - \bar{X})^2/n$ とおく．

$$\sum_{t=1}^n \log f_{(\mu,\sigma^2)}(X_t) = -\frac{n}{2}\left\{\frac{s^2 + (\bar{X}-\mu)^2}{\sigma^2} + \log\sigma^2\right\} + \text{const}$$

と書き換えられることから，最尤推定量は，$\hat{\mu} = \bar{X}$, $\hat{\sigma}^2 = s^2$，帰無仮説のもとでの最尤推定量は，$\tilde{\mu} = \mu_0$，$\tilde{\sigma}^2 = s^2 + (\bar{X} - \mu_0)^2$ となる．尤度比検定統計量は

$$-2\log\lambda_n = n\log\left\{1 + \frac{(\bar{X}-\mu_0)^2}{s^2}\right\}$$

となる．また，Fisher 情報行列

$$I(\mu, \sigma^2) = \begin{pmatrix} \frac{1}{\sigma^2} & 0 \\ 0 & \frac{1}{2\sigma^4} \end{pmatrix}$$

とスコアベクトル

$$S(\mu, \sigma^2) = n\begin{pmatrix} \frac{\bar{X}-\mu}{\sigma^2} \\ \frac{s^2 + (\bar{X}-\mu)^2 - \sigma^2}{2\sigma^4} \end{pmatrix}$$

を用いて，Wald 検定とスコア検定の検定統計量は

$$W_n = n\frac{(\bar{X}-\mu_0)^2}{s^2},$$
$$R_n = n\frac{(\bar{X}-\mu_0)^2/s^2}{1 + (\bar{X}-\mu_0)^2/s^2}$$

と構成される．これらの統計量は，$(\bar{X} - \mu_0)^2/s^2$ の単調関数であるので検定として等価である．帰無仮説のもとで，$(n-1)(\bar{X} - \mu_0)^2/s^2$ が自由度 $(1, n-1)$ の F 分布に従うことから検定の棄却点を正確に定めることができる．また 3 つの統計量が，$n \to \infty$ のときに自由度 1 のカイ 2 乗分布に漸近することもわかる．［栗木　哲］

推定論

estimation theory

1. 推定方程式と最尤法

$\boldsymbol{X} = (X_1, \ldots, X_n) \in \mathcal{X}^n$ は母集団 $P \in \mathcal{P} = \{P_{\boldsymbol{\theta}} : \boldsymbol{\theta} = (\theta_1, \ldots, \theta_r) \in \boldsymbol{\Theta}\}$ からの大きさ n の無作為標本とするとき，未知の母数 $\boldsymbol{\theta}$ に何らかの意味で近い推定量 $\hat{\boldsymbol{\theta}}(\boldsymbol{X})$ をみつける方法を議論する．

いま，**対比関数** (contrast function) と呼ばれる，次のような性質をもつ関数 $\Psi : \mathcal{X}^n \times \boldsymbol{\Theta} \to \boldsymbol{R}$ を考える：$\boldsymbol{\theta}$ の関数 $D(\boldsymbol{\theta}_0, \boldsymbol{\theta}) = E_{\boldsymbol{\theta}_0}\Psi(X, \boldsymbol{\theta})$ は真値 $\boldsymbol{\theta}_0$ において一意に最小となる．$D(\boldsymbol{\theta}_0, \boldsymbol{\theta})$ は $\boldsymbol{\theta}$ と真値 $\boldsymbol{\theta}_0$ のズレを評価する関数と解釈できるが，真値は未知なので計算は不可能である．しかし，$D(\boldsymbol{\theta}_0, \boldsymbol{\theta})$ の自然な推定は $(1/n)\sum_{i=1}^{n} \Psi(X_i, \boldsymbol{\theta})$ で与えられるので，これを最小にする $\boldsymbol{\theta}$ で真値を推定する．すなわち，推定量 $\hat{\boldsymbol{\theta}} = \hat{\boldsymbol{\theta}}(\boldsymbol{X})$ は方程式

$$\sum_{i=1}^{n} \dot{\Psi}(X_i, \boldsymbol{\theta}) = \boldsymbol{0}$$

の解である．この方程式を**推定方程式** (estimating equation) といい，その解を **M 推定量** (M-estimator) という．ここで，$\dot{\Psi}(X, \boldsymbol{\theta}) = (\partial/\partial\theta_1, \ldots, \partial/\partial\theta_r)\Psi(X, \boldsymbol{\theta})$ である．

いま，$P_{\boldsymbol{\theta}}$ の確率関数あるいは確率密度関数を $f(x; \boldsymbol{\theta})$ とし，$l(\boldsymbol{\theta}; x) = \log f(x; \boldsymbol{\theta})$ とおく．このとき，$\Psi(X, \boldsymbol{\theta}) = -l(\boldsymbol{\theta}; X)$ は対比関数の性質をもつので，対応する M 推定量は

$$l(\boldsymbol{\theta}; \boldsymbol{X}) = \sum_{i=1}^{n} l(\boldsymbol{\theta}; X_i) = \log \prod_{i=1}^{n} f(X_i; \boldsymbol{\theta})$$

を最大にする $\hat{\boldsymbol{\theta}}$ で与えられる．すなわち，推定方程式

$$\dot{l}(\boldsymbol{\theta}; \boldsymbol{X}) = \sum_{i=1}^{n} \dot{l}(\boldsymbol{\theta}; X_i) = \boldsymbol{0}$$

の解である．この解を $\boldsymbol{\theta}$ の**最尤推定量** (maximum likelihood estimator) と呼ぶ．なお，$L(\boldsymbol{\theta}; \boldsymbol{X}) = \prod_{i=1}^{n} f(X_i; \boldsymbol{\theta})$ を $\boldsymbol{\theta}$ の**尤度関数** (likelihood function) といい，$l(\boldsymbol{\theta}; \boldsymbol{X})$ を $\boldsymbol{\theta}$ の**対数尤度関数** (log-likelihood function) という．$\dot{l}(\theta; X)$ は観測 X の**スコア関数** (score function) と呼ばれる．

2. 推定量の評価

母数 $\boldsymbol{\theta}$ の実数値関数 $\eta(\boldsymbol{\theta})$ の推定を考える．推定量 $T = T(\boldsymbol{X})$ の $\eta(\boldsymbol{\theta})$ に対する平均的なズレと近さは，それぞれ**偏り** (bias) $b_{\boldsymbol{\theta}}(T) = E_{\boldsymbol{\theta}}(T) - \eta(\boldsymbol{\theta})$ と**平均 2 乗誤差** (mean squared error) $\mathrm{Mse}_{\boldsymbol{\theta}}(T) = E_{\boldsymbol{\theta}}\left[\{T - \eta(\boldsymbol{\theta})\}^2\right]$ で評価される．すべての $\boldsymbol{\theta} \in \boldsymbol{\Theta}$ に対して

$$b_{\boldsymbol{\theta}}(T) = 0 \quad \text{すなわち} \quad E_{\boldsymbol{\theta}}(T) = \eta(\boldsymbol{\theta})$$

が成り立つとき，T は η の**不偏推定量** (unbiased estimator) と呼ばれる．T の平均 2 乗誤差はその分散 $V_{\boldsymbol{\theta}}(T)$ と偏り $b_{\boldsymbol{\theta}}(T)$ の 2 つに $\mathrm{Mse}_{\boldsymbol{\theta}}(T) = V_{\boldsymbol{\theta}}(T) + b_{\boldsymbol{\theta}}(T)^2$ と分解されるので，T が不偏ならば，$\mathrm{Mse}_{\boldsymbol{\theta}}(T) = V_{\boldsymbol{\theta}}(T)$ が成り立つ．したがって，$\eta(\boldsymbol{\theta})$ の推定量を不偏なものだけに限るなら，最小の分散をもつ推定量が望ましいものとなる．母数 $\eta(\boldsymbol{\theta})$ の推定において，不偏推定量 T が任意の不偏推定量 S に対して

$$V_{\boldsymbol{\theta}}(T) \leq V_{\boldsymbol{\theta}}(S), \quad \boldsymbol{\theta} \in \boldsymbol{\Theta}$$

を満たすとき，T は $\eta(\boldsymbol{\theta})$ の**一様最小分散不偏推定量** (uniformly minimum variance unbiased (UMVU) estimator) と呼ばれる．

UMVU 推定量の構成は容易ではないが，不偏推定量の分散の下限と十分統計量による分散の改良が有用である．

いま，$\ddot{l}(\boldsymbol{\theta}; X) = (\partial^2 l(\boldsymbol{\theta}; X)/\partial\theta_i\partial\theta_j)_{r\times r}$ とおき，

$$I(\boldsymbol{\theta}) = -E_{\boldsymbol{\theta}}\left[\ddot{l}(\boldsymbol{\theta}; X)\right]$$

と定義する．$I(\boldsymbol{\theta})$ は **Fisher 情報量** (Fisher information) と呼ばれる．一般に，この量はスコア関数の分散共分散行列と一致し，$E_{\boldsymbol{\theta}}[\dot{l}(\boldsymbol{\theta}; X)] = \boldsymbol{0}$ から次の関係が成り立つ：

$$I(\boldsymbol{\theta}) = E_{\boldsymbol{\theta}}\left[\dot{l}(\boldsymbol{\theta}; X)^T \dot{l}(\boldsymbol{\theta}; X)\right] \tag{1}$$

このとき，$\eta(\boldsymbol{\theta})$ の任意の不偏推定量 T に対して

$$V_{\boldsymbol{\theta}}(T) \geq \frac{1}{n}\dot{\eta}(\boldsymbol{\theta})I(\boldsymbol{\theta})^{-1}\dot{\eta}(\boldsymbol{\theta})^T, \quad \boldsymbol{\theta} \in \boldsymbol{\Theta}$$

が成り立つ．この不等式の右辺を **Cramér–Rao の下限** (Cramér–Rao lower bound) という．T の分散がこの下限に一致するなら，UMVU 推定量であるが，UMVU 推定量の分散がこの下限に一致するとは限らない．

統計量 $\boldsymbol{S} = \bigl(S_1(\boldsymbol{X}), \ldots, S_k(\boldsymbol{X})\bigr)$ を考えよう．もし，$\boldsymbol{S}$ を与えたときの $\boldsymbol{X}$ の条件付き分布が母数 $\boldsymbol{\theta}$ に無関係ならば，$\boldsymbol{S}$ は $\boldsymbol{\theta} \in \boldsymbol{\Theta}$ に関する**十分統計量** (sufficient statistic) であるという．$\boldsymbol{S}$ が十分であることは，尤度関数が

$$L(\boldsymbol{\theta}; \boldsymbol{X}) = g(\boldsymbol{S}; \boldsymbol{\theta})h(\boldsymbol{X}), \quad \boldsymbol{X} \in \mathcal{X}^n, \boldsymbol{\theta} \in \boldsymbol{\Theta}$$

と分解できることと同値である．これを十分統計量に関する**因子分解定理** (factorization theorem) と呼ぶ．いま，$T = T(\boldsymbol{X})$ は $\eta(\boldsymbol{\theta})$ の不

偏推定量であるとする．このとき，条件付き期待値 $\tilde{T} = \tilde{T}(\boldsymbol{S}) = E_{\boldsymbol{\theta}}(T|\boldsymbol{S})$ は $\boldsymbol{\theta}$ に無関係であり，$E_{\boldsymbol{\theta}}(\tilde{T}) = E_{\boldsymbol{\theta}}E_{\boldsymbol{\theta}}(T|\boldsymbol{S}) = E_{\boldsymbol{\theta}}(T) = \eta(\theta)$ であるから，$\tilde{T}$ は $\eta(\theta)$ の不偏推定量である．しかも

$$V_{\boldsymbol{\theta}}(\tilde{T}) \leq V_{\boldsymbol{\theta}}(T), \quad \boldsymbol{\theta} \in \boldsymbol{\Theta}$$

が成り立つ．この事実は **Blackwell–Rao の定理** (Blackwell–Rao theorem) として知られており，UMVU 推定量は十分統計量の関数でなければならないことを示している．

［例 **1**］ $\boldsymbol{X}$ は正規母集団 $\mathcal{P} = \{N(\mu, \sigma^2) : \boldsymbol{\theta} = (\mu, \sigma^2) \in \boldsymbol{R} \times \boldsymbol{R}^+\}$ からの大きさ n の無作為標本とする．Fisher 情報量は

$$I(\boldsymbol{\theta}) = \begin{pmatrix} \sigma^{-2} & 0 \\ 0 & \dfrac{\sigma^{-4}}{2} \end{pmatrix}$$

母数 $\boldsymbol{\theta}$ に対する十分統計量は $(\bar{X}, Q)$ である．ここで，

$$\bar{X} = \frac{1}{n}\sum_{i=1}^{n} X_i, \quad Q = \sum_{i=1}^{n}(X_i - \bar{X})^2$$

平均 $\mu = \eta_1(\boldsymbol{\theta})$ の最尤推定量 $\bar{X}$ は不偏性をもち，かつ UMVU 推定量となる．実際，$V_{\boldsymbol{\theta}}(\bar{X}) = \sigma^2/n = (1/n)\dot{\eta}_1(\boldsymbol{\theta})I(\boldsymbol{\theta})^{-1}\dot{\eta}_1(\boldsymbol{\theta})^T$ が成り立つ．一方，分散 $\sigma^2 = \eta_2(\boldsymbol{\theta})$ の最尤推定量 Q/n は不偏性をもたない．UMVU 推定量は $Q/(n-1)$ であることが示されるが，その分散は下限と一致しない．実際，$V_{\boldsymbol{\theta}}(Q/(n-1)) = 2\sigma^4/(n-1)$，$(1/n)\dot{\eta}_2(\boldsymbol{\theta})I(\boldsymbol{\theta})^{-1}\dot{\eta}_2(\boldsymbol{\theta})^T = 2\sigma^4/n$ である．

1 節および 2 節の内容については，Bickel and Doksum (2001), Lehmann and Casella (1998) が参考になる．

3. 推定量の標準誤差の推定

母数 $\eta(\boldsymbol{\theta})$ の推定量 T の標準偏差を**標準誤差** (standard error) という．これも母数 $\boldsymbol{\theta}$ に依存する未知の定数である．いま，$\eta(\boldsymbol{\theta})$ の最尤推定量 $\eta(\hat{\boldsymbol{\theta}})$ の標準誤差の推定を考える．ここで，$\hat{\boldsymbol{\theta}}$ は $\boldsymbol{\theta}$ の最尤推定量である．

最尤推定量 $\eta(\hat{\boldsymbol{\theta}})$ は，次のように漸近的に展開できることが知られている：

$$\eta(\hat{\boldsymbol{\theta}}) = \eta(\boldsymbol{\theta}) + \frac{1}{n}\sum_{i=1}^{n}\tilde{l}\big(\eta(\boldsymbol{\theta}); X_i\big) + o_p(n^{-1/2}) \tag{2}$$

ここで，$\tilde{l}\big(\eta(\boldsymbol{\theta}); X\big) = \dot{\eta}(\boldsymbol{\theta})I(\boldsymbol{\theta})^{-1}\dot{l}(\boldsymbol{\theta}; X)^T$ は $\eta(\boldsymbol{\theta})$ に対する**有効影響関数** (efficient influence function) と呼ばれる．中心極限定理から，(2) 式は $\mathcal{L}_{\boldsymbol{\theta}}\big\{\sqrt{n}\big(\eta(\hat{\boldsymbol{\theta}}) - \eta(\boldsymbol{\theta})\big)\big\} \to N\big(0, \dot{\eta}(\boldsymbol{\theta})I(\boldsymbol{\theta})^{-1}\dot{\eta}(\boldsymbol{\theta})^T\big)$ を意味する．なお，$\tilde{\boldsymbol{\theta}}$ を $\boldsymbol{\theta}$ のひとつの M 推定量とすると，同様に

$$\mathcal{L}_{\boldsymbol{\theta}}\big\{\sqrt{n}\big(\eta(\tilde{\boldsymbol{\theta}}) - \eta(\boldsymbol{\theta})\big)\big\} \to N\big(0, \dot{\eta}(\boldsymbol{\theta})\Sigma(\boldsymbol{\theta})\dot{\eta}(\boldsymbol{\theta})^T\big)$$

が示される．最尤推定量は次の意味で最適性をもつ：

$$\dot{\eta}(\boldsymbol{\theta})I(\boldsymbol{\theta})^{-1}\dot{\eta}(\boldsymbol{\theta})^T \leq \dot{\eta}(\boldsymbol{\theta})\Sigma(\boldsymbol{\theta})\dot{\eta}(\boldsymbol{\theta})^T, \quad \boldsymbol{\theta} \in \boldsymbol{\Theta}$$

さて，漸近展開 (2) は，$V_{\boldsymbol{\theta}}\big[\eta(\hat{\boldsymbol{\theta}})\big]$ が近似的に

$$\frac{1}{n}V_{\boldsymbol{\theta}}\big[\tilde{l}\big(\eta(\boldsymbol{\theta}); X\big)\big] = \frac{1}{n}E_{\boldsymbol{\theta}}\big[\tilde{l}\big(\eta(\boldsymbol{\theta}); X\big)^2\big]$$

で計算され，次のようになることを示唆している：

$$\begin{aligned} V_{\boldsymbol{\theta}}\big[\eta(\hat{\boldsymbol{\theta}})\big] &\fallingdotseq \frac{1}{n}\dot{\eta}(\boldsymbol{\theta})I(\boldsymbol{\theta})^{-1}E_{\boldsymbol{\theta}}\big[\dot{l}(\boldsymbol{\theta}; X)^T\dot{l}(\boldsymbol{\theta}; X)\big] \\ &\quad I(\boldsymbol{\theta})^{-1}\dot{\eta}(\boldsymbol{\theta})^T & (3) \\ &= \frac{1}{n}\dot{\eta}(\boldsymbol{\theta})I(\boldsymbol{\theta})^{-1}\dot{\eta}(\boldsymbol{\theta})^T & (4) \end{aligned}$$

これは Cramér–Rao の下限と一致している．なお，表現 (4) は基本的な等式 (1) から得られる．しかし，この等式が成り立つのはモデルが真である場合に限る．そこで，表現 (3) を用いて，$\eta(\hat{\boldsymbol{\theta}})$ の標準誤差を推定する．

ここでは，スコア関数 $\dot{l}(\boldsymbol{\theta}; X)$ の共分散行列 $E_{\boldsymbol{\theta}}\big[\dot{l}(\boldsymbol{\theta}; X)^T\dot{l}(\boldsymbol{\theta}; X)\big]$ を，その標本共分散行列 $1/n\sum_{i=1}^{n}\dot{l}(\hat{\boldsymbol{\theta}}; X_i)^T\dot{l}(\hat{\boldsymbol{\theta}}; X_i)$ で推定する．したがって，

$$\boldsymbol{\Lambda} = \frac{1}{n^2}I(\hat{\boldsymbol{\theta}})^{-1}\left\{\sum_{i=1}^{n}\dot{l}(\hat{\boldsymbol{\theta}}; X_i)^T\dot{l}(\hat{\boldsymbol{\theta}}; X_i)\right\}I(\hat{\boldsymbol{\theta}})^{-1}$$

とおくと，最終的に得られる $V_{\boldsymbol{\theta}}\big[\eta(\hat{\boldsymbol{\theta}})\big]$ の推定量は

$$\dot{\eta}(\hat{\boldsymbol{\theta}})\boldsymbol{\Lambda}\,\dot{\eta}(\hat{\boldsymbol{\theta}})^T$$

となる．統計量 $\boldsymbol{\Lambda}$ は，スコア関数の標本共分散行列が Fisher 情報量の間に挟まれた形をしているので，この推定量を**サンドイッチ推定量** (sandwich estimator) と呼ぶ．

［例 **2**］ 例 1 と同じ設定のもと，平均 μ の最尤推定量 $\bar{X}$ の標準誤差のサンドイッチ推定量は $\sqrt{Q/n^2}$ となり，$\bar{X}$ の標準偏差 $\sigma/\sqrt{n}$ の最尤推定量と一致する．

3 節の内容については，Efron and Tibshirani (1993) が参考になる．　［久保木久孝］

信頼区間

confidence interval

1. 信頼限界，信頼区間

母集団 $P \in \mathcal{P}$ からの大きさ n の無作為標本を $\boldsymbol{X} = (X_1, \ldots, X_n)$ とする．$\theta = \theta(P)$, $P \in \mathcal{P}$ を実数値の母数とするとき，この標本に基づき $\boldsymbol{R}$ の部分集合 $\Theta(\boldsymbol{X})$ を定め，真の θ は $\Theta(\boldsymbol{X})$ に含まれるという形で推測することを考える．特に，$\Theta(\boldsymbol{X})$ として $(-\infty, \overline{\theta}(\boldsymbol{X})]$, $[\underline{\theta}(\boldsymbol{X}), \overline{\theta}(\boldsymbol{X})]$, $[\underline{\theta}(\boldsymbol{X}), \infty)$ などの区間を考えるとき，この推測法を**区間推定** (interval estimation) という．これらはランダムな区間であるので，真の θ を含むかどうかは確率で評価される．もし，

$$P\big(\underline{\theta}(\boldsymbol{X}) \le \theta\big) \ge 1 - \alpha, \quad P \in \mathcal{P}$$

であるならば，$\underline{\theta}(\boldsymbol{X})$ は θ に対する水準 $1-\alpha$ の**下側信頼限界** (lower confidence bound) と呼ばれる．同様に，

$$P\big(\overline{\theta}(\boldsymbol{X}) \ge \theta\big) \ge 1 - \alpha, \quad P \in \mathcal{P}$$

であるならば，$\overline{\theta}(\boldsymbol{X})$ は θ に対する水準 $1-\alpha$ の**上側信頼限界** (upper confidence bound) と呼ばれる．さらに，

$$P\big(\underline{\theta}(\boldsymbol{X}) \le \theta \le \overline{\theta}(\boldsymbol{X})\big) \ge 1 - \alpha, \quad P \in \mathcal{P}$$

であるならば，$\big[\underline{\theta}(\boldsymbol{X}), \overline{\theta}(\boldsymbol{X})\big]$ は θ に対する水準 $1-\alpha$ または $100(1-\alpha)\%$ の**信頼区間** (confidence interval) と呼ばれる．上式の右辺の数値 $1-\alpha$ を**信頼水準** (confidence level) と呼ぶが，一意には定まらない．あいまいさを避けるため

$$1 - \alpha_0 = \inf_{P \in \mathcal{P}} P\big(\theta \in \Theta(\boldsymbol{X})\big)$$

を $\Theta(\boldsymbol{X})$ の**信頼係数** (confidence coefficient) と呼ぶ．

2. 信頼区間の構成

信頼区間のつくり方のひとつに，仮説検定における受容域と信頼区間との双対性を利用する方法があるが，ここでは**枢軸量** (pivotal quantity) の分布に基づく方法について述べる．

母数 θ に依存する確率変数 $T(\boldsymbol{X};\theta)$ を考える．もし，この変数の分布 $\mathcal{L}_P\big(T(\boldsymbol{X};\theta)\big)$ が $P \in \mathcal{P}$ に無関係ならば，$T(\boldsymbol{X};\theta)$ は枢軸量であるという．このとき，実数 $l < u$ を P に無関係に，したがって θ に無関係に

$$P\big(l \le T(\boldsymbol{X};\theta) \le u\big) \ge 1 - \alpha, \quad P \in \mathcal{P}$$

となるように定めることができる．もし，

$$l \le T(\boldsymbol{X};\theta) \le u \\ \iff \underline{\theta}(\boldsymbol{X};l,u) \le \theta \le \overline{\theta}(\boldsymbol{X};l,u)$$

と表すことができるなら，$[\underline{\theta}(\boldsymbol{X};l,u), \overline{\theta}(\boldsymbol{X};l,u)]$ は θ に対する水準 $1-\alpha$ の信頼区間となる．

[例 **1**]　$\boldsymbol{X}$ は正規母集団 $\mathcal{P} = \{N(\mu, \sigma^2) : (\mu, \sigma^2) \in \boldsymbol{R} \times \boldsymbol{R}^+\}$ からの大きさ n の無作為標本とする．

$$\bar{X} = \frac{1}{n}\sum_{i=1}^{n} X_i$$

$$S = \sqrt{\frac{1}{n-1}\sum_{i=1}^{n}(X_i - \bar{X})^2}$$

とおくと，

$$T(\boldsymbol{X};\mu) = \frac{\sqrt{n}(\bar{X} - \mu)}{S}$$

$$V(\boldsymbol{X};\sigma^2) = \frac{(n-1)S^2}{\sigma^2}$$

は枢軸量である．実際，$T(\boldsymbol{X};\mu)$ は自由度 $n-1$ の t 分布 $t(n-1)$ に従い，$V(\boldsymbol{X};\sigma^2)$ は自由度 $n-1$ のカイ 2 乗分布 $\chi^2(n-1)$ に従う．

1)　母平均 μ の区間推定：　t 分布 $t(n-1)$ の p 分位点を $t_p(n-1)$ とすると，$P\big(T(\boldsymbol{X};\mu) \le t_p(n-1)\big) = p$．このとき，$\alpha = \alpha_1 + \alpha_2$ に対して

$$P\big(-t_{1-\alpha_1}(n-1) \\ \le T(\boldsymbol{X};\mu) \le t_{1-\alpha_2}(n-1)\big) \\ = 1 - \alpha, \quad P \in \mathcal{P}$$

よって，μ に対する信頼係数 $1-\alpha$ の信頼区間は $[\underline{\mu}(\boldsymbol{X};\alpha_2), \overline{\mu}(\boldsymbol{X};\alpha_1)]$ で与えられる．ここで

$$\begin{cases} \underline{\mu}(\boldsymbol{X};\alpha_2) = \bar{X} - t_{1-\alpha_2}(n-1)\dfrac{S}{\sqrt{n}} \\ \overline{\mu}(\boldsymbol{X};\alpha_1) = \bar{X} + t_{1-\alpha_1}(n-1)\dfrac{S}{\sqrt{n}} \end{cases} \qquad (1)$$

である．この信頼区間の幅が最小となるのは，$\alpha_1 = \alpha_2 = \alpha/2$ の場合である．信頼限界も同様に求めることができる．

2)　母分散 σ^2 の区間推定：　カイ 2 乗分布 $\chi^2(n-1)$ の p 分位点を $\chi^2_p(n-1)$ とすると，$P\big(V(\boldsymbol{X};\mu) \le \chi^2_p(n-1)\big) = p$．このとき，$\alpha = \alpha_1 + \alpha_2$ に対して，

$$P\big(\chi^2_{\alpha_1}(n-1) \le V(\boldsymbol{X};\mu) \le \chi^2_{1-\alpha_2}(n-1)\big) \\ = 1 - \alpha, \quad P \in \mathcal{P}$$

よって，σ^2 に対する信頼係数 $1-\alpha$ の信頼区

間は $[\underline{\sigma}^2(\boldsymbol{X};\alpha_2), \overline{\sigma}^2(\boldsymbol{X};\alpha_1)]$ で与えられる．ここで

$$\begin{cases} \underline{\sigma}^2(\boldsymbol{X};\alpha_2) = \dfrac{(n-1)S^2}{\chi^2_{1-\alpha_2}(n-1)} \\ \overline{\sigma}^2(\boldsymbol{X};\alpha_1) = \dfrac{(n-1)S^2}{\chi^2_{\alpha_1}(n-1)} \end{cases} \tag{2}$$

である．このランダムな区間の平均長を最小にするような α_1 と α_2 は一意に存在するが，求めることは容易でない．n が大きいときには，$\alpha_1 = \alpha_2 = \alpha/2$ としても最短の長さとあまり差はない．

3. 信頼区間の近似的構成

枢軸量を利用する方法は，本質的には正規母集団に関係した問題に対してうまく機能する．そうでない場合でも，もし，確率変数 $T(\boldsymbol{X};\theta)$ の分布が $n\to\infty$ のとき

$$\mathcal{L}_P\big(T(\boldsymbol{X};\theta)\big) \to L, \quad P\in\mathcal{P}$$

を満たすならば，$T(\boldsymbol{X};\theta)$ は近似的に分布 L に従うと考えて，前節の方法を使うことができる．

[例 2]　$\boldsymbol{X} = (X_1,\ldots,X_n)$ を成功の確率 θ の Bernoulli 試行を n 回行った結果とする．このとき，θ の最尤推定量は $\bar{X} = (1/n)\sum_{i=1}^n X_i$ であるが，$\bar{X}$ と θ に基づく自然な枢軸量は存在しない．しかしながら，De Moivre–Laplace の定理から

$$\mathcal{L}_\theta\left(\frac{\sqrt{n}(\bar{X}-\theta)}{\sqrt{\theta(1-\theta)}}\right) \to N(0,1), \quad 0<\theta<1$$

が成り立つ．正規分布 $N(0,1)$ の p 分位点を $u(p)$ とすると，θ に対する 1 つの近似的な水準 $1-\alpha$ の信頼区間は，不等式

$$\left|\frac{\sqrt{n}(\bar{X}-\theta)}{\sqrt{\theta(1-\theta)}}\right| \le u\left(1-\frac{\alpha}{2}\right)$$

から得られる．これを解くと，θ の範囲の両端は

$$\frac{\bar{X}+\xi_\alpha^2/(2n) \pm \xi_\alpha\sqrt{\bar{X}(1-\bar{X})/n + \xi_\alpha^2/(4n^2)}}{1+\xi_\alpha^2/n}$$

で与えられる．ここで $\xi_\alpha = u(1-\alpha/2)$ である．しかし，次の簡素な区間が使われることが多い：

$$\bar{X} \pm \xi_\alpha\sqrt{\frac{\bar{X}(1-\bar{X})}{n}}$$

4. 信頼領域

分布の母数 $\boldsymbol{\theta} = \boldsymbol{\theta}(P)$，$P\in\mathcal{P}$ は r 次元のベクトル $\big(\theta_1(P),\ldots,\theta_r(P)\big)$ であるとする．r 次元のランダムな矩形

$$\begin{aligned}\boldsymbol{\Theta}(\boldsymbol{X}) = &\big[\underline{\theta}_1(\boldsymbol{X}), \overline{\theta}_1(\boldsymbol{X})\big] \times \cdots \\ &\times \big[\underline{\theta}_r(\boldsymbol{X}), \overline{\theta}_r(\boldsymbol{X})\big]\end{aligned}$$

が

$$P\big(\boldsymbol{\theta}\in\boldsymbol{\Theta}(\boldsymbol{X})\big) \ge 1-\alpha, \quad P\in\mathcal{P}$$

を満たすとき，$\boldsymbol{\Theta}(\boldsymbol{X})$ は $\boldsymbol{\theta}$ に対する水準 $1-\alpha$ の**信頼領域** (confidence region) と呼ばれる．

いま，各区間 $\big[\underline{\theta}_i(\boldsymbol{X}), \overline{\theta}_i(\boldsymbol{X})\big]$ の信頼水準を $1-\alpha_i$ とする．もし，$\sum_{i=1}^r \alpha_i = \alpha$ ならば，Bonferroni の不等式から，すべての $P\in\mathcal{P}$ に対して

$$\begin{aligned} &P\big(\boldsymbol{\theta}\in\boldsymbol{\Theta}(\boldsymbol{X})\big) \\ &\quad\ge 1-\sum_{i=1}^r P\big(\theta_i \notin \big[\underline{\theta}_i(\boldsymbol{X}), \overline{\theta}_i(\boldsymbol{X})\big]\big) \\ &\quad\ge 1-\sum_{i=1}^r \alpha_i = 1-\alpha \end{aligned} \tag{3}$$

が成り立つので，$\boldsymbol{\Theta}(\boldsymbol{X})$ は信頼水準 $1-\alpha$ をもつ．

特に，$\big[\underline{\theta}_1(\boldsymbol{X}), \overline{\theta}_1(\boldsymbol{X})\big], \ldots, \big[\underline{\theta}_r(\boldsymbol{X}), \overline{\theta}_r(\boldsymbol{X})\big]$ が独立なら，

$$P\big(\boldsymbol{\theta}\in\boldsymbol{\Theta}(\boldsymbol{X})\big) \ge \prod_{i=1}^r (1-\alpha_i)$$

したがって，$\alpha_i = 1-(1-\alpha)^{1/r}$ と選べば，$\boldsymbol{\Theta}(\boldsymbol{X})$ の信頼水準は $1-\alpha$ となる．

[例 3]　例 1 と同じ設定において，$\boldsymbol{\theta} = (\mu, \sigma^2)$ に対する信頼領域を考える．(1),(2) 式の導出で示したように，$\boldsymbol{\theta}$ に対する自然な信頼領域は

$$\begin{aligned}\boldsymbol{\Theta}(\boldsymbol{X}) = &\left[\underline{\mu}\left(\boldsymbol{X};\frac{\alpha}{4}\right), \overline{\mu}\left(\boldsymbol{X};\frac{\alpha}{4}\right)\right] \\ &\times\left[\underline{\sigma}^2\left(\boldsymbol{X};\frac{\alpha}{4}\right), \overline{\sigma}^2\left(\boldsymbol{X};\frac{\alpha}{4}\right)\right]\end{aligned}$$

で与えられる．(3) 式より，この領域の信頼水準は $1-\alpha$ である．また，(1),(2) 式で与えられる信頼区間は独立であることが示される．これらの信頼係数はともに $1-\alpha/2$ なので，領域 $\boldsymbol{\Theta}(\boldsymbol{X})$ の正確な信頼係数は $(1-\alpha/2)^2$ である．

信頼区間の一般論については，Bickel and Doksum (2001), Lehmann (1986) が参考になる．　［久保木久孝］

一般化推定方程式

generalized estimating equations (GEE)

1. 一般化推定方程式

一般化推定方程式 (generalized estimating equations) は省略して **GEE** と書かれることが多い．この方法は，パラメータの推定方法として，**一般化線形モデル** (generalized linear model; GLM) から派生した**擬似尤度法** (quasi-likelihood) について，反応を多変量に拡張した方法である．Liang and Zeger (1986), Zeger and Liang (1986) らによって経時データ (longitudinal data) の分析法として紹介されたが，反応が組として構成され，その間に相関をもつような反応に対する説明変数の効果を評価するための手法と考えることができる．その際，反応についての平均構造と分散構造のみを基礎に分析を行うことから，ある種の**モーメント法**とみる見方もある．

いま観測単位，例えば観測対象者，i について観測した反応を

$$\boldsymbol{y}_i^T = (y_{i1}, \ldots, y_{in_i}) \quad (i = 1, \ldots, N)$$

とし，その期待値を $\boldsymbol{\mu}_i^T = (\mu_{i1}, \ldots, \mu_{in_i})$, $E[Y_{ij}] = \mu_{ij}$ とする．Y_{ij} は観測 y_{ij} に対応する確率変数である．観測単位ごとに観測される観測数 n_i は同一である必要はない．また，反応 $\boldsymbol{Y}_i$ に対応する説明変数行列を $\boldsymbol{X}_i$ と書く．このとき，反応の期待値 $\boldsymbol{\mu}_i$ と説明変数行列 $\boldsymbol{X}_i$ から構成される**線形予測子**ベクトル $\boldsymbol{\eta}_i = \boldsymbol{X}_i\boldsymbol{\beta}$ とを関連づける**リンク関数**を $\boldsymbol{g}(\boldsymbol{\mu}_i) = \boldsymbol{\eta}_i$ とする．したがって，平均構造に関わるパラメータはこの線形予測子の構成に用いられる $\boldsymbol{\beta}$ となり，期待値 $\boldsymbol{\mu}_i$ は $\boldsymbol{\beta}$ の関数 $\boldsymbol{\mu}_i(\boldsymbol{\beta})$ となる．説明変数行列 $\boldsymbol{X}_i$ については，例えば，各反応の期待値 μ_{ij} に対し p 次元説明変数ベクトル $\boldsymbol{x}_{ij}$ との対応を個別に線形予測子 $g(\mu_{ij}) = \eta_{ij} = \boldsymbol{x}_{ij}^T\boldsymbol{\beta}$ を通じて考えるようなモデルを構成する場合は，説明変数行列 $\boldsymbol{X}_i$ は各行が $\boldsymbol{x}_{ij}^T$ から構成されるような $n_i \times p$ 行列として定義されることになる．

$\boldsymbol{Y}_i$ の分散共分散行列を $\mathrm{Var}(\boldsymbol{Y}_i) = \boldsymbol{V}_i$ とするとき，一般化推定方程式は

$$\sum_{i=1}^{N} \boldsymbol{D}_i^T \boldsymbol{V}_i^{-1} \{\boldsymbol{y}_i - \boldsymbol{\mu}_i(\boldsymbol{\beta})\} = \boldsymbol{0} \qquad (1)$$

と定義される．ただし，ここで $\boldsymbol{D}_i$ は

$$\boldsymbol{D}_i = \frac{\partial}{\partial \boldsymbol{\beta}'} \boldsymbol{\mu}_i(\boldsymbol{\beta})$$

である．

2. 反応間相関構造の設定

反応 $\boldsymbol{Y}_i$ の分散共分散行列 $\boldsymbol{V}_i$ の定義については，その反応の分散共分散構造を反映した構造式で表現される場合はそれを用いればよいが，反応の同時分布を反映した分散共分散構造式が容易に得られるとは限らない．そこで，一般化推定方程式では**周辺モデリング** (marginal modelling) というアプローチが用いられることがある．この場合，反応 $\boldsymbol{Y}_i$ の各要素の平均と分散に関する構造をまず構築し，次に反応間の相関構造に関する仮定を導入して分散共分散行列を構築することが行われる．

いま，反応 Y_{ij} の平均，分散について

$$E[Y_{ij}] = \mu_{ij}, \quad \mathrm{Var}[Y_{ij}] = v(\mu_{ij})\phi$$

とするとき，$\boldsymbol{B}_i = \mathrm{diag}(v(\mu_{i1}), \ldots, v(\mu_{in_i}))$ となるように対角行列 $\boldsymbol{B}_i$ を定義する．次に，反応間の相関構造を仮定するために，**作業相関行列** (working correlation matrix) $\boldsymbol{R}(\boldsymbol{\alpha})$ を想定する．関数 $v(\mu_{ij})$ は反応 Y_{ij} の平均と分散との構造を反映するように指定され，パラメータ ϕ は分散のために導入されたパラメータであり，一般化線形モデルや擬似尤度法での**変動パラメータ** (dispersion parameter) に相当する．$\boldsymbol{\alpha}$ は相関行列 $\boldsymbol{R}$ を定義するために導入されるパラメータ (ベクトル) である．この作業相関行列 $\boldsymbol{R}(\boldsymbol{\alpha})$ としては，

- 反応間に独立性を想定し，単位行列 $\boldsymbol{R}(\boldsymbol{\alpha}) = \boldsymbol{I}$ を想定
- **交換可能** (exchangeable) となるようにどの反応ペアの組み合わせにおいても共通の相関 $\mathrm{cor}(Y_{ij}, Y_{ik}) = \alpha$ を想定
- 直近の反応の間のみに共通相関 $\mathrm{cor}(Y_{ij}, Y_{i(j+1)}) = \alpha (j = 1, \ldots, n_i - 1)$ を仮定し，3 重対角行列を想定
- 時系列データのような場合は，反応の配置に応じて関連が減衰するように，**自己回帰型の相関構造** $\mathrm{cor}(Y_{ij}, Y_{ik}) = \alpha^{|j-k|}$ を想定
- 無構造設定．各反応ペアごとにパラメータを導入し，どのような相関構造も可能となるように設定

などが用いられる．このとき，反応 $\boldsymbol{Y}_i$ の作業分散共分散行列 (working variance covariance matrix) を

$$\boldsymbol{V}_i = \boldsymbol{B}_i^{1/2}\boldsymbol{R}(\boldsymbol{\alpha})\boldsymbol{B}_i^{1/2}\phi \tag{2}$$

のように設定する．$\boldsymbol{B}_i^{1/2}$ は $\boldsymbol{B}_i$ の平方根行列である．もし，$\boldsymbol{R}(\boldsymbol{\alpha})$ が反応 $\boldsymbol{Y}_i$ の真の相関行列であれば，この $\boldsymbol{V}_i$ は反応 $\boldsymbol{Y}$ の真の分散共分散行列に一致する．

この作業相関行列の指定に関しては，真の構造を反映したものを選択することが望ましい．この観点からは，無構造での設定が考えられるが，多くのパラメータを導入することになり，推定の効率が低下する．実際には，これらの構造の選択はパラメータ $\boldsymbol{\beta}$ の推定には大きな影響を与えることはなく，相関構造に関する事前知識が十分にない場合は，独立性を想定した単位行列や**交換可能相関行列**を使用することが示唆されている (Liang and Zeger, 1986; Agresti, 2002).

3. GEE によるパラメータ推定

Liang and Zeger (1986) は推定方程式の解法として，2 段階の反復計算を提案している．まず，パラメータ $\boldsymbol{\alpha}, \phi$ の推定値が与えられたという前提のもとで，(1) 式をパラメータ $\boldsymbol{\beta}$ に関する方程式として **Fisher のスコア法** (Fisher scoring method) などの数値解法によって解き，$\boldsymbol{\beta}$ の推定値を得る．次に，得られた $\boldsymbol{\beta}$ の推定値をもとに，観測値との残差からモーメント法等による**一致推定量**によって $\boldsymbol{\alpha}, \phi$ に関する推定値を求める．この 2 段階の手続きをパラメータの推定値が収束するまで繰り返すのである．

パラメータ $\boldsymbol{\beta}$ の推定量 $\hat{\boldsymbol{\beta}}$ については，適当な正則条件のもとで，**一致性**，**漸近正規性**が成立し，その漸近分散 $\boldsymbol{V}_{\hat{\boldsymbol{\beta}}}$ は，

$$\begin{aligned}\boldsymbol{V}_{\hat{\boldsymbol{\beta}}}^{(N)} &= \left(\sum_{i=1}^{N}\boldsymbol{D}_i^T\boldsymbol{V}_i^{-1}\boldsymbol{D}_i\right)^{-1} \\ &\quad\times\left(\sum_{i=1}^{N}\boldsymbol{D}_i^T\boldsymbol{V}_i^{-1}\mathrm{Var}^*[\boldsymbol{Y}_i]\boldsymbol{V}_i^{-1}\boldsymbol{D}_i\right) \\ &\quad\times\left(\sum_{i=1}^{N}\boldsymbol{D}_i^T\boldsymbol{V}_i^{-1}\boldsymbol{D}_i\right)^{-1}\end{aligned} \tag{3}$$

とするとき，$\boldsymbol{V}_{\hat{\boldsymbol{\beta}}} = \lim_{N\to\infty}\boldsymbol{V}_{\hat{\boldsymbol{\beta}}}^{(N)}$ となる．ここで，$\boldsymbol{D}_i, \boldsymbol{V}_i$ は真のパラメータ $\boldsymbol{\beta}, \boldsymbol{\alpha}, \phi$ を用いて計算される量である．また，$\mathrm{Var}^*[\boldsymbol{Y}_i]$ はモデルとして想定した反応 $\boldsymbol{Y}_i$ の分散共分散行列 $\boldsymbol{V}_i$ ではなく，データを生起している真の確率分布上での分散共分散行列であることに注意する．

したがって，パラメータ推定量 $\hat{\boldsymbol{\beta}}$ の分散共分散行列の推定値 $\hat{\boldsymbol{V}}_{\hat{\boldsymbol{\beta}}}^{(N)}$ としては，パラメータ $\boldsymbol{\beta}$, $\boldsymbol{\alpha}$, ϕ にその推定値 $\hat{\boldsymbol{\beta}}$, $\hat{\boldsymbol{\alpha}}$, $\hat{\phi}$ を代入し，さらに $(\boldsymbol{y}_i-\boldsymbol{\mu}_i(\hat{\boldsymbol{\beta}}))(\boldsymbol{y}_i-\boldsymbol{\mu}_i(\hat{\boldsymbol{\beta}}))^T$ を $\mathrm{Var}^*[\boldsymbol{Y}_i]$ の推定値として代入したものが利用される (Liang and Zeger, 1986)．この形で計算されるパラメータ推定量 $\hat{\boldsymbol{\beta}}$ の分散共分散行列の推定量 $\hat{\boldsymbol{V}}_{\hat{\boldsymbol{\beta}}}^{(N)}$ のことを**サンドイッチ推定量** (sandwich estimator) と呼ぶ．また，この推定量は反応の分散共分散構造についてモデルと真の構造にズレが生じていても一致性をもつために，**分散共分散行列のロバスト推定** (robust estimator) と呼ばれることもある．もし，想定した反応 $\boldsymbol{Y}_i$ の分散共分散行列が正確に真の分布を反映したものであり，$\mathrm{Var}^*[\boldsymbol{Y}_i] = \boldsymbol{V}_i$ が成立するならば，(3) 式は

$$\boldsymbol{V}_{\hat{\boldsymbol{\beta}}}^{(N)} = \left(\sum_i\boldsymbol{D}_i^T\boldsymbol{V}_i^{-1}\boldsymbol{D}_i\right)^{-1}$$

に帰着できるので，この場合は一般化線形モデルなどの際に利用される尤度原理のもとでのパラメータ推定量の分散共分散を示すことになる．

作業相関行列 $\boldsymbol{R}(\boldsymbol{\alpha})$ に用いられた $\boldsymbol{\alpha}$ や変動パラメータ ϕ についても推定方程式を導入して推定することが可能である．例えば，$\boldsymbol{S}_i^T = (S_{i11}, S_{i12}, \ldots, S_{in_in_i})$, $S_{ijk} = (Y_{ij} - \mu_{ij})(Y_{ik} - \mu_{ik})$ として，推定方程式

$$\sum_{i=1}^{N}\boldsymbol{C}_i^T\boldsymbol{H}_i^{-1}\{\boldsymbol{S}_i - \boldsymbol{\sigma}_i\} = \boldsymbol{0} \tag{4}$$

を考えることができる．ただし，ここで $\boldsymbol{\sigma}_i = E[\boldsymbol{S}_i]$, $\boldsymbol{C}_i = \partial\boldsymbol{\sigma}_i/\partial\boldsymbol{\alpha}^T$ であり，$\boldsymbol{H}_i$ は $\boldsymbol{S}_i$ の作業分散共分散行列に相当する．このとき $\boldsymbol{\sigma}_i$, $\boldsymbol{C}_i, \boldsymbol{H}_i$ は $\boldsymbol{\beta}, \boldsymbol{\alpha}$ の関数である (ϕ は $\boldsymbol{\alpha}$ の一部であると考える)．この (1) 式と (4) 式を連立の方程式と考えパラメータ推定をする **GEE2** と呼ばれる方法も提案されている (Prentice, 1988a; Prentice and Zhao, 1991)．この方法では，推定効率が向上する可能性があるが，反面 $\hat{\boldsymbol{\beta}}$ の一致性が保障されなくなる場合がある．

［越 智 義 道］

単調回帰

isotonic regression

定量的変数または順序尺度変数 X の値 x において特性 Y が観測されるとする．$X = x$ における Y の期待値を $\mu(x)$ とする．既存情報あるいは理論により $\mu(x)$ は X に依存して増加または減少すると仮定できる状況にしばしば遭遇する．X が定量的特性であり $\mu(x) = \alpha + \beta x$ と仮定できれば，これは通常の単回帰分析の問題である．しかし，X と Y の間にこのような強い仮定を設けることは現実的でない場合も多い．例えば薬物の効果は投与量 X が少ないとほとんど認められず，ある量を超えると単調に増大し，ある用量に達すると，それ以上増加しなくなるのが一般的である．投与量の広い範囲全体にわたっては直線を仮定することは適切でなく，単調増加曲線であることだけを仮定する．各用量における観測値の平均値は単調関係を示さないかもしれないが，それが標本変動によるのであれば，単調関係を満たす用量反応曲線を推定するのが妥当である．また，X が順序尺度変数であり定量的な値に結びつけることが困難な場合も多い．このように独立変数の単調関係に対応して応答の平均値の間に単調関係を仮定した回帰関係を**単調回帰** (isotonic regression) という．

1.　順序関係

集合 $\mathbf{x} = (x_1, \ldots, x_a)$ の要素の間に定義された関係 $\prec$ を考える．この関係は，(i) **反射律** (reflexive law) 任意の x_i について $x_i \prec x_i$，(ii) **推移律** (transitive law) $x_i \prec x_j$ かつ $x_j \prec x_k$ ならば $x_i \prec x_k$，(iii) **反対称律** (anti-symmetric law) $x_i \prec x_j$ かつ $x_j \prec x_i$ ならば $x_j = x_i$，を満たすとする．$\mathbf{x}$ の要素が (i), (ii), (iii) を満たし，さらに (iv) $\mathbf{x}$ の任意の 2 つの要素 x_i と x_j は $x_i \prec x_j$ または $x_j \prec x_i$ のいずれかを満たす，の条件を満たすとき，$\mathbf{x}$ は**単純順序** (simple order) 関係を満たすという．(i), (ii), (iii) を満たすとき**部分順序** (partial order) 関係，(i), (ii) を満たすとき，**擬順序** (quasi-order) 関係という．例えば，プラセボ，被験薬および標準薬のそれぞれが複数の用量を含む比較試験では，標準薬と被験薬の間では順序関係を定義できないが，プラセボと被験薬の用量全体およびプラセボと標準薬の用量全体のそれぞれで順序関係が定義できるので，全体としては部分順序となる．

2.　単純順序関係のもとでのパラメータの推定

集合 $\mathbf{x} = (x_1, \ldots, x_a)$ が単純順序関係 $x_1 \prec \cdots \prec x_a$ を満たすとする．$\mathbf{x}$ 上で定義された関数 f が**単調順序制約** (simple order restriction) $f(x_1) \leq \cdots \leq f(x_a)$ を満たすとき f を $\mathbf{x}$ 上の**単調関数** (isotonic function) という．$\mathbf{x}$ 上の単調関数の全体を $\mathcal{F}(\mathbf{x})$ と書く．$\mathbf{x}$ 上の関数 $g(x)$ と $\mathbf{x}$ 上で正の値をとる関数 $w(x)$ に対して，$S^2(f) = \sum_{i=1}^{a} w(x_i)\{f(x_i) - g(x_i)\}^2$ とおく．Barlow *et al.* (1972) は，$\min_{f \in \mathcal{F}(\mathbf{x})} S^2(f)$ を与える $f \in \mathcal{F}(\mathbf{x})$ を g^* と表し，単純順序関係と重み w に関する g の単調回帰と定義している．

3.　正規分布の平均値に関する単調回帰と最尤推定

x_i のもとでの観測値 $Y_{ij} (j = 1, \ldots, n_i)$ は母平均 $\mu(x_i)$，母分散 $\sigma^2(x_i)$ の正規分布からの無作為標本とする．平均値は未知，分散は既知とする．用量 x_i のもとでの標本平均を $\bar{Y}(x_i)$，不偏分散を $s^2(x_i)$ とする．観測値全体の対数尤度関数は，

$$L(\mu) \propto \sum_{i=1}^{a} n_i \log\{\sigma^2(x_i)\} - \sum_{i=1}^{a} \frac{n_i\{\bar{Y}(x_i) - \mu(x_i)\}^2 + (n_i - 1)s^2(x_i)}{\sigma^2(x_i)}$$

である．最尤解はこの尤度関数を最大にする $\mathbf{x}$ 上の単調関数であり，それは平方和

$$S^2 = \sum_{i=1}^{a} \frac{n_i\{\bar{Y}(x_i) - \mu(x_i)\}^2}{\sigma^2(x_i)}$$

を最小にする $\mathbf{x}$ 上の単調関数である．分散は既知なので，これは $g(x_i) = \bar{Y}(x_i)$，重み $w(x_i) = n_i/\sigma^2(x_i)$ に関する単調回帰である．

S^2 を最小にする解 $\mu^*(x_1), \ldots, \mu^*(x_a)$ は一意的に定まることが示されている．解を求めるひとつの方法は，pooling adjacent violator algorithm (以下 PAVA と略記する) といわれ，以下の手順で与えられる．例えば，

1) $i = 1, \ldots, a$ の順に，$g(x_i)$ と $g(x_{i+1})$ を比較し，$g(x_i) \leq g(x_{i+1})$ ならば $\mu^*(x_i) = g(x_i)$，$\mu^*(x_{i+1}) = g(x_{i+1})$ とする．$g(x_i) > g(x_{i+1})$ ならば $\mu^*(x_i) = \mu^*(x_{i+1}) = \{w(x_i)g(x_i) + w(x_{i+1})g(x_{i+1})\}/\{w(x_i) + w(x_{i+1})\}$ とする．これですべての $\mu^*(x_1), \ldots, \mu^*(x_a)$ が順序関係を満たしていれば，これが解である．

2) 同じ μ^* の値を与える連続する 1 つ以上の x_i の集まりをブロックという．もし，まだ順序関係が逆転しているところがあれば，再び同様の手順で隣あったブロックを併合する．この手順を繰り返し，すべてが順序関係を満たしたところで併合を終了する．こうして得られた $\mu^*(x_1), \ldots, \mu^*(x_a)$ は単調回帰の解となる．

上記の計算アルゴリズムの解は max min 公式を導く．いま，$w_{[i,j]} = \sum_{k=i}^{j} w(x_k)$, $\bar{Y}_{[i,j]} = \{\sum_{k=i}^{j} w(x_k)\bar{Y}(x_k)\}/w_{[i,j]}$, $1 \leq i \leq j \leq a$ と書く．この記法を用いると，

$$\mu^*(x_i) = \max_{u \leq i} \min_{i \leq v} \bar{Y}_{[u,v]}, \quad i = 1, \ldots, a$$

である．これは

$$\mu^*(x_i) = \min_{i \leq v} \max_{u \leq i} \bar{Y}_{[u,v]} = \max_{u \leq i} \min_{u \leq v} \bar{Y}_{[u,v]} = \min_{i \leq v} \max_{u \leq v} \bar{Y}_{[u,v]}$$

と同値である．

順序制約下での平均関数が単調減少である場合には，上の公式で max と min を入れ替えて得られる．すなわち，$\mu(x_1) \geq \cdots \geq \mu(x_a)$ を満たす最小 2 乗解は下記で与えられる．

$$\mu^*(x_i) = \min_{u \leq i} \max_{i \leq v} \bar{Y}_{[u,v]} = \max_{i \leq v} \min_{u \leq i} \bar{Y}_{[u,v]} = \min_{u \leq i} \max_{u \leq v} \bar{Y}_{[u,v]} = \max_{i \leq v} \min_{u \leq v} \bar{Y}_{[u,v]}.$$

PAVA は，大小関係を逆にして適用する．

4. 指数型分布族における単調回帰

確率密度関数が $h(y;\theta,\phi) = \exp\{(y\theta - b(\theta))/a(\phi) + c(y,\phi)\}$ で表されるとする．ここに θ は未知パラメータ，$a(\phi)$, $b(\theta)$, $c(y,\phi)$ は既知の関数であり，さらに ϕ は既知とする．この分布の平均値は $E(y) = \mu(x) = db(\theta)/d\theta$ である．この形式で表される分布は，**一般化線形モデル** (generalized linear model) の標準的な形式をしており，分散既知の正規分布，2 項分布，Poisson 分布，スケールパラメータが未知で自由度が既知のガンマ分布，スケールパラメータ既知の inverse Gaussian 分布などがある．任意の $x_i \in \mathbf{x}$ における観測値 y_i の分布が $h(y_i;\theta_i,\phi_i)$ であるとき，平均値 $\mu(x_i)(i = 1, \ldots, a)$ に関する単調順序制約 $\mu(x_1) \leq \cdots \leq \mu(x_a)$ のもとでの平均値の最尤推定値は上記の単調回帰によって与えられることが知られている．したがって，PAVA あるいは max min 公式を用いて平均値の最尤推定値を得ることができる．パラメータ θ と期待値 μ の間は単調関数で結ばれているので，パラメータ θ の最尤推定値は平均値の最尤推定値から求められる (Silvapulle and Sen, 2005).

a. 2 項確率における単調順序制約下での最尤推定

2 項確率に関する単調順序制約下での最尤推定値に関する PAVA および max min 公式が Ayer *et al.* (1955) で与えられている．$X = x_i$ における被験者数を $n(x_i)$，事象発生者数を $Y(x_i)$，母発生確率を $\mu(x_i)$ とする．$\bar{Y}(x_i) = Y(x_i)/n(x_i)$, $w(x_i) = n(x_i)$ とする．$\mu(x)$ の単純順序制約下での最尤推定値は $\hat{\mu}(x_i) = \max_{u \leq i} \min_{i \leq v} \bar{Y}_{[u,v]}(i = 1, \ldots, a)$ である．

b. Poisson 分布の平均値の単調順序制約下での最尤推定

$X = x_i$ において，時間区間長 $T(x_i)$ での事象発生数を $Y(x_i)$ とする．$Y(x_i)$ の期待値を $\mu(x_i)T(x_i)$ とする．$Y_{[i,j]} = \sum_{k=i}^{j} Y(x_k)$, $T_{[i,j]} = \sum_{k=i}^{j} T(x_k)$, $\bar{Y}_{[i,j]} = Y_{[i,j]}/T_{[i,j]}$ とおく．パラメータ $\mu(x_i)(i = 1, \ldots, a)$ に関する単調順序制約下での最尤推定値は，$\hat{\mu}(x_i) = \max_{u \leq i} \min_{i \leq v} \bar{Y}_{[u,v]}(i = 1, \ldots, a)$ である (Barlow *et al.*, 1972).

5. 部分順序制約，擬順序制約，順序対立仮説検定への応用

$\mathbf{x}$ 上の関係が部分順序あるいは擬順序であり，平均値における順序制約も対応する順序制約である場合の平均値の最尤推定法については，Barlow *et al.* (1972) あるいは Silvapulle and Sen (2005) を参照されたい．分布のパラメータに関して単調関係で表現される仮説を**順序対立仮説** (ordered alternative) という．応答変数が正規分布に従う場合および 2 値応答変数である場合の順序対立仮説の検定では，応答変数の期待値を単調回帰に基づいて推定し，尤度比検定を適用することができる．この検定は Bartholomew (1959) によって提案された．その後，順序対立仮説に関する単調回帰に基づく推定値を用いた多重比較検定法が提案されている．これらについては，「順序制約下の多重比較」の項を参照されたい．

［上 坂 浩 之］

Bayes 推測

Bayesian inference

Bayes 統計の歴史は 18 世紀にまでさかのぼるが，時代により異なった姿をみせてきた．本項目では，1) 初等的な統計学の概念が Bayes 統計の枠組みでどう表現されるか，2) 近年，医学統計・生物統計でも重要さを増してきた**階層 Bayes 法** (hierarchical Bayes method) の 2 つの視点から解説する．それ以外の面については文献 (渡部，1999；繁桝，1985；Gelman *et al.*, 2004) を参照されたい．

1. Bayes 推測の枠組み

a. Bayes の定理

Bayes 統計では，未知のパラメータ θ がある確率分布から生成されると想定する．この分布を「データが与えられる前の分布」という意味で，**事前分布** (prior distribution)，その密度関数 $p(\theta)$ を**事前密度** (prior density) と呼ぶ．パラメータ θ を与えたときのデータ y の条件付き確率密度を $p(y|\theta)$ とすると，同時密度 $p(y,\theta)$ が $p(y|\theta)p(\theta)$ と $p(\theta|y)p(y)$ の 2 とおりに書けることから，$p(y)=\int p(y,\theta)d\theta=\int p(y|\theta)p(\theta)d\theta$ を使って，条件付き密度の $|$ の左右を入れ替える式が求められる．

$$p(\theta|y)=\frac{p(y|\theta)p(\theta)}{\int p(y|\theta)p(\theta)d\theta} \tag{1}$$

これを Bayes の定理と呼ぶ．$p(\theta|y)$ は，仮定のもとで，データ y が与えられたときのパラメータ θ の確率密度で，**事後密度** (posterior density) と呼ばれる．これに対応する分布が**事後分布** (posterior distribution) である．離散確率変数の場合は，確率密度を確率に，積分 $\int$ を和 $\sum$ に置き換えればよい．

b. Bayes の定理による推測

Bayes の立場では，データ y を得た後，パラメータが (1) 式に従って分布すると考えるので，その密度が最大になる θ，すなわち $p(y|\theta)p(\theta)$ を最大にする θ を推定値とすることが考えられる．これを **MAP 推定値** (maximum a posteriori estimate) と呼ぶ．事前密度 $p(\theta)$ が考えている領域で近似的に一定とみなせれば，MAP 推定値は $p(y|\theta)$ を最大にする θ，すなわち最尤推定値とほぼ一致する．

MAP 推定値以外の推定値も考えられる．例えば，θ の事後分布での期待値を推定値とした場合，事後分布が正規分布であれば MAP 推定値に一致するが，一般には異なる値となる．さまざまな推定値は対応する損失関数 (loss function) の事後分布での期待値を最小化するものとして特徴づけられる．例えば，事後分布での平均を推定値とすることは，損失関数を 2 乗誤差とすることに相当する．

区間推定を考えるには，事後密度 (1) の適当な割合，例えば 95%が含まれるような区間を考えればよい．通常の意味の信頼区間 (confidence interval) に対し，これを**確信区間** (credible interval，信用区間とも訳す) と呼ぶこともある．仮定した分布族が真の分布を含み，データ数が十分多くて事後分布に対する正規近似が成立し，事前分布の影響が無視できる場合，確信区間を最尤推定値のまわりの信頼区間と一致するようにとれるが，両者は概念的には異なるものである．

c. 事前分布について

非 Bayes 的な統計学 (頻度主義の統計学) では，パラメータの値は観測者が知らないだけで確定しているものとみなすので，最尤推定法の正当化や「信頼区間」の正確な定義はむしろ難解である．Bayes 統計では，上述のような直截な解釈が可能であるが，その代わり，「事前分布の設定」という余分な手間・不確定性がある．

例えば，直線を当てはめる場合に，Bayes の立場では「傾き a と切片 b の事前密度 $p(a,b)$」が必要とされるが，a,b の値について事前にはっきりとした予想がないのが普通である．「何の情報もない」ことを表現するために用いられる事前分布を，noninformative prior (ignorance prior, vague prior) と呼び，一様密度や何らかの幅の広い分布を仮定することが多い．「十分に無情報」であれば，事前分布によらず同じ答えが得られることが期待されるが，必ずしもそうでない場合もあり，注意が必要である (Gelman *et al.*, 2004).

事前の知識を積極的に表現するための事前分布を informative prior と呼び，しばしば後述の階層モデルの要素として用いる．診断における検査前確率の使用は informative prior の利用の最も簡単な例といえる．連続変数に対しては，共役事前分布 (conjugate prior) が計算に便利であるが，空間統計や時系列解析では「変化の遅さ」「滑らかさ」を表現する事前分布も有用である．共役事前分布でも幅が広ければ noninformative とみなせる．

2. 階層 Bayes 法

a. 階層 Bayes モデル

Bayes 統計の考え方に従えば，パラメータ θ とデータ y だけでなく，中間的な確率変数を導入した多段階のモデル化が可能である (Gelman *et. al.*, 2004; 甘利ほか編, 2005, 第 III 部)．例えば確率変数 x (一般には高次元ベクトル) を導入することで，

$$p(y, x, \theta) = p(y|x)p(x|\theta)p(\theta)$$

と同時確率をモデル化することができる．この場合，パラメータ x に対して，θ をハイパーパラメータ (hyperparameter，超パラメータとも訳す) と呼ぶことがある．Bayes の定理により，θ を与えたときの x の事後密度は

$$p(x|y, \theta) = \frac{p(y|x)p(x|\theta)}{\int p(y|x)p(x|\theta)dx}$$

となる．θ を含めた推定についても同時事後分布

$$p(x, \theta|y) = \frac{p(y|x)p(x|\theta)p(\theta)}{\iint p(y|x)p(x|\theta)p(\theta)dxd\theta}$$

を考える方法はしばしばフル **Bayes** (full Bayes approach, fully Bayesian method) と呼ばれる．これに対し，x について積分した量 (周辺尤度)

$$\int p(y|x)p(x|\theta)dx$$

を最大にする θ を推定値とする手法を経験 **Bayes** (empirical Bayes approach) と呼ぶ．後者は θ の分布を $p(\theta|y) = \int p(x, \theta|y)dx$ を最大にする点で置き換え，さらに $p(\theta)$ の影響を無視した近似と考えられる．フル Bayes のための計算手法としては **MCMC** が，経験 Bayes のためには EM アルゴリズムや各種の最適化手法が多く用いられる．なお，広い意味での「経験 Bayes」という用語はデータから事前分布 $p(x)$ を構成する手法一般を意味する．

b. 具体例

階層 Bayes モデルの例として「個体差」を含めたデータ解析のための簡単なモデルを示す．

複数の個体があるとして，i 番目の個体に対して M_i 回の測定を行ったとする．個体 i に対する j 回目の測定値を y_{ij} で表す．このデータに対して，階層ベイズの考え方を用いて，同時分布 $p(\{y_{ij}\}, \{x_i\}, \mu, \tau^2)$ を

$$\left\{\prod_{ij} p(y_{ij}|x_i, \sigma^2)\right\}\left\{\prod_i p(x_i|\mu, \tau^2)\right\}p(\mu)p(\tau^2)$$

とモデル化する．$p(y_{ij}|x_i, \sigma^2)$ と $p(x_i|\mu, \tau^2)$ は正規分布の密度関数であり，x_i, σ^2 は個体 i ごとに決まる正規分布の平均と分散，μ, τ^2 は $\{x_i\}$ が従う正規分布の平均と分散とする．簡単のため σ^2 は既知で各個体共通とした．

以上の仮定のもとで，μ と τ^2 を与えたときの x_i の MAP 推定値は個体 i についての平均値 $\bar{x}_i = \sum_j y_{ij}/M_i$ と μ の加重平均

$$\left(\frac{M_i}{\sigma^2}\bar{x}_i + \frac{1}{\tau^2}\mu\right) \Big/ \left(\frac{M_i}{\sigma^2} + \frac{1}{\tau^2}\right)$$

となる．また，$p(\mu)$ を一様密度とした場合，τ^2 を与えたときの μ の経験 Bayes 推定値もデータの加重平均の形になる．μ と τ^2 の同時推定および σ^2 が未知の場合については Gelman *et al.* (2004), Chap.5, Chap.11～12 を参照 (記号 i と j がここと は逆に使われていることに注意)．

i が「個体」の代わりに「時刻」や「場所」に対応する場合は，x_i の事前分布に「近さ」の要素を取り入れることが有効である．例えば，時間的・空間的な変化が穏やかであることを示すには事前分布 $p(\{x_i\})$ を，定数因子を除いて

$$\exp\left(-\frac{1}{2\tau^2}\sum_i (x_{i+1} - x_i)^2\right)$$

で定めればよい．また，滑らかな変化を表すには 2 階差分を含む

$$\exp\left(-\frac{1}{2\tau^2}\sum_i (x_{i+1} - 2x_i + x_{i-1})^2\right)$$

が有効である．(甘利ほか編, 2004；北川, 2005)．

c. 関連する分野

階層 Bayes の考え方でさまざまなモデルを統一的に理解することができる．メタアナリシスや個人差のモデル化に使われるランダム効果モデル (random effect model，前節の最初の例題に対応)，時系列の状態空間モデル (state space model) や隠れ Markov モデル (hidden Markov model)，空間データの Markov 場モデル (Markov random field model)，欠測値 (missing data) や潜在変数 (latent variable) を含む各種のモデルがその例である．これらの例では θ に相当するものをパラメータと呼び，x に相当するものを，状態ベクトル，潜在変数，missing data などと呼ぶことが多い．その場合の θ の「最尤推定」は上記でいう「経験 Bayes 推定」(周辺尤度の最大化) に相当する．　［伊庭幸人］

縮小推定と経験 Bayes

shrinkage estimate and empirical Bayes

1. 縮小推定と経験 Bayes 法

多地域や多施設で観測されたデータを用いて個々の地域や施設の平均値を推定する際，地域や施設によってはデータ数が少ないため，通常の推定手法を用いたのでは推定精度に問題が生ずる場合がある．このような状況で精度よく推定するための手法が**縮小推定**と呼ばれるものである．

始めに，最も単純なモデルで縮小推定を説明することにする．いま k 個の母集団があって，$i=1,\ldots,k$ に対して，平均 ξ_i，分散 σ^2 の正規分布 $\mathcal{N}(\xi_i,\sigma^2)$ に従っているとしよう．簡単のために σ^2 は既知とする．それぞれの母集団からサイズ n の標本がとられ，その標本平均 $\bar{y}_i$ が ξ_i の直接的な推定を与える．$\bar{y}_i$ の分散が σ^2/n で与えられることからわかるように，n が小さければ $\bar{y}_i$ の推定精度が問題になる．そこで考案されたのが縮小推定であり，全平均 $\bar{y}=\sum_{j=1}^k \bar{y}_j/k$ に対して $W=\sum_{j=1}^k(\bar{y}_j-\bar{y})^2$ とおくと，

$$\hat{\xi}_i^S=\bar{y}+\left(1-\frac{\sigma^2}{n}\frac{k-3}{W}\right)(\bar{y}_i-\bar{y})$$

なる形で与えられる．これは，$\bar{y}_i$ を全平均の方向へ縮めているので，縮小推定と呼ばれる．

縮小推定の理論的な興味深さは，その平均 2 乗誤差が k が大きいとき標本平均の平均 2 乗誤差より一様に小さくなる点にある．例えば上の縮小推定については，$k\geq 4$ のとき

$$\sum_{i=1}^k E[(\hat{\xi}_i^S-\xi_i)^2]\leq\sum_{i=1}^k E[(\bar{y}_i-\xi_i)^2]$$

が常に成り立つ．このことを最初に発見したのが Stein の 1956 年の論文であり，それ以降膨大な研究成果が出されてきた．詳しくは，Stein (1981)，下平ほか (2004) の第 3 章が参照される．

縮小推定の形は奇妙にみえるが，実は**経験 Bayes 推定**として導かれることが Efron and Morris (1972) の研究によって示された．まず，ξ_i の事前分布として，

$$\pi(\xi_i|\mu,\lambda)\sim\mathcal{N}(\mu,\lambda\sigma^2)$$

を想定すると，ξ_i の Bayes 推定量は

$$\hat{\xi}_i^B(\mu,\lambda)=\mu+\left(1-\frac{1}{1+n\lambda}\right)(\bar{y}_i-\mu)$$

となる．これは，**主観 Bayes 推定**と呼ばれ，推定値が (μ,λ) の事前情報に依存するという欠点をもつ．そこで客観性をもたせるため，(μ,λ) について次の 2 つの設定が考えられる．

1) (μ,λ) に無情報事前分布 $\pi(\mu,\lambda)$ を仮定する．

2) (μ,λ) を未知母数とする．

前者を**階層 Bayes 法**，後者を**経験 Bayes 法**という．前者については，ξ_i の周辺分布が正規混合分布で t 分布のような裾の厚い分布となるため，より客観的な推定値を与えることが可能になる．

後者の設定では，(μ,λ) が未知なので事前分布の恣意性がある程度除かれるが，これらを推定してやる必要がある．$i=1,\ldots,k$ に対して $\bar{y}_i$ の周辺分布は $\mathcal{N}(\mu,(1+n\lambda)\sigma^2/n)$ となり，この分布に基づいて (μ,λ) が推定される．例えば，μ を全平均 $\bar{y}$ により不偏に推定すると，

$$\frac{n}{\sigma^2(1+n\lambda)}\sum_{i=1}^k(\bar{y}_i-\bar{y})^2$$

は自由度 $k-1$ のカイ 2 乗分布に従う．したがって上で定義した W を用いると，$1/(1+n\lambda)$ の不偏推定は $(k-3)\sigma^2/(nW)$ で与えられる．Bayes 推定 $\hat{\xi}_i^B(\mu,\lambda)$ の (μ,λ) のところにそれらの推定値を代入したものを経験 Bayes 推定といい，いまの場合，上で与えられた縮小推定 $\hat{\xi}_i^S$ に一致することがわかる．

縮小推定 $\hat{\xi}_i^S$ が経験 Bayes 推定として特徴づけられることと，縮小推定 $\hat{\xi}_i^S$ が標本平均 $\bar{y}_i$ よりも平均 2 乗誤差が小さくなることとから，一般に経験 Bayes 推定を用いることによって推定精度を改善することが期待できる．

2. 線形混合モデルと小地域推定

経験 Bayes の考え方を組み込み，さまざまなモデルを含んだ形に拡張されたモデルが**線形混合モデル**である．例えば k 個の地域があり，i 番目の地域からは n_i 個のデータがとられており，そのうち j 番目のデータ y_{ij} は m 個の共変量 $\boldsymbol{x}_{ij}=(x_{ij1},\ldots,x_{ijm})^T$ とともに観測されているものとし，モデルが定数項を含むときには $x_{ij1}=1$ として扱う．v_i, e_{ij} を互いに独立な確率変数として $v_i\sim\mathcal{N}(0,\sigma_v^2)$, $e_{ij}\sim\mathcal{N}(0,\sigma^2)$ なる分布に従うとし，$i=1,\ldots,k; j=1,\ldots,n_i$ に対して

$$y_{ij}=\boldsymbol{x}_{ij}^T\boldsymbol{\beta}+v_i+e_{ij} \tag{1}$$

なるモデルを考える．これは枝分かれ誤差回帰モデルと呼ばれ，**小地域推定**の分野で利用され

ている．ここで，$\boldsymbol{\beta} = (\beta_1, \ldots, \beta_m)^T$ は未知の回帰係数である．また σ_v^2, σ^2 は未知母数でそれぞれ分散の**群間成分**，**群内成分**という．地域の差異 v_i が変量効果として組み入れられている．y_{ij} を地域ごとに縦に並べたベクトルを $\boldsymbol{y}$ とし，同様にベクトル $\boldsymbol{v}, \boldsymbol{e}$，行列 $\boldsymbol{X}, \boldsymbol{Z}$ を定義すると，(1) は

$$\boldsymbol{y} = \boldsymbol{X\beta} + \boldsymbol{Zv} + \boldsymbol{e}$$

なる形で表現することができる．この形で表されるモデルを一般に**線形混合モデル** (もしくは**分散成分モデル**) といい，さまざまな応用分野で利用されている．

ここで $\xi_{ij} = \boldsymbol{x}_{ij}^T\boldsymbol{\beta} + v_i$ とおくと，上のモデルは

$$y_{ij}|\xi_{ij} \sim \mathcal{N}(\xi_{ij}, \sigma^2)$$
$$\xi_{ij} \sim \mathcal{N}(\boldsymbol{x}_{ij}^T\boldsymbol{\beta}, \sigma_v^2)$$

と表すことができる．したがって，線形混合モデルは経験 Bayes の枠組みで表すことができる．小地域推定の分野では，$\bar{\boldsymbol{x}}_i = \sum_{j=1}^{n_i} \boldsymbol{x}_{ij}/n_i$ とおいて地域ごとの平均

$$\mu_i = \sum_{j=1}^{n_i} \xi_{ij}/n_i = \bar{\boldsymbol{x}}_i^T\boldsymbol{\beta} + v_i$$

を推定することが考えられ，その経験 Bayes 推定は

$$\hat{\mu}_i(\hat{\psi}) = \bar{\boldsymbol{x}}_i^T\hat{\boldsymbol{\beta}}(\hat{\psi}) + \frac{\hat{\psi}n_i}{1+\hat{\psi}n_i}(\bar{y}_i - \bar{\boldsymbol{x}}_i^T\hat{\boldsymbol{\beta}}(\hat{\psi}))$$

で与えられる．ここで，$\hat{\psi}$ は σ^2, σ_v^2 の最尤推定量 $\hat{\sigma}^2$, $\hat{\sigma}_v^2$ を用いて $\hat{\psi} = \hat{\sigma}_v^2/\hat{\sigma}^2$ で与えられ，$\hat{\boldsymbol{\beta}}(\hat{\psi})$ は $\boldsymbol{\beta}$ の最尤推定量もしくは一般化最小 2 乗推定量を表している．

経験 Bayes 推定 $\hat{\mu}_i(\hat{\psi})$ は，n_i もしくは $\hat{\psi}$ が小さければ $\bar{y}_i$ を $\bar{\boldsymbol{x}}_i^T\hat{\boldsymbol{\beta}}(\hat{\psi})$ の方向へ縮小することによって安定化を図っている．すなわち，n_i が小さければ，データの不足を周辺もしくは全体のデータで補うことによって予測精度を高めている．線形混合モデルの枠組みでは，$\hat{\mu}_i(\psi)$ は**最良線形不偏予測量**と呼ばれ，家畜育種という応用分野で Henderson が 1950 年に提案したものである．線形混合モデルのさまざまな拡張や統計推測に関しては Rao (2003)，久保川 (2007) を参照してほしい．

3. 離散分布への拡張と死亡率推定

a. 一般化線形混合モデル

データが死亡数など離散的に変動するときには，2 項分布や Poisson 分布などに基づいたモデルを考える必要があり，こうした離散分布へ拡張したモデルを**一般化線形混合モデル**という．これは，(1) と同じ設定のもとで，v_i を与えたときの y_{ij} の条件付き密度関数を

$$\exp\left(\frac{y_{ij}\theta_{ij} - b(\theta_{ij})}{\tau_{ij}} + c(y_{ij}, \tau_{ij})\right)$$

と記述したモデルである．密度関数は自然母数 θ_{ij} と尺度母数 $\tau_{ij}(>0)$ を用いて表現されており，τ_{ij} は既知と仮定される．y_{ij} の条件付き期待値を $E[y_{ij}|v_i] = \mu_{ij}$ と書くと，μ_{ij} がリンク関数 $g(\cdot)$ を通して共変量 $\boldsymbol{x}_{ij}$ と関係づけることができることを仮定して

$$g(\mu_{ij}) = \boldsymbol{x}_{ij}^T\boldsymbol{\beta} + v_i$$
$$v_i \sim \mathcal{N}(0, \sigma_v^2)$$

なる形で表現できるとする．$y_{ij}|v_i$ が 2 項分布 $Bin(n_i, p_{ij})$ に従うときには，ロジット関数を用いて

$$\log\{p_{ij}/(1-p_{ij})\} = \boldsymbol{x}_{ij}^T\boldsymbol{\beta} + v_i$$

と対応づけたり，標準正規分布の分布関数の逆関数であるプロビット変換 $\Phi^{-1}(p_{ij}) = \boldsymbol{x}_{ij}^T\boldsymbol{\beta} + v_i$ を用いる方法がある．また $y_{ij}|v_i$ が Poisson 分布 $Po(\lambda_{ij})$ に従うときには，

$$\log(\lambda_{ij}) = \boldsymbol{x}_{ij}^T\boldsymbol{\beta} + v_i$$

を用いる．詳しくは，McCullagh and Nelder (1989, Chap.14.5)，McCulloch and Searle (2001) が参照される．

b. Poisson・ガンマモデル

一般化線形混合モデルでは推定量を明示的に表すことができないが，**Poisson・ガンマモデル**を用いると簡単な形で表現することができる．死亡率の推定の枠組みで紹介すると，k 個の地域と J 個の年齢階級があり，i 地域，j 年齢階級の人口および**死亡率**を n_{ij}, p_{ij} とし，観測死亡数 y_{ij} が平均 $n_{ij}p_{ij}$ の Poisson 分布に従うとする．丹後 (1988) は，Poisson 分布の共役事前分布がガンマ分布 $Ga(a_j, b_j)$ であることから

$$\log p_{ij} = \log\beta_j + \log\gamma_{ij}$$
$$\gamma_{ij} \sim Ga(a_j, b_j)$$

なるモデルを提案している．ここで，β_j は年齢の母数効果，γ_{ij} は地域と年齢に依存した変量効果である．このとき，p_{ij} の経験 Bayes 推定量は，a_j, b_j, β_j を周辺分布の最尤推定量 $\hat{a}_j, \hat{b}_j, \hat{\beta}_j$ を用いて

$$\hat{p}_{ij}^{EB} = \hat{\beta}_j\frac{\hat{a}_j + y_{ij}}{\hat{b}_j + n_{ij}\hat{\beta}_j} \tag{2}$$

で与えられる． ［久保川達也］

モデル選択

model selection

1. モデル選択とは

実験・観測を繰り返してデータを蓄積して，蓄積したデータを解析して現象の解明と予測・制御を実現する．このための基礎的な役割を担うのが現象のモデル化である．このモデル化のプロセスにおいて，モデルのよさを何らかの基準に基づいて評価し，適切なモデルを選択する必要性が常に生じる．これが統計的モデル選択である．

線形回帰モデルでは，どの説明変数をモデルの中へ取り入れるかによって異なるモデルが対応し，これを**変数選択**という．多項式回帰モデルや自己回帰モデルにおいては次数の決定が重要であり，**次数選択**という．また，*B*-スプラインなどのように基底展開に基づく非線形回帰モデルに対しては，基底関数の個数をいくつとるかによって非線形化の程度が違い，それぞれ異なるモデルが対応する．

2. 予測誤差の推定

例えば，ある疾患の程度を示す指標 y と，疾患を誘発すると考えられている複数の要因 $x_1, x_2, \ldots, x_p$ を結びつけるモデルを構築するために，n 組のデータ $\{(y_i, \boldsymbol{x}_i),\ i = 1, 2, \ldots, n\}$ を観測したとする．ただし，複数の要因データは，$\boldsymbol{x}_i = (x_{i1}, x_{i2}, \ldots, x_{ip})^T$ とベクトルで表す．

疾患の程度と関与する複数の要因に関するデータに基づく回帰モデルは，一般に

$$y_i = u(\boldsymbol{x}_i, \boldsymbol{\beta}) + \varepsilon_i, \quad i = 1, \ldots, n \qquad (1)$$

と表すことができる．ただし，$\varepsilon_1, \ldots, \varepsilon_n$ は誤差あるいはノイズで，互いに独立で平均 0, 分散 σ^2 とする．さらに，誤差 ε_i の出方に平均 0, 分散 σ^2 の正規分布 $N(0, \sigma^2)$ を仮定したモデルは，Gauss 型回帰モデルと呼ばれる．

特に，現象の構造を $u(\boldsymbol{x}_i; \boldsymbol{\beta}) = \beta_0 + \beta_1 x_{i1} + \cdots + \beta_p x_{ip}$ と近似したのが線形回帰モデルである．また，1 つの要因に関して観測された n 組のデータ $\{(y_i, x_i), i = 1, \ldots, n\}$ に基づいて $u(x_i; \boldsymbol{\beta}) = \beta_0 + \beta x_i + \beta_2 x_i^2 + \cdots + \beta_p x_i^p$ と近似したのが多項式モデルである．その他，指数関数に基づくモデルやスプライン，*B*-スプラインなど現象の構造を捉えるために，さまざまなモデルが用いられる．

いま，観測データに基づいて推定した回帰モデルを $y = u(\boldsymbol{x}; \hat{\boldsymbol{\beta}})$ とする．説明変数に関するデータ $\boldsymbol{x}_i$ に対する予測値は，$\hat{y}_i = u(\boldsymbol{x}_i; \hat{\boldsymbol{\beta}})$ で与えられる．また，観測データ y_i との差 $y_i - \hat{y}_i$ は残差といい，残差の 2 乗和が次の残差平方和である．

$$\mathrm{RSS} = \sum_{i=1}^{n} \{y_i - u(\boldsymbol{x}_i; \hat{\boldsymbol{\beta}})\}^2 \qquad (2)$$

残差平方和は，変数選択や次数選択の基準として有効に機能しない．例えば，線形回帰モデルでは，モデルの中に説明変数を取り込めば取り込むほど残差平方和は小さくなる．多項式モデルであれば，高次のモデルほど残差平方和は小さくなり，すべてのデータを通る $n-1$ 次の多項式を選択してしまう．これは，モデルの評価には予測の観点が必要であることを示している．すなわち，観測データ (学習データ) に基づいて 1 つのモデルを構築したとき，そのモデルのよさは，モデルの構築に用いたデータとは独立にとられたデータ (テストデータ) による**予測誤差**に基づく評価の必要性を示している．

a. 交差検証法 (cross-validation)

予測誤差の推定に用いられる交差検証法は，モデルの推定に用いるデータとモデルの評価に用いるデータを分離して誤差の評価を行う方法で，次のようにして実行する．まず，n 個の観測データの中から i 番目のデータ $(y_i, \boldsymbol{x}_i)$ を除く残りの $n-1$ 個のデータに基づいて未知パラメータベクトル $\boldsymbol{\beta}$ を推定し，これを $\hat{\boldsymbol{\beta}}^{(-i)}$ とする．このとき，推定した回帰モデル $y = u(\boldsymbol{x}; \hat{\boldsymbol{\beta}}^{(-i)})$ に対して，交差検証法は

$$\mathrm{CV} = \frac{1}{n} \sum_{i=1}^{n} \left\{ y_i - u(\boldsymbol{x}_i; \hat{\boldsymbol{\beta}}^{(-i)}) \right\}^2$$

を最小とするモデルを最適なモデルとして選択する．

一般には n 個の観測データを k 個のデータ集合 $\{\chi_1, \chi_2, \ldots, \chi_k\}$ に分割して，i 番目の χ_i を除く $k-1$ 個のデータ集合でモデルを推定する．推定したモデルを取り除いた n/k 個のデータを含む χ_i で評価し，このプロセスを $i = 1, \ldots, k$ に対して順に実行して，その平均値を予測誤差の推定値とする．この方法は **k 分割交差検証法** (k-fold cross-validation) と呼ばれる．

b. Mallows の C_p 基準

回帰モデルの変数選択に用いられる実際的なモデル評価基準に，次の式で与えられる Mallows の C_p (Mallows' C_p, (Mallows, 1973))

がある．

$$C_p = \frac{\mathrm{RSS}}{n\hat{\omega}^2} + \{2(p+1) - n\}$$

ただし，RSS は (2) 式で定義した残差平方和である．推定量 $\hat{\omega}^2$ としては，通常，最も複雑なモデルの誤差分散の推定量が用いられる．C_p 規準の小さいモデルほど望ましいモデルといえる．このモデル評価基準は，線形回帰モデルの枠組みで，データを生成する確率構造と想定したモデルの確率構造を分離することによって導かれたものである．

3. 情報量規準

前項の予測誤差の推定では，誤差を点と点の近さとして捉えた．これに対して，モデルを確率分布で表現して，そのよさの評価に確率分布間の近さを基準として用いたのが情報量規準である．

データ $y_1, y_2, \ldots, y_n$ を生成した確率分布を捉えるために，いくつかのパラメータで特徴づけられた確率分布モデル $f(y|\boldsymbol{\theta})$ を想定する．ただし，$\boldsymbol{\theta}$ は p 個のパラメータを成分とするベクトル $\boldsymbol{\theta} = (\theta_1, \ldots, \theta_p)^T$ とする．モデルのパラメータを最尤法によって推定し，これを $\hat{\boldsymbol{\theta}}$ とする．このとき，データを生成した確率分布を，確率分布モデル $f(y|\hat{\boldsymbol{\theta}})$ で近似的に捉える．推定した確率分布モデル $f(y|\hat{\boldsymbol{\theta}})$ は**統計モデル**と呼ばれ，そのよさを評価するためのモデル評価基準が，次の赤池の**情報量規準 AIC** (Akaike, 1973) である．

$$\begin{aligned}\mathrm{AIC} = &-2\log f(\boldsymbol{y}|\hat{\boldsymbol{\theta}}) \\ &+2(\text{モデルの自由パラメータ数})\end{aligned}$$

情報量規準 AIC は，データを生成した真の確率分布 $g(y)$ とそれを近似する統計モデル $f(y|\hat{\boldsymbol{\theta}})$ がどの程度離れているかを，次の **Kullback–Leibler 情報量** (Kullback–Leibler information) で予測の観点から測ったときの乖離度の推定量として与えられた．

$$\begin{aligned}E_Z&\left[\log \frac{g(Z)}{f(Z|\hat{\boldsymbol{\theta}})}\right] \qquad (3)\\ &= E_Z[\log g(Z)] - E_Z[\log f(Z|\hat{\boldsymbol{\theta}})]\end{aligned}$$

ここで，期待値は真の確率分布 $g(z)$ に関してとる．(3) 式は，観測データとは独立に，将来真の確率分布 $g(z)$ からランダムにとられたデータ $Z = z$ の従う分布 $g(z)$ を，統計モデル $f(z|\hat{\boldsymbol{\theta}})$ で予測したときの平均的な近さを測っており，この値がより小さいモデルを採用する．

Kullback–Leibler 情報量に基づいて異なるモデルを比較するとき，(3) 式右辺第 1 項は，想定したモデルには依存せず常に一定であることから，第 2 項の大きいモデルを採用すればよい．情報量規準 AIC は，推定された確率分布モデルの**平均対数尤度**と呼ばれる $E_Z[\log f(Z|\hat{\boldsymbol{\theta}})]$ の近似推定量として導かれた．モデルの自由パラメータ数とは，対数尤度 $\log f(\boldsymbol{y}|\hat{\boldsymbol{\theta}})$ でこの平均対数尤度を推定したとき，平均的にどの程度過大に推定しているかを表すバイアスの近似値で，モデルの複雑さの程度を捉えている．確率分布モデルのパラメータ間に制約がなければ，モデルの自由パラメータ数は確率分布に含まれるパラメータの個数となる．

例 1 (線形回帰モデル)　誤差の出方に正規分布 $N(0, \sigma^2)$ を仮定した Gauss 型線形回帰モデルとは，(1) 式の回帰モデルにおいて，現象の構造を $u(\boldsymbol{x}_i; \boldsymbol{\beta}) = \beta_0 + \beta_1 x_{i1} + \cdots + \beta_p x_{ip} = \boldsymbol{\beta}^T \boldsymbol{x}_i$ と近似したものである．ただし，$\boldsymbol{\beta} = (\beta_0, \beta_1, \ldots, \beta_p)^T$, $\boldsymbol{x}_i = (1, x_{it}, x_{i2}, \ldots, x_{ip})^T$ とする．データの確率的変動と現象の構造は，1 つの確率分布モデル

$$f(\boldsymbol{y}|\boldsymbol{\beta}, \sigma^2) = \left(\frac{1}{2\pi\sigma^2}\right)^{\frac{n}{2}} \exp\left\{-\frac{1}{2\sigma^2}\sum_{i=1}^{n}(y_i - \boldsymbol{\beta}^T\boldsymbol{x}_i)^2\right\}$$

で表現できる．最尤法によって推定した確率分布モデルとは，回帰係数ベクトル $\boldsymbol{\beta}$ と誤差分散 σ^2 の最尤推定量 $\hat{\boldsymbol{\beta}}$ と $\hat{\sigma}^2$ を上式に代入した

$$f(\boldsymbol{y}|\hat{\boldsymbol{\beta}}, \hat{\sigma}^2) = \left(\frac{1}{2\pi\hat{\sigma}^2}\right)^{n/2} \exp\left\{-\frac{n}{2}\right\}$$

である．ただし，

$$\hat{\sigma}^2 = \frac{1}{n}\sum_{i=1}^{n}(y_i - \hat{\boldsymbol{\beta}}^T\boldsymbol{x}_i)^2 = \frac{1}{n}RSS$$

とする．

モデルのパラメータ数とは，$(p+1)$ 個の回帰係数と誤差分散の計 $p+2$ 個である．したがって，AIC は次の式で与えられる．

$$\mathrm{AIC} = n\log(2\pi\hat{\sigma}^2) + n + 2(p+2) \qquad (4)$$

説明変数の組み合わせに対して AIC の値を最小とする変数の組を最適なモデルとして選択する．

例 2 (ロジスティックモデル)　例えば，血圧，コレステロール，血糖値などいくつかの数値レベルが複合的に作用して，ある疾病を誘発するとする．このとき，発症確率を予測するモデルが構築できれば，事前にリスクを定量的に

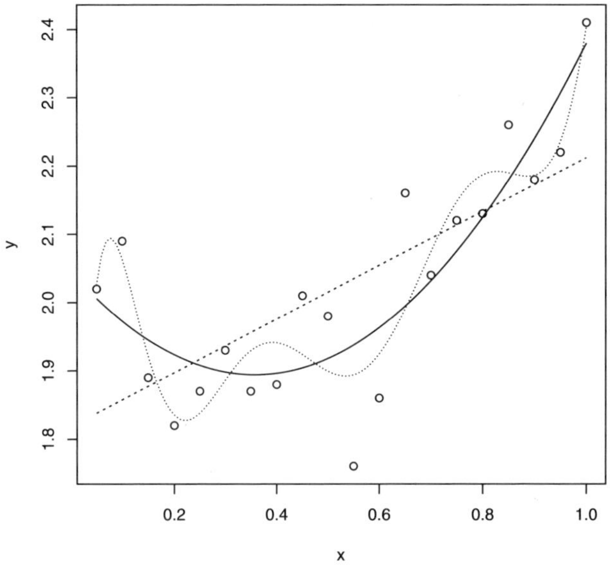

図 1　多項式モデルの当てはめ

認識することができる．

一般に p 個の説明変数 (リスク要因) $x_1, x_2, \ldots, x_p$ と目的変数 y に対して観測された n 組の観測データを $\{(\boldsymbol{x}_i,\ y_i);\ i = 1, 2, \ldots, n\}$ とする．ここで，目的変数は，次のように 0 と 1 の 2 値のみをとるデータとする．

$$y_i = \begin{cases} 1, & \text{反応あり} \\ 0, & \text{反応なし} \end{cases}$$

反応 (発症) したか否かを表す確率変数 Y を導入すると，複合リスク要因 $\boldsymbol{x}_i$ に対する反応 (発症) 確率は $\Pr(Y_i = 1|\boldsymbol{x}_i) = \pi_i$ であり，非反応確率は $\Pr(Y_i = 0|\boldsymbol{x}_i) = 1 - \pi_i$ と表される．さらに，複合リスク要因と反応確率との関係を

$$\pi_i = \frac{\exp(\boldsymbol{\beta}^T \boldsymbol{x}_i)}{1 + \exp(\boldsymbol{\beta}^T \boldsymbol{x}_i)} \tag{5}$$

によって結びつける．ただし，回帰係数ベクトル $\boldsymbol{\beta}$ には切片を加えて，$\boldsymbol{\beta} = (\beta_0, \beta_1, \ldots, \beta_p)^T$ とし，対応して $\boldsymbol{x}_i = (1, x_{i1}, x_{i2}, \ldots, x_{ip})^T$ とする．

ロジスティックモデルは，現象の構造を (5) 式で近似し，0-1 データ y_i の確率的変動を Bernoulli 分布

$$f(y_i|\pi_i) = \pi_i^{y_i}(1 - \pi_i)^{1-y_i}, \quad y_i = 0, 1$$

で捉えたモデルである．したがって，確率分布モデルとは，(5) 式を Bernoulli 分布に代入した次の式で与えられる．

$$\begin{aligned} f(\boldsymbol{y}|\boldsymbol{\beta}) \\ &= \prod_{i=1}^{n} \pi_i^{y_i}(1 - \pi_i)^{1-y_i} \qquad (6) \\ &= \prod_{i=1}^{n} \left[\exp(y_i \boldsymbol{\beta}^T \boldsymbol{x}_i) \left\{\frac{1}{1 + \exp(\boldsymbol{\beta}^T \boldsymbol{x}_i)}\right\}\right] \end{aligned}$$

モデルの $(p+1)$ 次元回帰係数ベクトル $\boldsymbol{\beta}$ の最尤推定値 $\hat{\boldsymbol{\beta}}$ は，Newton–Raphson 法などの数値的最適化法によって推定する．推定した最尤推定値を (6) 式へ代入した $f(\boldsymbol{y}|\hat{\boldsymbol{\beta}})$ が，ロジスティックモデルに対する確率分布モデルである．モデルの自由パラメータ数とは，ロジスティックモデルに含まれる $(p+1)$ 個のパラメータであり，したがって，推定した確率分布モデルを評価する情報量規準 AIC は，次で与えられる．

$$\text{AIC} = -2 \log f(\boldsymbol{y}|\hat{\boldsymbol{\beta}}) + 2(p+1)$$

例 3 (数値比較)　図 1 は，説明変数 x と目的変数 y に関して観測された 20 個のデータに，線形モデル (破線)，2 次多項式 (実線)，8 次多項式 (点線) モデルを当てはめたものである．

表 1 は，1 次から順に 6 次までの多項式モデルを当てはめたときの残差平方和，交差検証法による予測誤差推定値，AIC の値を表す．多項

式の次数が増加するに従って残差平方和は減少していくが，交差検証法 (CV)，AIC はともに 2 次の多項式モデルのとき最小となり，2 次多項式モデルを選択していることがわかる．また図からわかるように，単純すぎるモデルは現象の構造を反映せず，複雑なモデルは観測データに過度に適合し誤差を必要以上にモデルの中に取り込んでしまっていることがわかる．

表 1　多項式モデルの当てはめと次数選択

次数	残差平方和	CV	AIC
1 次	0.0144	0.0185	−22.009
2 次	0.0068	0.0092	−35.003
3 次	0.0065	0.0099	−33.912
4 次	0.0064	0.0121	−32.111
5 次	0.0064	0.0177	−30.116
6 次	0.0062	0.0421	−29.034

4.　ブートストラップ情報量規準

情報量規準 AIC のモデルの自由パラメータ数とは，最大対数尤度 $\log f(\boldsymbol{y}|\hat{\boldsymbol{\theta}})$ で，平均対数尤度 $E_Z[\log f(\boldsymbol{y}|\hat{\boldsymbol{\theta}})]$ を推定したときのバイアスの近似値であった．このバイアスを数値的に推定したのが，ブートストラップ情報量規準 (bootstrap information criterion) である．

いま，観測データ $\boldsymbol{y}$ からの復元抽出によって得られるブートストラップ標本を B 組抽出して，これらを $\boldsymbol{y}_1^*, \boldsymbol{y}_2^*, \ldots, \boldsymbol{y}_B^*$ とする．また i 番目のブートストラップ標本 $\boldsymbol{y}_i^*$ に基づく推定値を $\hat{\boldsymbol{\theta}}_i^*$ とする．このとき，対数尤度のバイアスは，各ブートストラップ標本に対して $\log f(\boldsymbol{y}_i^*|\hat{\boldsymbol{\theta}}_i^*) - \log f(\boldsymbol{y}|\hat{\boldsymbol{\theta}}_i^*)$ を求めて，その B 組のブートストラップ標本に関する平均

$$b_B = \frac{1}{B}\sum_{i=1}^{B}\{\log f(\boldsymbol{y}_i^*|\hat{\boldsymbol{\theta}}_i^*) - \log f(\boldsymbol{y}|\hat{\boldsymbol{\theta}}_i^*)\}$$

をもってバイアスの推定値とする．ブートストラップ標本を観測データ，観測データを将来のデータとして予測の観点からバイアスを数値的に計算しているといえる．

ブートストラップ情報量規準は，対数尤度のバイアスをブートストラップバイアス推定値 b_B で補正した

$$\mathrm{EIC} = -2\log f(\boldsymbol{y}|\hat{\boldsymbol{\theta}}) + 2b_B$$

で与えられる．その特徴は，最尤法を含む多様な方法で構築されたモデルの評価を計算機上で実行できることにある．

5.　Bayes 型モデル評価基準

最尤法に基づく統計モデルの評価基準として，Bayes アプローチによって構成された Schwarz (1978) の Bayes 型モデル評価基準 BIC (Bayesian information criterion) がある．

いま，r 個のモデルの候補を $M_1, M_2, \ldots, M_r$ とし，各モデル M_i は確率分布モデル $f_i(y|\boldsymbol{\theta}_i)$ と p_i 次元パラメータベクトル $\boldsymbol{\theta}_i$ の事前分布 $\pi_i(\boldsymbol{\theta}_i)$ によって特徴づけられているとする．この想定した r 個のモデルの中から，Bayes アプローチによって最適なモデルを評価・選択する．

想定した r 個の確率分布モデルには，異なる次元の未知のパラメータベクトルが含まれている．したがって，何らかの方法で確率分布モデルから未知の要素を取り除く必要がある．このためのひとつの方法として，確率分布モデルのパラメータベクトル $\boldsymbol{\theta}_i$ を推定量 $\hat{\boldsymbol{\theta}}_i$ で置き換えたのが，統計モデルと呼ばれる $f_i(y|\hat{\boldsymbol{\theta}}_i)$ であり，そのよさを評価したのが情報量規準であった．

これに対して Bayes アプローチでは，n 個のデータ $\boldsymbol{y} = \{y_1, y_2, \ldots, y_n\}$ が観測されたとき，パラメータベクトル $\boldsymbol{\theta}_i$ に対して想定した事前分布 $\pi_i(\boldsymbol{\theta}_i)$ で積分した

$$p_i(\boldsymbol{y}) = \int f_i(\boldsymbol{y}|\boldsymbol{\theta}_i)\pi_i(\boldsymbol{\theta}_i)d\boldsymbol{\theta}_i$$

を評価の対象とする．データ $\boldsymbol{y}$ が観測されたときの尤度，すなわちモデル M_i を仮定したとき，そのデータが観測される確からしさ (尤もらしさ) を表しており，周辺尤度と呼ばれる．Schwarz (1978) の提唱した BIC は，この積分を Laplas 法を用いて近似した結果得られたもので，通常，$-2\log p_i(\boldsymbol{y})$ の近似式として次の形で用いられている．

$$\mathrm{BIC} = -2\log f_i(\boldsymbol{y}|\hat{\boldsymbol{\theta}}_i) + p_i \log n$$

ただし，$\hat{\boldsymbol{\theta}}_i$ はモデル $f_i(y|\boldsymbol{\theta}_i)$ の p_i 次元パラメータベクトル $\boldsymbol{\theta}_i$ の最尤推定量である．最尤法によって推定された r 個のモデルの中で BIC の値を最小とするモデルを最適なモデルとして選択する．

ここで紹介したモデル評価基準を含めて，さまざまな評価基準の導出方法とその応用については，小西・北川 (2004)，Konishi and Kitagawa (2008) を参照されたい．　[小西貞則]

ジャックナイフ法

jackknife method

1. バイアス修正ジャックナイフ推定

Quenouille (1949) は得られた n 個のデータからいくつかを除いた標本に基づく対応する統計量を利用して，バイアスを修正するノンパラメトリックな方法を提案した．その後この方法はジャックナイフ法と名づけられ，広く利用されるようになってきている．よく利用されるのは 1 個を除いた $n-1$ 個の標本に基づくものである．

$X_1, \ldots, X_n$ を互いに独立で同じ分布 F に従う無作為標本とするとき，未知母数 θ の推定量 $\hat{\theta}_n = \hat{\theta}_n(X_1, \ldots, X_n)$ を考える．$\hat{\theta}_n$ のバイアスは

$$\mathrm{Bias}(\hat{\theta}_n) = E(\hat{\theta}_n) - \theta$$

と定義される．ここで

$$\hat{\theta}^{(i)}_{n-1} = \hat{\theta}_{n-1}(X_1, \ldots, X_{i-1}, X_{i+1}, \ldots, X_n)$$

は第 i 番目を除く $n-1$ 個の標本に基づく対応する統計量とする．このときバイアスの推定量として Quenouille (1949) は

$$B_{\mathrm{Jack}} = (n-1)(\bar{\theta}_n - \hat{\theta}_n) \qquad (1)$$

を提案した．ただし $\bar{\theta}_n = \sum_{i=1}^{n} \hat{\theta}^{(i)}_{n-1}/n$ である．したがって**バイアス修正ジャックナイフ推定量** (jackknife estimator) は

$$\begin{aligned}\tilde{\theta}_{\mathrm{Jack}} &= \hat{\theta}_n - B_{\mathrm{Jack}} \\ &= n\hat{\theta}_n - (n-1)\bar{\theta}_n \end{aligned} \qquad (2)$$

で与えられる．

B_{Jack} がバイアスの推定量であり，$\tilde{\theta}_{\mathrm{Jack}}$ がバイアスを修正していることは次のように説明できる．$\hat{\theta}_n$ のバイアスは一般に

$$\mathrm{Bias}(\hat{\theta}_n) = \frac{a_1(F)}{n} + \frac{a_2(F)}{n^2} + O(n^{-3})$$

と表される．ただし $a_1(F)$, $a_2(F)$ は n には依存しないが分布関数 F に依存する定数である．したがって

$$\mathrm{Bias}(\hat{\theta}^{(i)}_{n-1}) = \frac{a_1(F)}{n-1} + \frac{a_2(F)}{(n-1)^2} + O(n^{-3})$$

となり，バイアスの線形性 (期待値の線形性) より

$$\begin{aligned}\mathrm{Bias}(\bar{\theta}_n) &= \frac{1}{n}\sum_{i=1}^{n} \mathrm{Bias}(\hat{\theta}^{(i)}_{n-1}) \\ &= \frac{a_1(F)}{n-1} + \frac{a_2(F)}{(n-1)^2} + O(n^{-3})\end{aligned}$$

が成り立つ．よって

$$\begin{aligned}&E(B_{\mathrm{Jack}}) \\ &\quad = (n-1)[\mathrm{Bias}(\bar{\theta}_n) - \mathrm{Bias}(\hat{\theta}_n)] \\ &\quad = \frac{a_1(F)}{n} + \frac{(2n-1)a_2(F)}{n^2(n-1)} + O(n^{-2})\end{aligned}$$

となる．B_{Jack} は n^{-1} のオーダーのバイアスを正しく推定していることになる．このことから

$$\begin{aligned}\mathrm{Bias}(\tilde{\theta}_{\mathrm{Jack}}) &= -\frac{a_2(F)}{n(n-1)} + O(n^{-2}) \\ &= O(n^{-2})\end{aligned}$$

が成り立ち，$\tilde{\theta}_{\mathrm{Jack}}$ はバイアス修正推定量になっている．

2. ジャックナイフ分散推定

(2) 式よりバイアス修正ジャックナイフ推定量は

$$\tilde{\theta}_{\mathrm{Jack}} = \frac{1}{n}\sum_{i=1}^{n} [n\hat{\theta}_n - (n-1)\hat{\theta}^{(i)}_{n-1}]$$

とも表せる．Tukey (1958) は

$$\tilde{\theta}_{n,i} = n\hat{\theta}_n - (n-1)\hat{\theta}^{(i)}_{n-1}, \quad i = 1, \ldots, n$$

を**ジャックナイフ擬似量** (jackknife pseudo-value) と呼び，次のことを予想した．

(A1) 擬似量 $\tilde{\theta}_{n,i} (i = 1, \ldots, n)$ は互いに独立で同じ分布に従う確率変数のように扱える．

(A2) $\tilde{\theta}_{n,i}$ の分散は $\sqrt{n}\hat{\theta}_n$ の分散と近似的に等しい．

この 2 つの予想が正しいときに Tukey (1958) は分散 $\mathrm{Var}(\sqrt{n}\hat{\theta}_n)$ の推定量として，$\tilde{\theta}_{n,1}, \ldots, \tilde{\theta}_{n,n}$ の標本不偏分散

$$\frac{1}{n-1}\sum_{i=1}^{n}\left(\tilde{\theta}_{n,i} - \frac{1}{n}\sum_{j=1}^{n}\tilde{\theta}_{n,j}\right)^2$$

を提案した．すなわち $\mathrm{Var}(\hat{\theta}_n) = \mathrm{Var}(\sqrt{n}\hat{\theta}_n)/n$ の推定量は

$$\begin{aligned}&V_{\mathrm{Jack}} \\ &\quad = \frac{1}{n(n-1)}\sum_{i=1}^{n}\left(\tilde{\theta}_{n,i} - \frac{1}{n}\sum_{j=1}^{n}\tilde{\theta}_{n,j}\right)^2 \\ &\quad = \frac{n-1}{n}\sum_{i=1}^{n}\left(\hat{\theta}^{(i)}_{n-1} - \frac{1}{n}\sum_{j=1}^{n}\hat{\theta}^{(j)}_{n-1}\right)^2 \end{aligned} \qquad (3)$$

となる．これを**ジャックナイフ分散推定量** (jackknife variance estimator) と呼ぶ．例えば $\hat{\theta}_n = \bar{X}$ のときを考えると，$\tilde{\theta}_{n,i} = X_i$ となる．一般の統計量についてこれを確認するのは難しいが，漸近的近似を利用すると (A1), (A2) が成り立つことが示せる．またこの推定量は多くの統計量に対して一致性をもつことが示され，有用な手法として脚光を浴びている．また一般に正のバイアスがあることが知られており，その修正も Hinkley (1978) らにより議論されている．

しかしメディアンを含むパーセント点の推定量のジャックナイフ分散推定量は発散することが知られており，ジャックナイフ法から派生した**ブートストラップ法** (bootstrap methods) より劣る手法であるとされてきた．しかし取り除くデータの個数を n に依存して変化させて，一致推定量を構成する手法が Shao (1988), Shao and Wu (1989) などにより提案されている．

3. 例

これらのジャックナイフ推定量は，統計モデルについての仮定が緩やかで，パラメトリックな推測に現れるような理論式の導出は必要ない．その意味で適用範囲の広い推測法である．しかしバイアスの修正式 (2) および分散の推定量 (3) 式をみてもわかるように，統計量の計算を n 回繰り返し行わなければならず，昔のように計算機が十分に発達していない状況では生かしきれない手法であった．しかしコンピュータの性能の飛躍的な向上のおかげで，ジャックナイフ法はその真価を存分に発揮できる状況になってきた．

ここでジャックナイフ法の例を考察してみよう．母平均の 2 乗，すなわち μ^2 の推定量として $\hat{\theta}_n = \bar{X}^2$ を使うとする．このとき

$$E(\bar{X}^2) = \mu^2 + \frac{\sigma^2}{n}$$

であるから，バイアスは σ^2/n となる．ここで

$$\bar{X}^{(i)} = \frac{1}{n-1}\sum_{j\neq i} X_j,$$

$$(n-1)(\bar{X}^{(i)} - \bar{X}) = \bar{X} - X_i$$

だから，(1) 式よりバイアスの推定量は

$$B_{\mathrm{Jack}} = \frac{n-1}{n}\sum_{i=1}^{n}\left[(\bar{X}^{(i)})^2 - \bar{X}^2\right] = \frac{\hat{\sigma}^2}{n}$$

となる．ただし $\hat{\sigma}^2 = \sum_{i=1}^{n}(X_i - \bar{X})^2/(n-1)$ である．したがって μ^2 のバイアス修正ジャックナイフ推定量は

$$\tilde{\theta}_{\mathrm{Jack}} = \bar{X}^2 - \frac{\hat{\sigma}^2}{n}$$

となり，これは従来の解析的方法でも得られるものである．この $\tilde{\theta}_{\mathrm{Jack}}$ は完全に不偏になっている．

ジャックナイフ分散推定量は，定義より計算すると

$$V_{\mathrm{Jack}} = \frac{4\bar{X}^2\hat{\sigma}^2}{n} - \frac{4\bar{X}\hat{\mu}_3}{n(n-1)} + \frac{\hat{\mu}_4}{n(n-1)^2} - \frac{\hat{\sigma}^4}{n^2(n-1)}$$

となる．ここで $\hat{\mu}_3 = \sum_{i=1}^{n}(X_i - \bar{X})^3/(n-1)$, $\hat{\mu}_4 = \sum_{i=1}^{n}(X_i - \bar{X})^4/(n-1)$ である．他方，従来の方法であれば

$$\mu_3 = E[(X_1 - \mu)^3], \quad \mu_4 = E[(X_1 - \mu)^4]$$

とおくと直接計算より

$$V(\bar{X}^2) = \frac{4\mu^2\sigma^2}{n} + \frac{4\mu\mu_3}{n^2} + \frac{(2n-3)\sigma^4}{n^3} + \frac{\mu_4}{n^3}$$

であるから，$V(\bar{X}^2)$ の推定量は

$$\frac{4\bar{X}^2\hat{\sigma}^2}{n} + \frac{4\bar{X}\hat{\mu}_3}{n^2} + \frac{(2n-3)\hat{\sigma}^4}{n^3} + \frac{\hat{\mu}_4}{n^3}$$

となる．V_{Jack} は通常の推定量とは異なっているが，最初の項 $4\bar{X}^2\hat{\sigma}^2/n$ は一致している．

［前 園 宜 彦］

ブートストラップ法

bootstrap method

計算機技術の発展と利用環境の飛躍的な向上が相まって，解析的・代数的操作をアルゴリズム化して計算機上で実現するためのさまざまな統計的計算法が実用化されてきた．1979 年に B. Efron によって提唱されたブートストラップ法もその 1 つで，従来，理論的アプローチが難しかった統計的推測論の問題に対して有効な解を与えることができるということで注目を集めた．

その特徴は，ブートストラップ法の実行プロセスのなかで，解析的導出を計算機を用いた大量の反復計算によるモンテカルロ法で置き換えたところにある．これによって，きわめて緩やかな仮定のもとで，複雑な推測論の問題に適用できる柔軟な統計手法となった．その後，ブートストラップ法の理論構造が明らかにされるとともに，さまざまな問題への応用研究が進展し，実用的な計算法の 1 つとして定着していった

1. ブートストラップ

ブートストラップ法の基本的な考え方と実行プロセスを，推定量のバイアスと分散および推定量の確率分布とパーセント点について述べる．

未知の確率分布 F に従って生成された n 個のデータを $\boldsymbol{x} = \{x_1, \ldots, x_n\}$ とする．これらのデータは，互いに独立に同じ確率分布 F に従う確率変数 $\boldsymbol{X} = \{X_1, \ldots, X_n\}$ の実現値とする．いま，確率分布 F に関するパラメータ θ をある推定量 $\hat{\theta} = \hat{\theta}(\boldsymbol{X})$ を用いて推定するとする．

データからパラメータを推定するだけでなく，このデータの中に含まれている推定の誤差に関する情報を有効に抽出して，推定の信頼度を併せて評価することが統計的分析を行ううえで重要となる．推定の誤差を捉える評価尺度として，次の推定量のバイアスと分散が用いられる．

$$b(F) = \mathrm{E}_F[\hat{\theta}] - \theta$$

$$\sigma^2(F) = \mathrm{E}_F\left[\left\{\hat{\theta} - \mathrm{E}_F[\hat{\theta}]\right\}^2\right]$$

ここで，期待値は p 次元確率変数 $\boldsymbol{X}$ の同時分布 $F(\boldsymbol{x})$ に関してとる．また，推定量の分散 $\sigma^2(F)$ に対して，$\sigma(F)$ は推定量の標準誤差 (standard error) と呼ばれる．

さらに，推定量の確率分布やパーセント点が求まれば確率あるいは信頼度を用いて推定値とパラメータとの誤差を評価することができるし，パラメータの信頼区間の構成が可能となる．このために必要となるのは，基本的には $\hat{\theta} - \theta$ の分布関数

$$G(x) = \mathrm{P}_F(\hat{\theta} - \theta \leq x) \qquad (1)$$

と次の式で定義される $100\alpha\%$ 点である．

$$\mathrm{P}_F(\hat{\theta} - \theta \leq c_\alpha) = \alpha \qquad (2)$$

ブートストラップ法は，これらの量の推定を計算機上で数値的に実行するアルゴリズムを組み込んだ手法で，基本的には次のように実行する．

a. ブートストラップ標本の反復抽出

観測データ $\boldsymbol{x} = \{x_1, x_2, \ldots, x_n\}$ から n 個のデータを復元抽出 (一度抽出したデータも次の抽出の対象とする抽出法) によって取り出したデータを $\boldsymbol{x}^* = \{x_1^*, x_2^*, \ldots, x_n^*\}$ とする．この抽出されたデータ集合は，ブートストラップ標本と呼ばれる．このような観測データからの復元抽出を，例えば B 回繰り返して，大きさ n のブートストラップ標本を B 組 $\{\boldsymbol{x}_i^*; i = 1, \ldots, B\}$ 生成する．生成した各ブートストラップ標本に基づいて B 個の推定値を計算して，これを $\{\hat{\theta}^*(i); i = 1, 2, \ldots, B\}$ とする．

b. ブートストラップ誤差推定

観測データに基づく推定値 $\hat{\theta}$ と B 個のブートストラップ推定値 $\{\hat{\theta}^*(i); i = 1, 2, \ldots, B\}$ を用いて，推定量のバイアスと分散は次のように計算される．

$$b(\hat{F}) \approx \frac{1}{B}\sum_{i=1}^{B} \hat{\theta}^*(i) - \hat{\theta}$$

$$\sigma^2(\hat{F}) \approx \frac{1}{B-1}\sum_{i=1}^{B} \{\hat{\theta}^*(i) - \hat{\theta}^*(\cdot)\}^2$$

ただし $\hat{\theta}^*(\cdot) = \sum_{i=1}^{B} \hat{\theta}^*(i)/B$ とする．

c. ブートストラップ確率分布推定

推定量の分布は，次のように数値的に近似される．

$$\hat{G}(x) \approx \frac{1}{B}\{B \text{ 個の } \hat{\theta}^*(i) - \hat{\theta} \text{ の中で } x \text{ 以下の個数}\}$$

推定量の $100\alpha\%$ 点は，

$$\hat{G}^{-1}(\alpha) \approx \{\text{大きさの順に並べた } B \text{ 個の } \hat{\theta}^*(i) - \hat{\theta} \text{ の中で } B\alpha \text{ 番目の大きさの値}\}$$

と近似する．ただし，$B\alpha$ が整数でない場合は，$[(B+1)\alpha]$ 番目の大きさの値とする．$[x]$ は実数 x を超えない最大の整数である．

以上は，推定量のブートストラップ誤差評価

の基本的な実行プロセスについて述べたが，近似信頼区間の精度改善を中心としたさまざまな方法については，小西・越智・大森 (2008) を参照されたい．

2. 回帰モデル

目的変数 y と p 個の説明変数 $\boldsymbol{x} = \{x_1, \ldots, x_p\}$ に関して，n 組のデータ $\{(y_i, \boldsymbol{x}_i); i = 1, \ldots, n\}$ がとられた．各点 $\boldsymbol{x}_i$ でのデータ y_i は，$y_i = u(\boldsymbol{x}_i; \boldsymbol{\beta}) + \varepsilon_i$ $(i = 1, \ldots, n)$ に従って観測されたとする．ただし，$\boldsymbol{\beta}$ は未知のパラメータベクトルとし，誤差項は互いに独立に同一の未知の確率分布 F に従い，$E[\varepsilon_i] = 0$，$E[\varepsilon_i^2] = \sigma^2$ と仮定する．

モデルのパラメータ $\boldsymbol{\beta}$ を，例えば最小 2 乗法を用いて推定してこれを $\hat{\boldsymbol{\beta}}$ とし，推定回帰関数を $y = u(\boldsymbol{x}; \hat{\boldsymbol{\beta}})$ とする．このとき，推定量 $\hat{\boldsymbol{\beta}}$ の誤差のブートストラップ推定は，以下のプロセスを通して実行される．

1. 各点での残差 $\hat{\varepsilon}_i = y_i - u(\boldsymbol{x}_i; \hat{\boldsymbol{\beta}})$ $(i = 1, \ldots, n)$ を求め，その平均を $\hat{\varepsilon}_{(\cdot)} = \sum_{i=1}^{n} \hat{\varepsilon}_i / n$ とおく．平均を補正した残差を $e_i = \hat{\varepsilon}_i - \hat{\varepsilon}_{(\cdot)}$ とおく．
2. 平均を補正した残差 $e_1, \ldots, e_n$ からの大きさ n の標本 $e_1^*, \ldots, e_n^*$ に対して，$y_i^* = u(\boldsymbol{x}_i; \hat{\boldsymbol{\beta}}) + e_i^*$ $(i = 1, \ldots, n)$ とおき，ブートストラップ標本 $\{(y_i^*, \boldsymbol{x}_i); i = 1, \ldots, n\}$ をつくる．
3. $\min_{\boldsymbol{\beta}} \sum_{i=1}^{n} \{y_i^* - u(\boldsymbol{x}_i; \boldsymbol{\beta})\}^2$ の解を $\hat{\boldsymbol{\beta}}_{(1)}^*$ とおく．(2)，(3) のプロセスを例えば B 回繰り返すことによって得られる $\hat{\boldsymbol{\beta}}_{(1)}^*, \hat{\boldsymbol{\beta}}_{(2)}^*, \ldots, \hat{\boldsymbol{\beta}}_{(B)}^*$ に基づいて，前項と同様にして推定量 $\hat{\boldsymbol{\beta}}$ に関する誤差の評価を行うことができる．

回帰モデルにおいて，n 個のデータ $\{\boldsymbol{z}_i = (y_i, \boldsymbol{x}_i);\ i = 1, \ldots, n\}$ が，互いに独立で同一の $(p+1)$ 次元確率分布 F から観測された場合，ブートストラップ標本は $\boldsymbol{z}_1, \ldots, \boldsymbol{z}_n$ からの復元抽出として求める．このとき，$\hat{\boldsymbol{\beta}}$ のブートストラップ誤差推定は，(3) のプロセスを反復実行して求めた $\hat{\boldsymbol{\beta}}_{(1)}^*, \hat{\boldsymbol{\beta}}_{(2)}^*, \ldots, \hat{\boldsymbol{\beta}}_{(B)}^*$ に基づいて行うことができる．

3. ブートストラップ選択確率

さまざまな疾患の解明とそのリスク予測に当たっては，疾患を誘発する要因の特定とモデル化が重要な役割を担う．例えば，疾患を誘発する要因を特定しようとするとき，その疾患を発症したグループと正常なグループから複数の要因に関するデータを採取して判別モデルをつくる．あるいは，疾患の程度を定量的に示す変数と関与が疑われる複数の要因を結びつける回帰モデルや発症確率を予測するロジスティックモデルを構築し分析に当たる．

モデル化のプロセスにおいては，観測された 1 組のデータ集合に基づいてモデルを構築し，そしてモデルのよさを評価し，適切なモデルを選択する必要性が常に生じる．すなわち，判別分析や回帰モデリングにおける変数選択が，モデル化の過程において本質的となる．では，一連のモデリングのプロセスを通して選択したモデルの信頼性を評価するにはどうすればよいであろうか．この問題にブートストラップ法を適用すると，次のようにしてモデルのブートストラップ選択確率に基づく評価が可能となる．

1. 観測された n 個のデータ集合を $\{(y_i, \boldsymbol{x}_i);\ i = 1, 2, \ldots, n\}$ とする．ここで，$\boldsymbol{x}_i$ は複数の要因に関する多次元データ，y_i は，回帰モデルでは実数値をとる目的変数，ロジスティックモデルでは 0 と 1 の 2 値変数，判別分析ではどの群へ属するかを表すラベル変数とする．観測データからの復元抽出によって取り出したブートストラップ標本を $\{(y_i^*, \boldsymbol{x}_i^*); i = 1, 2, \ldots, n\}$ とする．
2. ブートストラップ標本 $\{(y_i^*, \boldsymbol{x}_i^*); i = 1, 2, \ldots, n\}$ に対して 1 つの最適なモデルを構築する．例えば，回帰モデルでは，推定したモデルをモデル評価基準によって評価，選択し，1 つのモデルを選択する．判別モデルでは，構築した判別法を予測誤差によって評価し，最適なモデルを選択する．
3. 1. と 2. のステップを B 回繰り返して，選択された変数の組の割合を求める．その割合が最も高い変数の組をモデルに取り入れ，対応する割合を**モデル選択確率**という．

ブートストラップ法の基本的な考え方，その理論構造やさまざまな分野への応用研究については，汪ほか (2003)，小西・越智・大森 (2008) を参照されたい．　[小 西 貞 則]

EM アルゴリズム

EM algorithm

1. EM アルゴリズムの考え方

EM アルゴリズムは Dempster *et al.* (1977) によって提案された最尤法に基づいて推測を行うための数値解法にかかわる方法であり，特に欠測や打ち切りなど不完全な状態でデータが観測された場合に有効な手法である．

観測されたデータ $\boldsymbol{y}$ に対応する確率変数を $\boldsymbol{Y}$，確率密度関数を $f(\boldsymbol{y}|\boldsymbol{\theta})$ とする．ただし，$\boldsymbol{\theta}^T=(\theta_1,\ldots,\theta_d)$ をパラメータ空間 $\Theta(\subset R^d)$ 上のベクトルとする．一方，欠測や欠損などで計測値が得られていない観測を確率変数 $\boldsymbol{Z}$ で表現する．さらに，完全データに対する確率変数を $\boldsymbol{X}^T=(\boldsymbol{Y}^T,\boldsymbol{Z}^T)$ とし，その密度関数を $f^C(\boldsymbol{x}|\boldsymbol{\theta})=f^C(\boldsymbol{y},\boldsymbol{z}|\boldsymbol{\theta})$ と書く．

完全な観測 $\boldsymbol{x}$ の標本空間を Ω，観測データに対応する観測 $\boldsymbol{y}$ の標本空間を Υ とし，欠測データに対応する確率変数 $\boldsymbol{z}$ の標本空間を Ξ とすると，

$$f(\boldsymbol{y}|\boldsymbol{\theta})=\int_{\Xi}f^C(\boldsymbol{x}|\boldsymbol{\theta})d\boldsymbol{z}=\int_{\Xi}f^C(\boldsymbol{y},\boldsymbol{z}|\boldsymbol{\theta})d\boldsymbol{z}$$

が成立する．形式的には，標本空間 Ω から標本空間 Υ への多対 1 の写像 $\boldsymbol{y}=\boldsymbol{S}(\boldsymbol{x})$ が存在して，完全な観測値 $\boldsymbol{x}$ の代わりに，その $\boldsymbol{x}$ に対応する不完全な観測値 $\boldsymbol{y}=\boldsymbol{S}(\boldsymbol{x})$ を観測していると考え，

$$f(\boldsymbol{y}|\boldsymbol{\theta})=\int_{\boldsymbol{S}^{-1}(\boldsymbol{y})}f^C(\boldsymbol{x}|\boldsymbol{\theta})d\boldsymbol{x}$$

が成立していると考えればよい．ただし，$\boldsymbol{S}^{-1}(\boldsymbol{y})=\{\boldsymbol{x}|\ \boldsymbol{x}\in\Omega,\ \boldsymbol{S}(\boldsymbol{x})=\boldsymbol{y}\}$ である．

尤度原理に基づいてデータの分析を行う場合には，観測されたデータ $\boldsymbol{y}$ の対数尤度 $l(\boldsymbol{\theta},\boldsymbol{y})=\log f(\boldsymbol{y}|\boldsymbol{\theta})$ を用いなければならないが，欠測や不完全な観測が存在すると，この尤度を扱いやすい形で表現することが難しくなる．一方，完全な観測に関する対数尤度を $l^C(\boldsymbol{\theta},\boldsymbol{x})=\log f^C(\boldsymbol{x}|\boldsymbol{\theta})$ と書くことにすると，$l^C(\boldsymbol{\theta},\boldsymbol{x})$ については，データの中に不完全さを含まないために，簡潔に記述でき，最尤推定値を容易に求めることができる場合がある．観測が完全であれば，$\boldsymbol{x}$ に対して，この対数尤度 $l^C(\boldsymbol{\theta},\boldsymbol{x})$ を最大にするようなパラメータを求めればよいが，不完全な観測では欠測に相当する $\boldsymbol{z}$ の値が得られていないので，$l^C(\boldsymbol{\theta},\boldsymbol{x})$ は利用できない．

EM アルゴリズムは，このような設定のもとで，完全な観測の尤度の最大化を基礎に，繰り返し計算によってパラメータを求める方法である．計算手順として，条件付き期待値によって $\boldsymbol{z}$ を求め不完全な観測部分を置き換えて，擬似的な完全データを生成し，完全データに関する最尤法を適用することによる反復法と紹介されることがあるが，この解釈には若干注意が必要である (3 節参照)．

2. EM アルゴリズムの計算手順

一般的な表記では，EM アルゴリズムは次のような手順として定式化される．適当なパラメータの初期推定値を $\boldsymbol{\theta}^{(0)}$ として，k 段階目のパラメータの推定値を $\boldsymbol{\theta}^{(k)}$ を得たとする．このとき，$(k+1)$ 段階目の計算では，次の E ステップと M ステップと呼ばれる 2 段階の計算を行う．

E ステップ　k 段階目で得られたパラメータ推定値 $\boldsymbol{\theta}^{(k)}$ と観測 $\boldsymbol{y}$ を用いて，

$$Q(\boldsymbol{\theta},\boldsymbol{\theta}^{(k)})=E_{\boldsymbol{\theta}^{(k)}}\Big[l^C(\boldsymbol{\theta},\boldsymbol{X})|\boldsymbol{Y}=\boldsymbol{y}\Big]$$

を計算する．

M ステップ　E ステップで計算した $Q(\boldsymbol{\theta},\boldsymbol{\theta}^{(k)})$ を $\boldsymbol{\theta}$ に関して最大化し，それを $\boldsymbol{\theta}^{(k+1)}$ とする．つまり，任意の $\boldsymbol{\theta}\in\Theta$ に対して，

$$Q\big(\boldsymbol{\theta}^{(k+1)},\boldsymbol{\theta}^{(k)}\big)\geq Q\big(\boldsymbol{\theta},\boldsymbol{\theta}^{(k)}\big)$$

となるようなパラメータ $\boldsymbol{\theta}^{(k+1)}$ を求める．

以上の計算を，パラメータ推定値の系列 $\{\boldsymbol{\theta}^{(k)}\}$ が収束するまで繰り返す．このとき，この系列は観測 $\boldsymbol{y}$ を基礎とする尤度 $l(\boldsymbol{\theta},\boldsymbol{y})$ に関する最尤推定値に収束する．

Dempster *et al.* (1977) の提案以降，この E ステップ，M ステップについては，それぞれさまざまな工夫や拡張が行われ，**MCEM** (Wei and Tanner, 1990)，**ECM** (Meng and Rubin, 1993)，**ECME** (Liu and Rubin, 1994)，**AECM** (Meng and van Dyk, 1997) などのアルゴリズムの改良の提案のほか，データ拡大アルゴリズム (data augmentation) (Tanner and Wong, 1987) などの手法への拡張も行われている．

3. 指数分布族への適用

観測 (完全な観測) $\boldsymbol{X}$ の密度関数が正準型の指数分布族に属する場合を考える．このとき，完全データ $\boldsymbol{x}$ に基づく対数尤度 $l^C(\boldsymbol{\theta},\boldsymbol{x})$ は

$$l^C(\boldsymbol{\theta}, \boldsymbol{x}) = -\log a(\boldsymbol{\theta}) + \boldsymbol{\theta}^T \boldsymbol{t}(\boldsymbol{x}) + \log h(\boldsymbol{x}) \quad (1)$$

となる．ただし，$\boldsymbol{\theta}(\in \Theta)$ はパラメータ空間 Θ 内のパラメータベクトル，$\boldsymbol{t}(\mathbf{X})$ は対応する十分統計量ベクトル，$a(\boldsymbol{\theta}), h(\boldsymbol{x})$ をそれぞれ $\boldsymbol{\theta}$，$\boldsymbol{x}$ のスカラ関数とする．このとき，正準型の指数分布族の性質から**十分統計量** $\boldsymbol{t}(\boldsymbol{X})$ の期待値については

$$E_{\boldsymbol{\theta}}[\boldsymbol{t}(\boldsymbol{X})] = \frac{\partial}{\partial \boldsymbol{\theta}} \log a(\boldsymbol{\theta}) \quad (2)$$

なる関係式が成立している．

いま $\boldsymbol{X}$ の要素のいくつかの観測が不完全であったとし，これを $\boldsymbol{Z}$ と書き，正確に計測された観測値を $\boldsymbol{y}$ と書くことにする．このとき，EM アルゴリズムを利用し，観測 $\boldsymbol{y}$ に基づいてパラメータ $\boldsymbol{\theta}$ の最尤推定値を求めることを考える．

EM アルゴリズムでの E ステップの計算では，現時点でのパラメータ推定値 $\boldsymbol{\theta}^{(k)}$ を得ているときに，条件付き期待値

$$Q(\boldsymbol{\theta}, \boldsymbol{\theta}^{(k)}) = E_{\boldsymbol{\theta}^{(k)}}\left[l^C(\boldsymbol{\theta}, \boldsymbol{X}) \middle| \boldsymbol{Y} = \boldsymbol{y} \right]$$

を計算することになる．この計算において，(1) 式の中の関数 $h(\boldsymbol{x})$ の部分では，期待値の計算の際に $\boldsymbol{\theta}^{(k)}$ を含むものの，$\boldsymbol{\theta}$ は含まないので M ステップでの計算には関係しない．さらに十分統計量 $\boldsymbol{t}(\boldsymbol{X})$ については，線形式として含まれることから，条件付き期待値による $Q(\boldsymbol{\theta}, \boldsymbol{\theta}^{(k)})$ の計算では

$$E_{\boldsymbol{\theta}^{(k)}}[\boldsymbol{t}(\boldsymbol{X}) | \boldsymbol{Y} = \boldsymbol{y}]$$

を求めることがその計算の本質的な部分である．

したがって，M ステップでの $Q(\boldsymbol{\theta}, \boldsymbol{\theta}^{(k)})$ の $\boldsymbol{\theta}$ に関する最大化問題は，

$$-\log a(\boldsymbol{\theta}) + \boldsymbol{\theta}^T \ E_{\boldsymbol{\theta}^{(k)}}[\boldsymbol{t}(\boldsymbol{X}) | \boldsymbol{Y} = \boldsymbol{y}]$$

を最大化するような $\boldsymbol{\theta}$ を求めることに等しい．このことから，更新するパラメータの値は方程式

$$\begin{aligned} \mathbf{0} &= \frac{\partial}{\partial \boldsymbol{\theta}} Q(\boldsymbol{\theta}, \boldsymbol{\theta}^{(k)}) \\ &= -\frac{\partial}{\partial \boldsymbol{\theta}} \log a(\boldsymbol{\theta}) + E_{\boldsymbol{\theta}^{(k)}}[\boldsymbol{t}(\boldsymbol{X}) | \boldsymbol{Y} = \boldsymbol{y}] \end{aligned}$$

の解として得られることになる．この結果と (2) 式から，パラメータ更新のための方程式は

$$E_{\boldsymbol{\theta}}[\boldsymbol{t}(\boldsymbol{X})] = E_{\boldsymbol{\theta}^{(k)}}[\boldsymbol{t}(\boldsymbol{X}) | \boldsymbol{Y} = \boldsymbol{y}] \quad (3)$$

として表現することが可能になる．ちなみに，完全データに基づく**尤度方程式**は，(1) 式の $\boldsymbol{\theta}$ による微分と (2) 式から同様に

$$E_{\boldsymbol{\theta}}[\boldsymbol{t}(\boldsymbol{X})] = \boldsymbol{t}(\boldsymbol{x})$$

のように導かれる．この場合は，十分統計量 $\boldsymbol{t}(\boldsymbol{X})$ の期待値がその観測値 $\boldsymbol{t}(\boldsymbol{x})$ と一致するという形の方程式によって尤度方程式が定義される．一方，不完全データの場合には，その十分統計量の観測値 $\boldsymbol{t}(\boldsymbol{x})$ の部分を，観測 $\boldsymbol{Y} = \boldsymbol{y}$ が得られたという条件のもとでの条件付き期待値で置き換えた式となっている．つまり，EM アルゴリズムは尤度方程式において，十分統計量の実現値をその条件付き期待値で置き換える方法としてとらえることができる．特に，十分統計量 $\boldsymbol{t}(\boldsymbol{X})$ が $\boldsymbol{X}$ の線形式として表現される場合は，不完全な観測 $\boldsymbol{z}$ をその条件付き期待値 $E_{\boldsymbol{\theta}^{(k)}}[\boldsymbol{Z} | \boldsymbol{Y} = \boldsymbol{y}]$ で置き換えることに等しくなり，1.節の最後に述べた解釈が可能になる．

4. 欠測情報原理

不完全データを含む観測 $\boldsymbol{Y}$ と完全データ $\boldsymbol{X}$ に関する情報行列に関しては，

$$-\frac{\partial^2}{\partial \boldsymbol{\theta} \partial \boldsymbol{\theta}^T} l(\boldsymbol{\theta}, \boldsymbol{y}) = J^C(\boldsymbol{\theta}, \boldsymbol{y}) - J^M(\boldsymbol{\theta}, \boldsymbol{y})$$

なる関係式，**欠測情報原理** (missing information principle) が成立する．ただし，

$$J^C(\boldsymbol{\theta}, \boldsymbol{y}) = E_{\boldsymbol{\theta}}\left[-\frac{\partial^2}{\partial \boldsymbol{\theta} \partial \boldsymbol{\theta}'} l^C(\boldsymbol{\theta}, \boldsymbol{X}) \middle| \boldsymbol{Y} = \boldsymbol{y} \right]$$

であり，$J^M(\boldsymbol{\theta}, \boldsymbol{y})$ は，$f(\boldsymbol{x}|\boldsymbol{y}, \boldsymbol{\theta}) = f^C(\boldsymbol{x}|\boldsymbol{\theta}) / f(\boldsymbol{y}|\boldsymbol{\theta})$，$l(\boldsymbol{\theta}, \boldsymbol{x}|\boldsymbol{y}) = \log f(\boldsymbol{x}|\boldsymbol{y}, \boldsymbol{\theta})$ として，

$$J^M(\boldsymbol{\theta}, \boldsymbol{y}) = E_{\boldsymbol{\theta}}\left[-\frac{\partial^2}{\partial \boldsymbol{\theta} \partial \boldsymbol{\theta}'} l(\boldsymbol{\theta}, \boldsymbol{X}|\boldsymbol{y}) \middle| \boldsymbol{Y} = \boldsymbol{y} \right]$$

となり**欠測情報** (missing information) と呼ばれる．この関係式から，最尤推定量の標準誤差の推定や，EM アルゴリズムの収束の速度に関する議論を行うこともできる (Louis, 1982; Meng, 1994; McLachlan *et al.*, 1997; 小西ほか，2008).

[越 智 義 道]

非線形方程式系の解法と最適化法

algorithms for nonlinear equations and optimization

1. 非線形方程式系の解法

n 個の変数 $x_1, \ldots, x_n$ の関数 $f_1, \ldots, f_n$ を同時に 0 とする点を求める非線形方程式系

$$f_i(x_1, \ldots, x_n) = 0, \quad i = 1, \ldots, n$$

の解法としては，反復法，特に **Newton 法**によるものが基本である．以下，$x_1, \ldots, x_n$ をまとめて $\boldsymbol{x}$ と記す．また，$f_1(\boldsymbol{x}), \ldots, f_n(\boldsymbol{x})$ をまとめて $\boldsymbol{f}$ と記す (以下本項を通じて同様の記法を用いる)．Newton 法は，$\boldsymbol{f}(\boldsymbol{x}) = 0$ を現在の反復点 $\boldsymbol{x}$ で線形近似して得られる線形方程式の解を次の反復点 $\boldsymbol{x}^+$ とする解法である．$\boldsymbol{f}(\boldsymbol{x})$ は，点 $\boldsymbol{x}$ の近くで，$\boldsymbol{f}(\boldsymbol{y}) \sim \boldsymbol{f}(\boldsymbol{x}) + J(\boldsymbol{x})(\boldsymbol{y} - \boldsymbol{x})$ で近似される．ここで $J(\boldsymbol{x})$ は $\boldsymbol{f}(\boldsymbol{x})$ の Jacobi 行列である．$\boldsymbol{f}(\boldsymbol{x}) + J(\boldsymbol{x})(\boldsymbol{x}^+ - \boldsymbol{x}) = 0$ を解いて次の反復点を求めればよい．したがって，$\boldsymbol{x} = \boldsymbol{x}^k$ における Newton 法の一反復は，

$$\boldsymbol{x}^{k+1} = \boldsymbol{x}^k - J^{-1}(x^k)\boldsymbol{f}(\boldsymbol{x}^k)$$

となる．

Newton 法の生成する点列は，十分に解に近い点から出発すると，(適当な緩い条件のもとで) 解に急速に収束する (2 次収束する)．Newton 法は数値計算アルゴリズムの基本として重要であるが，任意の初期値から反復して必ず収束する保証はなく，収束するような初期値を適切に選ぶことは，しばしば困難である．

収束する初期値の領域を大きくするための工夫としては，**減速 Newton 法**とホモトピー法がある．ここでは減速 Newton 法について説明する．減速 Newton 法は，$\boldsymbol{x} = \boldsymbol{x}^k$ で，

$$\boldsymbol{x}^+(t) = \boldsymbol{x} - tJ^{-1}(\boldsymbol{x})\boldsymbol{f}(\boldsymbol{x})$$

とし，ステップ幅 t を $t = 1/2^j \, (j = 0, 1, \ldots)$ と減少させていき，条件 $\|\boldsymbol{f}(\boldsymbol{x}^+(t))\| \leq \|\boldsymbol{f}(\boldsymbol{x})\|$ が成立する最初の $t = 2^{-j}$ を用いて $\boldsymbol{x}^+$ を定め，これを $\boldsymbol{x}^{k+1}$ とする．このようにすることで，$\boldsymbol{f}(\boldsymbol{x}^k)$ のノルムが次第に減少して 0 に近づく．

2. 代数方程式系

$\boldsymbol{f}$ が多変数多項式の場合の非線形方程式系を代数方程式系と呼ぶ (一変数の場合も含む)．代数方程式系は多くの応用をもち，重要である．一変数代数方程式については，高次の項を考慮しながら，Newton 法によって逐次的に解を求めていく平野法と，“根と係数の関係”を多変数代数方程式系に表し，これに対して Newton 法によって解く連立法が全根を求める方法として知られている．

代数方程式系についても，原理的にはすべての解を求めることが可能で，特に小規模な問題であればすべての解を実際に計算できる．そのためには，グレブナー基底を用いる方法やホモトピー法などがある．

3. 無制約非線形最適化

n 変数関数 $f(\boldsymbol{x})$ の (無制約) 最小化問題を考える．この関数の最適化アルゴリズムは以下の反復

$$\boldsymbol{x}^{k+1} = \boldsymbol{x}^k - t^k B^k \nabla f(\boldsymbol{x}^k)$$

を繰り返し，勾配 $\nabla f(\boldsymbol{x}) = 0$ が漸近的に満たされるように構成される．ここで B^k は正定値対称行列である．t^k はステップ幅であり，各反復で関数値が減少するように調整される．$\nabla f(\boldsymbol{x}^k)^T B^k \nabla f(\boldsymbol{x}^k) < 0$ であることより，t^k を十分に小さく選ぶことにより各反復で目的関数値が減少する．典型的には，t^k としては，$t^k = 1, 1/2, 1/4, \ldots$ と半分ずつに減らしていき，$f(\boldsymbol{x}^+) \leq f(\boldsymbol{x})$ となる最初の t を用いて $\boldsymbol{x}^{k+1}$ を定める．B^k の選び方で種々のアルゴリズムが構成できる．重要なのは，$B^k = I$ とした最急降下法，$B^k = (\nabla^2 f(\boldsymbol{x}^k))^{-1}$ とした Newton 法，そして，準 Newton 法である．Newton 法は，Hesse 行列 $\nabla^2 f(\boldsymbol{x}^k)$ が正定値でない場合には，$f(x)$ の降下方向となるとは限らないという欠点があり，その場合は，最急降下法と併用するなどの手立てを講じる必要がある．準 Newton 法は，勾配の変化から Hesse 行列あるいはその逆行列を推定しながら $\boldsymbol{B}^k$ を更新する方法で，B^k の正定値性が保証され，局所的な収束性がよいため (超 1 次収束) よく用いられており，特に BFGS 公式が定番となっている．大規模問題に対しては記憶領域が少なくても済む共役勾配法などが用いられる．

4. 制約付き非線形最適化

一般の n 変数制約付き非線形最適化問題：

$$\begin{aligned} \text{最小化：}\ & f(\boldsymbol{x}) \\ \text{条件：}\ & h_i(x) = 0,\ i = 1, \ldots, k \\ & g_j(x) \leq 0,\ j = 1, \ldots, m \end{aligned}$$

を考える．この問題に対する解法としては，罰

金関数法および障壁関数法，逐次 2 次計画法，乗数法などがある．以下では罰金関数法および障壁関数法について説明する．

制約条件を満たす場合に 0，満たさない場合に正となる関数を**罰金関数**という．等式制約に対する典型的な罰金関数は $\|\boldsymbol{h}(\boldsymbol{x})\|$，不等式制約に対しては $\max(0, -g_1(\boldsymbol{x}), \ldots, -g_m(\boldsymbol{x}))$ (以下，これを $\max(0, -\boldsymbol{g}(\boldsymbol{x}))$ と略記する) である．また，不等式条件が満たされる領域で有限値を取り，その境界 (および外部) で無限大となる関数を**障壁関数**という．障壁関数の代表例は，$-\sum_i(-\log g_i(x))$ である．罰金関数を用いる方法が罰金法，障壁関数を用いる方法が内点法である．ここで，目的関数と罰金関数との重み付き和として $F_{(\rho_1,\rho_2)}(\boldsymbol{x}) = f(\boldsymbol{x}) + \rho_1\|\boldsymbol{h}(x)\| + \rho_2 \max(0, -\boldsymbol{g}(x))$ を考える．$\rho_1 \to \infty$，$\rho_2 \to \infty$ とすると，$F_{(\rho_1,\rho_2)}(\boldsymbol{x})$ の最小値はもとの問題の最適解に近づく．また，罰金関数と障壁関数を用いた関数 $G_{(\rho_1,\rho_2)}(\boldsymbol{x}) = f(x) + \rho_1\|\boldsymbol{h}(\boldsymbol{x})\| - \rho_2 \sum_i \log(-g_i(x))$ において，$\rho_1 \to \infty$，$\rho_2 \to 0$ とすると，その最小値はもとの問題の最適解に近づく．そこで，ρ_1 や ρ_2 の値を徐々に大きく (あるいは小さく) しながら，各反復で $F_{(\rho_1,\rho_2)}(x)$ や $G_{(\rho_1,\rho_2)}(x)$ の無制約最適化を行って，最終的にもとの制約付き最適化問題を解く方法が罰金法や内点法である．各無制約最適化問題を解くに当たっては Newton 法や準 Newton 法などが用いられる．

5. 凸最適化

凸関数を凸集合上で最小化する問題を凸最適化問題と呼び，近年有力なモデリングの道具として注目されている．凸最適化問題の利点は，局所的最適性の条件が大域的最適性を保証し，内点法などの効率的なアルゴリズムで数千から数万次元に及ぶ大規模問題まで厳密に解ける点にある．以下，代表的な凸最適化問題について述べる．

a. 線形計画問題

線形等式・線形不等式系の解集合を多面体と呼ぶ．多面体は典型的な凸集合である．多面体上で線形関数を最小化あるいは最大化する問題を線形計画問題という．

b. 凸 2 次計画問題

ベクトル空間上の 2 次関数 $f(\boldsymbol{x}) = (1/2)\boldsymbol{x}^T Q\boldsymbol{x} + \boldsymbol{q}^T\boldsymbol{x} + r$ は，Q が正定対称行列であるときに凸 2 次関数であるという．多面体上で凸 2 次関数を最小化する問題を凸 2 次計画問題という．

c. 半正定値計画問題

$C, A_1, \ldots, A_k$ を同じ次元の対称行列とし，$y_1, \ldots, y_k$ を変数とする (以下まとめて $\boldsymbol{y}$ と記す)．$C - \sum_{i=1}^k y_i A_i$ が半正定値対称であるという $\boldsymbol{y}$ に関する条件を線形行列不等式と呼ぶ．線形行列不等式は線形不等式の行列への拡張である．線形行列不等式条件のもとで，$\boldsymbol{y}$ の線形関数を最小化あるいは最大化する問題を半正定値計画問題という．

サポートベクターマシンの推定問題は凸 2 次計画問題に帰着する．ロジスティック回帰の最尤推定やガウシアングラフィカルモデルの最尤推定なども凸計画問題となる．線形計画問題や凸 2 次計画問題，半正定値計画問題については，これらを効率的に解く内点法ソフトウェアが存在する．

6. 微係数の計算法，微分を用いない最適化

非線形方程式系や非線形最適化問題の解法においては，関数の Jacobi 行列や勾配の値が必要となる．通常，勾配は手計算で与え，Jacobi 行列は数値微分で計算するが，合成関数のチェイン則を適用して正確な微分値を計算する高速自動微分法も有力な方法である．また，微分を用いない最適化法としては，Nelder Mead 法がよく用いられる．

7. 文献など

非線形方程式系，代数方程式系の解法については杉原・室田 (1994)，山本 (2003) を，最適化法については Nocedal and Wright (2006), Boyd and Vandenberghe (2004) を参照のこと．また，実装については Press *et al.* (2007) が定番としてよく参照される．［土 谷　隆］

Markov 連鎖モンテカルロ法

Markov chain Monte Carlo

Markov 連鎖モンテカルロ法 (Markov chain Monte Carlo, **MCMC**) は多変量の確率分布から乱数を発生させる手法のひとつであり，確率変数が高次元で分布の形が複雑な場合でも使えるのが特徴である．

1950 年代に Metropolis らによって分子シミュレーションの分野で導入されて以来，物理学の諸分野で使われてきたが，1990 年代以降，統計科学，特に，階層 Bayes モデルを用いたデータ解析への応用が注目されている．なお，Markov 連鎖モンテカルロ法という名称は統計科学に導入されてからのものである．

以下では，計算手法としての MCMC を論じるが，データ解析における MCMC は数値計算の手法にすぎず，それに先立つ統計モデリングが本質的なことに注意したい．

1. Gibbs サンプラー

a. アルゴリズム

まず，MCMC の一例である **Gibbs サンプラー** (Gibbs sampler)，あるいは，Gibbs サンプリング (Gibbs sampling) を説明する．確率変数 X が $X=(X_1, X_2, \ldots, X_N)$ のようにいくつかの成分 (ブロック) からなっているとする．このとき，X の任意の初期値から出発して「添え字 i を選んで，X_i の値をそれ以外の変数を現在の値に固定した条件付き確率に従ってとり直す」ことを繰り返すことで X の実現値 (以下ではサンプルと呼ぶ) の列を生成する．添え字 i の選び方は乱数を用いてランダムに選んでも，適当な規則で満遍なく選んでもよい．いずれの場合も，「とり直す」部分で乱数を用いるので，生成される列はそれに依存したものとなる．

このとき，生成した列の中で十分に間隔をあけてとったサンプルはもとの分布 (条件付き確率を定義するもとになった分布) からの独立な乱数とみなせる．また，生成したサンプル列を用いて計算した統計量の平均は，(必ずしも間隔をあけなくても) 列の長さ無限大の極限でもとの分布での期待値に収束する．生成した列が定常になるまでの部分は平均の計算から除外した方が，統計量の平均の収束は速くなる (捨てる操作を burn in と呼ぶ)．

例えば，2 変量正規分布の同時密度関数 $p(x_1, x_2)$ を

$$\frac{\sqrt{1-b^2}}{2\pi}\exp\left(-\frac{x_1^2-2bx_1x_2+x_2^2}{2}\right)$$

とすると，条件付き密度 $p(x_1|x_2)$ は

$$\frac{1}{\sqrt{2\pi}}\exp\left(-\frac{(x_1-bx_2)^2)}{2}\right)$$

となり，$p(x_2|x_1)$ は x_1 と x_2 を入れ換えたものとなる．一方の変数の値を初期値として与えて，これらに従って 2 つの変数の値を交互に発生させると，図のような列が生成される (横軸が x_1，縦軸が x_2)．この列の中で十分に間隔をあけてとったサンプルが同時密度関数 $p(x_1, x_2)$ で定義された 2 変量正規分布からの乱数とみなせるわけである．

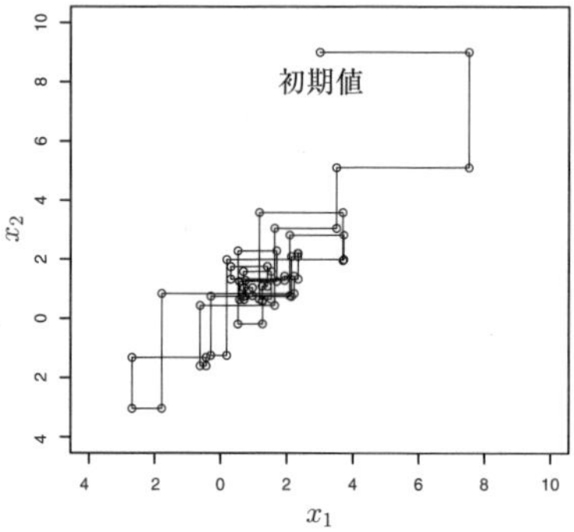

図 1

MCMC で生成される列の中の状態はどこかに行きついて止まるわけではなく，いつまでも変化し続ける．この点が最適化アルゴリズムとの違いである．この違いは「1 つの最適な値を求める」と「分布から多数のサンプルを発生させる」という目的の違いに対応する．

また，生成される列の中の状態が互いに独立ではない点が，従来から工学や統計学で用いられてきたモンテカルロ法との違いである．

b. 階層 Bayes モデルへの応用

上の例の 2 変量正規分布の場合は Cholesky 分解などを用いた別の生成法の方が効率がよいが，Gibbs サンプラーは「同時分布に従う乱数発生は困難だが，条件付き分布からの発生は容易である」という状況があれば，原理的にはいつでも使えるため，応用範囲が広い．

特に階層 Bayes モデルでは，モデルの構造上，多数のパラメータの同時事後密度

$$p(x_1, x_2, \ldots, x_N)$$

に従う乱数を発生するより，それらを 1 成分ずつ，もしくは，いくつかのグループ (ブロック) に分けた条件付き密度

$$p(x_i | x_i\text{以外の変数})$$

に従う乱数の発生の方が容易なことが多いので，Gibbs サンプラーが有用である．条件付き分布からの乱数の発生も困難な場合には後述の **Metropolis–Hastings 法** (Metropolis-Hastings algorithm) が用いられる．

2. MCMC の一般論

a. Markov 連鎖と定常分布

変数 X のとる値の確率が，その直前の値のみによって決まる確率過程を **Markov 連鎖** (Markov chain) と呼び，その確率を**遷移確率** (transition probability) という．連続確率変数の場合の遷移確率は直前の値が x のときの次の値 x' の確率密度 $\pi(x \to x')$ で決まる．

いま，ある初期値 (初期分布) からはじめて，多数の計算をそれぞれ異なった乱数列を用いて行ったときの t ステップ目の状態の分布の密度関数を $p_t(x)$ とすると，

$$p_{t+1}(x') = \int p_t(x)\pi(x \to x')dx$$

となる．$p_{t+1} = p_t$ となる分布を**定常分布** (stationary distribution) という．

Gibbs サンプラーがうまくいくのは，アルゴリズムによって定義される Markov 連鎖の唯一の定常分布が与えられた分布と一致するためである．逆に，与えられた分布を定常分布にもつ Markov 連鎖を設計し，擬似乱数を用いてシミュレートすることで，Gibbs サンプラーと同様の性質をもつ乱数生成アルゴリズムを設計することができる．これが MCMC 一般の原理である．

一般の Markov 連鎖では定常分布は複数あるかもしれない．任意の初期値からはじめて，分布 p_t が与えられた分布に収束することを示すには，付加的な条件が必要である (甘利ほか編, 2005; Robert and Casella, 2004).

b. Metropolis–Hastings 法

実際に使われている MCMC の多くは Metropolis–Hastings 法を基礎としている．この方法では，与えられた確率密度 $p(x)$ に対し，以下のステップで遷移を定義する．

1. 確率密度 $q(x'|x)$ に従って，現在の状態 x から次の候補 x' を生成する．
2. $[0,1]$ の一様乱数 r を生成し，

$$r < \frac{p(x')q(x|x')}{p(x)q(x'|x)}$$

ならば，候補を次のステップの状態とする．さもなければ現在のままとする．

ステップ 2 で候補が採用されることを受理 (accept)，採用されないことを棄却 (reject) という．$q(\cdot|x)$ が定義する分布を提案分布 (proposal distribution) と呼ぶ．

1. と 2. で定義される遷移確率の密度関数 π は，詳細釣り合い条件 $p(x)\pi(x \to x') = p(x')\pi(x' \to x)$ を満たす．これは $p(x)$ が定義する分布が定常分布になるための十分条件である．また，一意的な定常分布をもつためには，提案分布による状態の更新を繰り返して，任意の初期値から，与えられた分布が定義されている範囲全体を回れることが必要条件である．

Gibbs サンプラーは，Metropolis–Hastings 法で提案分布として「与えられた分布から定まる条件付き分布」を選んだ場合に相当するが，ステップ 2 での受理確率が 1 になるため，ステップ 2 は必要なくなる．また，$q(x'|x) = q(x|x')$ が満たされる場合が古典的な Metropolis 法 (Metropolis algorithm) である．

3. 収束判定・ソフトウェア・文献

MCMC の収束の判定はしばしば困難であり，モデルやデータのわずかな差で，サンプル間の相関や定常状態に達するまでの時間が大きく変わることがある．特に，分布が多峰性の場合には，1 つの初期値からの列をみるだけで判断することは難しい．

収束を速くするために，レプリカ交換モンテカルロ法のような手法が有効な場合もある (甘利ほか編, 2005).

MCMC のプログラムを任意の計算機言語で作成することは比較的容易であるが，階層 Bayes モデルに応用するためには，さまざまな条件付き分布からの乱数生成を効率的に行う必要がある．そのためには WinBUGS に代表される専用のソフトウェアが便利である．

一般に，MCMC のように複雑な仕方で乱数を用いるプログラムはバグがわかりにくいので，注意が必要である．

和書の文献には，甘利ほか編 (2005)，小西ほか (2008)，豊田編著 (2008) などがある．また，簡単な例の解説は Gelman *et al.* (2004)，包括的な解説は Robert and Casella (2004)，初期の成果の集大成は Gilks *et al.* (1996) をそれぞれ参照されたい．　[伊庭幸人]

確率分布の基礎

elements of distribution

1. 1変量分布

a. 分布関数

確率変数 X に対して，$F(x)=\Pr\{X \le x\}$ で定まる x の関数 $F(x)$ を確率変数 X の**累積分布関数** (cumulative distribution function; cdf)，あるいは単に**分布関数** (distribution function) という (確率変数 X の分布関数であることを明示する場合は $F_X(x)$ と記す)．分布関数は次の性質をもつ．1) 単調非減少である．すなわち，任意の $x<y$ に対して $F(x) \le F(y)$ となる．2) 右連続である．すなわち，任意の x に対して $\lim_{y \to x+0} F(y)=F(x)$ となる．3) $F(-\infty) \equiv \lim_{x \to -\infty} F(x)=0$, $F(\infty) \equiv \lim_{x \to \infty} F(x)=1$

逆に，1), 2), 3) を満足する任意の関数はある確率変数の分布を定める．

確率分布のなかで実際のデータを解析するうえで重要となるのは，**離散分布** (discrete distribution) と**絶対連続分布** (absolutely continuous distribution) である．

離散分布　確率変数 X のとりうる値が有限個または可算無限個の値 $x_1, x_2, \ldots$ である場合，X の分布を離散分布という．この場合，X の分布は**確率関数** (probability function) $p(x_i)=\Pr\{X=x_i\}(i=1,2,\ldots)$ によって定まる．分布関数は $F(x)=\sum_{x_i \le x} p(x_i)$ となり，x_i において $p(x_i)$ だけ増加する階段関数である．$p(x_i)$ は明らかに，4) $p(x_i) \ge 0$ $(i=1,2,\ldots)$；5) $\sum_{i=1}^{\infty} p(x_i)=1$ を満足する．逆に，4), 5) を満足する任意の関数 $p(x_i)$ は離散分布を定める．

絶対連続分布　分布関数 $F(x)$ が積分 $F(x)=\int_{-\infty}^{x} f(t)dt$ で与えられる場合，X の分布を絶対連続分布といい，$f(x)$ をこの分布の**確率密度関数** (probability distribution function; pdf) という．$f(x)$ は明らかに 6) $f(x) \ge 0$；7) $\int_{-\infty}^{\infty} f(x)dx=1$ を満足する．逆に，6), 7) を満足する任意の関数 $f(x)$ は絶対連続分布を定める．分布関数が連続であっても分布が絶対連続であるとは限らないが，実際問題でそのような分布を必要とすることはきわめてまれで，以下では簡単のため，**連続分布** (continuous distribution) は絶対連続分布を意味するものとする．

確率変数 X が生存時間などを表す場合は，確率密度関数 $f(x)$ よりも，次式で定義されるハザード関数 (hazard function) を用いる方が，分布の特徴がより明瞭になる．

$$\lambda(x)=\lim_{\Delta \to 0} \Pr\{x<X \le x+\Delta | X>x\}/\Delta = f(x)/\{1-F(x)\}$$

Δ が十分小さければ，時刻 x まで生存していた (または，故障しなかった) という条件のもとで，$x+\Delta$ までに死亡 (または，故障) する確率は，近似的に $\lambda(x)\Delta$ に等しい．この意味で，ハザード関数は，**瞬間故障率** (instantaneous failure rate) あるいは**死力** (force of mortality) と呼ばれることがある．また，$S(x)=1-F(x)$ は**生存関数** (survival function) と呼ぶ．

ハザード関数を与えれば，それに対応する累積分布関数および確率密度関数は，次式から計算される．

$$F(x)=1-\exp\left\{-\int_{c}^{x} \lambda(u)du\right\}$$

$$f(x)=\lambda(x)\exp\left\{-\int_{c}^{x} \lambda(u)du\right\}$$

ここに，c は $F(x)=0$ となる最小の x の値で，通常 $c=0$ である．

2 つの分布 F, G のハザード関数の比 $\lambda_F(x)/\lambda_G(x)$ は，F, G の確率密度関数 $f(x)/g(x)$ が x に関して増加であれば増加し，減少であれば減少する (竹内啓東京大学教授 (現名誉教授) からの私信，1981 年頃)．

b. 分布の特性値

離散確率変数の分布を $\Pr\{X=x_i\}=p(x_i)(i=1,2,\ldots)$ とする．$\sum_{i=1}^{\infty} |x_i| p(x_i)$ が収束するとき，$E(X)=\sum_{i=1}^{\infty} x_i p(x_i)$ とおいて，これを X の**平均値** (mean) または**期待値** (expectation) という．また，X を明示しないで，μ_1' と表記する場合も多い．x の関数 $g(x)$ に対して，$X=x$ のとき $g(x)$ という値をとる確率変数を $g(X)$ とする．X が離散的であれば $g(X)$ も離散的である．$\sum_{i=1}^{\infty} |g(x_i)| p(x_i)$ が収束すれば，$g(X)$ の平均値が存在し，$E\{g(X)\}=\sum_{i=1}^{\infty} g(x_i)p(x_i)$ となる．特に，$g(x)=x^r$ とすると，$E(X^r)=\sum_{i=1}^{\infty} x_i^r p(x_i)$ となるが，これを確率変数 X の**原点の周りの $\boldsymbol{r}$ 次のモーメント** (moment of order r about the point 0) といい，μ_r' と表記する場合も多い．

X が連続値をとる確率変数で，その確率密度関数が $f(x)$ である場合は，上記の式で確率関数 $p(x)$ を $f(x)$ に，総和を積分にそれぞれ置き換えればよい．すなわち，$E(X)=\int_{-\infty}^{\infty} xf(x)dx$, $E\{g(X)\}=\int_{-\infty}^{\infty} g(x)f(x)dx$, $E(X^r)=\int_{-\infty}^{\infty} x^r f(x)dx$.

$a, b_1, \ldots, b_k$ を定数，$g_1(x), \ldots, g_k(x)$ を k 個の関数とすると，$E\{a + b_1 g_1(X) + \cdots + b_k g_k(X)\} = a + b_1 E\{g_1(X)\} + \cdots + b_k E\{g_k(X)\}$．$X$ の平均値の周りの r 次のモーメント，$\mu_r = E\{(X - \mu_1')^r\}$ と μ_r' との間には，$\mu_r = \sum_{k=0}^{r} \binom{r}{k} \mu_{r-k}' (-\mu_1')^k$ という関係がある．特に，μ_2 を X の分散といい，$V(X)$ で表す．分散の正の平方根を**標準偏差** (standard deviation) という．また，$\sqrt{\beta_1} = \mu_3/{\mu_2}^{3/2}$, $\beta_2 = \mu_4/{\mu_2}^2$ はそれぞれ，**歪度** (skewness)，**尖度** (kurtosis) と呼ばれ，分布の正規分布からの乖離の尺度として用いられる．標準偏差と平均値の比 $\sqrt{V(x)}/E(X)$ を**変動係数** (coefficient of variation) といい，CV と表記することが多い．これは，確率変数が濃度などの測定値である場合，測定精度の評価尺度として利用できる．

確率変数 X の分布関数を $F(x)$ とするとき，$0 < \alpha \leq 1$ を満たす任意の α に対して，$F(x) \geq \alpha$ を満足する x の下限を確率変数 X の分布の 100α パーセント (%) 点 (percentile) という．特に，50%点は**中央値**または**メディアン** (median) という．また，確率変数 X の確率関数あるいは確率密度関数が最大となる点を確率変数 X の分布の**モード** (mode) という．

ある種の確率の大きさは，モーメントを用いて評価することができる．例えば，任意の $\varepsilon > 0$ に対して，$\Pr\{|X - E(X)| > \varepsilon\} \leq V(X)/\varepsilon^2$ の関係が成立するが，これは **Chebyshev の不等式** (Chebyshev's inequality) と呼ばれている．

c.　母関数

原点を含む区間のすべての θ に対して，$M_X(\theta) = E\{\exp(\theta X)\}$ が存在するとき，この $M_X(\theta)$ を確率変数 X の**積率 (モーメント) 母関数** (moment generating function; mgf) という．なお，確率変数を明示しないで，$M(\theta)$ と表記することもある．$M_X^{(r)}(\theta) \equiv (d^r/d\theta^r) M_X(\theta) = (d^r/d\theta^r) E\{\exp(\theta X)\} = E\{(d^r/d\theta^r)\exp(\theta X)\} (r = 1, 2, \ldots)$ に注意して，$E(X^r) = M_X^{(r)}(0) (r = 1, 2, \ldots)$ を得る．

例えば，確率密度関数が $\pi^{-1}/(1+x^2) (-\infty < x < \infty)$ である Cauchy 分布には平均値すら存在せず，積率母関数も存在しない．しかし，$i = \sqrt{-1}$ を虚数単位とするとき，すべての実数 t に対して $|\exp(itX)| \leq 1$ となるから，$\varphi_X(t) = E\{\exp(itX)\}$ はすべての確率変数 X と実数 t に対して存在する．この $\varphi_X(t)$ を確率変数 X の**特性関数** (characteristic function; cf) という．なお，確率変数を明示しないで，$\varphi(t)$ と表記することもある．連続分布の特性関数の計算には，一般に複素積分を要するが，積率母関数 $M_X(\theta)$ が存在する場合は，形式的に $\varphi_X(t) = M_X(it)$ とすればよい．$E(X^r)$ が存在すれば，$\varphi_X(t)$ は r 回微分可能で，$\varphi_X^{(r)}(0) = i^r E(X^r)$ となる．

$\varphi_X(0) = 1$ であり，$\varphi_X(t)$ は連続であるから，$t = 0$ の近傍で $\psi_X(t) = \log \varphi_X(t)$ が存在するが，これを**キュムラント母関数** (cumulant generating function) という．$E(X^r)$ が存在すれば，$\psi_X(t) = \sum_{j=1}^{r} \kappa_j (it)^j/j! + o(|t|^r)$ が成立するが，$(it)^j/j!$ の係数 κ_j を j 次のキュムラントという．キュムラント κ_j と原点の周りのモーメント μ_j'，および平均値の周りのモーメント μ_j の間には次のような関係がある．

$$\kappa_1 = \mu_1', \quad \kappa_2 = \mu_2' - \mu_1'^2,$$
$$\kappa_3 = \mu_3' - 3\mu_2'\mu_1' + 2\mu_1'^3,$$
$$\kappa_4 = \mu_4' - 4\mu_3'\mu_1' - 3\mu_2'^2 + 12\mu_2'\mu_1'^2 - 6\mu_1'^4, \quad \cdots;$$
$$\kappa_2 = \mu_2, \kappa_3 = \mu_3, \kappa_4 = \mu_4 - 3\mu_2^2, \cdots$$

特性関数に関する以下の命題は有用である．

【命題 1】　確率変数 X の分布関数は X の特性関数によって一意に決定される．

【命題 2】　確率変数 X と Y が互いに独立であれば，$X + Y$ の特性関数はそれぞれの特性関数の積に等しい．すなわち，すべての実数 t に対して，$\varphi_{X+Y}(t) = \varphi_X(t)\varphi_Y(t)$ となる．

d.　極限定理

$X_1, \ldots, X_n, \ldots$ を確率変数の無限列とし，X をある確率変数とする．確率変数列 $\{X_n\}$ の収束にはいくつかの種類があるが，特に次の 3 つは統計解析に有用である．

1)　確率収束　任意の $\varepsilon > 0$ に対して，$\lim_{n\to\infty} \Pr\{|X_n - X| > \varepsilon\} = 0$ となるとき，確率変数列 $\{X_n\}$ は X に**確率収束する** (converges in probability) といい，$p - \lim_{n\to\infty} X_n = X$ または $X_n \xrightarrow{p} X (n \to \infty)$ と記す．

2)　法則収束　$X_n (n = 1, 2, \ldots)$ および X の分布関数をそれぞれ $F_n(x), F(x)$ とする．$F(x)$ の不連続点を除いて，$\lim_{n\to\infty} F_n(x) = F(x)$ となるとき，確率変数列 $\{X_n\}$ は X に**法則収束する** (convergence in law) といい，$X_n \xrightarrow{L} X (n \to \infty)$ と記す．X_n および X の分布をそれぞれ F_n, F とするとき，法則収束するという代わりに，F_n は F に近づく，F_n の極限分布あるいは漸近分布 (asymptotic distribution) は F である，ということも多い．

3) 平均収束　$r \geq 1$ に対して $E(X_n^r)(n = 1, 2, \ldots)$ および $E(X^r)$ が有限であるとする. $\lim_{n\to\infty} E(|X_n - X|^r) = 0$ となるとき, 確率変数列 $\{X_n\}$ は X に **r 次平均収束する** (converges in the r-th mean) といい, $X_n \xrightarrow{L_r} X(n \to \infty)$ と記す. 特に, $r = 2$ の場合, 単に**平均収束する** (convergence in the mean) といい, $\underset{n\to\infty}{\text{l.i.m}}\, X_n = X$ と記すことが多い.

これら 3 種類の収束概念は, 平均収束, 確率収束, 法則収束の順に弱くなっている. すなわち, $\{X_n\}$ が X に平均収束すれば確率収束し, さらに法則収束する.

確率変数列と対応する特性関数列の収束に関する次の命題は, 極限分布の導出においてきわめて有用である.

【命題 3】　確率変数 $\{X_n\}$ が確率変数 X に法則収束するための必要十分条件は, すべての実数 t に対して, $\lim_{n\to\infty} \varphi_{X_n}(t) = \varphi_X(t)$ となることである.

$\{X_n\}$ を互いに独立で同一の分布に従う確率変数の無限列とし, $E(X_n) = \mu$, $V(X_n) = \sigma^2$, $\overline{S_n} = (X_1 + \cdots + X_n)/n$ とする. $E(\overline{S_n}) = \mu$, $V(\overline{S_n}) = \sigma^2/n$ であるから, $Z_n = \sqrt{n}(\overline{S_n} - \mu)/\sigma$ の平均値は 0, 分散は 1 となるが, このような変換を確率変数 $\overline{S_n}$ の**基準化** (normalization) という. Z_n の分布は標準正規分布に収束する. すなわち, 任意の実数 z に対して, $n \to \infty$ のとき, $\Pr\{Z_n \leq z\} \to \int_{-\infty}^{z} \phi(u)du$ となる (ϕ は標準正規分布の確率密度関数)(証明には命題 1〜3 を用いればよい). この事実は**中心極限定理** (central limit theorem) と総称される一連の定理のひとつである.

一般に, 確率変数 $\{U_n\}$ に対して, 適当な実数列 $\{a_n\}$ と正の実数列 $\{b_n\}$ を選べば, $(U_n - a_n)/b_n$ の分布が, $n \to \infty$ のとき, 標準正規分布に収束する場合, U_n は漸近正規性 (asymptotic normality) をもつ, あるいは, 漸近的に平均 a_n, 分散 b_n^2 の正規分布に従うという. この表現法を用いれば, 上述の $\overline{S_n}$ は漸近的に平均 μ, 分散 σ^2/n の正規分布に従う, ということになる.

2.　多変量分布

a.　分布関数

個人について, 身長と体重のように, 同時にいくつかの変量を考えることが多いが, そのような場合は, p 変量確率変数 $(X_1, \ldots, X_p)$ の分布を定めることになる. $F(x_1, \ldots, x_p) = \Pr\{X_1 \leq x_1, \ldots, X_p \leq x_p\}$ で定まる p 変数関数を $(X_1, \ldots, X_p)$ の**同時分布関数** (joint distribution function) という. この関数は 1 変量の場合と同様の性質をもつ. すなわち, 各変数 x_i について, 単調非減少で右連続, また, $F(x_1, \ldots, x_{i-1}, -\infty, x_{i+1}, \ldots, x_p) = 0$, $F(\infty, \ldots, \infty) = 1$ となる.

$q(< p)$ に対して, $F(x_1, \ldots, x_q, \infty, \ldots, \infty) = \Pr\{X_1 \leq x_1, \ldots, X_q \leq x_q\}$ となり, $(X_1, \ldots, X_q)$ の同時分布が定まるが, もとの $(X_1, \ldots, X_p)$ の分布と対比させて**周辺分布** (marginal distribution) ということがある. 特に, 任意の $i(= 1, \ldots, p)$ について, X_i の (周辺) 分布は, $F(\infty, \ldots, \infty, x_i, \infty, \ldots, \infty) = \Pr\{X_i \leq x_i\}$ で定められる.

すべてが計数値をとる p 変量確率変数 $(X_1, \ldots, X_p)$ の同時分布は, 確率関数 $p(x_1, \ldots, x_p)$ を (i) $p(x_1, \ldots, x_p) \geq 0$, (ii) $x_1, \ldots, x_p$ が可能な値すべてをとった場合の総和は 1 に等しい, となるように定め, $\Pr\{X_1 = x_1, \ldots, X_p = x_p\} = p(x_1, \ldots, x_p)$ と定義すればよい.

一方, $X_1, \ldots, X_p$ がすべて計量値をとる場合は, 確率密度関数 $f(x_1, \ldots, x_p)$ を (i′) $f(x_1, \ldots, x_p) \geq 0$, (ii′) $\int_{-\infty}^{\infty} \cdots \int_{-\infty}^{\infty} f(x_1, \ldots, x_p)dx_1 \cdots dx_p = 1$ となるように定め, 同時分布を次式で定義すればよい.

$$\Pr\{X_1 \leq x_1, \ldots, X_p \leq x_p\} = \int_{-\infty}^{x_1} \cdots \int_{-\infty}^{x_p} f(u_1, \ldots, u_p)du_1 \cdots du_p$$

この場合, X_i の (周辺) 分布の確率密度関数は次のようになる.

$$f_i(x_i) = \int_{-\infty}^{\infty} \cdots \int_{-\infty}^{\infty} f(x_1, \ldots, x_{i-1} x_i, x_{i+1}, \ldots, x_p) dx_1 \cdots dx_{i-1} dx_{i+1} \cdots dx_p$$

任意の実数 $x_1, \ldots, x_p$ に対して, $\Pr\{X_1 \leq x_1, \ldots, X_p \leq x_p\} = \Pr\{X_1 \leq x_1\} \cdots \Pr\{X_p \leq x_p\}$ となる場合, p 個の確率変数 $X_1, \ldots, X_p$ は互いに独立であるという. $X_1, \ldots, X_p$ がすべて計数値をとる場合, この p 個の確率変数が互いに独立であるための条件は, 任意の実数 $x_1, \ldots, x_p$ に対して, $\Pr\{X_1 = x_1, \ldots, X_p = x_p\} = \Pr\{X_1 = x_1\} \cdots \Pr\{X_p = x_p\}$ となることである.

$X_1, \ldots, X_p$ がすべて計量値をとる場合, 同時確率密度関数を $f(x_1, \ldots, x_p)$, X_i の確率密度関数を $f_i(x_i)$ とすると, この p 個の確率変数が互いに独立であるための条件は, 任意の実数 $x_1, \ldots, x_p$ に対して, $f(x_1, \ldots, x_p) =$

$f_1(x_1)\cdots f_p(x_p)$ となることである．

$X_1,\ldots,X_p$ がすべて計数値をとる場合，$q(<p)$ に対して，事象 $\{X_1=x_1,\ldots,X_q=x_q\}$ が与えられたもとで，事象 $\{X_{q+1}=x_{q+1},\ldots,X_p=x_p\}$ が生起する確率 $\Pr\{X_{q+1}=x_{q+1},\ldots,X_p=x_p|X_1=x_1,\ldots,X_q=x_q\}$ は，条件付き確率の定義により，$\Pr\{X_1=x_1,\ldots,X_p=x_p\}/\Pr\{X_1=x_1,\ldots,X_q=x_q\}$ となる．いま $x_1,\ldots,x_q$ を固定して，$x_{q+1},\ldots,x_p$ の関数とみなすと，それは確率関数の性質を満足し，確率変数 $X_{q+1},\ldots,X_p$ の分布を定めるが，この分布を $X_1=x_1,\ldots,X_q=x_q$ を与えたときの $X_{q+1},\ldots,X_p$ の**条件付き分布** (conditional distribution) という．$X_1,\ldots,X_p$ がすべて計量値をとり，その同時確率密度関数が $f(x_1,\ldots,x_p)$ である場合，$X_1=x_1,\ldots,X_q=x_q$ を与えたときの $X_{q+1},\ldots,X_p$ の条件付き分布は，次式で与えられる確率密度関数 $g(x_{q+1},\ldots,x_p|x_1,\ldots,x_q)$ で定まる．

$$g(x_{q+1},\ldots,x_p|x_1,\ldots,x_q)=\frac{f(x_1,\ldots,x_p)}{\int_{-\infty}^{\infty}\cdots\int_{-\infty}^{\infty}f(x_1,\ldots,x_p)dx_{q+1}\cdots dx_p}$$

b.　分布の特性値

p 変量確率変数を $(X_1,\ldots,X_p)$ とし，その確率関数 (離散分布の場合)，確率密度関数 (連続分布の場合) を，それぞれ，$p(x_1,\ldots,x_p)$，$f(x_1,\ldots,x_p)$ とする．関数 $g(x_1,\ldots,x_p)$ に対して，$x_1,\ldots,x_p$ に関する総和 $\sum_{x_1,\ldots,x_p}|g(x_1,\ldots,x_p)|f(x_1,\ldots,x_p)$ あるいは $\int_{-\infty}^{\infty}\cdots\int_{-\infty}^{\infty}|g(x_1,\ldots,x_p)|f(x_1,\ldots,x_p)dx_1\cdots dx_p$ が有限な値であるとき，確率変数 $g(X_1,\ldots,X_p)$ は期待値 $E\{g(X_1,\ldots,X_p)\}$ をもつといい，$\sum_{x_1,\ldots,x_p}g(x_1,\ldots,x_p)f(x_1,\ldots,x_p)$ あるいは $\int_{-\infty}^{\infty}\cdots\int_{-\infty}^{\infty}g(x_1,\ldots,x_p)\ f(x_1,\ldots,x_p)dx_1\cdots dx_p$ で表す．$\mu'_{r_1\cdots r_p}\equiv E(X_1^{r_1}\cdots X_p^{r_p})$ を原点の周りの $r_1\cdots r_p$ モーメントという．特に，$r_i=1, r_j=0\ (j\neq i)$ の場合，$\mu'_{r_1\cdots r_p}$ は X_i の期待値 $\mu_i\equiv E(X_i)$ に等しい．$\mu_{r_1\cdots r_p}\equiv E\{(X_1-\mu_1)^{r_1}\cdots(X_p-\mu_p)^{r_p}\}$ を平均値の周りの $r_1\cdots r_p$ モーメントという．特に，$r_i=2, r_j=0\ (j\neq i)$ の場合，$\mu_{r_1\cdots r_p}$ は X_i の分散 $\sigma_i^2\equiv\sigma_{ii}\equiv V(X_i)$ に等しい．$r_i=r_j=1\ (j\neq i)$，$r_k=0\ (k\neq i, k\neq j)$ のとき，$\mu_{r_1\cdots r_p}$ は $\sigma_{ij}\equiv C(X_i,X_j)\equiv E\{(X_i-\mu_i)(X_j-\mu_j)\}=E(X_iX_j)-E(X_i)E(X_j)$ となるが，これを X_i と X_j の**共分散** (covariance) という．また，$\rho(X_i,X_j)\equiv\sigma_{ij}/\sqrt{\sigma_{ii}\sigma_{jj}}$ を X_i と X_j の**相関係数** (correlation coefficient) といい，$p\times p$ 行列 $\Sigma=(\sigma_{ij})$ を $(X_1,\ldots,X_p)$ の**分散共分散行列** (variance-covariance matrix) という．$-1\leq\rho(X_i,X_j)\leq 1$ であり，$\rho(X_i,X_j)=\pm 1$ となるのは，X_i と X_j の間に確率 1 で線形関係が成り立つ場合で，またその場合に限られる．X_i と X_j が互いに独立であれば，$E(X_iX_j)=E(X_i)E(X_j)$ となり，X_i と X_j の共分散は 0，したがって，相関係数も 0 である．しかし，$\rho(X_i,X_j)=0$ であっても，X_i と X_j は独立であるとは限らない．

c.　特性関数

p 変量確率変数 $(X_1,\ldots,X_p)$ の特性関数は，$\varphi_{X_1,\ldots,X_p}(t_1,\ldots,t_p)\equiv E\{\exp(it_1X_1+\cdots+it_pX_p)\}$ によって定義される $t_1,\ldots,t_p$ の p 変数関数である $(i=\sqrt{-1})$．1 変量の場合と同様，確率変数を明示しないで，$\varphi(t_1,\ldots,t_p)$ と表記することもある．以下の命題は有用である．

【命題 4】　p 変量確率変数 $(X_1,\ldots,X_p)$ の原点の周りの $r_1\cdots r_p$ モーメントが存在するならば，$\partial\varphi_{X_1\cdots X_p}^{r_1+\cdots r_p}/\partial t_1^{r_1}\cdots\partial t_p^{r_p}(0,\ldots,0)=i^{r_1+\cdots+r_p}E(X_1^{r_1}\cdots X_p^{r_p})$ が成立する．

【命題 5】　p 変量確率変数 $(X_1,\ldots,X_p)$ の分布は特性関数によって一意に決定される．

【命題 6 (Kac の定理)】　$p_1,\ldots,p_n$ 変量の確率変数 $(X_1^{(1)},\ldots,X_{p_1}^{(1)}),\ldots,(X_1^{(n)},\ldots,X_{p_n}^{(n)})$ が互いに独立であるための必要十分条件は，すべての実数 $t_1^{(k)},\ldots,\ t_{p_k}^{(k)}\ (k=1,\ldots,n)$ について，$E\{\prod_{k=1}^n\exp(it_1^{(k)}X_1^{(k)}+\cdots+it_{p_k}^{(k)}X_{p_k}^{(k)})\}=\prod_{k=1}^n E\{\exp(it_1^{(k)}X_1^{(k)}+\cdots+it_{p_k}^{(k)}X_{p_k}^{(k)})\}$ が成り立つことである．

d.　極限定理

p 変量確率変数の列を $\{(X_1^{(n)},\ldots,X_p^{(n)})\}_{n=1}^{\infty}$，$p$ 変量確率変数を $(X_1,\ldots,X_p)$ とし，それぞれの分布関数を $F^{(n)}(x_1,\ldots,x_p)$, $F(x_1,\ldots,x_p)$ とする．$F(x_1,\ldots,x_p)$ のすべての連続点 $(x_1,\ldots,x_p)$ において，$\lim_{n\to\infty}F^{(n)}(x_1,\ldots,x_p)=F(x_1,\ldots,x_p)$ となるとき，p 変量確率変数の列 $\{(X_1^{(n)},\ldots,X_p^{(n)})\}_{n=1}^{\infty}$ は p 変量確率変数 $(X_1,\ldots,X_p)$ に法則収束するという．これに関しては，次の命題が成立する．

【命題 7】　p 変量確率変数の列 $\{(X_1^{(n)},\ldots,X_p^{(n)})\}_{n=1}^{\infty}$ が p 変量確率変数 $(X_1,\ldots,X_p)$ に法則収束するための必要十分条件は，すべての実数 $t_1,\ldots,t_p$ に対して，$\lim_{n\to\infty}\varphi_{X_1^{(n)},\ldots,X_p^{(n)}}(t_1,\ldots,t_p)=\varphi_{X_1,\ldots,X_p}(t_1,\ldots,t_p)$ が成立することである．

［柴 田 義 貞］

2 項分布

binomial distribution

1. 定 義

1 回の試行において，特定の事象—例えば，貨幣を投げたときに表が出ること—が生起した場合にその試行は“成功”であったといい，そうでなければ“失敗”であったということにする．このような試行を n 回繰り返す場合，毎回の繰り返しが独立で，成功の確率 p が一定であるとき，それを長さ n の **Bernoulli** 試行という．確率変数 X_i は i 回目の試行が成功であれば値 1 をとり，失敗であれば値 0 をとるものとすると，

$$\Pr\{X_i = 1\} = p,\quad \Pr\{X_i = 0\} = 1 - p \equiv q,\quad i = 1, 2, \ldots, n \tag{1}$$

長さ n の Bernoulli 試行における成功の回数を S_n とすると，$S_n = X_1 + X_2 + \cdots + X_n$ である．ところで，$X_1, X_2, \ldots, X_n$ は互いに独立であるから，$S_n = x$ となる確率 $p(x)$ は，

$$p(x) \equiv p(x; n, p) = \binom{n}{x} p^x q^{n-x},\quad x = 0, 1, \ldots, n \tag{2}$$

となる．ここに，$\binom{a}{b}$ は，相異なる a 個のものから b 個を同時に (あるいは，もとに戻さないで) 取り出す組み合わせの数を表し，$a!/\{b!(a-b)!\}$ に等しい ($a! = 1 \times 2 \times \cdots a, 0! = 1$)．この分布を **2 項分布** (binomial distribution) と呼び，$\mathrm{B_N}(n, p)$ で表す．

2 項分布という名称は，(2) 式の $p(x)$ が $(p+q)^n$ を 2 項展開したときの各項に対応していることに由来する．

2. 確率の計算

(2) 式より，

$$p(x; n, p) = p(n - x; n, q),\quad x = 0, 1, \ldots, n \tag{3}$$

したがって，2 項分布の下側確率 (分布関数) $P(x; n, p) \equiv \sum_{u \le x} p(u; p, n)$，上側確率 $Q(x; n, p) \equiv \sum_{u \ge x} p(u; n, p)$ について，次式を得る．

$$P(x; n, p) = Q(n - x; n, q),\quad x = 0, 1, \ldots, n \tag{4}$$

なお，確率の計算は，$p(x) \equiv p(x; n, p)$ に関する次の漸化式を用いるとよい．

$$p(x) = \frac{n - x + 1}{x} \cdot \frac{p}{q} p(x - 1),\quad x = 1, 2, \ldots, n \tag{5}$$

$$p(0) = q^n$$

$P(x; n, p)$ および $Q(x; n, p)$ は F 分布 (「正規標本統計量の分布」の項参照) の上側確率として計算することもできる．いま，α_1, α_2 を 1/2 の整数倍とし，ベータ分布 $\mathrm{B_E}(\alpha_1, \alpha_2)$ に従う確率変数を U とすると (「対数正規分布，ガンマ分布，ベータ分布」の項参照)，

$$F = \frac{\alpha_2 U}{\alpha_1 (1 - U)}$$

は自由度 $(2\alpha_1, 2\alpha_2)$ の F 分布に従う．したがって，$a_1 = x + 1, \alpha_2 = n - x$ とすると，ベータ分布と 2 項分布の確率に関する関係式 (「対数正規分布，ガンマ分布，ベータ分布」の項参照) から，

$$P(x; n, p) = \Pr\{U > p\} = \Pr\left\{F > \frac{\alpha_2 p}{\alpha_1 q}\right\}$$

を得る．したがって，2 項分布の下側確率 $P(x; n, p)$ は自由度 (ν_1, ν_2) の F 分布の上側確率 $Q_F(y; \nu_1, \nu_2)$ を用いて，

$$P(x; n, p) = Q_F\left(\frac{\nu_2 p}{\nu_1 q}; \nu_1, \nu_2\right)$$
$$\nu_1 = 2(x + 1),\quad \nu_2 = 2(n - x)$$

と計算できることがわかる．同様に，上側確率 $Q(x; n, p)$ についても次の関係式が得られる．

$$Q(x; n, p) = Q_F\left(\frac{\nu_2 q}{\nu_1 p}; \nu_1, \nu_2\right)$$
$$\nu_1 = 2(n - x + 1),\quad \nu_2 = 2x$$

3. モーメント

$\mathrm{B_N}(n, p)$ の積率母関数は，

$$M(\theta) \equiv \sum_{x=0}^{x=n} e^{\theta x} p(x) = \sum_{x=0}^{x=n} \binom{n}{x} \left(pe^{\theta}\right)^x q^{n-x} = (pe^{\theta} + q)^n \tag{6}$$

したがって，平均値 μ，分散 σ^2，および平均値の周りの 3 次，4 次のモーメント μ_3, μ_4 は，それぞれ次のようになる (分散は平均値より必ず小さい)．

$$\mu = np,\quad \sigma^2 = npq,\quad \mu_3 = npq(q - p),$$
$$\mu_4 = 3n^2p^2q^2 + npq(1 - 6pq)$$

$\mathrm{B_N}(n, p)$ の特性関数は，(6) 式より，

$$\varphi(t) = M(it) = (pe^{it} + q)^n \tag{7}$$

となる．

4. 再生性

互いに独立な 2 つの確率変数 X と Y の分布を，それぞれ，$\mathrm{B_N}(m,p)$，$\mathrm{B_N}(n,p)$ とすると，確率変数 $X+Y$ の特性関数 $\varphi_{X+Y}(t)$ は

$$\varphi_{X+Y}(t) = \varphi_X(t)\varphi_Y(t) = (pe^{it}+q)^{m+n}$$

となり，$X+Y$ の分布も 2 項分布 $\mathrm{B_N}(m+n,p)$ であることがわかる．このことを 2 項分布は**再生性** (reproductive property) をもつという．

(2) 式は次のように書き直すことができる．

$$p(x) = \binom{n}{x} q^n \exp\{x\log(p/q)\} \qquad (8)$$

$$= \binom{n}{x} q^n \exp(\theta x)$$

$$\theta = \log(p/q) = \log\{p/(1-p)\}$$

(8) 式は，2 項分布が**指数型分布族** (exponential family) の一員で，θ はその**自然な母数** (natural parameter) であることを示している．この θ は確率 p の**オッズ** (odds) $p/(1-p)$ の対数で，**対数オッズ** (log odds) あるいは**ロジット** (logit) と呼ばれる．頻度データの多変量解析でよく用いられる**ロジスティック回帰モデル** (logistic regression model) は，このロジットを**線形モデル** (linear model) で表したものである．

5. 例 1

N 人からなる集団において，ある属性を有する者が M 人いるものとする．この集団から無作為に n 人を**復元抽出** (sampling with replacement) した場合，すなわち，無作為に 1 人抽出してはその属性を記録した後に集団に戻すことを繰り返した場合，この属性を有する者の人数 X は 2 項分布 $\mathrm{B_N}(n,M/N)$ に従う．したがって，その平均は $\mu = nM/N \equiv np$，分散は $\sigma^2 = np(1-p) \equiv npq$ である．

6. 確率の近似計算

n が大きい場合，2 項分布 $\mathrm{B_N}(n,p)$ の確率を正確に計算することは困難になり，近似計算が必要になるが，n が大きい場合の平均値の挙動により，近似の方法が異なる．以下は，その例である．次の 2 とおりの近似方法がある．なお，それぞれの場合における近似法の詳細は，竹内・藤野 (1981) を参照されたい．

a. $np \equiv \lambda$ (一定) で，n が大きい場合 (Poisson 近似)

Poisson 分布 $\mathrm{P_o}(\lambda)$ の下側確率 $P(x;\lambda)$ を用いて

$$P(x;n,p) \fallingdotseq P(x;\lambda) \qquad (9)$$

とする．これは，(2) 式において，$np \equiv \lambda$ (一定) として，$n \to \infty$ とすると，$p(x)$ が $\mathrm{P_o}(\lambda)$ の確率関数に近づく，すなわち，すべての非負の整数 x について，次式が成り立つことに基づいている．

$$p(x) \to \frac{\lambda^x}{x!}e^{-\lambda} \quad (x=0,1,2,\ldots) \qquad (10)$$

(9) 式の近似は $p \leq 0.1$ であれば用いることができるとされているが，$p=0.1$ 程度では n が大きくても近似精度はあまりよくない (竹内・藤野，1981)．一般に，(9) 式の近似は 2 項分布の両裾の確率を過大評価する．(9) 式の右辺の Poisson 分布の平均値 λ を

$$\lambda' = \frac{(2n-x)p}{2-p}$$

で置き換えた **Bolshev** の近似は分布全体で精度がよい．

b. p は一定で n が大きい場合 (正規近似)

2 項分布 $\mathrm{B_N}(n,p)$ に従う確率変数を X とすると，基準化した確率変数 $Z=(X-np)/\sqrt{npq}$ の $n\to\infty$ とした場合の極限分布は，標準正規分布になる (**De Moivre–Laplace の定理**)．したがって，$u=(x+0.5-np)/\sqrt{npq}$ として，

$$P(x;n,p) \fallingdotseq \Phi(u) \qquad (11)$$

とすることができる (0.5 は連続修正項)．上式の u を次式の u'

$$u' = \frac{(1-2/9\nu_1)-(1-2/9\nu_2)F_0^{1/3}}{\{(2/9\nu_2)F_0^{1/3}+(2/9\nu_1)\}^{1/2}} \qquad (12)$$

$$F_0 = \nu_2 p/\nu_1 q, \quad \nu_1 = 2(x+1),$$
$$\nu_2 = 2(n-x)$$

で置き換えた **Wilson–Hilferty** の近似式

$$P(x;n,p) \fallingdotseq \Phi(u') \qquad (13)$$

は，近似式 (11) に比し精度が非常に高い．

7. 逆正弦変換

2 項分布 $\mathrm{B_N}(n,p)$ に従う確率変数を X とすると，$\sqrt{n}(X/n-p)$ の漸近分布 ($n\to\infty$ での分布) は平均 0，分散 $p(1-p)\equiv\sigma^2(p)$ の正規分布となる．したがって，微分可能な関数 $g(p)$ が $g'(p)\neq 0$ を満たせば，$\sqrt{n}\{g(X/n)-g(p)\}$ の漸近分布は平均 0，分散 $\{g'(p)\sigma(p)\}^2$ の正規分布となる．そこで，$g(p)$ をこの漸近分散が p と無関係になるように選べば，n が大きい場合，$g(X/n)$ の分散はほぼ p に無関係となる．この場合は，**逆正弦変換** (arcsine transformation) $g(p)=\sin^{-1}\sqrt{p}$ となり，$\sin^{-1}\sqrt{X/n}$ の漸近分散は $1/4n$ である．

［柴 田 義 貞］

Poisson 分布

Poisson distribution

1. 定義

次の確率関数

$$p(x) \equiv p(x; \lambda) = \frac{\lambda^x}{x!} e^{-\lambda} \qquad (1)$$
$$x = 0, 1, 2, \ldots; \lambda > 0$$

をもつ分布を **Poisson 分布**といい，$\mathrm{P_o}(\lambda)$ で表す．(1) 式は，同一の分布に従う互いに独立な 2 値 (0 と 1) 確率変数の和の分布として定義した 2 項分布の確率関数の極限として導出されているが (「2 項分布」の項参照)，より一般的な次の命題が成り立つ．

2. Poisson の小数の法則

$X_{in} (i = 1, 2, \ldots, r(n); n = 1, 2, \ldots)$ を 0 または 1 の値をとる確率変数とし，それぞれの n について $X_{1n}, X_{2n}, \ldots, X_{r(n)n}$ は互いに独立であるとする．$p_{in} = \Pr\{X_{in} = 1\}$ が次の 2 つの条件

$$\max_{1 \le i \le r(n)} p_{in} \to 0, \quad n \to \infty$$
$$\sum_{i=1}^{r(n)} p_{in} \to \lambda, \quad n \to \infty$$

を満足するならば，$X_n = \sum_{i=1}^{r(n)} X_{in}$ の分布は $n \to \infty$ で $\mathrm{P_o}(\lambda)$ に近づく．

3. 適用事例

Poisson 分布は，このように，生起確率の小さな独立事象を多数観察した場合の生起事象数の分布を表しており，稀現象の記述に適している．Poisson 分布の適用例として，放射性物質から放出される α 粒子の数，X 線照射による細胞の染色体組換え数，電話の誤接続回数などがよく知られているが，古い例としては，1898 年に Bortkiewicz が Poisson 分布のよく適合することを示した「1875 年～1894 年の 20 年間に馬に蹴られて死んだプロシャ軍兵士の数」が有名である．

Poisson 分布は，次の例にみられるように，時間に関してランダムかつ独立に生起する事象に関連しても現れる．

4. 例 1

寿命時間が平均 τ の指数分布 $\mathrm{E_x}(\tau)$ に従う部品があり，故障すれば直ちに寿命分布が同一の部品と交換するものとする．このような部品が所与の期間 T 内に故障する個数 Y の分布を考える．故障時間 X の確率密度関数 $f(x)$ は，仮定により，

$$f(x) = \tau^{-1} \exp(-x/\tau) \quad (x \ge 0; \tau > 0)$$

相次ぐ部品の故障時間を $X_1, X_2, \ldots$ とすると，

$$\begin{aligned}
&\Pr\{Y = k\} \\
&\quad = \Pr[\{X_1 + X_2 + \cdots + X_k > T\}^c \\
&\qquad \cap \{X_1 + X_2 + \cdots + X_{k+1} > T\}] \\
&\quad = \Pr\{X_1 + X_2 + \cdots + X_{k+1} > T\} \\
&\qquad - \Pr\{X_1 + X_2 + \cdots + X_k > T\} \\
&\quad = \sum_{j=0}^{k} \frac{(T/\tau)^j}{j!} e^{-T/\tau} \\
&\qquad - \sum_{j=0}^{k-1} \frac{(T/\tau)^j}{j!} e^{-T/\tau} \\
&\quad = \frac{(T/\tau)^k}{k!} e^{-T/\tau}
\end{aligned}$$

すなわち，Y の分布は $\mathrm{P_o}(T/\tau)$ である (「対数正規分布，ガンマ分布，ベータ分布」の項 (3) 式参照)．

5. 確率の計算

Poisson 分布 $\mathrm{P_o}(\lambda)$ の確率の計算には，$p(x) \equiv p(x; \lambda)$ に関する次の漸化式が便利である．

$$p(x) = \frac{\lambda}{x} p(x-1), \quad x = 1, 2, \ldots$$
$$p(0) = e^{-\lambda}$$

6. モーメント

$\mathrm{P_o}(\lambda)$ の積率母関数は，

$$\begin{aligned}
M(\theta) &\equiv \sum_{x=0}^{\infty} e^{\theta x} p(x) = \sum_{x=0}^{\infty} \frac{(\lambda e^{\theta})^x}{x!} e^{-\lambda} \qquad (2) \\
&= \exp\{\lambda(e^{\theta} - 1)\}
\end{aligned}$$

したがって，平均値 μ，分散 σ^2，および平均値の周りの 3 次，4 次のモーメント μ_3, μ_4 は，それぞれ次のようになる (平均値と分散は等しい)．

$$\mu = \lambda, \quad \sigma^2 = \lambda, \quad \mu_3 = \lambda, \quad \mu_4 = \lambda + 3\lambda^2$$

$\mathrm{P_o}(\lambda)$ の特性関数は，(2) 式より，

$$\varphi(t) = M(it) = \exp\{\lambda(e^{it} - 1)\} \qquad (3)$$

となる．

7. 再生性

Poisson 分布も再生性をもつ．すなわち，$\mathrm{P_o}(\lambda_1)$, $\mathrm{P_o}(\lambda_2)$ に従う 2 つの確率変数 X，Y が互いに独立であれば $X + Y$ も Poisson 分布

$P_o(\lambda_1 + \lambda_2)$ に従う．さらに逆も成立する．すなわち，互いに独立な確率変数 X, Y の和 $X+Y$ が Poisson 分布に従うならば，X, Y の分布も Poisson 分布である．

(1) 式は次のように書き直すことができる．

$$p(x) = \frac{e^{-\lambda}}{x!} \exp(x \log \lambda) \qquad (4)$$

(4) 式は，Poisson 分布も指数型分布族の一員で，$\log \lambda$ がその自然な母数であることを示している．

8. 確率の近似計算

Poisson 分布 $P_o(\lambda)$ に従う確率変数を X とすると，基準化した確率変数 $Z = (X - \lambda)/\sqrt{\lambda}$ の特性関数は，「2 項分布」の項 (7) 式より $\exp\{\lambda(e^{it/\sqrt{\lambda}} - 1) - it\sqrt{\lambda}\}$ であるが，これは $\lambda \to \infty$ で標準正規分布の特性関数 $e^{-t^2/2}$ に近づく．すなわち，$\lambda \to \infty$ での Z の漸近分布は標準正規分布である．したがって，λ が大きい場合，$P_o(\lambda)$ の下側確率 $P(x; \lambda)$ は $u = (x + 0.5 - \lambda)/\sqrt{\lambda}$ として (0.5 は連続修正項)，

$$P(x; \lambda) \doteqdot \Phi(u) \qquad (5)$$

とすることができる．なお，この連続修正の是非は，竹内・藤野 (1981) に詳しく論じられている．上式の u を次式の u'

$$u' = 3\sqrt{x+1} - \frac{1}{3\sqrt{x+1}} - 3\{\lambda\sqrt{x+1}\}^{1/3} \qquad (6)$$

で置き換えた **Wilson–Hilferty** の近似式

$$P(x; \lambda) \doteqdot \Phi(u') \qquad (7)$$

は，近似式 (5) に比し精度が非常に高い．

9. 平方根変換

$P_o(\lambda)$ に従う確率変数 X について，関数 $g(\lambda)$ を $g'(\lambda)\sqrt{\lambda}$ が λ と無関係になるように選べば，$g(X)$ の分散は，λ が大きければほぼ λ と無関係になる (「2 項分布」の項参照)．この場合は，$g(\lambda) \propto 2\sqrt{\lambda}$ であるから，λ が大きければ，$2\sqrt{X}$ の分散は近似的に 1 となる．また，X よりも速く正規分布に近づく (Bartlett, 1936)．

10. 複合 Poisson 分布

同一の分布に従う互いに独立な確率変数 $X_1, X_2, \ldots$ の和

$$S_N = X_1 + X_2 + \cdots + X_N \qquad (8)$$

において，その個数 N が $\{X_n; n = 1, 2, \ldots\}$ とは独立に Poisson 分布に従う確率変数である場合，S_N の分布を**複合 Poisson 分布** (compound Poisson distribution) という．確率変数 $X_i (i = 1, 2, \ldots)$ の特性関数を $\varphi_X(t)$ とし，N の分布を $P_o(\lambda)$ とすると，S_N の特性関数は，

$$\begin{aligned}\varphi(t) &= E\{\exp(itS_N)\} \\ &= E\{E\{\exp(itS_N)|N\}\} \\ &= E\{\varphi_X(t)^N\} = \sum_{x=0}^{\infty} \frac{\{\lambda\varphi_X(t)\}^x}{x!} e^{-\lambda} \\ &= \exp[\lambda\{\varphi_X(t) - 1\}] \qquad (9)\end{aligned}$$

例えば，$X_i (i = 1, 2, \ldots)$ が 2 値の確率変数で，$\Pr\{X_i = 1\} = p$, $\Pr\{X_i = 0\} = 1 - p$ であれば，S_N の分布は $P_o(\lambda p)$ となる．

11. 例 2

ある種の昆虫がある期間内に産む卵の数が $P_o(\lambda)$ に従い，それぞれの卵は互いに独立に確率 p で孵化するものとすると，この期間内に孵化する卵の数の分布は $P_o(\lambda p)$ となる．

12. 特徴づけ

2 つの互いに独立な確率変数 X_1, X_2 の分布をそれぞれ $P_o(\lambda_1)$, $P_o(\lambda_2)$ とすると，$X_1 + X_2$ を与えたときの X_1 の条件付き分布は 2 項分布となる．すなわち，

$$\begin{aligned}\Pr\{X_1 = x_1 | X_1 + X_2 = x\} &= \frac{x!}{x_1!(x - x_1)!} \frac{\lambda_1^{x_1} \lambda_2^{x - x_1}}{(\lambda_1 + \lambda_2)^x} \\ &= \binom{x}{x_1} p^{x_1} (1-p)^{x - x_1}\end{aligned}$$

$$p = \frac{\lambda_1}{\lambda_1 + \lambda_2} \qquad (10)$$

逆に，非負の整数値のみとる 2 つの互いに独立な確率変数 X_1, X_2 について，$x > 0$ と $p = p_x (0 < p_x < 1)$ が存在して，すべての $x_1 = 0, 1, \ldots, x$ に対して (10) 式が成立するならば，次の (a), (b) が成り立つ (Chatterji, 1963)．

(a) p_x は x に無関係な定数 (例えば，p) である．

(b) X_1, X_2 の分布はいずれも Poisson 分布で，それぞれの分布を $P_o(\lambda_1)$, $P_o(\lambda_2)$ とすると，$\lambda_1/\lambda_2 = p/(1-p)$ である．

[柴 田 義 貞]

超幾何分布

hypergeometric distribution

1. 定 義

N 人からなる集団において，ある属性を有する者が M 人いるものとする．この集団から無作為に**非復元抽出** (sampling without replacement) した n 人のうち，この属性を有する者の人数を X とすると，$X = x$ となる確率 $p(x)$ は，

$$p(x) \equiv p(x; n, M, N) = \frac{\binom{M}{x}\binom{N-M}{n-x}}{\binom{N}{n}} \quad (1)$$

$\max(0, n-N+M) \leq x \leq \min(M, n)$

となる．この分布を**超幾何分布** (hypergeometric distribution) と呼び，$\mathrm{H_G}(N, M, n)$ で表す．

2. 確率の計算

(1) 式より，

$$p(x; n, M, N) = p(x; M, n, N) \quad (2)$$

$$p(x; n, M, N) = p(n-x; n, N-M, N) \quad (3)$$

したがって，超幾何分布の下側確率 (分布関数) $P(x) \equiv \sum_{u \leq x} p(u)$，上側確率 $Q(x) \equiv \sum_{u \geq x} p(u)$ について，次式を得る．

$$P(x; n, M, N) = P(x; M, n, N) \quad (4)$$

$$Q(x; n, M, N) = Q(x; M, n, N) \quad (5)$$

$$P(x; n, M, N) = Q(n-x; n, N-M, N) \quad (6)$$

(2)〜(6) 式から，$\mathrm{H}_G\ (N,\ M,\ n)$ に関する確率の計算はすべて，

$$n \leq M \leq N/2 \leq N-M \leq N-n \quad (7)$$

が成り立っている場合に還元できることがわかる．以下では，(7) 式が成り立っているとする．確率の計算は，$p(x) \equiv p(x; n, M, N)$ に関する次の漸化式を用いるとよい．

$$p(x) = \frac{(M-x+1)(n-x+1)}{x(N-M-n+x)} p(x-1) \quad (8)$$

$\max(0, n-N+M)+1 \leq x \leq \min(M, n)$

$$p(0) = \frac{(N-M)!(N-n)!}{N!(N-M-n)!} \quad (9)$$

超幾何分布という名称は，(1) 式の $p(x)$ が次式で定義される**超幾何関数** (hypergeometric function)

$$F(\alpha, \beta; \gamma; z) = 1 + \frac{\alpha\beta}{1!\gamma} z + \frac{\alpha(\alpha+1)\beta(\beta+1)}{2!\gamma(\gamma+1)} z^2 + \cdots + \frac{\alpha\cdots(\alpha+x-1)\beta\cdots(\beta+x-1)}{x!\gamma\cdots(\gamma+x-1)} z^x + \cdots$$

において，$\alpha = -n$, $\beta = -M$, $\gamma = N-M-n+1$ とした場合の z^x の係数に $p(0)$ をかけたものに等しいことに由来している．

次の例は，集団の個体総数の推定に超幾何分布が利用可能な状況を示している．

3. 例 1：捕獲再捕獲法 (capture-recapture method)

ある池で 1000 匹の魚を捕まえ赤い印をつけた後，再び池に戻した．その後しばらくして新たに 500 匹の魚を捕まえたところ，赤い印のついた魚が 50 匹いた．2 回の捕獲はこの池にいる魚すべてからの無作為標本であり，2 回の捕獲において魚の総数に変化はないと仮定して，この池にいる魚の総数を推定する問題を考えよう．

池にいる魚の総数を N 匹とすると，2 回目の捕獲で観察された事象の起こる確率は，(1) 式において，$M = 1000$, $n = 500$, $x = 50$ とした場合の値 $p(x)$ である．未知母数 N の関数であることを明示して，$p(N|x)$ と記すと，

$$\frac{p(N|x)}{p(N-1|x)} = \frac{(N-M)(N-n)}{(N-M-n+x)n}$$

したがって，$p(N|x)$ は，$N < Mn/x$ であれば単調に増加し，$N > Mn/x$ であれば単調に減少する N の単峰関数である．観察されたことは生起確率が最大の事象であるとした N の推定値 (最尤推定値) は Mn/x に最も近い整数値であり，この例では，$1000 \times 500/50 = 10000$.

4. 例 2

2 つの互いに独立な確率変数 X_1, X_2 はそれぞれ 2 項分布 $\mathrm{B_N}(n_1, p_1)$, $\mathrm{B_N}(n_2, p_2)$ に従うものとする．このとき，$p_1 = p_2 (\equiv p)$ であれば，$T = X_1 + X_2$ の分布は $\mathrm{B_N}(N, p)$ となる $(N = n_1 + n_2)$．$T = t$ を与えたときの X_1 の条件付き分布は，

$$\Pr\{X_1 = x_1 | T = t\} = \Pr\{X_1 = x_1, T = t\}/\Pr\{T = t\} \quad (10)$$

で定まるが，(10) 式の右辺の分子は，

$$\begin{aligned}\Pr\{X_1 = x_1, T = t\} &= \Pr\{X_1 = x_1, X_2 = t - x_1\} \\ &= \binom{n_1}{x_1} p^{x_1}(1-p)^{n_1-x_1} \binom{n_2}{t-x_1} p^{t-x_1} \times (1-p)^{n_2-t+x_1} \\ &= \frac{\binom{n_1}{x_1}\binom{n_2}{t-x_1}}{\binom{N}{t}} \times \binom{N}{t} p^t (1-p)^{N-t}\end{aligned} \quad (11)$$

となるが，(11) 式の積にある第 2 因子は $\Pr\{T = t\}$ に等しいから，

$$\Pr\{X_1 = x_1 | T = t\} = \frac{\binom{n_1}{x_1}\binom{N-n_1}{t-x_1}}{\binom{N}{t}} \quad (12)$$

となり，$T = t$ を与えたときの X_1 の条件付き分布は超幾何分布 $\mathrm{H_G}(N, n_1, t)$ であることがわかる．このことを利用して，2 つの 2 項分布 $\mathrm{B_N}(n_1, p_1)$, $\mathrm{B_N}(n_2, p_2)$ について仮説 $H_0 : p_1 = p_2$ を検定するのが，Fisher の正確検定 (Fisher's exact test) である．$N, t, x_1, t-x_1$ がすべて十分大きければ，Fisher の正確検定と Neyman–Pearson のカイ 2 乗検定の結果は事実上等しい．しかし，両者はデータ解析の哲学に関して相容れないところがある．計算環境が整った現在，$N, t, x_1, t - x_1$ の大きさによって両者を使い分けることは慎むべきである．

5.　モーメント

$\mathrm{H_G}(N, M, n)$ のモーメントは，積率母関数 $M(\theta) = \{(N-n)!(N-M)!/N!\}F(-n, -M; N-M-n+1; e^\theta)$ から求められるが，階乗モーメントを用いる方が計算は簡単である．r 次の階乗モーメントは，

$$\mu_{[r]} = n(n-1)\cdots(n-r+1) \times \frac{M(M-1)\cdots(M-r+1)}{N(N-1)\cdots(N-r+1)}$$

したがって，平均値 μ，分散 σ^2，および平均値の周りの 3 次，4 次のモーメント μ_3, μ_4 は，それぞれ次のようになる (分散は平均値より必ず小さい)．

$$\mu = nM/N \equiv np \quad (13)$$

$$\sigma^2 = \frac{N-n}{N-1} npq; q = 1-p \quad (14)$$

$$\mu_3 = \frac{(N-n)(N-2n)}{(N-1)(N-2)} npq(q-p)$$

$$\mu_4 = \frac{(N-n)npq}{(N-1)(N-2)(N-3)} \times\{3(N+6)(N-n)npq + N^2(1-6pq) -6n(N-n) + N\}$$

(13) 式および (14) 式は，超幾何分布 $\mathrm{H_G}(N, M, n)$ と 2 項分布 $\mathrm{B_N}(n, M/N)$ の平均値は等しいが，分散は前者の方が後者より $(N-n)/(N-1)$ 倍小さくなっていることを示しており，この因子 $(N-n)/(N-1)$ を有限修正 (finite correction) という．

6.　確率の近似計算

N が大きい場合，$\mathrm{H_G}(N, M, n)$ の確率を直接計算することは困難になり，近似計算が必要になるが，近似の方法は母数 N, M, n の大きさによって異なる．以下は，その例である．なお，それぞれの場合における近似法の詳細は，竹内・藤野 (1981) を参照されたい．

a.　$M/N \equiv p$ (一定) で，N が大きい場合 (2 項近似)

2 項分布 $\mathrm{B_N}(n, p)$ の下側確率 $P(x; n, p)$ を用いて

$$P(x; n, M, N) \doteqdot P(x; n, p) \quad (15)$$

とする．これは，(1) 式において，$M/N \equiv p$ (一定) として，$N \to \infty$ とすると，$p(x)$ が $\mathrm{B_N}(n, p)$ の確率関数に近づくことに基づいている．

(15) 式の近似を用いる条件は $n/N \leq 0.1$ とされているが，ほとんどの場合に超幾何分布の両裾の確率を過大評価する．(15) 式の右辺の 2 項確率 p を

$$p' = \frac{2M - x}{2N - n + 1} + \frac{n(2nM/N - 2x - 1)}{3(2N - n + 1)^2}$$

で置き換えた Molenaar の近似は分布全体で精度がよい．

b.　$n = O(N^{1/2})$, $M = O(N^{1/2})$ で N が大きい場合 (Poisson 近似)

この場合は，2 項分布の平均値 $\mu = nM/N \equiv \lambda$ を一定にして，$n \to \infty$ とした場合に相当し，Poisson 分布 $\mathrm{P_o}(\lambda)$ の下側確率 $P(x; \lambda)$ を用いて

$$P(x; n, M, N) \doteqdot P(x; \lambda) \quad (16)$$

とすることができるが，超幾何分布の両裾の確率を過大評価する (竹内・藤野, 1981)．(16) 式の右辺の λ を

$$\lambda' = \frac{(2n - x)(2M - x)}{2(2N - n - M + 1)}$$

で置き換えた Molenaar の近似は分布全体で精度がよい．

c.　$n = O(N)$, $M = O(N)$ で N が大きい場合 (正規近似)

この場合，$\mathrm{H_G}(N, M, n)$ に従う確率変数 X の平均値 μ，分散 σ^2 はそれぞれ，$N \to \infty$ で $\mu \to \infty$, $\sigma^2 \to \infty$ となるから，基準化した確率変数 $Z = (X - \mu)/\sigma$ の $N \to \infty$ とした場合の極限分布は，標準正規分布になる．したがって，$u = (x + 0.5 - \mu)/\sigma$ として，

$$P(x; n, M, N) \doteqdot \Phi(u)$$

とすることができる (0.5 は連続修正項) が，分布の裾の確率が過大評価されるきらいがある．

[柴田義貞]

負の 2 項分布

negative binomial distribution

1. 定義

成功の確率が p である Bernoulli 試行を n 回の成功が得られるまで続けた場合の失敗の回数を X とすると，事象 $\{X = x\}$ は，最初の $(x+n-1)$ 回の試行のうち，ちょうど x 回失敗し，$(x+n)$ 回目の試行で n 回目の成功が起こるという事象と同値である．したがって，$X = x$ となる確率 $p(x)$ は，

$$p(x) \equiv p(x;n,p) = \binom{x+n-1}{x} p^n q^x, \quad (1)$$

$$x = 0, 1, 2, \ldots$$

である $(q = 1-p)$．これまで，2 項係数 $\binom{a}{b}$ は a が自然数の場合にのみ定義してきたが，

$$\binom{a}{b} = \frac{a!}{b!(a-b)!} = \frac{a(a-1)\cdots(a-b+1)}{b!}$$

に注意して，任意の実数 a と非負の整数 b に対して，$(a)_b = a(a-1)\cdots(a-b+1)$，$(a)_0 = 1$ として，$\binom{a}{b} = (a)_b/b!$ と定義する．このとき，

$$(-a)_b = (-a)(-a-1)\cdots(-a-b+1) = (-1)^b(a+b-1)_b$$

から，

$$\binom{-a}{b} = (-1)^b \binom{a+b-1}{b}$$

となるから，(1) 式は，次のように書き直すことができる．

$$p(x;n,p) = \binom{-n}{x} p^n (-q)^x, \quad (2)$$

$$x = 0, 1, 2, \ldots; n > 0$$

n は整数でなくても正であれば，(2) 式の右辺は正であり，また，2 項展開

$$(1+t)^a = 1 + \binom{a}{1} t + \binom{a}{2} t^2 + \cdots \quad (3)$$

$$-1 < t < 1$$

から，(1) 式あるいは (2) 式が確率分布を与えることがわかる．この分布を**負の 2 項分布** (negative binomial distribution) といい，$\mathrm{NB_N}(n,p)$ で表す．n が正整数の場合は Pascal 分布ということがある．

2. 幾何分布

$n = \mathbf{1}$ の場合，(1) 式は，

$$p(x;1,p) = pq^x \quad (x = 0, 1, 2, \ldots) \quad (4)$$

となるが，この分布を**幾何分布** (geometric distribution) という．

X を確率関数が (4) 式で与えられる幾何分布に従う確率変数とすると，

$$\Pr\{X = y+x | X \geq x\} = \frac{\Pr\{X = y+x\}}{\Pr\{X \geq x\}} = \frac{pq^{y+x}}{pq^x/(1-q)} = pq^y = \Pr\{X = y\}$$

となり，幾何分布が記憶をもたない分布 (memoryless distribution) であることを示している．この性質は幾何分布を特徴づけている．すなわち，非負の整数値においてのみ確率が正である記憶をもたない分布は幾何分布に限る．

3. 確率の計算

負の 2 項分布 $\mathrm{NB_N}(n,p)$ の確率の計算は，$p(x) \equiv p(x;n,p)$ に関する次の漸化式を用いるとよい．

$$p(x) = \frac{x+n-1}{x} qp(x-1), \quad x = 1, 2, \ldots$$

$$p(0) = p^n$$

負の 2 項分布 $\mathrm{NB_N}(n,p)$ の確率は，n が整数の場合，2 項分布 $\mathrm{B_N}(k,p)$ の確率と，以下に示すように密接に関係している．$\mathrm{NB_N}(n,p)$ の下側確率，上側確率をそれぞれ $P_{NB}(x;n,p)$，$Q_{NB}(x;n,p)$ と表し，2 項分布 $\mathrm{B_N}(k,p)$ の下側確率，上側確率をそれぞれ $P_B(x;k,p)$，$Q_B(x;k,p)$ と表すと，これらの間に次の関係式が成り立つ．

$$Q_{NB}(x;n,p) = P_B(n-1; x+n-1, p) = Q_B(x; x+n-1, q) \quad (5)$$

$$P_{NB}(x;n,p) = Q_B(n; x+n, p) = P_B(x; x+n, q) \quad (6)$$

4. モーメント

$\mathrm{NB_N}(n,p)$ の積率母関数は，

$$M(\theta) = \sum_{x=0}^{\infty} \binom{-n}{x} p^n (-q)^x e^{\theta x} = p^n(1-qe^\theta)^{-n} \quad (7)$$

したがって，平均値 μ，分散 σ^2，および平均値の周りの 3 次，4 次のモーメント μ_3, μ_4 は，それぞれ次のようになる (分散は平均値より必ず大きい)．

$$\mu = \frac{nq}{p}, \quad \sigma^2 = \frac{nq}{p^2}$$

$$\mu_3 = \frac{nq(1+q)}{p^3},$$

$$\mu_4 = \frac{nq(1+4q+q^2+3nq)}{p^4}$$

$\mathrm{NB_N}(n,p)$ の特性関数は，(4) 式より，

$$\varphi(t) = M(it) = p^n(1-qe^{it})^{-n} \quad (8)$$

となる．

5. 再生性

(8) 式より，負の 2 項分布も再生性をもつことがわかる．すなわち，$\mathrm{NB_N}(n_1,p)$，$\mathrm{NB_N}(n_2,p)$ に従う 2 つの確率変数 X，Y が互いに独立であれば $X+Y$ も負の 2 項分布 $\mathrm{NB_N}(n_1+n_2,p)$ に従う．

6. 確率の近似計算

2 項分布の場合と同様，負の 2 項分布 $\mathrm{NB_N}(n,p)$ も $n\to\infty$ で Poisson 分布，あるいは正規分布に近づく．すなわち，確率変数 X の分布を $\mathrm{NB_N}(n,p)$ とすると，次の a., b. が成り立つ．

a. $\mu=nq/p\equiv\lambda$ (一定) として，$n\to\infty$ (したがって，$p\to 1$) とすると，X の分布は $\mathrm{P_o}(\lambda)$ に漸近する．

b. p を一定にして $n\to\infty$ とすると，$(pX-nq)/\sqrt{nq}$ の分布は標準正規分布に漸近する．

これらのことを利用して，負の 2 項分布の確率の近似計算を行うことができる．しかし，竹内・藤野 (1981) はこれらの近似を含む種々の近似計算の精度を比較し，負の 2 項分布を直接近似するよりも，(6) 式，(7) 式で示した負の 2 項分布と 2 項分布との関係を介して，2 項分布の Poisson 近似，正規近似などを利用する方が精度のよいことを示している．

7. 例 1：Poisson 分布の混合

Poisson 分布は稀現象の記述に適していると述べたが (「Poisson 分布」の項参照)，Poisson 分布はその平均値 λ によって完全に規定され，実際の稀現象データの中には適合しないものがある．例えば，標本分散が標本平均 (いずれも λ の推定値) よりはるかに大きい**超過分散** (over dispersion) の場合がその一例である．このような場合，λ 自体が変動すると考えて，その実現値 λ に対して定まる $\mathrm{P_o}(\lambda)$ に従う確率変数 X を考えることにする．λ の確率密度関数を $g(\lambda)$ とすると，X の分布は，

$$\Pr\{X=x\}=\int_0^\infty \frac{\lambda^x}{x!}e^{-\lambda}g(\lambda)d\lambda,\quad (9)$$
$$x=0,1,2,\ldots$$

となるが，これを **$\mathrm{P_o}(\boldsymbol{\lambda})$ の混合** (mixture) という．特に，$g(\lambda)$ をガンマ分布 $\mathrm{G_A}(\alpha,\tau)$ の確率密度関数

$$g(\lambda;\alpha,\tau)=\frac{\tau^\alpha}{\Gamma(\alpha)}\lambda^{\alpha-1}e^{-\tau\lambda}$$

とすると，(9) 式より，

$$\begin{aligned}\Pr\{X=x\}&=\frac{\Gamma(\alpha+x)}{\Gamma(\alpha)x!}\tau^\alpha(1+\tau)^{-\alpha-x}\\&=\frac{(x+\alpha-1)_x}{x!}\left(\frac{\tau}{\tau+1}\right)^\alpha\left(\frac{1}{\tau+1}\right)^x\end{aligned}$$

となり，X の分布は負の 2 項分布 $\mathrm{NB_N}(\alpha,\tau/(\tau+1))$ となる．

8. 負の超幾何分布

負の 2 項分布は，無限母集団から 1 つずつ無作為抽出する場合，あるいは有限母集団から復元抽出する場合に，特定の属性を有する母集団の成員が事前に定めた数だけ抽出されるのに必要な抽出回数の分布である．そこで，有限母集団からの非復元抽出の場合について同様の問題を考える．

N 人からなる集団において，ある属性を有する者が M 人いるものとする．この集団に対して無作為非復元抽出を行い，この属性を有する者が n 人抽出されるまで 1 人ずつ抽出し続ける場合，抽出される総人数を X とすると，事象 $\{X=x\}$ は，N 人から $(x-1)$ 人抽出したなかには，この属性を有する者が $(n-1)$ 人，有しない者が $(x-n)$ 人おり，残りの $(N-x+1)$ 人からこの属性を有する者が 1 人抽出されるという事象である．したがって

$$\begin{aligned}&\Pr\{X=x\}\\&=\frac{\binom{M}{n-1}\binom{N-M}{x-n}}{\binom{N}{x-1}}\times\frac{M-n+1}{N-x+1}\\&n\le x\le N-M+n\end{aligned}\qquad(10)$$

(10) 式で定まる分布を**負の超幾何分布** (negative hypergeometric distribution) と呼び，$\mathrm{NH_G}(N,M,n)$ で表す．　［柴 田 義 貞］

正規分布

normal distribution

1. 定　義

次の確率密度関数をもつ分布を (1 次元) 正規分布 (normal distribution) と呼び $\mathrm{N}(\mu, \sigma^2)$ で表す．

$$\frac{1}{\sqrt{2\pi}\sigma} \exp\left\{-\frac{(x-\mu)^2}{2\sigma^2}\right\}; \quad (1)$$
$$-\infty < x < \infty,\ \sigma > 0,\ -\infty < \mu < \infty$$

特に，$\mu = 0$, $\sigma = 1$ の場合，**標準正規分布** (standard normal distribution) と呼び，$\mathrm{N}(0,1)$ で表す．標準正規分布の確率密度関数を $\phi(x)$ とし，その分布関数を $\Phi(x)$ とすると，$\mathrm{N}(\mu, \sigma^2)$ の確率密度関数, 分布関数は，それぞれ，$(1/\sigma)\phi\{(x-\mu)/\sigma\}$, $\Phi\{(x-\mu)/\sigma\}$ となり，μ, σ がそれぞれこの分布の位置母数，尺度母数であることを示している．正規分布 $\mathrm{N}(\mu, \sigma^2)$ の確率密度関数 (1) は，$x = \mu$ に関して左右対称であり，σ を一定にして μ のみ変化させると，分布は形を変えないで左右に平行移動する．μ を一定にして σ のみ変化させると，σ が大きくなると分布は $x = \mu$ の周りに広がり，σ が小さくなると分布は $x = \mu$ の周りに集中してくる．正規分布が最初に文献に現れるのは，De Moivre による 2 項分布の確率計算の近似式である．

2. モーメント

正規分布 $\mathrm{N}(\mu, \sigma^2)$ の平均値は μ，分散は σ^2 である．また，平均値の周りの奇数次のモーメントは 0，偶数 $(2k)$ 次のモーメントは $\alpha_{2k} = \{(2k)!/(2^k k!)\}\sigma^{2k}$ $(k = 1, 2, \ldots)$ である．平均偏差は $\sqrt{2/\pi}\sigma$．メディアン (中央値)，モード (最頻値) はいずれも平均値 μ に等しい．さらに，歪度 (skewness) $\sqrt{\beta_1}$，尖度 (kurtosis) β_2 はそれぞれ，$\sqrt{\beta_1} = \alpha_3/\sigma^3 = 0$, $\beta_2 = \alpha_4/\sigma^4 = 3$ であるが，この 2 つは分布の正規分布からの乖離を表す尺度としてしばしば用いられる．

正規分布 $\mathrm{N}(\mu, \sigma^2)$ の積率母関数は，$M(\theta) = \exp(\theta\mu + \sigma^2\theta^2/2)$, 特性関数は $\varphi(t) \equiv M(it) = \exp(i\mu t - \sigma^2 t^2/2)$．キュムラント母関数は $\psi(t) = \log\varphi(t) = i\mu t - \sigma^2 t^2/2$．したがって，$r$ 次のキュムラント κ_r は，$\kappa_1 = \mu$, $\kappa_2 = \sigma^2$, $\kappa_r = 0$ $(r \geq 3)$ となる．

3. 確率の計算

一般に，確率変数 X の平均，分散をそれぞれ μ, σ^2 とすると，X を規準化した確率変数 $Z = (X-\mu)/\sigma$ の平均，分散はそれぞれ 0, 1 となるが，X の分布が正規分布であれば，Z の分布も正規分布，つまり標準正規分布であることは特性関数から容易にわかる．確率は，特別な場合を除き解析的に求めることはできず，数値計算が必要になる．ところで，X の分布を正規分布 $\mathrm{N}(\mu, \sigma^2)$ とすると，任意の実数 a, b $(a < b)$ について，

$$\Pr\{a < X < b\} = \Pr\left\{\frac{a-\mu}{\sigma} < Z < \frac{b-\mu}{\sigma}\right\} \quad (2)$$

となるので，標準正規分布に従う確率変数 Z について，任意の実数 c, d $(c < d)$ に対して $\Pr\{c < Z < d\}$ が簡単に算出できる数値表を用意しておけば，任意の正規分布について，任意の確率を簡単に算出できることになる．ところで，標準正規分布は $x = 0$ に関して左右対称であるから，所与の $z \geq 0$ に対して標準正規分布の上側確率 $Q(z) = 1 - \Phi(z)$ が簡単な計算で求まるような表を用意しておけば，任意の正規分布について (2) 式の確率が算出できる．このような表を正規分布表というが，一般には，0.01 刻みで $z = 0$ から $z = 4.99$ までの z に対して $Q(z)$ の値を与えるものが多い ($0.5 - Q(z) = \Phi(z) - 0.5$ を与える表もある)．確率変数 X の分布を $\mathrm{N}(\mu, \sigma^2)$ とすると，任意の正の実数 k に対して，(2) 式より，$\Pr\{\mu - k\sigma < X < \mu + k\sigma\} = 1 - 2Q(k)$ は k のみで定まり，母平均，母分散には無関係であることがわかる．$k = 1, 2, 3$ に対するこれらの値は，それぞれ，0.6827, 0.9545, 0.9973 である．また，任意の α $(0 < \alpha < 1)$ に対して，$Q(u_\alpha) = \alpha$ となる u_α を標準正規分布の上側 $100\alpha\%$ 点という．山内ほか (1979) には，0.001 刻みで $\alpha = 0$ から $\alpha = 0.499$ までの α に対して u_α を与える表がある．

r 次の Hermite 多項式 $H_r(x)$ の全体 $\{H_r(x); r = 0, 1, 2, \ldots\}$ が $(-\infty, \infty)$ 上で重み関数 $\phi(x)$ に関する直交多項式系になっていることを利用して，実数全体で定義された確率密度関数 $f(x)$ を形式的に $f(x) = \sum_{r=0}^{\infty} c_r H_r(x)\phi(x)$ と表して $f(x)$ を近似することができる．さらに，両辺を形式的に積分して，分布関数 $F(x)$ を $F(x) = \Phi(x) - \sum_{r=1}^{\infty} c_r H_{r-1}(x)\phi(x)$ と表すことができる．これら 2 つの展開を **Gram–Charlier 展開**というが，詳細は竹内 (1975)，柴田 (1981) を参照されたい．

4. 特徴づけ

正規分布からの標本については，標本平均と標本分散が独立であることはよく知られているが，そのようなことは母集団分布が正規分布の場合に限るのであろうか．すなわち，標本平均と標本分散の独立性は正規分布を特徴づけるか．このような問題は，正規分布の特徴づけとして広く研究されている．以下に主要な結果を紹介するが，詳細は柴田 (1981) を参照されたい．

a. 標本平均，標本分散の分布による特徴づけ

【定理 1】 大きさ n の標本の標本平均の分布が正規分布 $\mathrm{N}(\mu, \sigma^2/n)$ となるのは母集団分布が正規分布 $\mathrm{N}(\mu, \sigma^2)$ の場合に限る．

【定理 2 (Ruben, 1974)】 有限かつ正の分散 (σ^2) をもつ対称な分布からの大きさ $n(\geq 2)$ の標本の残差平方和を S^2 とする．S^2/σ^2 の分布が自由度 $n-1$ のカイ 2 乗分布であれば，母集団分布は分散が σ^2 の正規分布に限られる．

b. 統計量の独立性による特徴づけ

【定理 3 (Skitovich–Darmois の定理)】 $X_1, X_2, \ldots, X_n$ を互いに独立な確率変数とし，2 つの線形関数を $L_1 = \sum_{j=1}^n a_j X_j$，$L_2 = \sum_{j=1}^n b_j X_j$ とする．L_1，L_2 が独立であれば，$a_j b_j \neq 0$ となる j について，X_j の分布は正規分布である．

【定理 4 (Kawata–Sakamoto の定理)】 ある分布からの大きさ 2 以上の標本の標本平均と残差平方和が独立であれば，母集団分布は正規分布でなければならない．

この定理では，母集団分布のモーメントの存在については一切仮定されていない．

c. 推測方式の最適性による特徴づけ

【定理 5 (Kagan–Linnik–Rao の定理)】 $X_1, \ldots, X_n$ $(n \geq 3)$ を分布関数 $F(x-\theta)$ をもつ分布からの標本とし，

$$\int_{-\infty}^{\infty} x^2 dF(x) < \infty$$

とする．このとき，標本平均が θ の一様最小分散不偏推定量となるならば，母集団分布は正規分布でなければならない．

定理 5 の証明の本質は，
$E_0\{\bar{X} | X_2 - X_1, X_3 - X_1, \ldots, X_n - X_1\} = 0$
(E_0 は $\theta = 0$ の場合の分布のもとでの期待値) から母集団分布が正規分布となることを導くことにあり，Kagan–Linnik–Rao の原論文の定理はそのように述べられている．

【定理 6 (Gauss)】 $X_1, \ldots, X_n$ $(n \geq 3)$ を確率密度関数 $f(x-\theta)$ をもつ分布からの標本とし，$f(x)$ は連続微分可能であるとする．X が θ の最尤推定量となるならば，母集団分布は正規分布でなければならない．

5. 正規性の検定

連続値のデータを平均と標準偏差で要約したり，2 群の母平均の差を t 検定で検定するなど，母集団分布に正規分布を仮定して導かれた “最良” の推測方式がよく用いられるが，これらは母集団分布が正規分布と異なる場合，ときには非常に悪いものとなる．ロバスト推定や分布型によらない検定を用いることもできるが，母集団分布が正規分布あるいはそれに近い分布であれば，効率の低下は避けられない．そこで，標本がとられた母集団分布を正規分布とみなせるかの検定——正規性の検定——を行い，その結果に基づいて推測方式を選ぶことも考えられる．

以下では，大きさ n の標本を $X_1, \ldots, X_n$，その実現値を $x_1, \ldots, x_n$，標本平均を $\bar{X}$ とし，$m_r = (1/n)\sum_{i=1}^n (X_i - \bar{X})^r$ とする．

a. 標本歪度，標本尖度を用いる検定

正規分布の歪度は $\sqrt{\beta_1} = 0$，尖度は $\beta_2 = 3$ であるから，それぞれの一致推定量である標本歪度 $\sqrt{b_1} = m_3/\sqrt{m_2^3}$，標本尖度 $b_2 = m_4/m_2^2$ を用いて，$|\sqrt{b_1}| > C_1$ あるいは $|b_2 - 3| > C_2$ の場合に，母集団が正規分布であるという仮説を棄却する (C_1, C_2 は検定の有意水準と標本の大きさ n で定まる定数)．

b. Geary の検定

母集団分布が対称な場合に，その裾の長さを β_2 の代わりに $\gamma = \nu_1/\sqrt{\mu_2}$ (ν_1 は平均偏差) を用いて測ることに対応した検定で，γ の一致推定量

$$G = (1/n)\sum_{i=1}^{n} |X_i - \bar{X}| / \sqrt{m_2}$$

が小さい (裾が正規分布より長い場合) か大きい (裾が正規分布より短い場合) ときに，母集団分布が正規分布であるという仮説を棄却する．

c. 確率プロット

図的方法で，検定のような定量的方法ではないが，外れ値などもわかり有用な方法である．$x_1, \ldots, x_n$ を大きさの順に並べたものを $x_{(1)} \leq \cdots \leq x_{(n)}$ とし，$z_i = \Phi^{-1}\{(i-1/2)/n\}$ $(i = 1, \ldots, n)$ とする．母集団分布が正規分布であれば，n 個の点 $((i-1/2)/n,\ \Phi(x_{(i)})$ $(i = 1, \ldots, n)$ はほぼ一直線上に並ぶが，これを P-P プロットという．また，n 個の点 $(z_i, x_{(i)})$ $(i = 1, \ldots, n)$ を並べたものを Q-Q プロットというが，これも母集団分布が正規分布であれば，ほぼ一直線上に並ぶ．

[柴 田 義 貞]

対数正規分布，ガンマ分布，ベータ分布

lognormal distribution, gamma distribution, beta distridution

1. 対数正規分布

正の値しかとらない確率変数 X は，その対数 $\log X$ が正規分布 $\mathrm{N}(\mu,\sigma^2)$ に従うとき，**対数正規分布** (lognormal distribution) $\mathrm{LN}(\mu,\sigma^2)$ に従うという．その確率密度関数は次のようになる．

$$f(x)=\frac{1}{\sqrt{2\pi}\sigma x}\exp\left\{-\frac{(\log x-\mu)^2}{2\sigma^2}\right\},\quad (1)$$
$$x>0,\quad \sigma>0,\quad -\infty<\mu<\infty$$

原点の周りの r 次のモーメントは，$\mu_r'=E(X^r)=E\{\exp r(\mu+\sigma Z)\}=\exp\{r\mu+(r^2\sigma^2)/2\}$ となる (Z は標準正規分布に従う確率変数)．したがって，平均値 μ，分散 μ_2，および平均値の周りの 3 次，4 次のモーメント μ_3，μ_4 は，それぞれ，$\mu=\exp(\mu+\sigma^2/2)\equiv\sqrt{\omega}e^{\mu}$ $(\omega=\exp(\sigma^2))$; $\mu_2=\omega(\omega-1)e^{2\mu}$; $\mu_3=\omega^{3/2}(\omega-1)^2(\omega+2)e^{3\mu}$; $\mu_4=\omega^2(\omega-1)^2(\omega^4+2\omega^3+3\omega^2-3)e^{4\mu}$ となり，歪度 $\sqrt{\beta_1}$，尖度 β_2 はそれぞれ，$\sqrt{\beta_1}=(\omega-1)^{1/2}(\omega+2)$, $\beta_2=\omega^4+2\omega^3+3\omega^2-3$ となる ($\sqrt{\beta_1}>0$, $\beta_2>3$ に注意)．変動係数 σ/μ は $\{\exp(\sigma^2)-1\}^{1/2}$ で μ に関係しない．

血清ホルモンや脂質の測定値あるいはがんなどの術後の生存時間など，対数正規分布が適している医学データは多い．このようなデータについては，その自然対数あるいは常用対数 ($\log_{10}$) をとって，正規分布からの標本として解析すればよい．

対数正規分布 $\mathrm{LN}(\mu,\sigma^2)$ のハザード関数 $\lambda(x)$ は 0 から単調に増加し，最大値に達した後，単調に減少して $x\to\infty$ で，$\lambda(x)\cong(\log x-\mu)/(\sigma^2x)$ となり，0 に漸近する．この性質はがんなどの術後の生存時間を表すのに適している．

2. ガンマ分布

次の確率密度関数

$$f(x;\alpha,\tau)=\frac{\tau^{\alpha}}{\Gamma(\alpha)}x^{\alpha-1}e^{-\tau x};\qquad (2)$$
$$x>0,\quad \alpha>0,\quad \tau>0$$

をもつ $(0,\infty)$ 上の確率分布を**ガンマ分布** (gamma distribution) といい，$\mathrm{G_A}(\alpha,\tau)$ と表す．α を形状母数，$1/\tau$ を尺度母数という．ここに，(2) 式の右辺にある $\Gamma(x)$ は，$x>0$ に対して，$\Gamma(x)=\int_0^\infty t^{x-1}e^{-t}dt$ と定義されるガンマ関数である．$\Gamma(x+1)=x\Gamma(x)$ が成り立ち，自然数 n に対しては $\Gamma(n)=(n-1)!$ となる．

α が自然数の場合の $\mathrm{G_A}(\alpha,\tau)$ は **Erlang 分布**と呼ばれ，待ち行列理論においてサービス時間の分布として用いられている．

特に，$\alpha=1$ の場合を**指数分布** (exponential distribution) といい，$\mathrm{G_A}(1,\tau)$ を $\mathrm{E_X}(1/\tau)$ と記すことがある．指数分布も記憶をもたない分布である．すなわち，X を $\mathrm{E_X}(1/\tau)$ に従う確率変数とすると，すべての $x>0, y>0$ について次式が成り立つ．

$$\Pr\{X>y+x|X\geq x\}=\frac{\Pr\{X>y+x\}}{\Pr\{X\geq x\}}$$
$$=\frac{e^{-\tau(y+x)}}{e^{-\tau x}}=e^{-\tau y}=\Pr\{X>y\}$$

逆に，確率密度関数をもつ確率変数 X がすべての $x>0, y>0$ について $\Pr\{X>y+x|X\geq x\}=\Pr\{X>y\}$ を満足するならば，X の分布は指数分布である (「負の 2 項分布」の項参照)．

下側確率あるいは上側確率の計算には一般に数値積分が必要になるが，$\mathrm{G_A}(n,\tau)$ の場合 (n は自然数) は初等関数の計算で済む．例えば，

$$Q(x;\alpha,\tau)=\int_x^\infty\frac{\tau^n}{\Gamma(n)}u^{n-1}e^{-\tau u}du$$
$$=\frac{1}{(n-1)!}\int_{x/\tau}^\infty u^{n-1}e^{-u}du\quad (3)$$
$$=\sum_{j=0}^{n-1}\frac{(x/\tau)^j}{j!}e^{-x/\tau}$$

$\mathrm{G_A}(\alpha,\tau)$ の積率母関数は，

$$M(\theta)=\int_0^\infty e^{\theta x}f(x;\alpha,\tau)dx$$
$$=\int_0^\infty\frac{1}{\Gamma(\alpha)}\left(\frac{\tau}{\tau-\theta}\right)^{\alpha}x^{\alpha-1}e^{-x}dx$$
$$=(1-\theta/\tau)^{-\alpha}\qquad (4)$$

したがって，平均値 μ，分散 σ^2，および平均値の周りの 3 次，4 次のモーメント μ_3,μ_4 は，それぞれ，$\mu=\alpha/\tau$; $\sigma^2=\alpha/\tau^2$; $\mu_3=2\alpha/\tau^3$; $\mu_4=(3\alpha^2+6\alpha)/\tau^4$ となり，歪度 $\sqrt{\beta_1}$，尖度 β_2 はそれぞれ，$\sqrt{\beta_1}=2/\sqrt{\alpha}$, $\beta_2=3+6/\alpha$ となる．

$\mathrm{G_A}(\alpha,\tau)$ の特性関数は，(4) 式より，$\varphi(t)=M(it)=(1-it/\tau)^{-\alpha}$ となり，ガンマ分布も再生性をもつことがわかる．すなわち，$\mathrm{G_A}(\alpha_1,\tau)$, $\mathrm{G_A}(\alpha_2,\tau)$ に従う互いに独立な確率変数 X と Y の和 $X+Y$ の分布は $\mathrm{G_A}(\alpha_1+\alpha_2,\tau)$ となる．この特別の場合として，指数分布 $\mathrm{E_X}(1/\tau)$ に従う互いに独立な n 個の確率変数 $X_1,X_2,\ldots,X_n$

の和 $X_1 + X_2 + \cdots + X_n$ は $G_A(n, \tau)$ に従うことがわかる．

$G_A(\alpha, \tau)$ のハザード関数は，α の値によって 3 種類の形状をとる．すなわち，$0 < \alpha < 1$ の場合は単調減少，$\alpha = 1$ の場合は一定 $(= \tau)$ で，$\alpha > 1$ の場合は単調増加となり，すべて $x \to \infty$ で τ に近づく．

ガンマ分布は Poisson 分布と密接な関係がある．いま，X の分布を $P_O(\lambda)$ とすると，$P\{X \geq x\} = \sum_{j=x}^{\infty} \frac{\lambda^j}{j!} e^{-\lambda} = \frac{1}{\Gamma(x)} \int_0^{\lambda} t^{x-1} e^{-t} dt$ となるが，右辺は $G_A(x, 1)$ の分布関数の λ における値である．

形状母数が大きくなるとガンマ分布は正規分布に近くなる．すなわち，X を $G_A(\alpha, \tau)$ に従う確率変数とすると，$(X - \alpha/\tau)/\sqrt{\alpha/\tau^2} (= (\tau X - \alpha)/\sqrt{\alpha})$ の分布は $\alpha \to \infty$ で標準正規分布に近づく．

正規分布の場合と同様，r 次の Laguerre の陪多項式 $L_r^{(\alpha)}(x)$ の全体 $\{L_r^{(\alpha)}(x); r = 0, 1, 2, \ldots\}$ が $(0, \infty)$ 上で重み関数 $x^\alpha e^{-x}$ に関する直交多項式系になっていることを利用して，$(0, \infty)$ 上で定義された確率密度関数 $g(x)$ を形式的に $g(x) = \sum_{r=0}^{\infty} c_r L_r^{(\alpha)} f(x; \alpha, 1)$ と表して $(0, \infty)$ 上の分布をガンマ分布で近似することができる．

3. ベータ分布

次の確率密度関数

$$f(x) = \frac{1}{B(\alpha, \beta)} x^{\alpha-1} (1-x)^{\beta-1}, \quad (5)$$

$$0 < x < 1, \quad \alpha > 0, \quad \beta > 0$$

をもつ (0,1) 上の分布を**ベータ分布** (beta distribution) といい，$B_E(\alpha, \beta)$ で表す．ここに，$B(\cdot, \cdot)$ はベータ関数 $B(a, b) = \int_0^1 t^{a-1} (1-t)^{b-1} dt$ である．ベータ関数とガンマ関数の間には次のような関係がある．$B(a, b) = \Gamma(a)\Gamma(b)/\Gamma(a+b) = B(b, a)$

$B_E(\alpha, \beta)$ 原点の周りの r 次のモーメントは，

$$\mu'_r = \frac{1}{B(\alpha, \beta)} \int_0^1 x^r x^{\alpha-1} (1-x)^{\beta-1} dx$$
$$= \frac{B(\alpha + r, \beta)}{B(\alpha, \beta)} = \frac{\Gamma(\alpha + r)\Gamma(\alpha + \beta)}{\Gamma(\alpha)\Gamma(\alpha + \beta + r)}$$
$$= \frac{\alpha_{[r]}}{(\alpha + \beta)_{[r]}}$$

となる．ここに，$x_{[r]} = x(x+1) \cdots (x + r - 1) (r = 1, 2, \ldots)$ である．したがって，平均値は $\alpha/(\alpha + \beta)$，分散は $\alpha\beta/\{(\alpha + \beta)^2 (\alpha + \beta + 1)\}$ となる．

確率密度関数 α と β の値によって種々の形状をとり，$\alpha > 1, \beta > 1$ であれば**単峰** (unimodal)，$0 < \alpha < 1, 0 < \beta < 1$ であれば U 字型，$\alpha > 1, 0 < \beta < 1$ であれば単調増加，$0 < \alpha < 1, \beta > 1$ であれば単調減少となる．特に，$\alpha = \beta = 1$ の場合，確率密度関数は定数 (=1) となり，(0,1) 上の**一様分布** (uniform distribution) といい，$U(0, 1)$ で表す．

a. 例 1

X，Y を互いに独立でそれぞれ $G_A(\alpha_1, \tau)$，$G_A(\alpha_2, \tau)$ に従う確率変数とすると，確率変数 $X/(X + Y)$ の分布はベータ分布 $B_E(\alpha_1, \alpha_2)$ である．

ベータ分布と 2 項分布の間には密接な関係がある．すなわち，2 項分布 $B_N(n, p)$ の下側確率，上側確率をそれぞれ $P(x; n, p)$，$Q(x; n, p)$ とすると，次のような関係式が成立する．

$$P(x; n, p) = \frac{1}{B(x+1, n-x)} \int_p^1 t^x (1-t)^{n-x-1} dt$$

$$Q(x; n, p) = \frac{1}{B(x, n-x+1)} \int_0^p t^{x-1} (1-t)^{n-x} dt$$

2 項分布 $B_N(n, p)$ も，Poisson 分布と同様，その平均値 np (同じことであるが，頻度 p) によって完全に規定される．しかし，実際のデータの中には，標本分散が 2 項分布の理論分散値 $np(1-p)$ よりはるかに大きい過剰分散を示すものがある．Poisson 近似が適切な場合は負の 2 項分布を適用すればよいが (「負の 2 項分布」の項例 1 参照)，適切でない場合は頻度 p 自体が個人差などにより変動するものと考えて，その分布をベータ分布とすると適切な場合が少なくない．確率変数 X は頻度 p を与えたもとでは 2 項分布 $B_N(n, p)$ に従い，p がベータ分布 $B_E(\alpha, \beta)$ に従うとすると，$X = x$ となる確率 $p(x)$ は次のようになる．

$$p(x) = \int_0^1 \binom{n}{x} p^x (1-p)^{n-x} \frac{1}{B(\alpha, \beta)} p^{\alpha-1} (1-p)^{\beta-1} dp$$
$$= \binom{n}{x} \frac{B(\alpha + x, \beta + n - x)}{B(\alpha, \beta)}$$

この分布は**ベータ 2 項分布** (beta-binomial distribution) と呼ばれ，平均値は $n\alpha/(\alpha + \beta)$，分散は $n\alpha\beta(\alpha + \beta + n)/\{(\alpha + \beta)^2 (\alpha + \beta + 1)\}$ である．

[柴田義貞]

多変量分布

multivariate distribution

1. 多項超幾何分布

N 人からなる集団の各成員は，J 個の互いに排反なカテゴリーに分類され，カテゴリー C_i に属する人数は M_i $(i=1,\ldots,J)$ であるとする．明らかに，$N=M_1+\cdots+M_J$．この集団から無作為に非復元抽出した n 人のうち，カテゴリー C_i に属する人数を X_i とすると，

$$\begin{aligned}\Pr\{X_1=x_1,\ldots,X_J=x_j\}\\ \equiv p(x_1,\ldots,x_J;n,M_1,\ldots,M_J,N)\\ =\frac{\binom{M_1}{x_1}\cdots\binom{M_J}{x_J}}{\binom{N}{n}} \qquad (1)\\ x_1+\cdots+x_J=n\end{aligned}$$

となる．この分布は**多項超幾何分布** (multinomial hypergeometric distribution) と呼ばれ，超幾何分布 ($J=2$ の場合) の拡張になっている．

X_i の周辺分布は超幾何分布 $\mathrm{H_G}(N,M_i,n)$ であり，X_i と X_j の相関係数は，

$$\rho(X_i,X_j)=-\sqrt{\frac{M_iM_j}{(N-M_i)(N-M_j)}}$$

である．

2. 多項分布

(1) 式において，M_i/N を一定 $(=p_i)$ にして $N\to\infty$ とすると，$p(x_1,\ldots,x_J;n,M_1,\ldots,M_J,N)$ の極限は，

$$\begin{aligned}p(x_1,\ldots,x_J;n,p_1,\ldots,p_J)\\ =\frac{n!}{x_1!\cdots x_J!}p_1^{x_1}\cdots p_J^{x_J} \qquad (2)\\ p_i>0\ (i=1,\ldots,J);p_1+\cdots p_J=1;\\ x_i\geq 0\ (i=1,\ldots,J);x_1+\cdots+x_J=n\end{aligned}$$

となるが，この分布を**多項分布** (multinomial distribution) といい，$\mathrm{M_N}(n,p_1,\ldots,p_J)$ で表す．多項分布という名称は，(2) 式の右辺が $(p_1+\cdots+p_J)^n$ を多項展開したときの各項に対応していることに由来する．J 個の変数 $x_1,\ldots,x_J$ の間には $x_1+\cdots+x_J=n$ という関係があるから，実質的には J 次元ではなく，$(J-1)$ 次元の分布である．$J=2$ の場合の $\mathrm{M_N}(n,p_1,p_2)$ は2項分布である ($\mathrm{B_N}(n,p_1)$ あるいは $\mathrm{B_N}(n,p_2)$)．

1 節で述べた無作為抽出が復元抽出の場合は，N が有限で小さくても，各カテゴリーに属する人数 $(X_1,\ldots,X_J)$ の分布は多項分布 $\mathrm{M_N}(n,M_1/N,\ldots,M_J/N)$ となる．

多項分布 $\mathrm{M_N}(n,p_1,\ldots,p_J)$ に従う J 変量確率変数 $(X_1,\ldots,X_J)$ の特性関数が $(p_1e^{it_1}+\cdots+p_Je^{it_J})^n$ であることと，「確率分布の基礎」の項命題4および5から，X_i $(i=1,\ldots,J)$ がそれぞれ2項分布 $\mathrm{B_N}(n,p_i)$ に従い，X_i と X_j $(i\neq j;i,j=1,\ldots,J)$ の共分散および相関係数が，それぞれ

$$\begin{aligned}C(X_i,X_j)=-np_ip_j,\\ \rho(X_i,X_j)=-\frac{1}{\sqrt{(1-p_i)(1-p_j)}}\end{aligned}$$

であることがわかる．

3. 多変量正規分布

p 変量の確率変数を $(X_1,\ldots,X_p)$ とすると，その分布は特性関数 $\varphi(t_1,\ldots,t_p)=E\{\exp(it_1X_1+\cdots+it_pX_p)\}$ によって一意に定まり，$Y=t_1X_1+\cdots+t_pX_p$ の分布もその特性関数 $\varphi_{t_1\cdots t_p}(u)=E\{\exp(iuY)\}$ によって一意に定まる．ところで，2つの関数 φ と $\varphi_{t_1\cdots t_p}$ との間には，$\varphi(t_1,\ldots,t_p)=\varphi_{t_1\cdots t_p}(1)$ の関係があるので，$(X_1,\ldots,X_p)$ の分布を定めるには，任意の $t_1,\ldots,t_p$ について，$t_1X_1+\cdots+t_pX_p$ の分布を定めればよいことがわかる．そこで，p 変量正規分布を次のように定義する．

【定義 1】 任意の $l_1,\ldots,l_p$ について，$l_1X_1+\cdots+l_pX_p$ の分布が正規分布になるとき，$(X_1,\ldots,X_p)$ の分布を $\boldsymbol{p}$ **変量正規分布** (p-variate normal distribution) という．

$\mathbf{X}=(X_1,\ldots,X_p)'$ の分布を p 変量正規分布とし，平均ベクトルを $\boldsymbol{\mu}=(\mu_1,\ldots,\mu_p)'$，$\mu_i=E(X_i)(i=1,\ldots,p)$，分散共分散行列を $\varSigma=(\sigma_{ij})$，$\sigma_{ij}=E\{(X_i-\mu_i)(X_j-\mu_j)\}(i,j=1,\ldots,p)$ とする．以下は多変量正規分布の基本的性質である．

1) $(X_1,\ldots,X_p)'$ の分布が p 変量正規分布であれば，任意の $1\leq q\leq p$, $i_1<\cdots<i_q$ について，$(X_{i_1},\ldots,X_{i_q})'$ の分布は q 変量正規分布となる．

2) p 変量正規分布に従う確率変数 $(X_1,\ldots,X_p)'$ の特性関数は $\varphi(t_1,\ldots,t_p)=\exp(i\boldsymbol{t}'\boldsymbol{\mu}-\boldsymbol{t}'\varSigma\boldsymbol{t}/2)$ である．ここに，$\boldsymbol{t}=(t_1,\ldots,t_p)'$．

これは，定義から，任意の $\boldsymbol{t}=(t_1,\ldots,t_p)'$ に対して，$t_1X_1+\cdots+t_pX_p$ の分布が $\mathrm{N}(\boldsymbol{t}'\boldsymbol{\mu},\boldsymbol{t}'\varSigma\boldsymbol{t})$，したがって，その特性関数が $\varphi_{t_1\cdots t_p}(u)=\exp(iu\boldsymbol{t}'\boldsymbol{\mu}-u^2\boldsymbol{t}'\varSigma\boldsymbol{t}/2)$ である

ことに注意して，u=1 とおけば得られる．

p 変量正規分布は $\boldsymbol{\mu}$ と Σ だけで定まるから，$\mathrm{N}_p(\boldsymbol{\mu}, \Sigma)$ で表す．

3) $(X_1, \ldots, X_p)'$ の分布が p 変量正規分布である場合，$\sigma_{ij} = 0$ $(i \neq j; i, j = 1, \ldots, p)$ であれば，p 個の確率変数 $X_1, \ldots, X_p$ は互いに独立である．

4) p 変量正規分布に従う確率変数 $\boldsymbol{X} = (X_1, \ldots, X_p)'$ の成分を 2 つの成分 $\boldsymbol{X}_1 = (X_1, \ldots, X_r)'$，$\boldsymbol{X}_2 = (X_{r+1}, \ldots, X_p)'$ に分割し，$\boldsymbol{X}_i$ の平均ベクトルおよび分散共分散行列をそれぞれ $\boldsymbol{\mu}_i$, Σ_{ii} とし，rank $\Sigma_{11} = r$ とする．さらに，$\Sigma_{12} = (\sigma_{ij})$, $\sigma_{ij} = \mathbf{C}(X_i, X_j)(i = 1, \ldots, r; j = r+1, \ldots, p)$ とし，$\Sigma_{21} = \Sigma'_{12}$ とする．このとき，$\boldsymbol{X}_1$ を与えたもとでの $\boldsymbol{X}_2$ の条件付き分布は $(p-r)$ 変量正規分布で，その平均ベクトルは

$$\boldsymbol{\mu} = \boldsymbol{\mu}_2 + \Sigma_{21}\Sigma_{11}^{-1}(\boldsymbol{X}_1 - \boldsymbol{\mu}_1),$$

分散共分散行列は

$$\Sigma = \Sigma_{22} - \Sigma_{21}\Sigma_{11}^{-1}\Sigma_{12}$$

である．この $\boldsymbol{\mu}$ は p 次元空間 $\boldsymbol{R}^p$ 内で点 $(\boldsymbol{\mu}_1, \boldsymbol{\mu}_2)$ を通る $(p-r)$ 次元超平面を表している．$p = 2, r = 1$ の場合，上述の式は

$$\mu = \mu_2 + \rho\left(\frac{\sigma_{22}}{\sigma_{11}}\right)(x_1 - \mu_1)$$

となり，これは $\boldsymbol{R}^2$ 内で点 (μ_1, μ_2) を通る傾きが $\rho(\sigma_{22}/\sigma_{11})$ の回帰直線を表している．ここに，ρ は 2 つの確率変数 X_1 と X_2 の相関係数である．

5) $\boldsymbol{X}_1, \ldots, \boldsymbol{X}_n$ を互いに独立な p 変量確率変数とし，$\boldsymbol{X}_\alpha$ の分布を $\mathrm{N}_p(\boldsymbol{\mu}_\alpha, \Sigma_\alpha)$ とすると，任意の定数 $a_1, \ldots, a_n$ について，$a_1\boldsymbol{X}_1 + \cdots + a_n\boldsymbol{X}_n$ の分布は $\mathrm{N}_p(\sum_{\alpha=1}^n a_\alpha\boldsymbol{\mu}_\alpha, \sum_{\alpha=1}^n a_\alpha^2\Sigma_\alpha)$ である．

6) $\mathrm{N}_p(\boldsymbol{\mu}, \Sigma)$ は rank $\Sigma = p$ の場合，p 次元空間 $\boldsymbol{R}^p$ において確率密度関数

$$\frac{1}{\sqrt{(2\pi)^p|\Sigma|}}\exp\left\{-\frac{(\boldsymbol{x}-\boldsymbol{\mu})'\Sigma^{-1}(\boldsymbol{x}-\boldsymbol{\mu})}{2}\right\}$$

をもつ．ここに，$\boldsymbol{x} = (x_1, \ldots, x_p)'$．この場合，$\mathrm{N}_p(\boldsymbol{\mu}, \Sigma)$ は p 次元正規分布と呼ばれる．rank $\Sigma < p$ の場合は，部分空間内における確率密度関数が存在する (Khatri, 1968).

定義自体により，多変量正規分布の周辺分布は正規分布でなければならないが ((1) 式参照)，この逆は必ずしも成立しない (柴田, 1981)．多変量正規分布の特徴づけ，2 変量分布の場合の正規性の検定および確率の計算法などについては柴田 (1981) を参照されたい．

4. Dirichlet 分布

$X_0, X_1, \ldots, X_p$ を互いに独立な確率変数とし，$X_i (i = 0, 1, \ldots, p)$ の分布をガンマ分布 $\mathrm{G_A}(\alpha_i, \tau)$ とする．

$$Y_j = \frac{X_j}{\sum_{i=0}^p X_i}, \quad j = 1, \ldots, p$$

とおくと，p 変量確率変数 $(Y_1, \ldots, Y_p)$ の同時確率密度関数は，

$$f(y_1, \ldots, y_p) = \frac{\Gamma(\sum_{i=0}^p \alpha_i)}{\prod_{i=0}^p \Gamma(\alpha_i)} \tag{3}$$

$$\times\left(1 - \sum_{j=1}^p y_j\right)^{\alpha_0 - 1}\prod_{j=1}^p y_j^{a_j - 1},$$

$$0 \leq y_j; j = 1, \ldots, p; \sum_{j=1}^p y_j \leq 1$$

となるが，この分布を **Dirichlet** 分布という．$p = 1$ の場合，(3) 式の右辺はベータ分布 $\mathrm{B_E}(\alpha_1, \alpha_0)$ の確率密度関数となり，Dirichlet 分布はベータ分布の多変量化とみなすことができる (「対数正規分布，ガンマ分布，ベータ分布」の項例 1 参照).　　　　[柴 田 義 貞]

極値分布

extreme value distribution

1. はじめに

$X_1, X_2, \ldots, X_n$ を同一分布に従う互いに独立な n 個の確率変数とし，その確率密度関数，分布関数をそれぞれ $f(x), F(x)$ とする．これら n 個の確率変数 $X_1, X_2, \ldots, X_n$ の最大値 $X_{(n)}$ は，最大の降雨量，微生物の最長生存時間など，広範な研究分野に現れる．ここでは主として最大値 $X_{(n)}$ を対象とするが，最小値 $X_{(1)}$ については，$-X$ の最大値を考えればよい．

ところで，$\Pr\{X_{(n)} \leq x\} = \{F(x)\}^n$ であるから，$n \to \infty$ における極限は，1 ($F(x) = 1$ の場合) と 0 ($F(x) < 1$ の場合) の値しかとらず，$X_{(n)}$ の極限分布は退化した分布である．そこで，n には関係するが x には無関係な定数 $a_n > 0$, b_n を適当に選べば，確率変数 $a_n X_{(n)} + b_n$ の分布関数 $\{F(a_n x + b_n)\}^n$ が退化しない極限分布 $G(x)$ に収束する場合を考えることになるが，この $G(x)$ は次の 3 種類に限られることが知られている．

1) タイプ I：$G_1(x) = \exp(-e^{-x})$ $(-\infty < x < \infty)$
2) タイプ II：$G_2(x) = 0$ $(x \leq 0)$; $= \exp(-x^{-\gamma})(x > 0; \gamma > 0)$
3) タイプ III：$G_3(x) = \exp\{-(-x)^{\gamma}\}$ $(x < 0; \gamma > 0)$; $= 1$ $(x \geq 0)$

これらは標準形で表記しているが，それぞれの一般形は $G_i[(x-\xi)/\eta](i = 1, 2, 3)$ である．ここに，ξ, η はそれぞれ位置母数，尺度母数である．

考え方の粗筋は次のとおりである．$n = km$ とすると，大きさ km の標本 $(X_1, X_2, \ldots, X_{km})$ の最大値は，k 個の大きさ m の部分標本 $(X_{(j-1)m+1}, X_{(j-1)m+2}, \ldots, X_{jm})(j = 1, 2, \ldots, k)$ ごとの最大値のうち最大であるものに等しく，極限分布 $G(x)$ が存在すれば，いずれの最大値の分布も $m \to \infty$ で $G(x)$ に収束するから，$G(x)$ は適当な $a_k > 0$, b_k に対して関数方程式 $\{G(x)\}^k = G(a_k x + b_k)$ を満足しなければならないことがわかる．$a_k = 1$ の場合がタイプ I である．$a_k \neq 1$ の場合は，$x = b_k/(1-a_k) \equiv x_0$ とすると，$x_0 = a_k x_0 + b_k$, $\{G(x_0)\}^k = G(x_0)$ より，$G(x_0)$ は 0 または 1 となるが，0 の場合がタイプ II，1 の場合がタイプ III である．

極限分布がタイプ I となる母集団分布の例は，正規分布，ロジスティック分布 (標準形は $F(x) = 1/(1+e^{-x})$)，指数分布などである．母集団分布が Cauchy 分布の場合は，極限分布はタイプ II となる．母集団分布が値域が上に有界な退化していない場合，極限分布はタイプ III である．

タイプ II の分布は対数変換によってタイプ I となるので，以下では，タイプ I およびタイプ III の分布を対象とする．

2. Gumbel 分布

タイプ I の極値分布は，応用も含めてこの分布を詳細に研究した研究者の名を冠して **Gumbel 分布**と呼ばれるが，分布関数の形から **2 重指数分布** (double exponential distribution) と呼ばれることも多い．

確率密度関数 $g_1(x)$ は

$$g_1(x) = \frac{dG_1(x)}{dx} = \exp(-x - e^{-x})$$

であるから，積率母関数 $M_{G_1}(\theta)$ は，$\theta < 1$ であれば存在し，次のようになる．

$$M_{G_1}(\theta) = \int_{-\infty}^{\infty} \exp(\theta x) \exp(-x - e^{-x}) dx$$
$$= \int_0^{\infty} z^{(1-\theta)-1} e^{-z} dz = \Gamma(1-\theta)$$

したがって，原点の周りの r 次のモーメントは

$$\mu'_r = M_{G_1}^{(r)}(0) = (-1)^r \Gamma^{(r)}(1)$$

となる．この値は，ガンマ関数の対数微分 $d \log \Gamma(x)/dx = \Gamma'(x)/\Gamma(x)$ で定義される ψ 関数とその導関数の展開式

$$\psi(x) = -C - \frac{1}{x} + \sum_{m=1}^{\infty} \left(\frac{1}{m} - \frac{1}{m+x} \right)$$

および

$$\psi^{(n-1)}(x) = (-1)^n (n-1)! \sum_{m=0}^{\infty} \frac{1}{(m+x)^n},$$
$$n = 2, 3, \ldots$$

を用いれば簡単な数値計算で求められる．ただし，C は Euler の定数，すなわち，

$$C = \lim_{n \to \infty} \left(\sum_{k=1}^{n} \frac{1}{k} - \log n \right) = 0.57721 \cdots$$

である．したがって，標準 Gumbel 分布の平均，分散は，それぞれ，

$$\mu'_1 = -\psi(1) = C,$$
$$\mu_2 = \psi'(1) = \sum_{m=1}^{\infty} \frac{1}{m^2} = \frac{\pi^2}{6}$$

となる．

$X_1, \ldots, X_m$ を標準 Gumbel 分布からの標本とすると，その最大値 $X_{(m)}$ の分布関数は

$$\begin{aligned}\{G_1(x)\}^m &= \exp(-me^{-x}) \\ &= \exp[-\exp\{-(x-\log m)\}]\end{aligned}$$

で，$X_{(m)}$ の分布は位置母数が $\log m$ の Gumbel 分布である．

3. Weibull 分布

$\eta > 0$ として，確率変数 $-X/\eta$ がタイプ III の分布に従う場合，$Y \equiv X/\eta$ の分布関数は，

$$\begin{aligned}F(y) &\equiv \Pr\{Y \le y\} = \Pr\{-Y \ge -y\} \\ &= 1 - G_3(-y) = 1 - \exp(-y^\gamma), \\ &\quad y > 0; \gamma > 0; \\ &\quad \Pr\{Y \le y\} = 0, \quad y \le 0\end{aligned}$$

となり，確率変数 X の分布関数，確率密度関数は，それぞれ，

$$\begin{aligned}F(x;\gamma,\eta) &= 1 - \exp\left\{-\left(\frac{x}{\eta}\right)^\gamma\right\} \\ &\qquad x > 0; \gamma > 0, \eta > 0; \\ &= 0 \quad (x \le 0) \\ f(x;\gamma,\eta) &= \frac{\gamma}{\eta}\left(\frac{x}{\eta}\right)^{\gamma-1} \exp\left\{-\left(\frac{x}{\eta}\right)^\gamma\right\} \\ &\qquad (x > 0; \gamma > 0, \eta > 0); \\ &= 0 \quad (x \le 0)\end{aligned}$$

となるが，この分布を形状母数 γ，尺度母数 η の **Weibull 分布**といい，$\mathrm{W_E}(\gamma,\eta)$ で表す．$\mathrm{W_E}(1,\eta)$ は指数分布 $\mathrm{E_X}(\eta)$ である．$\mathrm{W_E}(\gamma,\eta)$ のハザード関数は，

$$\lambda(x) = \frac{\gamma}{\eta}\left(\frac{x}{\eta}\right)^{\gamma-1}$$

となり，$0 < \gamma < 1$ の場合は単調減少で，

$$\lim_{x\to+0} \lambda(x) = \infty, \ \lim_{x\to\infty} \lambda(x) = 0$$

$1 < \gamma$ の場合は単調増加で，

$$\lim_{x\to+0} \lambda(x) = 0, \ \lim_{x\to\infty} \lambda(x) = \infty$$

$\gamma = 1$ の場合は定数 $\lambda(x) = \gamma/\eta$ であることがわかる．

$\mathrm{W_E}(\gamma,\eta)$ の原点の周りの r 次のモーメントは，

$$\begin{aligned}\mu'_r &= \int_0^\infty x^r f(x;\gamma,\eta)dx = \eta^r \int_0^\infty z^{r/\gamma} e^{-z} dz \\ &= \eta^r \Gamma\left(1 + \frac{r}{\gamma}\right)\end{aligned}$$

したがって，平均値は

$$\mu'_1 = \eta\Gamma\left(1 + \frac{1}{\gamma}\right),$$

分散は

$$\mu_2 = \eta^2\left[\Gamma\left(1 + \frac{2}{\gamma}\right) - \left\{\Gamma\left(1 + \frac{1}{\gamma}\right)\right\}^2\right]$$

となる．

$X_1, \ldots, X_m$ を Weibull 分布 $\mathrm{W_E}(\gamma,\eta)$ からの標本とすると，その最小値 $X_{(1)}$ の分布関数は

$$\begin{aligned}1 - \{1 &- F(x;\gamma,\eta)\}^m \\ &= 1 - \exp\left\{-m\left(\frac{x}{\eta}\right)^\gamma\right\} \\ &= 1 - \exp\left\{-\left(\frac{x}{\eta m^{-1/\gamma}}\right)^\gamma\right\}\end{aligned}$$

で，$X_{(1)}$ の分布は Weibull 分布 $\mathrm{W_E}(\gamma, \eta m^{-1/\gamma})$ である．

確率変数 X の分布を $\mathrm{W_E}(\gamma,\eta)$ とすると，$-\log X$ の積率母関数は

$$\begin{aligned}\mathrm{E}\{\exp(-\theta\log X)\} &= \mathrm{E}(X^{-\theta}) \\ &= \eta^{-\theta}\Gamma\left(1 - \frac{\theta}{\gamma}\right)\end{aligned}$$

となり，$-\log X$ の分布は $-\log\eta$ を位置母数，$1/\gamma$ を尺度母数とする Gumbel 分布である．

生存時間の分布を表す母数モデルには，Weibull 分布，対数正規分布，ガンマ分布などがあるが，Weibull 分布は医学データにも比較的多く用いられており，特に製品寿命のモデルとして信頼性の分野できわめて広く用いられている．

[柴 田 義 貞]

正規標本統計量の分布

distribution of normal sample statistic

$X_1, \ldots, X_n$ を正規分布 $\mathrm{N}(\mu, \sigma^2)$ からの大きさ n の標本 (正規標本) とする．すなわち，確率変数 $X_1, \ldots, X_n$ は互いに独立でいずれも $\mathrm{N}(\mu, \sigma^2)$ に従う．正規標本に関して，標本平均 $\bar{X} = (X_1 + \cdots + X_n)/n$ と残差平方和 $S^2 = \sum_{i=1}^{n} (X_i - \bar{X})^2$ が基本的な統計量となるが，これについては次の命題が基本である．

【命題 1】 1) $(\bar{X}, S^2)$ は (μ, σ^2) の**十分統計量** (sufficient statistic) である．

2) $\bar{X}$ と S^2 は互いに独立であり，$\bar{X}$ の分布は $\mathrm{N}(\mu, \sigma^2/n)$，$S^2/\sigma^2$ の分布は自由度 $n-1$ のカイ 2 乗 (χ^2) 分布 (後述) である．

1. カイ 2 乗分布

互いに独立に $\mathbf{N}(0,1)$ に従う ν 個の確率変数の平方和

$$\chi_\nu^2 = X_1^2 + \cdots + X_\nu^2$$

の分布を**自由度 $\boldsymbol{\nu}$ のカイ 2 乗分布** (chi-square distribution with ν degrees of freedom) といい，$\chi^2(\nu)$ で表す．この分布はガンマ分布 $\mathrm{G_A}(\nu/2, 1/2)$ にほかならない．

$\mathrm{N}(\mu, \sigma^2)$ からの大きさ n の標本に基づく残差平方和を S^2 とすると，仮説 $H_0 : \sigma^2 = \sigma_0^2$ のもとで，$\chi_{n-1}^2 = S^2/\sigma_0^2$ の分布は $\chi^2(n-1)$ となる．

上述した $\chi^2(\nu)$ の定義に現れる確率変数 X_i $(i = 1, \ldots, \nu)$ の分布が $\mathrm{N}(\mu_i, 1)$ である場合，$\delta = \mu_1^2 + \cdots + \mu_\nu^2$ として，$\chi_{\nu,\delta}^2 = X_1^2 + \cdots + X_\nu^2$ の分布を**自由度 $\boldsymbol{\nu}$，非心度 $\boldsymbol{\delta}$ の非心カイ 2 乗分布** (noncentral chi-square distribution with ν degrees of freedom and noncentrality parameter δ) といい，$\chi^2(\nu, \delta)$ で表す．

2. t 分布

X, Y は互いに独立で，それぞれ，$\mathrm{N}(0,1)$, $\chi^2(\nu)$ に従うものとするとき，

$$T_\nu = \frac{X}{\sqrt{Y/\nu}}$$

の分布を**自由度 $\boldsymbol{\nu}$ の $\boldsymbol{t}$ 分布** (t-distribution with ν degrees of freedom) といい，$t(\nu)$ で表す．

$\mathrm{N}(\mu, \sigma^2)$ からの大きさ n の標本について，標本平均を $\bar{X}$，残差平方和を S^2 とすると，仮説 $H_0 : \mu = \mu_0$ のもとで，

$$T = \frac{\sqrt{n}(\bar{X} - \mu_0)}{\sqrt{S^2/(n-1)}} \tag{1}$$

の分布は自由度 $n-1$ の t 分布となるが，最初の発見者の Student (これは論文上のペンネームで本名は William S. Gosset) の名を冠して Student の t 分布と呼ばれることが多い．

$t(\nu)$ は原点 $x = 0$ に関して対称で，原点の周りの r 次のモーメントは

$$\mu_r' = 0, r < \nu, r = 1, 3, \ldots;$$
$$\mu_r' = \frac{\nu^{r/2}\{1 \cdot 3 \cdots (r-1)\}}{(\nu - r)(\nu - r + 2) \cdots (\nu - 2)},$$
$$r < \nu, r = 2, 4, \ldots$$

である．したがって，分散，尖度はそれぞれ，

$$\mu_2 = \frac{\nu}{\nu - 2}, \quad \nu > 2,$$
$$\beta_2 = 3 + \frac{6}{\nu - 4}, \quad \nu > 4$$

となる．分布 $t(1)$ は **Cauchy 分布**と呼ばれる．また，$\nu \to \infty$ とすると $t(\nu)$ は標準正規分布に漸近する．

T_ν の分子に現れる X の分布が $\mathrm{N}(\delta, 1)$ である場合，

$$T_{\nu,\delta} = \frac{X}{\sqrt{Y/\nu}}$$

の分布を**自由度 $\boldsymbol{\nu}$，非心度 $\boldsymbol{\delta}$ の非心 $\boldsymbol{t}$ 分布** (noncentral t-distribution with ν degrees of freedom and noncentrality parameter δ) と呼び，$t(\nu; \delta)$ で表す．

$\mathrm{N}(\mu, \sigma^2)$ からの大きさ n の標本に基づいて仮説 $H_0 : \mu = \mu_0$ を検定する場合の (1) 式の統計量 T は，真の母平均が μ の場合，非心度が $\delta = \sqrt{n}(\mu - \mu_0)/\sigma$ の $t(n-1; \delta)$ に従う．このことを利用して t 検定の検出力を計算することができる．

3. F 分布

互いに独立な確率変数 X_1, X_2 の分布をそれぞれ $\chi^2(\nu_1)$, $\chi^2(\nu_2)$ とするとき，

$$F_{\nu_1,\nu_2} = \frac{X_1/\nu_1}{X_2/\nu_2}$$

の分布を**自由度 $(\boldsymbol{\nu_1}, \boldsymbol{\nu_2})$ の $\boldsymbol{F}$ 分布** (F-distribution with (ν_1, ν_2) degrees of freedom) と呼び，$F(\nu_1, \nu_2)$ で表す．F 分布は分散分析において基本となる分布である．

$F(\nu_1, \nu_2)$ の確率密度関数は,

$$f(x;\nu_1,\nu_2) = \frac{\nu_1^{\nu_1/2}\nu_2^{\nu_2/2}}{B(\nu_1/2,\nu_2/2)}x^{\nu_1/2-1} \times(\nu_1 x+\nu_2)^{-(\nu_1+\nu_2)/2}, \quad 0<x<\infty$$

である.

$\chi^2(\nu)$ はガンマ分布 $\mathrm{G_A}(\nu/2, 1/2)$ であるから,「対数正規分布, ガンマ分布, ベータ分布」の項例 1 より,

$$B \equiv \frac{\nu_1 F_{\nu_1,\nu_2}}{\nu_2+\nu_1 F_{\nu_1,\nu_2}} = \frac{X_1}{X_1+X_2}$$

の分布はベータ分布 $\mathrm{B_E}(\nu_1/2, \nu_2/2)$ となり, $F(\nu_1, \nu_2)$ の分布関数を初等関数の有限和で表現することができる (詳細は柴田, 1981 を参照されたい).

F_{ν_1,ν_2} の定義に現れる X_1, X_2 は互いに独立で, それぞれの分布は $\chi^2(\nu_1)$, $\chi^2(\nu_2)$ であるから, $-\nu_1/2<r<\nu_2/2$ であれば,

$$\mu_r' = E(F_{\nu_1,\nu_2}^r) = \nu_2^r\nu_1^{-r}E(X_1^r)E(X_2^{-r}) = \frac{(\nu_2/\nu_1)^r\Gamma(\nu_1/2+r)\Gamma(\nu_2/2-r)}{\Gamma(\nu_1/2)\Gamma(\nu_2/2)}$$

となる. したがって, $F(\nu_1, \nu_2)$ の平均 μ_1', 分散 μ_2 はそれぞれ,

$$\mu_1' = \frac{\nu_2}{\nu_2-2}, \quad \nu_2>2$$

$$\mu_2 = \frac{2\nu_2^2(\nu_1+\nu_2-2)}{\nu_1(\nu_2-2)^2(\nu_2-4)}, \quad \nu_2>4$$

である.

【例 1】 $X_{ij}(i=1,\ldots,a\ ;\ j=1,\ldots,n)$ を互いに独立で $\mathrm{N}(\mu_i, \sigma^2)$ に従う確率変数とし,

$$\bar{X}_i = \frac{1}{n}\sum_{j=1}^n X_{ij},$$

$$\bar{\bar{X}} = \frac{1}{na}\sum_{i=1}^a\sum_{j=1}^n X_{ij}$$

として,

$$S_B^2 = n\sum_{i=1}^a(\bar{X}_i-\bar{\bar{X}})^2,$$

$$S_E^2 = \sum_{i=1}^a\sum_{j=1}^n(X_{ij}-\bar{X}_i)^2$$

とおくと, S_B^2 と S_E^2 は互いに独立で, S_E^2/σ^2 は $\chi^2(a(n-1))$ に従い, S_B^2/σ^2 は仮説 H_0 : $\mu_1=\cdots=\mu_a$ のもとで $\chi^2(a-1)$ に従う. したがって, 仮説 H_0 のもとで,

$$F = \frac{S_B^2/(a-1)}{S_E^2/a(n-1)}$$

の分布は $F(a-1, a(n-1))$ となり, このことを利用して H_0 を検定することができる (分散分析).

F 分布に関する次の事項も有用である.

1) 確率変数 $\nu_1 F_{\nu_1,\nu_2}$ の分布は, ν_1 を一定にして, $\nu_2\to\infty$ とすると, $\chi^2(\nu_1)$ に収束する.
2) $t(\nu)$ 分布に従う確率変数を T_ν とすると, T_ν^2 の分布は $F(1,\nu)$ となる.
3) $1/F_{\nu_1,\nu_2}$ の分布は $F(\nu_2, \nu_1)$ となる.

F_{ν_1,ν_2} の定義に現れる X_1 の分布が非心度 δ の非心 χ^2 分布 $\chi^2(\nu_1, \delta)$ である場合,

$$F_{\nu_1,\nu_2;\delta} = \frac{X_1/\nu_1}{X_2/\nu_2}$$

の分布を**自由度 $(\boldsymbol{\nu_1}, \boldsymbol{\nu_2})$, 非心度 $\boldsymbol{\delta}$ の非心 $\boldsymbol{F}$ 分布** (noncentral F-distribution with (ν_1, ν_2) degrees of freedom and noncentrality parameter δ) と呼び, $F(\nu_1, \nu_2; \delta)$ で表す. これは, 例 1 で述べたような F 検定の検出力の計算に必要となる. 例 1 において, H_0 が成立しない場合 S_B^2/σ^2 の分布は非心度

$$\delta = n\sum_{i=1}^a\frac{(\mu_i-\bar{\mu})^2}{\sigma^2}$$

の非心 χ^2 分布 $\chi^2(\nu_1, \delta)$ である. ここに, $\bar{\mu}=\sum_{i=1}^a \mu_i/a$ である.

[柴 田 義 貞]

Markov 過程

Markov process

1. 状態空間が離散的な Markov 過程

まずパラメータが連続で，状態空間 S が離散的な Markov 過程から考える．以下では $T=[0,\infty)$，$S=\boldsymbol{Z}$ とする．Markov 連鎖の場合と同じく $P(X_s=a)>0$ のとき推移確率を $p_t(a,b)=P(X_{s+t}=b|X_s=a)$ とおけば，Chapman–Kolmogorov の方程式

$$p_{s+t}(a,b)=\sum_{c\in\boldsymbol{Z}}p_s(a,c)p_t(c,b) \qquad (1)$$

も同様に成立する．いま $p_t(a,b)$ は $t=0$ において連続さらに微分可能とする．すなわち

$$\lim_{t\to 0}p_t(a,b)=\begin{cases}1, & a=b\\ 0, & a\neq b\end{cases}$$

および $p_0(a,b)'$ が存在すると仮定する．このとき

$$q_a=\lim_{t\to 0}\frac{1-p_t(a,a)}{t}=-p_0(a,a)'$$

$$q_{ab}=\lim_{t\to 0}\frac{p_t(a,b)}{t}=p_0(a,b)'$$

とおけば，$q_a\geq 0$, $q_{ab}\geq 0$, $\sum_{b\neq a}q_{ab}=q_a$ が成立する．(1) の両辺を s あるいは t に関して微分すると，以下の等式を得る．

$$p_t(a,b)=-q_a p_t(a,b)+\sum_{c\neq a}q_{ac}p_t(c,b)$$

$$p_s(a,b)=-p_s(a,b)q_b+\sum_{c\neq b}p_s(a,c)q_{cb}$$

これらを **Kolmogorov の後退方程式** (Kolmogorov's backward equation)，**前進方程式** (forward equation) とおのおの呼ぶ．また $q_{aa}=-q_a$ とおいたとき，行列 $Q=(q_{ab})$ を**生成作用素** (generator) と呼ぶ．$p_0(a,a)=1$ および $p_0(a,b))=0(a\neq b)$ を初期条件とすれば，生成作用素 Q によって Markov 過程の確率分布は一意的に決定される．特に状態空間が $\boldsymbol{Z}$ の有限個の要素からなる部分集合のとき，行列 $P_t=(p_t(a,b))$ は $P_t=\exp(Qt)$ となる．

2. 状態空間が連続的な Markov 過程

次に状態空間 S が連続な場合を考える．簡単のためここでは $S=\boldsymbol{R}$ とする．一方パラメータの集合は $T=[0,\infty)$ あるいは $T=\{0,1,2,\ldots\}$ とする．まず $\mathcal{B}(\boldsymbol{R})$ を $\boldsymbol{R}$ 上の Borel 加法族とする．任意の $B\in\mathcal{B}(\boldsymbol{R})$，$t$, $s\in T$ に対して，関数 $P_t:\boldsymbol{R}\times\mathcal{B}(\boldsymbol{R})\to[0,1]$ が以下の 5 つの条件を満たすとき**推移核** (transition kernel) という (Borodin and Salminen, 2002).

(i)　$P(X_{t+s}\in B|X_u,\, u\leq t)=P_s(X_t,B)$, a.s. が成立する．

(ii)　B, t を固定したとき，x の関数として $P_t(x,B)$ は $\mathcal{B}(\boldsymbol{R})-$ 可測である．すなわち任意の $A(\in\mathcal{B}([0,1]))$ に対して，$\{x|P_t(x,B)\in A\}\in\mathcal{B}(\boldsymbol{R})$ が成立する．ここで $\mathcal{B}([0,1])$ は $[0,1]$ 上の Borel 加法族とする．

(iii)　(ii) とは逆に，x, t を固定したとき，$P_t(x,B)$ は $\mathcal{B}(\boldsymbol{R})$ 上の確率である．

(iv)　x, B に対して

$$P_0(x,B)=\begin{cases}1, & x\in B\\ 0, & x\notin B\end{cases}$$

が成立する．

(v)　Chapman–Kolmogorov の方程式

$$P_{s+t}(x,B)=\int_{\boldsymbol{R}}P_t(z,B)P_s(x,dz)$$

が成立する．

このとき $\{X_t\}$ は斉時 Markov 過程 (time-homogeneous Markov process) になる．推移核 P_t は推移確率を一般化した関数であり，(v) は (1) に対応する．

また任意の $t_0=0<t_1<\cdots<t_m$，任意の $B_i(\in\mathcal{B}(\boldsymbol{R})(i=0,1,\ldots,m))$ に対しては，

$$\begin{aligned}&P(X_{t_0}\in B_0, X_{t_1}\in B_1,\\ &\quad X_{t_2}\in B_2,\cdots,X_{t_m}\in B_m) \qquad (2)\\ &=\int_{B_0}\nu(dx_0)\int_{B_1}P_{t_1-t_0}(x_0,dx_1)\\ &\quad\times\int_{B_2}P_{t_2-t_1}(x_1,dx_2)\cdots\\ &\quad\times\int_{B_m}P_{t_m-t_{m-1}}(x_{m-1},dx_m)\end{aligned}$$

が成立する．ここで ν は X_t の確率分布である．

また Markov 過程は推移核に基づいて定義されるある関数空間上の線形作用素の集合によって一義的に決定できる．$C_b(\boldsymbol{R})$ を $\boldsymbol{R}$ 上で定義された有界で $\mathcal{B}(\boldsymbol{R})$ 可測な関数の集合とする．ここで $f\in C_b(\boldsymbol{R})$ に対して，作用素 $P_t:C_b(\boldsymbol{R})\to C_b(\boldsymbol{R})$ を

$$P_t(f)(x)=\int_{\boldsymbol{R}}P_t(x,dy)f(y)$$

によって定義する．このとき P_t は $C_b(\boldsymbol{R})$ 上の線形作用素になり

$$P_0 = I(\text{恒等作用素})$$
$$P_{t+s} = P_t P_s$$

が成り立つ．$\{P_t\}$ を $\{\boldsymbol{X_t}\}$ に**随伴する半群**という．

2 つの Markov 過程に随伴する半群が同一であれば 推移核も一致する．このとき (2) より有限次元分布も同一になることがわかる．したがって半群により Markov 過程が一義的に決定できる．

3. 例

代表的な例としては**標準 Brown 運動** (standard Brownian motion) がある．$T = [0, \infty)$ とする．任意の小さい順に並べた n 個の時点 $t_1 < t_2 < \cdots < t_n$ に対して定義される $n-1$ 個の確率変数

$$X_{t_2} - X_{t_1}, X_{t_3} - X_{t_4}, \ldots, X_{t_n} - X_{t_{n-1}} \quad (3)$$

が互いに独立なとき，$\{X_t\}$ を独立増分をもつ確率過程 (stochastic process with independent increments) という．$\{B_t\}$ が独立増分をもつ確率過程で

(i) $B_0 \equiv 0$

(ii) 任意の $(s \le t)$ に対して $B_t - B_s \sim N(0, t-s)$

を満たすとき，$\{B_t\}$ は標準 Brown 運動に従うという．$\sim$ は分布関数が等しいことを意味する．

(ii) の代わりに

$$B_t - B_s \sim N(2D(t-s), 2C(t-s))$$

が成立するとき，$\{B_t\}$ はズレ (drift) D，拡散係数 (diffusion coefficient) C の Brown 運動に従うという．$D=0$，$C=1/2$ の場合が標準 Brown 運動である．定義から $B_u(0 \le u \le t)$ が与えられたときの B_{t+s} の条件付き分布は $N(B_t, s)$ になるので $\{B_t\}$ は斉時 Markov 過程であり，その推移核は $C \in \mathcal{B}(\boldsymbol{R})$ に対して

$$P_s(x, C) = \int_{y \in C} \frac{1}{\sqrt{2\pi s}} \exp\left(-\frac{(y-x)^2}{2s}\right) dy$$

によって定義される．

一方作用素 P_t は

$$P_t f(x) = \int_{\boldsymbol{R}} \frac{1}{2\pi x} \exp\left(-\frac{(y-x)^2}{2t}\right) f(y) dy$$

となる．

さらに Brown 運動を含む斉時 Markov 過程の代表的な例として **Lévy 過程** (Lévy process) がある．Lévy 過程は確率分布が無限分解可能な分布 (Gnedenko and Kolmogorov, 1954; Samorodnitsky and Taqqu, 1994) に従う独立増分をもつ確率過程である．Brown 運動は正規分布を，次項で説明する **Poisson 過程**は Poisson 分布をおのおの確率分布としてもつ Lévy 過程である．さらに確率分布が Cauchy 分布に従う Lévy 過程を **Cauchy 過程** (Cauchy process) という．

[矢 島 美 寛]

Markov 連鎖

Markov chain

1. 確率過程

本項および次項以降で説明する **Markov 連鎖** (Markov chain), Markov 過程 (Markov process), Poisson 過程 (Poisson process) は**確率過程** (stochastic process) の具体例である．したがって最初に確率過程について簡単に説明しておく．

生物学の遺伝，地震の発生，株価の値動きなど自然科学から人文・社会科学に至るまで，さまざまな要因によって決定され，その将来の値を現在および過去の値に基づいて 完全に予測することはできないデータが数多く存在する．このようなデータの挙動を，初期値が決まれば将来の値が完全に決定されてしまう微分方程式のような確定的な数学的モデルによって的確に表現することは難しい．確定的なモデルに代わって，事前には一義的に結果が決定できないデータを，ある確率法則に支配され観測値が発生すると考える数学的モデルが確率過程である．

次に確率過程を数学的に定式化する．T をパラメータの集合とし，それに含まれる要素を t とする．任意の t に対してある確率変数 X_t が与えられているとする．そして t を T 上で隈なく動かしたときにできる確率変数の集合 $\{X_t, t \in T\}$ を確率過程という (Brockwell and Davis, 1991). T が文脈から自明なときには簡単に $\{X_t\}$ とも書く．ここでは時間の推移とともに変動する確率過程を考えるので T は実数の全体 $\boldsymbol{R} = (-\infty, \infty)$ あるいはその部分集合とする．しかし T をこのように限定する必要はない．例えばある年の地価であれば T を 2 次元 Euclid 空間 $\boldsymbol{R}^2$ の部分集合とし，t の各成分は緯度，経度を表す．またある気象台で測定した気温であれば 4 次元 Euclid 空間 $\boldsymbol{R}^4$ の部分集合とし，t の各成分は経度，緯度，高さ，時間を表す．

T が整数の集合 $\boldsymbol{Z} = \{0, \pm 1, \pm 2, \ldots\}$ あるいはその部分集合のとき，**離散パラメータ** (discrete parameter) **確率過程**，一方 $\boldsymbol{R}$ あるいはその非可算無限部分集合のとき**連続パラメータ** (continuous parameter) **確率過程**という．

また確率過程のとる値を**状態** (state) その全体を**状態空間** (state space, S と書く) ともいう．S は 1 変量データのときは $\boldsymbol{R}$ あるい複数の $d(= 2, 3, \ldots)$ 個の変量からなる多変量データのときは $\boldsymbol{R}^d$ あるいはおのおのの部分集合である．確率過程は状態によっても離散型と連続型に分類される．例えば人口の変化を表す確率過程は離散的であるが，地震の震度などを表す確率過程は連続的である．

2. 定　義

前節の確率過程の定義に基づいて Markov 連鎖および Markov 過程を説明していく．両過程とも一口にいえば，将来の状態に対する確率法則が，現在の状態のみに依存して決定され，それ以前の過去の状態には依存しない確率過程である．ただ Markov 連鎖と Markov 過程との区別は統一されていない．パラメータと状態が離散的であるか連続的であるかにより 4 とおりの確率過程に分類されるが，パラメータの集合 T が離散の場合を Markov 連鎖，連続な場合を Markov 過程とおのおの呼ぶ文献もあれば，他方で状態空間 S が離散の場合を Markov 連鎖，連続な場合を Markov 過程とおのおの呼ぶ文献もある．本項では T, S ともに離散的な場合を Markov 連鎖と呼ぶことにする．いま $T = \{0, 1, 2, \ldots\}$ とし，状態空間 S は可算無限個の要素からなるとする．

T の任意の点 $t_1 < \cdots < t_n < t$，および S の任意の要素 $x_1, \ldots, x_n, x$ に対して条件付き確率が

$$\begin{aligned} &P(X_t = x | X_{t_i} = x_i,\ i = 1, \ldots, n) \quad (1) \\ &= P(X_t = x | X_{t_n} = x_n) \end{aligned}$$

を満たすとき，$\{X_t\}$ を状態空間を S とする Markov 連鎖 (Markov chain with state space S) という (Khoshnevisan, 2002; Shiryaev, 1996)．任意の t, $k (\in T)$, a, $b (\in S)$ に対して，$P(X_t = a) > 0$ のとき $p_{t,t+k}(a, b) = P(X_{t+k} = b | X_t = a)$, $P(X_t = a) = 0$ のとき $p_{t,t+k}(a, b) = 0$ とおく．$p_{t,t+k}(a, b)$ は時点 t において a から出発し k 時間後の時点 $t+k$ において b に到着する確率を表す．いま任意の t, k に対して $p_{t,t+k}$ が時間差 k のみに依存し $p_{t,t+k} = p_{0,k} = P(X_k = b | X_0 = a)$ が成立するとき，$\{X_t\}$ を**斉時 Markov 連鎖** (time-homogeneous Markov chain) という．状態空間を拡張することにより任意の Markov 連鎖は斉時 Markov 連鎖と同一視できる (Khoshnevisan, 2002)．そこで以下では斉時 Markov 連鎖のみを考え，簡単のため $p_{0,k}$ を p_k と書く．このとき

$$\{p_k(x, y) | k \geq 0,\ x,\ y \in S\}$$

を**推移確率** (transition probability) という．また $p_k(x,y)$ を $\boldsymbol{k}$ **ステップ推移関数** (k-step transition function) という．$p_1(x,y)$ を単に推移関数という．任意の $x_0, x_1, \ldots, x_m (\in S)$ に対して，条件付き確率の性質と (1) から

$$\begin{aligned}
&P(X_0 = x_0, X_1 = x_1, \ldots, X_m = x_m)\\
&\quad = P(X_0 = x_0, X_1 = x_1, \ldots,\\
&\qquad X_{m-1} = x_{m-1})\\
&\qquad \times P(X_m = x_m | X_0 = x_0, X_1 = x_1, \ldots,\\
&\qquad X_{m-1} = x_{m-1})\\
&\quad = P(X_0 = x_0, X_1 = x_1, \ldots, X_{m-1}\\
&\qquad = x_{m-1}) \times P(X_m = x_m | X_{m-1}\\
&\qquad = x_{m-1})\\
&\quad = P(X_0 = x_0, X_1 = x_1, \ldots, X_{m-1}\\
&\qquad = x_{m-1}) \times p_1(x_{m-1}, x_m)
\end{aligned}$$

が成立する．同じ操作を繰り返し最終的に

$$\begin{aligned}
&P(X_0 = x_0, X_1 = x_1, \ldots, X_m = x_m) \quad (2)\\
&\quad = P(X_0 = x_0) \times \prod_{l=0}^{m-1} p_1(x_l, x_{l+1})
\end{aligned}$$

を得る．したがって $X_0, X_1, \ldots, X_m$ の同時確率分布は X_0 の分布と推移関数 p_1 により完全に決定できる．X_0 の確率分布を**初期分布** (initial distribution) といい ν と書く．

次に 2 ステップ推移関数 $p_2(x,y)$ は (2) より

$$\begin{aligned}
&P(X_0 = x, X_2 = y)\\
&\quad = \sum_{z \in S} P(X_0 = x,\ X_1 = z,\ X_2 = y)\\
&\quad = \nu(\{x\}) \sum_{z \in S} p_1(x,z) p_1(z,y)\\
&\quad = \nu(\{x\}) p_2(x,y)
\end{aligned}$$

を満たすので，

$$p_2(x,y) = \sum_{z \in S} p_1(x,z) p_1(z,y)$$

が成立する．一般の $p_{m+n}(x,y) (m+n \geq 3, m, n \geq 1)$ に対しては同様に

$$p_{m+n}(x,y) = \sum_{z \in S} p_m(x,z) p_n(z,y) \quad (3)$$

が成立する．この等式を **Chapman–Kolmogorov の方程式** (Chapman–Kolmogorov equation) という．

3. 例

ここで斉時 Markov 連鎖の例を 1 つあげる．$\{Y_t\}$ を独立同一分布に従う確率変数列とし，$\{X_t\}$ を

$$X_t = \sum_{j=0}^{t} Y_j, \quad t \geq 0$$

によって定義する．これを**ランダムウォーク** (random walk) という．ここでは Y_t が 2 つの値 -1, 1 を確率 $P(Y_t) = 1 = p$, $P(Y_t = -1) = q (= 1-p)$ でとると仮定する．このとき $\{X_t\}$ は状態空間を $S = \boldsymbol{Z}$ とする斉時 Markov 連鎖で，推移確率は

$$\begin{aligned}
p_{t,t+1}(a,b) &= P(Y_{t+1} = b - a)\\
&= \begin{cases} p, & b - a = 1\\ q, & b - a = -1\\ 0, & \text{その他} \end{cases}
\end{aligned}$$

となる．　[矢 島 美 寛]

Poisson 過程

Poisson process

1. 定 義

Poisson 過程は，ある時間内である事象が起きた回数を表現する斉時 Markov 過程である．例えば地震の発生などを解析するための基本モデルとして応用されている．状態の総数は可算無限個で $S = \{0, 1, \ldots\}$ とし，パラメータは $T = [0, \infty)$ とする．そして任意の時間内 $[0, t]$ である事象が起きた回数を N_t とする．$\{N_t\}$ が独立増分をもつ確率過程で以下の 2 条件を満たすとき，$\{N_t\}$ は **Poisson 過程** (Poisson process) に従うという．

(i) $N_0 \equiv 0$

(ii) 任意の $(s \leq t)$ に対して $N_t - N_s$ の確率分布はパラメータ λt の Poisson 分布である．

「Markov 連鎖」の項で定義した生成作用素 $Q = (q_{ab})$ は

$$q_{ab} = \begin{cases} \lambda, & a = b \text{ あるいは } a + 1 = b \\ 0, & \text{その他} \end{cases}$$

となる．したがって区間 $[s, s+t]$ において $t \to 0$ のとき，2 回以上事象が起きる確率は無視できる．実際 Poisson 過程の実現値は事象が起きる時点で 1 だけジャンプする階段関数である．

次に Poisson 過程で，$t = 0$ から最初に事象が起きるまでの時間間隔を T_1 とおこう．同様に T_i $(i = 2, 3, \ldots)$ を事象が $(i-1)$ 回起きてから i 回起きるまでの時間間隔としよう．事象 $\{T_1 \leq t\}$ は $\{N_t \geq 1\}$ に等しい．N_t の確率分布はパラメータ λt の Poisson 分布であるから，$F(t)$ を T_1 の分布関数とすれば

$$\begin{aligned} F(t) &= P(N_t \geq 1) \\ &= 1 - P(N_t = 0) \\ &= 1 - \exp(-\lambda t) \end{aligned}$$

となる．$F(t)$ を t について微分すれば，その密度関数は $f(t) = \lambda e^{-\lambda t}$ となる．したがって T_1 の分布は指数分布である．$\{N_t\}$ は独立増分な確率過程であるから，T_i $(i = 1, 2, \ldots)$ は互いに独立でパラメータ λ の指数分布に従う．

また $S_n = \sum_{i=1}^{n} T_i$ とおけば，S_n は $N_t = n$ となる最初の時点を意味する．S_n の密度関数は，$f_n(t) = \lambda(\lambda t)^{n-1} e^{-\lambda t}/(n-1)!$ になる．この分布は相 $\boldsymbol{n}$ の **Erlang 分布** (Erlang distribution) と呼ばれている．

2. Poisson 過程の一般化

Poisson 過程を一般化することによりさまざまな確率過程を定義できる．まず Poisson 過程 $\{N_t\}$ に対して，さらに独立同一分布に従う確率変数列 $\{Y_j | j = 1, 2, \ldots\}$ を考え，新たな確率過程 $\{Z_t\}$ を

$$Z_t = \sum_{j=1}^{N_t} Y_j$$

によって定義する．$\{Z_t\}$ を**複合 Poisson 過程** (compound Poisson process) という．地震の例では，時間 $[0, t]$ 内で生起した各地震の震度を Y_j とすれば，Z_t は総震度になる．

次に微生物や細菌の総数は子を生んだり分裂することにより増加することもあれば，死亡により減少することもある．このような現象を表現する確率過程として出生死滅過程がある．いま斉時 Markov 過程 $\{L_t\}$ の生成作用素が

$$q_{ab} = \begin{cases} \lambda_a, & a + 1 = b \\ \lambda_a + \mu_a, & a = b \\ \mu_a, & a - 1 = b \\ 0, & \text{その他} \end{cases}$$

を満たすとき，$\{L_t\}$ を**出生死滅過程** (birth and death process) という．総数が a のとき区間 $[s, s+t]$ において 1 つの個体が生まれる確率が $\lambda_a t + o(t)$，死亡する確率が $\mu_a t + o(t)$ である．Poisson 過程との違いは総数が減る確率が必ずしも 0 とはならないこと，また増減の確率が現時点の総数 a に依存することである．

出生死滅過程の λ_a, μ_a をいろいろ変えることによりさまざまな確率過程を構成することができる．まず $\lambda_a \equiv \lambda$, $\mu_a \equiv 0$ とおけば Poisson 過程である．出生，死亡の確率を現時点の総数に比例させ，$\lambda_a = a\lambda$, $\mu_a = a\mu$ とした確率過程を **Feller–Arey 過程** (Feller–Arey process) という．Feller–Arey 過程で，死亡がなく $\mu_a \equiv 0$ とした確率過程を**純出生過程** (pure birth process) あるいは **Yule 過程** (Yule process) という．さらに Feller–Arey 過程で外からの「移民」を考えその確率を τ として，$\lambda_a = a\lambda + \tau$ とおいた確率過程を **Kendall 過程** (Kendall process) という．

さらに T を $\boldsymbol{R}^d$ $(d \geq 2)$ あるいはその部分集合として空間あるいは時空間上で生起する事象を表現する確率過程に一般化することも可能である (Cressie, 1993).

3. 確率分布

本節では，前節で説明した確率過程の確率分

布を導出する．一般の確率過程 $\{X_t\}$ に対して $p_t(k) = P(X_t = k)$ とおく．まず Poisson 過程 $X_t = N_t$ の場合から考える．$k \geq 1$ に対して，以下の等式

$$\begin{aligned} &P(N_{t+h} = k) \\ &\quad = P(N_{t+h} = k | N_t = k-1)P(N_t = k-1) \\ &\qquad + P(N_{t+h} = k | N_t = k)P(N_t = k) \\ &\qquad + \sum_{l \geq 2} P(N_{t+h} = k | N_t = k-l) \\ &\qquad \times P(N_t = k-l) \\ &\quad = \lambda h P(N_t = k-1) + (1-\lambda h)P(N_t = k) \\ &\qquad + o(h) \end{aligned}$$

を得る．したがって

$$\begin{aligned} &p_{t+h}(k) - p_t(k) \\ &\qquad = \lambda h(p_t(k-1) - p_t(k)) + o(h) \quad (1) \end{aligned}$$

となる．(1) の両辺を h で割り，$h \to 0$ とすれば，微分方程式

$$p_t'(k) = \lambda(p_t(k-1) - p_t(k)) \qquad (2)$$

が導ける．$k = 0$ のときも同様に

$$p_t'(0) = -\lambda p_t(0) \qquad (3)$$

が成立する．ここで境界条件を

$$p_0(k) = \begin{cases} 1, & k = 0 \\ 0, & k \neq 0 \end{cases}$$

とおけば，$k(= 0, 1, \ldots)$ に対して帰納法を適用することにより，(2)，(3) から

$$p_t(k) = \frac{(\lambda t)^k \exp(-\lambda t)}{k!}$$

を得る．実際に確率分布はパラメータ λt の Poisson 分布であり，最初の Poisson 過程の定義と整合的であることが確認できる．

次に出生死滅過程の場合を考える．(2)，(3) を導いたのと同様の方法により，$k \geq 1$ に対しては

$$\begin{aligned} p_t'(k) = &-(\lambda_k + \mu_k)p_t(k) + \lambda_{k-1}p_t(k-1) \\ &+ \mu_{k+1}p_t(k+1) \qquad (4) \end{aligned}$$

$k = 0$ に対しては

$$p_t'(0) = -\lambda_0 p_t(0) + \mu_1 p_t(1) \qquad (5)$$

が成立する．k は 0 より小さくはならないので，(4) と比較して，(5) には $p_t(k-1)$ に対応する項がないことに注意を要する．

(3) と異なり，(5) には $p_t(1)$ が含まれているので，$p_t(0)$ から始めて $p_t(k)$ $(k \geq 1)$ を数学的帰納法により求めることはできない．個別的に解を求めることになるが，Feller–Arey 過程については境界条件

$$p_0(k) = \begin{cases} 1, & k = 1 \\ 0, & k \neq 1 \end{cases}$$

のもとで，$k = 0$，$k \geq 1$ に対して $\lambda \neq \mu$ のとき

$$p_t(0) = \frac{\mu(1 - \exp((\lambda-\mu)t))}{\mu - \lambda\exp((\lambda-\mu)t)}$$

$$\begin{aligned} &p_t(k) \\ &\quad = \frac{\lambda^{k-1}(\lambda-\mu)^2 e^{(\lambda-\mu)t}(1 - e^{(\lambda-\mu)t})^{k-1}}{(\mu - \lambda e^{(\lambda-\mu)t})^{k+1}} \end{aligned}$$

$\mu = \lambda$ のとき

$$p_t(0) = \frac{\lambda t}{(1+\lambda t)}$$

$$p_t(k) = \frac{(\lambda t)^{k-1}}{(1+\lambda t)^{k+1}}$$

となる． ［矢 島 美 寛］

ブースティング

boosting

1. 統計的パターン認識とは

人間の脳は運動と言語の機能を獲得する学習過程においてさまざまな試行錯誤の経験をとおして優れた予測能力も身に付ける．統計的パターン認識とは，脳がもつ‘予測する本能’というべき基本的性質の統計学的な定式化である．枠組みは，p 次元の特徴ベクトル x と，そのクラスラベル y から構成される．x から y への写像 h を識別子と呼び，目的はトレーニングデータに基づく学習からよい識別子 h を構成することである．このとき，x を入力，y を出力とみなして h のことを学習機械と呼ぶこともある．乱暴ないい方をすれば，医師とはカルテ x から患者の病気 y を診断する学習機械である．実際には医師はカルテ以外の情報からも取り入れて総合的な判断をするので，正確にはカルテは x の一部となる．

統計的パターン認識の方法論は，1990 年代より機械学習の分野から新しい学習アルゴリズムが提案され，多方面の進展がみられる．狭義の意味では統計的判別解析と同等である (McLachlan, 2004)．統計学の分野においては Fisher が提案した線形判別関数からロジスティック判別関数へ進んだ．最近，機械学習の分野においてアダブーストとサポートベクターマシンによる方法が急速に進展している (Bishop, 2006)．統計学の分野でも機械学習の進展に刺激され，これらの方法の統計的意味の検討から新たな提案がなされている．アダブーストを代表とするブースティング法は，直接に統計的パターン認識の方法を提案するものではない．実際には必ずしも強力ではないいくつかの学習機械をあらかじめ用意して，トレーニングデータの学習によって，巧妙に複数の学習機械を線形に結合させ，1 つの強力な機械に集約する方法である．この方法では識別子 h を構成する過程で特徴ベクトルとクラスラベルの n 組のトレーニングデータ $D_{\rm train} = \{(x_1, y_1), \ldots, (x_n, y_n)\}$ を何度も使う．例えば，ある識別子 h を考えたときに $D_{\rm train}$ の n 個の例題に対して，h が間違えた例題 (x_i, y_i)，すなわち $h(x_i) = y_i$ となる例題の数の割合 (トレーニング・エラーレイト) を調べる．このように与えられた例題を学習して，結合された学習機械が予測の性能を上げることを目指す．ここで学習機械とは，入力の特徴ベクトルからそのクラスラベルを出力するユニットを指し，学習機械は統計学で呼ばれる識別子と同一視してよい．機械学習のもうひとつの方向であるサポートベクターマシン (SVM) は，数理計画法を巧みに援用し，マージンの最大化によって実装されるアルゴリズムである．カーネル空間上にデータを考えることによって高次元空間への埋め込みから有効な識別空間が構成されている．

2. さまざまな応用

パターン認識の方法は実に多くの応用例を包含するが，最初の実行例である Fisher によるアヤメの品種予測に用いられて以来，人間が注目するカテゴリカルな結果変数の予測の問題にパターン認識の方法が適用されている．リスクの問題では危惧する結果をクラスラベルで表し，ベネフィットの問題では享受できる利益をクラスラベルが表す．利潤と損益，良品と不良品，正常と故障，健康と疾病，営業と破産，本物と偽者，勝利と敗退，合格と不合格など，ありとあらゆる結果を対照化するクラスラベル y が考えられる．関連するかもしれないすべての対象が特徴ベクトル x になりうる．このように x の一部には音声データや画像データや動画データなどが含まれることもあるが，ここでは，それらをひっくるめて，1 本の p 次元のベクトルとして扱う．現代社会では多くのものが IT 化されているので，特徴次元 p は巨大化する傾向があるがサンプル数 n は従来の規模に留まることが多い．医療の現場ではカルテは電子化され，画像データなども添付されるようになったことから巨大な p が得られるが，データが共有できる患者数 n は電子化前とそんなに変動はない．この問題を $p \gg n$ 問題と呼び，機械学習のパターン認識の方法の提案の契機のひとつになった．ゲノムデータ解析は $p \gg n$ 問題に直面する典型的な分野であり活発な進展がある．

3. アダブースト

パターン認識とは特徴ベクトル x からクラスラベル y を予測するために識別子 $h : x \mapsto y$ を構成することである．クラスラベル y に関連する特徴的なパターンを x の中からうまく取り出すことが目的となる．

このような問題に対して機械学習の分野から提案されている方法が有効であることが認識されるようになった．(Hastie *et al.*, 2009)．典型的な方法はブースティングとサポートベクターマシンである．説明の簡単のために，クラスラベルの数が2として，ラベル y は -1 か $+1$ の値をとるとする．このとき慣習的に判別関数 $F(x)$ に対して，識別子を

$$h(x) = \mathrm{sgn}(F(x)) \qquad (1)$$

と定義する．ここで sgn は符号を表す．

古典的な方法として Fisher の判別関数とロジスティック判別関数は

$$F(x, \beta) = \beta_1^{\mathrm{T}} x + \beta_0 \qquad (2)$$

と書かれ，ベクトル $\beta = (\beta_1^{\mathrm{T}}, \beta_0)^{\mathrm{T}}$ をトレーニングデータから学習する．学習の方法は両者ではかなり違うことに注意する．

機械学習の分野から，学習可能性に関する基本問題である「弱い識別子を組み合わせて強い識別子が構成できるか」という問題の提示があった．この基本問題に対していくつかの提案があったが，アダブーストの学習アルゴリズムが非常によい解であることが示された (Freund and Schapire, 1997)．アダブーストの特徴はトレーニングデータが与えられる前に，あらかじめ可能な複数個の識別子を用意することである．まだデータの情報は使ってないので，できるだけすべての想定される可能性に対して働ける識別子を用意することが大切である．ただし，個々の識別子は優れた性能をもつ必要はなく，1つ1つの識別子の弱い性能でよくて，集合として'網羅的'でありさえすればよい．この意味で弱い識別子の集合 $\mathcal{H}$ を用意し，$h \in \mathcal{H} \Rightarrow -h \in \mathcal{H}$ を満足するように拡大する．トレーニングデータを $D_{\mathrm{train}} = \{(x_1, y_1), \ldots, (x_n, y_n)\}$ とする．オリジナルな定義は，ステップ $t = 1, \ldots, T$ に対して $F_{t-1}(x)$ から更新 $F_t(x) = F_{t-1}(x) + \alpha_t h_t^*(x)$ を

$$h_t^* = \operatorname*{argmin}_{h \in H} \varepsilon_t(h) \qquad (3)$$

$$\alpha_t = \frac{1}{2} \log \frac{1 - \varepsilon_t(h_t^*)}{\varepsilon_t(h_t^*)} \qquad (4)$$

と与える．ここで $\varepsilon_t(h)$ は重み付けエラーレイトと呼ばれ，

$$\varepsilon_t(h) = \sum_{i=1}^{n} w_t(i) I(y_i \neq h(x_i))$$

で定義される．ただし I は定義関数で，重みは

$$w_t(i) = \frac{\exp\{-y_i F_{t-1}(x_i)\}}{\sum_{i=1}^{n} \exp\{-y_i F_{t-1}(x_i)\}}$$

である．このように最終的な形の判別関数は

$$F(x) = \sum_{t=1}^{T} \alpha_t h_t^*(x) \qquad (5)$$

で与えられる．古典的な判別関数 (2) と線形の意味では同じであるが，(5) はあらかじめ用意された識別子の線形結合である．これより x のクラスラベル y は (1) により $F(x)$ の符号によって予測されるが，このことは (5) より，投票 $h_t^*(x)$ の重み α_t の重み付け多数決によって決められていることになる．**指数ロス関数**を

$$L_{\exp}(F) = \frac{1}{n} \sum_{i=1}^{n} \exp\{-y_i F(x_i)\}$$

と定義する．この指数ロス関数と (3)，(7) に対して

$$h_t^* = \operatorname*{argmin}_{h \in H} \nabla L_{\exp}(F_{t-1}, h) \qquad (6)$$

$$\alpha_t = \operatorname*{argmin}_{\alpha \in (0,\infty)} L_{\exp}(F_{t-1} + \alpha h_t^*) \qquad (7)$$

が成立する．ここで argmin は最小にする変数のことを表し，$\nabla L_{\exp}(F_{t-1}, h)$ は指数ロス関数の h 方向の微分で

$$\nabla L_{\exp}(F, h) = \frac{\partial}{\partial \alpha} L_{\exp}(F + \alpha h)\Big|_{\alpha=0}$$

を表す．

このようにアダブーストは指数ロス関数を (h, α) の**逐次勾配アルゴリズム**とみなせる．最も特徴的なステップは (6) で，集合 $\mathcal{H}$ が十分に豊かであれば最適な解に収束することが知られている．重み付けエラーレイトの特徴はすべてのステップで $\varepsilon_{t+1}(h_t) = 1/2$ となることで，t ステップで最良であった識別子 h_t^* は更新した重み付けエラーレイトでは最悪となっているといえる．これより，次の $t+1$ ステップにおいて変更された重み付けエラーレイトの意味で最良の識別子 h_{t+1}^* は h_t^* とは異なる新たな個性を発揮する識別子が選ばれることになる．通常は初期条件として $F_1(x) = 0$，$w_t(i) = 1/n$ として，反復を進める．停止規則は，例えばクロスバリデーションによって期待指数ロスを推定しながら学習を停止させる．原理的には特徴ベクトルを直接学習しているのではなく，識別子の集合から優れた識別子を選出するので '$p \gg n$' 問題は極端な場合を除いては大きな障害とはならない．

4. アダブーストの統計的な性質

さてアダブーストの統計的な性質をみよう．トレーニングデータが従う分布を $r(x, y)$ とし，

$$r(x, y) = p(y|x)q(x) \qquad (8)$$

と分解をしよう．ここで $p(y|x)$ は x を与えたときの条件付き分布 (事後分布)，$q(x)$ は x の周辺分布を表す．この分布に関する期待値を E と表すと，識別子 h の期待エラーレイトは

$$\mathrm{err}(h) = E\{I(y \neq h(x))\} \qquad (9)$$

と書け，これを最小にする識別子は **Bayes ルール**

$$h_{\mathrm{Bayes}} = \mathrm{sgn}\left\{\log\frac{p(+1|x)}{p(-1|x)}\right\} \qquad (10)$$

であることが知られている．期待指数ロス関数

$$\mathbf{L}_{\exp}(F) = E\left[\exp\{-yF(x)\}\right]$$

を考えよう．このとき $F^* = \mathrm{argmin}_F \mathbf{L}_{\exp}(F)$ は，期待指数ロス関数が

$$\mathbf{L}_{\exp}(F) = E\left\{\mathrm{e}^{-F(x)}p(+1|x) + \mathrm{e}^{F(x)}p(-1|x)\right\}$$

と書けることに注意すると相加平均と相乗平均の不等式から，

$$\mathbf{L}_{\exp}(F) \geq 2E\{\sqrt{p(+1|x)p(+1|x)}\}$$

が成立する．このとき等号条件から

$$F^*(x) = \frac{1}{2}\log\left\{\frac{p(+1|x)}{p(-1|x)}\right\} \qquad (11)$$

となる．このことは直ちに $h^*(x) = \mathrm{sign}(F^*(x))$ は Bayes ルール (10) に一致することを主張する (Friedman *et al.*, 2000)．この性質を Bayes ルール一致性という．Fisher の判別関数もロジスティック判別関数も，データ分布 (8) をパラメトリックモデルに仮定し，この Bayes ルール一致性を目指したものである．このように指数ロス関数は自然にアダブーストを定義し，しかも期待指数ロスの最小化はエラーレイトを最小にする Bayes ルールと等価になることがわかる．いうまでもなく，私たちデータ解析者にとって事後確率は未知なので，Bayes ルールは架空の産物であり，トレーニングデータから何らかの学習が必要なわけである．さらに (11) 式を逆に解くと

$$p(y|x) = \frac{\exp\{yF^*(x)\}}{\exp\{F^*(x)\} + \exp\{-F^*(x)\}} \qquad (12)$$

となる．もし $F^*(x)$ が $\mathcal{H}$ によって線形に

$$F^*(x) = \sum_{j=1}^{J}\alpha_j h_j(x) \qquad (h_j \in \mathcal{H})$$

と書けたとすると (12) はロジスティック回帰モデルとみなせる．この視点からアダブーストは逐次的にロジスティック回帰モデルを連想しているとみることができる．このようにアダブーストはロジスティックタイプの判別関数を連想している (Eguchi and Copas, 2002)．

実解析においては，データを適切にトレーニングデータとテストデータに分ける．これからトレーニングデータを学習して $F(x)$ を設計して (1) から識別子 $h(x)$ を構成し，最後にテストデータによって $h(x)$ の性能を測ることが標準的な手続きとなる．特に重要なことは学習反復数 T の決め方である．アダブーストでは一般には**過学習**が起こりやすいと指摘されている．このため，トレーニングデータに対して多重クロスバリデーション法を使ってテストエラーを適切に推定することによって，最適な反復数 T を決めることが必要である．実際には例題数が少ないときには，データを 2 つに分けてトレーニングとテストを独立に行うことが困難になることがある．このときは**多重クロスバリデーション**やブートストラップなどが有効な対策になる．

5. ロジットブースト

前節ではアダブーストが指数ロス関数の逐次的最小化の過程で識別子を選びながら重み付き多数決ルールを構成することをみた．その統計的性質としてロジスティック回帰モデルとの関係について (12) から接近がなされた．この節では，クラスラベルを変換 $y^* = (y+1)/2$ として $0, 1$ をとるようにする．より直接的にロジスティック回帰モデルを学習する対数ロス関数を考える．

$$L_{\log}(F) = \sum_{i=1}^{n}\log p(x_i, F)^{y_i}\{1 - p(x_i, F)\}^{1-y_i}$$

ここで $p(x, F) = \mathrm{e}^{yF(x)}/(1 + \mathrm{e}^{-F(x_i)})$．このロス関数を逐次最小化の過程で以下のようなブースティング・学習アルゴリズムを考えよう．

$$h_t^* = \underset{h \in H}{\mathrm{argmin}}\sum_{i=1}^{n}v(x_i, F_{t-1}) \times \left\{\frac{y_i^* - p(x_i, F_{t-1})}{v(x_i, F_{t-1})} - h(x_i)\right\}^2$$

と選んで $F_t = F_{t-1} + h_t^*$ で更新する．ここで $v(x, F) = p(x, F)(1 - p(x, F))$ とする．このように h_t^* は重み付き最小 2 乗法によって求められている．ロジスティック GAM と密接な関係が指摘されている (Friedman *et al.*, 2000)．ブー

スティングはこのようにいくつかのバージョンが提案されているが，ロジスティック回帰と密接な関連があることがわかる．

6. *K* 重クロスバリデーション

トレーニングデータを学習して判別子が構成されたとき，検証的アプローチではこの判別子による予測がどの位正確なのかを考察する．通常はテストデータ

$$D_{\text{test}} = \{(x_1, y_1), \ldots, (x_m, y_m)\}$$

でエラーレイト

$$\text{testerr} = \sum_{i=1}^{m} I(y_i \neq h(x_i))$$

を推定することが推奨される．なぜならば，学習に使われたトレーニングデータは多くの場合，エラーレイトを著しく過小評価する．これは探索的アプローチでトレーニングデータのありとあらゆる情報を抽出しようとするあまり，過学習が起こりやすいからである．情報量規準の考えでいえば，トレーニングエラーを測る際判別子 h と例題 (x_i, y_i) の間に正の相関が生じるからである．このように統計的パターン認識を考えても，トレーニングデータによって探索的アプローチを行い，テストデータによって検証的アプローチを行うことが標準的な手続きとなっている．前節の議論のように，理論的なエラーレイトの下限はデータ分布 (8) によって決まり，下限は Bayes ルールによって達成される．このように，理論的にはエラーレイトは下限をもつことが証明されているにもかかわらず，しばしばトレーニングエラーが 0 または 0 に近くなることには注意が必要である．

トレーニングとテストを同時に行う *K* 重クロスバリデーションによって構成する方法を紹介する．更新則 (3) と (4) で与えられるアダブーストは，特にサブステップ (3) において関数最適化を行っているため強い学習能力があるが，一方で過学習の問題がある．そのため適切な停止規則が重要な役割を果たす．*K* 重クロスバリデーションを行うためにはデータをおおよそ *K* 等分する：

$$D_k = \{(x_i^{(k)}, y_i^{(k)}) : i \in I_k\}, \quad k = 1, \ldots, K$$

ただしおのおののデータセット D_k は，クラスラベルの割合が全データとほぼ同じであるように選ぶ．このように分解されたデータセットに対して，手順 (k) は次のように定義される．

(k)　トレーニングデータを $D_{\text{train}}^{(-k)} = \cup\{D_\ell : \ell \neq k\}$ として，テストデータを $D_{\text{test}}^{(k)} = D_k$ として選ぶ．次にアダブーストの反復を $D_{\text{train}}^{(-k)}$ で行い，テストエラーを $D_{\text{test}}^{(k)}$ で測った値を testerr_k とする．

この操作を *K* まで行いテストエラーを

$$\widehat{\text{testerr}} = \frac{1}{K} \sum_{k=1}^{K} \text{testerr}_k$$

で測る．このようにアダブーストの反復ごとに $\widehat{\text{testerr}}$ を計算して，減少から初めて増加になるステップで，学習を停止させる．この方法のほかには ‘leave-one-out’ 法があるがパターン認識では有効でないことが報告されている．上で説明された方法は多くの場合，テストエラーのよい推定値が得られるが，少し過小評価の傾向がされている．いうまでもなくサンプル数が十分得られているときはトレーニングとテストは分けて行うことが原則である．　[江 口 真 透]

文　献

朝日新聞．昭和ヒトケタなぜ死に急ぐ．2 月 22 日 (木) 朝刊，1984.

朝日新聞．薄命の世代昭和一桁，2 月 17 日 (月) 朝刊，1986.

安達美佐ほか．栄養教育のための食物摂取頻度調査票（FFQW82）の妥当性と再現性の検討．日本公衛誌（印刷中）.

甘利俊一ほか．多変量解析の展開 (統計科学のフロンティア 5)，岩波書店，2002.

甘利俊一ほか編．階層ベイズモデルとその周辺 (統計科学のフロンティア 4)，岩波書店，2004.

甘利俊一ほか編．計算統計 II (統計科学のフロンティア 12)，岩波書店，2005.

市川雅教．因子分析（シリーズ〈行動計量の科学〉7)，朝倉書店，2010.

市場洋三．日本医事新報 **3785**: 26–30, 1996.

岩崎　学．行動計量学 **29**: 247–273, 2002.

岩崎　学，河田祐一．日本統計学会誌 **36**: 131–145, 2007.

上坂浩之，後藤昌司．応用統計学 **9**: 23–33, 1980.

上坂浩之．医薬開発のための臨床試験の計画と解析 (医学統計学シリーズ 6)，朝倉書店，2006.

上坂浩之．倉智嘉久監修，濱崎俊光編，臨床試験の統計的エッセンス (臨床医工学・情報学スキルアップシリーズ 2)，pp.77–111，大阪大学出版会，2010.

緒方宏泰編．医薬品開発における臨床薬物動態試験の理論と実践，丸善，2004.

岡太彬訓，渡邊惠子訳．多次元尺度構成法 I 理論編，pp.115–167，共立出版，1976.

岡太彬訓．日本音響学会誌 **45**: 131–137, 1989.

岡太彬訓，今泉　忠訳．3 元データの分析—多次元尺度構成法とクラスター分析法—．共立出版，1990.

岡太彬訓，今泉　忠．パソコン多次元尺度構成法．共立出版，1994.

丘本　正．因子分析の基礎，日科技連出版社，1986.

奥野忠一，芳賀敏郎．実験計画法，培風館，1969.

奥野忠一，久米　均，芳賀敏郎，吉澤　正．多変量解析法，日科技連出版社，1971.

狩野　裕，三浦麻子．グラフィカル多変量解析 (増補版)，現代数学社，2002.

狩野　裕．構造方程式モデリング (シリーズ〈多変量データの統計科学〉3)，朝倉書店，未刊.

北川源四郎．時系列解析入門，岩波書店，2005.

北村元仕編．実践臨床化学．総論第 5 章，医歯薬出版，1974.

久保川達也．応用統計学 **35**: 139–161, 2007.

久保田潔．薬剤疫学 **6**: 101–108, 2001.

熊倉伸宏，高柳真喜子監訳，グリーンバーグ著．医学がわかる疫学，新興医学出版社，2004.

栗林和彦，山本成志，後藤昌司．応用統計学 **23**: 35–46, 1994.

黒木　学．統計的因果推論—モデル・推論・推測—，共立出版，2009.

厚生省．医薬品の臨床試験の実施の基準に関する省令．平成 9 年 3 月 27 日，1997.

厚生省医薬安全局審査管理課長．後発医薬品の生物学的同等性試験ガイドライン．医薬審第 487 号，平成 9 年 12 月 22 日，1997.

厚生省医薬安全局審査管理課長．臨床試験の一般指針．医薬審第 380 号，平成 10 年 4 月 21 日，1998.

厚生省医薬安全局審査管理課長．外国臨床データを受け入れる際に考慮すべき民族的要因について．医薬審第 672 号，平成 10 年 8 月 11 日，1998.

厚生省医薬安全局審査管理課．臨床試験のための統計的原則．医薬審第 1047 号，平成 10 年 11 月 30 日，1998.

厚生労働省．臨床研究に関する倫理指針．平成 20 年 7 月 31 日全部改正，2008.
厚生労働省医薬局審査管理課長．後発医薬品の生物学的同等性試験ガイドライン等の一部改正について．医薬審発第 786 号，平成 13 年 5 月 31 日，2001.
厚生労働省医薬局審査管理課長．医薬品の臨床薬物動態試験について．医薬審発第 796 号，平成 13 年 6 月 1 日，2001.
厚生労働省医薬食品局審査管理課．「外国臨床データを受け入れる際に考慮すべき民族的要因についての指針」に関する Q&A について―その 2．事務連絡，平成 18 年 10 月 5 日，2006.
厚生労働省医薬食品局審査管理課．国際共同治験に関する基本的考え方について．薬食審査発第 0928010 号，平成 19 年 9 月 28 日，2007.
小西貞則，本多正幸．応用統計学 **21**: 67–100, 1992.
小西貞則，北川源四郎．情報量規準 (シリーズ〈予測と発見の科学〉2)，朝倉書店，2004.
小西貞則，越智義道，大森裕浩．計算統計学の方法―ブートストラップ，EM アルゴリズム，MCMC― (シリーズ〈予測と発見の科学〉5)，朝倉書店，2008.
小林廉毅ほか．医学のあゆみ **151**: 135–136, 1989.
小林廉毅ほか．日本公衛誌 **36**: 234–249, 1989.
駒沢　勉．数量化理論とデータ処理 (統計ライブラリー)，朝倉書店，1982.
佐久間昭編訳，Day, S. 著．臨床研究用語辞典，サイエンティスト社，2005.
佐藤俊哉．応用統計学 **17**: 43–54, 1988.
佐藤俊哉．応用統計学 **23**: 21–34, 1994a.
佐藤俊哉．統計数理 **42**: 83–101, 1994b.
佐藤俊哉．宮原英夫，丹後俊郎編，医学統計学ハンドブック，pp.442–491，朝倉書店，1995.
佐藤俊哉．椿　広計，藤田利治，佐藤俊哉編，これからの臨床試験―医薬品の科学的評価原理と方法―，pp.21–33，朝倉書店，1999.
佐藤俊哉．宇宙怪人しまりす　医療統計を学ぶ，岩波科学ライブラリー 114，2005.
佐藤俊哉．丹後俊郎，上坂浩之編，臨床試験ハンドブック―デザインと統計解析―，pp.535–556，朝倉書店，2006.
繁桝算男．ベイズ統計入門，東京大学出版会，1985.
芝　祐順．因子分析法第 2 版，東京大学出版会，1979.
柴田義貞．正規分布―特性と応用，東京大学出版会，1981.
下平英寿ほか．モデル選択―予測・検定・推定の交差点―(統計科学のフロンティア 3)，岩波書店，2004.
神保雅一編．データサンプリング，共立出版，2002.
杉原正顯，室田一雄．数値計算法の数理，岩波書店，1994.
高田寛治．薬物動態学　第 2 版，じほう，2002.
田口玄一．第 3 版実験計画法 上・下，丸善，1976，1977.
田口玄一編．品質工学講座　全 7 巻，日本規格協会，1988.
竹内　啓．確率分布の近似，教育出版，1975.
竹内　啓，藤野和建．2 項分布とポアソン分布，東京大学出版会，1981.
竹内正弘ほか．薬理と治療 **24**：1955–1969, 1996.
竹村彰通．現代数理統計学，創文社，1991.
田中　豊，脇本和昌．多変量統計解析法，現代数学社，1983.
田中　豊ほか訳，Dbson, A. 著．ドブソン：一般化線形モデル入門 (原著第二版)，共立出版，2008.
田町京子，渡辺美智子．日本行動計量学会第 12 回発表論文抄録集，1984.
丹後俊郎．応用統計学 **14**: 45–49, 1985.
丹後俊郎．臨床検査への統計学 (統計ライブラリー)，朝倉書店，1986.
丹後俊郎，倉科周介．応用統計学 **16**: 23–42, 1987.
丹後俊郎．応用統計学 **17**: 81–96, 1988.
丹後俊郎．応用統計学 **18**: 143–161，1989.
丹後俊郎．新版医学への統計学 (統計ライブラリー)，朝倉書店，1993.
丹後俊郎．宮原英夫，丹後俊郎編，医学統計学ハンドブック，朝倉書店，pp.245–261, 1995.
丹後俊郎．統計学のセンス―デザインする視点・データを見る目―(医学統計学シリーズ 1)，朝倉書店，1998a.
丹後俊郎．日本公衛誌 **45**: 129–141, 1998b.
丹後俊郎．統計モデル入門 (医学統計学シリーズ 2)，朝倉書店，2000.
丹後俊郎．医学データ―デザインから統計モデルまで，共立出版，2002a.
丹後俊郎．メタ・アナリシス入門—エビデンスの統合をめざす統計手法—(医学統計学シリーズ 4)，朝倉書店，2002b.
丹後俊郎．無作為化比較試験—デザインと統計解析—(医学統計学シリーズ 5)，朝倉書店，2003.
丹後俊郎，上坂浩之編．臨床試験ハンドブック—デザインと統計解析—，朝倉書店，2006.
丹後俊郎，横山徹爾，高橋邦彦．空間疫学への招待—疾病地図と疾病集積性を中心として—(医学統計学シリーズ 7)，朝倉書店，2007.
丹後俊郎，今井　淳．Disease Mapping System, Ver 1.1.0，国立保健医療科学院，技術評価部，2008. http://www.niph.go.jp/soshiki/gijutsu/download/index_j.html
千野直仁，岡太彬訓．行動計量学 **23**: 130–152, 1996.
千野直仁．非対称多次元尺度構成法—行動科学における多変量データ解析—，現代数学社，1997.
土屋隆裕．社会教育調査ハンドブック，文憲堂，2005.
土屋隆裕．概説標本調査法 (統計ライブラリー)，朝倉書店，2009.
土井　脩．日本製薬工業協会 ICH プロジェクト委員会編，医薬品開発の国際調和の歩み—ICH6 まで—，pp.3–8，じほう，2003.
豊田秀樹．SAS による共分散構造分析．東京大学出版会，1992.
豊田秀樹．共分散構造分析 [入門編]—構造方程式モデリング—(統計ライブラリー)，朝倉書店，1998.
豊田秀樹．共分散構造分析 [応用編]—構造方程式モデリング—(統計ライブラリー)，朝倉書店，2000.
豊田秀樹編著．マルコフ連鎖モンテカルロ法 (統計ライブラリー)，朝倉書店，2008.
中澤　港．R による統計解析の基礎，ピアソン・エデュケーション，2003.
永田　靖，吉田道弘．統計的多重比較法の基礎，サイエンティスト社，1997.
中村　剛．Cox 比例ハザードモデル (医学統計学シリーズ 3)，朝倉書店，2001.
西川正子．丹後俊郎，上坂浩之編，臨床試験ハンドブック—デザインと統計解析—，朝倉書店，pp.607–616，2006.
西川正子．計量生物学 **29**(2): 141–170, 2008.
日本品質管理学会テクノメトリックス研究会．グラフィカルモデリングの実際，日科技連出版社，1999.
日本臨床薬理学会編．臨床薬理学 第 2 版，医学書院，2003.
萩生田伸子，繁桝算男．心理学研究 **67**: 1–8, 1996.
林知己夫．数量化—理論と方法—(統計ライブラリー)，朝倉書店，1993.
林知己夫編．社会調査ハンドブック，朝倉書店，2002.
林　文，山岡和枝．調査の実際 (シリーズ〈データの科学〉2)，朝倉書店，2002.
福田治彦，新美三由紀，石塚直樹訳．米国 SWOG に学ぶがん臨床試験の実践：臨床医と統計家の協調をめざして，医学書院，2004.
藤澤洋徳．杉山高一，藤越康祝，杉浦成昭，国友直人編，統計データ科学事典，朝倉書店，pp.302–303，2008.
松原　望編．統計学 100 のキーワード，pp.46–57，弘文堂，2005.
松山　裕ほか．薬理と治療 **24**：2531–2541, 1996.
水野欽司，野嶋栄一郎．テストの信頼性と妥当性，朝倉書店，1983.
宮川雅巳．グラフィカルモデリング (統計ライブラリー)，朝倉書店，1997.
宮川雅巳．品質を獲得する技術—タグチメソッドがもたらしたもの—，日科技連出版社，2000.
宮川雅巳．統計的因果推論—回帰分析の新しい枠組み—(シリーズ〈予測と発見の科学〉1)，朝倉書店，2004.
宮原英夫，丹後俊郎編．医学統計学ハンドブック，朝倉書店，1995.
三輪哲久．計量生物学 **29** 巻特別号: S5–S14, 2008.
森川敏彦，平山正史．丹後俊郎，上坂浩之編，臨床試験ハンドブック—デザインと統計解析—，pp.49–64，朝倉書店，2006.
森川敏彦．丹後俊郎，上坂浩之編，臨床試験ハンドブック—デザインと統計解析—，pp.580–595，朝倉書店，2005.
森川敏彦．計量生物学 **29** 巻特別号: S15–S32，2008.
柳井晴夫ほか．因子分析—その理論と方法—(統計ライブラリー)，朝倉書店，1990.
柳井晴夫ほか．ライフプラニングセンター研

究業績年報 (2004), 98–115, 2005.
彌永昌吉. 数学のまなび方, 筑摩文庫, 2008.
矢野栄二, 橋本秀樹監訳, Rothman, K.J. 著. ロスマンの疫学, 篠原出版社, 2004.
矢野右人, 鈴木 宏, 熊田博光, 清水 勝, 林 直諒, 丹後俊郎. 臨床と研究 **66**: 2629–2644, 1989.
矢船明史, 石黒真木夫. 母集団薬物データの解析 (統計科学選書 6), 朝倉書店, 2004.
矢船明史. 丹後俊郎, 上坂浩之編, 臨床試験ハンドブック—デザインと統計解析—, pp.337–346, 朝倉書店, 2006a.
矢船明史. 丹後俊郎, 上坂浩之編, 臨床試験ハンドブック—デザインと統計解析—, pp.346–352, 朝倉書店, 2006b.
矢船明史. 丹後俊郎, 上坂浩之編, 臨床試験ハンドブック—デザインと統計解析—, pp.366–376, 朝倉書店, 2006c.
山内二郎編. 簡約統計数値表 第 2 版, 日本規格協会, 1979.
山岡和枝, 丹後俊郎. 行動計量学 **17**(2): 1–15, 1990.
山岡和枝ほか. 日本公衛誌, **47**: 230–244, 2000.
山本哲朗. 数値解析入門 (増訂版), サイエンス社, 2003.
山本英晴, 田畑耕治, 富澤貞男. 2008 年度日本計量生物学会講演予稿集, 33–38, 2008.
吉田朋広. 数理統計学 (講座 数学の考え方 21), 朝倉書店, 2006.
吉田正昭訳. 計量心理学リーディングス, pp.143–158, 誠心書房, 1968.
渡部 洋. ベイズ統計学入門, 福村出版, 1999.
汪金芳ほか. 計算統計 I—確率計算の新しい手法—(シリーズ統計科学のフロンティア 11), 岩波書店, 2003.
Aaronson, N.K. *et al. J Natl Cancer Inst* **85**(5): 365–376, 1993.
Agresti, A. *Analysis of Ordinal Categorical Data*, John Wiley & Sons, 1984.
Agresti, A. *An Introduction to Categorical Data Analysis*, 2nd ed., John Wiley & Sons, 2007.
Agresti, A. *Categorical Data Analysis*, John Wiley & Sons, 2002.
Agresti, A. *J Am Stat Assoc* **78**: 184–198, 1983.
Agresti, A. *Stat Probab Lett* **1**: 313–316, 1983.
Aickin, M. *J Stat Plan Inference* **8**: 11–20, 1983.
Aitkin, M. *Biometrics* **55**: 117–128, 1999.
Ajani, J.A. *et al. J Clin Oncol* **25**: 3210–3216, 2007.
Akaike, H. In, Petrov, B.N. and F. Csaki., eds., *2nd Inter. Symp. on Information Theory*, Akademiai Kiado, pp.267–281, 1973.
Akazawa, K., *et al. J Japan Stat Soc* **28**: 115–123, 1998.
Al-Shahrour, F., R. Diaz-Uriarte and J. Dopazo. *Bioinformatics* **20**(4): 578–580, 2004.
Albert, P.S. and M.A. Waclawiw. *Stat Med* **17**: 1481–1493, 1998.
Albert, P.S. *Biometrics* **56**: 602–608, 2000.
Andersen, P.K. *et al. Statistical Models Based on Counting Processes*, Springer-Verlag, 1993.
Anderson, T.W. and H. Rubin. In, Neyman, J. ed., *Proceedings of the Third Berkelry Symposium on Mathematical Statistics and Probability*, Vol. 5, University of California Press, pp.111–150, 1956.
Anderson, T.W. *An Introduction to Multivariate Statistical Analysis*, 2nd ed., Wiley interscience, 1984.
Anderson, T.W. *An Introduction to Multivariate Statistical Analysis*, 3rd ed., John Wiley & Sons, 2003.
Andersen, P.K. *et al. Statistical Models Based on Counting Processes*, Springer-Verlag, 1993.
Andrews, D.F. and A.M. Herzberg. *Data: A Collection of Problems from Many Fields for the Student and Research Worker*, Springer-Verlag, 1985.
Andrews, F.C. *Ann Math Stat* **25**: 724–736, 1954.
Angrist, J.D., G.W. Imbens and D.B. Rubin. *J Am Stat Assoc* **91**: 444–472, 1996.
Annath, C.V. and D.G. Kleinbaum. *Int J Epidemiol* **26**: 1323–1333, 1997.
Appleton, D.R., J.M. French and M.P.J. Vanderpump. *Am Stat* **50**: 340–341, 1996.

Arabie, P., J.D. Carroll and W.S. DeSarbo. *Three-way Scaling and Clustering*, Sage Publications, 1987.

Arends, L.R. *Multivariate meta-analysis: modeling the heterogeneity*, PhD Thesis, Erasmus University Rotterdam, 2006.

Armitage, P. *Biometrics* **11**: 375–386, 1955.

Armitage, P., C.K. McPherson and B.C. Rowe. *J R Stat Soc Ser A* **132**: 235–244, 1969.

Augustin, T. *Scand J Stat* **31**: 43–50, 2004.

Ayer, M. *et al. Ann Math Stat* **26**: 641–647, 1955.

Bailey, B.J.R. *Biometrics* **43**: 201–205, 1987.

Balke, A. and J. Pearl. *J Am Stat Assoc* **92**: 1171–1176, 1997.

Bang, A. and A.A. Tsiatis. *Biometrika* **87**(2): 329–343, 2000.

Bang, H. and J. M. Robins. *Biometrics* **61**: 962–972, 2005.

Banno, H. and A. Yamagami. *Appl Ent Zool* **24**: 174–179, 1989.

Barlow, R.E. *et al. Statistical Inference Under Order Restrictions: The Theory and Applications of Isotonic Regression*, John Wiley & Sons, 1972.

Barnhart, H.X. and J.M. Williamson. *Biometrics* **54**: 326–335, 1998.

Bartholomew, D.J. *Biometrika* **46**: 36–48, 1959.

Bartlett, M.S. *J R Stat Soc* Suppl **3**: 68–78, 1936.

Bartlett, M.S. *Proc R Stat Soc, Ser A*, **160**: 268–282, 1937.

Bate, A. *et al. Eur J Clin Pharmacol* **54**: 315–321, 1998.

Bauer, P. and K. Kohne. *Biometrics* **50**: 1029–1041, 1994.

Bauer, P. and M. Kieser. *Stat Med* **18**: 1833–1848, 1999.

Beal, S.L. *Biometrics* **43**: 941–950, 1987.

Bedrick, E.J. *Biometrics* **43**: 993–998, 1987.

Benjamini, Y. and Y. Hochberg. *J R Stat Soc Ser B* **57**: 289–300, 1995.

Benjamini, Y. and Y. Hochberg. *Scand J Stat* **24**: 407–418, 1997.

Bennett, S. *Stat Med* **2**: 273–277, 1983.

Berger, L.R. and D.D. Boos. *J Am Stat Assoc* **89**: 1012–1016, 1994.

Besag, J.E. and J. Newell. *J R Stat Soc Ser A* **154**: 143–155, 1991.

Bickel, P.J., E.A. Hammel and J.W. O'Connell. *Science* **187**: 398–404, 1975.

Bickel, P.J. and K.A. Doksum. *Mathematical Statistics: Basic Ideas and Selected Topics*, Vol. I, 2nd ed., Prentice-Hall, 2001.

Bishop, C.M. *Neural Networks for Pattern Recognition*, Oxford University Press, 1995.

Bishop, C.M. *Pattern Recognition and Machine Learning*, Springer-Verlag, 2006.

Bishop, Y.M.M., S.E. Fienberg and P.W. Holland. *Discrete Multivariate Analysis: Theory and Practice*, MIT Press, 1975.

Bithell, J.F. *Stat Med* **14**: 2309–2322, 1995.

Blagoev, B. *et al. Nat Biotechnol* **22**: 1139–1145, 2004.

Bland, M. Abstract, presented at the RSS Medical section, 12 November, 2003.

Bloch, D.A., *et al. Stat Med* **26**: 1193–1207, 2007.

Blyth, C. *J Am Stat Assoc* **67**: 364–366, 1972.

Boeckmann, A.J., L.B. Sheiner and S.L. Beal. *NONMEM Users Guide: Part V*, NONMEM Project Group, University of California, 1994.

Boissel, J.P. *et al. Eur J Clin Pharmacol* **43**: 235–244, 1992.

Borg, I. and P.J.F. Groenen. *Modern Multidimensional Scaling: Theory and Applications*, 2nd. ed., Springer-Verlag, 2005.

Bornkamp, B., *et al. J Biopharm Stat* **17**: 965–995, 2007.

Borodin, A.N. and P. Salminen. *Handbook of Brownian Motion: Facts and Formulae*, 2nd ed., Birkhäuser, 2002.

Bowker, A.H. *J Am Stat Assoc* **43**: 572–574, 1948.

Box, G.E.P. *Biometrika* **36**: 317–346, 1949; **40**: 318–335, 1953.

Box, G.E.P. *Ann Math Stat* **25**: 484–498, 1954.

Box, G.E.P. and S.L. Andersen. *J R Stat Soc Ser B* **17**: 1–26, 1955.

Box, G.E.P. and P.W. Tidwell. *Technometrics* **4**: 531–550, 1962.

Box, G.E.P. and D.R. Cox. *J R Stat Soc Ser B* **26**: 211–246, 1964.

Boyd, S. and L. Vandenberghe. *Convex Optimization*, Cambridge University Press, 2004.

Boyle, E.I., *et al. Bioinformatics* **20**(18): 3710–3715, 2004.

Brannath, W., M. Posch and P. Bauer. *J Am Stat Assoc* **97**: 236–244, 2002.

Breslow, N.E. and N.E. Day. *Statistical Methods in Cancer Research, Vol. II —The Design and Analysis of Cohort Studies*, Oxford University Press, 1987.

Breslow, N.E. *et al. Am J Epidemiol* **169**: 1398–1405, 2009.

Brockwell, P.J. and R.A. Davis. *Time Series: Theory and Methods*, 2nd ed., Springer-Verlag, 1991.

Brookmeyer, R. and M. Gail. *Lancet* **ii**: 1320–1322, 1986.

Brookmeyer, R. and M. Gail. *J Am Stat Assoc* **83**: 301–308, 1988.

Brown, M.B. and A.B. Forsythe. *J Am Stat Assoc* **69**: 364–367, 1974.

Browne, M.W. and R. Cudeck. Alternative ways of assessing model fit. In, Bollen, K. and J. S. Long, eds., *Testing Structural Equation Models*, pp.137–162, Sage Publications, 1993:

Burzykowski, T., G. Molenberghs and M. Buyse, eds., *The Evaluation of Surrogate Endpoints*, Springer-Verlag, 2005.

Buyse, M. *Drug Inf J* **34**: 447–454, 2000.

Campbell, N.J., D. Machin and S.J. Walters. *Medical Statistics*, 4th ed., John Wiley & Sons, 2007.

The Cardiac Arryhythmia suppresion trial (CAST) investigators. *N Engl J Med* **324**: 781–788, 1991.

Carroll, J.D. and J.J. Chang. *Psychometrika* **35**: 283–319, 1970.

Carroll, J.D. In, Shepard R. N., A.K. Romney and S.B. Nerlove eds., *Multidimensional Scaling: Theory and Applications in the Behavioral Sciences*, Vol. 1, pp.105–155, Seminar Press, 1972.

Carroll, J.D. and P. Arabie. In, Rosenzweig, M.R. and L.W. Porter, eds., *Annual Review of Psychology*, Vol. 31, pp.607–649, Annual Reviews, 1980.

Carroll, R.J., *et al. Measurement Error in Nonlinear Models*, Chapman & Hall, 1995.

Caussinus, H. *Annales de la Faculté des Sciences de l'Université de Toulouse* **29**: 77–182, 1965.

Cella, D.F. *et al. J Clin Oncol* **11**(3): 570–579, 1993.

Centers for Disease Control and Prevention. *Morbidity and Mortality Weekly Report* **39**(RR-11): 1–16, 1990a.

Centers for Disease Control and Prevention. *Morbidity and Mortality Weekly Report* **39**(RR-11): 17–23, 1990b.

Chan, S.F., *et al. Controll Clin Trials* **25**: 408–416, 2004.

Chang, M.N. and P.C. O'Brien. *Control Clin Trials* **7**: 18–26, 1986.

Chatterjee, S. and A.S. Hadi. *Regression Analysis by Example*, 4th ed., John Wiley & Sons, 2006.

Chatterji, S.D. *Am Math Mon* **70**: 958–964, 1963.

Chen, X. *J Stat Plan Inference* **136**: 4161–4175, 2006.

Chevret, S., ed. *Statistical Methods for Dose-Finding Experiments*, John Wiley & Sons, 2006.

Chiba, Y., T. Sato and S. Greenland. *Stat Med* **26**: 5125–5135, 2007.

Clayton, D. and E. Schifflers. *Stat Med* **6**: 449–467(part I); 469–481(part II), 1987.

Clayton, D. and M. Hills. *Statistical Models in Epidemiology*, Oxford University Press, 1993.

Cleveland, W.S. *J Am Stat Assoc* **74**: 829–836, 1979.

Cochran, W.G. *Ann Eugen* **11**: 47–52, 1941.

Cochran, W.G. *Biometrics* **10**: 417–451,

1954.
Cohen, A.C. In, Crow, E.L. and K. Shimizu, eds., *Lognormal Distribution —Theory and Applications*, Marcel Dekker, pp.113–137, 1988.
Cohen, J. *Educ Psychol Meas* **20**: 37–46, 1960.
Collet, D. *Modelling Binary Data*, Chapman & Hall, 1991.
Commelli, M. In Chow, S.-C., ed., *Encyclopedia of Biopharmaceutical Statistics*, John Wiley & Sons, 2003.
Conover, W.J., M.E. Johnson and M.M. Johnson. *Technometrics* **23**: 351–361, 1981.
Cook, D. and D. DeMets. *Introduction to Statistical Methods for Clinical Trials*, Chapman & Hall/CRC, 2008.
Cook, R.J. and J.F. Lawless. *The Statistical Analysis of Recurrent Events*, Springer-Verlag, 2007.
Cooper, H. and L.V. Hedges, eds. *The Handbook of Research Synthesis*, Russell Sage Foundation, 1994.
Corcoran, C., C. Mehta and P. Senchaudhuri. *Stat Med* **19**: 3037–3050, 2000.
Cornfield, J. In, *Proceedings of the Third Berkeley Symposium* **4**: 135–148, 1956.
Cosby, R.H. *et al. Fam Pract* **20**: 77–82, 2003.
Cox, D.R. *J R Stat Soc* **20**: 215–232, 1958.
Cox, D.R. *Analysis of Binary Data*, Chapman & Hall, 1970.
Cox, D.R. and D.V. Hinkley. *Theoretical Statistics*, Chapman & Hall, 1974.
Cox, T.F. and M.A.A. Cox. *Multidimensional Scaling*, 2nd. ed., Chapman & Hall, 2001.
Crager, M.R. *Biometrics* **43**: 895–901, 1987.
Craven, P. and G. Wahba. *Numer Math* **31**: 377–390, 1979.
Cressie, N. *Statistics for Spatial Data*, rev.ed., John Wiley & Sons, 1993.
Cronbach, L.J. *Psychometrika* **16**(3): 297–334, 1951.
Crowley, J. and D.P. Ankerst, eds., *Handbook of Statistics in Clinical Oncology*, 2nd ed., Chapman & Hall/CRC, 2006.
Cuzick, J. and R. Edwards. *J R Stat Soc Ser B* **52**: 73–104, 1990.
Cuzick, J., R. Edwards and N. Segnan. *Stat Med* **16**: 1017–1029, 1997.
D'Agostino, M. and H. Russel. In Armitage, P. and T. Colton, eds., *Encyclopedia of Biostatistics*, John Wiley & Sons, 1998.
D'Agostino, R.B., J.M. Massaro and L.M. Sullivan. *Stat Med* **22**: 169–186, 2003.
Dalgaard, P. *Introductory Statistics with R*, Springer-Verlag, 2002.
Davidian, M. and D. M. Giltinan. *Nonlinear Models for Repeated Measurement Data*, Chapman & Hall, 1995.
Dawid, A.P. *J Am Stat Assoc* **95**: 407–448, 2000.
de Boor, C. *A Practical Guie to Splines*, 2nd ed., Springer-Verlag, 2001.
De Gruttola, V. and S. W. Lagakos. *Biometrics* **45**(1): 1–11, 1989.
Demétrio, C. and M. Ridout. *Stat Med* **13**: 873–874, 1994.
Dempster, A.P., N.M. Laird and D.B. Rubin. *J R Stat Soc Ser B* **39**: 1–38, 1977.
Denœux, T. and M. Masson. *Pattern Recognit* **21**: 83–92, 2000.
Der, G. and B. Everitt. *A Handbook of Statistical Analysis Using SAS*, 2nd ed., Chapman & Hall/CRC, 2002.
Der, G. and B. Everitt. *Analysis of Medical Data Using SAS*, Chapman & Hall/CRC, 2006.
DerSimonian, R. and N. Laird. *Controll Clin Trials* **7**: 177–188, 1986.
Diggle, P.J., K.Y. Liang and S.L. Zeger. *Analysis of Longitudinal Data*, Oxford University Press, 1993.
Diggle, P.J. *et al. Analysis of Longitudinal Data*, 2nd ed., Oxford University Press, 2001.
Dinse, G.E. and M.G. Larson. *Biometrika* **73**: 379–386, 1986.
Dmitrienko, A., W.W. Offen and P.H. Westfall. *Stat Med* **22**: 2387–2400, 2003.
Dmitrienko, A. *et al. Analysis of Clinical Trials Using SAS: A Practical Guide*, SAS Institute, 2005a.
Dmitrienko, A. *et al. Analysis of Statis-*

tical Analysis of Clinical Trials Using SAS, SAS Institute, 2005b.

Dmitrienko, A. *et al. Biom J* **48**: 984–991, 2006.

Dmitrienko, A. and A.C. Tamhane. *Pharm Stat* **6**: 171–180, 2007a.

Dmitrienko, A. *et al. Stat Med* **26**: 2465–2478, 2007b.

Dmitrienko, A., A.C. Tamhane and B.L. Wiens. *Biom J* **50**: 667–677, 2008a.

Dmitrienko, A. *et al. Stat Med* **27**: 3446–3451, 2008b.

Donner, A., K.S. Brown and P. Brasher. *Int J Epidemiol* **19**: 795–800, 1990.

Donner, A. and N. Klar. *Design and Analysis of Cluster Randomization Trials in Health Research*, Edward Arnold, 2000.

Doob, J.L. *Stochastic Processes*, John Wiley & Sons, 1953.

Dragalin, V., V. Fedorov and B. Cheuvart. *Stat Med* **21**: 877–893, 2002.

Drummond, M.F. *et al. Methods for the Economic Evaluaiton of Health Care Programmes*, Oxford University Press, 2005.

Duffy, D.E. and T.J. Santner. *Biometrics* **43**: 81–93, 1987.

Duffy, S.W. *et al. Ann Oncol* **14**: 1196–1198, 2003.

DuMouchel, W. *Am Stat* **53**: 177–190, 1999.

Dunnett, C.W. *J Am Stat Assoc* **50**: 1096–1121, 1955.

Durbin, R. *et al. Biological Sequence Analysis: Probabilistic Models of Proteins and Nucleic Acids*, Cambridge University Press, 1998.

Dwass, M. *Contributions to Probability and Statistics*, Stanford University Press, 1960.

Early breast cancer trialists' collaborative group. *N Engl J Med* **319**: 1681–1692, 1988.

Ederer, F., M.H. Myers and N. Mantel. *Biometrics* **20**: 626–638, 1964.

Edwards, D. *Introduction to Graphical Modelling, 2nd ed.*, Springer-Verlag, 2000.

Efron, B. *Biometrika* **58**: 403–417, 1971.

Efron, B. and C. Morris. *Biometrika* **59**: 335–347, 1972.

Efron, B. *Ann Stat* **7**: 1–26, 1979.

Efron, B. and R.J. Tibshirani. *An Introduction to the Bootstrap*, Chapman & Hall, 1993.

Egger, M., T. Zellweger and G. Antes. *Lancet* **347**: 1047–1048, 1996.

Egger, M. *et al. Lancet* **350**: 326–329, 1997.

Eguchi, S. and J.B. Copas. *Biometrika* **89**: 1–22, 2002.

Einot, I. and K. R. Gabriel. *J Am Stat Assoc* **70**: 574–583, 1975.

Eisen, M.B. *et al. Proc Natl Acad Sci U S A* **95**: 14863–14868, 1998.

Elandt-Johnson, R.C. *Am J Epidemiol* **102**: 267–271, 1975.

Eldridge, S.M. *et al. Clinical Trials* **1**: 80–90, 2004.

Elston, R.C. and W.D. Johnston. *Basic Biostatistics for Geneticists and Epidemiologists*, John Wiley & Sons, 2008.

EMEA/CPMP Guideline on thechoice of the non-inferiority margin (CPMP/EWP /2158/99). http://www.emea.europa.eu/pdfs/human/ewp/215899en.pdf

Endo, A. *et al. Contemp Clin Trials* **27**: 420–431, 2006.

Evans, S.W., P.C. Waller and S. Davis. *Pharmacoepidemiol Drug Saf* **10**: 483–486, 2001.

Everitt, B. and S. Rabe-Hesketh. *Analyzing of Medical Data Using S-PLUS*, Springer-Verlag, 2001.

Everitt, B.S. *Medical Statistics from A to Z*, 2nd ed., Cambridge University Press, 2006a.

Everitt, B.S. *The Cambridge Dictionary of Statistics*, 3rd ed., Cambridge University Press, 2006b.

Fairclough, D.L. *et al. Stat Med* **17**: 781–796, 1998.

Fan, J. *J Am Stat Assoc* **87**: 998–1004, 1992.

Fan, J., H.-C. Hu and Y.K. Truong. *Scand J Statist* **21**: 433–446, 1994.

Fan, J. and I. Gijbels. *Local Polynomial Modelling and Its Applications*, Chap-

man & Hall, 1996.
Fang, H., *et al.* *Statistica Sinica* **12**: 1073–1083, 2002.
Farewell, V.T. and D. A. Sprott. *Biometrics* **44**: 1191–1194, 1988.
Fabriger, L.R. *et al.* *Psychlogical Method* **4**(3): 272–288, 1999.
Feller, W. *An Introduction to Probability Theory and Its Applications* Vol II, 2nd ed., John Wiley & Sons, 1971.
Felson, R.B. and G.W. Bohrnstedt. *Soc Psychol Q* **42**: 386–392, 1979.
Fienberg, S.E. and W.M. Mason. In, Schuessler, K.F., ed., *Sociological Methodology*, pp.1–67, Josey-Bass, 1979.
Finkelstein, D.M. *Biometrics* **42**: 845–854, 1986.
Fine, J.P. and R.J. Gray. *J Am Stat Assoc* **94**: 496–509, 1999.
Fine, J.P., H. Jiang and R. Chappell. *Biometrika* **88**: 907–919, 2001.
Fisher, R.A. *Biometrics* **5**: 300–316, 1949.
Fisher, R.A. *The Design of Experiments*, Oliver & Boyd, 1935.
Fisher, R.A. *The Design of Experiments*, Oliver & Boyd, 1971.
Fitzmaurice, G.M., N.M. Laird and J.H. Ware. *Applied Longitudinal Analysis*, John Wiley & Sons, 2004.
Fitzmaurice, G. *et al.* *Longitudinal Data Analysis*, Chapman & Hall, 2008.
Fleiss, J.L. 著，森川敏彦，熊澤吉起監訳 (KR 研究会訳)．フライス：臨床試験のデザインと解析，アーム，2004.
Fleming, T.R. *Biometrics* **38**: 143–151, 1982.
Fleming, T.R. *Stat Sci* **7**: 428–441, 1992.
Fleming, T.R. and D. DeMets. *Ann Intern Med* **125**: 605–613, 1996.
Fliess, J.L. *Statistical Methods for Rates and Proportions*, 3rd ed., Wiley Interscience, 2003.
Fligner, M.A. and T.J. Killeen. *J Am Stat Assoc* **71**: 210–213, 1976.
Follmann, D. *J Am Stat Assoc* **91**(434): 854–861, 1996.
Freedman, D.A. *et al.* *Statistics*, 2nd ed., W. W. Norton, 1991.
Freedman, L.S. *Stat Med* **1**: 121–129, 1982.
Freund, Y. and R.E. Schapire. *J Comput Syst Sci* **55**(1): 119–139, 1997.
Frick, H. *Biom J* **39**: 125–128, 1997.
Friedman, J.A variable span scatterplot smoother. *Laboratory for Computational Statistics, Technical Report 5*, Stanford University, 1984.
Friedman, J.H., T. Hastie and R. Tibshirani. *Ann Stat* **28**: 337–407, 2000.
Friedman, N., I. Nachman and D. Peér. In, *Proc. Fifteenth Conf. on Uncertainty in Artificial Intelligence (UAI)*, 1999.
Frome, E.L., M.H. Kutner and J.J. Beauchamp. *J Am Stat Assoc* **68**: 935–940, 1973.
Frome, E.L. *Biometrics* **39**: 665–674, 1983.
Fujikoshi, Y. and H. Yanai. *J Japan Stat Soc* **22**: 313–356, 1993.
Fujisawa, H. and S. Eguchi. *Journal of Multivariate Analysis* **99**: 2053–2081, 2008.
Galton, F. *J Anthropol Inst* **15**: 246–263, 1886.
Gart, J.J. and J.R. Zweifel.*Biometrika* **54**: 181–187, 1967.
Gart, J.J. *Biometrika* **72**: 673–677, 1985.
Gart, J.J. and J.-M. Nam. *Biometrics* **44**: 323–338, 1988.
Garthwaite, P.H. *Biometrics* **52**: 1387–1393, 1996.
Gasser, T. and H.-G. Müller. In, Gasser, T. and M. Rosenblatt, eds., *Smoothing Techniques for Curve Estimation*, pp.23–68, Springer-Verlag, 1979.
Gauvreau, K. *et al.* *Stat Med* **13**(19–20): 2021–2030, 1994.
Gayen, A.K. *Biometrika* **36**: 353–369, 1949.
Gaynor, J., *et al.* *J Am Stat Assoc* **88**: 400–409, 1993.
Geary, R.C. *Biometrika* **34**: 209–242, 1947.
Gelman, A. *et al.* *Bayesian Data Analysis*, 2nd ed., Chapman & Hall/CRC, 2004.
Gent, M. and D. L. Sackett. *Thrombos Haemostas* **41**: 123–134, 1979.
Gilks, W.R. *et al.*, eds., *Markov Chain*

Monte Carlo in Practice, Chapman & Hall, 1996.

Glass, G. *Educ Res* **5**: 3–8, 1976.

Gnedenko, B.V. and A.N. Kolmogorov. *Limiting Distributions for Sums of Independent Random Variables*, Addison-Wesley, 1968 (rev. ed.)

Goldstein, H. *Multilevel Statistical Models*, 2nd ed., Edward Arnold, 1995.

Goodman, L.A. and W.H. Kruskal. *J Am Stat Assoc* **49**: 732–764, 1954.

Goodman, L.A. *Biometrika* **66**: 413–418, 1979a.

Goodman, L.A. *J Am Stat Assoc* **74**: 537–552, 1979b.

Gooley, T.A., *et al. Stat Med* **18**: 695–706, 1999.

Gordon, S.J. *et al. Hum Hered* **54**: 22–33, 2002.

Gray, R.J. *Ann Stat* **16**: 1141–1154, 1988.

Green, S., J. Benedetti and J. Crowley. *Clinical Trial in Oncology, Interdisciplinary Statistics*, 2nd ed., Chapman & Hall, 2003.

Greenberg, R.C., *et al. Medical Epidemiology*, 3rd ed., McGraw-Hill, 2001.

Greene, W.H. Stern School of Business 1994; EC-94–10.

Greenhouse, S.W. and S. Geisser. *Psychometrika* **24**: 95–112, 1959.

Greenland, S. and J.M. Robins. *Biometrics* **41**: 55–68, 1985.

Greenland, S. and J.M. Robins. *Int J Epidemiol* **15**: 413–419, 1986.

Greenland, S. and J.M. Robins. *Am J Epidemiol* **128**: 1185–1197, 1988.

Greenland, S. *Am Stat* **45**: 248–251, 1991.

Greenland, S. and J.M. Robins. *Am J Epidemiol* **139**: 747–760, 1994.

Greenland, S., J.M. Robins and J. Pearl. *Stat Sci* **14**: 29–46, 1999.

Greenland, S. *Int J Epidemiol* **29**: 722–729, 2000.

Greenwood, M. *Rep Public Health Med Subj (Lond)* **33**: 1–26, 1926.

Gregoire, G., F. Derderian and J.L. Lorier. *J Clin Epidemiol* **48**: 159–163, 1995.

Grizzle, J.E., C.F. Starmer and G.G. Koch. *Biometrics* **25**: 489–504, 1969.

Groeneboom, P. and J.A. Wellner. *Information bounds ad non- parmetric maximum likelihood estimation*, Deutsche Mathematiker- Vereinigung: DVMV Seminar, Band 19. Basel; Birkhauser, 1992.

Groenen, P.J.F., *et al. Computat Stat Data Anal* **51**: 360–378, 2006.

Groenvold, M., *et al. Eur J Cancer* **42**(1): 55–64, 2006.

Grogger, J. and R. Carson. *J Appl Econometrics* **6**: 225–238, 1991.

Groves, R.M. *et al. Survey Methodology*, John Wiley & Sons, 2004.

Gupta, P.K. *et al.* In, *Lecture Note in Bioinformatics* **4463**: 146–157, Springer-Verlag, 2007.

Guttman, L. *Psychometrika* **18**: 277–296, 1953.

Hall, P. *The Bootstrap and Edgeworth Expansion*, Springer-Verlag, 1992.

Hampel, F.R. *et al. Robust Statistics: The Approach Based on Influence Functions*, Wiley Interscience, 1986.

Hardin, J.W. and J.M. Hilbe. *Generalized Estimating Equations*, CRC Press, 2002.

Hardin, J.W. and J.M. Hilbe. *Generalized Linear Models and Extensions*, Stata Press, 2001.

Hardin, J.W. and J.M. Hilbe. *Generalized Linear Models and Extensions*, 2nd ed., Stata Press, 2007.

Härdle, W. *Applied Nonparametric Regression*, Cambridge University Press, 1990.

Harman, H.H. *Modern Factor Analysis*, 3rd. ed., University of Chicago Press, 1976.

Hartley, H.O. *Biometrika* **37**: 308–312, 1950.

Hasegawa, T. and T. Tango. *J Biopharm Stat* **19**: 106–119, 2009.

Hasselblad, V. and L.V. Hedges. *Psychol Bull* **117**: 167–178, 1995.

Hastie, T. and R. Tibshirani. *Generalized Additive Models*, Chapman & Hall, 1990.

Hastie, T., R. Tibshirani and J. Friedman. *The Elements of Statistical Learn-*

ing, Springer-Verlag, 2001.

Hastie, T., R. Tibishirani and J. Friedman. *The Element of Statistical Learning*, 2nd ed., Springer-Verlag, 2009.

Hayter, A.J. *Ann Stat* **12**: 61–75, 1984.

Hayter, A.J. *J Am Stat Assoc* **85**: 778–785, 1990.

Hayter, A.J. and W. Liu. *Comput Stat Data Anal* **22**: 17–25, 1996.

Heagerty, P.J. and S.L. Zeger. *J Am Stat Assoc* **93**: 150–162, 1998.

Hedges, L.V. and I. Olkin. *Statistical Methods for Meta-analysis*, Academic Press, 1985.

Hinkley, D.V. *Biometrika* **65**: 13–21, 1978.

Hirji, K.F., C.R. Mehta and N. R. Patel. *J Am Stat Assoc* **82**: 1110–1117, 1987.

Hirose, O. *et al. Bioinformatics* **24**: 932–942, 2008.

Hochberg, Y. and A.C. Tamhane. *Multiple Comparison Procedures*, John Wiley & Sons, 1987.

Hochberg, Y. *Biometrika* **75**: 800–803, 1988.

Hoeffding, W. *University of North Carolina Institute of Statistics, Mimeo Series*. No.302, 1961.

Holford, T.R. *Biometrics* **26**: 299–306, 1980.

Holford, T.R. *Biometrics* **39**: 311–324, 1983.

Holloway, J.W. *Final Year Dissertation, Department of Pure and Applied Zoology*, University of Reading, 1989.

Holm, S. *Scand J Stat* **6**: 65–70, 1979.

Hommel, G. *Biometrika* **75**: 383–386, 1988.

Horvitz, D.G. and D.J. Thompson. *J Am Stat Assoc* **47**: 663–685, 1952.

Hosmer, D.W. and S. Lemeshow. *Applied Logistic Regression*, Wiley-Interscience, 2000.

Hotelling, H. *J Educ Psychol* **24**(6): 417–441, 1993.

Hsu, J.C. *Multiple Comparisons: Theory and Methods*, Chapman & Hall, 1996.

Huber, P.J. *Robust Statistics*, Wiley Interscience, 1981.

Hui, C. and H.C. Triandis. *Cross Cultural Psychol* **16**: 131–152, 1985.

ICH E9 ガイドライン「臨床試験のための統計的原則」. http://www.ich.org/LOB/media/MEDIA485.pdf

ICH E10 ガイドライン「臨床試験における対照薬の選択とそれに関連する諸問題」. http://www.ich.org/LOB/media/MEDIA486.pdf

ICH Harmonised Tripartite Guideline. Pharmacovigilance Planning: ICH E2E. 2004. http://www.ich.org/LOB/media/MEDIA1195.pdf

Ihara, M. and Y. Kano. *Psychometrika* **51**: 563–566, 1986.

Imoto, S., T. Goto and S. Miyano. *Pac Symp Biocomput* **7**: 175–186, 2002.

International Chronic Granulomatous Disease Cooperative Study Group. *N Engl J Med* **324**: 509–516, 1991.

James, S. *Stat Med* **10**: 1123–1135, 1991.

Jennison, C. and B.W. Turnbull. *Technometrics* **25**: 49–58, 1983.

Jewell, N.P. *Biometrics* **42**: 351–358, 1986.

Jiang, J. *Linear and Generalized Linear Mixed Models and Their Applications*, Springer-Verlag, 2007.

Johnson, N.L., S. Kotz and N. Balakrishnam. *Continuous Univariate Distributions*, Vol.2, 2nd ed., John Wiley & Sons, 1995.

Johnson, R.E., J.H. Jaffe and P.J. Fudala. *J Am Med Assoc* **267**: 2750–2755, 1992.

Jolliffe, I.T. *Principal Component Analysis*, 2nd ed., Springer-Verlag, 2002.

Jonckheere, A.R. *Biometrika* **41**: 133–145, 1954.

Jongbloed, G. *J Comput Graph Stat* **7**: 310–321, 1998.

Jöreskog, K.G. and D. Sörbom. *LISREL 8: User's Reference Guide*, 2nd ed., Scientific Software International, 1997.

Jorgensen, B. *The Theory of Dispersion Models*, Chapman & Hall, 1997.

Jorgenson, D.W. *J Am Stat Assoc* **56**: 235–245, 1961.

Jung, S. and K.M. Kim. *Stat Med* **23**: 881–896, 2004.

Juni, P., A.W.S. Rutjes and P.A. Dieppe.

BMJ **324**: 1287–1288, 2002.
Kalbfleisch, J.D. and R. L. Prentice. *The Statistical Analysis of Failure Time Data*, John Wiley & Sons, 1980.
Kalbfleisch, J.D. and R.L. Prentice. *The Statistical Analysis of Failure Time Data*, 2nd ed., John Wiley & Sons, 2002.
Kaplan, E.L. and P. Meier. *J Am Stat Assoc* **53**: 457–481, 1958.
Karlin, S.A. *First Course in Stochastic Processes*, Academic Press, 1974.
Katsahian, S., *et al. Stat Med* **23**: 3851–3863, 2004.
Kendall, M.G. *Biometrika* **30**: 81–89, 1938.
Kendall, M.G. *Biometrika* **33**: 239–251, 1945.
Kendall, M.G. *Rank Correlation Methods*, 4th ed., Charles Griffin, 1970.
Khatri, C.G. *Sankhyā ser A* **30**: 267–280, 1968.
Khoshnevisan, D. *Multiparameter Processes: An Introduction to Random Fields*, Springer-Verlag, 2002.
Kirkwood, B.R. and J.A. C. Sterne. *Essential Medical Statistics*, 2nd ed., Blackwell, 2003.
Klein, J.P. and P.K. Andersen. *Biometrics* **61**: 223–229, 2005.
Klein, J.P. and M.L. Moeschberger. *Survival Analysis: Techniques for Censored and Truncated Data*, Springer-Verlag, 1997.
Kleinbaum, D.G. *Survival Analysis*, Springer-Verlag, 1996.
Knox, G. *Br J Prev Soc Med* **18**: 17–24, 1964.
Kobayashi, K. *et al. Qual Life Res* **14**(4): 1035–1043, 2005.
Koch, G.G. and S. Edwards. In, Peace, K.E. ed. *Biopharmacuetical Statistics for Drug Development*, Marcel Dekker, pp.403–451, 1988.
Koch, G.G. and C.M. Tangen. *Drug Inf J* **33**: 1145–1159, 1999.
Kociba, R. J. *et al. Toxicol Appl Pharmacol* **46**(2): 279–303, 1978.
Kocik, J. *Mathematics Magazine* **74**(5): 399, 2001.
Konishi, S. and G. Kitagawa. *Information Criteria and Statistical Modeling*, Springer-Verlag, 2008.
Koopman, P.A.R. *Biometrics* **40**: 513–517, 1984.
Kraemer, H.C. *Stat Med* **28**: 1028–1039, 2009.
Kramer, C.Y. *Biometrics* **12**: 307–310, 1956.
Kruskal, J.B. *Psychometrika* **29**: 1–27, 1964.
Kruskal, W.H. *Ann Math Stat* **23**: 525–540, 1952.
Kruskal, W.H. and W.A. Wallis. *J Am Stat Assoc* **47**: 583–621, 1952.
Kudo, A. *Biometrika* **50**: 403–418, 1963.
Kulldorff, M. *Commun Stat Theory Methods* **26**: 1481–1496, 1997.
Kulldorff, M., T. Tango and P.J. Park. *Comput Stat Data Anal* **42**: 665–684, 2003.
Kung, F.H. *ASA Proceedings of the Statistical Computing Section*, pp.340–343, 1986.
Kurihara, M. *et al. Psycho-Oncology* **8**: 355–363, 1999.
Kuriki, S., H. Shimodaira and T. Hayter. *J Stat Plan Inference* **105**: 347–362, 2002.
Lachin, J.M. and M.A. Foulkes. *Biometrics* **42**: 507–519, 1986.
Lachin, J.M. *Controll Clin Trials* **9**: 289–311, 1988a.
Lachin, J.M. *Controll Clin Trials* **9**: 312–326, 1988b.
Lagakos, S.W. *Stat Med* **7**: 257–274, 1988.
Laird, N.M. *Stat Med* **7**: 305–315, 1988.
Laird, N.M., C. Donnelly and J.H. Ware. *Stat Methods Med Res* **1**: 225–247, 1992.
Lakatos, E. *Biometrics* **44**: 229–241, 1988.
Lambert, D. *Technometrics* **34**: 1–14, 1992.
Lan, K.K.G. and D.L. DeMets. *Biometrika* **70**: 659–663, 1983.
Lance, G.N. and W.T. Williams. *Comput J* **9**: 373–380, 1967.
Last, J.M., ed., *A Dictionary of Epidemiology*, 4th ed., Oxford University Press, 2001.
Lau, J. *et al. N Engl J Med* **327**: 248–254,

1992.
Lauritzen, S.L. *Graphical Models*, Oxford University Press, 1996.
Läuter, J. *Biometrics* **52**: 964–970, 1996. *Biometrics* **56**: 324–325, 1999.
Law, C.G. and R. Brookmeyer. *Stat Med* **11**(12): 1569–1578, 1992.
Lawless, J.F. *Can J Stat* **15**: 209–225, 1987.
Lawless, J.F. *Statistical Models and Methods for Lifetime Data*, 2nd ed., John Wiley & Sons, 2003.
Lawson, A.B. *J R Stat Soc Ser A* **156**: 363–377, 1993.
Layard, M.W.J. *J Am Stat Assoc* **68**: 195–198, 1973.
Lee, J.J. and L. Feng. *J Clin Oncol* **23**: 4450–4457, 2005.
Lee, E.T. and J.W. Wang. Logrank test. In: *Statistical Methods for Survival Data Analysis*, 3rd ed., John Wiley & Sons, pp.111–116, 2003.
Lehmacher, W., G. Wassmer and P. Reitmeir. *Biometrics* **47**(2): 511–521, 1991.
Lehmacher, W., G. Wassmer and P. Reitmeir. *Biometrics* **50**: 581–583, 1994.
Lehmacher, W. and G. Wassmer. *Biometrics* **55**: 1286–1290, 1999.
Lehmann, E.L. *Nonparametrics, Statistical Methods based on Ranks*, Holden-Day, 1975.
Lehmann, E.L. *Testing Statistical Hypotheses*, 2nd ed., Springer-Verlag, 1986. (第 1 版訳本：竹内　啓，渋谷政昭．統計的検定論，岩波書店，1969)
Lehmann, E.L. and G. Casella. *Theory of Point Estimation*, 2nd ed., Springer-Verlag, 1998.
Lehmann, E.L. and J.P. Romano. *Testing Statistical Hypotheses*, 3rd ed., Springer-Verlag, 2005.
Leon, A. *et al. Stat Med* **26**: 1712–1723, 2007.
Levene, H. In, Olkin, I. ed. *Contributions to Probability and Statistics*, Stanford University Press, pp.278–292, 1960.
Leyland, A.H. *et al. Multilevel Modeling of Health Statistics*, John Wiley & Sons, 2001.
Liang, K.Y. and S.L. Zeger. *Biometrika* **73**: 13–22, 1986.
Liang, K.Y., S.L. Zeger and B. Qaqish. *J R Stat Soc Ser B* **54**: 3–40, 1992.
Liddell, F.D.K., J.C. McDonald and D.C. Thomas. *J R Stat Soc Ser A* **140**: 469–490, 1977.
Lin, D.Y., *et al. Biometrics* **53**: 419–434, 1997.
Lin, D.Y. *Biostatistics* **1**(1): 35–47, 2000a.
Lin, D.Y. *et al. J R Stat Soc Ser B* **62**: 711–730, 2000b.
Lindsey, J.C. and L. M. Ryan. *Stat Med* **17**: 219–238, 1998.
Little, R.J.A. and D.B. Rubin. *Statistical Analysis with Missing Data*, 2nd ed., John Wiley & Sons, 2001.
Liu, C. and D.B. Rubin. *Biometrika* **81**: 633–648, 1994.
Liu, G. and K.Y. Liang. *Biometrics* **53**: 937–947, 1997.
Logan, B.R. and A.C. Tamhane. *Biom J* **43**(5): 591–604, 2001.
Lohr, S.L. *Sampling: Design and Analysis*, Duxbury Press, 1999.
Louis, T.A. *J R Stat Soc Ser B* **44**: 226–233, 1982.
Lui, K.J. *et al. Proc Nat Acad Sci U S A* **83**: 3051–3055, 1986.
Lui, K.J., W.W. Darrow and G.W. Rutherford. *Science* **240**: 1333–1335, 1988.
Maclure, M. *Am J Epidemiol* **133**: 144–153, 1991.
MacQueen, J.B. In, *Proceedings of 5-th Berkeley Symposium on Mathematical Statistics and Probability*, University of California Press, pp.281–297, 1967.
Maesono, Y. *J Stat Plan Inference* **61**: 61–84, 1997.
Mallows, C.L. *Technometrics* **15**: 661–675, 1973.
Manly, K.F. *Immunogenetics* **57**: 549–558, 2005.
Manski, C.F. *Am Economic Reviews, Papers and Proceedings* **80**: 319–323, 1990.
Mantel, N. *Biometrics* **29**: 479–486, 1973.
Mantel, N. *Cancer Res* **27**: 209–220, 1967.
Mantel, N. *J Am Stat Assoc* **58**: 690–700,

1963.

Mantel, N. and W. Haenszel. *J Natl Cancer Inst* **22**: 719–748, 1959.

Marcus, R. *Biometrika* **63**: 177–183, 1976a.

Marcus, R., E. Peritz and K.R. Gabriel. *Biometrika* **63**: 655–660, 1976b.

Maronna, R.A., R.D. Martin and V.J. Yohai. *Robust Statistics: Theory and Methods*, John Wiley & Sons, 2006.

Martinussen, T. and T.H. Scheike. *Dynamic Regression Models for Survival Data*, Springer-Verlag, 2006.

Marubini, E. and M.G. Valsecchi. *Analysing Survival Data from Clinical Trials and Observational Studies*, Reprinted in paperback, John Wiley & Sons, 2004.

Masson, M. and T. Denœux. *Fuzzy Sets and Systems* **128**: 339–352, 2002.

Matthews, D.E. and V. Farewell. *Using and Understanding Medical Statistics*, Karger, 1985; 宮原英夫，折笠秀樹監訳. 実践医学統計学 (統計ライブラリー)，朝倉書店，2005.

Matts, J.P. and J.M. Lachin. *Controll Clin Trials* **9**: 327–344, 1988.

Maurer, W., L.A. Hothorn and W. Lehmacher. In, Vollmar, J. ed., *Biometrie in der Chemisch-Pharmazeutischen Industie 6*, Gustav Fischer Verlag, 1995.

May, R.M. and R.M. Anderson. *Nature* **326**: 137–142, 1987.

McCullagh, P. *Biometrika* **65**: 413–418, 1978.

McCullagh, P. *J R Stat Soc Ser B* **42**: 109–142, 1980.

McCullagh, P. and J.A. Nelder. *Generalized Linear Models*, 2nd ed., Chapman & Hall, 1989.

McCulloch, C.E. and S.R. Searle. *Generalized, Linear and Mixed Models*, John Wiley & Sons, 2001.

McCulloch, C.E. *Generalized Linear Mixed Models*, IMS, 2003.

McEntegart, D.J. *Stat Med* **23**: 3719–3720, 2004.

McLachlan, G.J. and T. Krishnan. *The EM Algorithm and Extensions*, John Wiley & Sons, 1997.

McLachlan, G.J. *Discriminant Analysis and Statistical Pattern Recognition*, Wiley-Interscience, 2004.

Mee, R. *Biometrics* **40**: 1175–1176, 1984.

Meinshausen, N. and P. Bühlmann. *Ann Stat* **34**: 1436–1462, 2006.

Meng, X.L. and D.B. Rubin. *Biometrika* **80**: 267–278, 1993.

Meng, X.L. *Ann Stat* **22**: 326–339, 1994.

Meng, X.L. and D. van Dyk. *J R Stat Soc Ser B* **59**: 511–567, 1997.

Miettinen, O.S. *Am J Epidemiol* **96**: 168–172, 1972.

Milliken, G.A. and D.E. Johnson. *Analysis of Messy Data. Vol. I, Designed Experiments*, 2nd ed., Chapman & Hall, 2009.

MIST Study Group. *Lancet* **352**: 1877–1881, 1998.

Miwa, T. *Jpn J Biom* **19**: 1–9, 1998.

Miwa, T., A.J. Hayter and W. Liu. *Comput Stat Data Anal* **34**: 17–32, 2000.

Montgomery, D.C., E.A. Peck, and G.G.Vining. *Introduction to Linear Regression Analysis*, 3rd ed., Wiley-Interscience, 2001.

Morgan, S.L. and C. Winship. *Counterfactuals and Causal Inference: Methods and Principles for Social Research*, Cambridge University Press, 2007.

Morikawa, T., A. Terao and M. Iwasaki. *J Biopharm Stat* **6**: 343–349, 1996.

Morrell, C.H. *J Stat Educ* (On Line) **7**(3), 1999.

Moses, L.E., D. Shapiro and B. Littenberg. *Stat Med* **12**: 1293–1316, 1993.

Mullahy, J. *J Econom* **33**: 341–365, 1986.

Muller, H-H. and H. Schafer. *Biometrics* **57**: 886–891, 2001.

Murphy, E.A. and H. Abbey. *J Chronic Dis* **20**: 79–88, 1967.

Murphy, S.A., A.J. Rossini and A.W. van der Vaart. *J Am Stat Assoc* **92**: 968–976, 1997.

Murphy, S.A. and A.W. van der Vaart. *JASA* **95**: 449–485, 2000.

Myers, R.H., D.C. Montgomery and G.G. Vining. *Generalized Linear Models: with Application in Engineering*

and Science, John Wiley & Sons, 2002.
Nadaraya, E.A. *Theory Probab Appl* **10**: 186–190, 1964.
Nagasaki, M. *et al. Genome Inform* **17**: 46–61, 2006.
Nakamura, T. *Biometrika* **77**: 127–137, 1990.
Nakamura, T. *Biometrics* **48**: 829–838, 1992.
Nakamura, T. and D. G. Hoel. *Environmetrics* **14**: 203–211, 2003.
Nam, J.-M. *Biometrics* **53**: 1422–1430, 1997.
Naus, J. *J Am Stat Assoc* **60**: 532–538, 1965.
Neuhaus, J.M. *Biometrics* **49**: 989–963, 1993.
Neuhaus, J.M. *Stat Methods Med Res* **1**: 249–273, 1992.
Newcombe, R.G. *Stat Med* **17**: 873–890, 1998a.
Newcombe, R.G. *Stat Med* **17**: 2635–2650, 1998b.
Ng, T.-H. *Stat Med* **27**: 5392–5406, 2008.
Nishi, T. and A. Takaichi. *Jpn J Biometrics* **24**: 43–55, 2003.
Nishikawa, M. and T. Tango. *Stat Probab Lett* **65**: 353–361, 2003a.
Nishikawa, M. and T. Tango. *Jpn J Biom* **24**: 71–94, 2003b.
Nishikawa, M., T. Tango and M. Ogawa. *Stat Med* **25**: 3981–4003, 2006.
Nishikawa, M., T. Tango and M. Ohtaki. *Biom J* **51**: 749–762, 2009.
Nocedal, J. and S. Wright. *Numerical Optimization*, 2nd ed., Springer-Verlag, 2006.
Novick, M.R. and C. Lewis. *Psychometrika* **32**: 1–13, 1967.
Nurminen, M. *Biometrika* **68**: 525–530, 1981.
O'Brien, P.C. and T.R. Fleming. *Biometrics* **35**: 549–612, 1979.
O'Brien, P.C. *Biometrics* **40**: 1079–1087, 1984.
Okada, A. and T. Imaizumi. *J Classif* **14**: 195–224, 1997.
Okada, S. *et al. Br J Cancer* **77**: 2028–2031, 1998.
O'Quigley, J., M. Pepe and L. Fisher. *Biometrics* **46**: 33–48, 1990.
Ott, S., S. Imoto and S. Miyano. *Pac Symp Biocomput* **9**: 557–567, 2004.
Pan, W. *Stat Med* **19**(1): 1–11, 2000.
Parzen, E. *Ann Math Stat* **33**: 1065–1076, 1962.
Pearl, J. *Causality: Models, Reasoning, and Inference, 2nd ed.*, Cambridge University Press, 2009.
Pearson, J.D. *et al. Stat Med* **13**: 587–601, 1994.
Pearson, K. *Phil Mag Ser* 6, **2**(11): 559–572, 1901.
Pearson, K. and A. Lee. *Biometrika* **2**: 357–462, 1903.
Pepe, M.S. and M. Mori. *Stat Med* **12**: 737–751, 1993.
Perlman, M.D. *Biometrics* **60**: 276–280, 1969.
Perlman, M.D. and L. Wu. *Ann Math Stat* **40**: 549–567, 2004.
Perrier, E., S. Imoto and S. Miyano. *J Mach Learn Res* **9**: 2251–2286, 2008.
Peto, R. and J. Peto. *J R Stat Assoc Ser A* **135**: 185–206, 1972.
Peto, R. *Appl Stat* **22**: 86–91, 1973.
Pettitt, A.N. *Appl Stat* **33**: 169–175, 1984.
Piantadosi, S. *Clinical Trials A Methodologic Perspective*, John Wiley & Sons, 1997.
Pickering, J. *et al. Math Modeling* **7**: 661–688, 1986.
Pigeot, I. *et al. Stat Med* **22**: 883–899, 2003.
Pinheiro, J.C. and D.M. Bates. *Mixed-Effects Models in S and S-Plus*, Springer-Verlag, 2000.
Pintilie, M. *Competing Risks—A Practical Perspective*, John Wiley & Sons, 2006.
Pitman, E.J.G. *J R Stat Soc Suppl* **4**: 119–130, 1937.
Plackett, R.L. *The Analysis of Categorical Data*, Charles Griffin, 1974.
Plackett, R.L. *The Analysis of Categorical Data*, 2nd ed., pp.44–46, Macmillan, 1981.
Pocock, S.J. and R. Simon. *Biometrics* **31**: 103–115, 1975.

Pocock, S.J. *Biometrika* **64**: 191–199, 1977.

Pocock, S.J., N.L. Geller and A.A. Tsiatis. *Biometrics* **43**: 487–498, 1987.

Prentice, R.L. *Biometrics* **44**: 1033–1048, 1988a.

Prentice, R.L. *et al. J Natl Cancer Inst* **80**: 802–814, 1988b.

Prentice, R.L. *Stat Med* **8**: 431–440, 1989.

Prentice, R.L. and L.P. Zhao. *Biometrics* **47**: 825–839, 1991.

Press, W.H. *et al. Numerical Recipes with Source Code CD-ROM*, 3rd ed., *The Art of Scientific Computing*, Cambridge University Press, 2007.

Proschan, M.A. and S.A. Hunsberger. *Biometrics* **51**: 1315–1324, 1995.

Puffer, S., D. Torgerson and J. Watson. *Br Med J* **327**: 785–789, 2003.

Puri, M.L. *Ann Math Stat* **35**: 102–121, 1964.

Putter, H., M. Fiocco and R. B. Geskus. *Stat Med* **26**: 2389–2430, 2007.

Quan, H., *et al. Stat Med* **27**: 5356–5376, 2008.

Quenouille, M. *J R Stat Soc Ser B* **11**: 68–84, 1949.

Rao, J.N.K. *Small Area Estimation*, John Wiley & Sons, 2003.

Rasbash, J. *et al. A User's Guide to MLwiN v2.0*, University of Bristol, 2005.

Raudenbush, S.W. *et al. Psychol Bull* **102**: 111–120, 1988.

Riley, R.D. *et al. Stat Med* **26**: 78–97, 2007.

Ripley, B.D. *Pattern Recognition and Neural Networks*, Cambridge University Press, 1996.

Robert, C.P. and G. Casella. *Monte Carlo Statistical Methods*, 2nd ed., Springer-Verlag, 2004.

Robertson, T., F.T. Wright and R.L. Dykstra. *Order Restricted Statistical Inference*, John Wiley & Sons, 1988.

Robins, J.M., N.E. Breslow and S. Greenland. *Biometrics* **42**: 311–323, 1986.

Robins, J.M. In, Sechrest, L., H. Freedman and A. Mulley, eds., *Health Service Methodology: A Focus on AIDS*, pp.113–159, US Public Health Service, 1989.

Robins, J.M., A. Rotnitzky and L. P. Zhao. *J Am Stat Assoc* **89**: 846–866, 1994.

Robins, J.M., A. Rotnitzky and L. P. Zhao. *J Am Stat Assoc* **90**: 106–121, 1995.

Robins, J.M. and S. Greenland. *J Am Stat Assoc* **91**: 456–458, 1996.

Robins, J.M. In, M. Berkane, ed., *Latent Variable Modeling and Applications to Causality*, pp.69–117, Springer-Verlag, 1997.

Robins, J.M., H.A. Hernan and B. Brumback. *Epidemiology* **11**: 550–560, 2000.

Roff, M. *Psychometrika* **1**: 1–6, 1936.

Röhmel, J. *Stat Med* **17**: 1703–1714, 1998.

Röhmel, J., *et al. Biom J* **48**: 916–933, 2006.

Rom, D.M. *Biometrika* **77**: 663–665, 1990.

Rosenbaum, P.R. and D.B. Rubin. *Biometrika* **70**: 41–55, 1983.

Rosenberger, W.F., J.M. Lachin. *Randomization in Clinical Trials, Theory and Practice*, John Wiley & Sons, 2002.

Rosenblatt, M. *Ann Math Stat* **27**: 832–837, 1956.

Rothman, K.J., S. Lanes and S.T. Sacks. *Pharmacoepidemiol Drug Saf* **13**: 519–523, 2004.

Rothman, K.J., S. Greenland and T.L. Lash. *Modern Epidemiology*, 3rd ed., Lippincott Williams & Wilkins, 2008.

Ruben, H. *Sankhyā ser A* **36**: 379–388, 1974.

Rubin, D.B. *Biometrika* **63**: 581–592, 1976.

Rubin, D.B. *Multiple Imputation for Nonresponse in Surveys*, John Wiley & Sons, 1987.

Rubin, D.B. *Stat Med* **10**: 585–598, 1991.

Ruppert, D. and M.P. Wand. *Ann Stat* **22**: 1346–1370, 1994.

Ruppert, D., S.J. Sheather and M.P. Wand. *J Am Stat Assoc* **90**: 1257–1270, 1995.

Ryan, T.A. *Psycol Bull* **57**: 318–328, 1960.

Sahai, H. and A. Khurshid. *Stat Med* **15**:

1–21, 1996.
Samorodnitsky, G. and M.S. Taqqu. *Stable Non-Gaussian Random Processes: Stochastic Models with Infinite Variance*, Chapman & Hall/CRC, 1994.
Samuelsen, S.O. and J. Kongerud. *Stat Med* **13**(17): 1771–1780, 1994.
Särndal, C.-E., B. Swensson and J. Wretman. *Model Assisted Survey Sampling*, Springer-Verlag, 1992.
SAS Institute Inc. *SAS User's Guide: Statistics*, SAS Institute Inc., 1982.
SAS Institute. *Base SAS SAS 9.1.3 Procedure Guide*, SAS Institute, 2004.
Sato, T. *Biometrics* **45**: 1323–1324, 1989.
Sato, T. *Biometrics* **46**: 71–80, 1990a.
Sato, T. *Environ Health Perspect* **87**: 95–101, 1990b.
Sato, T. *Stat Med* **20**: 2761–2774, 2001.
Sato, T. and Y. Matsuyama. *Epidemiology* **14**: 680–686, 2003.
Satten, G.A. *Biometrika* **83**: 355–370, 1996.
Schafer, J.L. *Statist Methods Med Res* **8**: 3–15, 1999.
Scheffé, H. *The Analysis of Variance*, John Wiley & Sons, 1959.
Schneeweiss, H. and T. Augustin. *Allgemeines Statistisches Archiv* **90**: 183–197, 2006.
Schoenfeld, D. *Biometrika* **68**: 316–319, 1981.
Schwartz, D. and J. Lellouch. *J Chronic Dis* **20**: 637–648, 1967.
Schwarz, G. *Ann Stat* **6**: 461–464, 1978.
Schwarzer, G., *et al. J Clin Epidemiol* **54**: 997–1003, 2001.
Sculpher, M.J. *et al. Health Economics* **15**(7): 677–687, 2006.
Searle, S.R. *Linear Models*, John Wiley & Sons, 1971.
Searle, S.R., G. Casella and C.E. McCulloch. *Variance Components*, John Wiley & Sons, 1992.
Shaffer, J.P. *J Am Stat Assoc* **81**: 826–831, 1986.
Shao, J. *Comm Statist A-Theory Methods* **17**: 3017–3028, 1988.
Shao, J. and C.F.J. Wu. *Ann Stat* **17**: 1176–1197, 1989.
Shen, X. *Biometrika* **85**: 165–177, 1998.
Sherry, S. *Circulation* **62** (Suppl V): v73–v78, 1980.
Shirley, E. *Biometrics* **27**: 103–117, 1977.
Shiroiwa, T. *et al. Health Economics* doi: 10.1002/hec. 1481, 2009.
Shiryaev, A.N. *Probability*, 2nd ed., Springer-Verlag, 1996.
Silvapulle, M.J. *Am Stat* **51**: 178–181, 1997.
Silvapulle, M.J. and P.K. Sen. *Constrained Statistical Inference: Inequality, Order, and Shape Restrictions*, John Wiley & Sons, 2005.
Silverstein, F.E., *et al. JAMA* **284**: 1247–1255, 2000.
Simes, R.J. *Biometrika* **73**: 751–754, 1986.
Simes, R.J. *Stat Med* **6**: 11–29, 1987.
Simon, R., R.E. Wittes and S.S. Ellenberg. *Cancer Treat Rep* **69**: 1375–1381, 1985.
Simon, R. *Control Clin Trials* **10**: 1–10, 1989.
Simonoff, J.S. *Analyzing Categorical Data*, Springer-Verlag, 2003.
Simpson, E.H. *J R Stat Soc Ser B* **13**: 238–241, 1951.
Simpson, J.M., N. Klar and A. Donner. *Am J Public Health* **85**: 1378–1383, 1995.
Siotani, M., T. Hayakawa and Y. Fujikoshi. *Modern Multivariate Statistical Analysis: A Graduate Course and Handbook*, American Sciences Press, 1985.
Smith, A.C. *et al. Lancet* **344**: 1655–1660, 1994.
Sommer, A. and S.L. Zeger. *Stat Med* **10**: 45–52, 1991.
Song, C. and M. Kulldorff. *Int J Health Geogr* **2**: 9, 2003.
Song, C. and M. Kulldorff. *Int J Health Geogr* **4**: 32, 2005.
Southern, D.A., *et al. J Clin Epidemiol* **59**: 1110–1114, 2006.
Spearman, C. *Am J Psychol* **15**: 201–203, 1904.
Speed, F.M., R.R. Hocking and O.P. Hackney. *J Am Stat Assoc* **73**: 105–112,

1978.
Spiegelhalter, D. *et al. WinBUGS User Manual Version 2.0*, MRC, 2004.
Spitzer, W.O. In, Guggenmoos-Holzmann I. *et al.* eds., *Quality of Life and Health, Concepts, Methods Applications*, Blackwell Wissenschafts-Verlag, pp.59–67, 1995.
Sprites, P., C. Glymour and R. Scheines. *Causation, Prediction, and Search, The 2nd ed.*, MIT Press, 2000.
Staquet, M.J. *et al. Quality of Life Assessment in Clinical Trials: Methods and Practice*, Oxford University Press, 1998.
Steel, R.G.D. *Biometrics* **15**: 560–572, 1959.
Steel, R.G.D. *Technometrics* **2**: 197–207, 1960.
Stein, C. *Ann Stat* **9**: 1135–1151, 1981.
Stokes, M.E., C.S. Davis and G.G. Koch. *Categorical Data Analysis Using the SAS System*, 2nd ed., SAS Publishing, BBU Press and John Wiley & Sons, 2000.
Stone, R.A. *Stat Med* **7**: 649–660, 1988.
Storb, R., R. L. Prentice and E. D. Thomas. *N Engl J Med* **296**: 61–66, 1977.
Storey, J.D. *J R Stat Soc Ser B* **64**: 479–498, 2002.
Storey, J.D. *Ann Stat* **31**: 2013–2035, 2003.
Stuart, A. *Biometrika* **42**: 412–416, 1955.
Stuart, A. *Am Stat* **17**: 23–24, 1963.
Sun, J. *Biometrics* **51**: 1096–1104, 1995.
Sun, J. *Stat Med* **20**: 1249–1257, 2001.
Sun, J. *The Statistical Analysis of Interval-censored Failure Time Data*, Springer-Verlag, 2005.
Sun, J. *The Statistical Analysis of Interval-censored Failure Time Data*, Springer Science+Business Media, 2006.
Szarfman, A., S.G. Machado and R.T. O'Neill. *Drug Saf* **25**: 381–392, 2002.
Tabár, L. and A. Gad. *Radiology* **138**: 219–222, 1981.
Tabár, L. *et al. Lancet* **i**: 829–832, 1985.
Tahata, K., H. Yamamoto and S. Tomizawa. *Austrian Journal of Statistics*, **37**: 185–194, 2008a.
Tahata, K., N. Miyamoto and S. Tomizawa. *Far East Journal of Theoretical Statistics* **25**: 273–283, 2008b.
Tai, B.C., *et al. Stat Med* **20**: 661–684, 2001a.
Tai, B.C., A. Peregoudov and D. Machin. *Stat Med* **20**: 3589–3600, 2001b.
Tamhane, A. C. and B. R. Logan. *Biometrika* **91**: 715–727, 2004.
Tang, D.I., C. Gnecco and N.L. Geller. *Biometrika* **76**: 577–583, 1989.
Tang, D.I., N. L. Geller and S.J. Pocock. *Biometrics* **49**: 23–30, 1993.
Tango, T. *Med Inform* **6**: 161–174, 1981.
Tango, T. *Biometrics* **40**: 15–26, 1984.
Tango, T. *Stat Med* **5**: 335–346, 1986.
Tango, T. *Bulletin of the Biometric Society of Japan* **8**: 89–95, 1987.
Tango, T. *Stat Med* **8**: 1509–1514, 1989.
Tango, T. *Biometrics* **46**: 351–357, 1990.
Tango, T. *Stat Med* **14**: 2323–2334, 1995.
Tango, T. *Stat Med* **17**: 891–908, 1998.
Tango, T. *Stat Med* **18**: 3511–3513, 1999.
Tango, T. *Stat Med* **19**: 133–139, 2000a.
Tango, T. *Stat Med* **19**: 191–204, 2000b.
Tango, T. *Stat Med* **21**: 497–514, 2002.
Tango, T. *Biometrics* **63**: 119–127, 2007.
Tango, T. *Stat Probab Lett* **79**: 466–472, 2009.
Tanner, M.A. and W.H. Wong. *J Am Stat Assoc* **82**: 528–550, 1987.
Tarone, R.E. and J.J. Gart. *J Am Stat Assoc* **75**: 110–116, 1980.
Taves, D.R. *Clin Pharmacol Ther* **15**: 443–453, 1974.
Taylor, J.M.G. *et al. Stat Med* **9**: 505–514, 1990.
Terpstra, T.J. *Indag Math* **14**: 327–333, 1952.
Theil, H. *Am J Sociol* **76**: 103–154, 1970.
Ting, N., ed., *Dose Finding in Drug Development*, Springer-Verlag, 2006.
Todd, J.A. *Nat Genet* **38**: 731–733, 2006.
Toh, H. and K. Horimoto. *Bioinformatics* **18**: 287–297, 2002.
Tomizawa, S. *Metron* **49**: 401–409, 1991.
Tomizawa, S. *Biom J* **34**: 129–140, 1992.
Tomizawa, S. *Biometrics* **49**: 883–887,

1993.

Tomizawa, S., T. Seo and M. Ebi. *Behaviormetrika* **24**: 193–201, 1997.

Tomizawa, S., T. Seo and H. Yamamoto. *J Appl Stat* **25**: 387–398, 1998.

Tomizawa, S., N. Miyamoto and H. Houya. *South African Statistical Journal* **38**: 1–24, 2004.

Tomizawa, S. and K. Tahata. *Journal de la Société Française de Statistique* **148**: 3–36, 2007.

Tonks, D.B. *Clin Chem* **9**: 217–233, 1963.

Torgerson, W.S. *Psychometrika* **17**: 401–419, 1952.

Tsiatis, A. *Proc Natl Acad Sci U S A* **72**: 20–22, 1975.

Tukey, J.W. *Unpublished Report*, Princeton University, 1953.

Tukey, J. *Ann Math Stat* **29**: 614, 1958.

Turnbull, B.W. *J R Stat Soc Ser B* **38**: 290–295, 1976.

Tusher, V.G., R. Tibshirani and G. Chu. *Proc Natl Acad Sci U S A* **98**: 5116–5121, 2001.

Uesaka, H. *J Biopharm Stat* **19**(4): 580–594, 2009.

Upton, G.J.G. *The Analysis of Cross-Classified Data*, John Wiley & Sons, 1978.

Upton, G. and I. Cook. *A Dictionary of Statistics*, 2nd ed. rev., Oxford University Press, 2008.

van der Vaart, A.W. *Asymptotic Statistics*, Cambridge University Press, 2000.

van Elteren, P.H. *Bulletin of the International Statistical Institute* **37**: 351–361, 1960.

Van Houwelingen, H.C. *et al. Stat Med* **21**: 589–624, 2002.

Van Puijenbroek, E.P. *et al. Pharmacoepidemiol Drug Saf* **11**: 3–10, 2002.

Velikova, G. *et al. J Clin Oncol.* **22**: 714–724, 2004.

Venables, W.N. and B.D. Ripley. *Modern Applied Statistics with S*, 4th ed, Springer-Verlag, 2002.

Verbeke, G. and E. Lesaffre. *J Am Stat Assoc* **91**: 217–221, 1996.

Verzani, J. *Using R for Introductory Statistics*, Chapman & Hall/CRC, 2005.

Vidakovic, B. *Statistical Modeling by Wavelets*, John Wiley & Sons, 1999.

Wagner, C.H. *Am Stat* **36**: 46–48, 1982.

Wald, A. *Ann Math Stat* **20**: 595–601, 1949.

Wallenstein, S., C. L. Zucker and J. L. Fleiss. *Circ Res* **47**: 1–9, 1980.

Wallenstein, S. *Am J Epidemiol* **111**: 367–372, 1980.

Waller, L.A. *et al. Environmetrics* **3**: 281–300, 1992.

Wang, Y.Y. *J Am Stat Assoc* **66**: 605–608, 1971.

Ware, J.E. Jr and C.D. Sherbourne. *Med Care* **30**(6): 473–483, 1992.

Watson, G.S. Smooth regression analysis. *Sankhyā Ser A* **26**: 359–372, 1964.

Wedderburn, R.W.M. *Biometrika* **61**: 439–447, 1974.

Wei, G.C.G. and M.A. Tanner. *J Am Stat Assoc* **85**: 699–704, 1990.

Welch, B.L. *Biometrika* **29**: 350–362, 1938.

Welsch, R.E. *J Am Stat Assoc* **72**: 566–575, 1977.

Westbrooke, I. *Chance* **11**(2): 40–42, 1998.

White, J.E. *Am J Epidemiol* **115**: 119–128, 1982.

Whitehead, J. *Stat Med* **12**: 2257–2271, 1993.

Whittaker, J. *Graphical Models in Applied Multivariate Statistics*, John Wiley & Sons, 1990.

Willan, A.R. *et al. Stat Med* **22**(3): 353–362, 2003.

Willan, A.R. and A.H. Briggs. *Statistical Analysis of Cost-effectiveness Data*, John Wiley & Sons, 2007.

Willett, W. *Nutritional Epidemiology*, Oxford University Press, 1998.

Williams, D.A. *Biometrics* **27**: 103–117, 1971.

Williams, D.A. *Biometrics* **28**: 519–531, 1972.

Williams, R.J. *Biochemical Individuality*, University of Texas Press, 1956.

WinBUGS: Imperial College and MRC,

UK. http://www.mrc-bsu.cam.ac.uk/bugs/

Woodward, M. *Epidemiology: Study Design and Data Analysis*, 2nd ed., Chapman & Hall/CRC, 2005.

The World Medical Association, Inc. DECLARATION OF HELSINKI: Ethical Principles for Medical Research Involving Human Subjects. Adopted by the 18th WMA General Assembly, Helsinki, Finland, June 1964, and amended by the WMA General Assembly, Seoul, Korea, October 2008.

Yamada, T. *et al.* Simulation program for power and sample size determination for logistic analysis with SNPs when response variable is subject to misclassification, to appear, 2009.

Yamaguchi, R. *et al. IEEE Signal Process Mag* **24**: 37–46, 2007.

Yamamoto, H., T. Iwashita and S. Tomizawa. *Austrian Journal of Statistics* **36**: 291–306, 2007.

Yamaoka, K. and T. Tango. *Diabetes Care* **28**: 2780–2786, 2005.

Yamaoka, K. *et al. I M J* **5**: 23–29, 1998.

Yanai, H. and B. N. Mukherjee. *Psychometrika* **52**: 554–564, 1987.

Yanai, H. and M. Ichikawa. *Psychometrika* **55**: 405–410, 1990.

Yanai, H. and M. Ichikawa. In, Rao, C.R. and S. Shinhavay, eds., *Handbook of Statistics* **26**, pp.257–297, North-Holland, 2007.

Yule, G.U. *Biometrika* **2**: 121–134, 1903.

Yusuf, S. *et al. Prog Cardiovasc Dis* **27**: 335–371, 1985.

Zeger, S.L. and K.Y. Liang. *Biometrics* **42**: 121–130, 1986.

Zelen, M. *J Chronic Dis* **28**: 365–375, 1974.

Zhao, H. and A.A. Tsiatis. *Biometrika* **84**(2): 339–348, 1997.

Zhao, L.P. and R.L. Prentice. *Biometrika* **77**: 642–648, 1990.

Zhao, Q. and J. Sun. *Stat Med* **23**(10): 1621–1629, 2004.

Zhao, Y.D. *Stat Med* **25**: 2675–2687, 2006.

Zhao, Y.D., D. Rahardia and Y. Mei. *J Biopharm Stat* **18**: 1112–1119, 2008.

Zucker, D.M. and D. Spiegelman. *Stat Med* **27**: 1911–1933, 2008.

索　引

太字のページはその語が含まれている見出し項目のページを示す.

ア 行

アイソトニック回帰推定量 isotonic regression estimator *20*
アイテムカテゴリー型 item-category type *325*
赤池の情報量規準 (AIC) Akaike's information criterion *126*, *373*
アダブースト adaboost *414*
安全性事項 safety specification *117*

医学研究のデザインと統計学 study design of medical research and statistic **2**
閾用量 threshold *39*
異質性 heterogeneity *172*, *174*
異常値 outlier *340*
1 因子実験 single-factor experiment *7*
1 : M マッチング 1 : M matching *268*
1 元配置 one-way layout *7*
——での多重比較法 multiple comparison procedures in one-way layout **16**
1 元配置分散分析 one-way layout analysis of variance **8**
1 次自己回帰モデル first-order autoregressive model *303*
位置のズレに関するモデル location shift model *232*
1 標本の Student の t 検定 one-sample Student-t test *223*
一部実施要因実験 fractional factorial experiment *7*
一様最強力検定 uniformly most powerful test *156*, **352**
一様最小分散不偏推定量 uniformly minimum variance unbiased (UMVU) estimator *360*
一様性の検定 test for homogeneity *8*, *9*
一様分布 uniform distribution *401*
逸脱度 deviance *275*
一致係数 coefficient of concordance *293*
一致推定量 consistent estimator *202*, *347*, *365*
一致性 consistency *356*, *365*
一般因子 general factor *310*
一般化 Wilcoxon 検定 generalized Wilcoxon test *244*
一般化逆行列 generalized inverse matrix *336*
一般化交差検証法 generalized cross-validation *285*
一般化推定方程式 (GEE) generalized estimating equations *303*, **364**
一般化線形混合モデル generalized linear mixed model *241*, *271*, *371*
一般化線形モデル (GLM) generalized linear model *214*, *266*, *267*, *270*, **274**, **302**, *364*, *367*
一般化超幾何分布 generalized hypergeometric distribution *226*
一般自己回帰モデル general autoregressive model *303*
一般的な検定 general test *105*
遺伝子型 genotype *41*
遺伝子シグニチャー gene signature *132*
遺伝子ネットワーク gene network *134*
移動ウィンドウ moving window *108*
イメージ法 imaging method *311*
医薬品安全性監視の計画 pharmacovigilance planning *117*
医薬品監視計画 pharmacovigilance plan *117*
医薬品の臨床試験の実施の基準 (GCP) Good Clinical Practice *24*
医療の経済評価 economic evaluation *338*
因果オッズ比 causal odds ratio *93*
因果効果 causality effect *330*, *331*
因果推論 causal inference *330*
因果ダイアグラム causality diagram *330*
因果発生率の差 causal rate difference *92*
因果発生率の比 causal rate ratio *93*
因果リスク差 causal risk difference *92*
因果リスク比 causal risk ratio *92*
因子 factor *6*, *310*
——の識別可能性 —— indentifiablity *311*
因子構造行列 factor structure matrix *311*
因子パターン行列 factor pattern matrix *311*
因子負荷量 factor loading *310*

因子負荷量行列 factor loading matrix *311*
因子分解定理 factorization theorem *360*
因子分析 factor analysis **310**
——の 1 因子モデル one factor model *310*
——の多因子モデル multiple factor model *310*
陰性尤度比 negative likelihood ratio *124*, *180*
陰性予測値 negative predictive value *124*
インバランス imbalance *78*, *80*, *82*
インフォームドコンセント informed consent *24*

上側信頼限界 upper confidence bound *362*
ウェーブレット wavelet *277*
ウォッシュアウト wash-out *37*
後ろ向き研究 retrospective study *5*
打ち切り censoring *244*, *246*, *380*

影響関数 influence function *341*
英語バイアス English bias *173*
栄養および発育・発達に関する統計 nutrition and growth survey **190**
栄養素摂取量の推定 epidemiological studies *153*
疫学研究 epidemiology *4*
——におけるバイアス biases in epidemiologic studies **88**
——のデザイン epidemiologic study design **84**
エコロジカル研究 ecological study *84*
枝分かれ配置 nested design *11*
枝分かれ分散分析 nested ANOVA *45*
エフィシェントスコア efficient score *158*
エフェクトサイズ effect size *46*, *182*
エンドポイント endpoint **66**

横断研究 cross sectional study *4*, *84*
横断調査 cross-sectional survey *336*
大きさの因子 size factor *309*
オッズ odds *5*, *226*, *266*
オッズ比 odds ratio *5*, **94**, *178*, *226*, *266*, *294*
オフセット offset *270*
オープンコホート研究 opencohort study *4*
重み付き解析 weighted analysis *61*
重み付きカッパ係数 weighted kappa *148*
重み付き逆正規法 weighted inverse normal method *51*
重み付き平均 weighted mean *200*
重み付き Bonferroni 法 weighted Bonferroni method *69*
折れ線回帰 piecewise linear regression *251*
折れ線 Cox モデル piecewise linear Cox model *251*

カ 行

外因性因子 extrinsic ethnic factor *40*
外因性民族的要因 extrinsic ethnic factor *40*
回帰係数 regression coefficient *260*
回帰効果 regression effect *262*
回帰診断 regression diagnostics *261*
回帰直線 regression line *122*, *216*
回帰モデル regression model *282*, *379*
会合数 concurrence number *12*
解析対象集団 analysis set **52**
外挿 extrapolation *40*
階層型クラスタリング hierarchical clustering *131*
階層構造 hierarchical structure *182*
階層構造モデル hierarchical structure model *271*
階層線形 hierarchical linear *289*
階層的クラスタリング手法 hierarchical clustering method *328*
階層 Bayes 法 hierarchical Bayes method *368*, *370*
階層法 hierarchical procedure *71*
階段関数 piecewise constant step function *257*
回転行列 rotation matrix *311*
カイ 2 乗検定 chi-square(d) test *133*
カイ 2 乗検定統計量 chi square(d) test statistic *219*
カイ 2 乗分布 chi-square(d) distribution *222*, *245*, *406*
外部分析 external analysis *327*
過学習 over learning *416*
核関数 kernel function *206*, *278*
確信区間 credible interval *368*
拡張 Mantel 検定 extended Mantel test **236**
核プロット kernel plot *207*
核密度推定法 (KDE) kernel density estimation *206*
確率化検定 randomized test *350*
確率過程 stochastic process *410*
確率関数 probability function *386*
確率収束 convergence in probability *346*, *387*
確率抽出法 probability sampling *143*, *144*
確率的に大きい stochastically larger *233*
確率比例抽出法 probability proportional to size sampling *145*
確率プロット probability plot **208**, *209*
確率分布の基礎 elements of distribution **386**

確率密度 probability density *206*
確率密度関数 (pdf) probability density function *206*, *209*, *386*
隠れ Markov モデル (HMM) hidden Markov model *138*, *369*
下降法 step down method *70*
仮説検定 hypotheses testing **350**
片側仮説 one-sided hypothesis *222*
片側検定 one-sided test *154*, *156*, *351*
片側 Student 化範囲 one-sided studentized range *21*
片側対立仮説 one-sided alternative hypothesis *74*
形の因子 shape factor *309*
偏り bias *25*, *52*, *64*, *120*, *360*
カットオフ値 cut-off value *125*, *180*
カッパ係数 Kappa coefficient *148*, *293*
カテゴリーに与えた数量 item category score *320*
過分散 overdispersion *270*
加法モデル addaptive model *284*
刈り込み平均 trimmed mean *341*
間隔 interval *196*
間隔尺度 interval scale *196*
環境因子 environment factor *6*
頑健 robust *234*, *280*
観察打ち切り censoring *64*, *252*, *256*
——になった区間 censored interval *256*, *257*
観察的な研究 observational study *4*
患者調査 patient survey *188*
完全帰無仮説 complete null hypothesis *14*, *68*
完全相関 full correlation *217*
完全データ complete data *329*, *380*
完全な観測 complete observation *380*
完全にランダムな欠測 (MCAR) missing completely at random *58*
完全無作為化 complete randomization *27*, *76*
完全無作為化法 completely randomized design *7*, *8*, *224*
感度 sensitivity *124*
感度解析 sensitivity analysis *61*
(不) 完備ブロックデザイン (incomplete) block design *38*
ガンマ分布 gamma distribution *367*, **400**
幹葉図 stem and leaf plot *205*
関連性 association *5*, *237*
——の検討 measure of association **216**

偽陰 false negative *350*
記憶をもたない分布 memoryless distribution *396*
機械学習 machine learning *414*
幾何分布 geometric distribution *396*
幾何平均 geometric mean *198*
期間センサー interval censoring *243*
棄却 reject *385*
棄却域 stopping boundaries, critical region *48*, *350*
擬似度数 pseudocount *140*
擬似尤度 quasi-likelihood *270*, *303*, *364*
記述統計量 descriptive statistics *198*
基準化 normalization *388*
——された変数 normalized variable *319*
基準関連妥当性 criterion-related validity *149*
擬順序関係 quasi-order *366*
基準値 reference value *126*
基準範囲 reference range *126*
——の推定 estimation of reference range **126**
基準変数 outcome variable *320*, *322*
期待検出力 expected power *227*
期待値 expectation, expected value *198*, *386*
基底関数 basis function *283*
基底関数展開 basis function expausion *276*
帰無仮説 null hypothesis *350*
逆確率法 inverse probability weighting method *339*
逆数変換 reciprocal transformation *215*
逆正弦変換 arcsine transformation *212*
球形性の検定 sphericity test *301*
級内相関係数 (ICC) intra-class correlation coefficient *148*, *153*
キュムラント cumulant *349*
キュムラント母関数 cumulant generating function *387*
偽陽 false positive *350*
競合リスクモデル competing risk model *65*, **252**
強制増量デザイン forced titration design *39*
共通因子 common factor *310*
共通オッズ比 common odds ratio *99*
共通性 communality *311*
強度関数 intensity function *258*
行と列効果モデル row-column effects model *294*
共分散 covariance *217*, *389*
共分散構造分析 covariance structure analysis *314*
共分散分析 analysis of covariance *3*, *26*, *62*, *81*, *83*, *230*

共変量 covariates *248*
共役事前分布 conjugate prior *368*
寄与危険 (AR) attributable risk *4*
局外パラメータ nuisance parameter *268*
局外母数 nuisance parameter *302*
局所重み付き回帰 (lowess) locally weighted regression *216*
局所管理 local control *3*, *7*
局所調整 p 値 local adjusted p-value *69*
曲線下面積 under area curve *125*
極値分布 extreme value distribution **404**
許容誤差 tolerance limit *120*
寄与率 coefficient of determination *308*
寄与割合 attributable fraction *93*
均一性 (均質性) homogeneity *172*, *174*
近似尤度比検定 (ALR) approximate likelihood ratio test *75*

空間・時間集積性 space–time clustering *107*
空間・時間スキャン統計量 space–time scan statistic *110*
空間・時間の交互作用 space–time interaction *107*
空間集積性 spatial clustering, clustering in space *105*
空間スキャン統計量 spatial scan statistic *106*, **108**
空間相関 spatial correlation *103*
偶然誤差 random error *120*
区間打ち切りデータ interval-censored data **256**
区間推定 interval estimation *362*
矩形型 rectangular *206*
組み合わせ的手法 combinatorial method *328*
組み入れ基準 entry criterior *24*
クラスター cluster *44*, *108*
クラスター間分散 between-cluster variance *44*, *169*
クラスター内相関 intra-cluster correlation *44*
クラスター内相関係数 intra-cluster coefficient *168*
クラスター内分散 within-cluster variance, intra-cluster variance *44*, *169*
クラスター分析 cluster analysis *131*, **328**
クラスター無作為化比較試験 cluster randomization trial **44**, **168**
クラスラベル class label *414*
グラフィカル・ガウシアンモデル graphical Gaussian model *134*
グラフィカルモデル graphical model **332**
クリアランス clearance *30*, *41*
繰り返し数が異なる 2 元分類分散分析 ANOVA of unballanced two-way layout *264*
繰り返し数の不揃いの分散分析 analysis of variance of unballanced data **264**
繰り返し測定データの分散分析 analysis of variance of repeated measurement **300**
繰り返しのない 2 元配置 two-way layout without replication *11*
グループレベル aggregated data *290*
グレコラテン方格 Graeco-Latin square *13*
クロスオーバー試験 cross-over design (trial) *36*, **166**
クローズドコホート研究 closed cohort study *4*
クロスバリデーション cross-validation *277*
群間成分 between-group conponent *371*
群増量法 group titration design *38*
群逐次デザイン group sequential design **46**
群内成分 within-group conponent *371*

経験的分布関数 empirical distribution function *208*
経験分布 empirical distribution *71*
経験 Bayes empirical Bayes *369*
経験 Bayes 推定 empirical Bayes estimation *370*
経験 Bayes 推定値 empirical Bayes estimate *103*
傾向スコア propensity score *60*
傾向性 trend *162*
——の検出 detection of trend **162**
傾向のある対立仮説 ordered alternative *20*
経時的繰り返し測定データ longitudinal data, repeated measures *302*
経時的測定データ解析 longitudinal data **302**
経時データ longitudinal data *66*
計数 counts *196*
計数値 count data *196*
継続調査 repeated survey *143*
系統誤差 systematic error, non-random error *120*, *149*
系統抽出法 systematic sampling *144*
系統的成分 systematic component *302*
計量値 measurement data *196*
ケース–コホート研究 case-cohort study *87*
ケース–コントロール研究 case-control study *4*, *5*, *86*, *268*
ケース 2 区間打ち切り case II interval censoring *256*
血液中薬物濃度時間曲線下面積 area under the blood concentration versus time curve *30*

結合配列 binding site *134*
欠測 data missing *151*, *380*
欠測情報 missing information *381*
欠測情報原理 missing information principle *381*
欠測値 missing data *53*, **58**, *369*
——の補完 imputation *53*
欠測データ missing data *58*
欠測メカニズム missing mechanism *58*
血中濃度曲線下面積 (AUC) area under the curve *41*
決定係数 coefficient of determination *261*
ゲートキーパー gatekeeper *72*
ゲートキーピング法 gatekeeping method *72*
元 way *326*
原因別ハザード関数 cause–specific hazard function *253*, *254*
検出感度 detection sensitivity *66*
検出したい効果の大きさ effect size *154*
検出力 power *154*
検出力関数 power function *352*
検証 (的) 試験 confirmatory trial *24*, *154*
減速 Newton 法 the damped Newton method *382*
検定全体としての第 1 種の過誤率 (FWER) family-wise error rate *68*
検定統計量 test statistic *350*
検定の多重性 multiplicity of test *14*
原点の周りの r 次のモーメント moment of order r about the point 0 *386*

効果 effect, efficacy *2*
交換可能 exchangeable *364*
交換可能相関行列 exchangeable correlation matrix *365*
抗がん剤の臨床第 2 相試験 phase II trial of anticancer agent **28**
合計特殊出生率 (TFR) total fertility rate *184*
交互作用 interaction *6*, *10*
交差検証法 cross-validation *318*, *372*
構成概念妥当性 construct validity *149*
構造化調査票 structured questionnaire *146*
構造方程式モデリング structural equation modeling **314**
構造模型 model *8*, *9*, *10*, *12*
公表バイアス publication bias *171*, *172*
酵母ツーハイブリッド法 yeast two-hybrid system *136*
項目 item *150*
交絡 confounding *88*, *93*, *98*
——と交絡の調整 adjustment of confounding factors **98**
交絡因子 confounding factor *2*
交絡法 confounding design *7*
効率係数 efficiency factor *12*
合理的根拠 rationale *66*
高齢化率 population aging rate *186*
国際共同試験 multinational trial *24*, *40*
国際疾病分類 (ICD) international classification of disease *185*
国勢調査 census *186*
国民医療費 national health expenditure *192*
誤差 error *120*
故障 failure *197*
故障時間 failure time *197*
個人間分散 inter–individual variance *128*
個人差指数 individual difference quotient *128*, *167*
個人差の推定 estimation of individual difference **128**
個人内分散 intra–individual variance *128*
個人の反応プロファイル individual response profile **306**
5 数 five numbers *200*
個体間比較 inter-individual comparison **36**
個体差 individual difference *300*
個体特異的 GEE (SS-GEE) subject-specific GEE *304*
個体内比較 intra-individual comparison **36**
個体別用量反応曲線 subject-specific dose-response curve *38*
固定効果 fixed-effects *290*
固定順序法 fixed sequence procedure *71*
固定用量並行群試験 fixed dose parallel group design/study/trial *39*, *41*
誤判別率 error rate *317*
誤分類 missclassification *251*
コホート研究 cohort study *4*, *85*
コホート内ケース–コントロール研究 case–control studies within a cohort *86*
固有値 latent root *322*, *324*
固有方程式 latent equation *324*
婚姻率 marriage rate *185*
混合 mixture *397*
混合 (効果) モデル mixed effects model *11*, *168*, *183*

サ　行

再現性 repeatability, reproducibility *148*, *152*
最小化法 minimization *4*, *82*, *224*

最小値 minimum *196*, *198*
最小 2 乗法 least squares method *311*
最小有意差 (LSD) least significant difference *17*
最小有効用量 minimum effective dose *38*
サイズ α の検定 size-α test *350*
再生性 reproductive property *391*
最大許容量 (MAD) maximum accepted dose *28*
最大耐用量 (MTD) maximum tolerated dose *28*, *38*
最大値 maximum *196*, *198*
最大濃度 ($C_{\max}$) maximum concentration *41*
最大濃度到達時間 ($T_{\max}$) time to maximum concentration *41*
最大の解析対象集団 full analysis set *52*
最大有効用量 maximum effective dose *38*
最適デザイン optimal design *29*
再発事象 recurrent event *240*, **258**
——の発現率の比の検定 statistical test for recurrent rate ratio **240**
最頻値 mode *200*
細胞シミュレーション cell simulation *136*
細胞毒性 cyto toxicity *28*
最尤推定 maximum likelihood estimation *215*, **356**
最尤推定値 maximum likelihood estimate *199*, *208*
最尤推定量 (MLE) maximum likelihood estimator *202*, *347*, *356*, *360*
——の正則条件 regularity condition *115*
最尤法 maximum likelihood method *311*, *380*
最良線形不偏予測量 *371*
作業相関行列 working correlation matrix *364*
作業分散共分散行列 working variance covariance matrix *364*
サーベイ survey *5*
サーベイランス surveillance *110*
三角型 triangular *207*
3 群非劣性試験 three-arm non-inferiority trial *43*
3 元分割表 three-way table *237*
残差平方和 rasidual sum of squares *372*
3 次スプライン cubic spline *282*
算術平均 arithmetic mean *198*
3+3 デザイン 3+3 design *39*
サンドイッチ推定量 sandwich estimator *259*, *361*, *365*
散布図平滑化 scatter–prot smoothing *278*
時間依存共変量 time–dependent covariate *250*
時間・空間集積性 space–time clustering *110*
時間集積性 time clustering *104*
時期効果 period effect *37*
自記式調査 self-administered survey *142*
識別性 identification *350*
シグナル signal *116*
シグナル検出 signal detection *116*
シグナル伝達経路 signal transduction *130*
シグモイド $E_{\max}$ モデル sigmoid $E_{\max}$ model *38*
試験期間 study duration *66*
試験計画書の規定を遵守した集団 per protocol set *52*
試験サイズ sample size *66*
試験実施計画書 study protocol *24*
試験単位 experimental unit *36*
自己回帰型の相関構造 auto regressive type correlation *364*
自己加重標本 self-weighting sample *145*
事後デコーディング posterior decoding *140*
事後分布 posterior distribution *368*
事後密度 posterior density *368*
死産率 stillbirth rate *185*
事象 event *66*, *212*, *221*
——の生存時間 survival time *197*
——の発生 occurrence of events *197*
——発生までの時間 time to event *197*
事象発現率 event rate *221*
指数型分布族 exponential family *215*, *268*, *274*, *353*, *354*, *380*
次数選択 degree selection *372*
指数分布 exponential distribution *199*, *400*
指数–変動型分布族 exponential dispersion family *274*
指数ロス関数 exponential loss function *415*
自然共役事前分布 natural conjugate prior *288*
自然 3 次スプライン natural cubic spline *282*
自然パラメータ natural parameter *215*
事前分布 prior distribution *368*
事前密度 prior density *368*
下側信頼限界 lower confidence bound *362*
実験計画法 design of experiment, experimental design *3*, **6**
実施可能性 feasibility *66*
実施計画書 protocol *66*
実践的試験 pragmatic trial *24*, *52*
質調整生存年 (QALY) quallity adjusted life years *338*
質的データ qualitative data *196*

――の主成分分析 principle component analysis *324*
――のための判別分析 discriminate analysis *322*
質的データ解析法 qualitative data analysis *325*
質的変数 qualitative variable *320*
疾病集積性 disease clustering *108*
――の検定 test for disease clustering **104**
疾病地図 disease map **102**
疾病発生率 incident rate *90*
疾病発生割合 incidence proportion *90*
質問文 questions **146**
質量分析 mass spectrography *136*
時点マッチング time matching *87*
四分位 (間) 範囲 (IQR) inter quartile range *202*, *206*
四分位点 quartile *200*
死亡率 death rate, motality rate *102*, *184*, *371*
射影法 projection method *348*
尺度 scale *150*, *196*
ジャックナイフ擬似量 jackknife pseudo-value *376*
ジャックナイフ分散推定量 jackknife variance estimator *349*, *377*
ジャックナイフ法 jackknife method **376**
主因子法 principal factor method *311*
重回帰分析 multiple regression analysis **260**
自由回答法 open–ended question *146*
周産期死亡率 perinatal montality rate *185*
重心 centroid *198*
修正 Williams 法 modified Williams method *21*
修正スコア modified score *251*
修正 Bonferroni 法 modified Bonferroni procedure *69*
重相関係数 multiple correlation coefficient *261*, *323*
従属人口 dependent population *186*
集団の基準値 population reference range *128*
自由度 degree of freedom *202*
自由度調整済み決定係数 coefficient of variation adjusted for the degrees of freedom *261*
十分統計量 sufficient statistic *266*, *268*, *356*, *360*, *381*, *406*
周辺同等 (MH) モデル marginal homogeneity model *298*
周辺度数 marginal frequency *219*
周辺分布 marginal distribution *388*
周辺モデリング marginal modelling *364*
周辺尤度 marginal likelihood *375*
集落抽出法 cluster sampling *145*
主観 Bayes 推定 subjective Bayes estimation *370*
縮小推定 shrinkage estimation *288*, *370*
縮小モデル reduced model *264*
主効果 main effect *6*, *10*, *264*
樹状図 dendrogram *328*
主成分得点 principal component score *308*
主成分の解釈 principal component interpretation *309*
主成分負荷量 component loading *309*
主成分分析 principal component analysis **308**, *311*, *325*
出生死滅過程 birth and death process *412*
出生率 fertility rate *184*
出力確率 emission probability *138*
樹木型門番法 tree gatekeeping procedure *72*
受容域 acceptance region *350*
主要 (または 1 次) エンドポイント primary endpoint *66*
腫瘍縮小効果 cytoreductive effect *28*
主要評価項目 primary endpoint *66*
順位 rank *218*, *228*
順位相関係数 rank correlation coefficient *218*, *233*
順位統計量 rank order statistics *347*
順位和 rank sum *22*
瞬間故障率 instantaneous failure rate *386*
瞬間死亡率 instantaneous mortality rate *199*
純再生産率 net reproduction rate *184*
純出生過程 pure birth process *412*
順序 order *196*
順序カテゴリー ordered category *233*
順序カテゴリカル変数 ordered categorical variable *272*
順序カテゴリーデータ ordered categorical data **158**
順序関係 order relation *218*
順序尺度 ordinal scale *196*
順序尺度変数 ordinal variable *236*
順序制約 order restricted **20**
順序対立仮説 ordered alternative *367*
順序統計量 order statistic *200*, *201*
順序変数 ordinal variable *233*
準対称 (QS) モデル quasi–symmetry model *298*
条件付き期待値 conditional expected value *276*, *348*
条件付き自己回帰モデル conditional

autoregressive model *103*
条件付き増量デザイン optional titration design *39*
条件付き Type I エラー関数 conditional type I error function *50*
条件付き調整 p 値 conditional adjusted p-value *69*
条件付き分布 conditional distribution *226*, *236*, *389*
条件付きロジスティック回帰分析 conditional logistic regression model *268*
症候サーベイランス syndromic surveillance **110**
消失速度 elimination rate constant *41*
上昇法 step up method *70*
状態 state *138*, *410*
状態空間 state space *410*
状態空間モデル state space model *135*, *369*
小地域推定 small area estimation *370*
焦点を定めた検定 focused test *105*
傷病統計 statistics of diseases **188**
障壁関数 barrier function *383*
情報時間 information time *48*
情報のある打ち切り informative censoring *64*
情報のある欠測 informative missing *59*
情報バイアス information bias *5*, *86*, *88*, *149*
情報量規準 information criterior *373*, *417*
情報量損失 loss of information *356*
症例報告書 case report form *24*
初期分布 initial distribution *411*
食中毒曝露時点の推定 estimation of the time of exposure to food poisoning **114**
食物摂取頻度 food frequency *152*
食物摂取頻度調査票 (FFQ) food frequency questionnaire **152**
処置効果 treatment effect *263*
処置前後データ pre–post data *262*
処理 treatment *7*
死力 force of mortality *386*
心血管系の死亡 cardiovascular death *66*
人口静態統計 census statistics **186**
人口動態統計 vital statistics **184**
新生児死亡率 neonatal mortality rate *185*
診断検査 diagnostic test **124**, **180**
人年法 person–year method *221*
真のエンドポイント true endpoint *67*
信頼区間 confidence interval *229*, **362**, *368*
信頼係数 confidence coefficient *362*
信頼水準 confidence level *362*
信頼性 reliability *148*, *150*, *166*
信頼性係数 reliability coefficient *148*
信頼領域 confidence region *363*

推移核 transition kernel *408*
推移確率 transition probability *411*
推移モデル transition model *305*
水準 level *6*
水準 α の検定 level-α test *350*
推定方程式 estimating equation *360*
推定量 estimator *198*
——の確率分布 probability distribution *378*
——のパーセント点 percentile *378*
推定論 estimation theory **360**
枢軸量 pivotal quantity *362*
数量化 I 類 quantification method I **320**
数量化 III 類 quantification method III **324**
数量化 II 類 quantification method II **322**
スキャン統計量 scan statistics *108*
スクリーニング screening *262*
スケールフリーネットワーク scale-free network *136*
スコア score *162*
スコア関数 score function *360*
スコア検定 score test *164*, **358**, *359*
スコア信頼区間 score confidence interval *95*, *97*
図式表示 graphic display *198*
スプライン spline *276*, *282*

正確検定 exact test *269*
正確推測法 exact inference *267*, *268*
正確度 accuracy *120*, *149*
生活の質 (QOL) quality of life *66*
正規確率プロット normal probability plot *209*
正規化変換 transformation to normal distribution *349*
正規性の検定 test of normality *208*, *210*
正規評点検定 normal score test *223*
正規標本統計量の分布 distribution of normal sample statistic **406**
正規プロット normal plot *209*
正規分布 normal distribution *198*, *209*, **398**
正規密度プロット normal density plot *206*
制御因子 control factor *6*
制御配列 regulatory site, regulatory element *134*
制限付き最尤推定量 (REML) restricted maximum likelihood estimator *175*
整合性 concordance *218*
生産年齢人口 productive-age population *186*

斉時 Markov 連鎖 time-homogeneous Markov chain *410*
正準型 cononical type *380*
正準パラメータ cannonical parameter *268*
正準母数 canonical parameter *302*
正準連結 canonical link *215*
正準連結関数 canonical link function *302*
正常範囲 normal range *126*
生成作用素 generator *408*
正則化項 regularization term *285*
正則化最小 2 乗法 regularization least square method *285*
正則化最尤法 regularization maximum likelihood method *285*
正則化法 reglarization method *285*
生存関数 survival function *386*
生存曲線 survival curve *208*
生存時間解析 survival analysis *197*, *208*, *242*, *244*, *248*
生存時間データ censored sample, survival data *242*, *246*
生存時間分布 survival distribution *199*, *246*
生存率関数 survival function *242*, *246*
生存率の差 difference in survival rates **164**
精度 precision *148*
精度管理 quality control **120**
正の相関 positive correlation *217*
生物学的同等性試験 bioequivalence trial(study) **34**
生物学的利用性 bioavailability *34*
生物学的利用速度 rate of bioavailability *34*
生物学的利用率 extent of bioavailability *34*
成分 components *66*
正方分割表 square contingency table *298*
精密度 precision *120*
生命体データ同化 biological data assimilation *137*
生命表 life table *186*
生理学的変動幅 physiological variation range *128*
積仮説 intersection hypothesis *69*
積率相関係数 moment correlation coefficient *217*
積率 (モーメント) 母関数 (mgf) moment generating function *387*
絶対連続分布 absolutely continuous distribution *386*
節点 knot *282*
説明的試験 explanatory trial *24*, *52*
セミパラメトリック解析 semiparametric analysis *258*
セミパラメトリックモデル semiparametric model *284*
ゼロ打ち切りモデル zero-censored model *271*
ゼロ過剰モデル zero-inflated model *271*
ゼロ可変モデル zero-altered model *271*
遷移 transit *138*
遷移確率 transition probability *138*, *385*
漸近カイ 2 乗 asymptotic chi-square *358*
漸近正規性 asymptotic normarity *266*, *357*, *365*
漸近的近似 asymptotic approximation **348**
漸近的正規近似に基づく必要症例数の基本公式 *155*, *160*, *162*～*164*
漸近展開 asymptotic expansion **348**
漸近分散 asymptotic variance *278*
漸近有効性 asymptotic efficacy *357*
漸近理論 asymptotic theory *356*
線形回帰式 linear regression line *122*
線形関係式 linear relationship line *122*
線形混合モデル linear mixed model *45*, *370*, *371*
線形順位検定 linear rank test *27*, *79*, *228*
線形成分 linear component *336*
線形–線形連関 (LL) モデル linear-linear association model *294*
線形対角パラメータ対称 (LDPS) モデル linear diagonal parameter symmetric model *298*
線形対比 linear contrast *162*
線形対比係数 linear contrast coefficient *162*
線形判別 linear discriminant *316*
線形判別関数 linear discriminant function *316*
線形モデル linear model *215*, *264*
線形予測子 linear predictor *364*
選好度 preference *327*
センサー censor *242*
潜在クラスモデル latent class model **334**
潜在変数 latent variable *310*, *369*
潜在変数モデル latent variable model *289*
全身クリアランス total clearance *31*
前進方程式 forward equation *408*
全数調査 census *142*
選択肢法 closed-ended question *146*
選択バイアス selection bias *5*, *77*, *86*, *88*, *149*
尖度 kurtosis *204*, *223*, *387*
潜伏期間 latent period *112*, *114*

相 mode *326*
総当たり法 best subject regression *318*
層化抽出法 stratified sampling *144*

総括報告書 clinical study report *24*
相関行列の固有値問題 eigenvalue problem of correlation matrix *309*
相関係数 correlation coefficient *389*
相関指標 correlation index *218*
相関比 correlation ratio *321*, *322*, *324*
早期新生児死亡率 early neonatal mortality rate *185*
総再生産率 gross reproduction rate *184*
操作変数 instrumental variables *55*, *315*
操作変数推定量 instrumental variable estimator *57*
相似検定 similar test **354**
総死亡 all cause death *66*
相対危険 (リスク)(RR) relative risk *4*, *102*
相対危険度 relative risk *243*, *248*
相対頻度 relative frequency *205*
総度数 total frequency *219*
増分費用効果比 (ICER) incremental cost-effectiveness ratio *338*
層別 stratification *25*, *230*
層別因子 stratifier, stratifying factor *236*, *264*
層別無作為化 stratified randomization *4*
層別無作為化法 stratified randomization *27*, *76*, *79*, **80**, *82*
添え字集合 index set *69*
測定誤差 measurement error *5*, *121*, *251*, *342*
——の評価 correction **342**
測定値 measurement *196*
——の比較 method comparison **122**
その他の保健・医療の統計 other health statistics **192**
粗 p 値 crude p-value *68*
損失関数 loss function *368*

タ 行

タイ tie *228*
第 1 四分位点 first quartiles *200*
第 1 種の過誤 type I error *53*, *350*
対応のある t 検定 paired-t test *223*
対応のある割合の差 difference in paired-proportions **238**
対応分析 correspondence analysis *324*
対角パラメータ対称 (DPS) モデル diagonal parineter symmetric model *298*
台形法 trape zoidal method *35*
第 3 四分位点 third quartiles *200*
対照試験 controlled trial *24*
対照処理 control *7*
対称な分割表の解析 analysis of symmetry of contingency table **298**
対称な分布 symmetric distribution *204*
対称 (S) モデル symmetry model *298*
対数オッズ比 log odds ratio *158*, *266*
対数正規分布 log-normal distribution *114*, *199*, **400**
対数線形性 log-linearity *248*, *250*
対数線形モデル log-linear model *215*, *270*, **294**
対数相対ハザード log-relative hazard *250*
大数の法則 law of large number *346*
対数変換 log transformation *212*, *215*
代数方程式系 system of algebraic equation *382*
対数尤度関数 log-likelihood function *266*, *360*
耐性量 tolerance *39*
代替エンドポイント surrogate endpoint *67*
ダイナミック・ベイジアンネットワーク *135*
第 2 四分位点 second quartile *200*
第 2 種の過誤 type II error *350*
代入 imputation *257*
代入法 imputation method *59*
対比 contrast *16*, *19*
対比関数 contrast function *360*
対立仮説 alternative hypothesis *350*
代理変数 surrogate *342*
多因子実験 multi-factor experiment *7*
多群判別 discriminant analysis for multiple group *317*
多元配置 multi-way layout *7*
多項超幾何分布 multinomial hypergeometric distribution *402*
多項分布 multinomial distribution *402*
多次元尺度構成法 multidimensional scaling **326**
多施設試験 multi center trial *24*
多重エンドポイント multiple endpoints *66*, *68*
多重回帰分析モデル multivariate regression model *314*
多重共線性 multicolinearity *261*, *321*
多重クロスバリデーション multiple cross-validation *416*
多重検定 multiple tests *14*
多重性 multiplicity *39*, *66*
——の問題 multiplicity issue *66*, *68*
多重性調整 multiplicity adjustment *68*
多重代入法 multiple imputation method *60*, *257*
多重比較 multiple comparison procedure **14**, *20*
多水準モデル multilevel model *45*
多段抽出法 multistage sampling *145*

多地域試験 multiregional trial *40*
脱落 dropout *52,58*
妥当性 validity *148*, *150*, *152*
多変量回帰モデル multivariate regression model *248*
多変量正規混合モデル multivariate normal mixed model *329*
多変量正規分布 multivariate normal distribution *71*
多変量超幾何分布 multivariate hypergeometric distribution *237*
多変量分布 multivariate distribution **402**
多変量マルチレベルメタアナリシス multivariate multilevel meta-analysis *183*
多変量メタアナリシス multivariate meta-analysis **182**
ダミー変数 dummy variable *320*
探索 (的) 試験 exploratory trial *24*, *154*
単純仮説 simple hypothesis *350*
単純構造 simple structure *312*
単純順序関係 simple order *366*
単純平均 simple mean, unweighted mean *199*
単純無作為抽出法 simple random sampling *144*
単調回帰 isotonic regression **366**
単調関数 isotonic function *366*
単調順序制約 simple order restriction *366*
単調な関係 monotonic relationship, monotonicity *217*, *218*
単調尤度比 monotone likelihood property *353*
単峰 unimodal *401*
断面研究 cross sectional study *84*

地域抽出法 area sampling *145*
近さの尺度 measure of closeness *104*
置換ブロック法 permuted block designs *27*, *76*, **78**, *80*
逐次勾配アルゴリズム sequential slope algorithm *415*
逐次選択法 stepwise selection *318*
逐次デザイン sequential design *25*
中央順位 midranks *232*
中央絶対偏差値 median absolute deviation *340*
中央値 median *200*, *205*, *340*, *387*
中間解析 interim analysis *46*
中止基準 discontinuation criteria *53*
中心極限定理 central limit theorem **346**, *388*
超過分散 overdispersion *397*
超過割合 excess fraction *93*
超幾何関数 hypergeometric function *394*
超幾何分布 hypergeometric distribution *245*, **394**
調査員調査 interviewer-administered survey *142*
調査票 questionnaire *143*, **146**, *148*
——の信頼性 reliability of the questionnaire **148**
——の妥当性 validity of the questionnaire **148**
——のデザイン design of the questionnaire *152*
調査法 methodology **142**
調整自由度 adjusted degrees of freedom *301*
調整する adjust *4*
調整 p 値 adjusted p-value *69*
超パラメータ hyperparameters *175*, *288*
調和平均 harmonic mean *198*, *199*
直列ゲートキーピング法 serial gatekeeping procedure *72*
直列門番法 serial gatekeeping *72*
散らばりの母数 dispersion parameter *302*
治療効果 treatment benefit *52*
治療と時期の交互作用 treatment-by-period interaction effect *36*
治療方針 intention to treat *52*

追跡不能者 lost to follow-up *5*
対比較 pairwise comparison *16*, *22*
強い意味で $FWER$ を制御する control $FWER$ in a strong sense *15*, *68*
釣合い型不完備ブロック計画 (BIBD) balanced incomplete block design *7*, *12*
釣り合い (バランス) のとれた実験計画 balanced design *3*

提案分布 proposal distribution *385*
定常分布 stationary distribution *385*
定性データ qualitative data *196*
定性変数 qualitative variable *196*
定量データ quantitative data *196*
定量変数 quantitative variable *196*
適応的デザイン adaptive design *25*, *39*, **50**
適応的割り付け adaptive allocation *78*
適合度検定 goodness-of-fit test *314*
デザインの効果 design effect *45*
データ拡大アルゴリズム data augmentation *380*
データ同化 data assimilation *137*
データの大きさの指標 measure of location **198**
データの尺度 scale of data **196**
データのバラツキの指標 measure of spread **202**

データの変換 data transformation **212**
データをデータ自身に語らせる allow the data to speak for themselves *206*
デビアンス deviance *275*
デルタ法 delta method *160*
転写因子 transcription factor *134*
転写モジュール transcriptional module *135*

統計学的推測 statistical inference *3*
動径基底関数 radial basis function *284*
統計的パターン認識 statistical pattern recognition *414*
統計モデル statistical model *373*
統計量 statistic *203*
統合 ROC 曲線 summary ROC *180*
統合可能性 combinability *174*
同時仮説 intersection hypothesis *69*
同時信頼区間 simultaneous confidence interval *15*, *16*, *18*, *19*, *21*
同時分布関数 joint distribution function *388*
同順位 tie *232*
等相関モデル exchangeble model, compound symmetry model *303*, *304*
同等集合 joint set *257*
同等性試験 equivalence trial *24*
等分散 homoscedasity *200*
等分散性 homoscedasticity, equality of variances, homogeneity of variances *234*
——の検定 tests of homogeneity of variances **234**
投与制限毒性 (DLT) dose limiting toxicity *39*
投与量比例性 dose proportionality *41*
特異度 specificity *124*
独自因子 unique factor *310*
特性関数 (cf) characteristic function *346*, *387*
独立性 independence *237*
——の検定 test for independence *94*, *219*
独立センサー independent censoring *243*
独立データモニタリング委員会 (IDMC) independent data monitoring committee *46*
独立モデル independent model *294*
閉じた検定手順 closed testing procedure *69*
度数 frequency *196*, *219*
トランスクリプトーム transcriptome *130*
トレーニングデータ training data *414*

ナ 行

内因性因子 intrinsic ethnic factor *40*
内因性民族的要因 intrinsic ethnic factor *40*
内的整合性 internal consistency *148*
内部分析 internal analysis *327*
内容的妥当性 content validity *149*
生 p 値 raw p-value *68*
並べ替え検定 permutation test *26*, **224**
並べ替え分布 permutation distribution *223*, *232*
並べ替え法 permutation method *71*

2 因子交互作用 two-factor interaction effect *264*
2 元配置実験 *10*
2 元配置分散分析 two way analysis of variance *121*
2 項分布 binomial distribution *367*, **390**
——の正規近似 normal approximation *160*
2 次準対称モデル *299*
2 次の積率 second moment *217*
2 次判別 quadratic discriminant *317*
2 次判別関数 quadratic discriminant function *317*
2 重指数分布 double exponential distribution *404*
2-stage デザイン *50*
2 段階デザイン two-stage design *28*
2 値応答 binary response **226**
——の比較 comparisons of binary data **226**
日間変動 between-day variation *121*
日内変動 within-day variation *121*
日米 EU 医薬品規制調和国際会議 (ICH) International Conference on Harmonization of Technical Requirements for Registration of Pharmaceuticals for Human Use *40*
乳児死亡率 infant mortality rate *185*
妊産婦死亡率 maternal mortality rate *185*

ネステッド・ケース–コントロール研究 nested case-control study *86*
年間死亡率 mortality rate per year *221*
年少人口 young population *186*
年齢・時代・コホートモデル age-period-cohort model **336**
年齢調整死亡率 age-adjusted mortality rate *102*, *184*

ノンコンプライアンス noncompliance *54*
——の調整 adjustment for noncompliance **54**
ノンパラメトリック nonparametric *257*, *376*
——な回帰直線 nonparametric regression line *216*

ノンパラメトリック回帰モデル nonparametric regression model **276**
ノンパラメトリック検定 nonparametric test *74*

ハ　行

葉 leaf *205*
バイアス bias *148*, *279*
バイアス修正ジャックナイフ推定量 bias-adjusted jackknife estimator *376*
バイオインフォマティクス bioinformatics **130**, **134**
バイオマーカー探索 biomarker *132*
背景要因 background factor *248*
ハイパーパラメータ hyperparameter *369*
排反事象 exclusive event *68*
ハイブリッドペトリネット hybrid Petri net *137*
配列データ解析 biological sequence analysis **138**
破局点 breakdown point *341*
曝露オッズ比 exposure odds ratio *86*
曝露効果の指標 measure of exposure effect **92**
箱ひげ図 box plot, box and whisker plot *205*
ハザード hazard *199*, *242*
ハザード関数 hazard function *248*, *258*, *386*
ハザード比 hazard ratio *243*
ハザード率 hazard rate *199*
パス解析モデル path analysis model *314*
外れ値 outlier *202*, *280*, *281*, *340*
パーセント (%) 点 percentile *200*, *377*, *387*
パターン分類 pattern classification *324*
発育曲線 growth curve *191*
罰金関数 penalty function *383*
バックドア基準 backdoor criterion *331*
発現差解析 differential expression analysis *131*
発生率 event rate, incidence rate **90**, *220*, *221*
発生割合 incidence proportions **90**
罰則付き最尤法 penalized maximum likelihood method *285*
ハット行列 hat matrix *260*, *285*
ハードルモデル hurdle model *271*
林の数量化法 Hayashi's quantification method *320*
バラツキ variability, variation *3*, *148*
バリマックス回転法 varimax rotation *312*
範囲 range *202*
半減期 half-life time *31*
反事実因果モデル counterfactual *54*
バンド幅 band-width *206*
反応間相関構造 inter-responce correlation *364*
反復 repetition, replication *3*, *7*
反復計算 iteration *257*
判別関数 discriminate function *316*
判別分析 discriminant analysis **316**

比 ratio *90*, *196*
非階層的な手法 nonhierarchical method *329*
比較可能性 comparability *3*
比較単位の過誤率 (CWER) comparison-wise error rate *14*
比較の妥当性 comparison validity *98*
非確率抽出法 non-probability sampling *143*, *144*
被験者間変動 inter-subject variation *166*
被験者数 sample size *25*
被験者と時点の交互作用 subject-time interaction *300*
被験者内変動 intra-subject variation *166*
非構造化 (半構造化) インタビュー semi-structured interview *146*
非構造化 (半構造化) 調査票 semi-structured questionnaire *146*
比尺度 ratio scale *196*
ビジュアルアナログスケール (VAS) visual analog scale *147*
非心 F 分布 noncentral F–distribution *407*
非心カイ 2 乗分布 noncentral chi-square distribution *406*
非心超幾何分布 noncentral hypergeometric distribution *94*, *269*
非心 t 分布 noncentral t–distribution *406*
非心度 noncentrality parameter *222*
ヒストグラム histogram *205*
ヒストリカルコホート historical cohort *86*
非正規性 non-normality *234*
非線形回帰モデル nonlinear regression model *282*
非線形混合効果モデル nonlinear mixed effects model **286**
非線形成分 non-linear component *336*
非線形方程式系の解法と最適化法 algorithms for nonlinear equations and optimization **382**
左センサー left censoring *243*
左に歪んだ分布 negatively skewed *204*
必要症例数 sample size *66*, *154*, *156*, *158*, *160*, *162*, *165*, *166*, *168*, *231*
人・時間 man–time *221*
人・週 man–weeks *221*
人・年 man–years *221*
非標本誤差 nonsampling error *142*
非比例性 disproportionality *116*

非復元抽出 (re)sampling without replacement *71, 144, 394*
非閉路有向グラフ directed acyclic graph *135*
病因割合 etiologic fraction *93*
評価尺度 rating scale *66, 148*
費用効果分析 (CEA) cost-effectiveness analysis **338**
標示因子 indicative factor *6*
標準化 standardization *99*
標準化死亡比 (SMR) standardized mortality ratio *99, 102, 185*
標準誤差 (SE) standard error *203, 361*
標準処理 standard treatment *7*
標準正規分布 standard normal distribution *209, 398*
標準 Brown 運動 standard Brownian motion *409*
標準偏差 (SD) standard deviation *120, 196, 202, 387*
標準連結 canonical link *274*
標本誤差 sampling error *142*
標本サイズ sample size *198*
標本再抽出 resampling *71*
標本再抽出法 resampling method *71*
標本抽出法 sampling techniques **144**
標本調査 sample survey *142*
標本の大きさ sample size **154**
標本分位点 sample quantile *201*
標本分散 sample variance *202*
標本平均 sample mean *198*
非類似度 dissimilarity *326, 328*
比例案分法 prorate allocation *190*
比例オッズモデル proportional odds models *158*, **272**
比例ハザード性が成立しない場合の対処 violation of the proportional hazards assumption **250**
比例ハザードモデル proportional hazard model *164, 243, 250, 257, 271*
非劣性 noninferiority *75, 165*
——の限界値 *42*
非劣性仮説 noninferiority hypothesis *238*
非劣性検定 noninferiority test *157, 161*
非劣性試験 non-inferiority trial *24*, **42**, *53, 65, 239*
非劣性マージン noninferiority margine *42, 154*
頻度 frequency *205*

ファイ係数 ϕ coefficient *219*
ファーマコヴィジランス pharmacovigilance **116**
ファミリー単位の過誤率 (FWER) family-wise error rate *14*
不確実性 variability *102*
不確実性係数 uncertainty coefficient *293*
不完全データ incomplete data **58**, *329*
不完備ブロック計画 incomplete block design *7, 12*
不完備ブロック配置 incomplete block design *37, 39*
復元再抽出 resampling with replacement *71*
復元抽出 sampling with replacement *144, 391*
複合仮説 composite hypothesis *350*
複合対称行列 compound symmetry *301*
複合 Poisson 過程 compound Poisson process *412*
複合 Poisson 分布 compound Poisson distribution *393*
副次 (2 次) エンドポイント secondary endpoint *66*
副次評価項目 secondary endpoint *66*
複数のエンドポイント multiple endpoints *66, 68*, **74**
——の p 値調整法 p-value adjustment **68**
——の包括的検定 global test **74**
ブースティング boosting **414**, *416*
不整合性 disconcordance *218*
布置 configuration *326*
ブートストラップ (法) bootstrap *123*
ブートストラップ標本 bootstrap sample *378*
ブートストラップ法 bootstrap methods *71, 75, 257, 309, 377*, **378**
負の相関 negative correlation *217*
負の 2 項回帰モデル negative binomial regression model *270*
負の 2 項分布 negative binomial distribution *270*, **396**
部分帰無仮説 partial null hypothesis *14, 68*
部分順序関係 partial order *366*
不変検定 invariant test **354**, *355*
不偏検定 unbiased test **354**
不偏推定量 unbiased estimator *202, 360*
不偏分散 unbiased variance *202*
プリコード回答 pre-coded quastion *146*
ブリッジング試験 bridging study **40**
フル Bayes full Bayes approach, fully Bayesian method *369*
プロクラステス回転法 procrustes rotation *312*
ブロック block *7*
ブロック因子 block factor *6*
ブロック計画 block design **12**

ブロックサイズ block size *78*
プロテオーム proteome *130*
プロファイル対数尤度 profile log likelihood *114*
プローブサマライゼーション probe summarization *131*
プロマックス回転法 promax rotation *312*
文化差を超えた妥当性 cross cultural-validation *150*
分割表での関連性の尺度 measure of association for contingency table **292**
分割法 split-plot design *7*
分散 variance *196*, *202*, *209*, *217*, *387*
分散安定化変換 variance stabilizing transformation *160*, *212*
分散関数 variable(variance) function *274*, *302*
分散共分散行列 variance-covariance matrix *389*
——の一様性 equality of variance-covariance matrices *235*, *301*
——の固有値 eigenvalue *308*
——のロバスト推定 robust estimator *365*
分散成分モデル variance components model *371*
分散分析 (ANOVA) analysis of variance *3*, *8*, *230*
分散分析表 ANOVA table *8*, *9*, *10*, *13*
分子/分母 numerator/denominator *220*
分析感度 assay sensitivity *42*
分布関数 distribution function *197*, *208*, *386*
分布形 distribution type *196*
分布の形状 shape of distribution **204**
分布容積 volume of distribution *30*, *41*
分類データ categorical data *196*

平滑化 smoothing *279*
平滑化行列 smoothing matrix *285*
平滑化パラメータ smoothing parameter *285*
平滑化法 smoothing method **282**
平均 mean *198*, *209*
平均因果効果 (ACE) average causal effect *54*, *99*
平均収束 convergence in the mean *388*
平均寿命 life expectancy *187*
平均積分 2 乗誤差 mean integral squared error *278*
平均対数尤度 mean log-likelihood *373*
平均値 mean value *162*, *169*, *198*, *206*, *386*
平均 2 乗誤差 mean squared error *257*, *360*
平均被験者数 average sample number *29*
平均への回帰 regression toward the mean **262**
平均余命 life expectancy *187*
閉 (検定) 手順 closed testing procedure *15*, *17*, *21*, *69*, *71*
併合 pooling *121*
並行群試験 parallel group design *300*
並行群デザイン parallel (group) design *36*
ベイジアンネットワーク Bayesian network *135*
——の構造学習 *135*
平方根変換 root transformation *212*
平方和の直交分解 orthogonal decomposition of sum of squares *264*
平方和の分解 decomposition of sum square *8*, *9*, *10*
並列ゲートキーピング法 parallel gatekeeping procedure *72*
並列門番法 parallel gatekeeping *72*
べき変換 power transformation *215*
ベースラインからの差 change from baseline *62*
ベースライン値の調整 adjustment for baseline value **62**
ベータ 2 項分布 beta-binomial distribution *401*
ベータ分布 beta distribution **400**, *401*
ベネフィット/リスクバランス benefit/risk barance *118*
ヘルシンキ宣言 Helsinki Declaration *24*
変換群 transformation group *355*
変数選択 variable selection *318*, *372*
変動係数 (CV) coefficient of variation *213*, *387*
変動パラメータ dispersion parameter *364*
変量効果 random-effects *44*, *182*, *271*, *290*
変量モデル random-effects model *11*, *128*, *172*, *174*, *182*

法則収束 convergence in law *346*, *387*
捕獲再捕獲法 capture-recapture method *394*
保護付き LSD 法 (PLSD) protected LSD *18*
母集団 population *198*
母集団パラメータ population parameter *33*
母集団平均モデル population-averaged model *303*
母集団モデル population model **26**
母集団薬物動態解析 population pharmacokinetic analysis **32**
母集団用量反応曲線 population dose-response curve *38*
保守的な conservative *69*
ポーションサイズ portion size *152*
母数効果 fixed-effects *44*, *290*

母数モデル fixed-effects model *11*, *172*, *174*, *176*
母比率 population proportions *163*
——の差 difference in population proportions **160**
母分散 population variance *202*
母平均の差 difference in population means **156**

マ 行

マイクロアレイ microarray *130*
前向き研究 prospective study *4*
マッチング matching *98*, *268*
マルチレベル分析 multilevel analysis *182*, **290**
マルチレベルモデル multilevel model *290*
まれな疾病の仮定 rare disease assumption *86*

見かけ上の誤判別率 apparent error rate *318*
右センサー right censoring *243*
右に歪んだ分布 positively skewed *204*
密度関数 density function *278*
密度推定 density estimation *206*
密度プロット density plot *207*
ミニマックスデザイン minimax design *29*

無構造モデル unstructured model *294*, *303*
無向独立グラフ undirected independent graph *332*
——での分離定理 edge splitting theorem *332*
無作為化 randomization *2*, *7*, *25*, *76*
無作為化対照試験 randomized controlled trial *36*
無作為化第 2 相試験 randomized phase II trial *28*
無作為化比較試験 (RCT) randomized controlled trial *3*, *26*, *46*
無作為化 (不完備) ブロックデザイン randomized block design *41*
無作為化並行群デザイン randomized parallel design *41*
無作為化モデル randomization model **26**, *79*, *81*, *83*, **224**, *225*
無作為センサー random censoring *243*
無作為割り付け規則 random allocation rule *27*, *76*, *78*
無視可能な欠測メカニズム ignorable missing mechanism *59*
無視できない欠測 non-ignorable missing *59*
無条件調整 p 値 unconditional adjusted p-value *70*
無情報事前分布 noninformative prior distribution *175*
無情報センサー non-informative censoring *243*, *252*, *255*, *257*
無相関である uncorrelated *217*
無対照試験 uncontrolled trial *24*, *28*, *300*

名義尺度 nominal scale *196*
名目有意水準 nominal significance level *68*, *69*
メタアナリシス meta-analysis *133*, **170**, **180**
——2×2 分割表 2×2 contingency table **178**
——の統計モデル statistical model for meta-analysis **174**
——平均値の差 difference in means **176**
メタボローム metabolome *130*
メッセンジャー RNA mRNA *130*
メディアン median *377*, *387*
面接バイアス interviewer bias *5*

盲検化 blinding *25*
目標母集団 target population *143*
持ち越し効果 carry-over effect *37*, *166*
モデル選択 model selection **372**
モデル選択確率 model selection probability *379*
モード mode *387*
モニタリング monitoring *24*
モーメント法 method of moment *364*, *365*
モラルグラフ moral graph *333*
モンテカルロ検定 Monte Carlo test *108*
モンテカルロ法 Monte Carlo method *111*
門番 gatekeeper *72*
門番法 gatekeeping procedure **72**

ヤ 行

薬剤効果の一貫性 constancy assumption *43*
薬物動態 pharmacokinetics *25*, *38*

有意確率 significance probability *351*
有意水準 significance level *68*, *154*
有意性検定 significance test *154*
有意抽出法 purposive sampling *145*
優越性仮説 superiority hypothesis *222*
優越性試験 superiority trial *24*, **42**, *53*, *65*
有害事象の解析 analysis of adverse event **64**
有効影響関数 efficient influence function *361*
有向グラフ directed graphs **330**
有効自由度 effective degrees of freedom *285*
有効スコア efficient score *356*
有向独立グラフ directed independent graph

333
——での分離定理 edge splitting theorem *333*
有向分離 d–separation *330*, *333*
尤度関数 likelihood function *360*
尤度原理 likelihood principal *268*, *380*
尤度比検定 likelihood ratio test *115*, *266*, *352*, **358**
尤度方程式 likelihood equation *381*
有病 prevalence *91*
有病率 prevalence, prevalence rate **90**, *102*, *220*

要因 X_1 による調整済み平方和 sum of squares adjusted for (X_1) *265*
要因 X_2 を無視した平方和 sum of squares neglecting (X_2) *265*
要因効果 factorial effects *6*, *264*
要因実験 factorial experiment *7*, **10**
要因配置試験 factorical design *264*
陽性尤度比 positive likelihood ratio *124*, *180*
陽性予測値 positive predictive value *124*
要約統計量 summary statistics *198*
用量設定試験 dose finding study *39*
用量反応関係 dose-response relationship *38*
用量反応曲線 dose-response curve *38*
用量反応試験 dose-response study **38**, *40*
予後因子 prognostic factor *76*, *80*, *82*, *230*, *242*, *248*
予後指数 prognostic index *250*
余事象 complementary event *68*
予測誤差 forecast error *372*
予測不可能性 unpredictability *77*
予測連関尺度 measure of association for prediction *293*
予備調査 pretest *143*
より平らな分布 platykurtic *204*
より尖った分布 leptokurtic *204*
弱い意味で $FWER$ を制御する control $FWER$ in a weak sense *68*

ラ　行

ラテン方格デザイン (配置試験) *39*, *41*
ラテン方格 (配置) Latin square *13*, *37*
乱塊法 randomized block design *7*, *8*
ランダムウォーク random walk *411*
ランダム化 randomization *98*
ランダム係数モデル random coefficients model *290*
ランダム効果 random-effects *304*
ランダム効果モデル random effect model *369*
ランダム誤差 random error *148*
ランダム成分 random component *302*
ランダムでない欠測 (MNAR) missing not at random *59*
ランダムな欠測 (MAR) missing at random *58*
ランダム標本 random sample *71*, *198*, *203*
ランダム割り付け random allocation or randomization *71*
罹患者割合 cumulative incidence, proportion *4*
罹患率 incidence rate *4*
——の差 (IRD) incidence rate difference *4*
——の比 (IRR) incidence rate ratio *4*

リコールバイアス recall bias *5*
離婚率 divorce rate *185*
離散データ discrete data *197*
離散パラメータ確率過程 discrete parameter-stochastic process *410*
リサンプリング方式 resampling method *323*
離散分布 discrete distribution *386*
離散変数 discrete variable *196*
リジット ridit *292*
リスク risk *2*
リスク差 risk difference *4*, **96**, *178*
リスク最小化 risk minimization *119*
リスク集合 (セット) risk set *164*, *246*
リスク集団 population at risk *85*
リスク比 risk ratio *4*, **96**, *178*
リスク評価 risk assessment *117*, *119*
リスクマネジメント risk management *118*
理想点 ideal point *327*
理想ベクトル ideal vector *327*
率 rate *90*, **220**
率関数 rate function *258*
両側仮説 two-sided hypothesis *222*
両側検定 two-sided test *154*, *156*, *351*
両側信頼区間 two-sided confidence intererval *222*
両側等確率の検定 equi-tailed test *227*
量的データ quantitative data *196*
リンク関数 link function *267*, *364*
臨床検査 clinical laboratory test *120*
臨床試験 clinical trial *3*, **24**
臨床薬理試験 clinical pharmacological trial(study) **30**
隣接カテゴリロジットモデル adjacent-categories logit model *273*

類似度 similarity *326*, *328*
累積オッズモデル cumulative odds model *272*

累積寄与率 cumulative proportion *308*
累積ハザード cumulative hazard *242*
累積発生関数 (CIF) cumulative incidence function *253*
累積発生率 cumulative incidence rate *65*
累積分布関数 (cdf) cumulative distribution function *208*, *386*
累積メタアナリシス cumulative meta-analysis *171*, *172*, *177*, *179*
累積ロジットモデル cumulative logit model *272*

レインジ range *321*
レベル確率 level probability *20*
連関指標 association measure *219*
連関尺度 scale of association *292*
連結関数 link function *274*, *302*
連続性の補正 continuity correction *226*, *227*
連続的な確率変数 continuous random variable *209*
連続データ continuous data *196*
連続パラメータ確率過程 continuous parameterstochastic process *410*
連続分布 continuous distribution *386*
連続変数 continuous variable *196*

老年化指数 aging index *186*
老年人口 elderly population *186*
ログランク検定 log-rank test *164*, **244**, *248*, *254*, *257*
ロジスティック回帰分析 logistic regression analysis *3*
ロジスティック回帰モデル logistic regression model *215*, **266**
ロジスティック判別関数 logistic discriminant function *414*
ロジスティック変換 logistic transformation *266*
ロジット一様連関モデル logit uniform association model *295*
ロジット線形–線形連関モデル logit linear-linear association model *295*
ロジット変換 logit transformation *214*
ロバスト robust *202*, *276*, *280*
ロバスト検定 robust test *341*
ロバスト推測 robust inference **340**
ロバスト推定 robust estimation *259*, *340*
ロバストネス robustness *280*
ロバスト分散推定量 robust variance estimator *259*

ワ　行

歪度 skewness *204*, *223*, *387*
枠母集団 frame population *143*
ワーディング wording *146*
割合 proportion *90*, *196*, **220**
　——と率の違い difference between proportion and rate **220**
　——の比 odds *196*
割当法 quota sampling *145*

A

α 消費関数 α spending function **48**
α 調整 α-adjustment *68*
absolutely continuous distribution *386*
accept *385*
accuracy *120*, *149*
ACE (average causal effect) *54*
ACR (american college of rheumatology) *66*
adaptive design **50**
ADAS-cog (Alzheimer's disease assessment scale-cognition) *66*
adjacent-categories logit model *273*
adjust *4*
adjusted p-value *69*
adjustment for baseline value **62**
adjustment for noncompliance **54**
adjustment of confounding factor **98**
AECM *380*
age-period-cohort model **336**
aggregated data *290*
AIC (Akaike's information criterion) *126*
AIDS 患者数の流行予測 estimation of AIDS incidence **112**
Akaike's information criterion (AIC) *126*
algorithms for nonlinear equations and optimization **382**
alive cluster *111*
all cause death *66*
allow the data to speak for themselves *206*
alternative hypothesis *350*
Alzheimer's disease assessment scale-cognition (ADAS-cog) *66*
American college of rheumatology (ACR) *66*
analysis of adverse event **64**
analysis of covariance *3*, *26*, *62*
analysis of interval-censored data **256**
analysis of recurrent event data **258**
analysis of symmetry of contingency table

D

G

H

I

J

K

L

M

N

O

P

Q

R

S

T

編集者略歴

丹後俊郎（たんご としろう）

1950年　北海道に生まれる
1975年　東京工業大学大学院理工学研究科修士課程修了
　　　　国立保健医療科学院技術評価部部長を経て
現　在　医学統計学研究センター長
　　　　医学博士

小西貞則（こにし さだのり）

1948年　岡山県に生まれる
1974年　広島大学大学院理学研究科博士課程中退
　　　　九州大学大学院数理学研究院教授を経て
現　在　中央大学理工学部数学科教授
　　　　理学博士

医学統計学の事典（新装版）　定価はカバーに表示

2010年6月30日　初　版第1刷
2018年7月20日　新装版第1刷

編集者　丹　後　俊　郎
　　　　小　西　貞　則
発行者　朝　倉　誠　造
発行所　株式会社　朝　倉　書　店
東京都新宿区新小川町6-29
郵便番号　162-8707
電　話　03(3260)0141
FAX　03(3260)0180
http://www.asakura.co.jp

〈検印省略〉

ISBN 978-4-254-12233-6　C 3541